Hensley, Martin & Gravlee

Anestesia Cardíaca

Frederick A. Hensley, Jr., M.D.
Department of Anesthesiology,
College of Physicians and Surgeons at Columbia University,
New York, New York;
Anesthesiologist-in-Chief,
Chief of Perioperative Services,
Department of Anesthesiology,
Bassett Healthcare,
Cooperstown, New York

Donald E. Martin, M.D.
Professor, Department of Anesthesiology,
Pennsylvania State University School of Medicine,
Associate Chair for Academic and Professional Development,
Department of Anesthesiology,
The Milton S. Hershey Medical Center,
Hershey, Pennsylvania

Glenn P. Gravlee, M.D.
Professor, Department of Anesthesiology,
The Ohio State University College of Medicine and Public Health,
Columbus, Ohio

MARBÁN

Edición en español de:
A practical approach to cardiac anesthesia, 3rd ed.
Frederick A. Hensley, Jr., Donald E. Martin, Glenn P. Gravlee

Traducción a cargo de:

Dra. C. López García
Servicio de Anestesiología y Reanimación
Hospital Clínico San Carlos
Madrid, España

ISBN: 84-7101-439-4 (**MARBÁN, S.L.** - Edición en español)
ISBN: 0-7817-3444-4 (Lippincott Williams & Wilkins - Edición en inglés)

BI-561-04
Impreso en España. *Printed in Spain*

Contenido

I. Manejo anestésico durante la cirugía cardíaca

II. Manejo anestésico de trastornos cardíacos específicos

Contenido

Autores

Solomon Aronson, MD
Professor, Chief of Cardiothoracic Anesthesia, University of Chicago and University of Chicago Medical Center, Chicago, Illinois

John L. Atlee, MD
Professor, Department of Anesthesiology, Medical College of Wisconsin; Staff Anesthesiologist, Department of Anesthesiology, Froedtert Memorial Lutheran Hospital East, Milwaukee, Wisconsin

Hamdy Awad, MD
Assistant Professor, Department of Anesthesiology, The Ohio State University, Columbus, Ohio

Jeffrey R. Balser, MD, PhD
Professor, Departments of Anesthesiology and Pharmacology, Vanderbilt University; Chairman, Department of Anesthesiology, Vanderbilt University Medical Center, Nashville, Tennessee

John Butterworth, MD
Professor, Department of Anesthesiology, Head, Section of Cardiothoracic Anesthesiology, Wake Forest University School of Medicine; Chief, Department of Cardiothoracic Anesthesia, North Carolina Baptist Hospital, Winston-Salem, North Carolina

David B. Campbell, MD
William S. Pierce Professor, Department of Surgery, Division of Cardiothoracic Surgery, Pennsylvania State University; Chief Department of Surgery, Division of Cardiothoracic Surgery, M.S. Hershey Medical Center, Hershey, Pennsylvania

Charles E. Chambers, MD
Professor of Medicine and Radiology, Department of Cardiology, Pennsylvania State University; Director, Cardiac Catheterization Laboratories, Department of Cardiology, Milton S. Hershey Medical Center, Hershey, Pennsylvania

Charles D. Collard, MD
Associate Professor, Department of Anesthesiology, Baylor College of Medicine; Department of Cardiovascular Anesthesiology, Texas Heart Institute, Houston, Texas

John R. Cooper, Jr., MD
Clinical Associate Professor, Department of Anesthesia, University of Texas Health Science Center at Houston; Associate Chief Division of Cardiovascular Anesthesiology, Texas Heart Institute, Houston, Texas

Laurie K. Davies, MD
Associate Professor, Department of Anesthesiology, University of Florida College of Medicine; Director, Pediatric Cardiac Anesthesia, Department of Anesthesiology, Shands Hospital, Gainesville, Florida

John W. C. Entwistle III, MD, PhD
Assistant Professor, Department of Cardiothoracic Surgery, MCP-Hahnemann University; Attending Surgeon, Departament of Cardiothoracic Surgery, Hahnemann University Hospital, Philadelphia, Pennsylvania

Neville M. Gibbs, MBBS, MD
Head, Department of Anesthesia, Sir Charles Gairdner Hospital, Nedlands, Australia

Steven H. Ginsberg, MD
Associate Professor, Department of Anesthesia, Division of Cardiac Anesthesia, Section Chief Cardiac Transplant, Medical Director of PACU, University of Medicine and Dentistry of New Jersey Robert Wood Johnson Medical School; Anesthesiologist, Department of Anesthesia, Robert Wood Johnson University Hospital, New Brunswick, New Jersey

Glenn P. Gravlee, MD
Professor, Department of Anesthesiology, The Ohio State University College of Medicine and Public Health, Columbus, Ohio

Ronald L. Harter, MD
Assistant Professor, Department of Anesthesiology, The Ohio State University College of Medicine and Public Health; Anesthesiologist, Department of Anesthesiology, Mt. Carmel Medical Center, Columbus, Ohio

Charles J. Hearn, DO
Staff Anesthesiologist, Aultman Hospital, Canton, Ohio

Frederick A. Hensley, Jr., MD
Department of Anesthesiology, College of Physicians and Surgeons at Columbia University, New York, New York; Anesthesiologist-in-Chief, Chief of Perioperative Services, Department of Anesthesiology, Bassett Healthcare, Cooperstown, New York

Eugene A. Hessel, II, MD, MS
Professor, Departments of Anesthesiology and Surgery (Cardiothoracic), University of Kentucky College of Medicine; Director, Cardiothoracic Anesthesia, Department of Anesthesiology, Chandler Medical Center, Lexington, Kentucky

Kane M. High, MD
Associate Professor, Department of Anesthesiology, Hershey Medical Center / Penn State University, Hershey, Pennsylvania

Peter G. Hild, MD
Clinical Associate Professor, Department of Anesthesiology, University of Kansas; Director of Cardiothoracic Anesthesia, Department of Anesthesiology, Kansas University Medical Center, Kansas City, Kansas

Jay C. Horrow, MD, MS
Clinical Professor, Department of Anesthesiology, MCP-Hahnemann University, Philadelphia, Pennsylvania

Michael B. Howie, MD
Professor and Chair, Department of Anesthesiology, The Ohio State University College of Medicine and Public Health, Columbus, Ohio

Ivan Iglesias, MD
Assistant Professor, Departments of Anesthesia and Perioperative Medicine, University of Western Otario; Consultant, Departments of Anesthesia and Perioperative Medicine, London Health Science Center, London, Ontario, Canada

Michael Jopling, MD
Adjunct Assistant Professor, Department of Anesthesiology, The Ohio State University College of Medicine and Public Health, Columbus, Ohio; Staff Anesthesiologist, St. Ann's Hospital, Westerville, Ohio

Daniel G. Knauf, MD
Associate Professor, Department of Thoracic and Cardiovascular Surgery, University of Florida; Associate Professor, Department of Surgery, Shands Hospital, Gainesville, Florida

Mark Kurusz, BA, CCP
Assistant Professor, Department of Surgery, Chief Perfusionist, Heart Center, The University of Texas Medical Branch, Galveston, Texas

David R. Larach, MD, PhD
Chief, Division of Cardiac Anesthesiology, The Heart Institute at St. Joseph Medical Center, Towson, Maryland

Jerrold H. Levy, MD
Professor, Department of Anesthesiology, Emory University School of Medicine; Deputy Chairman for Research, Department of Anesthesiology, Division of Cardiothoracic Anesthesiology and Critical Care, Emory Healthcare, Atlanta, Georgia

Autores

Michael G. Licina, MD
Associate Professor, Department of Anesthesiology, The Cleveland Clinic Foundation Health Sciences Center of the Ohio State University; Staff Anesthesiologist, Department of Cardiothoracic Anesthesia, The Cleveland Clinic Foundation, Cleveland, Ohio

Stephen R. Longo, MD
Associate Professor, Department of Anesthesia, Pennsylvania State University College of Medicine; The Milton S. Hershey Medical Center, Hershey, Pennsylvania

Jerry C. Luck, MD
Professor, Department of Medicine, Pennsylvania State University; Director, Clinical Cardiac Electrophysiology, Division of Cardiology, Milton S. Hershey Medical Center, Hershey, Pennsylvania

Donald E. Martin, MD
Professor, Department of Anesthesiology, Pennsylvania State University School of Medicine, Associate Chair for Academic and Professional Development, Department of Anesthesiology, The Milton S. Hershey Medical Center, Hershey, Pennsylvania

Thomas M. McLoughlin, Jr., MD
Clinical Associate Professor, Department of Anesthesia, Pennsylvania State University College of Medicine, Hershey, Pennsylvania; Chairperson, Department of Anesthesiology, Lehigh Valley Hospital, Allentown, Pennsylvania

Robert E. Michler, MD
Karl P. Klassen Professor of Surgery, Department of Surgery, The Ohio State University College of Medicine and Public Health; Chief Cardiothoracic Surgery and Thoracic Transplantation, Department of Surgery, The Ohio State University Medical Center, Columbus, Ohio

Roger A. Moore, MD
Clinical Associate Professor, Department of Anesthesia, University of Medicine and Dentistry of New Jersey, Newark, New Jersey; Chair, Department of Anesthesia, Deborah Heart and Lung Center, Browns Mills, New Jersey

John M. Murkin, MD
Professor, Department of Anesthesiology, University of Western Ontario; Director, Cardiac Anesthesia, Department of Anesthesiology, London Health Sciences Center, London, Ontario, Canada

James G. Ramsay, MD
Professor, Department of Anesthesiology, Emory University School of Medicine; Chief Anesthesiology Service, Department of Anesthesiology, Emory University Hospital, Atlanta, Georgia

Mark E. Romanoff, MD
Staff Anesthesiologist, Department of Anesthesiology, Carolinas Medical Center, Charlotte, North Carolina

Anne L. Rother, MBBS
Instructor in Anesthesia, Department of Anesthesiology, Harvard Medical School; Staff Anesthesiologist, Department of Anesthesiology, Brigham and Women's Hospital, Boston, Massachusetts

Sibylle A. Ruesch, MD
Cardiac Fellow, Department of Anesthesiology, Emory University Hospital, Atlanta, Georgia

Robert Savage, MD
Department of Anesthesiology, Cleveland Clinic Foundation, Cleveland, Ohio

Jack S. Shanewise, MD
Associate Professor, Department of Anesthesiology, Emory University School of Medicine; Director, Department of Cardiothoracic Anesthesiology, Emory Healthcare, Atlanta, Georgia

Linda Shore-Lesserson, MD
Associate Professor, Department of Anesthesiology, The Mount Sinai School of Medicine; Cardiothoracic Anesthesiologist, Department of Anesthesiology, The Mount Sinai Medical Center, New York, New York

Thomas M. Skeehan, MD
Clinical Associate Professor, Department of Anesthesia, Pennsylvania State University College of Medicine, Hershey, Pennsylvania; Associate Anesthesiologist, Department of Anesthesiology, Holy Spirit Hospital, Camp Hill, Pennsylvania

Peter Slinger, MD
Professor, Department of Anesthesia, University of Toronto; Anesthesiologist, Department of Anesthesia, Toronto General Hospital, Toronto, Ontario, Canada

Alann Solina, MD
Administrative Director, Associate Professor, Department of Anesthesiology, Chief Division of Cardiac Anesthesia, University of Medicine and Dentistry of New Jersey Robert Wood Johnson Medical School; Chief, Cardiac Anesthesia, Department of Anesthesiology, Robert Wood Johnson University Hospital, New Brunswick, New Jersey

Mark Stafford-Smith, MD, CM
Associate Professor, Department of Anesthesiology, Duke University; Chief and Fellowship Director, Division of Cardiothoracic Anesthesia and Critical Care Medicine, Departament of Anesthesiology, Duke University Medical Center, Durham, North Carolina

Alfred H. Stammers, MSA, CCP
Adjunct Associate Professor, Department of Perfusion Sciences, University of Nebraska Medical Center, Omaha, Nebraska; Clinical Perfusionist, Department of Surgery, Geisinger Medical Center, Danville, Pennsylvania

Erin A. Sullivan, MD
Associate Professor, Department of Anesthesiology, Director of Thoracic Anesthesiology, University of Pittsburgh, Pittsburgh, Pennsylvania

Daniel M. Thys, MD
Professor, Department of Anesthesiology, College of Physicians and Surgeons, Columbia University; Chairman, Department of Anesthesiology, St. Luke's-Roosevelt Hospital Center, New York, New York

John M. Toomasian, MS, CCP
Clinical Perfusionist, Operating Room Services, Stanford University Medical Center, Stanford, California

Lee K. Wallace, MD
Staff, Department of Cardiothoracic Anesthesia, The Cleveland Clinic Foundation, Cleveland, Ohio

Andrew S. Weffisler, MD
Stanley K. Brackman Professor and Chairman, Department of Cardiothoracic Surgery, MCP-Hahnemann University; Chairman, Department of Cardiothoracic Surgery, Hahnemann University Hospital, Philadelphia, Pennsylvania

Russell P. Woda, DO
Associate Professor, Department of Anesthesiology, The Ohio State University College of Medicine and Public Health; Staff Anesthesiologist, Department of Anesthesiology, Mount Carmel Medical Center, Columbus, Ohio

Randall K. Wolf, MD
Associate Professor, Department of Surgery, The Ohio State University; Director, Minimally Invasive Cardiac Surgery and Robotics, Department of Surgery, The Ohio State University Medical Center, Columbus, Ohio

Prólogo

La práctica, cada vez más extendida, de la recuperación de corta estancia después de la cirugía cardíaca, la amplia implicación del anestesiólogo en la monitorización cardiovascular y el diagnóstico mediante la ecocardiografía transesofágica, junto con el manejo anestésico de los procedimientos de revascularización miocárdica sin circulación extracorpórea, son sólo algunos ejemplos de la nueva dimensión que ha adquirido nuestra especialidad en los últimos años. Para acomodarse a estos avances se han incluido algunos capítulos dedicados específicamente a la ecocardiografía transesofágica y a los abordajes alternativos a la cirugía cardíaca.

Anestesia Cardíaca debe ser obra de referencia imprescindible para el anestesiólogo, residente, personal especializado y perfusionista. Se ha eliminado la exposición sobre el uso del oxigenador de membrana extracorpóreo en adultos y niños, debido al escaso papel que tienen en el tratamiento de los pacientes y a la necesidad de mantener el carácter manejable de esta obra. El libro se estructura en cuatro secciones. La primera sección se refiere al manejo general en el perioperatorio del paciente adulto que se somete a una cirugía cardíaca; la segunda presenta una explicación detallada de los trastornos cardíacos específicos; en la tercera parte se aborda la asistencia circulatoria y la conservación orgánica; y, por último, en la parte cuarta se plantean aspectos importantes sobre el manejo de la cirugía torácica y el tratamiento del dolor consecuente.

F.A.H.
D.E.M.
G.P.G.

A nuestras madres, Jeannette W. Hensley, Elizabeth G. Martin y Ceci Roberts Gravlee, a las que tanto debemos. Serán recordadas como modelo, como educadoras y, sobre todo, como unos seres humanos maravillosos.

Sección I Sección I Sección I

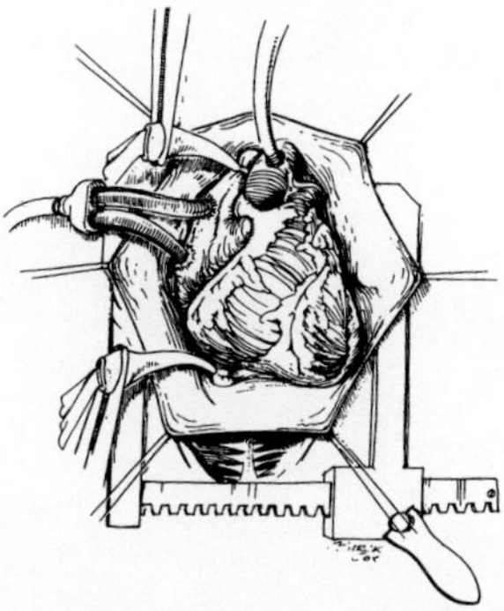

Manejo anestésico durante la cirugía cardíaca

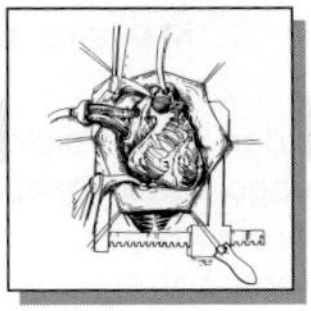

El paciente cardíaco

Donald E. Martin, Charles E. Chambers, Jerry C. Luck y Frederick A. Hensley, Jr.

La enfermedad cardiovascular se considera como el problema sanitario número uno de nuestra sociedad. Más de 17 millones de estadounidenses tienen algún tipo de problema cardíaco; de ellos, la mayoría, 11 millones, padece una arteriopatía coronaria, cinco millones tienen una cardiopatía valvular y un millón tienen una cardiopatía congénita[1]. La cardiopatía coronaria sigue siendo la causa de muerte más frecuente entre los adultos de ese país. Además, la enfermedad cardiovascular consume más recursos sanitarios en los Estados Unidos que cualquier otra enfermedad. El gasto por problemas circulatorios en 1995 ascendió a 127.800 millones de dólares, o un 17,8% del total del gasto sanitario personal. Aproximadamente un tercio de todos los pacientes que se sometieron a algún tipo de cirugía tienen una arteriopatía coronaria o riesgo de padecerla. De los 72 millones de procedimientos quirúrgicos realizados en los EE.UU. aproximadamente 0,7 millones son procedimientos cardíacos primarios.

Lo habitual es que, en el momento en que se consulta al anestesista por pacientes que van a someterse a una cirugía cardíaca, ya se haya establecido un diagnóstico cardíaco definitivo, apoyado por los estudios diagnósticos invasivos y no invasivos, y se ha tomado ya la decisión de realizar la cirugía. Los objetivos principales de la evaluación y tratamiento en el preoperatorio consisten en cuantificar y reducir el riesgo del paciente durante la cirugía y en el período postoperatorio.

Los factores que se consideran importantes para determinar la morbilidad perioperatoria y el tratamiento durante la anestesia deben valorarse detenidamente en cada paciente.

I. Presentación del paciente

A. Edad y sexo

1. **La edad avanzada,** en particular después de los 70 años, se asocia con una morbilidad cardiovascular más alta. El estudio CASS (Collaborative Study in Coronary Artery Surgery) determinó que, en los pacientes en los que se realiza una revascularización, la mortalidad operatoria en los casos mayores de 70 años era aproximadamente del 7,9%[2]. En un análisis multivariable desarrollado con grandes series de pacientes de cirugía general entre 1978 y 2001, varios autores encontraron que una edad mayor de 70 años era un factor predictivo independiente de muerte cardíaca, aunque no necesariamente de infarto de miocardio en el postoperatorio[3-7].
2. **Sexo.** Cuando se tienen en cuenta los pacientes de todas las edades, la mortalidad operatoria es dos veces más alta entre las mujeres que entre los varones durante la cirugía arterial coronaria.

B. Situación funcional.

B. Situación funcional. En cuanto a los pacientes que se someten a procedimientos quirúrgicos cardíacos, como sucede en la mayor parte de los pacientes en el perioperatorio, quizás el índice de riesgo aislado más útil sea la situación funcional del paciente o su tolerancia al ejercicio. La tolerancia al ejercicio se mide habitualmente con equivalentes metabólicos (MET), siendo un MET la energía consumida por el cuerpo en reposo. En la Tabla 1.1 se enumeran las necesidades de energía, en MET, de algunas actividades cotidianas. La capacidad de subir un tramo de escaleras, que se corresponde con una capacidad de ejercicio moderada de 4 MET, es un índice fácilmente medible y sensible del riesgo cardiovascular que tiene en cuenta una amplia variedad de factores específicos cardíacos y no cardíacos.

C. **Problemas y procedimientos quirúrgicos.** La complejidad del procedimiento quirúrgico puede ser, en sí misma, el factor predictivo más importante de morbilidad en el perioperatorio en muchos pacientes. El 82% de todos los procedimientos cardíacos son procedimientos de derivación arterial coronaria. Los procedimientos valvulares y otros procedimientos intracardíacos se asocian con el riesgo de embolias gaseosas sistémicas y coronarias. Los procedimientos que requieren una ventriculotomía implican un daño en el músculo ventricular, mientras que los que afectan a varias válvulas o a la válvula aórtica y a las arterias coronarias simultáneamente se asocian con una morbilidad estadísticamente mucho mayor que los procedimientos que afectan sólo a una válvula o a un injerto de derivación arterial coronaria (IDAC). Por último, cualquier procedimiento que requiera más de 40 minutos de derivación cardiopulmonar se asocia con una morbilidad mayor, que aumenta con la duración de la derivación.

II. **Valoración clínica de la enfermedad cardíaca.** La cirugía cardíaca se realiza habitualmente por tres problemas básicos: isquemia miocárdica, insuficiencia cardíaca, debida bien a enfermedad valvular o micoárdica, o disritmias. Cada uno de estos complejos sintomáticos tiene características importantes para el manejo anestésico de los pacientes cardíacos.

A. **Isquemia miocárdica**

Principales hallazgos clínicos
Angina de pecho estable
Angina de pecho inestable in crescendo (síndrome coronario agudo)
Isquemia sin angina (isquemia silente)
Infarto de miocardio

1. **Angina de pecho estable.** La angina de pecho se describe clásicamente por un dolor fuerte o una sensación de opresión en el tórax por detrás del esternón, una opresión torácica o una presión torácica. Con mayor frecuencia afecta a un área que queda por detrás de un puño cerrado y puede irradiar hacia el cuello, la mandíbula, ambos brazos, la espalda o el abdomen. Es más frecuente con el ejercicio, después de comer o con las emociones. Significa que se produce una isquemia del músculo cardíaco que aparece siempre que las demandas de energía del miocardio exceden al suministro. Habitualmente, se puede presumir que la isquemia es el resultado de la obstrucción al flujo sanguíneo a través de las arterias coronarias. La arteriopatía coronaria fija es la causa más frecuente, pero en ausencia de lesiones coronarias específicas el miocardio puede presentar isquemia por espasmo arterial coronario, vasculitis o traumatismos.

   La localización, tipo e intensidad de la angina no indica a menudo el alcance del miocardio en riesgo y de las lesiones anatómicas de las arterias coronarias. Para esta información, el médico debe fiarse de otras características del síndrome anginoso, como su relación con el ejercicio, la progresión de los síntomas y, en particular, de los resultados de los estudios de perfusión miocárdica y del cateterismo cardíaco.

Tabla 1.1. Necesidades de energía de algunas actividades cotidianas

1 MET	**Comer, vestirse**
↓	Caminar dentro de casa
↓	Caminar una manzana o dos en un terreno llano
↓	Hacer tareas domésticas ligeras
4 MET	**Subir un tramo de escaleras**
↓	Correr una distancia corta
↓	Hacer tareas domésticas pesadas, como fregar el suelo
↓	Jugar a golf, a los bolos o bailar
10 MET	**Nadar, esquiar, jugar al tenis en individuales, correr**

Con el ejercicio, la frecuencia cardíaca y la tensión arterial del paciente aumentan hasta niveles que precipitan la angina. Este umbral de angina es una guía importante para el tratamiento hemodinámico en el perioperatorio.

El nivel de ejercicio que produce la angina, según se describe en las clasificaciones de la New York Heart Association y Canadian Cardiovascular Society, ayudará a predecir el riesgo del daño isquémico y la mortalidad operatoria (Tabla 1.2). La mortalidad quirúrgica de los pacientes con síntomas de clase IV es casi doble durante los procedimientos de revascularización coronaria que en los pacientes con angina de clase I[2].

La angina que aparece en reposo implica una obstrucción subtotal producida por la placa aterosclerótica, un espasmo arterial coronario o un espasmo en una zona de lesión parcialmente obstructiva. En los pacientes que tienen una cardiopatía valvular, en particular una estenosis aórtica, con frecuencia la angina en reposo implica una arteriopatía coronaria coexistente.

2. **La angina inestable,** a veces llamada angina in crescendo, angina preinfarto o síndrome coronario agudo, describe los síntomas anginosos de nueva aparición o la progresión rápida de síntomas preexistentes. A menudo, estos síntomas indican un crecimiento rápido, la rotura o la embolia desde una placa existente. Los pacientes que pertenecen a esta categoría tienen una incidencia mayor de infarto de miocardio o muerte súbita, una incidencia aumentada de oclusión de la arteria principal izquierda y una mortalidad operatoria 3,5 veces mayor que la media de todos los procedimientos de revascularización miocárdica[2].
3. **La isquemia miocárdica sin angina** puede manifestarse por cansancio, inicio rápido de un edema de pulmón, arritmias cardíacas, síncope o «equivalente anginoso», caracterizado más a menudo como una indigestión o dolor de mandíbula. Está claro que el dolor anginoso es la «punta del iceberg», ocurriendo mucho después de que las alteraciones del flujo sanguíneo coronario hayan creado una disfunción ventricular, alteraciones de la perfusión y cambios en el segmento ST. Algunos pacientes muestran cambios isquémicos en el electrocardiograma (ECG), ya sea en reposo o con el ejercicio, pero no otros síntomas. Más de la mitad de todos los pacientes que tienen angina crónica estable tienen episodios diarios de isquemia silente, que son más frecuentes durante las horas matutinas. Esta isquemia silente es particularmente frecuente en los ancianos y sujetos diabéticos y es responsable de al menos el 15% al 35% de todos los infartos de miocardio. Quizás debido a la enfermedad asociada o porque los pacien-

Tabla 1.2. Clasificación funcional del síndrome anginoso

Clase funcional	Clasificación de la New York Heart Association	Clasificación de la Canadian Cardiovascular Society
I	Enfermedad cardíaca sin limitación de la actividad física	Ausencia de angina durante la actividad física habitual (caminar o subir escaleras). Angina con el ejercicio extenuante o prolongado
II	Limitación ligera de la actividad física. Cansancio o angina con la actividad física habitual	Limitación ligera de la actividad ordinaria. Limitación al caminar o subir escaleras rápidamente, caminar cuesta arriba, después de comer o con viento frío
III	Importante limitación de la actividad física. Cómodo en reposo	Importante limitación de la actividad física. Caminar 1-2 manzanas en llano
IV	Angina en reposo, que aumenta con la actividad	No se puede realizar ninguna actividad física sin molestias. La angina puede aparecer en reposo

tes con isquemia silente reciben tratamiento sólo cuando su enfermedad está bastante avanzada, la isquemia silente se ha asociado a un pronóstico desfavorable. Mangano y cols.[8] encontraron que la isquemia miocárdica del perioperatorio es frecuente. En esta serie, la isquemia miocárdica del perioperatorio se produjo en el 20% de los casos antes de la cirugía no coronaria, en el 25% durante la cirugía y en el postoperatorio en el 40% de los pacientes que tenían una arteriopatía coronaria demostrada u otros factores de riesgo de arteriopatía coronaria. **La isquemia del perioperatorio fue silente en más del 75% de los pacientes estudiados.** La isquemia en la monitorización ambulatoria con ECG en el preoperatorio representa, junto con la tolerancia al ejercicio, un importante factor predictivo de la aparición de episodios cardíacos en el postoperatorio[9]. **Se cree que más de la mitad de los infartos del perioperatorio asociados con todos los tipos de cirugía son de tipo «silente».**

4. **Infarto de miocardio previo. Intervalo entre el infarto previo y la cirugía.** Clásicamente, se ha pensado que el riesgo de otro infarto en el período perioperatorio en los pacientes que se someten a una cirugía no cardíaca está relacionado con el intervalo de tiempo transcurrido entre el último infarto previo y la fecha de la cirugía. En los años 70 se determinó que el riesgo de reinfarto durante la intervención si el infarto previo se había producido en los 3 meses previos a la cirugía oscilaba entre el 27% y el 37% comparado con aproximadamente el 4% al 6% si el infarto se había producido más de 6 meses antes[10]. A principios de los años noventa se demostró que este riesgo se reducía con el empleo intensivo de la monitorización invasiva y el soporte de una unidad de cuidados intensivos. Tiene más relevancia el hecho de que los pacientes que habían sufrido un infarto de miocardio hace más de 1 mes en el preoperatorio no parecen sacar partido del retraso de la cirugía no cardíaca hasta más de 6 meses después del infarto[5]. En cuanto a los pacientes que no tienen antecedentes de infarto previo, el riesgo de infarto en el perioperatorio es sólo del 0,1% al 0,7%, aproximadamente. Los infartos perioperatorios son más frecuentes en los 2-3 primeros días tras la intervención y tienen una mortalidad muy alta (del 50% al 70%), mucho mayor que en los infartos de miocardio que no se producen en el marco de una cirugía debido, tal vez, a que los infartos que se desarrollan durante el perioperatorio son habitualmente «silentes» y, por tanto, no reciben tratamiento.

   El riesgo de muerte después de un infarto acaecido en el perioperatorio es menor entre los pacientes en los que se realizan **procedimientos de revascularización coronaria,** tal vez porque el procedimiento quirúrgico altera por sí mismo la evolución de la enfermedad. En 1989 se revisaron los pacientes en los que se había realizado una cirugía aislada con IDAC en los 30 días siguientes a un infarto de miocardio agudo, y la tasa de muerte hospitalaria fue del 5,7%, más elevada (11%) entre los casos sometidos a una cirugía cardíaca en los 3 días siguientes al infarto, descendiendo hasta el 5,9% entre los 4 y 7 días tras el infarto y sólo del 2,4% entre los 8 y los 30 días tras el infarto. Estos resultados motivaron la recomendación de que la **cirugía de IDAC programada debía retrasarse al menos hasta 1 semana después del infarto de miocardio**[11].

   Infarto de miocardio en el perioperatorio de pacientes con derivación coronaria previa. En los pacientes en los que se realiza una cirugía de derivación arterial coronaria y han vuelto al quirófano para procedimientos no cardíacos, el riesgo perioperatorio de infarto (entre el 0% y el 1,2%) y de muerte cardíaca (0,5% al 0,9%) es bajo y similar al de los pacientes que no tienen un infarto previo. Por el contrario, **se asocia una mayor mortalidad con la cirugía no cardíaca realizada al mismo tiempo** que la cirugía de IDAC[12].

   Localización y extensión del infarto. Hay más probabilidades de que se asocie un infarto anterior con insuficiencia ventricular izquierda, mientras que el infarto inferior se asocia con bradicardia y bloqueo cardíaco. Los antecedentes de complicaciones como insuficiencia cardíaca o trastornos del ritmo en el período precoz postinfarto pueden facilitar la predicción de los problemas perioperatorios. La localización de un infarto previo puede influir en el riesgo de reinfarto que se asocia con la anestesia y la cirugía.

B. Insuficiencia cardíaca congestiva

Principales hallazgos clínicos
Cansancio
Disnea de esfuerzo
Ortopnea
Disnea nocturna
Antecedentes de insuficiencia cardíaca congestiva
Presencia de cardiopatía valvular
Distensión venosa yugular
Estertores

1. **Evaluación clínica de la función ventricular.** La estimación de la tolerancia al ejercicio del paciente en el preoperatorio puede proporcionar un índice razonablemente sensible de su función ventricular. Una capacidad de ejercicio de aproximadamente 4 MET, equivalente a subir un tramo de escaleras, indica una función ventricular preservada. No obstante, en ocasiones es difícil evaluar la función ventricular sobre la base de la anamnesis únicamente, en particular en un paciente cuya capacidad de ejercicio está limitada por factores no cardíacos. Las cardiopatías valvulares y congénitas se caracterizan habitualmente por la progresión gradual de la insuficiencia cardíaca congestiva, mientras que los pacientes con arteriopatía coronaria pueden no manifestar los síntomas de insuficiencia cardíaca hasta la ocurrencia del «episodio» isquémico. La disfunción ventricular puede producirse casi inmediatamente cuando se asocia con un episodio isquémico y puede ser permanente después del infarto de miocardio.
2. **Morbilidad perioperatoria.** Los signos de insuficiencia cardíaca congestiva o disfunción ventricular en el preoperatorio se asocian con un aumento de la mortalidad quirúrgica. Las series más recientes mostraron un riesgo dos o tres veces mayor de morbilidad o mortalidad en el postoperatorio en pacientes con IDAC e insuficiencia cardíaca congestiva en el preoperatorio y un riesgo 30 veces mayor en los pacientes con shock cardiógeno en el preoperatorio[13,14].

C. Trastornos del ritmo

Principales hallazgos clínicos
Palpitaciones, agudas o crónicas
Mareos
Síncopes o cuadros presincopales

1. **Incidencia.** Los trastornos del ritmo cardíaco son frecuentes en los pacientes que acuden para cirugía cardíaca. En el período preoperatorio aparecen ritmos anormales en más del 75% de los pacientes, pero estos trastornos suponen una amenaza para la vida del enfermo en menos del 1% de los casos.
2. **Taquicardia supraventricular.** Las taquicardias supraventriculares (TSV) son más frecuentes en caso de antecedentes de palpitaciones o estados presincopales en el preoperatorio. La frecuencia de la fibrilación y el flúter auricular, las TSV más frecuentes, aumenta con la edad y cuando se asocian con cardiopatía estructural. Ambos trastornos del ritmo son signos inespecíficos de una cardiopatía generalizada. La TSV paroxística se encuentra con frecuencia en personas jóvenes que no tienen una cardiopatía evidente. Estos trastornos del ritmo no provocan habitualmente un deterioro hemodinámico directo, pero en los pacientes que tienen una disfunción ventricular, un problema valvular mitral o aórtico, un ventrículo izquierdo o derecho hipertrofiado o una enfermedad pulmonar, la pérdida de la contribución auricular al llenado ventricular como consecuencia de la TSV puede reducir gravemente el gasto cardíaco. La presencia de una TSV en los pacientes que utilizan balón de contrapulsación intraaórtico puede dificultar el inflado del dispositivo en el momento apropiado.

   En las series descritas por Magovern y cols.[13] y Higgins y cols.[14] los trastornos del ritmo en el preoperatorio se asociaron con un incremento pequeño, pero significativo, de la morbilidad después de la cirugía de IDAC.

3. **Taquicardia ventricular.** Los trastornos del ritmo ventricular pueden provocar directamente una fibrilación ventricular, en especial si aparece en el marco de un infarto agudo o reciente. Los trastornos del ritmo ventricular que han estado presentes durante años, en especial en los pacientes ancianos, y los trastornos del ritmo que mejoran con el ejercicio tienen más probabilidades de ser benignos. La frecuencia de los trastornos del ritmo ventricular aumenta con la presencia de trastornos metabólicos (hipopotasemia), intoxicación digitálica e insuficiencia cardíaca progresiva.
4. **Bradicardia.** Es frecuente que los anestésicos afecten al automatismo del nódulo sinusal pero raramente provocan un bloqueo cardíaco completo. Es infrecuente que los pacientes asintomáticos con un problema de conducción auriculoventricular documentado en el ECG (prolongación del PR o bloqueo de rama bifascicular) requieran una estimulación temporal en el perioperatorio. No obstante, es preciso evaluar en el preoperatorio a los pacientes sintomáticos o los que tienen un Mobitz II o un bloqueo cardíaco completo, por si necesitan una estimulación permanente.

   En cuanto a los pacientes con bloqueo de rama izquierda en los cuales se ha colocado un catéter de Swan-Ganz, puede ser necesario tener a mano un marcapasos transcutáneo por el riesgo de inducción de un bloqueo de rama derecha y, en consecuencia, de un bloqueo cardíaco completo, durante el paso del catéter en la arteria pulmonar. Los pacientes que tienen un bloqueo de rama izquierda y arteriopatía coronaria derecha pueden tener un riesgo particular durante el paso del catéter de Swan-Ganz.

D. **Cianosis.** Se entiende por cianosis la aparición de un cambio de color azulado de la piel causado por la presencia de hemoglobina desoxigenada en sangre. Es importante mencionar que no es la proporción de hemoglobina oxigenada frente a desoxigenada la que determina la cianosis, sino la cantidad absoluta de hemoglobina desoxigenada. Para provocar una cianosis visible se necesitan más de 5 g de hemoglobina desoxigenada por 100 ml de sangre. Por tanto, la cianosis es un hallazgo frecuente en algunas formas de cardiopatía congénita y en las policitemias secundarias. No obstante, en los estados anémicos puede existir hipoxemia tisular en ausencia de cianosis. El grado de cianosis que se aprecie clínicamente en las distintas zonas del cuerpo puede depender tanto de la cantidad de flujo sanguíneo como del grosor de la piel. En consecuencia, la cianosis es más evidente en los dedos y los lechos ungueales (tejido mal perfundido), labios y mucosas (piel fina).

La cianosis puede ser secundaria a varias situaciones de disfunción cardiorrespiratoria, como estados de bajo gasto (shock cardiógeno), neumonía y síndrome de dificultad respiratoria del adulto. No obstante, los cortocircuitos derecha-izquierda congénitos, adquiridos o intracardíacos (p. ej., las comunicaciones interauriculares o interventriculares o venas de Tebesio) provocan con mayor frecuencia cianosis detectable.

E. **Índices de riesgo multifactorial.** Los índices multifactoriales, que combinan y asignan una importancia relativa a muchos parámetros clínicos, son más útiles que cualquier factor aislado para determinar el riesgo cardiovascular de un paciente o el riesgo de morbilidad global. Desde los años setenta se han propuesto muchos índices de este tipo[3-6] para pacientes sometidos tanto a una cirugía no cardíaca como cardíaca, en particular IDAC[13-15]. Aunque estos índices de riesgo son distintos en sus detalles, son notablemente similares y sus amplias conclusiones se pueden aplicar en procedimientos tanto cardíacos como no cardíacos.

Los factores de riesgo clínico que se aplican en la cirugía no cardíaca y la importancia relativa que se asigna a cada uno de ellos en los cinco índices multifactoriales más importantes se enumeran en la Tabla 1.3.

La mayoría de estos índices contiene algunos factores que evalúan la severidad de la cardiopatía isquémica, la insuficiencia cardíaca congestiva, la cardiopatía valvular, la situación médica general y el tipo de cirugía. Un índice reciente desarrollado por Boersma y cols.[7] en 2001 incluye por primera vez el uso del tratamiento con betabloqueantes en el preoperatorio como un factor de riesgo independiente de reducción del riesgo. Gilbert y cols.[16] compararon la capacidad que tenían cuatro índices para predecir la morbilidad cardiovascular en 2.035 pacientes y no encontraron diferencias significativas.

Tabla 1.3. Índices multifactoriales de riesgo cardiovascular en el perioperatorio para procedimientos quirúrgicos no cardíacos: resumen de los factores de riesgo significativos encontrados en análisis multivariables recientes

Factor de riesgo	Goldman y cols., 1978[3]	Detsky y cols., 1986 (índice modificado)[4]	American College of Cardiology/ American Heart Association, 2002[5]	American College of Physicians, 1997[6]	Boersma y cols., 2001[7]
Edad >70 años	X	X	X	X	X
Angina		X	X	X	X
Síndrome coronario agudo		XX	XX	XX	
Infarto de miocardio	XX	X	X	X	X
Edema de pulmón		X	XX	X	
Insuficiencia cardíaca	XX		X		X
Tolerancia al ejercicio			XX		
Estenosis valvular aórtica	X	XX	X	XX	
Trastornos del ritmo supraventriculares	X	X	X	X	
Trastornos del ritmo ventriculares	X	X	X	X	
Hipertensión			X		
Neumopatía	X	X		X	
Nefropatía	X	X	X	X	
Hepatopatía	X	X		X	
Accidente cerebrovascular			X		XX
Diabetes mellitus				X	
Localización de la cirugía	X		XX		
Cirugía de urgencia	X	X		X	
Tratamiento betabloqueante					X

X, factor de riesgo; XX, factor de riesgo mayor.

En 1997, el American College of Cardiology y la American Heart Association unieron sus fuerzas para elaborar un esquema simple de tres escalones, usando sólo los datos de la historia y exploración física del paciente y quizás el ECG en reposo, para orientar el estudio no invasivo y tratamiento en el preoperatorio de los pacientes cardíacos que se van a someter a una cirugía no cardíaca. Este esquema resalta la importancia de la tolerancia al ejercicio del paciente y del procedimiento quirúrgico de cara al riesgo perioperatorio. En la Figura 1.1 se muestra una versión actualizada de este esquema, publicado en 2002[5].

Magovern y cols.[13], Higgins y cols.[14] y Jones y cols.[15] estudiaron retrospectiva y prospectivamente los factores de riesgo clínicos en el preoperatorio que afectan a la supervivencia hospitalaria después de una cirugía de IDAC. Los factores de riesgo más importantes encontrados en estos estudios se comparan en la Tabla 1.4. En la mayoría de las series, los factores importantes fueron la edad del paciente, la coexistencia de una cardiopatía valvular, la función ventricular izquierda, cirugía cardíaca previa, la urgencia del procedimiento y la presencia de una afección sistémica pulmonar, renal y vascular, así como de diabetes.

III. Estudios no invasivos para el diagnóstico en cardiología

A. Electrocardiograma

Principales hallazgos clínicos

Bloqueo auriculoventricular
Flúter o fibrilación auricular
Síndrome de Wolff-Parkinson-White
Isquemia (elevación o descenso del segmento ST o inversión de la onda T)
Infarto (ondas Q diagnósticas)
Hipertrofia

Las alteraciones del ECG son frecuentes, apareciendo en el 2% al 45% de los pacientes que se someten a una cirugía no cardíaca. Incluso los hallazgos «significativos» o «clave», como los que se han comentado anteriormente, se encuentran en un 10% al 15% de los pacientes. Gloyna y cols.[17] encontraron tasas similares de anomalías en el ECG en pacientes que se sometían a una cirugía de IDAC y los que se sometían a una cirugía no cardíaca, planteando la duda sobre el valor predictivo del ECG, en particular en los pacientes con enfermedad arterial coronaria conocida. Por otro lado, varios autores demostraron una estrecha relación entre la presencia de cambios isquémicos detectados con la monitorización con ECG antes y durante la cirugía y la morbilidad cardíaca en el postoperatorio después de la cirugía no cardíaca[8,12].

Además, en los pacientes con cardiopatía isquémica conocida se pueden producir súbitamente la ruptura de la placa y el síndrome coronario agudo. Por tanto, el ECG en el preoperatorio se debería obtener en las 24-48 horas previas al procedimiento para descartar cualquier isquemia o infarto silentes en el preoperatorio. Evidentemente, si el paciente tiene un episodio de dolor torácico prolongado antes del procedimiento quirúrgico, independientemente del intervalo de tiempo pendiente, se debe obtener inmediatamente un ECG.

B. Radiografía de tórax

Principales hallazgos clínicos

Tamaño cardíaco
Marcas vasculares pulmonares

No se ha demostrado que la obtención sistemática de radiografías de tórax en el preoperatorio sea rentable en la mayoría de los procedimientos no cardíacos o no torácicos.

Figura 1.1. Abordaje en ocho pasos para evaluar la enfermedad cardíaca en el preoperatorio según los factores de riesgo clínicos, la tolerancia al esfuerzo del paciente y la naturaleza del procedimiento quirúrgico. Los «procedimientos de alto riesgo quirúrgico» incluyen los procedimientos aórticos y otros procedimientos vasculares y los procedimientos prolongados con grandes fluctuaciones de líquidos o pérdidas de sangre. Los procedimientos de «riesgo quirúrgico intermedio» incluyen la endarterectomía carotídea y la cirugía mayor de cabeza y cuello, la cirugía intratorácica, intraperitoneal, ortopédica y de próstata. Los procedimientos de «bajo riesgo quirúrgico» incluyen los procedimientos superficiales, los que afectan a las extremidades y los procedimientos endoscópicos. (Tomado del American College of Cardiology/American Heart Association Task Force. ACC/AHA guideline update for perioperative cardiovascular evaluation for noncardiac surgery. Circulation 2002;105:1257-1267, con autorización.)

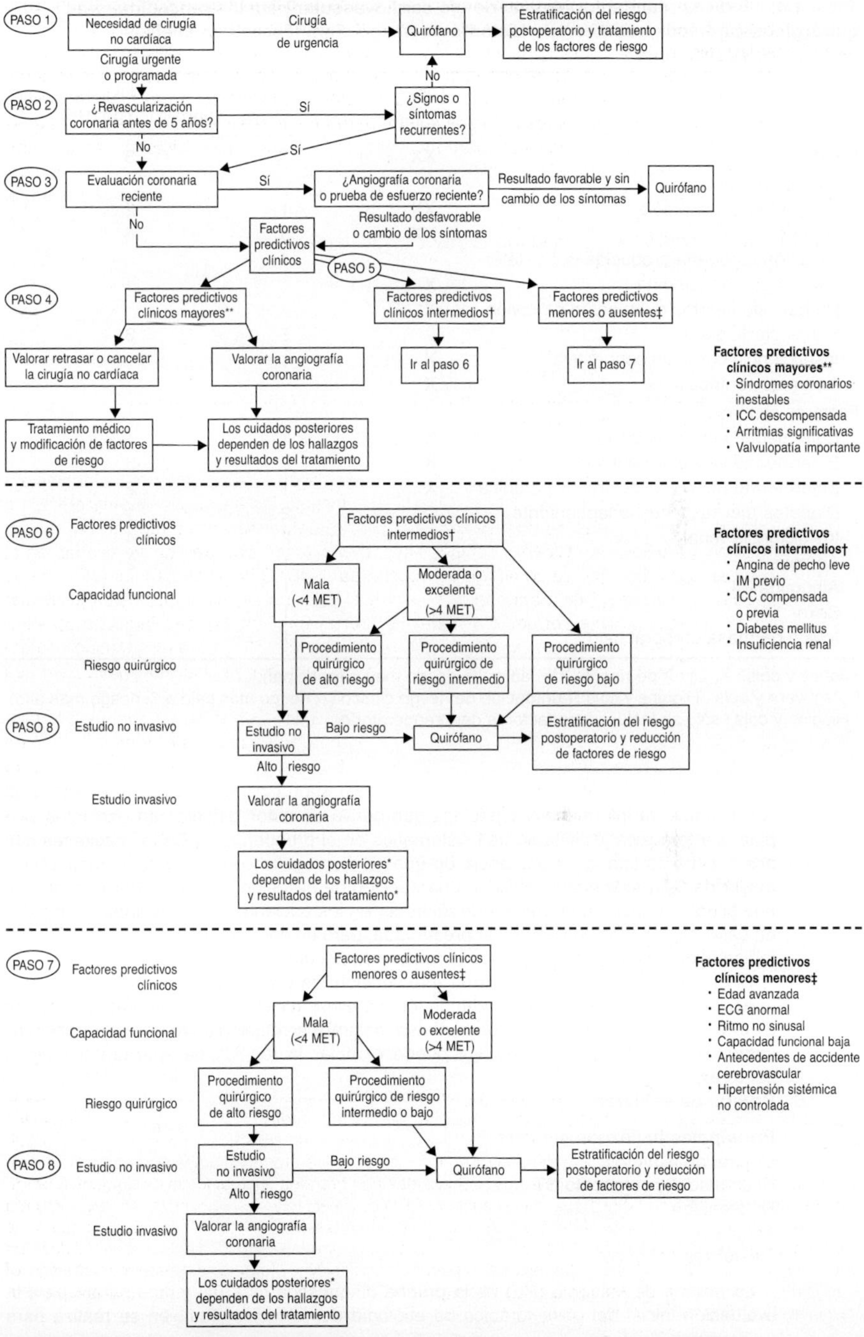
PASO 1
Necesidad de cirugía no cardíaca
Cirugía de urgencia
Quirófano
Estratificación del riesgo postoperatorio y tratamiento de los factores de riesgo
Cirugía urgente o programada
No
PASO 2
¿Revascularización coronaria antes de 5 años?
Sí
¿Signos o síntomas recurrentes?
No
Sí
PASO 3
Evaluación coronaria reciente
Sí
¿Angiografía coronaria o prueba de esfuerzo reciente?
Resultado favorable y sin cambio de los síntomas
Quirófano
No
Resultado desfavorable o cambio de los síntomas
Factores predictivos clínicos
PASO 5
PASO 4
Factores predictivos clínicos mayores**
Factores predictivos clínicos intermedios†
Factores predictivos menores o ausentes‡
Valorar retrasar o cancelar la cirugía no cardíaca
Valorar la angiografía coronaria
Ir al paso 6
Ir al paso 7
Tratamiento médico y modificación de factores de riesgo
Los cuidados posteriores dependen de los hallazgos y resultados del tratamiento
Factores predictivos clínicos mayores**
• Síndromes coronarios inestables
• ICC descompensada
• Arritmias significativas
• Valvulopatía importante
PASO 6
Factores predictivos clínicos
Factores predictivos clínicos intermedios†
Capacidad funcional
Mala (<4 MET)
Moderada o excelente (>4 MET)
Riesgo quirúrgico
Procedimiento quirúrgico de alto riesgo
Procedimiento quirúrgico de riesgo intermedio
Procedimiento quirúrgico de riesgo bajo
PASO 8
Estudio no invasivo
Estudio no invasivo
Bajo riesgo
Quirófano
Estratificación del riesgo postoperatorio y reducción de factores de riesgo
Alto riesgo
Estudio invasivo
Valorar la angiografía coronaria
Los cuidados posteriores* dependen de los hallazgos y resultados del tratamiento*
Factores predictivos clínicos intermedios†
• Angina de pecho leve
• IM previo
• ICC compensada o previa
• Diabetes mellitus
• Insuficiencia renal
PASO 7
Factores predictivos clínicos
Factores predictivos clínicos menores o ausentes‡
Capacidad funcional
Mala (<4 MET)
Moderada o excelente (>4 MET)
Riesgo quirúrgico
Procedimiento quirúrgico de alto riesgo
Procedimiento quirúrgico de riesgo intermedio o bajo
PASO 8
Estudio no invasivo
Estudio no invasivo
Bajo riesgo
Quirófano
Estratificación del riesgo postoperatorio y reducción de factores de riesgo
Alto riesgo
Estudio invasivo
Valorar la angiografía coronaria
Los cuidados posteriores* dependen de los hallazgos y resultados del tratamiento
Factores predictivos clínicos menores‡
• Edad avanzada
• ECG anormal
• Ritmo no sinusal
• Capacidad funcional baja
• Antecedentes de accidente cerebrovascular
• Hipertensión sistémica no controlada

Tabla 1.4. Índices multifactoriales de riesgo cardiovascular para los procedimientos quirúrgicos cardíacos: resumen de factores de riesgo significativos en análisis multivariables recientes

Factor de riesgo	Jones y cols., 1996[15a]	Magovern y cols., 1996[13b]	Higgins y cols., 1997[14b,c]
Edad	XX	3	3
Factores cardíacos			
Cirugía cardíaca previa	XX	1	2
Urgencia de la cirugía	XX	5	6
Oclusión coronaria producida por catéter		4	
Intensidad de la angina	X		
Número de infartos de miocardio previos	X		
Shock cardiógeno		7	3
Insuficiencia cardíaca congestiva	X	1	
Arritmias ventriculares	X		
Factores sistémicos			
Enfermedad cerebrovascular	X	1	1
Enfermedad vascular periférica	X	2	3
Enfermedad pulmonar obstructiva crónica	X	1	2
Diabetes mellitus insulinodependiente		2	1
Insuficiencia renal		2	4
Anemia		1	2
Albúmina <4		1	5
Sexo		1	
Índice de masa corporal bajo		1	1

[a] Jones y cols.: X, factor de riesgo; XX, factor de riesgo mayor (principal).
[b] Magovern y cols., Higgins y cols.: puntuación de riesgo clínico (1: riesgo más bajo a 7: riesgo más alto).
[c] Higgins y cols.: sólo se incluyen los factores del preoperatorio.

No obstante, la información específica que deriva de estos estudios en pacientes cardíacos y torácicos justifica su uso sistemático en el preoperatorio. En los pacientes con arteriopatía coronaria, la presencia de una cardiomegalia con un índice cardiotorácico mayor de 0,5 predice con fiabilidad una fracción de eyección (FE) baja. Por el contrario, una silueta cardíaca anormal puede aparecer en los pacientes con valvulopatías incluso en caso de una función ventricular preservada, pero un corazón de tamaño normal es un índice altamente específico de buena función ventricular.

El cirujano puede usar durante la intervención los puntos de referencia quirúrgicos importantes visibles en la radiografía de tórax. La inspección de las radiografías laterales de tórax antes de la reintervención cardíaca mostrará la relación entre una pared libre del ventrículo derecho y el esternón y puede cambiar la técnica de apertura quirúrgica del tórax.

C. Prueba de esfuerzo

Principales hallazgos clínicos
Umbral de isquemia
Descenso del segmento ST
Hipotensión
Angina
Trastornos del ritmo

La prueba de esfuerzo (PE) es la prueba diagnóstica más útil y más barata para la evaluación inicial del dolor torácico de etiología desconocida. También se realiza para determinar la capacidad funcional y para la estratificación pronóstica en pacientes con signos de enfermedad isquémica antes de algunas intervenciones terapéuticas, como la cirugía de derivación coronaria.

Además, la PE se usa para la estratificación del riesgo de los pacientes después del infarto de miocardio y para monitorizar el efecto de las medicaciones antianginosas. **La PE es útil raramente como prueba de cribado («screening») en los pacientes asintomáticos.**

1. Existen muchos protocolos para la PEE. El objetivo primario de esta prueba es aumentar la carga de trabajo del corazón para provocar un incremento máximo del flujo sanguíneo miocárdico, que puede ser hasta cuatro veces mayor que los niveles en reposo. La limitación de este incremento del flujo sanguíneo se produce con una reducción del 50% al 70% del área transversal vascular.
   a. El nivel de ejercicio depende del rendimiento esperado del paciente. El protocolo de Naughton utiliza una carga de trabajo inicial baja y pequeños incrementos y se usa en pacientes que han tenido un infarto reciente, en pacientes debilitados y en los que tienen una capacidad funcional reducida debido a una angina de pecho moderada.
   b. El protocolo de Bruce tiene una carga de trabajo inicial más alta y unos incrementos también mayores y es excelente para pacientes con síntomas leves pero sin discapacidad física. El estudio limitado por los síntomas es preferible a la prueba de esfuerzo submáxima.
   c. La cantidad de trabajo se puede expresar en MET, que son múltiplos del consumo de oxígeno en reposo en mililitros por kilo y por minuto.
   d. Un nivel de 4 MET se corresponde con la capacidad para realizar actividades habituales, como las tareas domésticas. Parece que los pacientes que en la PE en el preoperatorio pueden hacer ejercicio a un nivel al menos de 4 MET tienen menos probabilidades de morir por un infarto en el perioperatorio, o de sufrirlo, que los pacientes que no pueden alcanzar este nivel de ejercicio.
   e. La PE tiene el máximo valor predictivo cuando aparece un descenso plano o descendente del segmento ST al menos de 1,5 mm en las primeras etapas del ejercicio y persiste hasta el período de recuperación. La ocurrencia de angina o de trastornos del ritmo aumenta el significado pronóstico de la prueba. Estos cambios podrían predecir un incremento de tres a siete veces en el riesgo de enfermedad isquémica. Por desgracia, una ausencia de cambios no garantiza la ausencia de enfermedad, ya que aproximadamente un tercio de los pacientes con arteriopatía coronaria demostrable tienen una PE negativa o no diagnóstica.

      La PE se considera fuertemente positiva y muy sugerente de enfermedad de tronco principal izquierdo o de tres vasos cuando: a) la presión sistólica cae en 10 mm Hg o más, b) más de cinco derivaciones muestran cambios positivos del segmento ST y c) los cambios isquémicos aparecen en los 3 minutos iniciales y d) tardan más de 9 minutos en resolverse.

      Si la prueba de esfuerzo provoca isquemia (angina de pecho, trastornos del ritmo o descenso del segmento ST) a una cierta frecuencia cardíaca, se ha establecido un **umbral de angina.** En ese momento, se tiene una idea grosera de que se pueden esperar los cambios isquémicos o los trastornos del ritmo con una frecuencia cardíaca similar en el quirófano. Cuando aparecen isquemia o trastornos del ritmo en reposo después del ejercicio, el pronóstico es más ominoso.

2. **Limitaciones de la PE**
   a. Incapacidad de hacer ejercicio debido a la enfermedad sistémica, en particular por vasculopatía periférica.
   b. ECG en reposo anormal que impide un análisis del segmento ST (bloqueo de rama izquierda, hipertrofia ventricular izquierda, tratamiento con digoxina).
   c. Tratamiento betabloqueante que impide que el paciente alcance el 85% de su frecuencia cardíaca máxima permisible.

D. Ecocardiografía

Principales hallazgos clínicos
Movimiento segmentario de la pared
Fracción de eyección
Función valvular
Defectos anatómicos congénitos

La ecocardiografía transtorácica es una prueba completamente no invasiva que proporciona una evaluación preoperatoria específica de varios tipos de anomalías cardíacas. Primero, la ecocardiografía bidimensional (2D) y la ecocardiografía Doppler juntas proporcionan una evaluación cuantitativa de la importancia de la estenosis o insuficiencia valvular y de la hipertensión pulmonar. En segundo lugar, el análisis de la motilidad segmentaria de la pared proporciona una evaluación más sensible y específica de la existencia y extensión del infarto de miocardio que el ECG de superficie. En tercer lugar, la ecocardiografía 2D proporciona una evaluación cuantitativa de la función ventricular global o de la FE. En cuarto lugar, la ecocardiografía puede detectar derrames pericárdicos incluso pequeños. Por último, la ecocardiografía puede detectar anomalías anatómicas cardíacas que van desde comunicaciones interauriculares (CIA) y ventriculares (CIV) hasta aneurismas y trombos murales.

La inyección de medios de contraste aumenta la sensibilidad y exactitud de la ecocardiografía, permite la visualización de las arterias coronarias y el uso de la técnica en pacientes obesos o en los que tienen malas ventanas acústicas.

E. Ecocardiografía de estrés. La ecocardiografía de estrés puede usar el esfuerzo con ejercicio o el estrés farmacológico con dobutamina para aumentar el trabajo miocárdico. Los segmentos miocárdicos que se contraen anormalmente en la ecocardiografía de estrés se clasifican como isquémicos, si su patrón de contracción reducida es una respuesta al esfuerzo, o infartados, si su contractilidad se mantiene sistemáticamente deprimida antes, durante y después del esfuerzo.

La ecocardiografía de estrés con dobutamina (EED) tiene indicaciones similares a la imagen de perfusión farmacológica, con una sensibilidad comparable pero una especificidad posiblemente mayor. En un metaanálisis que comparaba la capacidad de la perfusión con dipiridamol y talio, la ventriculografía con radioisótopos, el ECG ambulatorio y la EED para predecir una evolución adversa en pacientes en el preoperatorio, Mantha y cols.[18] encontraron que la EED era la prueba de mayor poder predictivo.

En cuanto a los pacientes con malas ventanas acústicas debido a una mala conformación corporal o una enfermedad pulmonar importante, se dispone ahora de medios de contraste miocárdico que mejoran la imagen. Aún así, en algunos pacientes su uso puede estar impedido por una ventana ecocardiográfica difícil o una mala función ventricular global. Además, esta prueba no se puede usar en aquellos pacientes en los que un infarto de miocardio reciente, un aneurisma u otra malformación vascular aumentara el riesgo de taquicardia o hipertensión.

F. Procedimientos de imagen con radionúclidos. La imagen de esfuerzo con radionúclidos se utiliza para evaluar la perfusión y viabilidad de las zonas del miocardio, pero no puede proporcionar un diagnóstico anatómico de la lesión cardíaca. Es una prueba más sensible y específica que la PE y puede permitir también la evaluación de la función ventricular izquierda global. La perfusión miocárdica es una técnica nuclear que utiliza radioisótopos por vía intravenosa, ya sea talio 201 o los agentes de perfusión con tecnecio 99 específicos del corazón, sestamibi o tetrofosmin, como indicadores de la presencia o ausencia de la arteriopatía coronaria.

El esfuerzo con ejercicio o farmacológico es necesario para incrementar el flujo sanguíneo coronario para la prueba. Se prefieren los vasodilatadores farmacológicos, pero están contraindicados en los pacientes con neumopatía broncoespástica importante, en cuyo caso se puede usar dobutamina. Los vasodilatadores farmacológicos que se utilizan actualmente, adenosina y dipiridamol, se usan para producir la vasodilatación coronaria máxima de aproximadamente cuatro o cinco veces los valores en reposo.

Los vasos que tienen estenosis coronarias fijas no se dilatarán; por tanto, llegará menos agente de perfusión al miocardio. El miocardio perfundido por estos vasos se verá como un «defecto» en las imágenes de estrés cuando se compara con el miocardio circundante nutrido por las coronarias que no tienen obstrucción. Cuando se compara con las imágenes adquiridas en reposo, cualquier defecto que quede presente, los defectos fijos o persistentes, sugieren un miocardio no viable o un infarto. Los defectos presentes durante el estrés pero no en reposo, denominados defectos reversibles, sugieren un miocardio viable en riesgo de isquemia cuando se someten a un estrés.

La técnica usada para adquirir estas imágenes es la tomografía computarizada por emisión de fotón único (SPECT). Comparada con la PE, su sensibilidad para detectar la arteriopatía coronaria aumenta aproximadamente hasta el 85% o el 90%. Sin embargo, una tasa algo mayor de resultados falsos positivos limita su especificidad en pacientes no seleccionados hasta aproximadamente el 75% o el 80%[19]. La sensibilidad y especificidad de la imagen de perfusión con radionúclidos son similares a las de las técnicas que utilizan ejercicio y fármacos como provocación del esfuerzo.

El valor predictivo de la prueba se puede mejorar usándola en los subgrupos de alto riesgo. El uso selectivo de las imágenes de perfusión farmacológica en pacientes que tienen al menos uno de dos factores de riesgo de enfermedad isquémica (edad mayor de 70 años e insuficiencia cardíaca congestiva) puede maximizar la utilidad de este procedimiento en la predicción de la evolución cardíaca en pacientes sometidos a una cirugía cardíaca de todos los tipos[9].

Las contraindicaciones son las siguientes:

Angina inestable o infarto de miocardio en 48 horas
Broncoespasmo primario importante
Ingestión de metilxantina en 24 horas
Alergia a dipiridamol o aminofilina

Los vasodilatadores farmacológicos se deberían usar en pacientes que no pueden hacer ejercicio o que tienen una afección médica, como un aneurisma cerebral, que contraindicaría el ejercicio.

G. Técnicas especializadas de imagen

1. **Gammagrafía por emisión de positrones.** Estas técnicas utilizan radioisótopos distintos a los utilizados en la SPECT, que se caracterizan por tener una constante de desintegración mayor y una semivida más corta, y pueden evaluar tanto el flujo sanguíneo miocárdico segmentario como el metabolismo miocárdico en tiempo real. El coste mayor de esta técnica, que también incluye un ciclotrón para generar los isótopos, impide a menudo su uso más difundido.
2. **Resonancia magnética.** La resonancia magnética (RM) se usa para obtener imágenes de alta resolución y tridimensionales de las estructuras cardíacas, incluida la angiografía coronaria. Los cambios de la composición molecular del miocardio pueden inducir el cambio de su momento magnético y de la señal de RM, permitiendo que esta técnica detecte la acumulación de lípidos, el edema, la fibrosis, la velocidad del intercambio metabólico de fosfato y el pH intracelular en las zonas de isquemia. Por último, la imagen de RM se puede sincronizar con el ciclo cardíaco, permitiendo una evaluación rápida y exacta de la función miocárdica. El coste y la duración de las pruebas limitan la aplicación clínica de la RM.

IV. Cateterismo cardíaco

Principales hallazgos clínicos
Anatomía coronaria
Función ventricular
Anatomía y función valvular
Resistencia vascular pulmonar

A. Perspectiva general. El cateterismo cardíaco se considera todavía el estándar diagnóstico de las afecciones cardíacas antes de la mayoría de las operaciones a corazón abierto y para definir las lesiones de los vasos coronarios. Más del 95% de los pacientes que se somete a una cirugía de corazón abierto se somete también a un cateterismo antes del procedimiento y el 5% restante se evalúa sólo con técnicas no invasivas, como la ecocardiografía y los estudios de flujo con Doppler. Tienen problemas anatomopatológicos, como la CIA y la CIV, que se definen adecuadamente por medios no invasivos.

La siguiente descripción general de los datos del cateterismo y de su interpretación sirve de introducción a los conceptos generales que se utilizan en los informes de cateterismo y los tipos de información que esta prueba puede aportar. Los informes más formales de cateterismo contienen la siguiente información:

- Breve resumen de las indicaciones del procedimiento de cateterismo.
- Descripción del procedimiento.
- Datos hemodinámicos, incluidos las presiones en las cámaras y el gasto cardíaco.
- Información descriptiva de la anatomía coronaria, de la función ventricular y de la insuficiencia valvular.
- Cálculo de los parámetros derivados, como las áreas valvulares, la FE y las resistencias vasculares pulmonares y sistémicas.

Si sólo se debe estudiar la anatomía coronaria, es frecuente que se realice sólo un cateterismo sistémico arterial o del lado izquierdo. No obstante, en presencia de cualquier grado clínico de disfunción ventricular izquierda, de alteración valvular, enfermedad pulmonar o deterioro de la función ventricular derecha se realizará también un cateterismo del lado derecho (Swan-Ganz). En la Tabla 1.5 se exponen los valores hemodinámicos normales obtenidos en los cateterismos derecho e izquierdo.

La interpretación de los datos del cateterismo pone de manifiesto las siguientes áreas:

B. Evaluación de la anatomía coronaria

1. **Procedimiento.** Se inyecta un contraste radioopaco a través del catéter colocado en el orificio coronario para delimitar la anatomía de las arterias coronarias derechas e izquierdas. Es importante obtener varias proyecciones para definir mejor las lesiones de las ramas, disminuir los artefactos en los puntos de tortuosidad o superposición de vasos y determinar más claramente el grado de estenosis, en particular en las lesiones excéntricas. Dos proyecciones habituales utilizadas para visualizar las arterias

Tabla 1.5. Valores hemodinámicos normales obtenidos en el cateterismo cardíaco

Parámetro	Medición	Valor
Tensión arterial periférica o aórtica	Sistólica/diastólica	≤140/90 mm Hg
	Media	≤105 mm Hg
Presión en aurícula derecha	Media	≤6 mm Hg
Presión en el ventrículo derecho	Sistólica/telediastólica	≤30/6 mm Hg
Presión en la arteria pulmonar	Sistólica/diastólica	≤30/15 mm Hg
	Media	≤22 mm Hg
Presión de enclavamiento de la arteria pulmonar	Media	≤12 mm Hg
Presión en el ventrículo izquierdo	Sistólica/telediastólica	≤140/12 mm Hg
Índice cardíaco		2,5-4,2 $l \cdot min^{-1} \cdot m^{-2}$
Índice del volumen telediastólico		<100 ml/m^{-2}
Diferencia del contenido arteriovenoso de O_2		≤5 ml/día
Resistencia vascular pulmonar		20-130 $din \cdot s \cdot cm^{-5}$ o 0,25-1,6 unidades de Woods
Resistencia vascular sistémica		700-1.600 $din \cdot s \cdot cm^{-5}$ o 9-20 unidades de Woods

coronarias son la oblicua anterior derecha (OAD) y la oblicua anterior izquierda (OAI) (Figura 1.2).

2. **Interpretación.** El grado de estenosis del vaso se evalúa generalmente por la reducción porcentual del diámetro del vaso, que a su vez se correlaciona con la reducción del área transversal del vaso en el punto de la estenosis. Se consideran significativas las lesiones que reducen el diámetro del vaso en más del 50% o que reducen el área transversal en más del 75%. Las lesiones también se clasifican como focales o segmentarias. Hay una gran variabilidad entre observadores a la hora de interpretar el grado de estenosis en un intervalo que va desde el 40% hasta el 70%.

C. **Evaluación de la función ventricular izquierda.** A partir de los datos del cateterismo se pueden obtener mediciones globales y segmentarias de la función ventricular.

1. **Mediciones ventriculares globales.**

a. **Presión telediastólica ventricular izquierda (PTDVI).** Un valor elevado por encima de los 15 mm Hg indica **habitualmente** un cierto grado de disfunción ventricular. La PTDVI es un índice que puede reflejar la disfunción sistólica o diastólica y que se afecta de forma aguda por la precarga y la poscarga. Sin examinar otros índices de función, una medición aislada de la PTDVI indica, simplemente, que algo va mal. Una PTDVI elevada junto con un patrón contráctil ventricular izquierdo y un gasto cardíaco normales puede indicar un descenso de la distensibilidad ventricular izquierda.

b. **Gasto cardíaco anterógrado: índice cardíaco.** El gasto cardíaco anterógrado es la cantidad total de sangre que se bombea más allá de la válvula aórtica hacia la circulación sistémica. En general, se determina por el método de termodilución.

c. **Fracción de eyección ventricular izquierda**

1) **Cálculo.** La FE se define como el volumen de sangre eyectada (volumen latido) por latido dividido por el volumen del ventrículo izquierdo antes de la eyección (volumen telediastólico, VTD). El volumen latido (VS) es igual al VTD

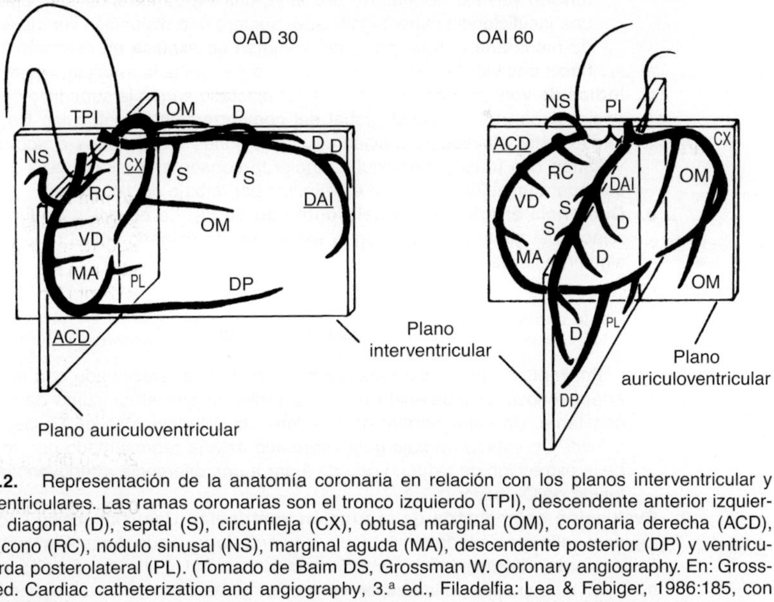

Figura 1.2. Representación de la anatomía coronaria en relación con los planos interventricular y auriculoventriculares. Las ramas coronarias son el tronco izquierdo (TPI), descendente anterior izquierda (DAI), diagonal (D), septal (S), circunfleja (CX), obtusa marginal (OM), coronaria derecha (ACD), rama del cono (RC), nódulo sinusal (NS), marginal aguda (MA), descendente posterior (DP) y ventricular izquierda posterolateral (PL). (Tomado de Baim DS, Grossman W. Coronary angiography. En: Grossman W, ed. Cardiac catheterization and angiography, 3.ª ed., Filadelfia: Lea & Febiger, 1986:185, con autorización.)

menos el volumen telesistólico (VTS). Por tanto, la ecuación del cálculo de la FE quedará:

$$FE = \frac{[VTD - VTS]}{VTD} = \frac{VL}{VTD}$$

Las determinaciones del VTS y VTD se extrapolan a partir de los datos obtenidos en la ventriculografía izquierda. En este procedimiento, para definir el ventrículo izquierdo se usa un contraste radioopaco y se toman imágenes en movimiento (cine) durante varios ciclos cardíacos. Se analizan estas imágenes de cine, por ordenador o a mano, trazando las áreas de 2D resaltadas por el contraste radioopaco. Las áreas se calculan durante la sístole y la diástole y se convierten en **volúmenes** a partir de una fórmula de la elipse que representa más estrechamente las dimensiones de la cámara ventricular. Para el cálculo, las mediciones de volumen son más exactas cuando se usan dos proyecciones (p. ej., OAD y OAI), ya que el cálculo de la FE usando las mediciones de volumen calculadas sólo con una proyección (OAD) son, con frecuencia, erróneas. Además, la FE, como cualquier otra medición indirecta de la contractilidad, refleja sólo un punto en el tiempo y su resultado puede influirse por la frecuencia cardíaca, la precarga y la poscarga.

2) **Gasto cardíaco angiográfico frente a gasto cardíaco anterógrado.** El volumen de sangre eyectado (FE) puede pasar anterógradamente a través de la aorta o, en presencia de lesiones valvulares, avanzar en dirección retrógrada a través de la válvula mitral o de la válvula aórtica. En consecuencia, **el gasto cardíaco angiográfico o total** calculado como el volumen latido por la frecuencia cardíaca tiene en cuenta tanto el flujo **anterógrado** como el **retrógrado.** En caso de insuficiencia valvular, el gasto cardíaco **angiográfico** será mayor que el gasto cardíaco anterógrado.
3) **Insuficiencia mitral.** Una FE mayor del 50% es normal en presencia de una función valvular normal. No obstante, una FE del 50%-55% en presencia de una insuficiencia mitral significativa sugiere una disfunción ventricular izquierda moderada porque parte del volumen se expulsa en dirección retrógrada hacia una vía de resistencia baja (es decir, hacia la aurícula izquierda).

d. **Índice de volumen diastólico.** El VTD ajustado según la superficie corporal del paciente es otra medición global del comportamiento ventricular. No obstante, puede estar elevado en pacientes con lesiones insuficientes o sobrecarga de volumen con función ventricular izquierda conservada (similar a la PTDVI). Se considera un valor normal de este índice por debajo de 100 ml/m^2.

e. **Diferencia arteriovenosa del contenido de O_2.** La ecuación de Fick pone en relación el gasto cardíaco con la extracción de oxígeno por el organismo de la siguiente forma:

$$\text{Gasto cardíaco} = \frac{\text{Consumo de } O_2}{\text{Diferencia del contenido de } O_2}$$

Por tanto, el gasto cardíaco está inversamente relacionado con la diferencia arteriovenosa del contenido de O_2, asumiendo que el consumo de oxígeno es constante. Un valor normal de la diferencia arteriovenosa de O_2 es menor de 5 ml/dl. Un estado de bajo gasto cardíaco estaría representado por un aumento de la extracción de oxígeno que da lugar a una diferencia arteriovenosa del contenido de O_2 mayor.

2. **Evaluación segmentaria de la función ventricular.** Una contracción hacia dentro rápida y uniforme de todo el ventrículo izquierdo (observada durante la ventriculografía izquierda) representa un patrón contráctil normal. Esta observación permite la evaluación cualitativa de la función ventricular global pero no es tan específica como la FE calculada.

Pueden ser evidentes diferencias cualitativas segmentarias de la contracción. Para su examen, el corazón se divide en segmentos y se examinan las regiones anterior, posterior, apical, basal, inferior (diafragmática) y septales del ventrículo izquierdo (Figuras 1.3 y 1.4). El movimiento de cada una de esas regiones en particular se define como normal, hipocinético (disminución del movimiento hacia dentro), acinético (sin movimiento) o discinético (movimiento paradójico hacia fuera) en relación con los demás segmentos que se contraen con normalidad.

Una pared (p. ej., la pared anterior) puede aparecer hipocinética y el resto del ventrículo se puede contraer con normalidad. Sin embargo, la función ventricular global puede estar aún conservada a pesar de esta zona de motilidad anormal. Evidentemente, si la mitad del ventrículo izquierdo es ligeramente hipocinético, las mediciones globales de la función ventricular también estarán deprimidas.

Las alteraciones segmentarias de la motilidad de la pared suelen ser secundarias a un infarto o isquemia aguda previo. Sin embargo, muy infrecuentemente puede deberse a una miocarditis o a un proceso infiltrativo raro procedente de tumores miocárdicos que provocan estas alteraciones de la motilidad de la pared.

D. **Evaluación de la función valvular.** Esta sección se limitará a un breve comentario de los métodos usados para estudiar las lesiones de las válvulas aórtica y mitral. Los patrones hemodinámicos específicos de valvulopatía aguda y crónica se comentarán en el Capítulo 12.

1. **Lesiones insuficientes**

a. **Evaluación cualitativa.** Para cuantificar la importancia de la incompetencia valvular durante la inyección de contraste se utiliza una escala relativa de 1+ a 4+ (siendo 4+ la más importante). La inspección visual se utiliza para determinar la intensidad y rapidez de eliminación del contraste desde el ventrículo izquierdo después de su inyección en la raíz aórtica (insuficiencia aórtica) o desde la aurícula izquierda después de la inyección ventricular (insuficiencia mitral).

b. **Cálculo de la fracción regurgitante.** El porcentaje de sangre regurgitante puede calcularse a partir de la siguiente ecuación:

$$\text{Fracción regurgitante} = \frac{\text{VL angiográfico} - \text{VL anterógrado}}{\text{VL angiográfico}}$$

donde el volumen latido anterógrado es el volumen calculado a partir del método de termodilución dividido por la frecuencia cardíaca simultánea. El volumen latido

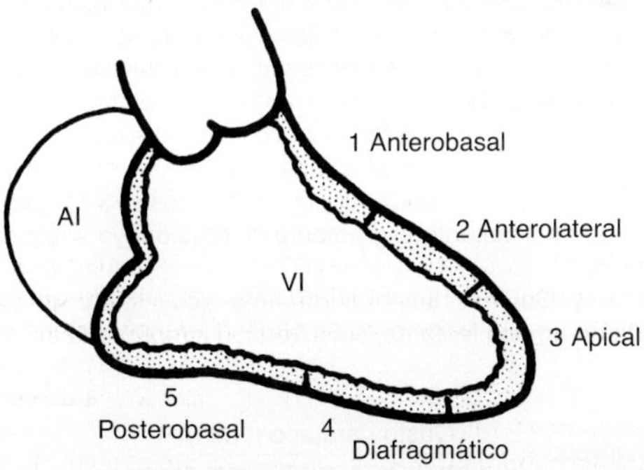

Figura 1.3. Terminología de los segmentos ventriculares izquierdos 1 a 5 analizados a partir del ventriculograma oblicuo anterior derecho. AI, aurícula izquierda; VI, ventrículo izquierdo. (Tomado de CASS Principal Investigators and Associates. National Heart, Lung, and Blood Institute Coronary Artery Surgery Study [part II]. Circulation 1981;63[Suppl]:1-14, con autorización.)

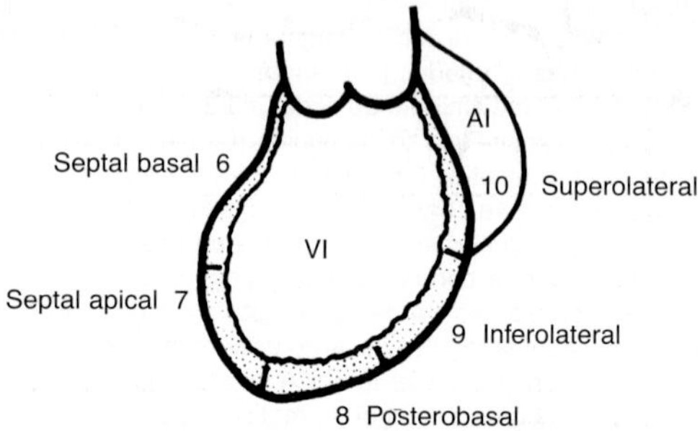

Figura 1.4. Terminología de los segmentos ventriculares izquierdos 6 a 10 analizados a partir del ventriculograma oblicuo anterior izquierdo. AI, aurícula izquierda; VI, ventrículo izquierdo. (Tomado de CASS Principal Investigators and Associates. National Heart, Lung, and Blood Institute Coronary Artery Surgery Study [part II]. Circulation 1981;63[Suppl]:1-14, con autorización.)

angiográfico se determina durante la ventriculografía izquierda. Si hay una diferencia grande de la frecuencia cardíaca cuando se obtienen ambas mediciones del gasto diferentes, el cálculo podría ser erróneo. Si se presenta una insuficiencia aórtica y mitral combinada, la cantidad con que contribuye cada válvula al volumen total de la insuficiencia se puede detectar sólo si se contemplan los cineangiogramas cualitativamente.

c. **Ondas V patológicas.** En los pacientes que tienen insuficiencia mitral, el trazado de la presión de enclavamiento capilar pulmonar puede manifestar ondas V gigantes. Las ondas V normales o fisiológicas se encuentran en la aurícula izquierda al final de la sístole y son secundarias al llenado de las venas pulmonares frente a una válvula mitral cerrada. En caso de incompetencia valvular, la onda regurgitante hacia la aurícula izquierda se superpone a una onda V fisiológica, produciendo una onda V gigante (Figura 1.5). Se podría esperar que la onda V gigante fuese más precoz dentro del ciclo cardíaco, pero la transmisión de la onda hacia el catéter de la arteria pulmonar depende de varios factores como son la distensibilidad de la aurícula izquierda y el circuito venoso pulmonar. Con la insuficiencia crónica, la aurícula izquierda se dilata por la sobrecarga de volumen y se convierte en altamente distensible y absorbe la onda de presión retrógrada. Por tanto, puede no estar presente la onda V gigante incluso en la insuficiencia importante si hay una aurícula izquierda terriblemente distensible.

2. **Lesiones estenóticas.** La importancia de la estenosis valvular se puede determinar sólo si se conoce el tamaño de la caída de presión a través de la válvula estenótica y la cantidad de flujo que atraviesa la estenosis durante la eyección sistólica o el llenado diastólico. La importancia de la estenosis no se puede evaluar uniformemente explorando únicamente el gradiente de presión (ya sea pico-pico o medio) a través de la válvula.

Gorlin y Gorlin[20] desarrollaron una ecuación para determinar el área valvular basada en ambos factores, cuya versión simplificada se recoge en la siguiente ecuación:

$$\text{Área valvular} = \frac{\text{Gasto cardíaco (l/min)}}{\sqrt{\text{gradiente de presión medio}}}$$

Si el gradiente de presión medio y el gasto cardíaco se incluyen en el informe del cateterismo, se puede obtener una estimación rápida del área aórtica o mitral.

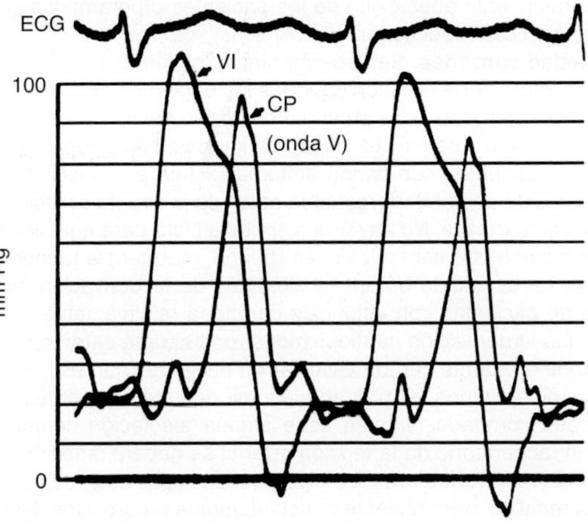

Figura 1.5. Trazados de la presión ventricular izquierda (VI) y presión de enclavamiento capilar pulmonar (CP) obtenidos en un paciente con rotura de las cuerdas tendinosas e insuficiencia mitral aguda. La onda V gigante se produce por la regurgitación de la sangre en una aurícula izquierda relativamente pequeña y no distensible. El electrocardiograma (ECG) ilustra el momento de aparición de la onda V CP, cuyo pico sigue a la repolarización ventricular, tal como se manifiesta por la onda T del ECG. (Tomado de Grossman W. Profiles in valvular heart disease. En: Grossman W, Baim DS, eds. Cardiac catheterization, angiography, and intervention, 4.ª ed., Filadelfia: Lea & Febiger, 1991:564, con autorización.)

Cuando se examinan lesiones insuficientes y estenóticas combinadas en la misma válvula, se debe usar en el cálculo el gasto cardíaco total o angiográfico; de lo contrario, se sobreestimará la importancia de la estenosis. Los valores de las áreas valvulares normales y anormales se comentan en el Capítulo 12.

E. **Evaluación de la hemodinámica pulmonar.** La hipertensión de la arteria pulmonar puede ser el resultado de un flujo pulmonar anterógrado aumentado o de presiones venosas pulmonares elevadas. El flujo pulmonar anterógrado aumentado es característico de la CIA o de la CIV, mientras que el aumento de la presión venosa pulmonar se produce en la insuficiencia ventricular izquierda, valvulopatía mitral y, con menor frecuencia, en la valvulopatía aórtica. Ambas situaciones (es decir, un flujo anterógrado aumentado o una presión venosa pulmonar elevada) pueden inducir cambios vasculares pulmonares y dan lugar a una resistencia vascular pulmonar elevada. Los valores normales de la presión y resistencia de la arteria pulmonar se exponen en la Tabla 1.5.

Recuérdese que los datos del cateterismo representan sólo un momento puntual en el tiempo y que el tratamiento médico puede haber cambiado el patrón hemodinámico y los resultados del cateterismo en el momento de la operación cardíaca.

V. Enfermedad sistémica

A. Enfermedad vascular aterosclerótica

Principales hallazgos clínicos

Soplos carotídeos
Ataques isquémicos transitorios
Accidente cerebrovascular
Claudicación
Hipertensión
Azoemia

La enfermedad vascular aórtica, carotídea y periférica se asocia con frecuencia con la arteriopatía coronaria. Además, la presencia de una vasculopatía mayor afecta a la morbilidad y al tratamiento anestésico de los pacientes programados para los procedimientos de derivación cardiopulmonar.

1. **Enfermedad carotídea.** Se deberán buscar síntomas de ataques isquémicos transitorios o trastornos de la visión en todos los pacientes en el preoperatorio. La presencia de estos síntomas o de un soplo carotídeo asintomático debería justificar, como mínimo, un estudio de flujo carotídeo no invasivo con Doppler antes de la cirugía cardíaca. Los pacientes que tienen síntomas y una estenosis mayor del 80% pueden beneficiarse de una endarterectomía antes de la cirugía cardíaca, y también antes de la cirugía no cardíaca. No hay una respuesta clara para aquellos pacientes que están asintomáticos o que tienen lesiones de una importancia menor. La evolución neurológica se ha estudiado durante y después de la derivación cardiopulmonar en un número de pacientes con estenosis carotídea relativamente pequeño. No obstante, parece que la derivación cardiopulmonar o la cirugía cardíaca confieren poco riesgo añadido de accidente cerebrovascular en pacientes con estenosis carotídea. Aun en ausencia de síntomas, es prudente asumir que todo paciente mayor de 70 años con arteriopatía coronaria también tiene alguna afectación cerebrovascular y el tratamiento intraoperatorio de la tensión arterial se deberá planificar en consecuencia.
2. **Problemas renovasculares.** La hipertensión importante, soplos abdominales o insuficiencia renal de inicio reciente o recientemente progresivos deben motivar una detallada investigación de la vasculatura renal, incluida la medición de reninas. El uso preoperatorio de los inhibidores de la enzima conversora de angiotensina en pacientes con estenosis de la arteria renal puede inducir insuficiencia renal. Además, la posible presencia de una enfermedad vascular renal requiere que el médico vigile mejor a los pacientes con hipotensión durante la derivación cardiopulmonar y en los que han recibido una carga de contrastes radioopacos en el período preoperatorio inmediato. Pueden necesitarse manitol y otros diuréticos para preservar la función renal en el intraoperatorio.
3. **Enfermedad vascular periférica.** Se deben buscar síntomas de claudicación y se explorarán los pulsos periféricos en ambos brazos y piernas en pacientes que tengan una enfermedad vascular generalizada. La evaluación preoperatoria de la fuerza del pulso es necesaria para formar una evaluación basal de cara al postoperatorio, determinar las zonas más adecuadas para la canulación arterial y localizar la mejor zona periférica para la inserción de una bomba intraaórtica con balón o una cánula arterial de derivación cardiopulmonar por si surge el caso.

B. Hipertensión

Principales hallazgos clínicos

Intervalo de tensión arterial en reposo y en el momento del ingreso
Duración de la hipertensión
Tratamiento antihipertensivo
Azoemia
Hipopotasemia
Palpitaciones
Cefalea

La contribución que hace la hipertensión a la morbilidad perioperatoria y las implicaciones que tiene sobre el tratamiento anestésico dependen de a) la etiología de la hipertensión, b) del nivel de tensión arterial, tanto en estrés como en reposo, c) de las complicaciones preexistentes de la hipertensión y d) de los cambios fisiológicos debidos al tratamiento farmacológico.

1. **Etiología.** Entre un 85% y un 95% de los pacientes tienen la hipertensión denominada primaria o esencial, probablemente relacionada con una alteración del manejo del sodio, potasio o calcio en la membrana. Es importante excluir en el preoperatorio a ese 5%-15% de casos que tienen una causa tratable de hipertensión secundaria, en especial aquellos casos que tienen un riesgo mayor que la media de hipertensión secundaria como se explica en la Tabla 1.6. Las causas frecuentes de hipertensión secundaria son habitualmente renales o endocrinas y explican otro 5% a 10% de los

Tabla 1.6. Pacientes de alto riesgo de hipertensión secundaria

Presión sistólica >180 o diastólica >110
Tensión arterial no controlada con dos o más fármacos
Aumento de una tensión arterial previamente bien controlada
Hipertensión de inicio súbito, lábil o paroxística
Hipertensión con inicio antes de los 25 años o después de los 50 años

pacientes con hipertensión. Otros trastornos menos frecuentes se encuentran en menos del 1% de los pacientes (Tabla 1.7). Cuando esté indicado, la búsqueda de la hipertensión secundaria debería incluir un análisis de orina, determinación de las concentraciones de creatinina, glucosa y electrólitos, ECG y radiografía de tórax. El feocromocitoma, aunque muy poco frecuente, es particularmente importante debido a su morbilidad potencial junto a la anestesia. Se debe descartar en el preoperatorio de los pacientes con cefalea, hipertensión lábil o paroxística, palidez anormal o sudoración excesiva.

2. **Severidad.** La evaluación de todos los pacientes cardíacos, y de los pacientes hipertensos en particular, debería incluir la determinación del rango de presiones arteriales en el que se mueve habitualmente el paciente. Se ha observado la morbilidad cardíaca intraoperatoria en forma de trastornos del ritmo y cambios isquémicos en el ECG con mayor frecuencia en los pacientes hipertensos que tienen una presión diastólica mayor de 110 mm Hg cuando están despiertos. El aumento del riesgo perioperatorio en los pacientes con presión diastólica entre 90 y 100 mm Hg es más controvertido.
3. **«Pseudonormotensión».** Es raro que la hipertensión esencial se resuelva sin tratamiento. El paciente hipertenso que se vuelve normotenso sin una razón evidente representa un dilema especial. Un episodio isquémico miocárdico o la progresión de una valvulopatía estenótica puede provocar la resolución aparente de la hipertensión en la cual el sujeto se vuelve normotenso sólo porque su corazón ya no puede generar un gasto cardíaco suficiente para producir hipertensión. La respuesta al paciente a cualquier estrés quirúrgico o anestésico puede ser la de una insuficiencia cardíaca inmediata.

Tabla 1.7. Causas de hipertensión

Causa médica (incidencia)	Hipertensión inducida por fármacos
Hipertensión esencial (85%-95%)	Cafeína
Hipertensión secundaria	Cocaína
Causas frecuentes	Clorpromazina
Renales (2%-6%)	Ciclosporina
Enfermedades parenquimatosas renales	Etanol
Enfermedad renovascular	Inhibidores de la monoaminooxidasa
Endocrinas (1%-2%)	Nicotina
Feocromocitoma	Fármacos antiinflamatorios no esteroideos
Enfermedad de Cushing	Anticonceptivos orales
Hiperaldosteronismo	Esteroides
Apnea del sueño (1%)	Simpaticomiméticos
Causas poco frecuentes	Descongestivos nasales
Síndrome adrenogenital	Pautas de pérdida de peso
Acromegalia	
Coartación aórtica	
Hipercalcemia	
Disautonomía familiar, porfiria, neuropatías	
Tumores productores de renina	

4. **Secuelas de la hipertensión.** El estado hipertenso puede provocar secuelas que son más evidentes en el corazón, sistema nervioso central y riñones. En particular, los pacientes con hipertensión establecida pueden presentar: a) hipertrofia ventricular izquierda que provoca una disminución de la distensibilidad ventricular, b) síntomas neurológicos, como cefalea, mareos, tinnitus y visión borrosa que pueden progresar a infarto cerebral, y c) lesiones vasculares renales que provocan proteinuria, hematuria y descenso de la filtración glomerular que evoluciona a insuficiencia renal.
5. **Secuelas del tratamiento antihipertensivo.** La mayoría de los fármacos antihipertensivos tienen efectos favorables en el período perioperatorio, reduciendo la reactividad vascular y la sobrecarga miocárdica. Se deberá continuar su administración hasta la mañana de la intervención. En particular, se continuará la administración de betabloqueantes y clonidina durante el perioperatorio para evitar el fenómeno de «rebote». No obstante, el tratamiento antihipertensivo a menudo provoca hipovolemia e hipopotasemia, que se deben reconocer y tratar en el preoperatorio. En algunas series también se ha demostrado que el uso de antagonistas del receptor II de angiotensina se asocia con hipotensión durante la inducción de la anestesia. La mayoría de los fármacos antihipertensivos actuales tienen otros efectos hemodinámicos que pueden ser importantes para el control intraoperatorio del paciente (Tabla 1.8).

C. Enfermedad pulmonar

Principales hallazgos clínicos
Antecedentes de consumo de cigarrillos
Producción de esputo
Disnea
Sibilancias
Infección respiratoria reciente

La cirugía cardíaca requiere una toracotomía, lo que aumenta el riesgo de complicaciones ventilatorias en el postoperatorio. Además, la derivación cardiopulmonar en sí misma y el tratamiento con fármacos como amiodarona pueden inducir un daño pulmonar en el postoperatorio. En la evaluación preoperatoria deben investigarse los factores de riesgo de insuficiencia respiratoria en el postoperatorio y la necesidad de ventilación mecánica prolongada. Los factores de riesgo son los siguientes:

1. **Antecedentes de tabaquismo.** Los antecedentes de tabaquismo son frecuentes en adultos con problemas cardíacos y plantean varias preguntas, como ¿aumenta el consumo de cigarrillos el riesgo quirúrgico en ausencia de otros factores de riesgo?, ¿es el tabaquismo reciente un factor de riesgo más importante que el tabaquismo crónico? y, en caso afirmativo, ¿cuál es el intervalo libre de tabaquismo necesario para reducir el riesgo?

   El antecedente de tabaquismo en ausencia de signos o síntomas de enfermedad respiratoria aumenta poco al riesgo anestésico. No obstante, el tabaquismo prolongado se asocia casi invariablemente con signos y síntomas de bronquitis o enfermedad pulmonar obstructiva y aumenta el significado de estos síntomas. Si se deja de fumar entre 1 y 3 días antes de la intervención se consigue un escaso beneficio excepto porque permite que disminuyan las concentraciones de monóxido de carbono en sangre. Warner y cols.[21] encontraron que, en realidad, el riesgo de complicaciones pulmonares postoperatorias que requieren tratamiento en el hospital después de un IDAC **aumentó** desde aproximadamente el 33% en los fumadores actuales hasta el 57% en los pacientes que habían dejado de fumar durante menos de 8 semanas. Sin embargo, el riesgo disminuyó hasta el 14% en pacientes que dejaron de fumar más de 8 semanas antes de la cirugía y disminuyó hasta la tasa del 11% de los no fumadores cuando los pacientes habían dejado de fumar durante más de 6 meses.
2. Los pacientes con enfermedades pulmonares crónicas que se manifiestan en forma de disnea de esfuerzo o en reposo, producción de esputo o sibilancias audibles en la exploración física tienen una tasa de complicaciones pulmonares entre dos y seis veces las que se encuentran en los pacientes normales después de la cirugía torácica.

3. **Infección respiratoria reciente.** Hay una cierta controversia sobre la necesidad de posponer la cirugía en pacientes que tienen una infección espiratoria de vías altas que se sometan a un procedimiento quirúrgico periférico. Sin embargo, la dificultad que se encuentra a la hora de eliminar un volumen aumentado de secreciones bronquiales pertinaces en caso de un procedimiento cardíaco o torácico mayor puede fácilmente provocar atelectasias o neumonías en el postoperatorio. Las secreciones purulentas pueden producir un taponamiento mucoso de los bronquios, especialmente en lactantes y niños pequeños, y, en nuestra experiencia, la oclusión recurrente de un conducto endotraqueal pequeño que requiera la reintubación urgente en el período postoperatorio inmediato. Por tales motivos, recomendamos posponer la cirugía cardíaca en los pacientes que tengan signos de infección respiratoria de vías altas o bajas, especialmente niños, que se manifiesten por tos, ronquera o secreción nasal purulenta en las 2 semanas previas a la cirugía. En los pacientes que se someten a una cirugía urgente se necesitará una dedicación especial para eliminar las secreciones con aspiración o broncoscopia en el período postoperatorio inmediato.
4. **Edad.** La PO_2 en reposo disminuye casi linealmente con la edad. No obstante, el riesgo de complicaciones pulmonares aumenta significativamente sólo después de los 70 u 80 años en pacientes que no tienen otros factores de riesgo pulmonares.
5. **Peso.** La obesidad, o un exceso de peso mayor del 10% con respecto al peso ideal, es suficiente para aumentar las posibilidades de atelectasia. Pueden aparecer atelectasias crónicas importantes cuando el peso corporal es mayor. En el caso extremo de los pacientes con obesidad mórbida y síndrome de Pickwick, estas atelectasias pueden provocar hipertensión pulmonar e insuficiencia ventricular derecha.
6. **Cardiopatía.** La cardiopatía valvular, en particular la valvulopatía mitral, y la insuficiencia cardíaca congestiva se asocian con insuficiencia respiratoria en el postoperatorio y necesidad de una ventilación prolongada. La hipertensión pulmonar por esta u otras causas es uno de los mecanismos por el cual la cardiopatía contribuye» directamente a la insuficiencia pulmonar en el perioperatorio.
7. **Pruebas de función pulmonar.** En los pacientes en los que se detecta un aumento del riesgo perioperatorio según los criterios clínicos, y especialmente en los casos que tienen valvulopatía aórtica o mitral, está indicada la espirometría para evaluar la función pulmonar en el perioperatorio. Shapiro dividió a los pacientes en grupos con riesgo bajo, moderado o alto de insuficiencia respiratoria aguda en las primeras 24 horas del postoperatorio según la espirometría obtenida en el preoperatorio (Tabla 1.9).

D. Hepatopatías

Principales hallazgos clínicos

Antecedentes de hepatitis
Ascitis
Bilirrubina sérica mayor de 3
Albúmina sérica menor de 3
Tiempo de protrombina (TP) elevado

1. **Hepatitis aguda.** La hepatitis aguda de causa vírica, alcohólica o tóxica se asocia con una alta morbilidad en el perioperatorio durante aproximadamente 1 mes después del inicio de la enfermedad o hasta que la concentración de aspartato aminotransferasa vuelve a la normalidad. Por tanto, no se debe realizar ninguna cirugía programada durante este período. Si los pacientes con hepatitis aguda deben someterse a una cirugía de urgencia, se debe esperar una morbilidad y mortalidad mayores.
2. **Hepatopatía crónica.** La importancia del deterioro de la función hepática y su impacto sobre el resultado de la operación debe calcularse con respecto a criterios como los que desarrolló Child (Tabla 1.10). Las alteraciones analíticas que se mencionan en la Tabla pueden simplificarse en una regla de tres según la cual hay un riesgo alto de insuficiencia hepática si:

   Albúmina sérica $< 3 >$ bilirrubina sérica.

Tabla 1.8. Fármacos antihipertensivos de uso frecuente

Clasificación	Fármacos	Efectos secundarios
Diuréticos		
Saluréticos	Indapamida Metolazona	Hipopotasemia leve Ortostatismo Disminución de la respuesta a norepinefrina Hipercolesterolemia Hiperglucemia
Del asa	Bumetanida Ácido etacrínico Furosemida Clortalidona	Hipovolemia Hipopotasemia Ototoxicidad
Ahorradores de potasio	Amilorida Espironolactona Triamtereno	Hiperpotasemia Azoemia Sensibilidad a los relajantes musculares
Tiazidas	Bendroflumetiazida Clorotiazida Hidroclorotiazida Hidroflumetiazida Meticlotiazida	Hipovolemia Hipopotasemia Azoemia
Antagonistas de catecolaminas	Reserpina	Hipotensión ortostática Sensibilidad a los presores de acción directa Sensibilidad a los anestésicos (algunos autores recomiendan interrumpir su administración 48-72 h en el preoperatorio)
Agonistas α_2 de acción central	Clonidina Guanabenz Guanfacina Metildopa	Disfunción hepática Hipertensión de rebote Potencia los sedantes Anemia hemolítica
Inhibidores α_1 de acción central	Prazosin	Resistencia a los presores de acción indirecta Hipotensión ortostática
Vasodilatadores directos	Hidralazina Minoxidil	Hipotensión Taquicardia refleja Ortostatismo
Bloqueantes α_1 adrenérgicos	Doxazosina Terazosina	
Inhibidores de la enzima conversora de angiotensina	Benazepril Captopril Enalapril Fosinopril Lisinopril Moexipril Perindopril Quinapril Ramipril Trandolapril	Hipotensión Pancitopenia Hiperpotasemia Angioedema Exacerba la insuficiencia renal Tos
Antagonistas del receptor II de angiotensina	Candesartán Eprosartán Irbesartán Losartán Telmisartán Valsartán	Hipotensión Afectación de la función renal Afectación de la función hepática

(Continúa)

Tabla 1.8. Fármacos antihipertensivos de uso frecuente (Continuación)

Clasificación	Fármacos	Efectos secundarios
Betabloqueantes		
No selectivos	Nadolol Propranolol Timolol Penbutolol	Bradicardia Ortostatismo Hipoglucemia Broncoespasmo Insuficiencia cardíaca congestiva
Selectivos β_1	Acebutolol Atenolol Betaxolol Bisoprolol Metoprolol	Bradicardia Ortostatismo Insuficiencia cardíaca congestiva
Actividad simpaticomimética intrínseca	Pindolol	Bradicardia Ortostatismo Hipoglucemia Broncoespasmo Insuficiencia cardíaca congestiva
α y β-bloqueantes	Labetalol Carvedilol	Ortostatismo Insuficiencia hepática
Bloqueantes ganglionares	Mecamilamina	Ortostatismo Movimiento coreiforme Sensibilidad a aminas presoras
Antagonistas del calcio	Dihidropiridinas Amlodipino Felodipino Isradipino Nicardipino Nifedipino Nisoldipino Nimodipino	Vasodilatación coronaria Vasodilatación periférica
	Benzotiazepina Diltiazem	Vasodilatación coronaria Suprime el automatismo del nódulo sinusal Suprime la conducción del nódulo auriculoventricular
	Fenilalquilaminas Verapamil	Vasodilatación coronaria Suprime el automatismo del nódulo sinusal Suprime la conducción del nódulo auriculoventricular
	Bepridil	Disminuye la contractilidad Vasodilatación Bradicardia Trastornos del ritmo ventricular Torsades de pointes

3. **Alteraciones de la coagulación.** Los pacientes con disfunción hepática importante tienen a menudo un TP elevado debido al déficit de los factores de coagulación II, VII, IX y X, que son fabricados en el hígado. En estos pacientes se usará primero el tratamiento con vitamina K. Si el hígado no produce aun así suficientes factores de coagulación, está indicado administrar transfusiones de plasma fresco congelado antes y durante la cirugía, teniendo en cuenta el peligro de sobrecarga de líquidos en pacientes con insuficiencia cardíaca congestiva o mala función ventricular izquierda. Además, el uso de vitamina K por vía intravenosa intentado corregir rápidamente la

Tabla 1.9. Índices de riesgo basados en la espirometría

Riesgo bajo	
CVF (% del predicho) + VEF_1 (% CVF) >150	
Riesgo moderado	
150 > (CVF [% del predicho] + VEF_1 [% CVF]) >100	
Riesgo alto	
CVF (% del predicho) + VEF_1 (% CVF) <100	
	o
CVF <20 ml/kg	
	o
VEF_1/CVF <50% tras broncodilatadores	

CVF, capacidad vital forzada; VEF_1, volumen espiratorio forzado en 1 segundo.
Tomado de Shapiro BA. Clinical application of respiratory care, 3.ª ed., Chicago: Year Book, 1985:524, con autorización.

coagulopatía puede provocar una hipotensión importante y una respuesta anafilactoide que pone en peligro la vida del paciente. Se puede esperar un metabolismo más lento de los fármacos en cualquier paciente que tenga una función hepática suficientemente limitada como para prolongar el TP. Los fármacos vasoactivos (en particular, lidocaína y aminofilina) se deben infundir a una velocidad reducida.

4. **Electrólitos anormales.** En caso de disfunción hepática aparecen hiponatremia, hipopotasemia y acidosis metabólica y, a menudo, son secundarias al hiperaldosteronismo o uso de diuréticos.

E. **Nefropatías**

Principales hallazgos clínicos
Volumen diario de orina
Creatinina sérica
Albuminemia
Electrólitos séricos
Hematocrito

1. **Microalbuminuria y riesgos cardiovasculares.** Los datos más recientes demuestran que el riesgo de morbilidad cardiovascular mayor está aumentado entre 1,5 y 2 veces en los pacientes que tienen microalbuminuria, teniendo en cuenta tanto los casos que tienen como los que no tienen diabetes mellitus[22]. Por tanto, incluso las etapas iniciales de una nefropatía representan trastornos sistémicos que se asocian con enfermedad cardiovascular.
2. **Insuficiencia renal y derivación cardiopulmonar.** La enfermedad renal deteriora la capacidad para mantener los líquidos corporales, electrólitos y equilibrio acidobásico ante el estrés quirúrgico y excretar los productos de desecho y los metabolitos de fármacos. En cuanto a los pacientes en los que se utiliza una derivación cardiopulmonar, existe una preocupación en particular por a) la gran sobrecarga de líquidos que se administra habitualmente con la carga de cristaloides de la derivación cardiopulmonar y b) el potasio que se administra dentro de la solución de cardioplejía. Los pacientes con oliguria tienen normalmente un riesgo mayor por la administración de líquidos y de potasio que los pacientes con poliuria.
3. **Acidosis metabólica.** La mayor parte de los pacientes que tienen insuficiencia renal establecida tienen algún grado de acidosis metabólica. Cuando la acidosis es importante en el preoperatorio (bicarbonato plasmático menor de 18 mEq/l) la carga extra de ácido que puede generarse durante la cirugía puede producir acidemia y un descenso consecuente de la función miocárdica.
4. **Anemia.** Los pacientes que tienen insuficiencia renal tienen anemia. Una concentración de hemoglobina que oscila entre 7 y 8 g/dl se asocia con un aumento del gasto

Tabla 1.10. Criterios de Child para la clasificación de la función hepática

	Bajo riesgo	Riesgo moderado	Riesgo alto
Deterioro funcional	Mínimo	Moderado	Importante
Bilirrubina sérica (mg/dl)	<2	2-3	>3
Albúmina sérica (g/dl)	>3,5	3-3,5	<3
Ascitis	No	Fácilmente controlable	Mal controlada
Trastorno neurológico	No	Mínimo	Moderado o importante
Estado nutricional	Bueno	Adecuado	Malo, emaciación

Tomado de Child CG III. The liver and portal hypertension. Filadelfia, WB Saunders, 1964:50, con autorización.

cardíaco y de la demanda miocárdica de oxígeno. Por tanto, el uso de la solución de carga de cristaloides de la derivación cardiopulmonar podría reducir la hemoglobina a niveles que reducirían gravemente la capacidad de transporte de O_2 en estos pacientes.

5. **Pericarditis.** Los pacientes con insuficiencia renal tienen una incidencia alta de pericarditis, lo que puede provocar adherencias y hacer que el procedimiento quirúrgico sea más difícil, más prolongado y con mayor pérdida de sangre.

F. **Diabetes mellitus**

Principales hallazgos clínicos
Duración
Necesidad de insulina
Glucosa sanguínea en ayunas
Inestabilidad neurovegetativa
Insuficiencia renal

1. **Isquemia silente.** Los pacientes con diabetes, en particular los que tienen proteinuria u otros signos de nefropatía diabética y neuropatía neurovegetativa, tienen un riesgo aumentado de cardiopatía isquémica incluso en edades tempranas. Los diabéticos tienen más probabilidades de sufrir un infarto de miocardio y, si se presenta el infarto, es más probable que sea mortal que en los casos que no tienen diabetes. Debido a una neuropatía neurovegetativa, el infarto, si se produce, tiene más posibilidades de ser **silente.**
2. **Control de la glucosa.** La hiperglucemia del perioperatorio, con una glucemia mayor de 200 mg/dl, se ha asociado a una tasa de infección mayor y una curación de la herida más lenta en pacientes después de los procedimientos quirúrgicos cardíacos[23]. La derivación cardiopulmonar es un potente estímulo para la hiperglucemia. Por tanto, en el intraoperatorio y en los dos primeros días del postoperatorio se requiere el control intensivo de la glucemia, a menudo con una infusión de insulina. En la Universidad del Estado de Pensilvania encontramos que una infusión de insulina, establecida según se expone en la Tabla 1.11 y ajustada según el control horario de la glucemia del paciente, ha permitido un mejor control de la glucemia que las pautas subcutáneas alternativas o una escala móvil de insulina. La mayoría de los pacientes en los cuales se usó esta infusión tenían concentraciones de glucemia menores de 200 mg/dl, excepto durante e inmediatamente después de la derivación cardiopulmonar. No se produjeron episodios de hipoglucemia que requiriesen otro tratamiento que la retirada de la infusión.
3. **Neuropatía autonómica.** La inestabilidad neurovegetativa, manifestada por hipotensión ortostática o por la ausencia de variación de la frecuencia cardíaca con la respiración profunda, es la única manifestación de la diabetes mellitus que está más estrechamente relacionada con el riesgo cardiovascular. Los pacientes con neuropatía autonómica tienen un riesgo aumentado de muerte súbita y de aspiración del contenido gástrico debido a un retraso del vaciamiento gástrico.
4. **Insulina NPH.** Como la insulina NPH (Neutral Protamine Hagedorn) contiene el componente protamina, los pacientes que reciben este tipo de insulina tienen un riesgo

Tabla 1.11. Protocolo de infusión de insulina en el perioperatorio[a], Universidad de Pensilvania

Glucemia más reciente (mg/dl)[b]	Pauta 1[c]	Pauta 2[d]	Pauta 3[e]
<70	Administrar 50 ml de D50, detener la infusión y volver a analizar a los 15 minutos, Si vuelve a ser <70, interrumpir el protocolo. Si es >70, reiniciar la infusión		
70-100	0 U/h	0,8 U/h	1 U/h
101-120	0,5 U/h	1 U/h	1,5 U/h
121-150	1 U/h	1,5 U/h	3 U/h
151-200	1,5 U/h	2,5 U/h	4 U/h
201-250	2 U/h	4 U/h	6 U/h
251-300	3 U/h	5 U/h	8 U/h
301-350	4 U/h	6 U/h	10 U/h
351-400	5 U/h	8 U/h	12 U/h
>400			Bolo de 10 U de insulina regular; infusión de 12 U/h

[a] La infusión de insulina se debería preparar añadiendo 25 unidades de insulina regular a 250 ml de solución salina normal (SSN), con una concentración final de 0,1 U/ml. Se deberán pasar 50 ml por la vía intravenosa antes de comenzar la infusión. En cuanto a los pacientes que necesiten dosis altas de insulina y unas necesidades de líquidos de mantenimiento bajas, se puede sustituir por una infusión concentrada que contenga 100 unidades de insulina regular en 100 ml de SSN con una concentración final de 1 U/ml.

Si la glucemia del paciente se mantiene por encima de 200 mg durante 2 horas (dos determinaciones seguidas) y ha aumentado en la última hora, se pasará a la siguiente pauta más alta. De igual modo, si la glucemia se mantiene entre 70-100 mg durante 2 horas se pasará a la pauta siguiente más baja.

Si la glucemia se mantiene por encima de 200 mg durante 2 horas en la pauta 3, ajustar la infusión según necesidades para mantener la glucosa por debajo de 200.

[b] La glucemia se medirá al menos cada hora, comenzando en la primera hora del postoperatorio.

[c] Pauta inicial para los pacientes que reciben <30 U/día de insulina o que toman sólo antidiabéticos orales, cuya hemoglobina glicosilada es <7, o si no se dispone de la determinación de hemoglobina glicosilada, cuya glucemia basal en el preoperatorio es <150.

[d] Pauta inicial para los pacientes que reciben ≥30 U/día de insulina o más o pacientes que usan sólo antidiabéticos orales, cuya hemoglobina glicosilada es ≥7, o si no se dispone de la determinación de hemoglobina glicosilada, cuya glucemia basal en el preoperatorio es ≥150.

[e] Usar sólo en pacientes que no responden a las otras dos pautas; con glucemia >200; dos veces consecutivas con la pauta 2.

aumentado de reacción alérgica a la protamina recibida después de la derivación cardiopulmonar.

G. Trastornos de la coagulación

Principales hallazgos clínicos

Antecedentes personales o familiares de alteraciones de la coagulación
Fármacos inhibidores de la coagulación
Disfunción hepática
Estudios de coagulación anormal
- TP
- Tiempo de tromboplastina parcial (TTP)
- Recuento de plaquetas
- Concentración de fibrinógeno

1. **Antecedentes de alteraciones de la coagulación.** Una historia personal o familiar de alteraciones de la coagulación es, quizás, el mejor indicador de un defecto subyacente de la hemostasia. Los antecedentes de pequeños hematomas, petequias, epistaxis y hemorragia gastrointestinal son frecuentes en los sujetos que tienen trastor-

nos plaquetarios, mientras que los hematomas grandes, hemartrosis y hematuria son frecuentes en los casos que tienen defectos de la vía intrínseca o extrínseca de la coagulación.

2. **Anticoagulantes.** La mayoría de los trastornos hemorrágicos que se producen en el perioperatorio de la población actual de pacientes está inducida por fármacos. Es frecuente que los casos que precisan cirugía cardíaca tomen productos que contienen ácido acetilsalicílico y fármacos antiinflamatorios no esteroideos, y no es suficiente con preguntar sólo por el ácido acetilsalicílico. También se deberá preguntar por cualquier otra medicación para la artritis que contenga ácido salicílico recubierto o tamponado (Tabla 1.12). En el Capítulo 18 se incluye un comentario más exhaustivo sobre los factores que rodean los problemas de coagulación frecuentes en el perioperatorio. En cuanto a los pacientes que toman warfarina, y en particular en los casos portadores de válvulas protésicas, se interrumpirá la administración del fármaco 4-5 días antes de la cirugía y se sustituirá por heparina de bajo peso molecular hasta 24 horas antes de la intervención. Se comprobará el estado de la coagulación mediante TP y TTP inmediatamente antes de la cirugía.
3. **Estudios de cribado («screening»).** En los pacientes estudiados para programarse una derivación cardiopulmonar, está indicado practicar tres pruebas de cribado («screening»): un recuento de plaquetas, un TP y un TTP. Estas pruebas detectarán prácticamente todas las coagulopatías significativas y garantizarán que cualquier hemorragia que se produzca después de la derivación cardiopulmonar no se debe a una afección preexistente. Sólo será necesario realizar estudios analíticos más detallados si el resultado de estas pruebas es anormal. En ausencia de historia personal o familiar de hemorragias anormales, la TTP puede ser la única prueba de «selección» necesaria para detectar una coagulopatía significativa, pero oculta.
4. **Antiagregantes plaquetarios (glucoproteína IIb/IIIa).** Cada vez es mayor el número de pacientes que se someten a una cirugía cardíaca después de haber recibido inhibidores del receptor de la glucoproteína IIb/IIIa, en el marco de un síndrome coronario agudo o de una intervención coronaria percutánea. Estos fármacos inhiben la agregación plaquetaria al prevenir la unión del fibrinógeno, del factor de von Willebrand, a los receptores de la glucoproteína IIb/IIIa. En estos momentos, se dispone de tres de estos inhibidores:

   Abciximab (ReoPro). Al tratarse de un anticuerpo frente al receptor plaquetario, este fármaco de efecto prolongado puede mantener unos niveles bajos de inhibición plaquetaria hasta 10 días y puede revertirse sólo mediante la transfusión de plaque-

Tabla 1.12. Fármacos que inducen alteraciones de la hemostasia

Antiagregantes plaquetarios
- Ácido acetilsalicílico
- Indometacina
- Fármacos antiinflamatorios no esteroideos
- Fenilbutazona
- Antidepresivos tricíclicos

Potenciadores de warfarina
- Alcohol
- Amiodarona
- Cimetidina
- Clofibrato
- Ácido mefenámico
- Metildopa
- Ácido nalidíxico
- Fenformina
- Fenilbutazona
- Sulfonamida
- Tolbutamida

tas. No obstante, el tiempo de hemorragia vuelve a menos de 12 minutos (75% del valor normal) en la mayoría de los casos después de 24 horas. Algunos pacientes que se someten a una IDAC después de la administración de abciximab requieren una transfusión de plaquetas y el riesgo de una hemorragia excesiva es aproximadamente del 3% al 5%.

Eptifibatide (Integrilin). Uno de los dos fármacos de pequeño peso molecular que actúan sobre el receptor de la glucoproteína IIb/IIIa, cuyos efectos no se pueden revertir con transfusión de plaquetas. Este fármaco provoca inhibición plaquetaria que disminuye hasta el 30% al 50% en las 4 horas siguientes a su administración; el tiempo de hemorragia vuelve a 1,5 veces la normalidad en 6 horas. Como eptifibatide se excreta por los riñones, es necesario ajustar la dosis en pacientes que tienen una creatinina sérica mayor de 2-2,5.

Tirofiban (Aggrastat). Es el otro fármaco sintético de pequeño peso molecular, con una semivida plasmática de 2 horas aproximadamente. La función plaquetaria vuelve al 90% del valor normal en las 4-8 horas siguientes a su administración. La duración de la acción no se prolonga por una hepatopatía moderada, pero sí en los casos de nefropatía.

Estos fármacos se asocian con un riesgo, pequeño pero significativo, de trombocitopenia persistente, con un riesgo simultáneo de hemorragia excesiva. Se han usado con frecuencia junto a anticoagulantes, como warfarina y heparina, así como otros antiagregantes plaquetarios. No obstante, no se recomienda usar junto a trombolíticos.

No se ha establecido la necesidad de retrasar la cirugía cuando se usan estos fármacos, pero sería óptimo retrasarla 24-48 horas si es posible.

VI. Uso en el preoperatorio de los medicamentos en cardiología

A. Antagonistas del calcio. Los antagonistas del calcio se usan para tratar la cardiopatía isquémica, los trastornos del ritmo supraventriculares y la hipertensión sistémica. Mejoran la relación entre aporte y demanda de oxígeno en el miocardio al aumentar el aporte y reducir la demanda. Los antagonistas del calcio reducen la resistencia vascular coronaria y son especialmente útiles para aliviar el vasoespasmo coronario. Simultáneamente, reducen el inotropismo, dilatan la vasculatura sistémica y, posiblemente, aportan una protección directa al miocardio isquémico de las lesiones relacionadas con el calcio. Por tanto, la administración de antagonistas del calcio, como diltiazem, nifedipino y verapamilo, deberá continuar durante el preoperatorio y la última dosis se dará en la mañana de la cirugía.

B. Betabloqueantes. Los betabloqueantes se usan principalmente para el tratamiento de la hipertensión y de la angina de esfuerzo estable sin vasoespasmo coronario en los pacientes que tienen una buena función ventricular. Estos fármacos también se pueden usar para tratar la TSV (incluida la que se debe a los síndromes de preexcitación), la hipertensión y las manifestaciones de la enfermedad sistémica, que pueden variar desde un hipertiroidismo a la cefalea migrañosa. El tratamiento con betabloqueantes es beneficioso en el período perioperatorio, y su suspensión nunca puede producir un fenómeno de rebote, que se manifesta como nerviosismo, taquicardia, palpitaciones, hipertensión y hasta incluso un infarto de miocardio, arritmias ventriculares y muerte súbita. Mangano y cols.[24], Raby y cols.[25] y muchos otros autores encontraron que el tratamiento en el preoperatorio con betabloqueantes reduce la taquicardia durante el período perioperatorio y reduce la incidencia de episodios de isquemia. Por tanto, la administración de betabloqueantes deberá continuar hasta la mañana de la cirugía e incluso durante el intraoperatorio. En el postoperatorio, es esencial reinstaurar este tratamiento para evitar el fenómeno de rebote.

C. Digitálicos. La digital se usa en el preoperatorio tanto como fármaco inotropo en los pacientes con síntomas crónicos de insuficiencia cardíaca congestiva como para controlar la frecuencia ventricular en pacientes con flúter o fibrilación auricular.

1. El riesgo de toxicidad digitálica aumenta con el descenso de líquidos, hipopotasemia e hiperventilación en el período preoperatorio. Además, el beneficio del tratamiento con digital en el tratamiento de la insuficiencia cardíaca es, a menudo, dudo-

so y se dispone de fármacos inotropos más eficaces por vía intravenosa que tienen un margen más amplio de seguridad. Por tanto, no se usará digital en el preoperatorio como inotropo en el día de la cirugía; se puede sustituir por otros inotropos si es necesario.

2. Por otro lado, cuando se usa digital para tratar una respuesta ventricular rápida en la fibrilación o el flúter auricular, es muy eficaz y la dosis es fácil de ajustar usando la frecuencia cardíaca como guía. En el preoperatorio, se puede evaluar la adecuación de la digitalización observando los cambios en la frecuencia cardíaca como consecuencia del ejercicio, por ejemplo, caminando por el pasillo. La estabilidad de la frecuencia cardíaca indica una digitalización adecuada. La administración de digital debe continuar en estos pacientes hasta la mañana de la operación y se deberá suplementar en el intraoperatorio con pequeñas dosis por vía intravenosa si es necesario, para mantener la frecuencia ventricular por debajo de 100. Se monitorizará exhaustivamente el potasio sérico en los sujetos tratados con digital.

D. Antiarrítmicos. Los trastornos del ritmo en el preoperatorio pueden requerir la administración de cualquiera de los muchos fármacos antiarrítmicos disponibles, como amiodarona, o antagonistas del calcio. El tratamiento de los trastornos del ritmo ventricular continuará en el perioperatorio. En particular, el uso de disopiramida se ha asociado a la dificultad para terminar con la derivación cardiopulmonar en nuestros pacientes. Por tanto, recomendamos que se sustituya por otro fármaco, si es posible, incluso en el día previo a la intervención. De igual modo, se usarán encainida y flecainida sólo en los trastornos del ritmo que pongan en peligro la vida del paciente, ya que la mortalidad de los pacientes que han sufrido un infarto de miocardio aumenta con el uso de estos fármacos.

Se ha descrito que amiodarona provoca una hipotensión y bradicardia intratables, que no responden a las catecolaminas, en los pacientes que se someten a una cirugía no cardíaca, así como una incapacidad para retirar la derivación cardiopulmonar durante la cirugía cardíaca. No obstante, a menudo necesitan estos pacientes un tratamiento continuado de trastornos del ritmo intratables. Hemos anestesiado con éxito un número creciente de estos casos tratados con amiodarona hasta el día de la cirugía sin efectos desfavorables.

VII. Premedicación. La premedicación de cualquier paciente quirúrgico se administra por cuatro razones: aliviar la ansiedad, inducir amnesia, analgesia y proteger de las secreciones y reflejos perjudiciales.

En los adultos, tienen una gran importancia la analgesia, sedación y amnesia inducidas frente a los procedimientos dolorosos del preoperatorio. Se ha demostrado que lo más eficaz es administrar benzodiacepinas orales, como diazepam en dosis de 10-15 mg o lorazepam en dosis de 0,5-1 mg, en el momento de la llegada del paciente al hospital, seguido por la administración intravenosa de lorazepam, midazolam o fentanilo una vez establecida la vía intravenosa. La administración de midazolam oral en dosis de 0,5-0,75 mg/kg es eficaz en los pacientes pediátricos.

La evaluación completa en el preoperatorio y una premedicación adecuada, incluido especialmente el uso del bloqueo beta en los pacientes adecuados con buena función ventricular, suavizan el traslado del paciente hacia el quirófano y pueden reducir la incidencia de isquemia en el perioperatorio de los pacientes susceptibles.

Bibliografía

1. **Mangano DT. Preoperative assessment of cardiac risk. In: Kaplan JA, Reich DL, Konstadt SN, eds. *Cardiac anesthesia*, 4th ed. Philadelphia: WB Saunders, 1999:3.**
2. Kennedy JW, Kaiser GC, Fischer LD, et al. Clinical and angiographic predictors of operative mortality from the Collaborative Study in Coronary Artery Surgery (CASS). *Circulation* 1981;63:793–802.
3. Goldman L, Caldera DL, Southwick FS, et al. Cardiac risk factors and complications in noncardiac surgery. *Medicine* 1978;57:357–370.
4. Detsky AS, Abrams HB, McLaughlin JR, et al. Predicting cardiac complications in patients undergoing non-cardiac surgery. *J Gen Intern Med* 1986;1:211–219.
5. **American College of Cardiology/American Heart Association Task Force. Guideline update for perioperative cardiovascular evaluation for noncardiac surgery. *Circulation* 2002;105:1257–1267.**

6. **American College of Physicians. Guidelines for assessing and managing the perioperative risk from coronary artery disease associated with major noncardiac surgery. *Ann Intern Med* 1997;127:309–312, 313–328.**
7. Boersma E, Poldermans D, Bax JJ, et al. Predictors of cardiac events after major vascular surgery, role of clinical characteristics, dobutamine echocardiography, and β-blocker therapy. *JAMA* 2001;285:1865–1873.
8. Mangano DT, Browner WS, Hollenberg M, et al. Association of perioperative myocardial ischemia with cardiac morbidity and mortality in men undergoing noncardiac surgery. *N Engl J Med* 1990;323:1781–1788.
9. **Mangano DT, Goldman L. Preoperative assessment of patients with known or suspected coronary disease. *N Engl J Med* 1995;333:1750–1756.**
10. Steen PA, Tinker JH, Tarhan S. Myocardial reinfarction after anesthesia and surgery. *JAMA* 1978;239:2566–2570.
11. Kennedy JW, Ivey TD, Misbach G, et al. Coronary artery bypass graft surgery early after acute myocardial infarction. *Circulation* 1989;79[Suppl I]:I-73–I-78.
12. Mangano DT. Perioperative cardiac morbidity. *Anesthesiology* 1990;72:153–184.
13. Magovern JA, Sakert T, Magovern GJ, et al. A model that predicts morbidity and mortality after coronary artery bypass graft surgery *J Am Coll Cardiol* 1996;28:1147–1153.
14. Higgins TL, Estafanous FG, Loop FD, et al. ICU admission score for predicting morbidity and mortality risk after coronary artery bypass grafting. *Ann Thorac Surg* 1997;64: 1050–1058.
15. Jones RH, Hannan EL, Hammermeister KE, et al. Identification of preoperative variables needed for risk adjustment of short-term mortality after coronary artery bypass graft surgery. *JACC* 1996;28:1478–1487.
16. Gilbert K, Larocque BJ, Patrick LT. Prospective evaluation of cardiac risk indices for patients undergoing noncardiac surgery. *Ann Intern Med* 2000;133:356–359.
17. Gloyna DF, Morton GH, Hoffer JL, et al. The incidence of an abnormal ECG in the surgical patient: is a positive history predictive? *Anesthesiology* 1998;89:A1349.
18. Mantha S, Roizen MF, Barnard J, et al. Relative effectiveness of four preoperative tests for predicting adverse cardiac outcomes after vascular surgery: a meta-analysis. *Anesth Analg* 1994;79:422–433.
19. Lee TH, Boucher CA. Noninvasive tests in patients with stable coronary artery disease. *N Engl J Med* 2001;344:1840–1845.
20. Gorlin R, Gorlin SG. Hydraulic formula for calculation of the area of the stenotic mitral valve, other cardiac valves, and central circulatory shunts. *Am Heart J* 1951;41:1–29.
21. Warner MA, Offord KP, Warner ME, et al. Role of preoperative cessation of smoking and other factors in postoperative pulmonary complications: a blinded prospective study of coronary artery bypass patients. *Mayo Clin Proc* 1989;64:609–616.
22. Gerstein HC, Mann JFE, Yi Q, et al. Albuminuria and risk of cardiovascular events, death, and heart failure in diabetic and nondiabetic individuals. *JAMA* 2001;286:421–426.
23. Furnary AP, Zerr KJ, Grunkemeier GL, et al. Continuous intravenous insulin infusion reduces the incidence of deep sternal wound infection in diabetic patients after cardiac surgical procedures. *Ann Thorac Surg* 1999;67:352–362.
24. Mangano DT, Layug EL, Wallace A, et al. Effect of atenolol on mortality and cardiovascular morbidity after noncardiac surgery. *N Engl J Med* 1996;335:1713–1720.
25. Raby KE, Brull SJ, Timimi F, et al. The effect of heart rate control on myocardial ischemia among high-risk patients after vascular surgery. *Anesth Analg* 1999;88:477–482.

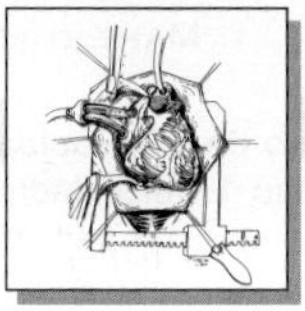

Capítulo 2

Fármacos cardiovasculares

Jeffrey R. Balser y John Butterworth

Para el tratamiento de las alteraciones hemodinámicas que se producen antes, durante y después de la cirugía cardiovascular y torácica se emplean muchos fármacos potentes. En este capítulo se revisan las indicaciones, mecanismos, posología, interacciones farmacológicas y efectos adversos frecuentes de estos fármacos*. Se ha demostrado que los errores en la administración de fármacos es una de las causas más frecuentes de lesión accidental a los pacientes, en particular a los pacientes hospitalizados en estado muy grave. Por tanto, sugerimos consultar el prospecto del fármaco o bien el Physicians' Desk Reference[1] (que contiene la información del prospecto) antes de prescribir o administrar cualquier fármaco con el que no se esté familiarizado[2]. Por fortuna, nunca ha sido tan fácil obtener información sobre un fármaco. Las fuentes adecuadas de información farmacológica incluyen numerosos libros y páginas de la red, algunos de los cuales se mencionan al final de este capítulo[2-5]. Con la capacidad y comodidad cada vez mayores que están adquiriendo las agendas digitales, muchos médicos mantienen una biblioteca actualizable con información farmacológica que pueden tener a mano en todo momento.

I. Cálculo de la posología

A. Conversiones a miligramos o microgramos por mililitro

1. Los fármacos se administran en miligramos, microgramos o unidades. Por desgracia, no todos ellos están etiquetados de forma uniforme, por lo que es necesario a menudo convertir las unidades.
2. Un fármaco etiquetado como z % contiene z g/dl, por lo que 10 × z es igual a gramos por litro, resultado numéricamente equivalente al número de miligramos por mililitro.
   - **a.** Ejemplo: una solución de manitol al 25% contiene 25 g/dl de esta sustancia, lo que es igual a 250 g/l o 250 mg/ml.
   - **b.** Ejemplo: una solución de lidocaína al 2% contiene 2 g/dl o 20 g/l o 20 mg/ml.
3. Las concentraciones expresadas como cocientes se convierten a miligramos o microgramos por mililitro de la siguiente forma:

   1:1.000 = 1 g/**mil** ml = 1 **mili**gramo/ml
   1:1.000.000 = 1 g/**millón** de ml = 1 **micro**gramo/ml

   - **a.** Ejemplo: la adrenalina para reanimación se presenta con una dilución 1:10.000, concentración que es la décima parte de 1:1000; por tanto, 1:10.000 es igual a 0,1 mg/ml o 100 μg/ml).
   - **b.** Ejemplo: se debe realizar un bloqueo del plexo braquial con una solución de bupivacaína al 0,5% a la que se debe añadir adrenalina 1:200.000. Como la concentración deseada es cinco veces mayor de 1:1.000.000, se deben añadir 5 μg de adrenalina a cada mililitro de bupivacaína.

---

*Hemos adaptado libremente e incorporado nuevas secciones al capítulo extraordinariamente detallado y completo del que fueron autores los Dres. Larach y Solina en la edición precedente de esta obra.

B. Cálculo de la velocidad de infusión usando el recuento de gotas estándar

1. Paso 1. Velocidad de administración (μg/min): calcular la dosis por minuto deseada. Ejemplo: un paciente de 70 kg que debe recibir una dosis de dopamina de 5 μg/kg necesita una velocidad de administración de 350 μg/min.
2. Paso 2. Concentración (μg/ml): calcular cuántos microgramos del fármaco hay en cada mililitro de solución. Para calcular la concentración (μg/ml), basta con multiplicar el número de miligramos que hay en 250 ml por 4. Ejemplo: cuando se diluye nitroglicerina a 100 mg/250 ml, hay 100 × 4 = 400 μg/ml. Ejemplo: se añaden 200 mg de dopamina a 250 ml de líquido, lo que equivale a una concentración de 200/250 mg/ml = 800 mg/l = 800 μg/ml.
3. Paso 3. Velocidad de infusión del volumen de líquido (ml/min): dividir la velocidad de administración por la concentración (μg/min ÷ μg/ml = ml/min). En la bomba de infusión deberá fijarse esta velocidad de infusión del volumen de líquido. Ejemplo: 350 μg/min ÷ 800 μg/ml = 0,44 ml/min. La conversión de una velocidad de infusión del volumen de líquido de mililitros por minuto a mililitros por hora consiste simplemente en multiplicar por 60 min/hora (0,44 ml/min × 60 = 26 ml/hora).
4. Como medio alternativo para determinar las velocidades de infusión de los fármacos vasoactivos en pacientes de peso distinto, se puede consultar la Tabla 2.1.
5. Por último, y quizás más importante, la amplia variedad de bombas de infusión programables controladas por ordenador disponible en estos momentos ha eliminado prácticamente la necesidad de realizar cálculos complejos ante la cama del enfermo.

C. Preparación de las infusiones de fármacos para pacientes pediátricos

1. La mayoría de los departamentos de anestesia, unidades de cuidados intensivos y farmacia destinados a pacientes pediátricos tienen preferencias particulares sobre cómo mezclar los fármacos antes de la infusión. Recomendamos encarecidamente que los médicos sigan la práctica predominante en su unidad, tanto si les parece la óptima como si no. A menos que haya una ventaja médica clara del uso de otra técnica de dilución, la seguridad del paciente es máxima cuando se minimizan las variaciones. A continuación exponemos dos de las formas más frecuentes de dilución de fármacos para pacientes pediátricos.
2. **Técnica A: concentración estándar de un solo fármaco para todos los pacientes.**
   a. **Ventajas.** Se trata de un método sencillo (no necesita cálculos numéricos) y el volumen de líquido administrado va aumentando proporcionalmente según el peso.
   b. **Desventajas.** Debe recordarse la dilución estándar de cada fármaco y las velocidades de infusión pueden ser excesivas para los lactantes más graves (sobrecarga de líquidos).
3. **Técnica B: dilución del fármaco a medida según el peso del paciente.** Este método permite la infusión de una única velocidad de administración, independientemente del peso del paciente. En nuestra opinión, esta técnica ofrece las máximas posibilidades de cometer errores en la dilución de los fármacos.
   a. Paso 1. Decidir la dosis inicial del fármaco por kilo de peso. Algunos valores estándar son los siguientes:

Dopamina Dobutamina	5 μg/kg/min
Nitroprusiato	0,5 μg/kg/min
Adrenalina Noradrenalina Isoproterenol	0,04 μg/kg/min

   b. Paso 2. Multiplicar la **dosis inicial** (en μg/kg/min) por el **peso** (en kg) para obtener la velocidad de administración en μg/min.
   c. Paso 3. Decidir la **velocidad de administración del volumen** de líquido que deberá llevar esta dosis inicial al paciente:

En la mayoría de los niños que pesen >5 kg	0,1 ml/min (6 ml/hora)
Niños más pequeños	0,05 ml/min (3 ml/hora)

Tabla 2.1. Velocidades de infusión de los fármacos vasoactivos

Fármaco	Añadir (a 50 ml)	Dilución (μg/ml)	Dosis inicial ($\mu g \cdot kg^{-1} \cdot min^{-1}$)	Peso del paciente (kg)														
				5	10	15	20	25	30	40	50	60	70	80	90	100	120	140
Adrenalina o noradrenalina	3 mg	60	0,1	0,5	1,0	1,5	2,0	2,5	3,0	4,0	5,0	6,0	7,0	8,0	9,0	10,0	12,0	14,0
Dopamina	400 mg	8.000	5	0,2	0,4	0,6	0,8	1,0	1,2	1,6	1,8	2,2	2,6	3,0	3,4	3,8	4,6	5,2
Dobutamina	250 mg	5.000	5	0,3	0,6	0,9	1,2	1,5	1,8	2,4	3,0	3,6	4,2	4,8	5,4	6,0	7,2	8,4
Inamrinona[a]	250 mg	5.000	5	0,3	0,6	0,9	1,2	1,5	1,8	2,4	3,0	3,6	4,2	4,8	5,4	6,0	7,2	8,4
Milrinona[a]	50 mg	1.000	0,5	0,2	0,3	0,5	0,6	0,8	0,9	1,2	1,5	1,8	2,1	2,4	2,7	3,0	3,6	4,2
Nitroprusiato	50 mg	1.000	0,5	0,2	0,3	0,5	0,6	0,8	0,9	1,2	1,5	1,8	2,1	2,4	2,7	3,0	3,6	4,2
Nitroglicerina	100 mg	2.000	0,5	0,1	0,2	0,3	0,3	0,4	0,5	0,6	0,8	0,9	1,1	1,2	1,4	1,5	1,8	2,1

Los valores que se encuentran bajo el peso del paciente indican la velocidad de infusión del fármaco en mililitros por hora.

[a] Tanto inamrinona como milrinona no se diluyen, excepto en los lactantes muy pequeños.

Estos volúmenes pueden disminuir sustancialmente si se utiliza una infusión de vehículo continuo.

d. Paso 4. Dividir la velocidad de administración inicial (paso 2) por la velocidad de administración del volumen de líquido (paso 3) para obtener la **concentración** deseada del fármaco. Se simplifican las unidades (μg/min)/(ml/min) = μg/ml.
Ejemplo: para un bebé de 6,3 kg de peso:
1) Seleccionar las dosis estándar iniciales de dopamina e isoproterenol.
2) Calcular la velocidad de administración inicial:
a) Dopamina: 5 μg/kg/min × 6 kg = 30 μg/min.
b) Isoproterenol: 0,1 μg/kg/min × 6 kg = 0,6 μg/min.
3) Elegir la velocidad de administración del volumen de líquido: 0,05 ml/min.
4) Calcular la concentración:
a) Dopamina: 30 μg/min ÷ 0,05 ml/min = 600 μg/ml.
b) Isoproterenol: 0,6 μg/min ÷ 0,05 ml/min = 12 μg/ml.
5) Diluir los fármacos:
a) Dopamina: 600 mg/l (o 150 mg/250 ml).
b) Isoproterenol: 12 mg/l (o 3,0 mg/250 ml).

D. Dosis pediátricas en bolo. Pensamos que es adecuado preparar jeringuillas con algunos fármacos (como adrenalina y atropina) que contengan dosis estándar de urgencia iguales a un volumen de 1 ml.

II. Interacciones fármaco-receptor

A. Activación del receptor. ¿Se puede predecir la respuesta a una dosis dada de un fármaco? Para contestar brevemente: en parte. Una respuesta más exacta sería: no con una certeza absoluta.
Son muchos los factores que determinan la magnitud de la respuesta producida por un fármaco dado en una dosis dada.

1. La farmacocinética relaciona la dosis con la concentración que se consigue en plasma o en lugar de acción. Brevemente, estas concentraciones se afectan por el volumen de distribución y el aclaramiento del fármaco y, en los fármacos que se administran por vía oral, por la absorción fraccionada[6,7].

2. La farmacodinamia relaciona las concentraciones del fármaco en plasma o en lugar de acción con el efecto del fármaco.

a. La concentración del fármaco en el lugar de acción (receptor) depende de la concentración del fármaco en plasma y de la perfusión del tejido, de la liposolubilidad y unión a proteínas del fármaco, de sus características de difusión, incluido el estado de ionización (carga eléctrica) y del metabolismo local.

b. El número de receptores por gramo de tejido del órgano diana puede variar.
1) La regulación positiva (aumento de la densidad de receptores) se encuentra cuando **disminuye** crónicamente la estimulación del receptor. Ejemplo: la administración crónica de los antagonistas del receptor β-adrenérgico aumenta el número de receptores β-adrenérgicos.
2) La regulación negativa (descenso de la densidad de receptores) se debe a un **aumento** crónico de la estimulación del receptor. Ejemplo: el tratamiento crónico del asma con agonistas de los receptores β-adrenérgicos reduce el número de dichos receptores.

c. La afinidad del fármaco por el receptor y su eficacia pueden variar.
1) La unión al receptor y su activación por un agonista produce un cambio bioquímico en la célula. Ejemplo: los agonistas de los receptores α-adrenérgicos aumentan las concentraciones de proteína cinasa C dentro de las células musculares lisas. Los agonistas de los receptores β-adrenérgicos aumentan las concentraciones intracelulares de AMPc.
2) El cambio bioquímico puede producir una respuesta celular. Ejemplo: el aumento intracelular de la proteína cinasa C produce un aumento de la concentración de Ca^{2+} intracelular que se traduce en una contracción del músculo liso. Y a la inversa, el aumento de las concentraciones intracelulares de AMPc relaja el músculo liso vascular pero aumenta el estado inotropo del músculo cardíaco.

3) **La desensibilización del receptor** puede producirse cuando una exposición prolongada del agonista al receptor provoca la pérdida de respuestas celulares cuando se produce la unión agonista-receptor. Un ejemplo de ello es la respuesta reducida de los agonistas del receptor β_1-adrenérgico que se produce en pacientes con insuficiencia cardíaca crónica, como resultado del aumento de las concentraciones intracelulares de la cinasa del receptor β-adrenérgico, una enzima que provoca el desacoplamiento del receptor de su enzima efectora adenililciclasa.

4) Otros factores, como la acidosis, la hipoxia y las interacciones farmacológicas, pueden reducir la respuesta celular a la activación del receptor.

III. Vasopresores

A. Farmacología del receptor α-adrenérgico (Figura 2.1)

1. **Los receptores α_1 postsinápticos** median la vasoconstricción periférica (arterial y venosa), en especial en presencia de noradrenalina (NA) liberada en el territorio neuronal. Los receptores α_1 cardíacos aumentan el inotropismo a la vez que **disminuyen** la frecuencia cardíaca (FC) (el inotropismo positivo puede verse únicamente con su administración selectiva en las arterias coronarias, donde los efectos periféricos no pueden producirse).
2. Los **receptores α_2** de las terminaciones nerviosas presinápticas disminuyen la liberación de NA mediante una retroalimentación negativa. La activación de los **receptores α_2 cerebrales** (p. ej., con clonidina) produce una acción antihipertensiva al disminuir la actividad del sistema nervioso simpático y provoca sedación. **Los receptores α_2 postsinápticos** median la constricción del músculo liso vascular.
3. **Interacciones farmacológicas**
   a. **Interacciones de reserpina.** La presencia de reserpina induce la depleción de NA intraneuronal y su uso crónico induce un estado de «hipersensibilidad de denervación». Los fármacos simpaticomiméticos de acción indirecta muestran un efecto disminuido porque los depósitos están vacíos, mientras que los fármacos de acción directa o acción mixta pueden producir una respuesta exagerada debido a la regulación positiva del receptor. El mejor método consiste en comenzar con pequeñas dosis de los fármacos de acción directa a la vez que se monitoriza estrechamente la presión arterial (PA). Por fortuna, la reserpina se prescribe en casos aislados.
   b. **Interacciones de los antidepresivos tricíclicos y tetracíclicos o cocaína.** Estos fármacos aumentan la concentración de catecolaminas en los receptores al bloquear su recaptación en las neuronas presinápticas. Las interacciones entre estos fármacos y los fármacos simpaticomiméticos pueden ser muy importantes y es probable que supongan un peligro mayor que las reacciones, tan temidas, de los inhibidores de la monoaminooxidasa (MAO). En general, si es preciso administrar fármacos simpaticomiméticos es más eficaz utilizar dosis pequeñas de fármacos de acción directa con monitorización de la PA y del electrocardiograma (ECG).
4. **Principales fármacos de este grupo**
   a. **Agonistas selectivos**
      1) **Metoxamina**
         a) **Metoxamina es una no-catecolamina sintética.**
         b) **Acciones.** Este fármaco es un agonista α_1 directo que carece de efectos β o α_2, que produce vasoconstricción.
         c) **Eliminación.** Duración de acción más prolongada que fenilefrina [1 a 1,5 horas por vía intramuscular (IM)] y no se metaboliza por MAO ni por catecol-O-metiltransferasa (COMT).
         d) **Indicaciones**
            i) Hipotensión debida a estados con resistencia vascular sistémica (RVS) baja, como anestesia regional o sepsis.
            ii) Tratamiento de urgencia de la hipotensión hipovolémica hasta que se restaure la volemia.

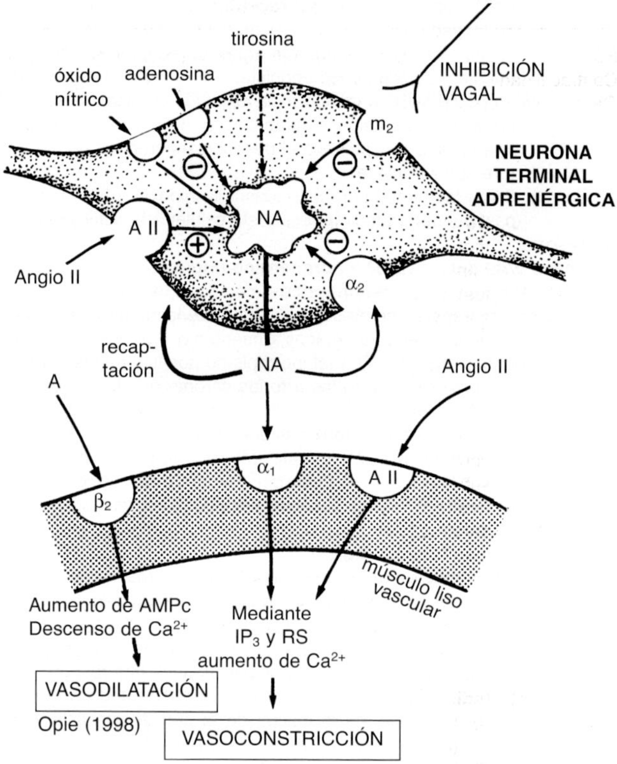

Figura 2.1. Representación esquemática de los receptores adrenérgicos presentes en la terminación nerviosa simpática y en la célula muscular lisa vascular. La noradrenalina (NA) se libera mediante la despolarización eléctrica de la terminación nerviosa, pero la cantidad de NA liberada aumenta por la estimulación del receptor β_2 neuronal (presináptico) o muscarínica-colinérgica y disminuye por la activación de los receptores α_2 presinápticos. La estimulación de los receptores adrenérgicos α_1 y α_2 en la membrana postsináptica provoca vasoconstricción, mientras que la activación del receptor β_2 provoca vasodilatación. Prazosín es un fármaco selectivo antagonista α_1. Obsérvese que NA no estimula los receptores β_2 pero adrenalina (A) sí lo hace. (Tomado de Opie LH. Control of the circulation. En: The heart: physiology, from the cell to circulation, 3.ª ed. Filadelfia: Lippincott Williams & Wilkins, 1998:17-41, con autorización.)

e) **Uso clínico**
   i) Dosis de metoxamina (adultos): 1-5 mg por vía intravenosa (IV) en bolo; 10-20 mg IM.
   ii) La larga duración de acción de metoxamina hace difícil ajustar la dosis ante los estados hemodinámicos de evolución rápida. Preferimos utilizar fenilefrina o NA.

2) **Fenilefrina**[8]
   a) **Fenilefrina es una no-catecolamina sintética.**
   b) **Acciones.** Este fármaco es un agonista α_1 selectivo que carece de efectos β. Provoca vasoconstricción, principalmente arteriolar y mínimamente venosa.

Fenilefrina

FC	Disminuida (refleja, provocada por la elevación de la PA)
Contractilidad	Sin efectos
Gasto cardíaco (GC)	Sin cambios o disminuido
PA	Aumentada
RVS	Aumentada
Precarga	Efecto directo mínimo

c) **Su eliminación** se produce por un metabolismo rápido por MAO; no hay metabolismo por COMT.

d) **Ventajas.** Un efecto agonista directo de corta duración (menor de 5 minutos) aumenta la presión de perfusión en cerebro, riñón y corazón en presencia de estados de RVS baja. Cuando se usa durante la hipotensión, la administración de fenilefrina aumentará la presión de perfusión coronaria sin aumentar la contractilidad del miocardio. Si se evita la hipertensión, el consumo miocárdico de oxígeno (MVo_2) no aumenta de forma sustancial. La administración de este fármaco puede producir un aumento del gasto cardíaco si la contractilidad está disminuida por isquemia. Es útil para corregir la hipotensión en pacientes con arteriopatía coronaria, estenosis subaórtica hipertrófica o estenosis aórtica valvular.

e) **Desventajas.** Puede disminuir el volumen latido (VL) como consecuencia del aumento de la poscarga; puede aumentar la resistencia vascular pulmonar (RVP); puede disminuir la perfusión renal y mesentérica. Se debe monitorizar la emisión de orina y la perfusión de las extremidades. Puede producirse bradicardia refleja, pero habitualmente no es importante y responde a atropina. En casos aislados su administración puede inducir espasmo arterial coronario o de un injerto de derivación arterial de arteria mamaria interna, radial o gastroepiploica.

f) **Indicaciones**

i) Hipotensión debida a vasodilatación periférica y estados de RVS baja (como shock séptico o exceso de vasodilatadores).

ii) La estimulación refleja vagal en respuesta al aumento de PA puede terminar la arritmia en los pacientes con taquicardia supraventricular (TSV); con fenilefrina se pueden tratar tanto la hipotensión como la arritmia.

iii) Puede oponerse al cortocircuito derecha-izquierda durante las crisis de cianosis de la tetralogía de Fallot.

iv) Tratamiento temporal de la hipovolemia hasta que se restaura el volumen sanguíneo, aunque habitualmente será mejor elección un fármaco con acción inotropa positiva (como efedrina) en pacientes que no tienen enfermedad arterial coronaria y, en general, se evitarán los vasoconstrictores en presencia de hipovolemia.

g) **Administración.** Infusión IV (preferiblemente por una vía central) o bolo IV.

h) **Uso clínico**

i) **Dosis de fenilefrina**

a) Infusión IV: 0,5-10 μg/kg/min.

b) Bolo IV: 1-10 μg/kg, aumentado según necesidades (algunos pacientes con colapso vascular periférico pueden requerir inyecciones en bolo de mayor cuantía para elevar la RVS).

c) En las crisis por tetralogía de Fallot en la infancia: 5-50 μg/kg IV en bolo.

ii) **Mezclas**

a) Infusión IV: mezclar habitualmente 15 mg en 250 ml de líquido IV (60 μg/ml).

b) Bolo IV: Diluir hasta 60-100 μg/ml.

iii) Se puede añadir nitroglicerina para reducir la precarga a la vez que se mantiene o aumenta la PA con fenilefrina. Esta combinación puede proporcionar el suministro máximo de oxígeno al miocardio a la vez que se minimiza el aumento del MVo_2.

iv) Fenilefrina es el vasopresor de elección para usar a corto plazo en la mayoría de los pacientes que tienen arteriopatía coronaria o estenosis aórtica sin insuficiencia cardíaca congestiva (ICC) importante.

b. Agonistas mixtos

1) Dopamina[8]

Véase la Sección **IV:** Fármacos inotropos positivos.

2) Efedrina

a) Efedrina es un alcaloide vegetal con efectos simpaticomiméticos.

b) Acciones

i) Acción directa leve como agonista α, β_1 y β_2.

ii) Liberación indirecta de NA en las neuronas.

Efedrina

FC	Ligeramente aumentado
Contractilidad	Aumentada
GC	Aumentada
PA	Aumentada
RVS	Ligeramente aumentada
Precarga	Aumentada (movilización de sangre desde vísceras y extremidades inferiores)

c) Eliminación. Entre 5 y 10 minutos IV. No se metaboliza por MAO o COMT. Eliminación renal.

d) Ventajas

i) Efecto presor e inotropo leve, de administración fácil y fácil ajuste.

ii) Corta duración de acción con la administración IV (3-10 minutos); dura hasta 1 hora con la administración IM.

iii) Escasa tendencia a producir taquicardia.

iv) No reduce el flujo sanguíneo hacia la placenta; seguro en el embarazo.

v) Fármaco casi ideal para corregir la hipovolemia relativa inducida por la simpatectomía y disminución de la RVS después de la anestesia espinal o epidural.

e) Desventajas

i) La eficacia se anula cuando se deplecionan los depósitos de NA.

ii) Hay un riesgo elevado de hipertensión maligna con inhibidores de la MAO.

iii) Taquifilaxia al repetir la administración.

f) Indicaciones

i) Hipotensión debida a RVS baja o GC bajo, en especial si la FC es baja y en particular con anestesia espinal o epidural.

ii) Tratamiento temporal de la hipovolemia hasta que se restaura la volemia, aunque, como se ha mencionado previamente, el tratamiento definitivo de la hipovolemia no se debe sustituir por el empleo de vasoconstrictores.

iii) Depresión miocárdica transitoria (sobredosis de anestésico).

g) Administración. IV, IM, subcutánea (SC) y vía oral (VO).

h) Uso clínico

i) Dosis de efedrina: 5-10 mg en bolo IV que se puede repetir o aumentar según necesidades; 25-50 mg IM.

ii) Efedrina se mezcla bien en una jeringuilla (5-10 mg/ml) y se puede administrar en forma de bolo IV utilizando una vía IV libre.

iii) Efedrina es un fármaco presor útil por su administración IV, su acción rápida y su fácil ajuste de la dosis que se puede administrar a través de una vena periférica durante la anestesia.

3) **Adrenalina (epinefrina)**

Véase la Sección **IV:** Fármacos inotropos positivos.

4) **Noradrenalina (norepinefrina)**[8]

a) **NA es el principal neurotransmisor simpático posganglionar fisiológico**; también se libera en la médula suprarrenal y en las neuronas del sistema nervioso central (SNC).

b) **Acciones**

i) Acciones directas α_1 y α_2 y acción agonista β_1.

ii) Efecto escaso β_2 in vivo a pesar de que es un agonista β_2 más potente que dobutamina in vitro.

	Noradrenalina
FC	Variable; sin cambios o disminuida si aumenta la TA (refleja); aumenta si la TA se mantiene baja
Contractilidad	Aumentada
GC	Aumentado o disminuido (depende de la RVS)
PA	Aumentada
RVS	Muy aumentada
RVP	Aumentada

c) **Su eliminación** se produce por captación neuronal y metabolismo por MAO y COMT.

d) **Ventajas**

i) Agonista adrenérgico directo. Potencia equivalente a adrenalina en los receptores β_1.

ii) Redistribuye el flujo sanguíneo hacia el cerebro y el corazón por vasoconstricción de todos los demás lechos vasculares.

iii) Provoca una vasoconstricción intensa α_1 y α_2; puede ser muy eficaz cuando fenilefrina (acción sólo α_1) no lo es.

e) **Desventajas**

i) Disminución de la perfusión de órganos: riesgo de isquemia en riñón, piel, hígado, intestino y extremidades.

ii) Isquemia miocárdica posible; poscarga, FC y contractilidad aumentadas. Se puede precipitar el espasmo coronario.

iii) Vasoconstricción pulmonar.

iv) Arritmias.

v) Gran riesgo de necrosis cutánea por extravasación SC.

f) **Indicaciones**

i) Colapso vascular periférico cuando es necesario aumentar la RVS [p. ej., shock séptico o «vasoplejía» después de una derivación cardiopulmonar (DCP)].

ii) Situaciones en las que se desee un aumento de la RVS junto a la estimulación cardíaca.

iii) Necesidad de aumento de RVS cuando fenilefrina es eficaz.

g) **Administración.** IV solamente, por vía central solamente.

h) **Uso clínico**

i) Dosis iniciales habituales de NA en infusión: 15-30 ng/kg/min IV (adulto); intervalo habitual: 50-300 ng/kg/min.

ii) Minimizar la duración de uso; vigilar estrechamente la aparición de oliguria y acidosis metabólica.

iii) La NA se puede usar con un vasodilatador (nitroprusiato o fentolamina) para contrarrestar la estimulación α a la vez que se deja intacta la estimulación β_1; no obstante, si no se precisa una vasoconstricción importante, recomendamos usar otro fármaco.

iv) La infusión simultánea de NA en la aurícula derecha (a través de un catéter colocado en la aurícula izquierda durante la intervención) con óxido nítrico inhalado es útil para el tratamiento de la insuficiencia ventricular derecha (VD) importante. La NA alcanza el lecho vascular sistémico primero desde la aurícula izquierda y se metaboliza extensamente en la periferia antes de alcanzar el pulmón (Tabla 2.2).

5) **Interacciones con los inhibidores de la monoaminooxidasa**

a) La MAO es una enzima que inactiva (desamina) NA, dopamina y serotonina. Los inhibidores de la MAO tratan la depresión importante al aumentar las concentraciones de catecolaminas en el cerebro por inhibición de su degradación. La administración de agonistas adrenérgicos de acción indirecta o meperidina a los pacientes que toman inhibidores de la MAO pueden producir una crisis hipertensiva potencialmente mortal. Idealmente, deberán transcurrir entre 2 y 3 semanas entre la interrupción del tratamiento con la hidracina fenelzina y la cirugía programada. La desaparición del efecto de los inhibidores de la MAO no hidracina (isocarboxazida o tranilcipromina) requiere entre 3 y 10 días. La administración de selegilina

Tabla 2.2. Tratamiento agudo de la hipertensión pulmonar y de la insuficiencia ventricular derecha

Hipertensión pulmonar	
Hiperventilación	Mantener una P_aCO_2 en 25-28 mm Hg
Oxígeno	Previene la vasoconstricción hipóxica
Óxido nítrico	Inspirado, 0,05-80 ppm
Nitroprusiato	0,1-4 μg/kg/min
Nitroglicerina	0,1-7 μg/kg/min
Alprostadil	0,05-0,4 μg/kg/min
Epoprostenol	9 ng/kg/min[a]
Tolazolina	Bolo de 0,5-2 mg/kg, después 0,5-10 mg/kg/h
Fentolamina	1-20 μg/kg/min
Isoproterenol	0,02-20 μg/kg/min
Diltiazem	Eficaz por vía oral; no hay datos sobre el uso intravenoso
Insuficiencia ventricular derecha	
(usar los tratamientos mencionados para la hipertensión pulmonar para reducir la presión arterial pulmonar; además, se pueden usar los siguientes):	
Dobutamina	2-20 μg/kg/min
Dopamina	≤5 μg/kg/min
Adrenalina[b]	0,05-0,2 μg/kg/min
Inamrinona	5-20 μg/kg/min (mantenimiento)
Milrinona	0,5-0,75 μg/kg/min (mantenimiento)
Noradrenalina[b]	0,05-0,2 μg/kg/min (mantener la presión de perfusión coronaria)
Dispositivo de asistencia ventricular derecha	Corazón derecho en reposo
Contrapulsación con balón en la arteria pulmonar	Descargar el corazón derecho
Contrapulsación con balón intraaórtico	Descargar el corazón izquierdo, mejora la perfusión coronaria del corazón izquierdo y derecho

[a] Usado principalmente en el tratamiento crónico de la hipertensión pulmonar primaria.
[b] Se puede administrar a través de una vía en aurícula izquierda para reducir las acciones sobre la vasculatura pulmonar.

en dosis de 10 mg o menos al día tiene poco efecto sobre la MAO-A y debería presentar menos interacciones farmacológicas negativas que los demás inhibidores de la MAO.

b) El mayor riesgo de inducción de un estado hiperadrenérgico aparece con los fármacos simpaticomiméticos de acción indirecta (como efedrina), porque liberan los depósitos intraneuronales de NA que han aumentado por la inhibición de la MAO. Como dopamina libera NA, su administración debe comenzarse con precaución en los pacientes en los que está inhibida la MAO.

c) Los fármacos de elección en los pacientes en los que se ha inhibido la MAO son aquellos que tienen una actividad puramente directa: adrenalina, NA, isoproterenol, fenilefrina y dobutamina. Todos los fármacos presores deben usarse con cautela, en dosis pequeñas y con monitorización de la PA y vigilancia de la aparición de arritmias en el ECG.

B. Farmacología y agonistas de la vasopresina[9,10]

1. Acciones

a. La vasopresina es una hormona antidiurética endógena que produce una vasoconstricción periférica directa cuando se utiliza en dosis altas, al activar los receptores V1 del músculo liso. La vasopresina no actúa sobre los receptores β-adrenérgicos, por lo que puede tener ventajas sobre la adrenalina durante la reanimación después de una parada cardíaca. La vasopresina se ha administrado por vía intraarterial de forma selectiva para controlar las varices esofágicas sangrantes.

b. La vasopresina produce una vasoconstricción relativamente mayor en la piel, músculo esquelético, intestino y tejido adiposo que en los lechos coronario o renal. Esta hormona provoca dilatación cerebrovascular.

2. Ventajas

a. Vasopresina es un fármaco muy potente que actúa independientemente de los receptores adrenérgicos.

b. Algunos estudios sugieren que vasopresina puede ser eficaz en el mantenimiento de una RVS adecuada en caso de acidosis importante o sepsis o después de una DCP, incluso cuando fármacos como NA o fenilefrina han sido ineficaces.

c. Vasopresina puede restaurar la presión de perfusión coronaria después de la parada cardíaca sin producir también taquicardia y arritmias, como es habitual cuando se usa con éxito adrenalina con tal fin.

3. Desventajas

a. Vasopresina produce varios signos y síntomas desagradables en los pacientes despiertos, como son palidez cutánea, náuseas, retortijones, broncoconstricción y contracciones uterinas.

b. El descenso del flujo sanguíneo esplácnico puede ser causa de preocupación en pacientes tratados con vasopresina durante más que algunas horas, en particular cuando se administra simultáneamente con fármacos como agonistas α-adrenérgicos y fármacos inotropos positivos. Es frecuente encontrar un aumento de las concentraciones séricas de bilirrubina y de las enzimas hepáticas.

c. La administración de vasopresina puede asociarse con un descenso de la concentración de plaquetas.

d. La acidosis láctica es frecuente en pacientes tratados con una infusión de vasopresina (si bien es cierto que estos pacientes suelen estar muy graves y ya reciben otros fármacos vasoactivos).

4. Uso clínico

a. Se considera que vasopresina es una alternativa aceptable a adrenalina en el tratamiento de la fibrilación ventricular (FV) refractaria al choque eléctrico en adultos, según las Guidelines for Emergency Cardiac Care de la American Heart Association[10]. Se valoró que los datos no eran suficientes (en 2001) para apoyar en estos momentos una recomendación activa sobre el uso de vasopresina en lugar de adrenalina. Vasopresina puede ser útil en pacientes que se mantienen en parada cardíaca después de recibir las dosis adecuadas de adrenalina, pero los datos que apoyan esta indicación siguen siendo inadecuados. Habitualmente, las dosis utilizadas en reanimación fueron de 40 unidades en bolo IV.

b. Vasopresina se ha usado en varias afecciones asociadas con el shock vasodilatador, incluida la sepsis y el síndrome «vasopléjico» después de la DCP. La dosis normal en el adulto oscila entre 4-6 unidades/hora. Hemos determinado que este fármaco es eficaz, pero a veces se asocia con una acidosis metabólica problemática que, en nuestra opinión, puede ser el resultado de una perfusión visceral inadecuada.

IV. Fármacos inotropos positivos

A. Tratamiento del bajo gasto cardíaco[8]

1. Objetivos. Aumentar la perfusión de órganos y la liberación de oxígeno a los tejidos.

a. Aumentar el GC aumentando el VL o la FC (cuando proceda) o ambos.

b. Maximizar el aporte de oxígeno al miocardio [aumento de la presión diastólica, del tiempo de perfusión diastólico y del contenido de O_2 en sangre, y disminución de la presión telediastólica del VI (PTDVI)].

c. Proporcionar una presión arterial media (PAM) adecuada para la perfusión de otros órganos.

d. Minimizar la demanda miocárdica de oxígeno al evitar la taquicardia y la dilatación del VI.

e. Casi siempre está indicado el tratamiento de los trastornos metabólicos, arritmias o isquemia cardíaca.

f. El tratamiento farmacológico de los pacientes gravemente enfermos con insuficiencia miocárdica intrínseca incluye:

1) Estimulación β_1-adrenérgica.

2) Inhibición de la fosfodiesterasa.

3) Estimulantes dopaminérgicos.

4) Sensibilizadores de calcio (aumentan la sensibilidad de las proteínas contráctiles al calcio).

5) Sales de calcio.

6) Digital.

7) Liotironina.

2. Monitorización. La posología de los fármacos inotropos positivos se regula más eficazmente utilizando los datos de una vía arterial, un catéter en la arteria pulmonar (AP) con capacidad de cálculo del GC por termodilución ecocardiografía. Además, puede ser muy útil la monitorización de la saturación del oxígeno venoso mixto. La posología del fármaco inotropo se ajusta mediante el GC y la PA, junto con la evaluación de la perfusión orgánica, por ejemplo, a través de la valoración del volumen y concentración de orina.

B. Fármacos dependientes de AMPc

1. Agonistas de los receptores β-adrenérgicos y dopaminérgicos

a. Similitudes entre los fármacos simpaticomiméticos

1) Los efectos agonistas β_1 son principalmente estimuladores.

Agonistas β_1

FC	Aumentada
Contractilidad	Aumentada
Velocidad de conducción	Aumentada
Bloqueo auriculoventricular (AV)	Disminuido
Automatismo	Aumentado
Riesgo de arritmias	Aumentado

2) Los agonistas β_2 provocan vasodilatación y broncodilatación, así como un aumento de la FC y contractilidad (aunque con menor potencia que los agonistas β_1).

3) **Los receptores dopaminérgicos postsinápticos** median la vasodilatación renal y mesentérica, aumentan la excreción renal de sal y reducen la motilidad gastrointestinal. Los receptores dopaminérgicos presinápticos inhiben la liberación de NA.

4) **Disfunción diastólica ventricular.** La activación de los receptores β cardíacos potencia la relajación ventricular diastólica al facilitar el proceso activo, con consumo de energía, que bombea el Ca^{2+} libre intracelular hacia los lugares de almacenamiento. La relajación anormal que aparece durante la isquemia y en otros problemas miocárdicos provoca el aumento de la rigidez diastólica. Al aumentar la relajación diastólica, los agonistas de los receptores β-adrenérgicos reducen la PTDVI y el tamaño cardíaco [volumen telediastólico del VI (VTDVI)], mejoran el llenado diastólico, reducen la presión en la aurícula izquierda (PAI) y mejoran la relación entre el aporte y la demanda miocárdica de oxígeno.

5) **Disfunción sistólica ventricular.** Una eyección ventricular más completa durante la sístole reducirá el volumen telesistólico del VI. Con ello, se reduce el tamaño del corazón, la tensión parietal sistólica en el VI (según la ley de LaPlace) y el MVo_2.

6) **Isquemia miocárdica.** Los efectos netos de la estimulación del receptor β sobre el aporte y la demanda miocárdicos de O_2 son multifactoriales y pueden ser difíciles de predecir. El MVo_2 tiende a aumentar cuando aumentan la FC y la contractilidad, pero se reduce cuando se reduce el VTDVI. Los agonistas β mejoran el aporte de O_2 cuando disminuye la PTDVI, pero pueden empeorar la relación entre el aporte y la demanda, en particular cuando aumenta la FC o se reduce la PA.

7) **La hipovolemia** debe recibir un tratamiento intensivo, pero la sobrecarga de volumen puede llevar a la isquemia miocárdica al restringir la perfusión subendocárdica. El tratamiento puede incluir fármacos inotropos positivos, nitroglicerina y diuréticos.

8) **Hay un riesgo de daño o esfacelación tisular cuando los fármacos vasoconstrictores se extravasan fuera de la vena.** En general, no se deben infundir vasoconstrictores catecolaminérgicos durante períodos prolongados de tiempo a través de una vía IV periférica debido al riesgo de extravasación o infiltración. Estos fármacos se pueden administrar a través de vías IV periféricas, siempre que:

   a) No se disponga de un catéter venoso central.
   b) El fármaco se inyecte sólo en una vía IV que fluya libremente.
   c) La zona IV se vigile estrechamente durante y después de la inyección.

b. Dobutamina[8]

1) **Dobutamina es una catecolamina sintética que se distribuye como una mezcla racémica.**

2) **Acciones**

   a) Agonista directo β_1, con efectos β_2 y α_1 escasos. Dobutamina no tiene actividad α_2 ni dopaminérgica.

   b) Sobre el corazón, la administración de dobutamina aumenta el inotropismo mediante actividades β_1 y quizás α_1, pero la FC aumenta sólo por el efecto β_1.

   c) Sobre los vasos sanguíneos, dobutamina es predominantemente un fármaco vasodilatador a través de los siguientes mecanismos:

      i) Vasodilatación mediada por los efectos β_2, que son contrarrestados sólo parcialmente por los efectos constrictores α_1 de dobutamina (–).

      ii) El enantiómero (+) de dobutamina y su metabolito, (+)-3-O-metildobutamina, son antagonistas α_1. Por tanto, todas las acciones agonistas α_1 del fármaco podrían disminuir con el tiempo.

Dobutamina	
FC	Aumentada
Contractilidad	Aumentada
GC	Aumentado
PA	Habitualmente aumenta, puede mantenerse sin cambios
PTDVI	Disminuida
PAI	Disminuida
RVS	Disminuidas por la dilatación de todos los lechos vasculares; puede verse un ligero incremento con dosis bajas (α) o en pacientes con bloqueo β
RVP	Disminuidas

3) **Desaparición.** La desaparición de su acción se consigue mediante redistribución, su metabolismo mediante la COMT y por conjugación con glucurónido en el hígado; se genera un metabolito activo. La semivida plasmática es de 2 minutos.
4) **Ventajas**
   a) Con dosis bajas hay generalmente menos taquicardia que con dosis equivalentes de isoproterenol o dopamina.
   b) La reducción de la poscarga (RVS y RVP) puede mejorar la función sistólica del VI y VD, lo que puede ser beneficioso para el corazón con insuficiencia ventricular sencilla o doble.
   c) El flujo sanguíneo renal puede aumentar (debido al efecto β_2), pero no tanto como sucede con las dosis comparables (pero bajas) de dopamina.
5) **Desventajas**
   a) La taquicardia y las arritmias están relacionadas con la dosis y pueden ser importantes.
   b) Puede aparecer hipotensión si la reducción de la RVS no queda totalmente compensada por el aumento del GC; dobutamina es un fármaco inotropo pero no es vasopresor.
   c) Es posible un robo coronario similar al que se produce con isoproterenol, provocando isquemia.
   d) El fármaco es un vasodilatador no selectivo: el flujo sanguíneo puede desviarse desde el riñón y el lecho esplácnico al músculo esquelético.
   e) Se ha descrito taquifilaxia cuando el fármaco se infunde durante más de 72 horas.
   f) Puede producirse hipopotasemia leve.
   g) Como agonista parcial, dobutamina puede inhibir las acciones de los agonistas completos (como adrenalina) en determinadas circunstancias.
6) **Indicaciones.** Estados de bajo GC (shock cardiogénico), especialmente con aumento de RVS o RVP.
7) **Administración.** Sólo IV (la vía central es preferible, pero dobutamina tiene poca actividad vasoconstrictora y se minimiza el riesgo de extravasación).
8) **Uso clínico**
   a) Dosis de dobutamina: infusión IV, 2-20 μg/kg/min. Algunos pacientes pueden responder a dosis iniciales tan bajas como 0,5 μg/kg/min y la FC no suele aumentar con dosis tan bajas.
   b) Dobutamina aumenta el GC con un incremento menor del MVo_2 y un mayor flujo sanguíneo coronario comparado con dopamina como monofármacos. No obstante, la adición de nitroglicerina a dopamina puede ser igualmente eficaz.
   c) Dobutamina actúa de forma similar a una combinación en dosis fijas de un fármaco inotropo y un fármaco vasodilatador. Ambos componentes no se pueden ajustar por separado.
   d) En los pacientes que se someten a una cirugía coronaria, la administración de dobutamina produce más taquicardia que adrenalina cuando se administra para producir el mismo incremento del VL[11].

e) Cuando se administra dobutamina a los pacientes tratados con betabloqueantes, la RVS puede aumentar. Se requiere la monitorización hemodinámica invasiva para determinar el efecto del fármaco sobre el GC y la RVS.

c. **Dopamina**[8]

1) **Dopamina es una catecolamina precursora de NA y adrenalina en las terminaciones nerviosas y en la médula suprarrenal.**

2) **Acciones**

a) Acción directa: agonista α_1, β_1, β_2 y dopaminérgico (AD_1).

b) Acción indirecta: induce la liberación de la NA neuronal almacenada.

c) La relación entre dosis y respuesta a menudo es la que se expone a continuación. Sin embargo, la relación entre dosis y concentración y entre dosis y respuesta son muy variables en cada caso.

Dopamina

Dosis (μg/kg/min)	Receptor activado	Efecto
1-3	Dopaminérgico (AD_1)	Aumento del flujo sanguíneo renal y mesentérico
3-10	$\beta_1 + \beta_2$ (más AD_1)	Aumento de la FC, de la contractilidad y del GC; disminución de la RVS; la RVP puede aumentar a partir de una vasoconstricción α inicial
>10	α (más β más AD_1)	Aumento de RVS y RVP; descenso del flujo sanguíneo renal, aumento de la FC y arritmias. El aumento de la poscarga puede disminuir el GC

3) **La desaparición** se consigue por la captación por los terminales nerviosos más el metabolismo por MAO y COMT. Se pueden metabolizar pequeñas cantidades de dopamina a NA en los terminales nerviosos.

4) **Ventajas**

a) Aumento de la perfusión renal y producción de orina con dosis pequeñas o moderadas (debido en parte a un efecto agonista AD_1 específico).

b) Cambios del flujo sanguíneo desde el músculo esquelético al riñón y lecho esplácnico.

c) La respuesta de la PA es fácil de ajustar por sus propiedades mixtas inotropas y vasoconstrictoras.

5) **Desventajas**

a) Hay un componente significativo de acción indirecta; la respuesta puede disminuir cuando se depleciona la NA neuronal (p. ej., en pacientes con ICC crónica o durante el tratamiento con reserpina).

b) Pueden aparecer taquicardia y arritmias sinusales, auriculares y ventriculares.

c) Efecto inotropo máximo menor que con adrenalina.

d) Puede producirse necrosis cutánea por extravasación.

e) Los efectos vasodilatadores renales se anulan por la vasoconstricción mediada por mecanismo α en dosis >10 μg/kg/min con riesgo de necrosis renal, esplácnica y cutánea. Vigilar la producción de orina.

f) Es posible la vasoconstricción pulmonar.

g) El MVo_2 aumenta y puede aparecer isquemia miocárdica si el flujo coronario no aumenta paralelamente.

h) El aumento de la PA al incrementar la dosis puede ser perjudicial para un corazón insuficiente, indicando la necesidad de añadir un vasodilatador.

6) **Indicaciones**

a) Hipotensión debida a un bajo GC o una RVS baja (aunque otros fármacos sean superiores en esta última indicación).

b) Tratamiento temporal de la hipovolemia hasta que se restaure la volemia circulante (pero no se debe sustituir la dopamina ni retrasar el tratamiento primario de la hipovolemia).
c) Insuficiencia renal (muy utilizado en esta indicación, pero sobre datos escasos).

7) **Administración.** Sólo IV (preferiblemente, por una vía central).

8) **Uso clínico**
a) Dosis de dopamina: 1-20 μg/kg/min por vía IV.
b) Es frecuente mezclar 200 mg en 250 ml de solución IV (800 μg/ml).
c) Buena primera elección para el tratamiento temporal de la hipotensión hasta que se pueda expandir el volumen intravascular o hasta que se pueda establecer el diagnóstico específico.
d) Corregir la hipovolemia si es posible antes de su uso (como con cualquier presor).
e) Cambiar a un agonista de acción directa como adrenalina o cambiar a milrinona o añadir milrinona si la respuesta inotropa no es adecuada con dosis de dopamina de 5-10 μg/kg/min.
f) Valorar si se añade un vasodilatador (como nitroprusiato) cuando la PA sea adecuada y la reducción de la poscarga podría ser beneficiosa.

d. Dopexamina[8]

1) **Acciones**
a) Dopexamina es un análogo sintético de dobutamina con acción vasodilatadora. Su actividad cardíaca inotropa y cronotropa se debe a sus efectos agonistas directos β_2 y por las acciones de NA (debido a una activación refleja de los barorreceptores y a la inhibición de la captación neuronal 1) que activan indirectamente los receptores β_1. En la ICC hay una regulación negativa selectiva β_1 con conservación relativa del número y acoplamiento de receptores β_2. Estos últimos asumen una importancia fisiológica mayor de lo normal, haciendo que dopexamina tenga una utilidad teóricamente mayor que los fármacos que tienen una actividad principal sobre el receptor β_1.
b) Actividad del receptor

α_1 y α_2: mínima
β_1: poco efecto directo; β_2: actividad directa
AD_1: agonista potente (aumenta el flujo sanguíneo renal)

c) Inhibe la captación neuronal 1 de catecolaminas, aumentando las acciones de NA.
d) Acciones hemodinámicas.

Dopexamina

FC	Aumentada
GC	Aumentado
RVS	Disminuidas
PAI	Pocos cambios o disminución
Precarga	Sin cambios o ligero descenso
Presión AP	Sin cambios o ligero descenso

2) **Eliminación.** Semivida: 6-11 minutos. El aclaramiento se produce por la captación en los tejidos (mecanismos de captación de catecolaminas) y por el metabolismo hepático.

3) **Ventajas**
a) La ausencia de actividad vasoconstrictora evita las complicaciones mediadas por los efectos α.

b) Disminución de la resistencia renovascular podría ayudar, en teoría, a conservar la función renal después de las lesiones isquémicas.

4) **Desventajas**
   a) Menos eficaz que los demás fármacos.
   b) La taquicardia dependiente de la dosis puede limitar el tratamiento.
   c) Taquifilaxia.
   d) No aprobado por la Food and Drug Administration de los EE.UU. para su uso en ese país.
5) **Indicaciones.** Tratamiento de estados de bajo GC.
6) **Administración.** IV.
7) **Uso clínico**
   a) Dosis de dopexamina: 0,5-4 μg/kg/min IV (máximo 6 μg/kg/min).
   b) Efectos terapéuticos similares a la combinación de dosis variables de dobutamina con dopamina en dosis de 1-2 μg/kg/min (dosis renal) o fenoldopam en dosis de 0,05 μg/kg/min.

e. **Adrenalina (epinefrina)**[8]

1) **Adrenalina es una catecolamina producida por la médula suprarrenal.**
2) **Acciones**
   a) Agonista directo en los receptores α_1, α_2, β_1 y β_2.
   b) Relación dosis-respuesta (adultos, aproximada).

Adrenalina

Dosis (ng/kg/min)	Receptores activados	RVS
10-30	β	Puede disminuir
30-150	β y α	Sin cambios o aumentada
>150	α y β	Aumentada

   c) Aumento de la contractilidad y de la FC con todas las dosis, pero la RVS puede disminuir, mantenerse sin cambios o aumentar de forma espectacular dependiendo de la dosis. El GC habitualmente aumenta pero, con dosis altas, la vasoconstricción mediada por el receptor α puede provocar el descenso del VL debido a una poscarga elevada.
3) **La eliminación** se produce por la recaptación por neuronas y tejidos y por el metabolismo por MAO y COMT (rápido).
4) **Ventajas**
   a) Este fármaco es de acción directa; sus efectos no dependen de la liberación de NA endógena.
   b) La potente estimulación α y β se traduce en mayores efectos máximos y aumentos equivalentes del VL, con menos taquicardia después de la cirugía cardíaca que con dopamina o dobutamina.
   c) Es un inotropo potente con un efecto α variable (y ajustable). Efecto luso (β_1) que potencia la velocidad de relajación ventricular.
   d) Si la PA sube, la taquicardia puede disminuir debido a la estimulación del reflejo vagal.
   e) Es un broncodilatador y estabilizador de los mastocitos eficaz, útil para el tratamiento primario del broncoespasmo, anafilaxia o reacciones anafilácticas importantes.
   f) La isquemia miocárdica se puede reducir si la PA diastólica aumenta y disminuye el tamaño del corazón. No obstante, como sucede con cualquier fármaco inotropo, la adrenalina puede inducir o empeorar la isquemia miocárdica.
5) **Desventajas**
   a) Taquicardia y arritmias.

b) Puede producirse la isquemia de órganos, en especial renal, secundaria a la vasoconstricción. Se debe vigilar estrechamente la producción de orina.
c) Puede producirse vasoconstricción pulmonar, que puede dar lugar a hipertensión pulmonar y posiblemente insuficiencia del VD; la adición de un vasodilatador puede revertir este efecto.
d) Hay riesgo de isquemia miocárdica. El efecto inotropo positivo y la taquicardia incrementan la demanda miocárdica de oxígeno y reducen el aporte de oxígeno.
e) La extravasación de la cánula IV periférica puede provocar necrosis; por tanto, es preferible una vía central.
f) Como sucede con la mayoría de los agonistas adrenérgicos, se produce la elevación de la glucosa y lactato plasmáticos. Este efecto se puede acentuar en los diabéticos.
g) Se produce un incremento inicial del K^+ plasmático debido a la liberación hepática, seguido por un descenso debido a la captación del ion por el músculo esquelético.

6) **Indicaciones**
a) Parada cardíaca (especialmente, asistolia o insuficiencia ventricular); disociación electromecánica. Se cree que la eficacia de adrenalina es el resultado del aumento de la presión de perfusión coronaria durante la reanimación cardiopulmonar. Recientemente, el uso de adrenalina en dosis altas (0,2 mg/kg) ha sido objeto de debate, pero no hay un beneficio demostrado sobre la evolución con respecto a las dosis convencionales usadas en la reanimación.
b) Anafilaxia y otras reacciones alérgicas sistémicas; adrenalina es el fármaco de elección.
c) Shock cardiogénico, en especial si se añade un vasodilatador.
d) Broncoespasmo.
e) Reducción del GC después de la DCP.
f) La hipotensión producida por la anestesia espinal o epidural se puede tratar con infusiones de adrenalina en dosis bajas (1-4 μg/min), de forma tan cómoda y eficaz como con bolos de efedrina[12].

7) **Administración.** IV (por vía central); mediante un tubo endotraqueal (se absorbe rápidamente por la mucosa traqueal); SC.

8) **Uso clínico**
a) Dosis de adrenalina
i) SC: 10 μg/kg (máximo de 400 μg o 0,4 ml al 1:1.000) como tratamiento de las reacciones alérgicas o broncoespasmo leves o moderados.
ii) IV: dosis baja o moderada (en shock o hipotensión): 0,03 a 0,2 μg/kg en bolo (IV), después infusión de 0,01 a 0,30 μg/kg/min.

Dosis de reanimación (en parada cardíaca): 0,5-1 mg en bolo IV; en pediatría, 5-15 μg/kg (se puede administrar por vía intratraqueal en un volumen de 1-10 ml). Las dosis mayores se usan cuando la respuesta a la dosis inicial es inadecuada.

Las dosis de **reanimación** de adrenalina pueden producir una hipertensión extrema con accidente cerebrovascular o infarto de miocardio. Una dosis inicial de adrenalina que supere los 150 ng/kg (10 μg en un adulto) en bolo IV se debe administrar sólo en casos extremos.

b) Buscar signos de vasoconstricción excesiva. Vigilar las RVS, la producción de orina y la perfusión de las extremidades.
c) Si se añade un vasodilatador (como nitroprusiato o fentolamina) a adrenalina se puede contrarrestar la vasoconstricción α, sin disminuir los efectos inotropos positivos cardíacos. Como alternativa, la adición de milrinona o inamrinona puede permitir usar dosis menores de adrenalina. Hemos detectado que la combinación de adrenalina y milrinona es particularmente útil en los pacientes sometidos a cirugía cardíaca.

f. **Noradrenalina (norepinefrina)**
Véase la sección **III:** Vasopresores.

g. **Isoproterenol**

1) **Isoproterenol es una catecolamina sintética.**
2) **Acciones**
   a) Agonista directo β_1 más β_2.
   b) Sin efectos α.

Isoproterenol

FC	Aumentada
Contractilidad	Aumentada
GC	Aumentado
PA	Variable
RVS	Muy disminuido; todos los lechos vasculares dilatados; relacionado con la dosis
RVP	Disminuida

3) **Eliminación.** Rápida (semivida de 2 minutos). Es captado por el hígado y conjugado o excretado sin metabolizar en el 60%. Se metaboliza por MAO y COMT.
4) **Ventajas**
   a) Isoproterenol es un potente agonista directo β.
   b) Aumenta el GC por tres mecanismos:
      i) Aumento de la FC.
      ii) Aumento de la contractilidad → aumento del VL.
      iii) Reducción de la poscarga (RVS) → aumento del VL.
   c) Es un broncodilatador (IV o inhalado).
5) **Desventajas**
   a) No es un fármaco presor. La PA a menudo cae (efecto β_2) aunque el GC aumente.
   b) La hipotensión puede producir hipoperfusión de los órganos, hipotensión e isquemia.
   c) La taquicardia limita el tiempo de llenado diastólico.
   d) Proarrítmico.
   e) Dilata todos los lechos vasculares y es capaz de derivar la sangre desde los órganos críticos hasta la piel y los músculos.
   f) La vasodilatación coronaria puede reducir el flujo sanguíneo en el miocardio isquémico, a la vez que se incrementa el flujo hacia las áreas no isquémicas produciendo un «robo» coronario.
   g) Puede desenmascarar la preexcitación en pacientes con una vía de conducción AV accesoria [p. ej., en el síndrome de Wolff-Parkinson-White (WPW)].
6) **Indicaciones**
   a) Bradicardia que no responde a atropina, cuando no se dispone de estimulación eléctrica.
   b) Bajo GC, en especial en situaciones en las que se necesita un mayor inotropismo y la taquicardia no resulta perjudicial, como sucede en:
      i) Pacientes pediátricos con VL fijo.
      ii) Después de la resección de un aneurisma ventricular (VL fijo bajo).
      iii) Corazón denervado (después de un trasplante cardíaco).
   c) Hipertensión pulmonar o insuficiencia del corazón derecho.
   d) Bloqueo AV: uso como tratamiento temporal para disminuir el bloqueo o aumentar la frecuencia de focos idioventriculares. Usar con precaución en el bloqueo cardíaco de segundo grado de tipo Mobitz II porque el bloqueo puede aumentar de grado.
   e) Estado asmático: el uso intravenoso obliga a la monitorización continua del ECG y la PA.

f) Sobredosis de betabloqueantes.
g) No se debe utilizar isoproterenol como tratamiento de la asistolia cardíaca. La reanimación cardiopulmonar (RCP) con adrenalina o estimulación es el tratamiento de elección porque la vasodilatación inducida por el isoproterenol da lugar a un descenso del flujo sanguíneo carotídeo y coronario durante la RCP.

7) **Administración.** IV (segura a través de una vía periférica, no necrosará la piel); VO.

8) **Uso clínico y dosis de isoproterenol.** La infusión IV es de 20-500 ng/kg/min.

2. **Inhibidores de la fosfodiesterasa**

a. **Inamrinona**[8]

1) **Inamrinona es un derivado de la bipiridina que inhibe la fosfodiesterasa específica del AMPc inhibida por el GMPc (PDE III), aumentando las concentraciones de AMPc en el músculo cardíaco (inotropismo positivo) y en el músculo liso vascular (vasodilatación).**

Inamrinona

FC	Generalmente, pocos cambios (taquicardia en dosis altas)
PAM	Variable (con frecuencia, el descenso del RVS se compensa por el incremento del GC)
GC	Aumentado
PAI	Disminuida
RVS	Disminuidas
RVP	Disminuidas
MVo_2	En general, pocos cambios o disminución (el aumento del GC se compensa por el descenso de la presión parietal)

2) **Eliminación.**
a) La semivida de eliminación es de 2,5 a 4 horas, pero es de 6 horas con ICC.
b) Desaparece por conjugación hepática, excretándose por orina sin metabolizar en un 30%-35%.

3) **Ventajas**
a) Al ser un inotropo vasodilatador, inamrinona aumenta el GC aumentando la contractilidad y disminuyendo la poscarga cardíaca.
b) Como monofármaco, inamrinona tiene efectos favorables sobre la MVo_2 (poco aumento de la FC, descenso de la poscarga, de la PTDVI y de la tensión parietal).
c) No depende de la activación de los receptores β y, por tanto, mantiene su eficacia a pesar de la regulación negativa o desacoplamiento de los mismos (p. ej., en la ICC crónica) y en presencia de bloqueo beta.
d) Bajo riesgo de taquicardia o arritmias.
e) Inamrinona actúa sinérgicamente con los agonistas de los receptores β-adrenérgicos y del receptor dopaminérgico.
f) Vasodilatador pulmonar.
g) Propiedades lusotrópicas positivas (relajación ventricular) incluso con dosis muy bajas.

4) **Desventajas**
a) Trombocitopenia después de la administración crónica (más de 24 horas).
b) Casi siempre provocará hipotensión por vasodilatación si se administra en forma de bolo rápido. Esta hipotensión se trata fácilmente con aumento de líquidos intravenosos y agonistas α.
c) El aumento de la dosis puede provocar taquicardia (y, por tanto, aumento de MVo_2).

5) **Indicaciones**
a) Síndrome de bajo GC, especialmente en el marco de una PTDVI aumentada, hipertensión pulmonar e insuficiencia del VD.

b) Para complementar o potenciar los agonistas del receptor β-adrenérgico.
c) Como puente hasta el trasplante cardíaco.

6) **Administración.** Infusión IV únicamente. No mezclar en soluciones que contengan glucosa.

7) **Uso clínico**
a) La dosis de carga de inamrinona es de 0,75-1,5 mg/kg. Cuando se administra durante o después de la DCP, la dosis habitual es de 1,5 mg/kg.
b) El intervalo de administración de la dosis en infusión IV es de 5-20 μg/kg/min (la dosis habitual es de 10 μg/kg/min).
c) En los pacientes en los que se espera un soporte farmacológico inotropo positivo importante, es conveniente administrar una dosis en bolo mientras se encuentran todavía bajo la DCP, cuando la vasodilatación es más fácil, para contrarrestar el aumento del flujo de la bomba.

b. Milrinona[8]

1) **Acciones**
a) Milrinona, como inamrinona, tiene unas potentes propiedades inotropas cardíacas y vasodilatadoras. Milrinona aumenta las concentraciones intracelulares de AMPc al inhibir su degradación. Además, inhibe la fosfodiesterasa específica del AMPc inhibida por el GMPc (tipo III) en las células cardíacas y musculares lisas. El aumento del AMPc en los miocitos cardíacos provoca inotropismo positivo, lusotropía (aumento de la relajación miocárdica diastólica), cronotropismo y dromotropismo (conducción AV), así como un aumento del automatismo. El aumento del AMPc en las células musculares lisas vasculares provoca vasodilatación.
b) Acciones hemodinámicas

Milrinona

FC	Habitualmente, sin cambios; puede haber un ligero incremento al aumentar las dosis
GC	Aumentado
PA	Variable
RVS y RVP	Disminuidas
Precarga	Disminuida
MVo_2	A menudo, sin cambios

2) **Inicio y desaparición de la acción.** Cuando se administra en forma de bolo IV, milrinona alcanza rápidamente su efecto máximo. La semivida de eliminación de milrinona es considerablemente más corta que la de inamrinona.

3) **Ventajas**
a) Usada como monofármaco, milrinona tiene efectos favorables sobre el balance entre el aporte y la demanda de oxígeno, debido a la reducción de la precarga y la poscarga y la falta de una taquicardia importante.
b) Milrinona no actúa a través de los receptores β-adrenérgicos, y mantiene su eficacia cuando el acoplamiento de los mismos está comprometido, como en la ICC crónica.
c) No induce taquifilaxia.
d) Milrinona tiene un efecto proarrítmico reducido, comparada con los agonistas de los receptores β-adrenérgicos.
e) Cuando se compara con dobutamina en dosis equipotentes, milrinona se asocia con un descenso mayor de las RVP, un mayor aumento de la fracción de eyección del VD, menor taquicardia, menos arritmias y un MVo_2 más bajo.
f) Este fármaco puede actuar sinérgicamente con otros que estimulen la producción de AMPc, como los agonistas de los receptores β-adrenérgicos.

g) A diferencia de inamrinona, milrinona no provoca trombocitopenia con el uso crónico.

4) **Desventajas**

a) La vasodilatación e hipotensión son predecibles con la administración en bolo IV rápida.

b) Como sucede con otros fármacos inotropos positivos, incluidas adrenalina y dobutamina, la manipulación independiente del inotropismo cardíaco y las RVS no se puede conseguir usando sólo milrinona.

c) Pueden aparecer arritmias.

5) **Uso clínico**

a) Dosis de carga de milrinona: 25-75 μg/kg (la dosis habitual es de 50) administrados en 1-10 minutos. A menudo, es deseable administrar la dosis de carga antes de retirar al paciente de la DCP, de forma que la hipotensión se pueda tratar más fácilmente[13].

b) Infusión de mantenimiento: 0,375-0,75 μg/kg/min. La posología se debe reducir en casos de insuficiencia renal.

c) Presentación oral disponible para su uso crónico.

3. **Glucagón**

a. **Glucagón es una hormona peptídica producida por el páncreas.**

b. **Acciones.** Glucagón aumenta el AMPc intracelular, actuando a través de un receptor específico.

Glucagón

Contractilidad	Aumentada
Conducción AV	Aumentada
FC	Aumentada
GC	Aumentado, con un efecto variable sobre la RVS

c. **La eliminación** de la acción de glucagón se produce por la redistribución y proteólisis en hígado, riñón y plasma. La duración de la acción es de 20-30 minutos.

d. **Ventajas.** Glucagón tiene un efecto inotropo positivo, aun en presencia de bloqueo β.

e. **Desventajas**

1) Produce sistemáticamente náuseas y vómitos.

2) Taquicardia.

3) Hiperglucemia e hipopotasemia.

4) Liberación de catecolaminas desde feocromocitomas.

5) Anafilaxia (posible).

f. **Las indicaciones de glucagón incluyen:**

1) Hipoglucemia (en especial, si no hay acceso IV) por sobredosis de insulina.

2) Espasmo del esfínter de Oddi.

3) Toxicidad betabloqueante.

4) ICC refractaria.

g. **Administración.** IM, IV, SC.

h. **Uso clínico**

1) Dosis de glucagón: 1-5 mg IV lentamente; 0,5-2 mg IM o SC.

2) Infusión: 25-75 μg/min.

3) Se utiliza raramente (en otras indicaciones distintas de la hipoglucemia) debido a los efectos secundarios gastrointestinales y taquicardia importante.

C. **Fármacos independientes del AMPc**

1. **Calcio**[8]

a. **El calcio es fisiológicamente activo sólo en forma de ion libre (Ca_i).**

1) Normalmente, aproximadamente el 50% del calcio plasmático total está ligado a proteínas y aniones, y el resto se mantiene como iones de calcio libre.

2) Factores que afectan a la concentraciones de calcio ionizado:

a) La alcalosis (metabólica o respiratoria) disminuye el Ca_i.
b) La acidosis aumenta el Ca_i.
c) El citrato se une (quela) al Ca_i hasta que se metaboliza el citrato.
d) La albúmina se une al Ca_i.

3) Concentración plasmática normal: $[Ca_i]$ = 1-1,3 mmol/l.

b. **Acciones de las sales de calcio.**

	Calcio
FC	Sin cambios o disminuida (efecto vagal)
Contractilidad	Aumentada (especialmente durante la hipocalcemia)
PA	Aumentada
RVS	Aumentada (puede disminuir si hay hipocalcemia)
Precarga	Pocos cambios
GC	Variable

c. **Eliminación.** El calcio se incorpora al músculo y hueso y se une a las proteínas, ácidos grasos libres, heparina y citrato.

d. **Ventajas**

1) El calcio aumenta el inotropismo cardíaco in vitro sin aumentar la FC; no obstante, hay pocos datos de que produzca un incremento mantenido del GC en los pacientes.
2) Tiene una acción rápida con una duración aproximada de 10-15 minutos (dosis de 7 mg/kg).
3) Revierte la hipotensión provocada por las siguientes situaciones:
   a) Sobredosis de anestésicos halogenados.
   b) Antagonistas del calcio (AAC).
   c) Hipocalcemia.
   d) DCP, especialmente con hipocalcemia dilucional o inducida por la administración de citrato, o cuando la hiperpotasemia inducida por la cardioplejía persiste (administrar sales de calcio sólo cuando el corazón está bien reperfundido para evitar que aumente la lesión de reperfusión).
   e) Betabloqueantes (vigilar la bradicardia).
4) Revierte la toxicidad cardíaca derivada de la hiperpotasemia (p. ej., arritmias, bloqueo cardíaco e inotropismo negativo).

e. **Desventajas**

1) El calcio puede provocar toxicidad por digital en pacientes digitalizados. Esta toxicidad puede manifestarse como arritmias ventriculares, bloqueo AV o asistolia.
2) El calcio potencia los efectos de la hipopotasemia sobre el corazón (arritmias).
3) La bradicardia importante o el bloqueo cardíaco son infrecuentes.
4) Cuando aumenta la concentración de calcio extracelular mientras se está reperfundiendo el miocardio circundante o sufre una isquemia continuada, puede producirse un mayor daño celular o la muerte celular.
5) En pocas ocasiones se puede producir un espasmo coronario después de la DCP.
6) Se asocia con pancreatitis cuando se administra en dosis grandes a un paciente que se recupera de una DCP.
7) El calcio puede inhibir las aminas simpaticomiméticas, como adrenalina y dobutamina[14].

f. **Indicaciones**

1) Hipocalcemia.
2) Hiperpotasemia (para revertir el bloqueo AV o la depresión miocárdica).
3) Hipotensión intraoperatoria debida al descenso de la contractilidad miocárdica por hipocalcemia, antagonistas del calcio o protamina.

4) Sobredosis de anestésicos.
5) Contrarresta los efectos de la hipermagnesemia.

g. **Administración**
1) Cloruro cálcico: IV, preferiblemente por una vía central (provoca inflamación y esclerosis de la vena periférica).
2) Gluconato cálcico: IV, preferiblemente por una vía central.

h. **Uso clínico**
1) Dosis de calcio
a) 10 ml de cloruro cálcico al 10% (contiene 272 mg de calcio elemental, o 13,6 mEq): adultos: 200-1.000 mg IV lentamente; pediatría: 10-20 mg/kg IV lentamente.
b) 10 ml de gluconato cálcico al 10% (contiene 93 mg de calcio elemental o 4,6 mEq): adultos: 600-3.000 mg IV lentamente; pediatría: 30-100 mg/kg IV lentamente.
2) Durante la transfusión masiva de sangre (más de una unidad de volumen de sangre reemplazada) el paciente recibe una gran carga de citrato que se une al calcio. En situaciones normales, el metabolismo hepático elimina rápidamente el citrato del plasma y no aparece hipocalcemia. No obstante, la hipotermia y el shock pueden disminuir el aclaramiento de citrato con una hipocalcemia intensa resultante.
3) Las concentraciones de calcio ionizado se deberán medir con frecuencia para orientar el tratamiento con sales de calcio.
4) El calcio se utilizaba antiguamente para tratar la asistolia, a pesar de que no haya datos de ningún efecto favorable sobre la asistolia. No se recomienda para tratar la asistolia o la disociación electromecánica, a menos que haya hipocalcemia, hiperpotasemia o hipermagnesemia.
5) El calcio se debe usar con cuidado en situaciones de isquemia miocárdica continuada o durante la reperfusión del tejido isquémico. La administración «rutinaria» de dosis grandes de calcio a todos los pacientes adultos al final de la DCP es innecesaria y puede ser perjudicial si el corazón se ha reperfundido sólo unos minutos antes.
6) La hipocalcemia es frecuente en los niños que salen de una DCP.

2. **Digoxina**

a. **Digoxina es uno de los muchos glucósidos derivados de la digital.**

b. **Acciones**
1) Mecanismo de acción: digoxina inhibe la proteína integral de membrana Na,K-ATPasa, provocando la acumulación de Na^+ en las células y dando lugar a un aumento del Ca_i intracelular que provoca un aumento de liberación de Ca^{2+} desde el retículo sarcoplásmico hacia el citoplasma en cada latido, causando finalmente un aumento de la contractilidad miocárdica.
2) Efectos hemodinámicos
a) Digoxina

Contractilidad	Aumentada
Conducción AV	Disminuida
Automatismo ventricular	Velocidad aumentada de la despolarización de fase 4
Período refractario	Disminuida (en aurícula y ventrículos); aumentada en el nódulo AV

b) Hemodinámica en la ICC

	Digoxina
FC	Disminuida
VL	Aumentado
RVS	Disminuida
MVO_2	Disminuida

c. **Eliminación.** La semivida de eliminación de digoxina es de 1,7 días (eliminación renal). En los pacientes anéfricos, la semivida es de más de 4 días.

d. **Ventajas**

1) Acción antiarrítmica supraventricular.
2) Frecuencia ventricular reducida en la fibrilación o flúter auricular.
3) Fármaco inotropo positivo activo por vía oral que no se asocia con aumento de mortalidad en la ICC.

e. **Desventajas**

1) Digoxina tiene un índice terapéutico muy bajo; el 20% de los pacientes muestra toxicidad en algún momento.
2) El MVo_2 y la RVS aumentan en pacientes sin ICC (se puede precipitar la angina).
3) El fármaco tiene una semivida larga y es difícil de ajustar la dosis.
4) Hay una gran variación interindividual en las concentraciones séricas y dosis terapéuticas y tóxicas. La respuesta a la dosis no es lineal; se pueden necesitar dosis casi tóxicas para conseguir un cambio de la conducción AV.
5) Las manifestaciones tóxicas pueden poner en peligro la vida del paciente y dificultar el diagnóstico. Digoxina puede producir prácticamente cualquier arritmia. Por ejemplo, es útil para tratar la TSV, pero su toxicidad también puede desencadenarla.
6) La administración de digoxina puede estar contraindicada en pacientes con TSV de vías accesorias (véase el uso de digoxina en la TSV en la sección **VIII.E**).

f. **Indicaciones**

1) Taquiarritmias supraventriculares (véase la sección **VIII.E**).
2) Disfunción contráctil ventricular crónica.

g. **Administración.** IV, VO, IM.

h. **Uso clínico (sólo normas generales)**

1) Dosis de digoxina (asumiendo que la función renal es normal; disminuir la dosis de mantenimiento en insuficiencia renal).
   a) Adultos: dosis de carga IV e IM: incrementos de 0,25-0,50 mg (total 1-1,25 mg o 10-15 μg/kg); dosis de mantenimiento: 0,125-0,250 mg/día según el efecto clínico y las concentraciones del fármaco.
   b) Pediatría (administración IV).

Edad	**Dosis total de digitalización (DD) (μg/kg)**	**Dosis diaria de mantenimiento (dosis fraccionadas, función renal normal)**
Neonatos	15-30	20%-35% de la DD
2 meses-2 años	30-50	25%-35% de la DD
2-10 años	15-35	25%-35% de la DD
>10 años	8-12	25%-35% de la DD

2) Digoxina tiene un inicio de acción gradual durante 15-30 minutos o más; el efecto máximo se produce entre 1 y 5 horas tras la administración IV.
3) Usar con precaución en presencia de betabloqueantes, antagonistas del calcio o calcio.
4) Valorar siempre la posibilidad de efectos secundarios tóxicos.
   a) Los signos de toxicidad incluyen arritmias, especialmente con características de aumento de automatismo y de bloqueo de la conducción (p. ej., taquicardia de la unión con bloqueo AV 2:1). Pueden ser evidentes las despolarizaciones prematuras auriculares o ventriculares, bloqueo AV, taquicardia acelerada de la unión, taquicardia ventricular (TV) o FV (puede no responder al choque eléctrico) o toxicidad gastrointestinal o neurológica.
5) Factores que potencian la toxicidad.
   a) Hipopotasemia, hipomagnesemia, hipercalcemia, alcalosis, acidosis, insuficiencia renal, tratamiento con quinidina e hipotiroidismo pueden potenciar la toxicidad.

b) Vigilar con atención si se administran sales de calcio a los pacientes digitalizados. Pueden aparecer arritmias ventriculares malignas (incluida la FV) incluso aunque el paciente no haya recibido digoxina durante no más de 24 horas. Vigilar las concentraciones de calcio iónico para permitir el uso de las dosis más pequeñas posibles de calcio. Vigilar estrechamente. Por fortuna, raramente está indicada la administración en bolo de las sales de calcio.

6) Tratamiento de la toxicidad por digital.

a) Aumentar el $[K^+]$ sérico hasta los límites altos de la normalidad (a menos que haya un bloqueo AV).

b) Tratar las arritmias ventriculares con fenitoína, lidocaína o amiodarona.

c) Tratar las arritmias auriculares con fenitoína o amiodarona.

d) Los betabloqueantes son eficaces para tratar las arritmias inducidas por digoxina, pero puede necesitarse la estimulación ventricular si se desarrolla un bloqueo AV.

e) Atención en caso de cardioversión, ya que puede inducirse una FV refractaria al choque eléctrico. Usar una cardioversión sincronizada de baja energía y aumentar lentamente la energía según sea necesario.

7) Concentraciones de digoxina sérica.

a) Terapéuticas: aproximadamente 0,5-2,5 ng/ml. Los valores menores de 0,5 ng/ml descartan la toxicidad y los que superan los 3 ng/ml son definitivamente tóxicos.

b) Es posible que las concentraciones séricas aumentadas no produzcan toxicidad clínica en los niños o en pacientes con hiperpotasemia, o cuando se usa digital como fármaco antiarrítmico auricular.

c) Las concentraciones séricas reducidas pueden provocar toxicidad clínica en pacientes con hipopotasemia, hipomagnesemia, hipercalcemia, isquemia miocárdica o hipotiroidismo, o en los que se recuperan de una DCP.

8) Digoxina no se usa para tratar la insuficiencia cardíaca aguda, debido a su duración de acción prolongada, la larga latencia de inicio y el aumento de riesgo de toxicidad.

3. Triyodotironina (T_3, liotironina IV)[8]. T_3 es la forma activa de la hormona tiroidea. Tiene múltiples acciones celulares en el núcleo y las mitocondrias, afectando a la trascripción génica y a la fosforilación oxidativa. Hay datos de que la DCP induce un estado de tirotropina plasmática baja (T_3) conocido como síndrome del enfermo eutiroideo. Los estudios analíticos demuestran que la administración de T_3 estimula el inotropismo y la lusotropía cardíacos incluso en presencia de un bloqueo abrumador de receptores β-adrenérgicos y sin que aumenten las concentraciones intracelulares de AMPc. Algunas publicaciones sugieren que la sustitución exógena puede facilitar la separación de la DCP en los pacientes que no se podrían retirar utilizando los tratamientos convencionales. Otros ensayos clínicos no han podido identificar la eficacia de T_3 en esta indicación. Las dosis que se han sugerido son un bolo de 0,4 µg/kg IV seguido por 0,4 µg/kg en infusión a lo largo de 6 horas. Se defiende el uso de T_3 con respecto a tirosina porque esta última hormona tiene un inicio de acción muy lento y porque los pacientes más graves tienen una menor capacidad para convertir T_4 a T_3.

4. Levosimendan[15]

a. Acciones

1) Se une a la troponina C cardíaca de forma dependiente al calcio, desviando la curva de tensión de Ca^{2+} hacia la izquierda. Levosimendan puede estabilizar los cambios conformacionales de la troponina C inducidos por Ca^{2+}.

2) Sus efectos son máximos al principio de la sístole, cuando la concentración intracelular de Ca^{2+} es mayor, y mínimos durante la relajación diastólica, cuando la concentración de Ca^{2+} es baja.

3) Levosimendan inhibe la actividad de la fosfodiesterasa III.

4) Acciones hemodinámicas.

Levosimendan

FC	Aumentada
GC	Aumentado
RVS	Disminuida
PAM	Sin cambios
Presión de enclavamiento capilar pulmonar (PCP)	Sin cambios
MVO_2	Sin cambios

b. **Ventajas**
   1) No incrementa el Ca^{2+} intracelular.
   2) Se asocia con un mejor resultado en algún estudio sobre ICC.

c. **Desventajas**
   1) Potencia desconocida en relación con otros fármacos.
   2) Actualmente se dispone de pocos datos clínicos.

d. **Indicaciones**
   1) Tratamiento del GC bajo.

e. **Administración**
   1) Intravenosa.

f. **Uso clínico**
   1) 8-24 μg/kg/min.
   2) Perfil hemodinámico similar al de los inhibidores de la PDE.
   3) A pesar de sus acciones bioquímicas sobre la PDE, levosimendan no se asocia con un aumento de AMPc, por lo que puede tener una menor tendencia a las arritmias en relación con los simpaticomiméticos.

V. **Betabloqueantes**[3,8]

A. **Acciones.** Estos fármacos se unen a los receptores β-adrenérgicos y antagonizan sus efectos, con las siguientes consecuencias cardiovasculares:

Frecuencia cardíaca	Disminuida
Contractilidad	Disminuida
Presión arterial	Disminuida
RVS	Aumentada (a menos que el fármaco tenga actividad simpaticomimética intrínseca, ASI)
Conducción AV	Disminuida
Período refractario auricular	Aumentado
Automatismo	Disminuido

B. **Ventajas**
   1. Reduce el MVO_2 y disminuye la FC y la contractilidad.
   2. Aumenta la duración de la diástole, durante la cual la mayor parte del flujo sanguíneo y del oxígeno se liberan hacia el VI.
   3. Efecto sinérgico con nitroglicerina para el tratamiento de la isquemia miocárdica. Bloquea la taquicardia refleja y el aumento de contractilidad secundarios a la administración de nitroglicerina, nitroprusiato u otros fármacos vasodilatadores.
   4. Tiene una acción antiarrítmica, especialmente frente a arritmias auriculares. Los betabloqueantes también reducen las arritmias ventriculares inducidas por catecolaminas.
   5. Disminuye la velocidad de eyección del VI (útil en pacientes con hipertrofia asintomática del tabique o disección aórtica).
   6. Tiene una acción antihipertensiva.
   7. Reduce la obstrucción dinámica del tracto de salida ventricular (como en la tetralogía de Fallot o en la miocardiopatía hipertrófica).
   8. El uso de estos fármacos se asocia con una menor mortalidad después del infarto de miocardio, insuficiencia cardíaca congestiva, hipertensión crónica y cirugía vascular.

C. Desventajas

1. Es posible que aparezcan bradiarritmias importantes.
2. Puede aparecer un bloqueo cardíaco (de primero, segundo o tercer grado), especialmente antes de que se presenten alteraciones de la conducción cardíaca, o cuando se administran simultáneamente betabloqueantes y ciertos antagonistas del calcio, ambos por vía intravenosa.
3. Es posible el broncoespasmo en pacientes con vías aéreas reactivas.
4. Puede aparecer ICC en pacientes con fracción de eyección disminuida. La PTDVI elevada puede inducir isquemia miocárdica por la tensión parietal sistólica elevada.
5. En la diabetes se enmascaran los signos y síntomas de hipoglucemia (excepto la sudoración).
6. Las RVS están aumentadas debido a la inhibición de la vasodilatación α_2; usar con precaución en pacientes con vasculopatía periférica importante o en los sujetos que tienen un feocromocitoma que no recibe tratamiento con betabloqueantes.
7. Riesgo de espasmo arterial coronario en pacientes sensibles, poco frecuentes.

D. Características distintivas de los betabloqueantes (Tabla 2.3)

1. Selectividad (β_1). Los betabloqueantes selectivos poseen una potencia mayor en los receptores β_1 que en los β_2. Es menos probable que causen broncoespasmo o que aumenten las RVS que los fármacos no selectivos, pero la selectividad β_2 depende de la dosis (los fármacos pierden la selectividad al usarse dosis más altas). Se deben tomar precauciones cuando un paciente asmático recibe cualquier betabloqueante.
2. Actividad simpaticomimética intrínseca (ASI). Estos fármacos poseen una actividad «agonista parcial». Por tanto, los fármacos con ASI bloquearán los receptores β (evitando que las catecolaminas se combinen con ellos), pero también provocarán su estimulación leve de los mismos receptores. Se espera que un paciente que reciba un fármaco con ASI tenga una FC y un GC mayores en reposo (que no muestran cambios con el ejercicio) pero una RVS menor comparados con los fármacos sin ASI.
3. Duración de la acción. En general, los betabloqueantes con una duración de acción más prolongada son eliminados por los riñones, mientras que el propranolol y los fármacos que tienen una duración de 4-6 horas sufren una eliminación hepática. Esmolol, el betabloqueante de acción ultracorta (semivida plasmática: 9 minutos) se elimina de la sangre mediante una esterasa de los hematíes. Después de la interrupción brusca de la infusión de esmolol (que no recomendamos), la mayor parte de los efectos del fármaco se eliminan antes de 5 minutos. La duración del efecto de esmolol no se afecta cuando se inhibe la pseudocolinestarasa plasmática por ecotiofato o fisiostigmina.

E. Uso clínico

1. Dosis de los betabloqueantes
   - **a.** Véase la Tabla 2.3.
   - **b.** Comenzar con una dosis baja y ajustar lentamente la posología hasta alcanzar el efecto.
   - **c.** Como dosis de metoprolol IV, utilizar incrementos de 0,5-1 mg cada 2-5 minutos (en los adultos) según necesidades, mientras se monitoriza constantemente el ECG, la PCP (si hay un catéter en la AP), la PA y los ruidos pulmonares. La dosis intravenosa es mucho menor que la dosis oral porque se evita la extracción hepática de primer paso. La dosis aguda habitual de metoprolol por vía IV es de 0,015-0,07 mg/kg.
2. Si se debe administrar betabloqueantes a un paciente con enfermedad broncoespástica, elegir un bloqueante selectivo β_1 como metoprolol o esmolol y valorar la administración simultánea de un agonista β_2 inhalado (como albuterol).
3. Tratamiento de la toxicidad. Los pilares básicos son los agonistas β (como isoproterenol, posiblemente en dosis altas) y la estimulación cardíaca. La administración de calcio, inamrinona, milrinona, glucagón o liotironina puede ser eficaz debido a que estos fármacos no actúan a través de los receptores β.
4. Evaluación del bloqueo β. Cuando el bloqueo β es adecuado, la FC del paciente no deberá aumentar durante el ejercicio.

5. Uso de agonistas α en pacientes tratados con betabloqueantes. Cuando se administran fármacos con acciones α o α y β a pacientes que ya reciben betabloqueantes, por ejemplo, con una dosis de prueba por vía IV de un anestésico local que contenga adrenalina, se puede esperar una elevación mayor de la PA debido a la vasoconstricción α que no encuentra oposición β_2. Este efecto puede producir resultados hemodinámicos perjudiciales (aumento de la poscarga con poco aumento del GC).
6. Esmolol se administra por inyección IV (dosis de carga) seguido a menudo por infusión continua (consultar los detalles de la posología de esmolol en la TSV en la Sección **VIII.E**). Su mayor uso se produce cuando la duración requerida del bloqueo β es breve (es decir, para atenuar un estímulo de corta duración). La duración de acción ultracorta de esmolol junto a su selectividad β_1 y ausencia de efectos ASI le convierten en una elección lógica cuando es necesario administrar un bloqueante β a pacientes con asma, insuficiencia cardíaca u otra contraindicación relativa. También es útil en pacientes graves en los que la situación hemodinámica es cambiante.
7. Labetalol es un antagonista combinado α y β (relación α/β = 1:7) que produce vasodilatación sin taquicardia refleja. Es útil en el control de la hipertensión en el preoperatorio o postoperatorio. Durante la anestesia, su duración de acción relativamente prolongada hace que no sea un fármaco tan útil como otros para el control minuto a minuto de la FC y PA. No obstante, el tratamiento con labetalol permite reducir la dosis de nitroprusiato u otro vasodilatador de acción corta que sea necesario.
8. Retirada de los betabloqueantes. La retirada brusca de un tratamiento crónico con betabloqueantes puede producir un síndrome de retirada con taquicardia e hipertensión. Puede producirse isquemia o infarto de miocardio. Por tanto, el tratamiento crónico con betabloqueantes no se debe interrumpir bruscamente en el perioperatorio. ¡Hemos visto este síndrome después de la interrupción brusca de la administración de esmolol cuando se había administrado sólo durante 48 horas!

F. Principales fármacos de este grupo

1. Véase la Tabla 2.3.

VI. Fármacos vasodilatadores[8]

A. Comparación

1. Lugares de acción

Arterial (descenso de RVS)	Arterial y venoso
Antagonistas del calcio	Inhibidores de la enzima conversora de angiotensina (ECA)
Hidralazina	Nitroglicerina
Fentolamina	Nitroprusiato
	Prazosín
	Alprostadil
	Trimetafán

2. Mecanismos de acción

a. Vasodilatadores directos: antagonistas del calcio, hidralazina, minoxidil, nitroglicerina, nitroprusiato, trimetafán.
b. Alfa-bloqueantes: labetalol, fentolamina, prazosín, terazosín, tolazolina.
c. Bloqueantes ganglionares: trimetafán.
d. Inhibidores de la ECA: enalaprilat, captopril, enalapril, lisinopril.
e. Agonistas α_2 centrales (reducen el tono simpático): clonidina, guanabenz, guanfacina.
f. Antagonistas del calcio (véase la Sección **VII:** Antagonistas del calcio).

3. Indicaciones de uso

a. Hipertensión, estados de aumento de la RVS. Usar fármacos arteriales o mixtos.
b. Hipotensión controlada. Los fármacos de acción corta son más útiles (como nitroprusiato, nitroglicerina, nicardipino, trimetafán y anestésicos volátiles inhalados).
c. Insuficiencia valvular. Tienden a mejorar la liberación de oxígeno en los tejidos al reducir la RVS.

Tabla 2.3. Fármacos betabloqueantes

	Acebutolol	Atenolol	Betaxolol	Carteolol	Esmolol	Labetalol
Biodisponibilidad[c]	40	55	89	85	—	25
Semivida β[d] (h)	3-4	6-9	14-22	6	9 min	3-8
Eliminación	H (60%-70%)	R (85%)	H (85%)	R (50%-70%)	Sangre	H
Metabolitos activos	Sí	No	No	No	No	No
Selectividad β_1	Sí	Sí	Sí	No	Sí	No
ASI	Sí	No	No	Sí	No	No
Antagonista α	No	No	No	No	No	Sí
Uso intravenoso	No	No	No	No	Sí	Sí
Dosis inicial VO[e] (mg)	400 al día	50 al día	10 al día[f]	2,5 al día[f]	—	100 dos veces al día
Dosis máxima VO[e] (mg)	600 dos veces al día[f]	100 al día[f]	40 al día	10 al día	—	1.200 dos veces al día
Dosis máxima habitual IV[g] (mg)		—			0,25-0,5 mg/kg de carga, después 50-200 µg/kg/min	20 mg de carga, después 40-80 cada 10 min hasta un máximo de 300

(Continúa)

Tabla 2.3. Fármacos betabloqueantes (Continuación)

	Metoprolol	Nadolol	Penbutol	Pindolol	Propranolol	Sotalol[a]	Timolol[b]
Biodisponibilidad[c]	50	20	100	>90	33	95	75
Semivida β^d (h)	3-4	14-24	5	3-4	3,5-6	7-15	3-4
Eliminación	H	R (75%)	H	H (60%) R (40%)	H	R	H (80%) R (20%)
Metabolitos activos	No	No	No	No	Sí	No	No
Selectividad β_1	Sí	No	No	No	No	No	No
ASI	No	No	Mínima	Sí	No	No	No
Antagonista α	No	No	No	No	No	No	No
Uso intravenoso	Sí	No	No	No	Sí	No	No
Dosis inicial VO[e] (mg)	50 al día	40 al día	20 al día	5 dos veces al día	10-20 dos-cuatro veces al día	80 dos veces al día[f]	10 dos veces al día
Dosis máxima VO[e] (mg)	200 dos veces al día[f]	320 al día[f]	40 al día	30 tres veces al día[f]	80 cuatro veces al día	640 al día	30 dos veces al día[f]
Dosis máxima habitual IV[g] (mg)	15 en incrementos de 5 mg	—		—	4-8 en incrementos de 0,5-1 mg		—

[a] Sotalol también tiene actividad antiarrítmica de clase III.
[b] Timolol gotas oftálmicas puede producir un bloqueo β sistémico.
[c] Porcentaje después de la administración oral.
[d] La semivida puede no predecir la duración clínica de la acción.
[e] Posología habitual en adultos.
[f] Disminuir la dosis en insuficiencia renal.
[g] Las dosis IV deben administrarse en pequeñas dosis repartidas con monitorización. Se indican las dosis en adultos.

Modificado de Larach DR, Kofke WA. Cardiovascular drugs. En: Kofke WA, Levy JH, eds. Postoperative critical care procedures of the Massachusetts General Hospital. Boston: Little, Brown and Company, 1986:469.

H, eliminación hepática; ASI, actividad simpaticomimética intrínseca; IV, vía intravenosa; VO, vía oral; R, eliminación renal.

d. ICC. La vasodilatación reduce el MVo_2 al reducir la precarga y la poscarga (tensión sistólica de la pared, debido a la menor tensión y presión en el VI). La vasodilatación también mejora la eyección y la distensibilidad.

Tipo de ICC	Clase de vasodilatador preferido
Presiones de llenado elevadas	Venoso
RVS elevadas	Arterial
Ambas	Mixto (o combinación)

e. Termorregulación. Los vasodilatadores se usan durante las fases de enfriamiento y recalentamiento de la DCP para facilitar la perfusión tisular uniforme y acelerar el equilibrio de la temperatura entre el centro y la periferia. Este paso es especialmente importante durante los procedimientos de DCP en Pediatría que implican parada circulatoria total cuando el FSC aumentado favorece el enfriamiento cerebral.

f. Hipertensión pulmonar. Los vasodilatadores pueden mejorar una hipertensión pulmonar que no sea anatómicamente fija. En estos momentos, el ON inhalado es el único dilatador pulmonar selectivo verdadero.

g. Isquemia miocárdica. El tratamiento con vasodilatadores puede mejorar el balance miocárdico de O_2 al reducir el MVo_2 (disminución de precarga y poscarga) y los nitratos y antagonistas del calcio pueden dilatar las arterias coronarias de conducción, afectando favorablemente la distribución del flujo sanguíneo miocárdico.

h. Cortocircuitos intracardíacos. Los vasodilatadores se usan en los cortocircuitos cardíacos no restrictivos, especialmente en comunicaciones interventriculares y conexiones aortopulmonares, para manipular la relación entre las presiones en arteria pulmonar y aorta, lo que permite controlar la dirección y magnitud del flujo del cortocircuito.

4. Precauciones

a. Reflejos hiperdinámicos. Todos los fármacos vasodilatadores disminuyen las RVS y la PA y pueden activar los reflejos de los barorreceptores. Esta estimulación cardíaca simpática produce taquicardia y aumento de la contractilidad. La isquemia miocárdica debida al aumento de las demandas miocárdicas de O_2 puede sumarse a la isquemia producida por el descenso de la PA, lo que reduce el suministro sanguíneo de oxígeno. La adición de un betabloqueante puede atenuar estos reflejos.

b. Velocidad de eyección ventricular. La estimulación simpática refleja aumenta la velocidad de eyección ventricular de sangre (dP/dt) y aumenta la tensión sistólica en la pared aórtica. Todo ello puede resultar perjudicial en la disección aórtica. Por tanto, la adición de un betabloqueante o el uso de un bloqueante ganglionar será beneficiosa en pacientes que tienen disección aórtica, aneurisma aórtico o cirugía aórtica reciente.

c. La estimulación del sistema renina-angiotensina está implicada en el aumento de «rebote» de las RVS y RVP cuando se interrumpe bruscamente la administración de algunos vasodilatadores. La liberación de renina puede atenuarse con un bloqueo β simultáneo y las acciones de renina se atenúan con inhibidores de la ECA.

d. Presión intracraneal (PIC). La mayoría de los vasodilatadores afectará negativamente la PIC, excepto trimetafán y fenoldopam.

B. Principales fármacos de este grupo

1. Vasodilatadores directos

a. Hidralazina

1) Acciones

a) Este fármaco es un vasodilatador directo. Puede inhibir la conversión periférica de dopamina a NA.

b) Produce principalmente una dilatación arteriolar, con poco efecto venoso (precarga).

Hidralazina

FC	Aumentada (refleja)
Contractilidad	Aumentada (refleja)
GC	Puede aumentar
PA	Disminuida
RVS y RVP	Disminuidas
Precarga	Pocos cambios

2) **Eliminación.** Se produce por acetilación hepática. Los pacientes que son acetiladores lentos (hasta el 50% de la población) pueden tener unas concentraciones plasmáticas mayores de hidralazina con un efecto más prolongado del fármaco, especialmente con el uso oral.

3) **Ventajas**
   a) Vasodilatación selectiva. Hidralazina produce más dilatación de los lechos coronario, cerebral, renal y esplácnico que en los vasos de músculo y piel.
   b) Mantenimiento del flujo sanguíneo uterino (si se evita la hipotensión).

4) **Desventajas**
   a) Inicio lento (5-15 minutos) después de la administración IV; el efecto máximo debería ocurrir en 20 minutos. Por tanto, las dosis deben espaciarse al menos cada 10-15 minutos.
   b) La taquicardia refleja o el robo coronario pueden precipitar la isquemia miocárdica.
   c) Se puede producir una reacción de tipo lupus con la administración crónica, habitualmente sólo por VO, en dosis altas (más de 400 mg/día) y en acetiladores lentos.

5) **Uso clínico**
   a) Dosis de hidralazina:
      i) IV: 2,5-5 mg en bolo cada 15 minutos (máximo 20-40 mg).
      ii) IM: 20-40 mg cada 4-6 horas.
      iii) VO: 10-50 mg cada 6 horas.
      iv) Dosis en Pediatría: 0,02-0,05 mg/kg IV cada 4-6 horas, lentamente.
   b) La latencia de inicio limita su utilidad en las crisis hipertensivas agudas.
   c) Las dosis de nitroprusiato o trimetafán se pueden reducir si se añade hidralazina. Con ello, se disminuye el riesgo de toxicidad por el cianuro del nitroprusiato o el de bloqueo ganglionar prolongado por trimetafán.
   d) Como su duración de acción es de pocas horas, su administración en el intraoperatorio a los pacientes hipertensos facilitará el control de la hipertensión en el postoperatorio.
   e) La adición de un betabloqueante atenúa la taquicardia refleja.
   f) Debe vigilarse la aparición de isquemia miocárdica en los pacientes con arteriopatía coronaria.
   g) Enalaprilat está reemplazando a hidralazina en muchos pacientes.

b. **Nitroglicerina (gliceriltrinitrato)**[8]

1) **Acciones**
   a) Nitroglicerina es un vasodilatador directo que produce una dilatación venosa mayor que la arterial. Un metabolito que contiene ácido nítrico activa la producción de monofosfato de guanosina cíclico (GMPc).

Nitroglicerina

FC	Aumentada (reflejo)
Contractilidad	Aumentada (reflejo)
GC	Variable; a menudo disminuida, debido a un descenso de la precarga (a menos que se reduzca la isquemia)
PA	Disminuida (dosis altas)

Nitroglicerina (continuación)

Precarga	Importante descenso
RVS	Disminuidas (dosis altas)
RVP	Disminuidas

b) Efectos en las venas periféricas. La venodilatación y el almacenamiento de sangre en la periferia reducen el retorno venoso hacia el corazón, disminuyendo el tamaño del mismo y la precarga. Este efecto reduce habitualmente el MVO_2 y aumenta el flujo sanguíneo coronario diastólico.

c) Efectos en las arterias coronarias.
  i) Se alivia el espasmo.
  ii) La redistribución del flujo proporciona más flujo al miocardio isquémico y aumenta el índice de flujo endocardio hacia epicardio.
  iii) Hay un aumento de flujo hacia las regiones isquémicas a través de los vasos colaterales.

d) Efectos en el miocardio.
  i) Mejoría de la función de bomba por reducción de la isquemia.
  ii) Acción antiarrítmica (el umbral de FV en el miocardio isquémico se eleva porque el fármaco hace que el período refractario efectivo sea más uniforme en todo el corazón).

e) Efectos arteriolares (sólo dosis más altas)
  i) La dilatación arteriolar desciende las RVS. Al reducir la tensión parietal miocárdica en sístole disminuye el MVO_2 y pueden mejorar la fracción de eyección y el VL.
  ii) Los efectos dilatadores arteriolares requieren a menudo dosis muy grandes, mayores de 10 μg/kg/min en muchos pacientes, mientras que dosis mucho menores consiguen efectos dilatadores eficaces venosos y arteriales coronarios. Cuando se necesita una dilatación arteriolar periférica fiable, habitualmente es mejor elección nitroprusiato (puede usarse junto a nitroglicerina).

2) Eliminación. Se produce por el metabolismo en el músculo liso e hígado. La semivida en el hombre es de 1-3 minutos.

3) Ventajas

a) Reducción selectiva de la precarga (reduce las presiones telediastólicas en VI y VD y aurículas).

b) Prácticamente, sin toxicidad metabólica.

c) Eficaz en la isquemia miocárdica
  i) Disminuye el tamaño del infarto después de la oclusión coronaria.
  ii) Administración profiláctica eficaz antes de un estrés que produce isquemia.
  iii) Mantiene la autorregulación arteriolar, por lo que es improbable el robo coronario.

d) Útil en la ICC aguda para disminuir la precarga y reducir la congestión vascular pulmonar.

e) Aumenta la capacidad vascular; permite la infusión de la sangre residual de la bomba después de terminar la DCP.

f) No se degrada fácilmente por la luz.

g) Dilata el lecho vascular pulmonar y puede ser útil en el tratamiento de la hipertensión pulmonar aguda y la insuficiencia cardíaca derecha.

h) Atenúa el cólico biliar y el espasmo esofágico.

4) Desventajas

a) Disminuye la PA a medida que disminuyen la precarga y las RVS con dosis más altas. Este efecto puede producir un descenso de la presión de perfusión coronaria. Monitorizar la PA y el ECG, especialmente cuando se usa nitroglicerina IV.

b) La taquicardia refleja y el incremento reflejo de la contractilidad miocárdica dependen de la dosis. Valorar la administración de líquidos IV o betabloqueantes.
c) Inhibe la vasoconstricción pulmonar hipóxica (pero en menor grado que nitroprusiato). Vigilar la Po_2 o suplementar el gas inspirado con oxígeno.
d) Puede aumentar la PIC.
e) Se queda adsorbido en los sistemas IV de cloruro de polivinilo. Ajustar la posología hasta conseguir el efecto; puede aumentar el efecto cuando el conducto se satura. Existen sistemas de infusión que no adsorben el fármaco, pero no son necesarios.
f) Tolerancia. El tratamiento crónico continuado (durante más de 24 horas) puede dar lugar a tolerancia y reducción de los efectos hemodinámicos y antianginosos. La tolerancia durante el tratamiento crónico puede evitarse si se interrumpe la administración del fármaco (si procede) durante varias horas al día.
g) Dependencia. Se han descrito espasmo coronario e infarto de miocardio después de la retirada de los pacientes de una exposición crónica industrial.
h) Metahemoglobinemia. Evitar usar más de 7-10 µg/kg/min durante períodos prolongados de tiempo.
i) Puede prolongarse ligeramente el bloqueo neuromuscular con pancuronio.

5) Uso clínico

a) Dosis de nitroglicerina
i) Bolo IV: un bolo de 50-100 µg puede ser mejor que la infusión del fármaco en la isquemia aguda. Los niveles en sangre, rápidamente cambiantes, provocan más vasodilatación que una infusión constante (y puede ser más probable que se produzca hipotensión).
ii) Infusión: intervalo de dosis: 0,1-7 µg/min.
iii) Sublingual: 0,15-0,60 mg.
iv) Vía tópica: pomada al 2%, 1,25-5 cm cada 4-8 horas; o preparado transdérmico de liberación controlada, 5-10 mg (o más) cada 24 horas o según necesidades.
b) A menos que se use Tridilset (u otro sistema de conductos de cloruro no polivinílico), las necesidades de infusión pueden disminuir después de los primeros 30-60 minutos.
c) Nitroglicerina se almacena mejor en frascos que en bolsas si se espera un almacenamiento mayor de 6-12 horas.
d) Cuando se administra durante la DCP, la mezcla venosa puede provocar un mayor descenso del volumen del reservorio de la bomba.

c. Nitroprusiato[8,16]

1) Acciones

a) Nitroprusiato es un vasodilatador de acción directa. El grupo nitrato se convierte en ON en el músculo liso vascular, lo que provoca un aumento de las concentraciones de GMPc en las células.
b) Tiene unos efectos dilatadores equilibrados arteriolares y venosos.

Nitroprusiato

FC	Aumentada (refleja)
Contractilidad	Aumentada (refleja)
GC	Variable
PA	Muy disminuida (dependiente de la dosis)
RVS	Muy disminuidas
RVP	Disminuidas

2) Ventajas

a) Nitroprusiato tiene una duración de acción muy corta (1-2 minutos), permitiendo un ajuste preciso de la dosis.

b) Tiene efecto vasodilatador pulmonar, además de sus efectos vasodilatadores sistémicos.
c) Este fármaco es muy eficaz en prácticamente todas las causas de hipertensión, excepto en un estado de GC alto.
d) Con dosis bajas se produce un descenso mayor de las RVS (poscarga) que de la precarga.

3) **Desventajas**
a) Puede presentarse toxicidad por cianuro y tiocianato.
b) La solución es inestable en presencia de luz y, por tanto, se debe proteger de la misma. La fotodescomposición inactiva el nitroprusiato durante muchas horas pero no libera el ion cianuro.
c) La taquicardia y el aumento del inotropismo son efectos reflejos que responden a betabloqueantes. Estos efectos son indeseables en caso de disección aórtica, ya que aumentan las fuerzas de cizallamiento.
d) La vasoconstricción pulmonar hipóxica está abolida y puede producir hipoxemia arterial.
e) Robo vascular. Todas las regiones vasculares se dilatan por igual. Aunque el flujo sanguíneo total en los órganos puede aumentar, el flujo puede derivarse de regiones isquémicas (que ya tenían una vasodilatación previa) a las zonas no isquémicas, en las que existía una vasoconstricción apropiada. La isquemia miocárdica puede empeorar según este mecanismo. No obstante, la hipertensión severa es claramente peligrosa en caso de isquemia y el efecto neto es, a menudo, beneficioso. La monitorización con ECG es importante.
f) La hipertensión crónica cambia los mecanismos de autorregulación a un intervalo de presión mayor. La reducción súbita de la TA puede inducir isquemia miocárdica, cerebral o renal, por lo que no se recomienda.
g) Puede producirse hipertensión de rebote sistémica o pulmonar si se interrumpe bruscamente la administración de nitroprusiato (especialmente, en pacientes con ICC). La dosis de nitroprusiato debe reducirse paulatinamente.
h) Se produce una reducción leve de la precarga por venodilatación; a menudo, es necesario infundir líquidos si cae el GC.
i) Hay un riesgo de aumento de la PIC (aunque a menudo disminuye cuando se soluciona la hipertensión).
j) La función plaquetaria está inhibida (cuyas consecuencias clínicas no están claras).

4) **Toxicidad**
a) La fórmula química del nitroprusiato es $Fe(CN)_5NO$. El nitroprusiato reacciona con hemoglobina para liberar ion cianuro libre (CN^-), muy tóxico.
b) Nitroprusiato + oxihemoglobina → cuatro iones de cianuro libre + cianometahemoglobina (no tóxica).
c) Los iones cianuro inhiben las citocromooxidasas, impidiendo la fosforilación oxidativa mitocondrial. Como consecuencia, se produce una hipoxia tisular a pesar de una Po_2 adecuada.
d) Desintoxicación de cianuro.
   i) Cianuro + tiosulfato (y rodanasa) → tiocianato. El tiocianato es mucho menos tóxico que el ion cianuro. La disponibilidad de tiosulfato es el paso limitante de la reacción del metabolismo de cianuro. Habitualmente, los adultos pueden desintoxicar 50 mg de nitroprusiato utilizando sus reservas existentes de tiosulfato. La administración de tiosulfato es fundamental en el tratamiento de la toxicidad por cianuro. Rodanasa es una enzima que se encuentra en el hígado y riñón que favorece la desintoxicación de cianuro.
   ii) Cianuro + hidroxicobalamina → cianocobalamina (vitamina B_{12}).
e) Tienen un mayor riesgo de toxicidad los pacientes que:

i) Son resistentes a los efectos vasodilatadores en dosis bajas (si es necesario utilizar una dosis inicial mayor de 3 μg/kg/min para obtener el efecto).
ii) Reciben una infusión en dosis altas (mayor de 8 μg/kg/min). Deben obtenerse gasometrías frecuentes siempre que la dosis se acerque a este valor durante cualquier período de tiempo, y se valorará la aplicación de las medidas siguientes:
   a) Disminuir la dosis añadiendo otro vasodilatador distinto (como enalaprilat, labetalol, hidralazina o trimetafán) o un betabloqueante.
   b) Valorar el empleo de un catéter en AP para monitorizar la oxigenación venosa mixta (véase la Sección f.2 siguiente).
iii) Reciben una dosis total alta (mayor de 1 mg/kg) durante 24 horas.
iv) Asocian una insuficiencia renal o hepática grave.

f) Signos de toxicidad de nitroprusiato.
i) Aparece taquifilaxia en respuesta a los efectos vasodilatadores de nitroprusiato (son necesarias dosis mayores para producir el mismo efecto).
ii) La Po_2 venosa mixta elevada (por el descenso del empleo de O_2 celular) se produce en ausencia del aumento de GC.
iii) Hay acidosis metabólica.
iv) No se observa cianosis por toxicidad con cianuro (las células no pueden usar el O_2, por lo que la saturación de O_2 en sangre se mantiene elevada).
v) La toxicidad crónica se debe a concentraciones elevadas de tiocianato y es consecuencia del tratamiento a largo plazo o de la acumulación de tiocianato en la insuficiencia renal. El tiocianato se excreta por vía renal sin metabolizar (semivida de eliminación, 1 semana). Las concentraciones elevadas de tiocianato (mayores de 5 mg/dl) pueden provocar cansancio, náuseas, anorexia, miosis, psicosis, hiperreflexia y convulsiones.

g) Tratamiento de la toxicidad por cianuro.
i) Se debe sospechar una intoxicación por cianuro cuando aparece una acidosis metabólica o un aumento inexplicado de la Po_2 venosa mixta en un paciente que recibe nitroprusiato.
ii) La administración de nitroprusiato se debe interrumpir y el fármaco se sustituirá por otro en cuanto se sospeche la toxicidad; no es suficiente con reducir la dosis, porque la toxicidad clínicamente evidente implica una importante reducción de la actividad citocromo oxidasa.
iii) Ventilar con O_2 al 100%.
iv) Tratar la acidosis metabólica grave con bicarbonato.
v) La toxicidad leve (déficit de bases menor de 10, hemodinámica estable cuando se detiene la administración de nitroprusiato) se puede tratar con tiosulfato sódico en dosis de 150 mg/kg en bolo IV (favorable desde el punto de vista hemodinámico).
vi) En caso de toxicidad grave (déficit de base mayor de 10 o empeoramiento de la hemodinámica a pesar de la interrupción de la administración de nitroprusiato):
   a) Crear metahemoglobina, que se combina con el cianuro para producir cianometahemoglobina no tóxica que elimina el cianuro de la citocromooxidasa:
      i) Administrar nitrito sódico al 3%, 4-6 mg/kg por infusión IV lenta (repetir la mitad de la dosis 2-48 horas más tarde si es necesario), o
      ii) Administrar nitrito de amilo: romper 1 ampolla en la bolsa del respirador (atención: es inflamable).
   b) Se debe administrar tiosulfato sódico, 150-200 mg/kg IV durante 15 minutos para facilitar la eliminación metabólica de cianuro. Tén-

gase en cuenta que el aclaramiento de tiocianato depende del riñón.

c) Valorar la administración de hidroxicobalamina (vitamina B_{12}) en dosis de 25 mg/hora.

Nota: Estos tratamientos se deben administrar incluso durante la RCP ya que, de lo contrario, los tejidos corporales no pueden usar el O_2.

5) Uso clínico

a) Dosis de nitroprusiato: 0,1-2 μg/kg/min en infusión IV. Ajustar la dosis según la PA y el GC. Evitar dosis mayores de 2 μg/kg/min. No se deben administrar dosis hasta 10 μg/kg/min durante más de 10 minutos.

b) Suplementar el gas inspirado con O_2 o monitorizar la oxigenación.

c) La solución que se encuentra en un frasco o bolsa debe protegerse de la luz, envolviendo el recipiente en una lámina metálica. La solución almacenada en la oscuridad retiene una potencia significativa durante 12-24 horas. No es necesario cubrir el sistema de administración con la lámina metálica.

d) Debido a la alta potencia de nitroprusiato, es mejor administrarlo sólo en una vía central con una bomba de infusión. Si se deben infundir otros fármacos por la misma vía, usar un flujo del líquido portador que permita que los cambios de la velocidad de infusión de un fármaco no afecten a la cantidad de los demás fármacos que entran en el paciente por minuto («efecto bolo»).

e) Se recomienda la monitorización continuada de la PA con un catéter arterial.

f) La velocidad de infusión se irá reduciendo gradualmente, nunca bruscamente, para evitar los aumentos de rebote de las presiones sistémica y pulmonar.

g) Usar este fármaco con precaución en pacientes con hipotiroidismo o insuficiencia renal o hepática graves.

d. Óxido nítrico

1) Acciones

a) El ON es un gas vasoactivo que se produce de forma natural a partir de L-arginina, principalmente en las células endoteliales. Al principio se conoció como factor de relajación derivado del endotelio. El ON difunde desde las células endoteliales hacia el músculo liso vascular, donde aumenta el GMPc y produce vasodilatación, en parte por la disminución del calcio citosólico. Es una sustancia de señalización intracelular fisiológica importante y el ON, o su ausencia, está implicado en situaciones morbosas como la lesión de reperfusión y el vasoespasmo coronario.

b) Se administra por inhalación para el tratamiento de la hipertensión pulmonar, en particular en el síndrome de dificultad respiratoria del lactante.

Óxido nítrico

RVP	Disminuidas
RVS	Sin cambios
ITLVD*	Disminuido

2) Desaparición. El ON se une rápida y ávidamente al componente hemo de la hemoglobina, formando el compuesto inactivo nitrosilhemoglobina que, a su vez, se degrada a metahemoglobina. La semivida biológica del ON en sangre es aproximadamente de 6 segundos.

* Índice de trabajo latido ventricular derecho.

3) **Ventajas**
   a) Parece que el ON es el vasodilatador pulmonar «selectivo» tan buscado. Carece de acciones sistémicas.
   b) A diferencia de los vasodilatadores pulmonares que se administran por vía pulmonar, el ON inhalado afecta positivamente a las relaciones $\dot{V}/\dot{Q}$ en el pulmón porque vasodilata principalmente aquellas regiones pulmonares que están bien ventiladas.
   c) Su toxicidad es baja, siempre que se tomen medidas de seguridad estrictas.
4) **Desventajas**
   a) Se requieren medidas de seguridad estrictas para prevenir la toxicidad potencialmente grave, como una sobredosis o un edema pulmonar catastrófico inducido por dióxido de nitrógeno.
   b) La metahemoglobinemia puede ser clínicamente significativa y se deben monitorizar las concentraciones de sangre diariamente.
   c) La administración crónica puede provocar depleción ciliar e hiperplasia epitelial en los bronquíolos terminales.
   d) El ON es corrosivo sobre los componentes metálicos durante su uso crónico.
5) **Uso clínico**
   a) El ON se administra por vía inhalada mezclando el ON gaseoso en la entrada de gas del ventilador. Las concentraciones terapéuticas oscilan entre 0,05 y 80 partes por millón (ppm). Se deben utilizar las concentraciones eficaces más bajas y la respuesta se monitorizará cuidadosamente. El inicio de acción para la reducción de las RVP e ITLVD es de 1-2 minutos en pacientes con hipertensión pulmonar que no sea anatómicamente fija.
   b) El ON se puede adquirir prediluido en nitrógeno en tanques probados y se debe usar un analizador de forma intermitente para evaluar el chorro de gas de ON y de dióxido de nitrógeno que entra en el paciente. El ON no se inyecta habitualmente entre el ventilador y el paciente (para evitar la sobredosis) y nunca se debe dejar que entre en contacto con el aire o el oxígeno hasta su uso (para prevenir la formación de dióxido de nitrógeno, tóxico). Se ha defendido el uso de soda de lima en la rama inspiratoria para absorber el dióxido de nitrógeno.
   c) El ON se ha usado para tratar la hipertensión pulmonar persistente del recién nacido y otras formas de hipertensión pulmonar, así como en el síndrome de dificultad respiratoria del adulto (con un éxito variable).

2. Alfabloqueantes[3]

a. Labetalol

Véase la Sección **V** sobre betabloqueantes.

b. Fentolamina

1) **Acciones**
   a) Antagonista competitivo en los receptores α_1, α_2 y 5-hidroxitriptamina (5-HT, serotonina).
   b) Principalmente, produce vasodilatación arterial con poca venodilatación.

Fentolamina

FC	Aumentada
Contractilidad	Aumentada
PA	Disminuida
RVS	Disminuidas
RVP	Disminuidas
Precarga	Pocos cambios

2) **Eliminación.** Se produce por metabolismo hepático y, en parte, por excreción renal. La desaparición después de la inyección IV en bolo se produce a los 10-30 minutos.

3) **Ventajas**
   a) Bueno en caso de aumento de NA, como en el feocromocitoma.
   b) Antagoniza la estimulación α no deseable. Por ejemplo, se consigue revertir los efectos perjudiciales de NA extravasada en la piel mediante la infiltración local con fentolamina, 5-10 mg en 10 ml de solución salina.
   c) En ocasiones, se combina con NA para el soporte inotropo positivo después de la DCP.
4) **Desventajas**
   a) La taquicardia se debe a dos mecanismos:
      i) Reflejo, vía barorreceptores.
      ii) Directo, por el bloqueo α_2. El bloqueo de los receptores presinápticos elimina el sistema de retroalimentación normal que controla la liberación de NA en los terminales nerviosos presinápticos. El bloqueo de estos receptores permite un aumento de la liberación presináptica a medida que disminuye la estimulación α_2.
      Este efecto se traduce en un aumento de los efectos simpáticos β_1 únicamente, ya que los receptores α que median los efectos α postsinápticos están bloqueados por fentolamina. Puede producirse isquemia miocárdica o arritmias. Por tanto, la taquicardia y el efecto inotropo positivo son efectos β que responderán a los betabloqueantes.
   b) Se estimula la motilidad gastrointestinal y aumenta la secreción de ácido gástrico.
   c) Aparece hipoglucemia.
   d) La adrenalina puede provocar hipotensión en pacientes con bloqueo α («reversión de adrenalina») por un mecanismo β_2.
   e) Se producen arritmias.
   f) Se produce la liberación de histamina.
5) **Uso clínico**
   a) Dosis de fentolamina
      i) En bolo IV: 1-5 mg (adulto) o 0,1 mg/kg IV (Pediatría).
      ii) En infusión IV: 1-20 μg/kg/min.
   b) Cuando se administra por un feocromocitoma, habitualmente se instituye también un bloqueo β.
   c) El bloqueo β atenuará la taquicardia.
   d) Fentolamina promueve el enfriamiento uniforme de los lactantes durante la DCP (dosis: 0,1-0,5 mg/kg).

c. **Prazosín**
1) **Acciones.** Como antagonista competitivo α_1 selectivo, la principal acción cardiovascular de prazosín es conseguir la vasodilatación (arterial y venosa) con descenso de las RVS y disminución de la precarga. La taquicardia refleja es mínima.
2) **Eliminación.** Se produce por metabolismo hepático. La semivida es de 4-6 horas.
3) **Ventajas**
   a) La ausencia prácticamente total de taquicardia le convierte en un fármaco antihipertensivo más útil que los alfa-bloqueantes no selectivos como fentolamina.
   b) La única acción cardiovascular importante es la vasodilatación.
4) **Desventajas.** Puede producirse hipotensión postural con síncope, en especial después de la dosis inicial.
5) **Indicaciones.** Tratamiento por vía oral de la hipertensión crónica.
6) **Administración.** VO.
7) **Uso clínico**
   a) Dosis de prazosín: inicialmente, 0,5-1 mg dos veces al día (máximo 40 mg/día).

b) Prazosín está estrechamente relacionado con otros dos α_1 bloqueantes con los que comparte un mecanismo de acción común:
   i) Doxazosina. Semivida entre 9 y 13 horas. Dosis: 1-4 mg/día (máximo 16 mg/día).
   ii) Terazosín. Semivida entre 8 y 12 horas. Dosis: 1-5 mg/día (máximo 20 mg/día).

d. Tolazolina

1) Acciones

a) Tolazolina, un derivado de la imidazolina, es un antagonista competitivo α-adrenérgico que pertenece a la misma familia que fentolamina.

b) Además de bloquear los receptores α_1 y α_2, tolazolina estimula los receptores colinérgicos muscarínicos (potenciando la motilidad gastrointestinal y las secreciones salivares), provoca la liberación de histamina de los mastocitos y muestra un efecto simpaticomimético.

Tolazolina

FC	Aumentada, a menudo muy aumentada
GC	Aumentado
PA	Disminuida
RVS	Disminuida
RVP	Disminuidas
Índice RVP/RVS	Variable

2) Eliminación. Se produce por metabolismo hepático y excreción renal, con una semivida en neonatos de 3-10 horas.

3) Desventajas

a) Hay pocos datos de que tolazolina sea un vasodilatador pulmonar selectivo. En general, también se produce una vasodilatación sistémica sustancial, con hipotensión. El índice RVP/RVS puede aumentar si la RVP es fija y disminuyen las RVS.

b) El efecto simpaticomimético (debido, posiblemente, al aumento de la liberación neuronal de NA) junto a la activación simpático-refleja provocó taquicardia y arritmias importantes. En algunos pacientes puede aparecer vasoconstricción pulmonar.

c) Puede producirse úlcera péptica, dolor abdominal y náuseas.

d) Puede producirse hipotensión.

e) Puede producirse trombocitopenia.

4) Uso clínico

a) Tolazolina se usa principalmente como vasodilatador pulmonar en neonatos con hipertensión pulmonar persistente.

b) Dosis de tolazolina: bolo de 0,5-2 mg/kg; infusión de 0,5-10 mg/kg/hora.

3. Inhibidores de la ECA

a. Benazepril

1) Se trata de un inhibidor de la ECA por vía oral que se utiliza principalmente para tratar la hipertensión; es muy similar a captopril (véase la siguiente Sección b: Captopril). El fármaco debe convertirse primero en un metabolito activo en el hígado.

2) Dosis de benazepril: 10-20 mg dos veces al día, VO.

b. Captopril

1) Acciones

a) Al igual que todos los inhibidores de la ECA, captopril bloquea la conversión de angiotensina I (inactiva) a angiotensina II en el pulmón. Este descenso de las concentraciones plasmáticas de angiotensina II provoca vasodilatación, generalmente con un incremento reflejo de la FC o el GC.

   b) Muchos tejidos contienen ECA (incluidos el corazón, vasos sanguíneos y riñón) y la inhibición de la producción local de angiotensina II puede ser importante en el mecanismo de acción de los inhibidores de la ECA.
   c) Las concentraciones plasmáticas y tisulares de cininas (como bradicinina) y prostaglandinas aumentan con la inhibición de la ECA y pueden ser responsables de algunos efectos secundarios.
   d) Captopril, enalaprilat y lisinopril inhiben directamente la ECA, pero benazepril, enalapril, fosinopril, quinapril y ramipril son inactivos y deben ser metabolizados en el hígado para generar los metabolitos activos.
2) **Eliminación.** Se produce principalmente por eliminación renal, con una semivida de 1,5-2 horas. Las dosis de todos los inhibidores de la ECA (excepto fosinopril) deben reducirse en la insuficiencia renal.
3) **Ventajas** (comunes a todos los inhibidores de la ECA)
   a) Vasodilatador oral con eficacia alta en la hipertensión crónica.
   b) Sin taquifilaxia ni cambios hemodinámicos reflejos.
   c) Mejoría de los síntomas y supervivencia de la ICC, hipertensión y postinfarto.
   d) Puede retrasar la progresión de la insuficiencia renal (p. ej., en diabetes).
   e) Mejora el remodelado VI después del infarto de miocardio.
4) **Desventajas** (comunes a todos los inhibidores de la ECA)
   a) Hay un descenso reversible de la función renal debido a la reducción de la presión de perfusión renal. Los pacientes con estenosis de la arteria renal bilateral (o en un riñón único funcionante) tienen un riesgo particular de insuficiencia renal.
   b) Puede aumentar el K^+ plasmático con posible hiperpotasemia, debido a la disminución de la secreción de aldosterona.
   c) Los fenómenos alérgicos (incluido angioedema y trastornos hematológicos) son poco frecuentes. Captopril puede inducir reacciones dermatológicas importantes.
   d) Es frecuente la tos crónica no productiva.
   e) La reducción de la presión de perfusión coronaria durante el ejercicio puede exacerbar la angina inducida por el ejercicio.
   f) En la exposición del feto durante el segundo y tercer trimestre del embarazo pueden producirse diversas anomalías fetales graves y oligohidramnios.
5) **Indicaciones**
   a) Hipertensión crónica.
   b) Insuficiencia cardíaca crónica o después del infarto de miocardio.
   c) Insuficiencia renal.
6) **Administración.** VO.
7) **Uso clínico**
   a) Dosis de captopril
      i) Adultos: 6,25-100 mg VO dos o tres veces al día, usándose las dosis más bajas como tratamiento de la insuficiencia cardíaca.
      ii) Lactantes: 50-500 µg/kg/día en tres tomas.
      iii) Niños mayores de 6 meses: 0,5-2 mg/kg/día divididos en tres tomas.
   b) A menudo se añade un diurético para aumentar la eficacia antihipertensiva. Puede producirse hiperpotasemia por el uso de un diurético ahorrador de K^+ o de suplemento de K^+.
   c) Interacciones. Los inhibidores de la ECA interaccionan con digoxina (con disminución del aclaramiento de digoxina) y con litio (con intoxicación por Li). Con los anestésicos generales pueden producirse reducciones mayores de la PA. Captopril interacciona con alopurinol (reacciones de hipersensibilidad), cimetidina (cambios en el sistema nervioso central) e insulina o antidiabéticos orales (hipoglucemia).

c. **Enalapril**
   1) **Acciones.** Inhibidor de la ECA por vía oral utilizado principalmente para tratar la hipertensión e ICC; enalapril es muy similar a captopril (véase la Sección b). El fármaco debe convertirse primero en un metabolito activo en el hígado.
   2) **Uso clínico.** Dosis de enalapril: 2,5-40 mg/día VO en una o dos tomas.

d. **Enalaprilat**
   1) **Acciones.** Enalaprilat es el metabolito activo de enalapril e inhibe la ECA por vía IV. Se usa principalmente para tratar la hipertensión aguda o grave y es muy similar a captopril (véase la Sección b).
   2) **Eliminación.** Se produce por eliminación renal, con una semivida de 11 horas.
   3) **Ventajas**
      a) Este fármaco tiene una duración de acción más prolongada que los nitratos, evitando así la necesidad de la infusión continua. Puede prolongar el control de la PA en el período postoperatorio.
      b) A diferencia de hidralazina, no hay aumento reflejo de la FC, GC y MV_{O_2}.
   4) **Desventajas**
      a) El tiempo de inicio es mayor (15 minutos) que con nitroprusiato IV. La acción máxima puede no producirse hasta 1-4 horas tras la dosis inicial.
      b) Embarazo. Se pueden inducir oligohidramnios y alteraciones fetales. El uso durante el embarazo se debe limitar a los problemas maternos potencialmente mortales.
   5) **Dosis de enalaprilat por vía IV**
      a) Adultos: 1,25 mg IV lentamente cada 6 horas (máximo de 5 mg IV cada 6 horas). La dosis inicial en la insuficiencia renal (aclaramiento de creatinina menor de 30 ml/min) es de 0,625 mg, que puede repetirse tras 1 hora, y después 1,25 mg cada 6 horas.
      b) Pediatría: Se ha descrito que la dosis de 250 µg/kg IV cada 6 horas es eficaz en neonatos con hipertensión renovascular.

e. **Fosinopril**
   1) Inhibidor de la ECA por vía oral usado principalmente para tratar la hipertensión, fosinopril es muy similar a captopril (véase la Sección b). El fármaco debe primero convertirse a un metabolito activo en el tracto gastrointestinal e hígado.
   2) A diferencia de otros inhibidores de la ECA, existe una excreción biliar importante por lo que no es necesario alterar la dosis en la insuficiencia renal.
   3) Dosis de fosinopril: 10-80 mg VO una vez al día.

f. **Lisinopril**
   1) Lisinopril es un inhibidor de la ECA por vía oral usado principalmente para el tratamiento de la hipertensión. Es muy similar a captopril (véase la Sección b). El fármaco debe convertirse primero a un metabolito activo en el hígado.
   2) Dosis de lisinopril: 20-80 mg VO una vez al día.

g. **Quinapril**
   1) Quinapril es un inhibidor de la ECA por vía oral usado principalmente para el tratamiento de la hipertensión. Es muy similar a captopril (véase la Sección b). El fármaco debe convertirse primero a un metabolito activo en el hígado.
   2) Dosis de quinapril: 10-80 mg VO al día en una o dos tomas.

h. **Ramipril**
   1) Ramipril es un inhibidor de la ECA usado principalmente para el tratamiento de la hipertensión. Es muy similar a captopril (véase la Sección b). El fármaco debe convertirse primero a un metabolito activo en el hígado.
   2) Dosis de ramipril: 1,25-10 mg VO una vez al día.

4. **Agonistas α_2 centrales**

a. **Clonidina**
   1) **Acciones**
      a) SNC. Clonidina reduce la activación simpática al activar los receptores centrales α_2 y reducir la liberación de NA en las terminaciones nerviosas simpáticas periféricas.

b) Clonidina es un agonista parcial (activa el receptor por debajo del máximo, pero también antagoniza los efectos de otros agonistas α_2).
c) Hay una cierta acción vasoconstrictora directa en los receptores α_2 sobre el músculo liso vascular, pero este efecto es superado por la vasodilatación inducida por las acciones en el SNC.

2) **Eliminación**
a) Duración prolongada (semivida β, 12 horas).
b) Efecto máximo: 1,5-2 horas después de la administración oral.

3) **Ventajas**
a) Los agonistas α_2 potencian los anestésicos generales y narcóticos a través de un mecanismo central. Este efecto puede reducir sustancialmente las dosis de anestésicos y narcóticos necesarias durante la anestesia para cirugía de revascularización miocárdica.
b) No hay aumento reflejo de la FC o la contractilidad.
c) Clonidina reduce el tono arterial coronario simpático.
d) Atenúa las respuestas hemodinámicas al estrés.
e) Prolonga la duración de la anestesia regional.

4) **Desventajas**
a) Hipertensión de rebote prominente después de la retirada brusca.
b) Clonidina puede potenciar los efectos de los opiáceos en el SNC.
c) La sedación depende de la dosis.

5) **Uso clínico**
a) Dosis de clonidina
i) Adulto: 0,2-0,8 mg/día VO (máximo, 2,4 mg/día). Cuando se usa como premedicación en anestesia, la dosis habitual es de 5 μg/kg VO.
ii) Pediatría: 3-5 μg/kg cada 6-8 horas.
b) Con frecuencia, la retirada brusca se ve seguida por una hipertensión de rebote.
La administración de clonidina debe continuar hasta inmediatamente antes de la operación y después deberá reiniciarse pronto en el postoperatorio (mediante parche cutáneo, sonda nasogástrica o VO) o sustituirse por otro tipo de fármaco antihipertensivo.
Como alternativa, se puede reemplazar clonidina por otro fármaco 1-2 semanas antes en preoperatorio.
c) Puede ocurrir hipotensión en el intraoperatorio.
d) Los parches transdérmicos de clonidina precisan 2-3 días para alcanzar las concentraciones plasmáticas terapéuticas del fármaco.
e) Guanabenz y guanfacina son fármacos relacionados que tienen efectos y riesgos similares.
f) El uso de clonidina puede mejorar la estabilidad hemodinámica durante la cirugía de derivación coronaria.
g) La administración de clonidina atenúa la liberación simpática durante la abstinencia por adicción a drogas.
h) Puede reducir los escalofríos en el postoperatorio.
i) Habitualmente, se añade a las soluciones de anestésicos locales antes de los bloqueos nerviosos periféricos para prolongar la duración de su acción.

b. **Guanabenz**
1) Es un agonista α_2 por vía oral similar a clonidina (véase la Sección a).
2) Dosis de guanabenz: 4 mg VO dos veces al día (máximo 32 mg VO dos veces al día).

c. **Guanfacina**
1) Este agonista α_2 por vía oral es similar a clonidina (véase la Sección a).
2) Acciones. Guanfacina tiene una duración de acción más prolongada de clonidina debido a la eliminación renal (semivida, 15-20 horas).
3) Dosis de guanfacina: 1 mg VO al día (máximo, 3 mg/día).

d. Otros vasodilatadores

1) Fenoldopam

a) Acciones

i) Fenoldopam es un agonista DA-1 de acción corta que provoca una vasodilatación periférica importante. El mecanismo parece utilizar la estimulación del AMPc.

ii) El fármaco no tiene actividad en los receptores adrenérgicos α o β en las dosis usadas en la clínica y, por tanto, no hay acciones directas sobre la FC o la contractilidad cardíaca.

iii) Fenoldopam estimula la diuresis y natriuresis.

b) Ventajas

i) En relación con otros vasodilatadores IV de acción corta, fenoldopam no tiene casi ningún efecto tóxico sistémico.

ii) Fenoldopam es el único que, entre todos los vasodilatadores, estimula la diuresis y natriuresis, por lo que debe proporcionar unos «efectos protectores renales» comparables a la dopamina en «dosis renales» (1-2 μg/kg/min).

iii) Fenoldopam, a diferencia de dopamina, reduce el flujo sanguíneo global y local cerebral.

c) Desventajas

i) Como sucede con otros agonistas dopaminérgicos, fenoldopam inducirá habitualmente náuseas en los pacientes despiertos.

d) Uso clínico

i) Fenoldopam es un fármaco adecuado para usar de forma aislada cuando se utilice una combinación de un vasodilatador y dopamina en «dosis renales». Por ejemplo, muchos pacientes que se recuperan de la sustitución de una válvula aórtica por estenosis aórtica tienen hipertensión en el postoperatorio.

Estos pacientes también se benefician de los efectos diuréticos de fenoldopam para eliminar los varios kilos de agua extracelular en exceso que acumulan en el intraoperatorio y en las primeras horas del postoperatorio.

ii) Fenoldopam no comporta riesgos de formación de cianuro o metahemoglobinemia y puede tener ventajas teóricas sobre nitroprusiato y nitroglicerina en el control de la hipertensión aguda.

iii) Para el tratamiento de la hipertensión urgente o emergente en adultos, iniciamos la administración de fenoldopam en dosis de 0,05 μg/kg/min y doblamos la dosis a intervalos de 5-10 minutos si no es eficaz. Pueden ser necesarias dosis hasta 1 μg/kg/min.

iv) Los escasos datos disponibles en Pediatría sugieren que son necesarias dosis tan grandes como las usadas en los adultos, ajustadas según el peso del paciente.

v) Para inducir la diuresis y natriuresis, una dosis de 0,05 μg/kg/min es eficaz en los adultos.

2) Alprostadil (PgE_1)

a) Acciones. Este fármaco es un vasodilatador directo que actúa a través de los receptores específicos de prostaglandinas situados en las células musculares lisas vasculares.

b) Eliminación. Se produce por un metabolismo rápido a sustancias inactivas, mediante enzimas situadas en la mayor parte de los tejidos corporales, especialmente en el pulmón.

c) Ventajas

i) Alprostadil dilata selectivamente el ductus arterioso (DA) en recién nacidos y lactantes. Puede mantener la permeabilidad de un DA abierto aproximadamente hasta los 60 días de edad, y puede abrir un DA cerrado hasta los 10-14 días de edad.

ii) El metabolismo por el endotelio pulmonar reduce la vasodilatación sistémica comparado con su efecto vasodilatador pulmonar potente.

d) Desventajas

i) Vasodilatación sistémica, produciendo hipotensión.

ii) Puede producir apnea en los lactantes (10%-12%), especialmente si el peso al nacer es menor de 2 kg. Además es posible la aparición de fiebre o convulsiones.

iii) Muy caro (fármaco de síntesis).

iv) Inhibe la agregación plaquetaria (reversible).

e) Administración. Infundido por vía IV o a través del catéter en la arteria umbilical.

f) Indicaciones

i) Cardiopatía congénita cianótica con reducción del flujo sanguíneo pulmonar.

ii) Hipertensión pulmonar grave con insuficiencia cardíaca derecha.

g) Uso clínico

i) Dosis de alprostadil: la dosis habitual al comienzo de la infusión IV es de 0,05 μg/kg/min. La dosis se deberá ajustar al alza o a la baja hasta el valor mínimo eficaz. Pueden ser necesarias dosis hasta de 0,4 μg/kg/min.

ii) Alprostadil por vía intravenosa se usa en combinación con NA en aurícula izquierda en el tratamiento de hipertensión pulmonar severa con insuficiencia cardíaca derecha.

3) Epoprostenol (PgI_2) se usa en el tratamiento a largo plazo de la hipertensión pulmonar primaria e hipertensión pulmonar asociada con esclerodermia. El tratamiento agudo de la hipertensión pulmonar e insuficiencia VI se resume en la Tabla 2.2.

VII. Antagonistas del calcio[3]

A. Consideraciones generales

1. **Tejidos que utilizan calcio.** El calcio es necesario para la contracción y conducción cardíacas, contracción del músculo liso, transmisión neuromuscular y secreción hormonal.
2. **Cómo entra el calcio en las células.** Los iones calcio (Ca^{2+}) interaccionan con la maquinaria intracelular de dos formas, entrando en la célula desde el exterior o liberándose desde los lugares de almacenamiento intracelulares. Ambos mecanismos están relacionados, porque el Ca^{2+} que atraviesa el sarcolema actúa como un gatillo, liberando el Ca^{2+} secuestrado desde el retículo sarcoplásmico hacia el citoplasma. Estos procesos pueden aumentar la concentración de Ca^{2+} intracelular en 100 veces.
3. **Efectos miocárdicos del calcio.** La fuerza de la concentración miocárdica está directamente relacionada con la concentración de calcio ionizado en el citoplasma [(Ca^{2+})], provocando las concentraciones altas la contracción del músculo y permitiendo las concentraciones bajas la relajación. Al final de la sístole, las bombas dependientes de energía transfieren el Ca^{2+} desde el citoplasma de nuevo hacia el retículo sarcoplásmico, provocando el descenso del Ca^{2+} libre citoplasmático. La relajación diastólica del miocardio es incompleta si la isquemia previene el secuestro del Ca^{2+} citoplasmático. Esta rigidez diastólica anormal del corazón aumenta la PTDVI y produce síntomas de ICC.
4. **Efectos miocárdicos de los AC.** Los AC deben gran parte de su utilidad a su capacidad para reducir la entrada de la corriente «activadora» de Ca^{2+}, con la que se reduce la cantidad de Ca^{2+} liberado desde los depósitos intracelulares en cada latido cardíaco. Por tanto, todos los AC en dosis suficientemente altas reducen la fuerza de la contracción cardíaca, aunque este efecto a menudo queda contrarrestado por las acciones reflejas en los pacientes. Las dosis clínicas de algunos AC, como nifedipino y nicardipino, no producen depresión miocárdica en el hombre.
5. **El músculo liso vascular y el sistema de conducción cardíaco son sólo parcialmente sensibles al bloqueo del canal del Ca^{2+}.**
6. **Selectividad por el sitio.** Los AC afectan a algunos tejidos más que a otros. En consecuencia, verapamilo en dosis clínica deprime la conducción cardíaca mientras que nifedipino no lo hace. No obstante, todos los AC provocan vasodilatación.

7. **Efectos directos frente a indirectos.** La selección de un AC particular para el uso clínico se basa principalmente en su potencia relativa para ejecutar sus efectos celulares directos en el órgano diana y en su potencia relativa para inducir los reflejos cardiovasculares.

B. **Efectos clínicos comunes a todos los antagonistas del calcio**

1. **Vasodilatación periférica**
   a. **La vasodilatación arterial reduce la poscarga del VI** y esta vasodilatación ayuda a anular cualquier acción inotropa negativa directa cardíaca.
   b. **Efectos venosos.** La precarga cambia poco habitualmente, porque la venodilatación es mínima y el inotropismo negativo a menudo queda compensado por una poscarga reducida. No obstante, las presiones de llenado pueden disminuir si los AC reducen la isquemia miocárdica y la rigidez diastólica.
   c. **Efectos regionales.** La mayoría de los lechos vasculares se dilatan, incluidos el cerebral, hepático, pulmonar, esplácnico y musculoesquelético. Nifedipino anula la autorregulación del flujo sanguíneo renal, haciéndola dependiente de la presión del flujo.
   d. **Todos los AC inducen vasodilatación coronaria.** Estos fármacos son muy eficaces en el vasoespasmo coronario.
   e. **AC frente a nitratos.** A diferencia de los nitratos, los AC no provocan taquifilaxia.
   f. **Reversión de la vasodilatación.** Los agonistas α, como fenilefrina, a menudo restauran la PA durante la hipotensión inducida por AC, pero las sales de calcio suelen ser ineficaces.
2. **Depresión de la contractilidad miocárdica.** El grado de depresión miocárdica que se produce después de la administración de un AC es muy variable, dependiendo de los factores siguientes:
   a. **Selectividad.** La potencia relativa del fármaco en la depresión miocárdica comparada con sus otras acciones es un factor importante. Nifedipino y otras dihidropiridinas son mucho más potentes como vasodilatadores que como depresores miocárdicos y las dosis clínicas que provocan una vasodilatación profunda tienen unos efectos miocárdicos directos mínimos. Y a la inversa, las dosis vasodilatadoras de verapamilo pueden asociarse con una depresión miocárdica significativa en algunos pacientes.
   b. **Salud del corazón.** Un ventrículo insuficiente responderá a la reducción de la poscarga con una mejoría de la eyección. Un ventrículo isquémico bombeará con más eficacia si se revierte la isquemia. Como los AC reducen la poscarga y la isquemia, el GC puede aumentar con este tratamiento en algunas situaciones. Los efectos inotropos negativos directos pueden no ser evidentes.
   c. **Los reflejos simpáticos** pueden contrarrestar la depresión miocárdica directa y la vasodilatación debida a AC.
   d. **Reversión de la depresión miocárdica.** El cloruro cálcico, los agonistas β e inamrinona pueden usarse para revertir un inotropismo negativo excesivo y el bloqueo cardíaco, pero puede ser necesaria la estimulación externa.
3. **Mejoría de la isquemia miocárdica**
   a. **El aporte de oxígeno** puede mejorar:
      1) Revirtiendo el espasmo arterial coronario.
      2) Vasodilatando la arteria coronaria, aumentando el flujo en las regiones normales y postestenóticas. Parece que diltiazem y verapamilo preservan la autorregulación coronaria, pero nifedipino puede provocar un robo coronario.
      3) Aumentando el flujo a través de los vasos colaterales coronarios.
      4) Disminuyendo la FC (prolongando la duración de la diástole, en la cual se perfunde el subendocardio) con verapamilo y diltiazem.
   b. **El consumo de oxígeno** se puede reducir:
      1) Disminuyendo la contractilidad.
      2) Disminuyendo la tensión máxima de la pared VI (reducción de la poscarga).
      3) Disminuyendo la FC (con verapamilo y diltiazem).

4. **Depresión electrofisiológica**
   a. **Espectro del deterioro de la conducción AV**
      1) **Verapamilo y diltiazem.** En un extremo del espectro, las dosis clínicas de verapamilo o diltiazem producen habitualmente efectos electrofisiológicos significativos. Por tanto, verapamilo tiene una potencia relativa alta para prolongar la refractariedad AV comparada con su potencia vasodilatadora.
      2) **Dihidropiridinas.** En el otro extremo, nifedipino y otros fármacos de esta clase no provocan cambios en la conducción AV en las dosis que provocan una vasodilatación profunda.
   b. **Efectos en el nódulo AV.** La depresión de la conducción del nódulo AV con AC puede ser beneficiosa por su efecto antiarrítmico.
   c. **Efectos en el nódulo sinoauricular (SA).** Diltiazem y verapamilo disminuyen la frecuencia sinusal, mientras que nifedipino y nicardipino a menudo aumentan ligeramente la FC.
   d. **La ectopia ventricular** debida a prolapso de la válvula mitral, enfermedad del nódulo auricular o AV, interacciones entre halotano y epinefrina y algunos tipos de intoxicación por digital pueden responder a los AC.
5. **Usos clínicos**
   a. **Isquemia miocárdica**
   b. **Hipertensión** (aunque los beneficios sobre la evolución siguen siendo controvertidos).
   c. **Miocardiopatía hipertrófica,** ya que alivian la obstrucción en el tracto de salida del VI.
   d. **Vasoespasmo cerebral después de una hemorragia subaracnoidea** (nimodipino).
   e. **Posible reducción de la nefrotoxicidad de ciclosporina por el tratamiento concomitante con AC en los pacientes trasplantados.** Además, los AC pueden potenciar la acción inmunosupresora de ciclosporina.
   f. **Profilaxis de la migraña**

C. **Principales fármacos de este grupo**
1. **Amlodipino**
   a. **Acciones.** Un AC dihidropiridínico con acciones muy similares a las de nifedipino (véase la Sección 7), amlodipino es principalmente un vasodilatador que no tiene efecto inotropo negativo cardíaco clínicamente importante. Su uso más habitual es en el tratamiento oral de la hipertensión o de la angina de pecho.
   b. **Dosis de amlodipino.** 5-10 mg VO una vez al día; disminuir en caso de insuficiencia hepática.
2. **Bepridil**
   a. **Acciones.** Además de bloquear los canales del calcio, bepridil inhibe los canales de sodio de la membrana, prolonga la repolarización cardíaca y provoca efectos inotropos cardíacos negativos mediante un mecanismo ajeno al canal del calcio. Sus acciones vasodilatadoras son más selectivas para las coronarias que para otros vasos, pero se puede inducir hipotensión.
   b. **Eliminación.** Se produce por el metabolismo hepático (con metabolitos activos). La semivida de eliminación es de 33 horas.
   c. **Ventajas**
      1) Eficaz en el tratamiento oral de la angina de pecho que no se controle adecuadamente con otros tratamientos médicos.
      2) No provoca depresión miocárdica clínicamente evidente, pero no se recomienda en caso de disfunción grave del VI.
   d. **Desventajas**
      1) Acción proarrítmica. Bepridil puede aumentar los intervalos QT, lo que puede provocar arritmias ventriculares; los torsades de pointes son poco frecuentes. Por tal motivo, está contraindicada la administración de bepridil en pacientes que tengan un intervalo QT prolongado, alteraciones de la conducción o elevación de K^+.
      2) Pueden inducirse anomalías de la onda T.
   e. **Dosis de bepridil.** La dosis de bepridil es de 200-400 mg VO una vez al día.

3. **Diltiazem**
   a. **Diltiazem es un antagonista del calcio benzotiacepina.**
   b. **Acciones.** Diltiazem tiene una acción vasodilatadora coronaria selectiva, provocando un incremento mayor del flujo en el lecho coronario que en otros lechos vasculares.

Diltiazem	
FC	Ligero descenso
Contractilidad	Sin cambios o descenso pequeño
GC	Disminuida
Precarga	Sin cambios
RVS	Disminuidas
Conducción AV	Enlentecida

   c. **Eliminación.** Se produce por metabolismo hepático (60%) y excreción renal (35%). La semivida de eliminación plasmática es de 3-5 horas. El metabolito activo es desacetildiltiazem.
   d. **Ventajas**
      1) Diltiazem a menudo disminuye la FC durante el ritmo sinusal.
      2) Es muy eficaz en el tratamiento y prevención de la isquemia miocárdica clásica o vasoespástica.
      3) Se usa para el control de la frecuencia en la TSV (véase la Sección VIII, E).
      4) La hipertensión del perioperatorio se puede controlar con diltiazem IV. Particularmente beneficiosa para el miocardio resulta la ausencia de taquicardia refleja, la mejoría de la distensibilidad diastólica y la acción antiisquémica.
   e. **Desventajas**
      1) Puede aparecer bradicardia sinusal y depresión del sistema de conducción.
   f. **Indicaciones**
      1) Isquemia miocárdica, tanto por angina clásica como con espasmo arterial coronario.
      2) Hipertensión, aguda o crónica.
      3) TSV, incluida la fibrilación o el flúter auricular (véase la Sección VIII, E).
      4) Taquicardia sinusal, especialmente en el intraoperatorio o postoperatorio.
   g. **Dosis de diltiazem** (adultos) (véase la Sección VIII, E).
4. **Felodipino**
   a. **Acciones.** Un AC dihidropiridínico con acciones muy parecidas a las de nifedipino (véase la Sección 7), felodipino es principalmente un vasodilatador sin efecto inotropo cardíaco negativo clínicamente significativo. Se usa principalmente para el tratamiento de la hipertensión por vía oral.
   b. **Dosis de felodipino**. La dosis es de 5-10 mg VO una vez al día.
5. **Isradipino**
   a. **Acciones.** Un AC dihidropiridínico con acciones muy parecidas a las de nifedipino (véase la Sección 7), isradipino es principalmente un vasodilatador sin efecto inotropo cardíaco negativo clínicamente significativo. Se usa principalmente para el tratamiento de la hipertensión y de la angina de pecho por vía oral.
   b. **Dosis de isradipino.** La dosis es de 2,5-10 mg VO dos veces al día.
6. **Nicardipino**
   a. **Acciones.** Un AC dihidropiridínico con acciones muy parecidas a las de nifedipino (véase la Sección 7), nicardipino es principalmente un vasodilatador sin efecto inotropo cardíaco negativo clínicamente significativo. Se usa principalmente para el tratamiento de la hipertensión o de la isquemia miocárdica.
   b. Nicardipino por vía intravenosa.
      1) El preparado IV es un vasodilatador muy eficaz en pacientes anestesiados, provocando sólo un aumento mínimo de la FC y sin incremento de la PIC.

Nicardipino carece de la hipertensión de rebote que puede producirse con nitroprusiato y provoca una menor vasodilatación que nitroglicerina.

2) **Eliminación.** Su metabolismo se produce en el hígado, con unas semividas α y β de 3 y 14 minutos, respectivamente. Cuando se interrumpe la administración IV, desaparece el 50% de la vasodilatación aproximadamente en 30 minutos.
3) **Uso clínico.** Nicardipino IV es eficaz para el control de la hipertensión perioperatoria. También puede mejorar la función diastólica del VI durante la isquemia al acelerar la relajación miocárdica (lusotropía). Nicardipino puede ser particularmente eficaz en el tratamiento del espasmo coronario, especialmente en pacientes con disfunción del VI. Durante la administración de nicardipino se pueden elevar las concentraciones plasmáticas de ciclosporina.

c. **Dosis de nicardipino.** VO: 20-40 mg tres veces al día; IV: 1-4 µg/kg/min en adultos, ajustando según PA. El fármaco provoca flebitis cuando se infunde durante más de 12 horas a través de un catéter IV periférico.

7. **Nifedipino**
   a. **Nifedipino es un antagonista del calcio dihidropiridínico.**
   b. **Acciones**

	Nifedipino
FC	Aumentada (refleja)
Contractilidad	Aumentada (refleja)
PA	Disminuida
Precarga	Sin cambios o ligeramente disminuida
RVS	Muy disminuidas
Conducción AV	Aumentada (refleja)

c. **Eliminación.** Se produce por metabolismo hepático. La semivida de eliminación plasmática es de 1,5-5 horas y no se generan metabolitos activos.

d. **Ventajas**
   1) El efecto predominante es una vasodilatación profunda.
      a) La vasodilatación coronaria y el alivio del vasoespasmo coronario reducen la isquemia miocárdica.
      b) La vasodilatación periférica puede mejorar el GC al descargar el VI.
   2) Prácticamente, no se produce depresión miocárdica con las dosis clínicas, por lo que se puede usar nifedipino en pacientes que tienen una mala función ventricular.
   3) En general, este fármaco carece de toxicidad sobre el sistema de conducción.
   4) Puede combinarse con betabloqueantes sin aumentar el riesgo de bloqueo AV o con nitratos, siempre que se vigile al paciente para prevenir una vasodilatación excesiva.

e. **Desventajas**
   1) Es muy sensible a la luz; por tanto, no existe una forma galénica para administración intravenosa.
   2) La administración debe ser por vía oral o a través de la mucosa de la nariz o la boca.
   3) Puede presentarse hipotensión por vasodilatación periférica.
   4) No se produce un efecto antiarrítmico significativo a menos que el alivio de la isquemia miocárdica disminuya las arritmias inducidas por la isquemia.
   5) Puede producirse edema periférico (no debido a insuficiencia cardíaca).
   6) Se debe evitar administrar el fármaco en la miocardiopatía hipertrófica debido a un aumento de la obstrucción del tracto de salida aórtico.
   7) Las versiones de acción corta de este fármaco se han asociado con un peor resultado en el tratamiento de la hipotensión esencial.

f. **Uso clínico**
   1) Dosis de nifedipino: VO, 10-40 mg tres veces al día; sublingual: 10-20 mg en forma líquida (extraído de la cápsula).
   2) En general, se selecciona nifedipino por sus propiedades vasodilatadoras y antianginosas.
   3) La vía sublingual (o intranasal) es útil para el tratamiento de las urgencias hipertensivas cuando no se dispone de una vía IV.
   4) Si se produce una vasodilatación excesiva con hipotensión, se puede usar fenilefrina (pueden necesitarse dosis altas).
   5) Nifedipino exacerba la angina en casos aislados, lo que puede estar relacionado con la hipotensión o con un fenómeno de robo coronario.

8. **Nimodipino**
   a. **Acciones.** Un AC dihidropiridínico cuyas acciones son muy similares a las de nifedipino, nimodipino carece de efecto inotropo negativo cardíaco clínicamente importante. Es un dilatador más eficaz de las arterias cerebrales comparado con otros AC. Su uso principal es en pacientes con hemorragia subaracnoidea para el tratamiento y profilaxis por vía oral del vasoespasmo cerebral y déficit neurológico.
   b. **Dosis de nimodipino.** La dosis es de 60 mg VO (o por sonda nasogástrica) cada 4 horas.
9. **Verapamilo** (véase la Sección VIII, E).

VIII. **Control farmacológico de la frecuencia y ritmo cardíacos**

A. **Revisión general de las arritmias**[17-19]

1. **Vía de conducción.** Las interacciones farmacológicas con el ritmo cardíaco dependen de la estructura y fisiología de la vía de conducción cardíaca. El impulso cardíaco normalmente nace en el nódulo SA y atraviesa la aurícula para entrar en el nódulo AV. Después, los impulsos se desplazan por el sistema de conducción especializado que incluye el haz de His, las ramas mayores del haz y la red de fibras de Purkinje, antes de diseminarse por el miocardio ventricular. Los fármacos que inhiben la conducción desde el nódulo sinusal hasta el nódulo AV, o en el mismo nódulo AV, prolongan el intervalo desde la onda P (que representa la sístole auricular) hasta el complejo QRS (que representa la sístole ventricular), se manifiesta en el intervalo «PR» en el ECG (Figura 2.2). Por el contrario, los fármacos que prolongan la conducción a través del sistema de conducción especializado o los ventrículos prolongan el complejo QRS.
2. **Papel del sistema de conducción en las arritmias.** Los fármacos que suprimen la conducción del nódulo AV (betabloqueante, antagonistas del calcio o adenosina; véase más adelante) terminan las TSV que se originan en el nódulo AV o que afectan al nódulo AV en una vía de reentrada (Tabla 2.4). Por el contrario, los ritmos que se originan en el tejido auricular por encima del nódulo AV, incluidos el flúter y la fibrilación auriculares, así como los ritmos paroxísticos estimulados por catecolaminas sin oposición (lo que es frecuente en los pacientes en el perioperatorio), responden al bloqueo del nódulo AV con una menor velocidad de la frecuencia de respuesta ventricular porque el paso de los impulsos desde la aurícula hacia el ventrículo a través del nódulo AV es más lento. Las taquicardias de la unión, frecuentes durante el período quirúrgico, surgen en el sistema de conducción especializado y pueden convertirse en un ritmo sinusal en respuesta a los bloqueantes del nódulo AV si se originan muy cerca del mismo, pero, por lo demás, no responden. Lo habitual es que las arritmias ventriculares no muestren una respuesta favorable al bloqueo del nódulo AV, ya que estos ritmos se originan en tejidos distales al nódulo AV.
3. **Inicio del potencial de acción cardíaco.** Los efectos de los fármacos sobre el ECG de superficie pueden predecirse por sus efectos en las corrientes de canales de iones que componen el potencial de acción cardíaco (PA en la Figura 2.2). El potencial de acción representa el potencial transmembrana de la célula miocárdica, que varía en el tiempo durante el ciclo cardíaco. El PA se divide en cinco fases distintas; los canales responsables de la «fase 0» inician el PA y son responsables de la propagación del impulso. La corriente de la fase 0 en las aurículas y ventrículos se genera en los canales de sodio y se inhibe por fármacos como los anestésicos locales

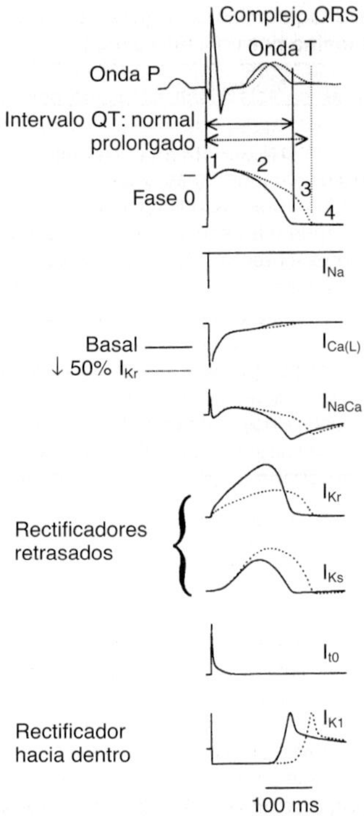

Figura 2.2. Relación entre el electrocardiograma (parte superior), el potencial de acción ventricular (segundo grupo de imágenes) y cada una de las corrientes de iones. Las amplitudes de las corrientes no siguen las mismas escalas. Las líneas continuas representan el nivel basal, mientras que las líneas de puntos representan el cálculo cuando I_{Kr} se reduce en un 50%. Obsérvese que este cambio no sólo prolonga la duración del potencial de acción (DPA) (como era de esperar), sino que también origina cambios en la evolución temporal de $I_{Ca\text{-}L}$, I_{Ks} y de la corriente de intercambio de sodio-calcio, cada uno de los cuales también modula el efecto de la I_{Kr} reducida sobre la DPA. (Tomado de Roden DM, Balser JR, George AL, Jr, y cols. Cardiac ion channels. Annu Rev Physiol 2002;64:431-475, con autorización; © 2002 Annual Reviews, www.annualreviews.org.)

(lidocaína, procainamida) que prolongan el complejo QRS. La fase 0 se produce por canales de calcio de tipo L en las células de los nódulos AV y SA (que no se muestran en la Figura 2.2), por lo que los fármacos que suprimen estos canales (betabloqueantes y antagonistas del calcio) reducen la FC al actuar sobre el nódulo SA y prolongan el intervalo PR al reducir la velocidad de conducción a través del nódulo AV. Este último efecto hace que el nódulo AV sea un «filtro» que previene muy eficientemente que las series rápidas de latidos auriculares entren en el ventrículo. Por eso se justifica el bloqueo del nódulo AV durante la TSV.

4. **Las fases tardías del PA** (Figura 2.2)[17-19] reflejan la repolarización y son moduladas por varias corrientes salientes (principalmente, de K) y entrantes (principalmente, de Ca). En general, la meseta prolongada (fase 2) se mantiene por una corriente de calcio de tipo L y se termina (fase 3) por corrientes de potasio. En consecuencia, el intervalo QT del ECG refleja la duración del PA y se determina por un balance delicado entre estas corrientes. Los fármacos que reducen la corriente de calcio tienden a abreviar la meseta del PA, acortan el QT y reducen el movimiento interno de los iones

Tabla 2.4. Respuesta de las taquiarritmias supraventriculares frecuentes a la administración de adenosina por vía intravenosa

Taquicardia supraventricular	Mecanismo	Respuesta a adenosina
Reentrada en el nódulo AV	Reentrada en el nódulo AV	Terminación
Taquicardias recíprocas AV (ortodrómicas y antidrómicas)	Reentrada que afecta al nódulo AV y a la vía accesoria (síndrome de Wolff-Parkinson-White)	Terminación
Reentrada intraarterial	Reentrada en la aurícula	Reduce la respuesta ventricular transitoriamente
Flúter o fibrilación auricular	Reentrada en la aurícula	Reduce la respuesta ventricular transitoriamente
Otras taquicardias auriculares	Automatismo anormal Actividad sincronizada mediada por AMPc	Supresión transitoria de la taquicardia Terminación
Ritmos de la unión AV	Variable	Variable

AV, auriculoventricular.
Adaptado de Balser JR. Perioperative management of arrhythmias. Barash PG, Fleisher LA, Prough DS, eds. Problems in anesthesia. Filadelfia: Lippincott-Raven: 1998;10(2):201.

de calcio hacia la célula cardíaca (de donde deriva su efecto inotropo negativo). Por el contrario, los fármacos que bloquean la corriente de salida de potasio prolongan el potencial de acción y el intervalo QT en el ECG (véase un ejemplo en la Figura 2.2).

5. **La reentrada** explica muchas arritmias supraventriculares y ventriculares e implica la existencia de un movimiento circular patológico de los impulsos eléctricos alrededor de un circuito anatómico (vía accesoria o cicatriz del infarto) o un circuito «funcional» (dispersión de la duración del PA inducida por la isquemia o por fármacos). Se cree que la fibrilación, tanto auricular como ventricular, implica múltiples circuitos de reentrada del tipo funcional coexistentes. Los fármacos pueden terminar la reentrada de dos formas, al menos. Los fármacos que suprimen las corrientes responsables de iniciar el PA, la corriente de sodio en los ventrículos (Figura 2.2) o la corriente de calcio en el nódulo AV pueden reducir o bloquear la conducción de la vía de reentrada y, por tanto, terminan una arritmia. Las intervenciones que prolongan el PA, como el bloqueo del canal de potasio (Figura 2.2), prolongan a su vez el período refractario de las células en un circuito de reentrada y, por tanto, «bloquean» la propagación del impulso por todo el circuito. Los fármacos que actúan utilizando este último mecanismo son más eficaces en la supresión de la fibrilación en la aurícula y el ventrículo.
6. **El automatismo sincronizado** («triggered») puede presentarse durante la fase 2 ó 3 (posdespolarización precoz, PDP) o fase 4 (posdespolarización tardía, PDT). Los fármacos que bloquean los canales del potasio prolongan la duración del PA, alargando el intervalo QT del ECG (Figura 2.2) y, de esta forma, estimulan las PDP. Además, un potasio sérico bajo, la hipomagnesemia y una FC lenta prolongan sinérgicamente el intervalo QT y precipitan las PDP. A su vez, las PDP pueden provocar una TV polimórfica conocida como «**torsades de pointes**». Al mismo tiempo, las mutaciones heredadas que suprimen la función del canal de potasio provocan el síndrome congénito de QT largo, una afección heredada en la que el intervalo QT se prolonga y aumenta el riesgo de torsades de pointes. Además, las mutaciones «silentes» de los canales de potasio pueden provocar la prolongación del QT y torsades sólo durante la exposición a los fármacos que bloquean el canal de potasio; por tanto, los síndromes de QT largo «adquiridos» y congénitos están relacionados entre sí desde el punto de vista mecánico y representan distintos puntos dentro del continuo de la disfunción de los canales de iones. Los fármacos de uso habitual que prolongan el QT y provocan torsades se exponen en la Tabla 2.5.

Tabla 2.5. Fármacos que prolongan el QT

Antiarrítmicos	Quinidina, procainamida, disopiramida, sotalol, amiodarona, ibutilide, dofetilide
Antipsicóticos	Haloperidol, risperidona
Antihistamínicos	Terfenadina, astemizol
Antifúngicos	Ketoconazol, fluconazol, itraconazol
Antibióticos	Trimetroprima-sulfametoxazol, pentamidina, eritromicina(s)
Antidepresivos	Amitriptilina, imipramina, doxepina
Fenotiazinas	Clopromazina, tioridazina
Gastrointestinal	Cisapride, droperidol

Modificado de Murray KT, Roden DM. Disorders of cardiac repolarization: the long QT syndromes. En: Crawford MH, DiMarco JP, eds. Cardiology. Londres: Mosby, 2001:15.7.

Las PDL son más frecuentes durante aquellas situaciones en que existe sobrecarga del ion calcio (Ca^{2+}) intracelular. Las entidades clínicas más frecuentes son la intoxicación por digital, exceso de catecolaminas (ejercicio, infarto de miocardio agudo o estrés perioperatorio) e insuficiencia cardíaca. Las arritmias provocadas por las PDL responden a maniobras que tienen como objetivo reducir el Ca^{2+} intracelular, como el antagonismo del calcio.

B. Taquicardia ventricular no sostenida (TVNS)[17,20]

1. **Definición y etiología:** la TVNS consiste en tres o más contracciones ventriculares prematuras (CVP) que se producen con una frecuencia mayor de 100 lpm y que duran 30 segundos o menos sin compromiso hemodinámico. Estas arritmias se producen hasta en el 50% de los pacientes durante o después de la cirugía torácica y vascular mayor, a menudo en ausencia de enfermedad cardíaca.
2. **Tratamiento.** Los ritmos no influyen en la mortalidad precoz o tardía de los pacientes con función del VI conservada ni requieren un tratamiento farmacológico supresor en la mayoría de los casos. No obstante, la TVNS con función del VI normal puede ser el primer signo de una afección reversible que ponga en peligro la vida del paciente, como hipoxemia o isquemia cardíaca; por tanto, su presencia siempre deberá ser causa de una evaluación detallada. En los pacientes con GC bajo después de cirugía de revascularización coronaria (que requieren tratamiento para mantener la PA), la TVNS es un productor independiente de arritmias más serias, que pueden poner en peligro la vida del paciente. De igual forma, los pacientes sometidos a reemplazo de la válvula aórtica y que tienen TVNS presentan un riesgo incrementado de tener arritmias ventriculares sostenidas. No se dispone de estudios que orienten el tratamiento en tales circunstancias, por lo que el tratamiento clínico es empírico. Los pacientes hemodinámicamente inestables con perfusión en el límite pueden deteriorarse con episodios recurrentes de TVNS (estimulación ventricular problemática o contrapulsación con balón intraaórtico) y pueden beneficiarse de la supresión con lidocaína IV o bloqueo β si se tolera hemodinámicamente. La repleción de la hipomagnesemia después de la derivación (con 2 g de $MgCl_2$ IV) reduce la incidencia de TVNS tras la cirugía cardíaca.

C. Arritmias ventriculares sostenidas[17,21]

1. **TV monomorfa.** El mecanismo de la TV monomorfa es una vía de reentrada que se genera alrededor del tejido cicatricial procedente de un infarto de miocardio curado, que produce una morfología QRS constante. Con este ritmo, los pacientes pueden tener una PA estable (que perfunde los tejidos) y a menudo se prefiere emplear procainamida o amiodarona en lugar de lidocaína para conseguir la cardioversión química. En caso de inestabilidad hemodinámica, se debe utilizar la cardioversión eléctrica con CC y el tratamiento farmacológico antiarrítmico se debe valorar como el medio de mantener el ritmo sinusal. La TV monomorfa no es tan frecuente durante la cirugía como la TV polimorfa (que se comenta a continuación).

2. **TV polimorfa con QT largo (torsades de pointes).** Como se ha comentado anteriormente, este ritmo suele ser el resultado de una complicación adquirida del tratamiento con fármacos que prolongan el intervalo QT (Tabla 2.5). El tratamiento de las torsades es particular. Después de administrar cardioversiones eléctricas con CC para conseguir la conversión, las maniobras adicionales tienen como objetivo acortar el intervalo QT para mantener el ritmo sinusal. Para ello, se puede administrar sulfato de magnesio por vía IV y otras maniobras que aumentan la FC (atropina, isoproterenol o estimulación ventricular). Se valora el uso del tratamiento farmacológico antiarrítmico cuando el ritmo es refractario a esas maniobras, con fármacos que no bloquean el canal de potasio, como lidocaína o fenitoína, para evitar una mayor prolongación del intervalo QT. Entre los fármacos antiarrítmicos que prolongan el intervalo QT, la incidencia de torsades de pointes es menor con amiodarona, por lo que este fármaco administrado por vía IV es la alternativa racional al tratamiento de la TV polimorfa cuyo origen no esté claro y que sea refractaria a otros tratamientos.
3. **La TV polimorfa con QT normal y la FV** son las arritmias ventriculares más frecuentes y potencialmente mortales que aparecen en el perioperatorio y pueden aparecer en pacientes con cardiopatía isquémica o estructural. Es frecuente añadir fármacos antiarrítmicos empleados por vía intravenosa a la cardioversión eléctrica con CC, y los fármacos que se usan con este propósito son lidocaína, bretilio, procainamida y, más recientemente, amiodarona. No hay datos procedentes de ensayos clínicos prospectivos que evalúen la eficacia de los fármacos antiarrítmicos durante la parada cardíaca en pacientes en el perioperatorio y los ensayos clínicos aleatorizados prospectivos son escasos en todas las indicaciones. En un ensayo reciente ciego, aleatorizado y prospectivo se demostró que la administración de amiodarona por vía IV produce un beneficio de supervivencia a corto plazo con respecto a placebo (44% frente a 34%, p = 0,03) cuando se trata la parada cardíaca extrahospitalaria refractaria a la cardioversión con CC[22]. Tanto amiodarona como procainamida disponen de datos «2b» (aceptables, no perjudiciales, apoyados por una evidencia buena) en las normas ACLS revisadas de la American Heart Association de 2000 para el tratamiento de la FV o de la TV sin pulso. No hay ensayos clínicos realizados en el hombre que demuestren que lidocaína es eficaz en el tratamiento de la TV o FV resistente a la cardioversión y el fármaco soporta ahora una recomendación «indeterminada» en las normas publicadas. Bretilio ha sido retirado de las normas de tratamiento ACLS por la alta ocurrencia de efectos secundarios (bloqueo adrenérgico posganglionar e hipotensión ortostática con la infusión continua), suministro y disponibilidad limitados por el fabricante y la disponibilidad de fármacos más seguros. En todos los casos, la desfibrilación es la técnica que permite conseguir la conversión al ritmo sinusal y estos fármacos antiarrítmicos se deben contemplar como suplementos que ayudan a mantener el ritmo sinusal.
4. **Principales fármacos de este grupo disponibles para administración IV**[21,23]
   a. **Procainamida**
      1) **Posología**
         a) **Dosis de carga**
            i) IV: 10-50 mg/min (o 100 mg cada 2-5 minutos) hasta 17 mg/kg.
            ii) IV en Pediatría: 3-6 mg/kg lentamente.
         b) **Dosis de mantenimiento**
            i) Adulto: infusión IV, 2 mg/kg/hora; VO: 250-1.000 mg cada 3 horas.
            ii) Niños: infusión IV, 20-50 μg/kg/min; VO: 30-50 mg/kg/día en cuatro-seis dosis.
      2) **Farmacocinética**

         La concentración plasmática terapéutica se sitúa habitualmente entre 4-10 μg/ml. La duración de la acción es de 2-4 horas tras la administración en bolo. El metabolismo es hepático (50%, N-acetilprocainamida) y renal. Los acetiladores lentos dependen más de la eliminación renal. Los pacientes que tienen afectación de la función renal requieren dosis de mantenimiento más bajas y necesitan una monitorización más estrecha de las concentraciones séricas y de los intervalos QT en el ECG.

3) **Acontecimientos adversos**
   a) Las concentraciones séricas elevadas o una carga rápida pueden provocar efectos cronotropos e inotropos negativos, provocando hipotensión e hipoperfusión. La sobredosis puede necesitar estimulación o tratamiento con agonistas β, o ambos.
   b) Las concentraciones séricas altas de procainamida o su principal metabolito activo (N-acetilprocainamida) inducen la prolongación del segmento QT y torsades de pointes. Se valorará la interrupción del tratamiento si el intervalo QT corregido supera los 450 ms.
   c) Puede aparecer excitabilidad del SNC, con confusión y convulsiones.
   d) Puede verse un síndrome de tipo lupus con el tratamiento a largo plazo.

b. **Amiodarona**
1) **Posología**
   a) VO: 800-1.600 mg/día durante 1-3 semanas, reduciendo gradualmente la dosis a 400-600 mg/día como mantenimiento.
   b) Vía intravenosa:
      i) Carga: en pacientes con un ritmo que perfunde adecuadamente, 150 mg durante 10 minutos en bolos repetidos hasta que aparecen períodos mantenidos de ritmo sinusal. En los pacientes con TV/FV sin pulso, puede estar justificada la administración en bolos más rápidos. Los pacientes requieren a menudo entre 2-4 o más bolos para alcanzar la respuesta mantenida.
      ii) Mantenimiento: 1 mg/min durante 6 horas y después 0,5 mg/min, con el objetivo de administrar aproximadamente 1 g/día.
2) **Farmacocinética.** El fármaco se metaboliza en el hígado pero tiene una solubilidad lipídica alta que se traduce en una importante acumulación tisular. La semivida de eliminación es de 20 a 100 días, por lo que no suele ser necesario «recargar» amiodarona en los pacientes que reciben un tratamiento crónico cuando se pierden algunas dosis durante la cirugía, siendo lo habitual que los pacientes vuelvan a recibir la posología del preoperatorio en el postoperatorio.
3) **Acontecimientos adversos**
   a) Amiodarona es un antagonista no competitivo de los receptores α y β, por lo que tiene potentes efectos vasodilatadores y puede dar lugar a efectos inotropos negativos. Por tanto, se precisan fármacos vasoconstrictores, líquidos IV y, en ocasiones, agonistas β para el soporte hemodinámico, especialmente durante la fase de carga con amiodarona IV.
   b) Amiodarona bloquea los canales de potasio y típicamente prolonga el intervalo QT, pero raramente se asocia con torsades de pointes. El riesgo de torsades durante el tratamiento con amiodarona no se correlaciona con el intervalo QT y la prolongación de éste que induce amiodarona, si no es excesiva, habitualmente no requiere la interrupción del tratamiento.
   c) Amiodarona puede provocar una bradicardia sinusal o bloqueo cardíaco debido al bloqueo del receptor β y los pacientes que requieren un tratamiento IV mantenido con este fármaco precisan a veces de estimulación o dosis bajas de agonistas β suplementarios.
   d) Los efectos secundarios del tratamiento oral a largo plazo (fibrosis pulmonar subaguda, hepatitis, cirrosis, fotosensibilidad, microdepósitos corneales, hipotiroidismo o hipertiroidismo) no son motivo de preocupación durante el tratamiento IV a corto plazo (días).
   e) Este fármaco puede aumentar el efecto de los anticoagulantes orales, fenitoína, digoxina, diltiazem, quinidina y otros fármacos.

c. **Lidocaína**
1) **Posología**
   a) Dosis de carga: 1 mg/kg IV; sin embargo, se puede administrar una segunda dosis 10-30 minutos después de la primera. En ocasiones, la dosis de

carga se dobla en los pacientes con DCP que desarrollan una FV antes de la separación. La dosis total no debería superar los 3 mg/kg.

b) Dosis de mantenimiento: 15-50 μg/kg/min (es decir, 1-4 mg/min en adultos).

2) Farmacocinética. La duración de acción es de 15-30 minutos después de la administración de una dosis en bolo. El metabolismo es hepático, con un 95% de los metabolitos inactivos. No obstante, se deben monitorizar las concentraciones séricas cuando las infusiones duren más de 24 horas. Muchos factores que reducen el metabolismo hepático inducirán un incremento de las concentraciones séricas, como ICC, agonistas α, hepatopatías y edad avanzada.

3) Acontecimientos adversos

a) La excitación del SNC puede producirse como resultado de una sobredosis leve o moderada, con confusión o convulsiones. Con dosis más altas, aparecerá una depresión del SNC con sedación y depresión respiratoria.

b) Lidocaína, como otros fármacos antiarrítmicos que bloquean los canales de sodio (amiodarona o procainamida), reduce la excitación ventricular, por lo que los pacientes que tienen un bloqueo del nódulo AV que dependen del ritmo idioventricular pueden mostrar asistolia durante el tratamiento con lidocaína.

d. Bretilio

1) Posología

a) Dosis de carga: 5-10 mg/kg cada 15-30 minutos hasta un máximo de 30 mg/kg.

b) Dosis de mantenimiento (adultos). IV: 5-10 mg/kg en infusión durante 10-20 minutos cada 6 horas o en infusión constante de 1-2 mg/min.

2) Farmacocinética. La duración de acción es de 6-24 horas después de una dosis de carga IV única. La eliminación se produce casi exclusivamente por eliminación renal del fármaco sin metabolizar, por lo que las dosis de mantenimiento se reducirán en caso de insuficiencia renal. La monitorización de las concentraciones plasmáticas no es útil para el control del tratamiento.

3) Acontecimientos adversos

a) Bretilio tiene efectos complejos sobre el sistema nervioso neurovegetativo, provocando una liberación inicial transitoria de catecolaminas (con un efecto inotropo y cronotropo positivo), seguida por hipotensión postural que requiere que los pacientes se mantengan en posición supina.

b) Los efectos terapéuticos de bretilio administrado por vía IV pueden retrasarse hasta 10-20 minutos tras la inyección en bolo.

D. Bradiarritmias[7]

1. Asistolia

a. Se comenzará inmediatamente la RCP con compresiones cardíacas. Como la hipoxemia es una causa frecuente de asistolia, las medidas de reanimación más importantes serán asegurar la vía aérea y proporcionar oxigenación.

b. El registro ECG de la FV es a veces «fino» (de baja amplitud) y puede confundirse con asistolia. Si se sospecha esta situación, se aplicará la cardioversión con CC.

c. El tratamiento definitivo consiste en estimulación ventricular o estimulación transcutánea si se puede acceder a ella inmediatamente (véase el Capítulo 16).

d. Para el tratamiento farmacológico, los fármacos útiles son atropina (1 mg IV, repetir cada 3-5 minutos) y adrenalina (1 mg en bolo IV, repetir cada 3-5 minutos). La infusión de isoproterenol puede ser una mala elección en la asistolia porque se reduce la presión de perfusión coronaria durante la RCP.

2. Frecuencia cardíaca menor de 40 lpm

a. Las compresiones cardíacas pueden inducir FV, por lo que, si es posible, se utilizarán fármacos o estimulación para aumentar la FC.

b. Algunas personas (p. ej., atletas entrenados) pueden tolerar FC cercanas a los 40 lpm. Los pacientes que tienen una distensibilidad diastólica reducida (estenosis aórtica, miocardiopatía hipertensiva, isquemia en curso) no pueden aumentar el VL en respuesta a la bradicardia y toleran mal la bradicardia extrema.

c. En cuanto al tratamiento farmacológico, los fármacos útiles son atropina, isoproterenol y adrenalina. Evitar el uso de fármacos antiarrítmicos como lidocaína, procainamida, bretilio o amiodarona, ya que estos fármacos pueden reducir el ritmo de escape ventricular, empeorando la bradicardia.

3. Tratamiento farmacológico de las bradiarritmias[23,24]

a. Atropina

1) **Posología.** Bolo IV: en adultos, usar 0,4-1 mg (que puede repetirse); en niños, usar 0,02 mg/kg (mínimo: 0,1 mg, máximo: 0,4 mg, puede repetirse).
2) **Farmacocinética.** Los efectos sobre la frecuencia cardíaca de la atropina administrada por vía IV aparecen en segundos y duran hasta 15-30 minutos. El efecto desaparece aproximadamente en 4 horas cuando se administra por vía IM, SC o VO. Hay un metabolismo mínimo del fármaco y el 77%-94% se elimina por vía renal.
3) **Acontecimientos adversos.** Atropina es un antagonista competitivo en los receptores colinérgicos muscarínicos y sus acontecimientos adversos consisten principalmente en manifestaciones sistémicas de esta actividad en receptores.
   - **a)** Taquicardia (indeseable en caso de enfermedad coronaria).
   - **b)** Exacerbación de la bradicardia con dosis bajas (0,2 mg o menos en un adulto).
   - **c)** Sedación (especialmente en pacientes pediátricos y ancianos).
   - **d)** Retención urinaria.
   - **e)** Aumento de la presión intraocular en pacientes con glaucoma de ángulo cerrado. Atropina se puede administrar de forma segura con el uso simultáneo de gotas oftálmicas mióticas.

b. Glicopirrolato

1) **Posología (adultos).** La dosis es de 0,1 mg IV, repetida a intervalos de 2-3 minutos.
2) **Diferencias con atropina.** Es menos probable que provoque sedación, pero también es menos probable que produzca taquicardia. A menudo, se elige este fármaco para el tratamiento de la bradicardia leve en el intraoperatorio o como antagonista de los efectos reductores de la frecuencia cardíaca de neostigmina cuando se revierte el bloqueo neuromuscular. Atropina sigue siendo el fármaco de elección en la bradicardia grave o potencialmente mortal.

c. Isoproterenol (isoprenalina)

1) **Características generales.** Isoproterenol es una catecolamina sintética con efectos agonistas directos β_1 y β_2 y, por tanto, puede tener efectos inotropos (a través de una contractilidad aumentada por mecanismo β_1 y una vasodilatación de mecanismo β_2) y cronotropos positivos.
2) **Posología.** La infusión IV es de 0,02-0,50 μg/kg/min.
3) **Farmacocinética.** El fármaco se usa en infusión continua y tiene una semivida corta (2 minutos), haciendo fácil el ajuste de la dosis. Se metaboliza parcialmente en el hígado (MAO, COMT) y se excreta en parte sin metabolizar (60%).
4) **Acontecimientos adversos**
   - **a)** El acontecimiento adverso más importante que puede tener isoproterenol es la isquemia miocárdica en pacientes con enfermedad arterial coronaria porque la combinación de taquicardia, inotropía positiva e hipotensión puede provocar un desequilibrio entre el aporte y la demanda miocárdica de oxígeno.
   - **b)** El fármaco puede provocar arritmias supraventriculares o desenmascarar la preexcitación en pacientes con una vía de conducción AV accesoria (como el síndrome de Wolff-Parkinson-White).

E. **Arritmias supraventriculares**[17]

1. **Clasificación terapéutica**

a. **Generalidades.** La TSV es una de las señales de alarma más valiosas para el anestesista, que a menudo anuncia situaciones potencialmente mortales que son susceptibles de corrección. En consecuencia, el tratamiento inicial del paciente quirúrgico que desarrolla súbitamente una TSV no debe basarse en tratamientos farmacológicos dirigidos al corazón, sino a las causas corregibles de la misma como la hipoxemia (saturación de O_2), hipoventilación (CO_2 espiratorio final), hipotensión (hipovolemia absoluta o relativa debido a hemorragia o anafilaxia), anestesia ligera, alteraciones electrolíticas (K^+ o Mg^{2+}) o isquemia cardíaca (FC, nitroglicerina).

b. **Pacientes hemodinámicamente inestables.** Los pacientes con una PA baja (es decir, una PA sistólica menor de 80 mm Hg), isquemia cardíaca u otros signos de hipoperfusión orgánica requieren una cardioversión con CC síncrona inmediata. Aunque algunos pacientes pueden responder sólo transitoriamente a la cardioversión en esta indicación (o no responder), un período breve de ritmo sinusal puede proporcionar un tiempo valioso para corregir las causas reversibles de la TSV (véase más arriba) o para instituir el tratamiento farmacológico (véase más adelante). Los pacientes pueden experimentar una TSV durante la cirugía cardíaca o torácica cuando se diseca el pericardio, se colocan las suturas auriculares o se inserta una cánula venosa necesaria para la DCP. Si la TSV hemodinámicamente inestable se presenta durante una toracotomía abierta, el cirujano deberá intentar la cardioversión síncrona abierta. Los pacientes que tienen lesiones coronarias críticas o estenosis aórtica severa con TSV pueden ser refractarios a la cardioversión y, por tanto, entran en una cascada maligna de isquemia y empeoramiento de las arritmias que requieren instituir una DCP. Por tanto, se recomienda la preparación precoz de la DCP antes de inducir la anestesia en pacientes sometidos a cirugía cardíaca que se consideren de un riesgo excepcionalmente alto de TSV y, en consecuencia, deterioro hemodinámico.

c. **Pacientes hemodinámicamente estables**

1) Tratamiento con adenosina (Tabla 2.4)

a) En algunos pacientes, la TSV implica una vía de reentrada que afecta al nódulo AV. Estos ritmos tienen típicamente un intervalo R-R regular y son más frecuentes en pacientes relativamente sanos. La adenosina administrada en dosis de 6 mg en bolo IV (repetida con 12 mg si no responde) puede terminar con la TSV.

b) Muchos de los ritmos que se encuentran habitualmente en el perioperatorio no incorporan al nódulo AV en la vía de reentrada y el bloqueo del nódulo AV con adenosina en esos casos producirá sólo una reducción transitoria de la frecuencia ventricular. Como consecuencia, se puede provocar una aceleración «de rebote» de la taquicardia cuando se pase el efecto de adenosina. Por tanto, se evitará el uso de adenosina en los casos en los que el ritmo es reconocible y se sepa que es refractario a adenosina (fibrilación auricular o flúter auricular). El sello distintivo de la fibrilación auricular es un intervalo R-R irregularmente irregular.

c) Las taquicardias de la unión son frecuentes durante el período quirúrgico y, en ocasiones, se convierten a ritmo sinusal en respuesta a adenosina, dependiendo de la proximidad del punto de origen al nódulo AV. Las arritmias ventriculares no responden a adenosina, ya que estos ritmos se originan en el ventrículo.

2) Tratamiento para el control de la frecuencia

a) Justificación del control de la frecuencia. En muchos casos, el control de la frecuencia es el pilar del tratamiento.

i) El alargamiento de la diástole sirve para aumentar el llenado del VI, potenciando con ello el VL.

ii) La reducción de la frecuencia ventricular reduce el MVO_2 y reduce el riesgo de isquemia cardíaca.

b) Justificación de la selección del fármaco. Lo más frecuente es elegir betabloqueantes o antagonistas del calcio por vía IV, debido a su rápido inicio de acción.

i) Entre los betabloqueante por vía IV, esmolol es el que tiene las propiedades de eliminación más rápidas, que permiten el ajuste de la dosis minuto a minuto y permitiendo ajustes de dosis significativos durante aquellos períodos de la cirugía que provocan cambios en la situación hemodinámica (como hemorragias o tracción abdominal). El fármaco tiene efectos inotropos negativos obligatorios que son un problema en pacientes con disfunción severa del VI.

ii) Tanto verapamilo IV como diltiazem IV son antagonistas del calcio cuya dosis no se ajusta tan fácilmente como en el caso de esmolol pero, no obstante, permiten una reducción rápida de la frecuencia ventricular de la TSV en minutos. Además, diltiazem por vía IV tiene una acción inotropa negativa menor que verapamilo o esmolol y, por tanto, es preferible su uso en pacientes con insuficiencia cardíaca.

iii) La administración de digoxina por vía IV reduce la respuesta ventricular durante la TSV gracias a sus efectos vagotónicos en el nódulo AV, pero debe complementarse temporalmente con otros fármacos IV debido a su lento inicio de acción (aproximadamente 6 minutos).

c) Ritmos de vías accesorias. El bloqueo del nódulo AV puede reducir la frecuencia ventricular en el WPW y mejora la situación hemodinámica. No obstante, el 10% al 35% de los pacientes con WPW desarrollarán finalmente una fibrilación auricular. En ese caso, el rápido inicio de la excitación auricular (mayor de 300 impulsos/min), que normalmente es transmitida al ventrículo después del «filtrado» en el nódulo AV, se transmite esta vez hacia el ventrículo a través del haz accesorio con una frecuencia rápida. El peligro de inducir una TV/TF en esta situación aumenta por el tratamiento con los fármacos clásicos que bloquean el nódulo AV (digoxina, antagonistas del calcio, betabloqueantes, adenosina) porque reducen el período refractario del haz accesorio. Por tanto, este tipo de fármacos no se administra a los pacientes con WPW que experimentan fibrilación auricular. La procainamida por vía IV reduce la velocidad de conducción por el haz accesorio y es una opción para el tratamiento de la FA en pacientes con vías accesorias.

d. Fármacos específicos para el control de la frecuencia[17,23,25]

1) Esmolol

a) Posología. Durante la cirugía y la anestesia, la dosis de carga estándar de 0,25-0,5 mg/kg (según el prospecto) puede acompañarse por una hipotensión importante. En la práctica, se administran repetidamente dosis en bolo IV reducidas de 12,5 a 25 mg y se ajusta la dosis según el efecto, seguido por la infusión de 50-200 μg/kg/min. La hipotensión transitoria que se produce durante la fase de carga se puede tratar con líquidos IV o fármacos vasoconstrictores (fenilefrina).

b) Farmacocinética. Esmolol se elimina rápidamente por una esterasa de los hematíes, haciendo posible el ajuste de dosis de minuto en minuto. La mayoría de los efectos farmacológicos desaparecen en los 5 minutos siguientes a la interrupción de la administración de esmolol. La duración de acción de esmolol no se afecta cuando la pseudocolinesterasa plasmática se inhibe con ecotiofato o fisiostigmina.

c) Acontecimientos adversos

i) Esmolol es un antagonista potente y selectivo del receptor β_1. Puede provocar hipotensión mediante sus efectos de vasodilatación e inotropos negativos.

ii) Comparado con los betabloqueantes no selectivos, esmolol tiene menos probabilidades de provocar broncoespasmo pero, aun así, se debe usar con precaución en los pacientes con enfermedad broncoespástica conocida.

2) **Verapamilo**

a) **Posología**

i) Dosis de carga IV (adultos): 5-15 mg, valorar administrar en incrementos de 1-2 mg durante la cirugía y anestesia o en pacientes inestables. La dosis se puede repetir después de 30 minutos.

ii) Dosis de mantenimiento IV: 5-15 mg/hora.

iii) VO (adultos): 40-80 mg tres o cuatro veces al día (máximo 480 mg/día).

iv) Dosis en Pediatría: 75-200 µg/kg IV; puede repetirse.

b) **Farmacocinética.** La eliminación se produce por metabolismo hepático y su semivida plasmática es de 3-10 horas, por lo que se deben ir alargando los intervalos (horas) entre los incrementos de las dosis para la infusión IV para evitar los efectos acumulados.

c) **Acontecimientos adversos**

i) Verapamilo bloquea los canales de calcio de tipo L y puede provocar hipotensión debido a vasodilatación periférica y a efectos inotropos negativos, especialmente durante la fase de carga IV. Los efectos vasodilatadores se pueden mitigar administrando líquido IV o vasoconstrictores (como fenilefrina). Es posible que los pacientes con disfunción severa del VI no toleren la administración IV de verapamilo y pueden ser mejores candidatos a diltiazem por vía IV (véase más adelante).

ii) Verapamilo (cuando se administra crónicamente) reduce la eliminación de digoxina, con lo que sus concentraciones pueden aumentar e inducir toxicidad.

3) **Diltiazem**

a) **Posología (adulto)**

i) Dosis de carga IV: 20 mg IV durante 2 minutos. Puede repetirse después de 15 minutos con otros 25 mg IV si la FC supera los 110 lpm. Se pueden usar dosis menores o períodos de carga más prolongados en pacientes que tienen isquemia miocárdica o inestabilidad hemodinámica, o que estén anestesiados.

ii) Mantenimiento: infusión de 5-15 mg/h, dependiendo del control de la FC.

iii) Dosis VO: 120-360 mg/día (existen preparados de liberación mantenida).

b) **Farmacocinética.** El metabolismo es hepático (60%) y la excreción es renal (35%). La semivida de eliminación plasmática es de 3-5 horas, por lo que se deben ir alargando los intervalos (horas) entre los incrementos de las dosis para la infusión IV para evitar los efectos acumulados.

c) **Acontecimientos adversos**

i) Diltiazem, como todos los antagonistas del calcio, provoca vasodilatación y puede suscitar hipotensión. Al mismo tiempo, en parte por sus propiedades reductoras de la poscarga, es menos probable que diltiazem por vía IV comprometa el GC en pacientes con función del VI reducida (en relación con otros bloqueantes del nódulo AV) y es el fármaco de elección para controlar la frecuencia en esta circunstancia.

ii) Es posible la aparición de bradicardia sinusal, por lo que se debe usar diltiazem con precaución en pacientes que tienen disfunción del nódulo sinusal o que reciben también digoxina o betabloqueantes.

4) **Magnesio en dosis altas por vía intravenosa**

a) **Posología.** Se han descrito pautas que consisten en 2-2,5 g en bolo inicial seguidos por 1,75 g/h en infusión.

b) **Problemas de su uso.** El magnesio en dosis altas se usa raramente en la TSV pero, no obstante, puede permitir un control satisfactorio de la frecuencia en los pacientes con TSV. En algunos casos se han observado tasas de conversión a ritmo sinusal que superan a las de placebo o de los fármacos antiarrítmicos. El uso de estas dosis altas de magnesio requiere una monitorización estrecha de las concentraciones séricas y se debe evitar en pacientes con insuficiencia renal. Asimismo, se ha observado una mayor necesidad de estimulación temporal debido al bloqueo del nódulo AV.

2. **Cardioversión de la TSV**[17]
   a. Limitaciones de la cardioversión farmacológica o «química».
      1) La tasa de conversión espontánea a ritmo sinusal en 24 horas para la TSV perioperatoria de inicio reciente supera el 50%. Muchos pacientes que desarrollan TSV bajo la anestesia remitirán espontáneamente horas después de la aparición.
      2) La mayoría de los fármacos antiarrítmicos con actividad frente a las arritmias auriculares tienen una eficacia escasa cuando se utilizan en forma IV para la conversión química rápida. Aunque se citan tasas de eficacia del 50%-80% para muchos de los fármacos antiarrítmicos IV en estudios no controlados, estos resultados son, en gran medida, un artefacto por las tasas altas de conversión con el placebo (aproximadamente un 60% en 24 horas). Aunque se encuentran tasas mejores de cardioversión química con dosis altas de amiodarona IV (en torno a 2 g/día), el potencial de efectos secundarios no deseados en el entorno perioperatorio requiere un estudio más detallado.
      3) La mayoría de los fármacos producen efectos secundarios, incluidos efectos inotropos negativos o vasodilatación (amiodarona, procainamida o bretilio). Además, estos fármacos pueden provocar arritmias ventriculares polimórficas (torsades de pointes). Aunque son menos frecuentes con amiodarona, los fármacos IV más modernos que tienen una eficacia alta para convertir la fibrilación auricular (como ibutilide) muestran tasas de torsades hasta del 8%.
   b. Justificación de la cardioversión. En el quirófano, la cardioversión química debería dirigirse principalmente a pacientes que no pueden tolerar (o no responden) al tratamiento de control de la frecuencia en la vía IV o en los que fracasa la cardioversión con CC y se mantienen hemodinámicamente inestables. La cardioversión electiva con CC en el intraoperatorio en un paciente por lo demás estable con TSV también comporta riesgos inherentes (FV, asistolia y accidente cerebrovascular). Además, es probable que los factores subyacentes que provocan TSV durante o poco después de la cirugía persistan después del momento de la cardioversión, invitando a la recurrencia. En consecuencia, cuando se valora el empleo electivo de la cardioversión con CC puede ser prudente establecer primero un nivel terapéutico de un fármaco antiarrítmico que mantenga el ritmo sinusal (como procainamida o amiodarona), con la intención de prevenir la recurrencia de la TSV después de la cardioversión eléctrica. Las normas que rigen la administración de procainamida y amiodarona por vía IV se incluyen más arriba (véase la Sección VIII, C4).

3. **Profilaxis de la taquicardia supraventricular en el postoperatorio**[17,26]

La TSV puede aparecer en los días siguientes a la cirugía y se produce en los primeros 4 días del postoperatorio hasta en el 40% de las cirugías cardíacas. Se han evaluado muchas pautas de profilaxis en el postoperatorio, y se comentan en revisiones publicadas recientemente. La administración profiláctica de varios fármacos utilizados habitualmente para reducir la velocidad de conducción en el nódulo AV (betabloqueantes y antagonistas del calcio) puede reducir ligeramente la incidencia de fibrilación auricular en el postoperatorio, lo que no significa que elimine el problema. Al mismo tiempo, los fármacos antiarrítmicos (sotalol, amiodarona) pueden ser más eficaces, pero las preocupaciones sobre los acontecimientos adversos y los costes han limitado su uso, por lo que se necesitan análisis de la relación riesgo-beneficio en ensayos multicéntricos. No obstante, se valorará el empleo de la profilaxis antiarrítmica en pacientes seleccionados de alto riesgo de complicaciones hemodinámicas o isquémicas por una TSV postoperatoria. **En la Tabla 2.6 se resume el tratamiento de las arritmias cardíacas.**

Tabla 2.6. Tratamiento de las arritmias con fármacos IV

Origen cardíaco	Subtipo de arritmia	Tratamiento con fármacos intravenosos
Supraventricular	TSV (intervalo R-R regular)	Intentar con adenosina, después otros bloqueantes AV (precaución en pacientes con WPW y FA); valorar el uso de procainamida o amiodarona
	Fibrilación auricular o flúter auricular	1. Controlar la frecuencia con bloqueantes AV (diltiazem, verapamil o betabloqueantes) 2. Mantener el RS (en combinación con cardioversión síncrona): amiodarona o procainamida 3. Ibutilide para cardioversión rápida (precaución: riesgo de TV polimorfa)
Ventricular	TV sostenida	1. Ningún tratamiento si HD estable 2. Lidocaína, bloqueo β (si tolera) o amiodarona si la TVNS provoca inestabilidad HD
	TV monomorfa	Amiodarona, procainamida
	TV polimorfa (QT largo)	Mg^{2+}, K^{+} e isoproterenol o estimulación para elevar la FC. Interrumpir el agente ofensor que prolonga el intervalo QT
	FV, TV polimorfa (QT normal)	Amiodarona, procainamida

AV, auriculoventricular; HD, hemodinámica; FC, frecuencia cardíaca; RS, ritmo sinusal; TSV, taquicardia supraventricular; FV, fibrilación ventricular; TV, taquicardia ventricular; WPW, síndrome de Wolff-Parkinson-White.

IX. Diuréticos[23,24]

A. Acciones. La mayoría de los diuréticos por vía IV actúan en el asa de Henle en el riñón y bloquean la reabsorción de electrólitos en el túbulo. Esta acción aumenta la excreción de agua y electrólitos (Na, Cl, K, Ca, Mg) del cuerpo.

B. Efectos compartidos por todos los diuréticos del asa

1. **Hipopotasemia**
2. **Alcalosis metabólica**
3. **Aumento de ácido úrico en suero**
4. **Ototoxicidad.** La sordera, temporal o permanente, se presenta en casos aislados con el tratamiento con ácido etacrínico, pero también se ha descrito con furosemida o bumetanida. La administración simultánea de un antibiótico aminoglucósido puede aumentar el riesgo. Un posible mecanismo serían los cambios inducidos por el fármaco en la composición electrolítica de la endolinfa.

C. Principales fármacos de este grupo

1. **Furosemida**
   - a. **Farmacodinámica.** Secreción tubular renal del fármaco sin metabolizar y del metabolito glucurónico. Semivida de 1,5 horas.
   - b. **Uso clínico**
     - 1) **Posología**
       - **a)** Adultos: la dosis inicial habitual por vía IV en pacientes que no reciben actualmente diuréticos es de 2,5-5 mg, aumentando según necesidades hasta un bolo de 200 mg. Los pacientes que ya reciben diuréticos requieren habitualmente una dosis inicial de 20-40 mg para inducir la diuresis. En los adultos, una infusión continua (0,5-1 mg/kg/h) a una velocidad aproximada de 0,05 mg/kg/h produce una diuresis más mantenida con una dosis diaria total menor comparada con la administración intermitente en bolo.
       - **b)** Pediatría: 1 mg/kg (máximo: 6 mg/kg). La velocidad de infusión en Pediatría es de 0,2-0,4 mg/kg/h.

2) Como furosemida es una sulfonamida, pueden producirse reacciones alérgicas en los pacientes sensibles (poco frecuente).
3) Furosemida provoca con frecuencia la vasodilatación transitoria de las venas y arteriolas, con una reducción de la precarga.

2. **Bumetanida**
   a. **Farmacocinética.** Eliminación renal y hepática combinada. La semivida es de 1-1,5 horas.
   b. **Uso clínico**
      1) **Posología.** La dosis es de 0,5-1 mg por vía IV; sin embargo, esta dosis se puede repetir cada 2-3 horas hasta una dosis máxima de 10 mg/día.
      2) Puede producir mialgias.
3. **Ácido etacrínico**
   a. **Farmacocinética.** Eliminación renal y hepática combinada.
   b. **Uso clínico**
      1) **Posología.** La dosis es de 50 mg IV; sin embargo (dosis en el adulto) o 0,5-1 mg/kg (máximo 100 mg) ajustándose hasta obtener el efecto.
      2) Habitualmente se reserva para los pacientes que no responden a furosemida o bumetanida.
4. **Manitol**
   a. **Mecanismo y farmacocinética.** Manitol es un diurético osmótico que se elimina por orina sin metabolizar. También elimina los radicales libres.
   b. **Uso clínico**
      1) A diferencia de los diuréticos del asa (como furosemida), manitol conserva su eficacia incluso durante estados de filtración glomerular baja (como el shock).
      2) La diuresis obtenida con este fármaco puede tener efectos protectores en algunas situaciones clínicas (como DCP, mala perfusión renal, hemoglobinuria o presencia de nefrotoxinas).
      3) Como fármaco osmóticamente activo dentro del torrente sanguíneo, puede usarse en ocasiones para reducir el edema cerebral.
   c. **Posología.** La dosis inicial es de 12,5 g IV hasta un máximo de 0,5 g/kg.
   d. **Acontecimientos adversos**
      1) Puede producir hipotensión si se administra en forma de bolo IV rápido.
      2) Puede inducir ICC transitoria, ya que el volumen intravascular puede expandirse antes de que comience la diuresis.

Bibliografía

1. ***Physician's desk reference, 55th ed.* Montvale, NJ: Medical Economics Company, 2001.**
2. Epocrates: http://**www.epocrates.com.**
3. **Hardman JG, Limbird LE. *Goodman & Gilman's: the pharmacological basis of therapeutics,* 9th ed. New York: McGraw-Hill, 2001.**
4. **Drug Facts and Comparisons 2001 (an annual publication).**
5. *The Medical Letter.* New Rochelle, NY: The Medical Letter, Inc. (biweekly publication).
6. **Shargel L, Yu ABC. *Applied biopharmaceutics and pharmacokinetics,* 4th ed. Stamford, CT: Appleton & Lange, 1999.**
7. Gibaldi M, Perrier D. *Pharmacokinetics,* 2nd ed, rev. New York: Marcel Dekker, 1982.
8. Butterworth JF IV, Prielipp RC, MacGregor DA, et al. Pharmacologic cardiovascular support. In: Kvetan V, Dantzker DR, eds. *The critically ill cardiac patient: multisystem dysfunction and management.* Philadelphia: Lippincott-Raven, 1996:167–192.
9. Chugh SS, Lurie KG, Lindner KH. Pressor with promise. Using vasopressin in cardiac arrest. *Circulation* 1997;96:2453–2454.
10. The American Heart Association in collaboration with the International Liaison Committee on Resuscitation (ILCOR). Guidelines 2000 for cardiopulmonary resuscitation and emergency cardiovascular care. Part 6: advanced cardiovascular life support, section 6: pharmacology II: agents to optimize cardiac output and blood pressure. *Circulation* 2000; 102: I-129–I-35.
11. Butterworth JF IV, Prielipp RC, Royster RL, et al. Dobutamine increases heart rate more than epinephrine in patients recovering from aortocoronary bypass surgery. *J Cardiothorac Vasc Anesth* 1992;6:535–541.
12. Brooker RF, Butterworth JF IV, Kitzman DW, et al. Treatment of hypotension after hyperbaric tetracaine spinal anesthesia: a randomized, double-blind, cross-over comparison of phenylephrine and epinephrine. *Anesthesiology* 1997;86:797–805.

13. Butterworth JF IV, Hines RL, Royster RL, et al. A pharmacokinetic and pharmacodynamic evaluation of milrinone in adults undergoing cardiac surgery. *Anesth Analg* 1995;81:783–792.
14. Zaloga GP, Strickland RA, Butterworth JF IV, et al. Calcium attenuates epinephrine's beta-adrenergic effects in postoperative heart surgery patients. *Circulation* 1990;81: 196–200.
15. Figgitt DP, Gillies PS, Goa KL. Levosimendan. *Drugs* 2001;61:613–627.
16. Friederich JA, Butterworth JF IV. Sodium nitroprusside: twenty years and counting. *Anesth Analg* 1995;81:152–162.
17. **Balser JR. Pharmacologic management of arrhythmias. In: Estafanous FG, Barash PG, Reves JG, eds. *Cardiac anesthesia: principles and clinical practice,* 2nd ed. Philadelphia: Lippincott Williams & Wilkins, 2001:103–116.**
18. Task Force of the Working Group on Arrhythmias of the European Society of Cardiology. Sicilian Gambit: a new approach to the classification of antiarrhythmic drugs based on their actions on arrhythmogenic mechanisms. *Circulation* 1992;84:1831–1851.
19. Priori SG, Barhanin J, Hauer RN, et al. Genetic and molecular basis of cardiac arrhythmias: impact on clinical management, parts I and II. *Circulation* 1999;99:518–528.
20. O'Kelly B, Browner WS, Massie B, et al. Ventricular arrhythmias in patients undergoing noncardiac surgery. *JAMA* 1992;268:217–221.
21. **The American Heart Association in collaboration with the International Liaison Committee on Resuscitation (ILCOR). Guidelines 2000 for cardiopulmonary resuscitation and emergency cardiovascular care. Part 6: advanced cardiovascular life support: section 5: pharmacology I: agents for arrhythmias. *Circulation* 2000;102:I-112–I-128.**
22. Kudenchuk PJ, Cobb LA, Copass MK, et al. Amiodarone for resuscitation after out-of-hospital cardiac arrest due to ventricular fibrillation. *N Engl J Med* 1999;341:871–878.
23. Larach DR, Solina AR. Cardiovascular drugs. In: Hensley FA, Martin DE, eds. *A practical approach to cardiac anesthesia,* 2nd ed. Boston: Little, Brown and Company; 1995: 32–95.
24. **Roden DM. Antiarrhythmic drugs. In: Hardman JG, Limbird LE, eds. *Goodman and Gilman's: the pharmacological basis of therapeutics,* 9th ed. New York: McGraw-Hill, 1996:839–874.**
25. Balser JR, Clarke AW, Winters BD, et al. Beta blockade is superior to calcium channel blockade for conversion of postoperative SVT. *Anesthesiology* 1998;89:1052–1059.
26. Balser J. Pro: all patients should receive pharmacologic prophylaxis for atrial fibrillation following cardiac surgery. *J Cardiothorac Vasc Anesth* 1998;13:1–3.

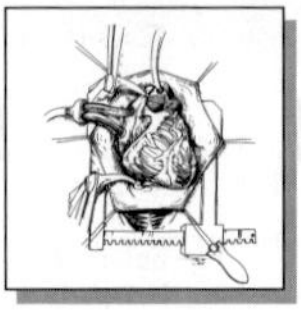

Monitorización del paciente sometido a cirugía cardíaca

Thomas M. Skeehan y Michael Jopling

Los pacientes que acuden para cirugía cardíaca requieren una monitorización exhaustiva porque a) tienen una enfermedad cardiovascular severa y, a menudo, inestable, b) padecen afecciones multisistémicas asociadas, c) por las condiciones no fisiológicas asociadas con la derivación cardiopulmonar (DCP) y d) por las condiciones especiales que requieren los pacientes sometidos a cirugía cardíaca mínimamente invasiva. Se han desarrollado técnicas de monitorización que permiten la alerta precoz de situación que pueden provocar complicaciones potencialmente mortales. En este capítulo se incluye un comentario sistema a sistema de las indicaciones, aplicaciones y técnicas de las modalidades de monitorización disponibles en estos momentos para cada uno de los sistemas corporales, así como sus ventajas, desventajas y complicaciones.

I. Monitores cardiovasculares

A. Electrocardiograma. El uso del electrocardiograma (ECG) en el intraoperatorio ha aumentado en las últimas décadas. Originalmente, este monitor se usó durante la anestesia para la detección de arritmias sólo en los pacientes de alto riesgo. No obstante, se ha reconocido su importancia como monitor estándar y ahora se recomienda su uso durante cualquier anestesia. Su utilidad en el diagnóstico intraoperatorio de la isquemia miocárdica es bien conocida.

1. Indicaciones

a. Diagnóstico de las arritmias

b. Diagnóstico de la isquemia (véase el Capítulo 11). La detección de la isquemia en el paciente anestesiado mediante el ECG es más importante porque no puede aparecer el síntoma habitual, la angina (véanse en la Figura 11.5 los patrones característicos de detección de la isquemia en el ECG).

c. Diagnóstico de los defectos de conducción

d. Diagnóstico de los trastornos electrolíticos

2. Técnicas

a. Sistema de tres electrodos. Este sistema utiliza electrodos sólo en el brazo derecho, brazo izquierdo y pierna izquierda. Se registra la diferencia de potencial entre dos de los electrodos, mientras el tercero sirve como tierra. Se puede seleccionar un par de electrodos para la monitorización en un momento dado, por lo que se pueden examinar tres derivaciones del ECG (I, II y III).

El sistema de tres derivaciones se ha ampliado para incluir más derivaciones. Identifica una de las tres como el electrodo que explora y acopla las otras dos a un terminal central que tiene un potencial cero. Con ello, se crean derivaciones en tres ejes más (aVR, aVL y aVF) en el plano frontal (Figura 3.1). Las derivaciones II, III y aVF son más útiles para monitorizar la pared inferior y las derivaciones I y aVL, para la pared lateral; sin embargo, la pared anterior no se puede monitorizar usando estas derivaciones.

b. Sistema de tres electrodos modificado. Se han desarrollado numerosas modificaciones de la derivación bipolar estándar de las extremidades (Tabla 3.1). Las

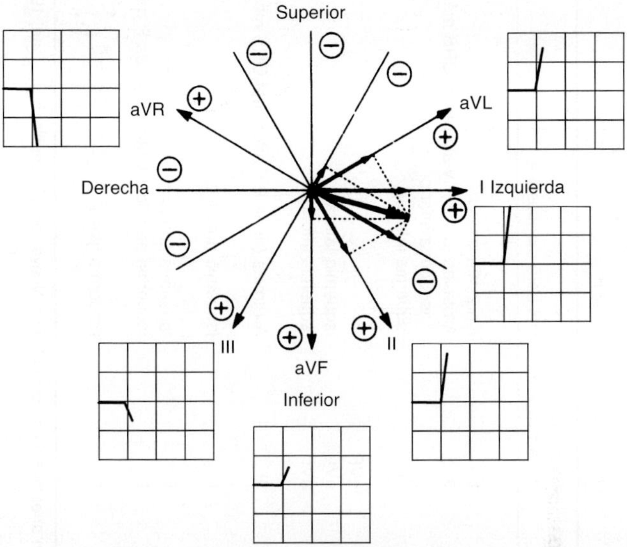

Figura 3.1. Se muestran los seis ejes del plano frontal disponibles con tres electrodos (brazo derecho, brazo izquierdo y pierna izquierda). I, II y III son derivaciones bipolares, lo que significa que se monitoriza el potencial entre dos electrodos (uno positivo y otro negativo). Las derivaciones aumentadas (aVR, aVL y aVF) son derivaciones monopolares; una de ellas sirve de electrodo de exploración (el terminal positivo) y las otras dos se conectan y se calibran con un potencial cero (indiferente o neutro). La diferencia de potencial será la diferencia absoluta entre los terminales de exploración y cero. La conexión de dos electrodos indiferentes juntos produce un eje de derivación aumentado que se encuentra entre los ejes de las derivaciones bipolares. Se muestra un vector eléctrico de muestra (flecha gruesa) con sus proyecciones hacia los seis ejes frontales. La dirección del vector eléctrico vendrá dada, entonces, por la dirección de la onda que se ve en los ejes de cada electrodo en particular del ECG de superficie. (Tomado de Thys DM, Kaplan JA. The ECG in anesthesia and critical care. Nueva York: Churchill Livingstone, 1987:5, con autorización.)

derivaciones modificadas se pueden usar para mejorar al máximo la altura de la onda P para el diagnóstico de las arritmias auriculares o para aumentar la sensibilidad del ECG de tres derivaciones para la detección de la isquemia del miocardio anterior. En estos estudios clínicos se ha demostrado que estos sistemas de tres electrodos modificados son tan sensibles como el sistema estándar de cinco derivaciones para el diagnóstico intraoperatorio de la isquemia. No obstante, el uso de sólo tres electrodos limita las áreas (paredes anterior, inferior o lateral) que se pueden monitorizar simultáneamente; por tanto, las derivaciones modificadas no se usan de forma sistemática en el quirófano de Cardiología.

c. **Sistema de cinco electrodos.** El uso de cinco electrodos (una derivación en cada extremidad y una derivación precordial) permite el registro simultáneo de las seis derivaciones frontales estándar, además de una derivación precordial monopolar. Todas las derivaciones de extremidades actúan como una tierra común para la derivación precordial monopolar. La derivación monopolar se coloca habitualmente en posición V_5, junto a la línea axilar anterior en el quinto espacio intercostal, para monitorizar mejor el ventrículo izquierdo (VI). La derivación precordial también se puede colocar en la zona precordial derecha para monitorizar el ventrículo derecho (VD; derivación V_{4R}).

Tabla 3.1. Derivaciones bipolares y aumentadas para usar con tres electrodos

Identificador de la derivación	Electrodo en el brazo derecho	Electrodo en el brazo izquierdo	Electrodo en la pierna izquierda	Selección de derivación	Útil para diagnosticar
Estándar					
I	Brazo derecho	Brazo izquierdo	Tierra	I	Isquemia lateral
II	Brazo derecho	Tierra	Pierna izquierda	II	Arritmias (onda P y altura del QRS máximas); isquemia inferior
III	Tierra	Brazo izquierdo	Pierna izquierda	III	Isquemia inferior
Aumentada					
aVR	Brazo derecho	Tierra común	Tierra común	aVR	
aVL	Tierra común	Brazo izquierdo	Tierra común	aVL	Isquemia lateral
aVF	Tierra común	Tierra común	Pierna izquierda	aVF	Isquemia inferior
Especiales					
MCL_1	Tierra	Bajo la clavícula izquierda	Posición V_1	III	Arritmias (onda P y altura del QRS máximas)
CS_5	Bajo la clavícula derecha	Posición V_5	Tierra	I	Isquemia anterior
CM_5	Manubrio esternal	Posición V_5	Tierra	I	Isquemia anterior
CB_5	Centro de la escápula derecha	Posición V_5	Tierra	I	Isquemia anterior; arritmias (onda P máxima)
CC_5	Línea axilar anterior derecha	Posición V_5	Tierra	I	Isquemia global

Modificado de Griffin RM, Kaplan JA. ECG lead systems. En: Thys D, Kaplan J, eds. The ECG in anesthesia and critical care. Nueva York: Churchill Livingstone, 1987:20.

1) **Ventajas.** Con la adición de sólo dos electrodos en el sistema del ECG se pueden monitorizar simultáneamente siete derivaciones. Más importante es que se puede monitorizar la isquemia de todo el miocardio, excepto la pared posterior. En los pacientes con arteriopatía coronaria se ha demostrado que la derivación monopolar V_5 es la mejor derivación aislada para el diagnóstico de la isquemia miocárdica[1]. Además, el 90% de los episodios isquémicos se detectarán en el ECG si las derivaciones II y V_5 se analizan simultáneamente[2]. Por tanto, una derivación colocada correctamente en V_5 junto con las derivaciones de las extremidades debería mejorar el diagnóstico de la inmensa mayoría de los episodios isquémicos en el intraoperatorio. Las derivaciones electrocardiográficas múltiples son también útiles en el diagnóstico de las arritmias auriculares y ventriculares.
2) **Desventaja.** El electrodo V_5 no debe interferir con el campo quirúrgico de la esternotomía media, aunque ciertamente interferirá con una incisión de toracotomía izquierda. Las derivaciones de cuatro extremidades se deben colocar en la parte posterior de hombros y caderas, zonas donde las molestias serán mínimas durante la esternotomía media. La derivación V_5, al igual que las dos derivaciones de las piernas, deben estar bien protegidas con cinta adhesiva impermeable, ya que las soluciones utilizadas en la preparación quirúrgica aflojarán los parches del electrodo e interferirán con la señal eléctrica.

d. **ECG invasivos**

1) **Esofágico.** Los electrodos esofágicos se pueden incorporar en el estetoscopio esofágico y son muy útiles para el diagnóstico de las arritmias auriculares. La facilidad relativa y seguridad de la derivación esofágica del ECG están demostradas. Además, la derivación esofágica es sensible a la detección de la isquemia de la pared posterior.
2) **Endotraqueal.** Los electrodos del ECG se han incorporado en el tubo endotraqueal y pueden ser útiles para el diagnóstico de las arritmias auriculares en los pacientes cardíacos pediátricos.
3) **Catéter multifunción en la arteria pulmonar (AP).** El catéter multifunción en AP incluye todas las características de un catéter estándar de la AP (véase la Sección **F**). Además, se han incorporado en el catéter tres electrodos auriculares y dos ventriculares. Estos electrodos permiten no sólo registrar el electrocardiograma intracavitario, sino también la estimulación auricular o auriculoventricular (AV). Para diagnosticar las arritmias auriculares, ventriculares o AV o los bloqueos de conducción se puede registrar un ECG selectivo.
4) **Electrodos epicárdicos.** Los cirujanos cardíacos colocan sistemáticamente electrodos de estimulación epicárdica ventriculares o auriculares antes de retirar al paciente de la DCP o antes del cierre esternal. Aunque la intención principal de estos electrodos es permitir la estimulación AV en el período posterior a la DCP, también pueden utilizarse para registrar los ECG epicárdicos auriculares y ventriculares. Estos electrodos son más útiles en el diagnóstico postoperatorio de problemas complejos de conducción y de arritmias (véase el Capítulo 10).

3. **Registro e interpretación.** Para utilizar totalmente las capacidades de la monitorización del ECG se debe prestar una atención especial a la eliminación de las principales fuentes de artefactos y errores.

a. **Interfase paciente-electrodo.** La señal eléctrica generada por el corazón y monitorizada por el ECG es muy débil, alcanzando sólo los 0,5-2 mV en la superficie cutánea. Es fundamental que la piel esté muy bien preparada para evitar la pérdida de señal en la interfase piel-electrodo. La piel debe estar limpia y sin suciedad y es mejor provocar una pequeña escoriación para eliminar parte del estrato córneo, que puede ser el origen de una resistencia alta. La resistencia cutánea puede ser hasta de 1.000.000 Ω (ohmios). Para obviar el problema de los artefactos musculares, siempre que sea posible se evitará colocar los electrodos sobre grandes masas musculares.

b. **Electrodos.** Los electrodos deben ser del tipo cloruro de plata para evitar un desequilibrio de resistencias entre electrodos de distintos tipos. Se evitará en todo momento el empleo de electrodos de aguja por el riesgo de lesión térmica relacionada con el uso del bisturí eléctrico.

c. **Electrodos y cables de conexión**

   1) **Aislamiento.** La principal fuente de artefactos procedentes de los electrodos del ECG es la pérdida de integridad del aislamiento de los electrodos y cables de conexión.

   2) **Artefacto por el movimiento.** El movimiento del electrodo provocará artefactos que pueden minimizarse llevando a los electrodos sobre sí mismos.

   3) **Entrecruzamiento de cables.** El cruce de otros cables de monitorización (especialmente, el cable del pulsioxímetro, que transmite una señal amplificada) con los electrodos del ECG puede provocar una interferencia importante.

d. **Sistema electrónico de filtrado.** Los monitores de ECG modernos tienen filtros electrónicos que disminuyen los artefactos ambientales. Habitualmente, pueden funcionar en dos modos, cada uno de ellos con una frecuencia de respuesta diferente:

   1) **El modo monitorización** (0,5 a 40 Hz) elimina tanto los artefactos de baja frecuencia como los de alta frecuencia, como son los que producen una línea basal errante, pero también distorsiona la altura del complejo QRS y el grado de descenso o elevación del segmento ST.

   2) **El modo diagnóstico** (0,05 a 100 Hz) no filtra las señales de frecuencia más alta pero está más sujeto a los efectos de artefactos. El ECG del modo diagnóstico reflejará con exactitud los cambios anormales (p. ej., isquémicos).

e. **Pantalla.** Las pantallas del ECG son frecuentemente de tipo osciloscopio de rayos catódicos, aunque los monitores más modernos de pantalla plana se van haciendo más populares por su perfil más estrecho. Es necesario calibrar el trazado con una señal de calibración de 1 mV para interpretar los cambios del segmento ST correctamente. Deberá disponerse de un sistema de registro de una tira calibrada del ECG para poder realizar un análisis más detallado de las arritmias y de las alteraciones del segmento ST.

f. **Interpretación del ECG asistida por ordenador.** En la actualidad, existen programas informáticos que permiten el análisis inmediato de arritmias y de la isquemia, pero la exactitud de esta tecnología en el quirófano de cardiología aún no está totalmente validada. Un estudio demostró una sensibilidad del 60% al 78% en la detección de la isquemia frente al monitor Holter; los autores sugirieron que no se podía confiar exclusivamente en los datos de tendencia automatizados del segmento ST[3].

4. **Riesgos asociados con el ECG.** El riesgo de un paciente que tiene electrodos cutáneos debe ser mínimo, ya que no se utilizan electrodos con aguja. Incluso las formas más invasivas de monitorización con ECG, como los registros esofágicos, endotraqueales e intracavitarios, son seguras siempre que el paciente esté protegido del microshock, como se comenta más adelante en este mismo capítulo.

5. **Recomendaciones de la monitorización con ECG.** En caso de anestesia para cirugía cardíaca se recomienda utilizar un monitor de ECG de superficie con cinco electrodos en el modo diagnóstico. Idealmente, este monitor debe ser capaz de mostrar al menos dos derivaciones simultáneamente, ya que el uso de dos derivaciones simultáneas para monitorizar dos zonas diferentes de miocardio nutridas por dos arterias coronarias distintas facilita el diagnóstico de las arritmias y aumenta la capacidad de detectar la isquemia. Ninguna de las derivaciones ECG estándar puede detectar la isquemia de la pared posterior. Asimismo, la isquemia del VD habitualmente no se detecta a menos que se use un electrodo precordial en el lado derecho, lo que se debe reservar para casos particulares. En el ECG más detallado que se precisa en el postoperatorio se pueden usar los electrodos auriculares y ventriculares epicárdicos. Si no se dispone de este tipo de electrodos, se valorará el empleo de otros métodos de ECG invasivo. Se tendrá a mano un méto-

do de identificación de los patrones del ECG para alcanzar un diagnóstico más exacto.

B. Monitores no invasivos de la presión arterial

1. **Indicaciones en el paciente cardíaco.** Habitualmente, los métodos no invasivos de medición de la presión arterial (PA) no son adecuados para monitorizar los parámetros hemodinámicos durante un procedimiento de cirugía cardíaca, en especial los que incluyen una DCP. Debido a las limitaciones que se exponen a continuación, a menudo se usan sólo como adyuvantes de la monitorización invasiva de la PA.
   a. **Inexactitud.** Se producen mediciones inexactas, en especial en presencia de hipertensión o hipotensión extremas.
   b. **Datos intermitentes.** Las mediciones de PA sólo se obtienen cada 1-2 minutos.
   c. **Necesidad de un flujo pulsátil.** Estos métodos no se pueden usar durante una DCP no pulsátil.
2. **Técnicas.** La detección no invasiva de la PA se basa en el principio del flujo pulsátil. Si se aplica un manguito en una extremidad y se infla hasta una presión mayor que la presión sistólica, el flujo hacia las arterias distales a la oclusión se reduce a cero. A medida que se libera lentamente la presión entre la presión sistólica y la presión diastólica se producen cambios característicos en la presión o el flujo distal al manguito. Estos cambios se pueden detectar con uno de los cuatro métodos siguientes: i) auscultación de los ruidos clásicos de Korotkoff; ii) interpretación asistida por microprocesador de las oscilaciones del manguito (Figura 3.2); iii) medición de los cambios de frecuencia de un haz de ultrasonidos dirigido a la arteria braquial, y iv) cambios de la señal pletismográfica del dedo con un pequeño manguito oclusor. Entre ellos, el método oscilométrico es el que se usa más frecuentemente en la práctica clínica.
3. **Riesgos de la medición no invasiva de la PA.** Además de las lesiones relacionadas con la compresión durante las mediciones no invasivas de la PA, otro riesgo

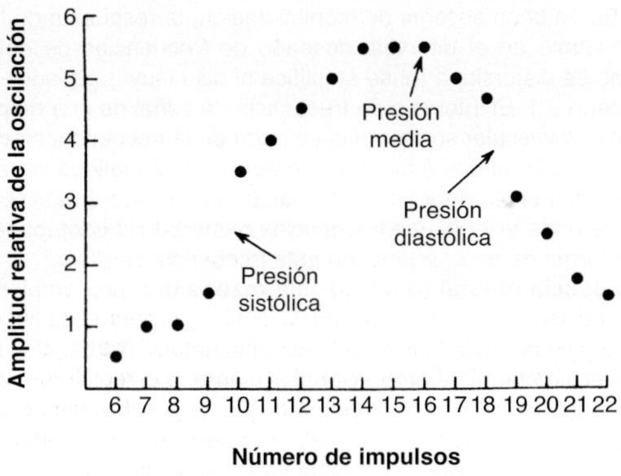

Figura 3.2. La técnica oscilatoria no invasiva de medición de la presión arterial mide la amplitud de la oscilación en el propio manguito de presión durante el tiempo que dura el ciclo en el manguito. Primero, éste se infla hasta alcanzar presiones por encima de la presión sistólica; durante ese tiempo, sólo se detectan las fluctuaciones de presión débiles en la porción proximal del manguito procedentes del segmento proximal no ocluido de la arteria. A medida que disminuye la presión, la amplitud de las oscilaciones del manguito de presión aumenta a medida que las porciones distales de la arteria comienzan a latir. Un aumento brusco e importante de la amplitud de la oscilación se ha correlacionado con la presión sistólica. A medida que se alcanza la presión arterial media, la amplitud de oscilación alcanza un máximo y después disminuye. A medida que la presión del manguito disminuye, se produce un descenso brusco de la amplitud de oscilación que se correlaciona con la presión diastólica. Este sistema puede controlarse y automatizarse con un microprocesador y puede actuar en un ambiente ruidoso. (Modificado de Apple HP. Automatic noninvasive blood pressure monitors: what is available? En: Gravenstein JS y cols., eds. Essential noninvasive monitoring in anesthesia. Nueva York: Grune & Stratton, 1980:11.)

potencial para el paciente se basa en el tratamiento agresivo por parte del médico de una lectura inexacta de la PA. Todos los métodos no invasivos de medición de la PA son propensos a producir artefactos que se deben comprobar antes de su aceptación.

4. **Recomendaciones para la medición no invasiva de la PA.** Es deseable disponer de una medición indirecta de la PA durante todos los procedimientos de cirugía cardíaca, que puede servir como reserva del sistema intraarterial y ser muy útil antes de establecer la monitorización invasiva y en el período inmediato posterior a la DCP, cuando la medición directa de la presión en arteria **radial** puede ser falsamente baja. Para no interferir con una forma de medición directa, la medición no invasiva de la PA se obtendrá en la extremidad contralateral.

C. **Mediciones intravasculares de la presión.** En la anestesia cardíaca es muy frecuente medir las presiones en el interior de los vasos sanguíneos directamente. A menudo, la presión arterial se mide colocando un catéter en una arteria periférica, mientras que se colocan otros catéteres en la circulación central para medir las presiones venosa central o intracardíaca. Los componentes de un sistema de medición de la presión intravascular son el catéter intravascular, un conducto conector lleno de líquido, un transductor y un analizador electrónico con un sistema de pantalla.

1. **Características de la forma de la onda de presión.** Las ondas de presión del aparato cardiovascular se pueden identificar como ondas sinusoidales periódicas complejas. Estas ondas complejas son la suma de una serie de ondas sinusoidales simples de distintas amplitudes y frecuencias que representan los armónicos naturales de una frecuencia fundamental. El primer armónico, o frecuencia fundamental, es igual a la frecuencia cardíaca (Figura 3.3) y los primeros diez armónicos de la frecuencia fundamental contribuirán significativamente a la forma de la onda.

2. **Propiedades de un sistema de monitorización**

   a. **La respuesta de la frecuencia (o índice de amplitud)** es el cociente entre la amplitud medida y la amplitud de entrada de una señal en una frecuencia específica. En un buen sistema de monitorización, la respuesta de la frecuencia debe ser constante en el intervalo deseado de frecuencias de entrada, es decir, la señal no se distorsiona (ni se amplifica ni disminuye). El índice de amplitud ideal es cercano a 1. El intervalo de frecuencia de señal de una respuesta de onda de presión intravascular se determina a partir de la frecuencia cardíaca. Por ejemplo, si la frecuencia cardíaca de un paciente es de 120 latidos por minuto, la frecuencia fundamental es de 2 Hz. Como los primeros diez armónicos contribuyen a la forma de onda arterial, las frecuencias hasta 20 Hz contribuirán a la morfología de una forma de onda arterial en esta frecuencia cardíaca.

   b. **La frecuencia natural (o frecuencia resonante),** una propiedad de toda materia, se refiere a la frecuencia en la cual el propio sistema de monitorización resuena y amplifica la señal. La frecuencia natural **(f_n)** de un sistema de monitorización es directamente proporcional al diámetro de la luz del catéter (D), inversamente proporcional a la raíz cuadrada de la longitud del tubo de conexión (L), inversamente proporcional a la raíz cuadrada de la distensibilidad del sistema **($\Delta V/\Delta P$)** e inversamente proporcional a la raíz cuadrada de la densidad del líquido contenido en el sistema **(δ)**. Esta relación se expresa en la fórmula siguiente:

   $$f_n \propto D \cdot L^{-1/2} \cdot (\Delta V/\Delta P)^{-1/2} \cdot \delta^{-1/2}$$

   Para aumentar f_n y reducir con ello la distorsión, es imperativo que el sistema de presión-detección esté compuesto por un conducto corto de distensibilidad baja y un diámetro razonable, lleno con un fluido de densidad baja (como agua).

   Idealmente, la frecuencia natural del sistema de medición debe ser al menos diez veces la frecuencia fundamental para reproducir los primeros diez armónicos de la onda de presión sin distorsiones. En la práctica clínica, la frecuencia natural de la mayoría de los sistemas de medición se encuentra en un intervalo entre 10 y 20 Hz. Si la frecuencia de entrada es cercana a la frecuencia natural del sistema (lo que suele ser habitual en la clínica), se amplificará la respuesta del sistema

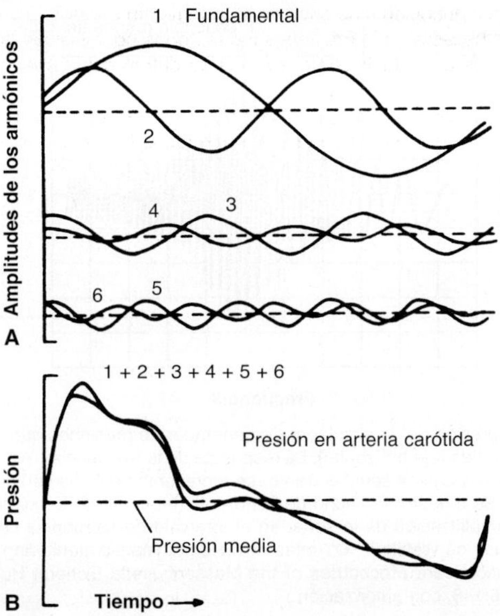

Figura 3.3. **A:** Generación de formas de onda armónicas a partir de la frecuencia fundamental (frecuencia cardíaca) según un análisis de Fourier. **B:** Se muestran los seis primeros armónicos. La suma de los seis armónicos reproduce una onda de presión arterial normal. Los primeros seis armónicos se superponen, mostrando una forma probable de la onda original, aunque no sea una reproducción fidedigna de la misma. Se deben detectar los primeros diez armónicos de una onda de presión mediante un sistema de catéter-transductor, si el sistema anterior no proporciona una reproducción exacta de la onda. (Tomado de Welch JP, D'Ambra MN. Hemodynamic monitoring. En: Kofke WA, Levy JH, eds. Postoperative critical care procedures of the Massachusetts General Hospital. Boston: Little, Brown and Company, 1986:146, con autorización.)

(Figura 3.4). Por tanto, estos sistemas requieren la cantidad correcta de **amortiguación** para minimizar la distorsión.

c. El **coeficiente de amortiguación** refleja la velocidad de disipación de la energía de una onda de presión. Esta propiedad puede alterarse para disminuir la amplificación errónea de un sistema no infraamortiguado o para aumentar la respuesta de frecuencia de un sistema sobreamortiguado. La Figura 3.5 muestra la relación entre la respuesta de frecuencia, la frecuencia natural y el coeficiente de amortiguación.

Cuando un sistema de monitorización de la presión con una frecuencia natural determinada duplica una forma de onda compleja con cualquiera de los primeros diez armónicos cerca de la frecuencia natural del sistema, se producirá la amplificación si no se realiza la amortiguación correcta de la unidad catéter-transductor. El problema se complica cuando la frecuencia cardíaca es rápida (como sucede en un niño o un paciente con un ritmo auricular rápido), lo que aumenta las demandas del sistema al aumentar la frecuencia de entrada (Figura 3.6). **La amortiguación correcta de un sistema de monitorización de la presión no debe afectar a la frecuencia natural del sistema.**

Tanto la frecuencia natural como el coeficiente de amortiguación de un sistema se pueden estimar usando una adaptación del método de onda cuadrada conocido como prueba «pop». La frecuencia natural se estima midiendo el período de tiempo de una oscilación a medida que el sistema se estabiliza en la línea basal

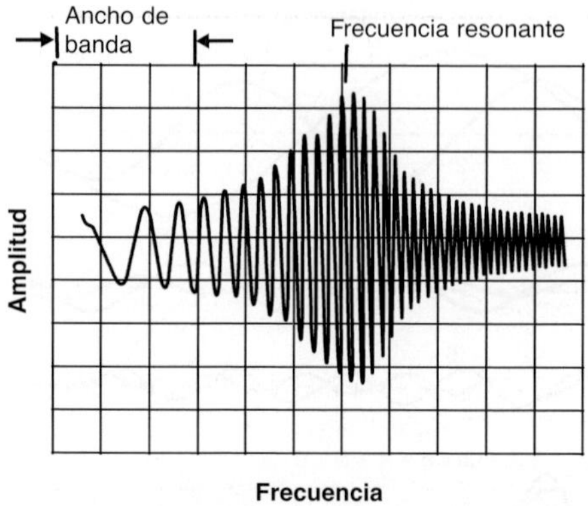

Figura 3.4. Registro de presión de un simulador de generador de presiones que emite una onda sinusoide de frecuencias crecientes (eje horizontal). La respuesta de la frecuencia (relación entre la amplitud de la señal saliente y la amplitud de la señal entrante) se representa en el eje vertical para un sistema de catéter-transductor típico. Se muestra el ancho de banda útil (intervalo de frecuencia que produce una respuesta «plana») y la amplificación de la señal en el intervalo de frecuencia cerca de la frecuencia natural del sistema. (Tomado de Welch JP, D'Ambra MN. Hemodynamic monitoring. En: Kofke WA, Levy JH, eds. Postoperative critical care procedures of the Massachusetts General Hospital. Boston: Little, Brown and Company, 1986:148, con autorización.)

después del purgado a alta presión. El coeficiente de amortiguación se calcula midiendo el índice de amplitud de dos picos sucesivos (Figura 3.7).

Después de un cambio rápido de presión, un sistema infraamortiguado continuará oscilando durante un período prolongado de tiempo. En términos de monitorización de la presión, este efecto se traduce en una sobreestimación de la PA sistólica y una infraestimación de la PA diastólica. Un sistema sobreamortiguado no oscilará en absoluto, sino que se estabilizará lentamente en el valor basal, infraestimando la presión sistólica y sobreestimando la presión diastólica. Un sistema amortiguado en el punto crítico se estabilizará en el valor basal sólo después de una o dos oscilaciones y reproducirá con exactitud las presiones sistólicas. Un sistema amortiguado óptimamente o en el punto crítico mostrará una respuesta de frecuencia constante (o plana) en el intervalo de frecuencias hasta la f_n del sistema (Figura 3.5). Si un sistema dado no cumple este criterio, se debe comprobar sus componentes, en especial en busca de aire, o sustituir el sistema. Incluso un sistema perfectamente amortiguado comenzará a distorsionar la forma de onda con frecuencias cardíacas más altas, ya que el décimo armónico supera la frecuencia natural del sistema (Figura 3.6).

3. **Manómetros de presión.** El transductor de presión-monitorización se puede describir como un transductor de resistencia variable. Una parte crítica del transductor es el diafragma, que actúa uniendo la onda de líquido con la entrada eléctrica. Los voltajes a través de la resistencia variable de un puente Wheatstone incluido en el transductor se alteran cuando el diafragma de un transductor se distorsiona por un cambio de presión. A su vez, esto produce un cambio de corriente que se convierte eléctricamente y aparece en la pantalla.
4. **Fuentes de error en la medición de la presión intravascular**
   a. **Respuesta del transductor de baja frecuencia.** La respuesta de baja frecuencia se refiere a un intervalo de baja frecuencia en el cual la relación de la amplitud salida-entrada es constante (es decir, no hay distorsión). Si la frecuencia natural del sistema es baja, su respuesta de frecuencia también será baja. **La mayoría de los sistemas con transductor utilizados en anestesia se pueden**

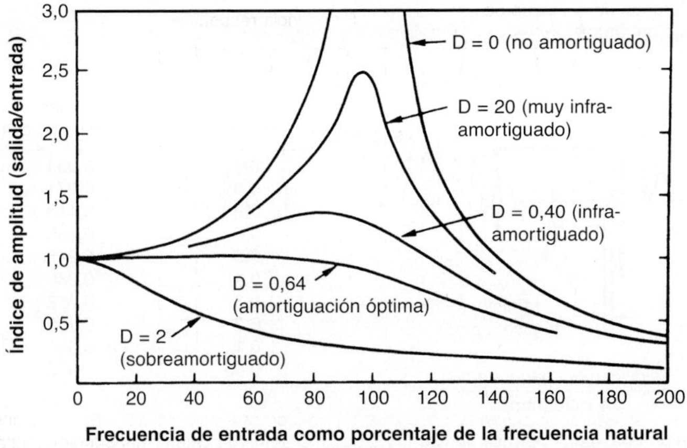

Figura 3.5. Índice de amplitud (o respuesta de la frecuencia) en el eje vertical se traza como una función de la frecuencia de entrada como porcentaje de la frecuencia natural (y no en forma de valores absolutos). En un sistema no amortiguado o infraamortiguado, la salida de señal se amplifica en la región de la frecuencia natural del sistema transductor; en un sistema sobreamortiguado, se observa la reducción del índice de amplitud de la mayoría de las frecuencias de entrada. Este trazado muestra varios puntos importantes. i) Si el sistema catéter-transductor tiene una frecuencia natural alta, se requerirá menos amortiguación para producir una respuesta plana en el intervalo clínicamente relevante de frecuencias entrantes (10 a 30 Hz). ii) En los sistemas con una frecuencia natural en el intervalo clínicamente relevante (caso habitual), existe un nivel de amortiguación «crítica» (óptima) que mantendrá una respuesta plana de la frecuencia. (Tomado de Grossman W. Cardiac catheterization, 3.ª ed. Filadelfia: Lea & Febiger, 1985:122, con autorización.)

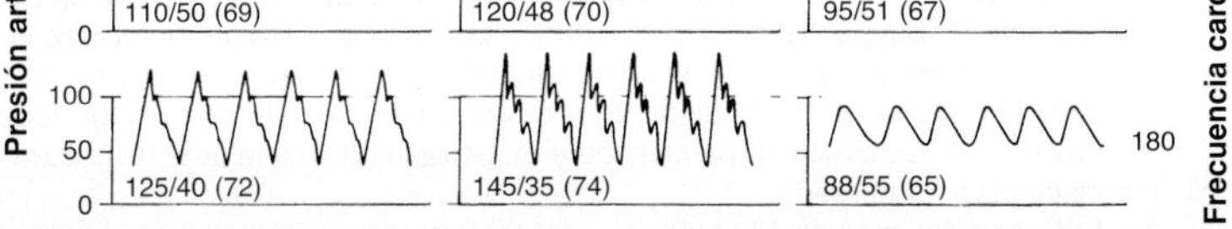

Figura 3.6. Comparación de tres sistemas de catéter-transductor con la misma frecuencia natural (15 Hz) en diferentes condiciones de frecuencia cardíaca. Las presiones se muestran como sistólica-diastólica (media). La presión arterial de referencia en todos los paneles es de 100/50. **A:** un sistema amortiguado hasta el punto crítico (ζ = 0,6) proporciona una reproducción exacta hasta que se alcanzan las frecuencias cardíacas más altas (mayores de 150). **B:** un sistema infraamortiguado (ζ = 0,2) muestra una distorsión en las frecuencias más bajas, provocando la sobreestimación de la presión sistólica e infraestimación de la presión diastólica. **C:** un sistema sobreamortiguado (ζ = 0,8) demuestra la infraestimación de la presión sistólica y sobreestimación de la presión diastólica. Obsérvese también que las presiones diastólica y media se afectan menos ante sistemas de monitorización inadecuados. f_n, frecuencia natural; ζ, coeficiente de amortiguación.

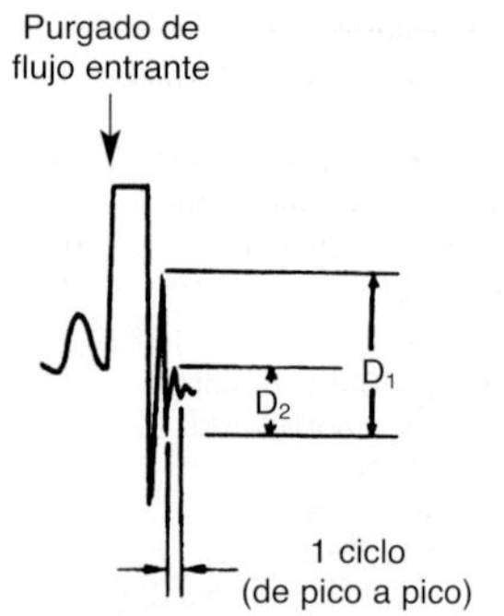

$$f_n = \frac{\text{Velocidad del papel (mm/s)}}{\text{1 ciclo (mm)}}$$

Índice de amplitud (D_2/D_1)	Coeficiente de amortiguación
0,9	0,034
0,8	0,071
0,7	0,113
0,6	0,160
0,5	0,215
0,4	0,280
0,3	0,358
0,2	0,456
0,1	0,591
0,05	0,690

Figura 3.7. La prueba «pop» permite derivar f_n y ζ de un sistema de catéter-transductor. La prueba se debe realizar con el catéter en la arteria para estudiar íntegramente el sistema, ya que todos los componentes contribuyen a los armónicos resultantes. La prueba implica un purgado rápido (con el sistema de purgado de alta presión usado habitualmente), seguido por una liberación súbita. Con ello, se produce un descenso rápido de la presión de la bolsa de purgado y, debido a la inercia del sistema, un exceso del valor basal. Las oscilaciones posteriores con respecto al valor basal se usan para calcular f_n y ζ. Por ejemplo, el pulso arterial del extremo izquierdo de la figura está seguido por un purgado rápido y liberación súbita. Las oscilaciones resultantes tienen un período definido, o ciclo, medido en milímetros. La frecuencia natural f_n se calcula a partir de la velocidad del papel dividida por este período, expresado en ciclos por segundo o Hertz. Si el período fuese de 2 mm y la velocidad del papel fuese de 25 mm/s, f_n = 12,5 Hz. Para determinar f_n, una velocidad de papel más rápida tendrá una fiabilidad mayor. Se usa el índice de amplitud entre una onda resonante inducida y la siguiente, D_2/D_1, para calcular los coeficientes de amortiguación (columna derecha). Un coeficiente de amortiguación de 0,2-0,4 describe un sistema infraamortiguado, 0,4-0,6 describe un sistema óptimamente amortiguado y 0,6-0,8 describe un sistema sobreamortiguado. (Tomado de Bedford RF. Invasive blood pressure monitoring. En: Blitt CD, ed. Monitoring in anesthesia and critical care medicine. Nueva York: Churchill Livingstone, 1985:59, con autorización.)

describir como sistemas infraamortiguados con una frecuencia natural baja. Por tanto, se debe evitar cualquier situación que disminuya aún más la respuesta de f_n. **La presencia de aire dentro del catéter-transductor provoca la mayoría de los errores de monitorización.** Debido a su capacidad de compresión, el aire no sólo disminuye la respuesta del sistema, sino que también conduce a una sobreamortiguación del sistema. Por tanto, la creencia mantenida de que una burbuja de aire colocada en el conducto de presión disminuye el artefacto al aumentar el coeficiente de amortiguación es incorrecta. Una segunda causa frecuente de disminución de la respuesta de frecuencia es la formación de un coágulo que obstruye parcialmente el catéter debido a la despresurización del dispositivo de purgado.

b. Latigazo del catéter. El «latigazo» del catéter es un fenómeno en el cual el propio movimiento de la punta del catéter produce una oscilación apreciable de la presión. Este artefacto habitualmente no se observa con catéteres arteriales periféricos, pero es más frecuente con catéteres en AP o VI.

c. Resonancia de los vasos periféricos. La presión sistólica medida en un catéter en arteria radial puede ser hasta 20-50 mm Hg más alta que la presión medida en la zona central de la aorta. Este resultado se debe a muchas interacciones complejas de la sangre cuando se expulsa desde el VI hacia la aorta. Las características de la onda de presión cuando se desplaza distalmente por el árbol arterial se modifican como resultado del estrechamiento de las arterias, la disminución del tejido elástico en los vasos distales y la adición de ondas reflejadas a la onda arterial a medida que va progresando distalmente en el sistema arterial (Figura 3.8).

d. **Cambios de las propiedades eléctricas del transductor.** El balance eléctrico, o cero eléctrico, se refiere al ajuste del puente Wheatstone dentro del transductor de forma que fluye una corriente cero hacia el detector en una presión cero. Los transductores deben equilibrarse electrónicamente de forma periódica durante un procedimiento, porque el punto cero puede desplazarse, por ejemplo, si cambia la temperatura ambiente. Este cambio puede deberse a un fenómeno de acoplamiento membrana-cúpula o a un cambio de la circuitería del amplificador de presión. En presencia de un cambio en la línea de base en el sistema del transductor, la forma de onda de presión puede no cambiar y es concebible que pueda comenzarse un tratamiento activo sobre la base de valores erróneos.

e. **Errores de posición del transductor.** Por acuerdo, se dice que la posición de referencia para la monitorización hemodinámica se sitúa en la aurícula derecha (AD). Con el paciente colocado en posición supina, la AD se sitúa a la altura de la línea medioaxilar. Una vez establecido el nivel cero, el transductor debe mantenerse a la misma altura de la AD. Si el transductor cambia de posición se obtendrán valores de presión falsamente altos o bajos. Éste es un problema de menor relevancia cuando se miden presiones arteriales relativamente altas, pero puede ser significativo cuando se monitoriza una presión más baja, como la presión venosa central (PVC), la presión en AP o la presión de enclavamiento en capilares pulmonares (PECP).

5. **Catéteres con transductor en la punta.** Existen catéteres que tienen transductores en miniatura en su punta. Estos catéteres reducen los artefactos y errores relacionados con las múltiples conexiones que existen en los sistemas de transductores llenos de líquidos (llaves de paso, conductos, burbujas de aire, coágulos). Con una res-

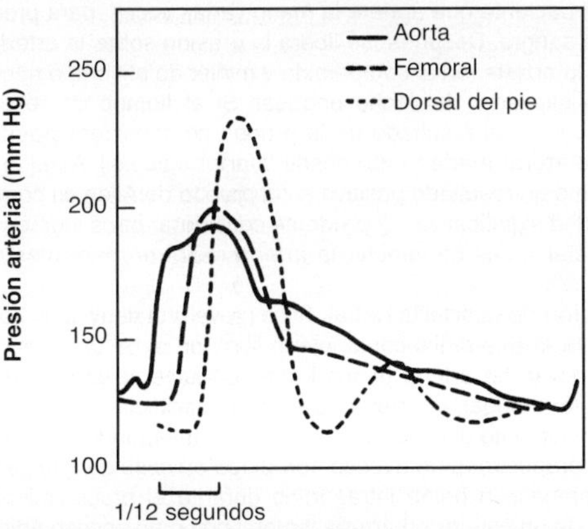

Figura 3.8. Cambio de la presión de pulso en distintas arterias. La forma de onda en la zona central de la aorta es más redondeada y tiene una muesca dicrótica definida. La arteria dorsal del pie y, en menor grado, la arteria femoral muestra un retardo de la transmisión del pulso, una pulsación sistólica inicial más amplia (y, con ello, una presión sistólica mayor) y una muesca dicrótica mal definida (femoral) o perdida (dorsal del pie). La muesca dicrótica se mantiene mejor en la onda de presión de las extremidades superiores (imagen no mostrada). La segunda «joroba» pequeña de la onda de la arteria dorsal del pie se debe, probablemente, a una onda reflejada a partir de un desequilibrio de impedancia arterial-arteriolar. (Tomado de Welch JP, D'Ambra MN. Hemodynamic monitoring. En: Kofke WA, Levy JH, eds. Postoperative critical care procedures of the Massachusetts General Hospital. Boston: Little, Brown and Company, 1986:144, con autorización.)

puesta de frecuencia plana hasta de 40 Hz, proporcionan una medición de la PA muy exacta. El principal inconveniente de estos transductores es su coste y su fragilidad relativa. El empleo de catéteres con un transductor en la punta que utiliza fibra óptica en lugar de la transducción eléctrica de la señal de presión puede reducir el coste de los catéteres hasta el punto en que se pueden fabricar para un solo uso a un precio competitivo.

D. Cateterismo arterial

1. **Indicaciones.** Por varias razones, el cateterismo arterial se ha convertido en un estándar de monitorización del paciente sometido a cirugía cardíaca:
   a. **La medición directa de la presión arterial es posible durante la circulación extracorpórea no pulsátil.**
   b. **Lo habitual es que los pacientes sometidos a cirugía cardíaca sean hemodinámicamente inestables en el perioperatorio.**
   c. **En estos pacientes está indicada la vigilancia estrecha de la gasometría arterial y de la bioquímica sanguínea.**
2. **Puntos de canulación.** Se pueden usar varios lugares para la canulación del árbol arterial:
   a. **Arteria radial.** Este acceso es el más usado para el cateterismo arterial porque la inserción del catéter es fácil y la arteria radial proporciona una estimación razonablemente exacta de la presión verdadera en aorta.
      1) **Técnica.** En la Tabla 3.2 se resumen los pasos seguidos para realizar la canulación de la arteria radial. En la Figura 3.9 se muestra una técnica, la perforación de la arteria radial para inserción del catéter.
      2) **Contraindicaciones.** La presencia de un flujo colateral inadecuado hacia la mano es una contraindicación relativa para el uso del catéter en arteria radial. La **prueba de Allen modificada** detecta los pacientes que tienen una circulación colateral palmar inadecuada desde la arteria cubital. Descrita originalmente por Allen en 1927 y modificada por Bedford, esta prueba consiste en aplicar una presión firme sobre las arterias cubital y radial simultáneamente y pedir al paciente que apriete la mano varias veces, para promover la eliminación de sangre. Después, se libera la presión sobre la arteria cubital, manteniendo la arteria radial comprimida y midiendo el tiempo necesario para rellenar los capilares del lecho ungueal. Si el tiempo de relleno es mayor de 15 segundos, el resultado de la prueba se considera **positivo** y sugiere un **flujo colateral inadecuado** desde la arteria cubital. Aunque se discute hasta qué punto un resultado positivo en la prueba de Allen se correlaciona con una morbilidad significativa, es prudente considerar otros lugares para la inserción del catéter antes de canular la arteria radial en pacientes con vasculopatía periférica.
      3) **Obtención de la arteria radial.** Si se prevé una derivación coronaria en la que se use la arteria radial como injerto libre, se debe usar otro lugar de acceso.
   b. **Arteria femoral.** La arteria femoral ofrece dos ventajas con respecto al acceso radial. En primer lugar, la arteria no sólo es superficial, sino que también permite un acceso excelente al árbol arterial central. En segundo lugar, el catéter en arteria femoral proporciona un acceso apropiado en caso de que sea necesario colocar una bomba con balón intraaórtico durante el procedimiento quirúrgico. La colocación de un catéter en arteria femoral como un acceso adicional con catéter deberá valorarse en cualquier paciente en el cual se esperan problemas durante la retirada de la DCP (es decir, aquellos que tienen una fracción de eyección deprimida, alteraciones segmentarias importantes de la motilidad de la pared o una enfermedad coronaria significativa).
      1) **Técnica.** El acceso a la arteria femoral es más fácil usando la técnica de Seldinger después de preparar y vestir la zona con un procedimiento estéril.
      2) **Contraindicaciones.** La canulación de la arteria femoral debe evitarse en todo paciente que haya sido sometido a una cirugía vascular previa que afecte a las arterias femorales o que tenga una infección cutánea en la ingle.

Tabla 3.2. Pasos necesarios para la colocación de un catéter

Pasos	Justificación y posibles complicaciones
1. Inmovilizar la muñeca y flexionarla dorsalmente	Una dorsiflexión excesiva o una cinta adhesiva demasiado apretada ocluyen la arteria
2. Inmovilizar el pulgar con cinta adhesiva	Estabilizar la arteria contra la cabeza radial
3. Palpar 3-4 cm del trayecto arterial	Aumenta la probabilidad de pinchar en el centro
4. a. Hacer un pequeño habón cutáneo con lidocaína al 0,5% después de la preparación estéril	Mantener un volumen pequeño de la infiltración superficial y profunda para evitar alterar la anatomía de la zona
b. Infiltrar los planos más profundos a ambos lados de la arteria	Disminuye la incidencia de espasmo
5. Penetrar en la piel con una aguja de calibre 18	Facilita la maniobra del catéter
6. Introducir una unidad de catéter de calibre 20 y 5 cm sobre la aguja	Un calibre mayor se puede asociar con una mayor trombogénesis
7. Avanzar en golpes cortos y rápidos de 1 mm hasta que se observa el sangrado retrógrado. Se puede hacer con las variantes siguientes:	El avance rápido aumenta las posibilidades de punción de la pared arterial Estos tres métodos no son mutuamente excluyentes, sino que describen tres profundidades distintas de la punta de la aguja y del catéter:
a. Avanzar la unidad 0,5 mm; deslizar el catéter sin la aguja hacia el interior de la arteria	a. Colocación en la **luz** arterial
b. Avanzar la unidad hasta que se detenga el sangrado retrógrado y retirar la aguja (manteniendo fijo el catéter); cuando vuelve a aparecer el sangrado retrógrado, hacer avanzar el catéter en el interior de la arteria	b. Colocación en la **pared posterior** de la arteria (con este método, la punta del catéter se mantiene en el lumen)
c. Avanzar la unidad varios milímetros, retirar la aguja completamente, retraer el catéter hasta que reaparezca un buen flujo, hacer avanzar el catéter en el interior de la arteria directamente o después de introducir una guía flexible	c. Colocación de la aguja y del catéter **a través de** la pared posterior, también denominado perforación arterial. La guía debe avanzar a través del lumen del catéter sólo si hay flujo pulsátil a través del catéter; si se fuerza la guía se puede producir una disección arterial
8. Extraer el aire del conducto	Previene la embolia gaseosa arterial

c. Raíz aórtica. La canulación de la raíz aórtica no es una opción al comienzo del estudio de un caso cardíaco, sino que siempre se valorará en un paciente cuando se abra el tórax y se encuentren dificultades para obtener una PA fiable. El anestesista puede manipular el conducto de presión desde el campo estéril después de que el cirujano inserte una aguja o catéter en la raíz aórtica.

d. Arteria axilar. La arteria axilar, como la arteria femoral, es para el anestesista una arteria superficial de gran tamaño que permite un buen acceso al árbol arterial central.

1) Técnica. La forma más fácil de acceder a la arteria axilar es la técnica Seldinger. La colocación del catéter axilar en la axila izquierda reduce las probabilidades de purgar aire o detritus desde el catéter que pudieran causar una embolia en un vaso cerebral.

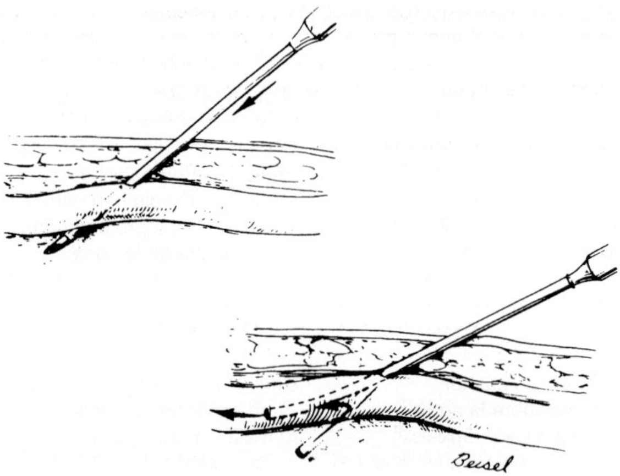

Figura 3.9. Una de las técnicas usadas para la canulación de la arteria radial. La unidad de aguja-catéter se hace avanzar a través de la arteria, como se muestra en el dibujo superior. En el dibujo inferior se muestra la aguja extraída y el catéter retirado hasta que se obtiene el flujo pulsátil (indicando que la punta del catéter se encuentra en la luz del vaso). Entonces se hace avanzar el catéter en la arteria. (Tomado de Freis ES. Vascular cannulation. En: Kofke WA, Levy JH, eds. Postoperative critical care procedures of the Massachusetts General Hospital. Boston: Little, Brown and Company, 1986:137, con autorización.)

2) **Contraindicaciones.** La canulación de la arteria axilar debe evitarse en presencia de una irritación cutánea localizada en la axila. Se reconoce el aumento de riesgo de embolia cerebral de aire o detritus.

e. **Arteria braquial.** La arteria braquial es una arteria de fácil acceso, situada medialmente en la fosa antecubital.

1) **La canulación de la arteria braquial** es similar a la descrita en la arteria radial. En esta arteria se puede colocar fácilmente un catéter de calibre 20. Se debe inmovilizar el codo con un soporte grande de brazo para mantener su estabilidad.

2) **Contraindicaciones.** Como la arteria braquial es una rama terminal, su canulación está relativamente contraindicada. No obstante, la incidencia de tromboembolia de la arteria braquial con catéteres de calibre 18 o menores fue baja en los estudios prospectivos y se puede minimizar si se usa el catéter del menor calibre y más corto posible.

f. **Arteria cubital.** La arteria cubital se puede usar en aquellos casos poco frecuentes en los que la arteria radial no pueda penetrarse fácilmente. Antes de la inserción de un catéter en la arteria cubital se debe repetir la prueba de Allen como se ha descrito anteriormente, excepto en que debe liberarse la presión sobre la arteria radial para comprobar el flujo colateral adecuado procedente de esta arteria.

g. **Arteria dorsal del pie y tibial posterior.** En general, no se recomienda utilizar ninguno de estos lugares de canulación porque presentan problemas difíciles para su control en el postoperatorio. Además, la situación distal aumenta la distorsión de la pared arterial (Figura 3.8).

3. **Interpretación de los trazados arteriales.** La forma de onda de presión arterial contiene una gran cantidad de información hemodinámica.

a. **Frecuencia y ritmo cardíacos.** La frecuencia cardíaca se puede determinar a partir de la onda de presión arterial, lo que resulta especialmente útil si el paciente está siendo estimulado o si se está usando un bisturí eléctrico, porque los picos del estimulador o la interferencia del bisturí eléctrico pueden distorsionar el ECG. En presencia de latidos ectópicos auriculares o ventriculares numerosos, el trazado arterial puede proporcionar una información útil sobre las consecuencias hemodinámicas de las arritmias (es decir, si está perfundiendo un latido ectópico).

b. **Presión de pulso.** La diferencia entre las presiones sistólica y diastólica proporciona una información útil sobre el balance hídrico y la competencia valvular. El tamponamiento pericárdico y la hipovolemia se acompañan de una presión de pulso estrecha en la forma de onda arterial. Un incremento súbito de la presión de pulso puede ser un signo de empeoramiento de la insuficiencia valvular aórtica.

c. **Variación respiratoria y volemia.** Se sugiere hipovolemia si desciende la presión sistólica con una ventilación con presión positiva. La presión positiva intratorácica impide el retorno venoso hacia el corazón y tendrá un efecto más pronunciado en el paciente hipovolémico. Como este hallazgo no se encuentra siempre en los pacientes con hipovolemia, la correlación con otros hallazgos puede ayudar a establecer el diagnóstico.

d. **Estimaciones cualitativas de los índices hemodinámicos.** Siempre que el sistema del transductor de presión sea de una calidad razonable (frecuencia natural adecuada y amortiguado correctamente), se pueden extraer algunas conclusiones sobre la contractilidad, el volumen latido y la resistencia vascular. La contractilidad se puede juzgar grosso modo por la velocidad de ascenso de la presión durante la sístole, teniendo en cuenta que la frecuencia cardíaca, la precarga y la poscarga pueden afectar a este parámetro. El volumen latido se puede estimar a partir del área bajo la curva de la onda de presión aórtica, desde el inicio de la sístole a la muesca dicrótica. Por último, la posición de esta muesca se correlaciona con la resistencia sistémica. Una muesca dícrota que aparece en la parte alta de la pendiente descendente del trazado de presión sugiere una resistencia vascular alta, mientras que una resistencia baja tiende a causar una muesca dicrótica en la parte inferior de la porción diastólica del trazado de presión.

4. **Complicaciones de cateterismo arterial**

a. **Isquemia.** Se ha descrito que la incidencia de daño isquémico después de la canulación de la arteria radial es baja. En un estudio realizado por Slogoff y cols. [4], en el cual no se realizó la prueba de Allen, se demostró que había patrones de flujo anormal hasta en el 25% de los pacientes entre 1 y 7 días después del cateterismo de la arteria radial, sin signos negativos de isquemia con estos hallazgos. No obstante, siempre se deberá tener en mente la posible complicación de la isquemia distal, en especial en presencia de resultados anormales en la prueba de Allen. Si la arteria radial se canula en estas circunstancias, deberá vigilarse estrechamente la aparición de signos de isquemia en la mano.

b. **Trombosis.** Aunque la incidencia de trombosis por cateterismo de la arteria radial es alta, los estudios no han demostrado secuelas negativas y en la mayoría de los casos esta arteria se recanaliza posteriormente. Los pacientes que tienen una morbilidad significativa por canulación de la arteria radial son aquellos que tienen diabetes o una vasculopatía periférica importante; en esos casos, se debe evitar la canulación arterial si los resultados de la prueba de Allen son positivos.

c. **Infección.** Si se utiliza la técnica estéril adecuada, el riesgo de infección por la canulación de la arteria radial debe ser mínimo. En una serie de 1.700 casos descrita por Slogoff y cols.[4] no se infectó abiertamente ningún punto de entrada del catéter. Otros estudios demuestran una tasa de infección más alta entre las vías de entrada en arteria femoral.

d. **Hemorragia.** Aunque la perforación de la arteria provocará un orificio en su pared posterior, las células de la capa media muscular lo sellarán. Sin embargo, hay una mayor tendencia al sangrado en un paciente con diátesis hemorrágica. A diferencia de los catéteres venosos centrales, los catéteres arteriales no precisan heparina.

e. **Falso descenso de la presión de la arteria radial inmediatamente después de la DCP.** En un gran número de pacientes (hasta el 72% en una serie), la presión de la arteria radial fue significativamente menor que la presión aórtica al completar la DCP[5]. No se encontró que la vasoconstricción fuese la razón principal de este fenómeno en esta serie. La vasodilatación del antebrazo secundaria al recalentamiento puede provocar una derivación AV arteriovenosa, dando lugar a un fenómeno de robo de 5-30 minutos de duración o mayor. Otros estudios han sugerido que la inexactitud de la presión radial se debe a la hipovolemia y vasoconstricción[6]. Sea cual sea el mecanismo, si se sospecha que el trazado arterial periférico está amortiguado (debido a una pulsación sistólica baja o pérdida de la muesca dicrótica, por ejemplo), se debe obtener una medición directa de la presión en un lugar central.

5. **Recomendaciones para la monitorización de la PA.** En la mayoría de los casos la medición de la presión arterial radial será exacta antes y después de la DCP. En un paciente con una función del VI mala está justificado instalar un catéter arterial femoral antes de la DCP, no sólo para obtener una segunda PA de comparación, sino también para garantizar el acceso arterial en caso de que se necesite una contrapulsación con balón intraaórtico. Si se diseca una arteria mamaria interna (AMI) para usarse como uno de los vasos de derivación coronaria, el catéter de la arteria radial se debe colocar en el lado opuesto al lado en que se recoge la AMI, porque la retracción de la pared torácica y la compresión de la arteria subclavia pueden obstaculizar u obliterar los trazados de la arteria radial. Si se tiene previsto utilizar la AMI bilateral, puede ser útil usar un catéter arterial femoral.

E. **Presión venosa central.** La PVC mide la presión en AD y se afecta por uno o todos los parámetros siguientes: volemia circulante, tono venoso y función del VD.

1. **Indicaciones**
   a. **Monitorización.** La monitorización de la precarga ventricular y al menos de la PVC está indicada en cualquier paciente cardíaco que requiera DCP, en la cirugía en la que se espere una gran pérdida de sangre o grandes cambios de volumen o en los pacientes en los cuales se sospeche una hipovolemia preexistente.
   b. **Tratamiento con líquidos y fármacos.** La PVC se puede usar para infundir líquidos o productos hemáticos, como acceso para la administración de fármacos vasoactivos y para la hiperalimentación en el postoperatorio.
   c. **Usos especiales.** Se puede elegir instalar un catéter de PVC en un paciente que normalmente necesitaría un catéter en AP, cuando este último no se puede implantar fácilmente o de forma segura. La colocación del catéter en AP puede ser difícil en los pacientes que tienen varios trastornos cardíacos congénitos, en aquellos en los que haya una distorsión anatómica de la circulación venosa del lado derecho o cuando se requieran procedimientos quirúrgicos sobre el corazón derecho o la implantación de un dispositivo de asistencia mecánica en el corazón derecho.
2. **Técnicas.** Hay numerosas vías por las cuales se puede implantar un catéter en la circulación central.
   a. **Yugular interna.** La vena yugular interna es la vía de acceso más frecuente que utilizan los anestesistas en cardiología.
      1) **Técnicas.** La canulación de la vena yugular interna es relativamente segura y cómoda, y existen varios abordajes para su canulación (Tabla 3.3, Figura 3.10). El proceso de canulación, independientemente del método utilizado, sigue los pasos que se exponen en la Tabla 3.4.
      2) **Contraindicaciones y recomendaciones.** La canulación de la vena yugular interna se recomienda por encima de otros abordajes de la circulación central en ausencia de contraindicaciones relativas, como son:
         a) Presencia de enfermedad carotídea.
         b) Canulación reciente de la vena yugular interna (con el riesgo concomitante de trombosis).
         c) Disfunción diafragmática contralateral.
         d) Tiromegalia o cirugía previa en el cuello.

         En esos casos, se deberá valorar el empleo de la vena yugular interna del lado contralateral. Se debe recordar que el conducto torácico se encuentra muy cerca de la vena yugular interna izquierda y que la lacera-

Tabla 3.3. Puntos de canulación de la yugular interna

Abordajes	Marcas anatómicas	Complicaciones
Central	Vértice del triángulo formado entre la cabeza lateral (clavicular) y medial (esternal) del ECM. Dirigir la aguja en dirección caudal y lateral hacia el pezón homolateral	Baja incidencia de neumotórax; hemotórax; la dirección medial tiene una incidencia más alta de punción carotídea
Posterior	Intersección entre el borde lateral de la cabeza lateral (clavicular) del ECM y una línea dibujada lateralmente desde el anillo cricoides. Dirigir la aguja en dirección caudal y ventral (anterior) hacia la muesca esternal	Incidencia mayor de punción carotídea; incidencia baja de neumotórax; hemotórax
Anterior	Borde medial de la cabeza medial, 5 cm por encima de la clavícula. Dirigir la aguja hacia el pezón homolateral	Punción carotídea más probable, a menos que se retraiga medialmente; hemotórax
Supraclavicular	Surco interescalénico, 2 cm por encima de la clavícula. Dirigir la aguja en dirección caudal y medial	Mayor posibilidad de neumotórax y punción de la arteria subclavia; hemotórax

ECM, músculo esternocleidomastoideo.

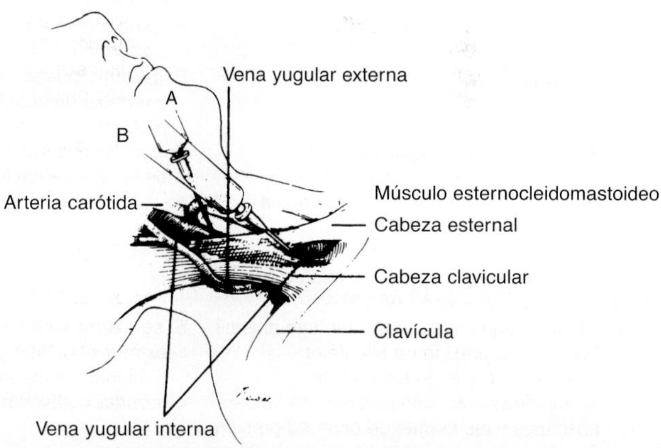

Figura 3.10. Dos métodos de canulación de la arteria yugular interna. **A,** Abordaje anterior. **B,** Abordaje central (véase el texto para más detalles). (Tomado de Freis ES. Vascular cannulation. En: Kofke WA, Levy JH, eds. Postoperative critical care procedures of the Massachusetts General Hospital. Boston: Little, Brown and Company, 1986:130, con autorización.)

Tabla 3.4. Pasos a seguir para la canulación correcta de la vena yugular interna

Pasos	Justificación y posibles problemas
1. Verificar el funcionamiento del ECG	Crítico para la monitorización de las arritmias
2. Quitar la almohada, girar la cabeza completamente a la izquierda. Pedir al paciente que levante la cabeza de la cama y marcar la posición del músculo esternocleidomastoideo tenso	Optimiza la visión de las marcas anatómicas
3. Colocar al paciente en posición de Trendelenburg	Distiende la YI y reduce el riesgo de embolia gaseosa; puede empeorar los síntomas debidos a la congestión o insuficiencia ventricular derecha
4. Realizar una preparación estéril cuidadosa y vestir la zona	Obligatoria en la canulación de una vena central; se debe usar vestuario completo y guantes estériles
5. Volver a comprobar las marcas anatómicas, hacer un habón en la piel y, en los pacientes conscientes, una infiltración profunda con lidocaína al 1%	La YI suele ser superficial y puede encontrarse durante la infiltración; aspirar con la jeringuilla antes de inyectar el anestésico local
6. Retirar el anestésico local de la jeringuilla, cambiar la aguja de infiltración por una aguja localizadora de calibre 19 ó 21 y 3,8 cm	No es necesario si la vena se ha encontrado antes; la presencia de anestésico local hará que la sangre aspirada parezca rojo brillante
7. Una vez localizada la vena:	
a. Dejar la aguja localizadora en su lugar o	Sirve como recordatorio de la localización de la vena
b. Extraer la aguja localizadora y recordar su posición	La aguja localizadora puede interferir con la canulación posterior
8. Insertar un catéter calibre 18 y 4,5 cm sobre la aguja hasta la YI, siguiendo la misma trayectoria	Se necesita aspirar continuamente cuando avanza la unidad para comprobar el sangrado retrógrado
9. Cuando aparezca el sangrado retrógrado, avanzar la unidad 1 mm y avanzar el catéter sobre la aguja hacia la vena	Una vez establecida la colocación IV, tapar el extremo del catéter con el dedo o una jeringuilla para evitar la embolia gaseosa
10. Si no se aspira la sangre libremente:	Es probable que el catéter atraviese la pared posterior
a. Retirar la aguja	El paciente puede estar hipovolémico y un bolo de líquido IV aumenta las probabilidades de éxito
b. Reemplazar la jeringuilla y aspirar	Puede necesitarse una mayor inclinación de la cabeza hacia abajo
c. Retirar el catéter hasta que aparezca un flujo libre de sangre	
d. Hacer avanzar el catéter lentamente en la vena, o insertar una guía a través del catéter	
11. Confirmar la colocación IV:	
a. Comprobando la ausencia de flujo pulsátil	Si se diagnostica una canulación arterial, extraer el catéter y presionar durante 5 minutos al menos para evitar la formación de hematomas
b. Midiendo la presión en el catéter de calibre 18 y la presión arterial simultáneamente, comparando los valores absolutos y las formas de onda de presión	
c. Comparar las muestras de sangre de YI y de sangre arterial, visualmente o por oximetría	
12. Pasar una guía flexible a través del catéter y extraerlo	Se debe monitorizar el ECG porque pueden producirse arritmias

(Continúa)

Tabla 3.4. Pasos a seguir para la canulación correcta de la vena yugular interna (Continuación)

Pasos	Justificación y posibles problemas
13. Colocar el catéter de presión venosa central sobre la guía o con un conjunto de dilatador-introductor (catéter de arteria pulmonar)	Se necesita un corte pequeño en la piel si se va a colocar un introductor de mayor tamaño
14. Colocar un vendaje estéril	

ECG, electrocardiograma; YI, vena yugular interna; IV, intravenoso.

ción de la vena braquiocefálica izquierda o de la vena cava superior con el catéter es más probable cuando se utiliza el abordaje izquierdo. Este riesgo se debe al ángulo más agudo que existe entre las venas yugular interna izquierda e innominada.

3) **Guía ecográfica.** Aunque aún no está disponible en muchos centros, las unidades manuales de ecografía comerciales (Site Rite, Dymax Corp., Pittsburgh, PA, EE.UU.) pueden usarse para identificar la vena yugular interna, especialmente en circunstancias difíciles. En un estudio reciente se demostró que hasta el 30% de los pacientes «normales» tenía alguna anomalía de la vena yugular y todos los sujetos se pudieron canular con éxito usando esta técnica[7].

b. **Yugular externa.** La vena yugular externa transcurre superficialmente a través del músculo esternocleidomastoideo para unirse a la vena subclavia cerca de la unión entre las venas yugular interna y subclavia. Su trayecto es más tortuoso y la presencia de válvulas hace que el acceso central a través de la vena yugular externa sea más difícil.

1) **Técnicas.** Para distender la vena se necesita colocar la cabeza hacia abajo. También es necesario aplicar tracción para introducir un catéter de calibre 18 en la vena yugular externa. Para sortear el trayecto tortuoso del vaso se usa una guía flexible en J, pero el paso central del catéter es habitualmente más fácil desde la vena yugular izquierda. El proceso de inserción es similar al que se describe para esta última.

2) **Ventajas y desventajas.** La yugular externa proporciona un acceso seguro a la circulación central y se puede canular en un paciente tratado con heparina o en el que la canulación yugular interna no tiene éxito o está contraindicada. En algunas publicaciones se pudo canular con éxito la circulación central en el 75%-90% de los pacientes.

La punta del catéter yugular externo puede entrar en la vena subclavia o hacia arriba en la vena yugular interna del mismo lado o puede atravesar hacia el lado contralateral. Aunque se pueden administrar infusiones de fármacos a través de un catéter así colocado, la monitorización del PVC en estas circunstancias dará lugar a valores incorrectos. La posición del catéter se debe confirmar en la radiografía de tórax antes de comenzar la administración de fármacos sobre la base de la lectura de PVC obtenida en un catéter en la yugular externa.

c. **Subclavia.** La vena subclavia es fácilmente accesible y, por tanto, su uso ha sido muy popular en la reanimación cardiopulmonar.

1) **Técnicas.** El paciente se coloca en una posición con la cabeza hacia abajo para distender la vena. La posición óptima se puede conseguir colocando verticalmente un rodillo bajo la columna del paciente para desplazar la clavícula fuera del campo durante la canulación.

2) **Ventajas.** La principal ventaja de la canulación de la vena subclavia es su facilidad relativa y la estabilidad del catéter durante la canulación a largo plazo.

3) **Desventajas**

a) La canulación de la vena subclavia comporta la tasa más alta de neumotórax entre todos los abordajes. **Si la canulación de la vena subclavia**

no tiene éxito en un lado, está contraindicado intentar la canulación en el lado contralateral sin obtener primero una radiografía de tórax. El neumotórax bilateral puede ser mortal.

b) La arteria subclavia se canula con más facilidad que la vena.

c) En la canulación del lado izquierdo se puede lacerar el conducto torácico.

d) El abordaje de la subclavia izquierda puede hacer que la introducción del catéter en la AD sea difícil debido a que debe seguirse un ángulo agudo con el catéter para entrar en la vena innominada.

d. Vena del brazo

1) Técnicas. El acceso central se puede obtener a través de las venas de la fosa antecubital. La vena basílica, que está situada más medialmente que la vena cefálica, proporciona el acceso venoso más directo hacia la circulación central. El mejor abordaje de este tipo de inserción consiste en colocar un catéter intravenoso corto de calibre 14 en la vena basílica y después se inserta un catéter de calibre 16 y 30 cm para medir la PVC a través de la luz del catéter de calibre 14. Este abordaje no sólo permite la introducción de un catéter de PVC, sino que también, en caso de que **no se pueda** introducir el catéter de PVC, garantiza la existencia de un catéter de gran calibre para el acceso IV. Como alternativa, se dispone de juegos preenvasados para medición de la PVC periférica.

2) Ventajas. La principal ventaja de colocar el catéter de PVC a través de las venas periféricas es que la hemorragia se puede controlar bien en el paciente anticoagulado.

3) Desventajas. La desventaja de esta vía es una baja tasa de éxito en la obtención de un acceso fiable a la circulación central. Las maniobras que pueden facilitar la colocación del catéter son las siguientes:

a) El avance rápido del catéter, de forma que el espasmo venoso no detenga su colocación.

b) La tracción del brazo a medida que se introduce el catéter.

c) Abducción del brazo en el hombro a medida que se introduce el catéter.

d) Rotación de la cabeza hacia el brazo que está siendo canulado.

3. Complicaciones. Las complicaciones específicas del lugar de inserción del catéter de PVC se exponen en la Tabla 3.5. Las complicaciones más graves de la inserción del catéter de PVC son evitables.

4. Interpretación

a. Ondas normales. El trazado de PVC normal contiene tres ondas positivas, denominadas ondas A, C y V, y dos ondas negativas, denominadas descendentes X e Y (Figura 3.11).

b. Ondas anormales. Una anomalía frecuente del trazado de la PVC se produce en presencia de disociación AV, cuando la contracción de la AD se produce frente a una válvula tricúspide cerrada. Se produce entonces una «onda A cañón» que es prácticamente diagnóstica de esta afección. Pueden aparecer ondas V anormales en la insuficiencia de la válvula tricúspide, en cuyo caso el flujo retrógrado a través de la válvula incompetente produce un aumento de la presión en AD durante la sístole.

c. Función del VD. La PVC ofrece la medición directa de la presión de llenado del VD.

d. Presiones de llenado del VI. La PVC es un indicador razonable del llenado del VI en presencia de una buena función del VI y en ausencia de hipertensión pulmonar o valvulopatía mitral. En los pacientes con arteriopatía coronaria pero buena función ventricular (fracción de eyección mayor del 40% sin alteraciones segmentarias de la motilidad de la pared), la PVC se correlaciona bien con la PCP. No obstante, como el VD es una cámara de pared más fina, su distensibilidad es mayor que la del VI. Por tanto, para una precarga dada la PVC será más baja que la presión diastólica en AP o la PCP.

Tabla 3.5. Complicaciones de la canulación de una vena central

Complicación	Yugular interna	Subclavia	Femoral	Yugular externa
Infección	X	X	X	X
Embolia gaseosa	X	X	X	X
Deslizamiento del catéter y embolización	X	X	X	X
Tromboflebitis	X	X	X	X
Extravasación local de líquidos y fármacos	X	X	X	X
Neumotórax	X	X		
Hemotórax	X	X		
Taponamiento pericárdico	X	X		
Traumatismo tisular				
Nervioso	Plexo braquial	Plexo braquial	Femoral	
Arterial	Carótida Subclavia	Subclavia	Femoral	
Venoso	VCS	VCS	Vena cava inferior	VCS
Otros	Conducto torácico (I) Raíces nerviosas cervicales	Conducto torácico (I)		
Lugares de infusión de líquidos con el catéter mal situado	Mediastino, pericardio, cavidad pleural	Cavidad pleural, mediastino	Retroperitoneo, cavidad peritoneal	Yugular interna retrógrada homolateral o contralateral

VCS, vena cava superior; I, lado izquierdo.

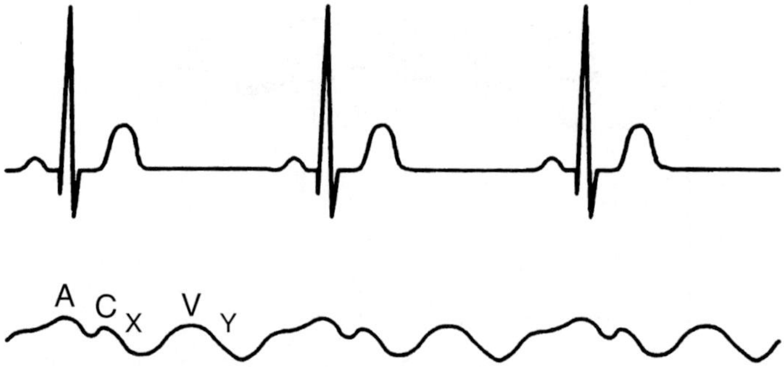

Figura 3.11. Relación entre el electrocardiograma (parte superior) y la presión venosa central (PVC) (parte inferior). El trazado normal de PVC contiene tres ondas positivas, conocidas como ondas A, C y V, y dos ondas negativas, las descendentes X e Y. La onda A aparece junto a la onda P en el ECG y representa la contracción auricular. La onda C se produce junto al complejo QRS y representa el abombamiento de la válvula tricúspide hacia la aurícula derecha durante la contracción del ventrículo derecho. El descendente X aparece pronto cuando se tira hacia abajo de la válvula tricúspide durante las fases finales de la sístole ventricular. La onda positiva final, la onda V, aparece después de la onda T del ECG y representa el llenado de la aurícula derecha antes de abrir la válvula tricúspide. El descendente Y aparece después de la onda V, cuando se abre la válvula tricúspide y la aurícula se vacía hacia el ventrículo. (Modificado de Reich DL, Moskowitz DM, Kaplan JA. Hemodynamic monitoring. En: Kaplan JA, ed. Cardiac anesthesia, 4.ª ed. Filadelfia: WB Saunders, 1999:330.)

F. **Catéter en AP**
   1. **Parámetros medidos**
      a. La **presión en AP** refleja la función del VD, la resistencia vascular pulmonar y la presión de llenado en la aurícula izquierda (AI).
      b. La **PCP** es una medición más directa de la presión de llenado de la AI. Con el balón inflado y «enclavado» en una rama distal de la AP, existe una columna hidrostática sin válvulas entre el acceso distal y la AI en la telediástole (Figura 3.12).
      c. **PVC.** Existe un acceso para la toma de muestras del catéter de AP a la altura de la AD y permite medir la PVC.
      d. **Gasto cardíaco.** Un termistor situado en la punta del catéter de AP permite la medición del gasto en el VD por la técnica de termodilución. En ausencia de cortocircuitos intracardíacos, esta medición es igual al gasto del VI.
      e. **Temperatura de la sangre.** El termistor puede proporcionar una medición constante de la temperatura sanguínea, que es un reflejo exacto de la temperatura central del cuerpo.
      f. **Parámetros derivados.** A partir de los parámetros medidos con el catéter en AP se pueden derivar varios índices de comportamiento ventricular y del estado cardiovascular. Sus fórmulas, significado fisiológico y valores normales se exponen en la Tabla 3.6.
   2. **Indicaciones de cateterismo de AP.** En algunos centros, la cirugía cardíaca con DCP representa una indicación universal de monitorización de la presión en AP en los adultos. Las indicaciones concretas se exponen en la Tabla 3.7. Muchas de las indicaciones de uso del catéter en AP en los procedimientos cardíacos reflejan la necesidad de monitorizar el VI por separado del VD, ya que las presiones medidas en el lado derecho (es decir, la PVC) de muchos pacientes no reflejan adecuadamente los niveles existentes en el lado izquierdo[8]. Los beneficios de la monitorización de AP para estos pacientes son los siguientes:
      a. **Evaluación de la volemia.** En muchos pacientes que tienen diferencias de función entre VD y VI es difícil determinar la volemia por la gran disparidad existen-

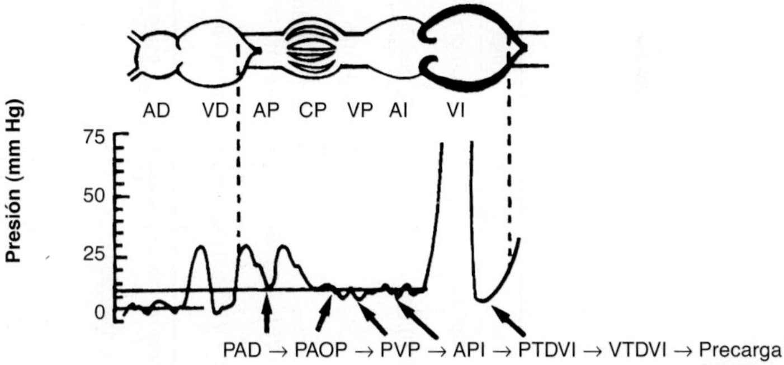

Figura 3.12. Circulación cardiopulmonar. Parte superior: el conducto sin válvulas desde la arteria pulmonar (AP) hacia el ventrículo izquierdo (VI) se dibuja con la válvula mitral abierta en la telediástole. Parte inferior: formas de onda de presión típicas que corresponden a cada cámara o vaso, dibujándose las líneas horizontales en los valores de precarga ventricular derecha y ventricular izquierda. AI, aurícula izquierda; PTDVI, presión telediastólica ventricular izquierda; VTDVI, volumen telediastólico ventricular izquierdo; CP, lecho capilar pulmonar; VP, vena pulmonar; AD, aurícula derecha; VD, ventrículo derecho. Obsérvese que la válvula pulmonar está cerrada durante la diástole, lo que explica por qué la presión diastólica en AP, la presión en AI y la PTDVI (igual a 12 mm Hg) son mayores que la presión en AD y que la presión telediastólica en VD (no se indica, pero es igual a 5 mm Hg). (Tomado de Tuman KJ, Carroll GC, Ivankovich AD. Pitfalls in interpretation of pulmonary artery catheter data. J Cardiothorac Anesth 1989;3:626, con autorización.)

te entre las presiones de llenado ventricular derechas (PVC) e izquierdas (PCP). Si se conocen ambos valores, el diagnóstico de hipovolemia o hipervolemia puede ser más fácil.

b. Diagnóstico de la insuficiencia del VD. El VD es una cámara muy distensible de paredes finas que puede fracasar durante la cirugía cardíaca, ya sea por un proceso primario (infarto de miocardio inferior) o como consecuencia de un procedimiento quirúrgico (protección miocárdica inadecuada). La insuficiencia del VD se presenta como un aumento de la PVC, un descenso de la PVC hasta el gradiente medio de la AP y un gasto cardíaco bajo.

c. Diagnóstico de la insuficiencia del VI. Si se conocen las presiones en AP y de enclavamiento se puede facilitar el diagnóstico de la insuficiencia izquierda si se descartan otras causas (isquemia o valvulopatía mitral). Las lecturas simultáneas de presiones altas en AP y en enclavamiento en presencia de hipotensión sistémica y bajo gasto cardíaco son los puntos clave de una insuficiencia del VI.

d. Diagnóstico de la hipertensión pulmonar. Con una resistencia vascular pulmonar normal, las presiones en AP y de enclavamiento coinciden estrechamente entre sí. Una disparidad entre ambos parámetros, caracterizada por una presión diastólica más alta en AP, sugiere la presencia de hipertensión pulmonar.

e. Evaluación de la valvulopatía

1) La estenosis de la válvula tricúspide o pulmonar se puede diagnosticar mediante un catéter en AP, midiendo los gradientes de presión a través de estas válvulas (**tricúspide:** gradiente de presión telediastólica entre PVC y VD [PTDVD]; **pulmonar:** gradiente de presión sistólica entre VD y AP). Estas mediciones pueden acompañarse del método de «retirada», en el que se miden los gradientes con el extremo distal del catéter o utilizando un catéter en AP de tipo Paceport (Baxter Edwards Critical Care, Irvine, CA,

Tabla 3.6. Índices hemodinámicos derivados

Parámetro	Significado fisiológico	Fórmula	Valor normal
Resistencias vasculares sistémicas (RVS)	Refleja la impedancia del árbol vascular sistémico; asume un flujo laminar del líquido homogéneo	80 · (PAM – PVC)/GC	700-1.600 din · s · cm^{-5}
Resistencia vascular pulmonar (RVP)	Refleja la impedancia del circuito pulmonar	80 · (PAM – PCP)/GC	20-130 din · s · cm^{-5}
Índice cardíaco (IC)	Índice de flujos según superficie corporal (SC), permite una comparación significativa entre los pacientes	GC/SC	2,5-4,2 l · min^{-1} · m^{-2}
Índice de volumen latido (IVL)	Refleja el balance hídrico y el comportamiento ventricular	IC/FC · 1.000	40-60 ml · $latido^{-1}$ · m^{-2}
Índice de trabajo sistólico ventricular izquierdo (ITSVI)	Estima el trabajo del ventrículo izquierdo, refleja el estado contráctil	(PAM – PCP) · VSI · 0,0136	45-60 g · m · m^{-2}
Índice de trabajo sistólico ventricular derecho (ITSVD)	Estima el trabajo realizado por el ventrículo derecho y el comportamiento del VD	(PMAP – PVC) · VSI · 0,0136	5-10 g · m · m^{-2}

GC, gasto cardíaco; PVC, presión venosa central; FC, frecuencia cardíaca; PAM, presión arterial media; PMAP, presión media en arteria pulmonar; PCP, presión de enclavamiento en el capilar pulmonar; IVS, índice del volumen sistólico.

Modificado de Kaplan JA. Hemodynamic monitoring. En: Kaplan JA, ed. Cardiac anesthesia, 2.ª ed. Filadelfia: WB Saunders, 1987:203.

Tabla 3.7. Indicaciones de uso del catéter en arteria pulmonar en cirugía cardíaca

Pacientes sometidos a un injerto de derivación arterial con
Mala función del VI (fracción de eyección <0,40; presión telediastólica VI >18 mm Hg)
Alteraciones de la motilidad de la pared del VI
IM reciente (<6 meses) o complicaciones de un IM
Angina importante
Enfermedad coronaria significativa (estenosis >75%) en la principal izquierda
Paciente con valvulopatía
Presencia de hipertensión pulmonar
Estenosis coronaria combinada con valvulopatía
Lesiones cardíacas complejas
Paciente >65 años
Pacientes con otra enfermedad sistémica

VI, ventrículo izquierdo; IM, infarto de miocardio.
Modificado de Kaplan JA. Hemodynamic monitoring. En: Kaplan JA, ed. Cardiac anesthesia, 2.ª ed. Filadelfia: WB Saunders, 1987:193.

EE.UU.) con acceso para el VD (Véanse en la Sección **5** siguiente los tipos de catéteres).

2) La valvulopatía mitral se refleja en el trazado de la presión de enclavamiento, donde la insuficiencia mitral aparece como una onda V anormal que representa un aumento de la presión venosa pulmonar a partir del flujo regurgitante hacia la AI. Esta onda anormal aparece ligeramente desfasada con respecto a la presión de pulso arterial; el retraso se debe a un tránsito más lento de la presión de pulso regurgitante en el circuito pulmonar, altamente distensible (véase el Capítulo 12). Las ondas V también aparecen en otras afecciones, incluida la isquemia miocárdica, la estimulación ventricular y la presencia de una comunicación interventricular. La presencia y grado de alteraciones de la onda V también depende de la distensibilidad de la AI. Por ejemplo, en los pacientes que tienen una insuficiencia crónica de la válvula mitral la AI tiene una distensibilidad alta y un gran volumen regurgitante no siempre dará lugar a una onda V espectacular. La medición del gradiente valvular en la estenosis mitral requiere la medición simultánea de la presión telediastólica en el VI (PTDVI), lo que no se realiza habitualmente en el quirófano.

f. Diagnóstico precoz de la isquemia. Aunque el ECG es la pieza clave del diagnóstico de la isquemia, no siempre es una prueba sensible, en particular en caso de una isquemia subendocárdica. Se ha demostrado que las alteraciones de la motilidad de la pared que se producen durante la sístole, medidas mediante una ecocardiografía transesofágica (ETE), son un indicador más sensible de la isquemia miocárdica que si se utiliza el ECG o la presión en AP. Habitualmente, una isquemia significativa (transmural o subendocárdica) se asocia al descenso de la distensibilidad ventricular, lo que se refleja por el aumento de la presión en AP o de la PCP. Además, el desarrollo de ondas V patológicas puede ser secundario a la isquemia del músculo papilar (Figura 3.13).

3. Interpretación de los datos de presión en AP

a. Efectos de la ventilación. Los efectos que la ventilación tiene en las lecturas de presión en AP pueden ser importantes en un sistema de baja presión en la circulación del lado derecho, porque la presión de las vías aéreas o la presión transpleural se transmiten hacia la red vascular pulmonar.

1) Cuando el paciente respira espontáneamente, la presión negativa intrapleural que se produce como consecuencia de la inspiración se puede transmitir a la presión intravascular. Por tanto, durante la ventilación espontánea puede aparecer espontáneamente una presión «negativa» diastólica en AP, una presión de enclavamiento negativa y una presión venosa central también negativa.

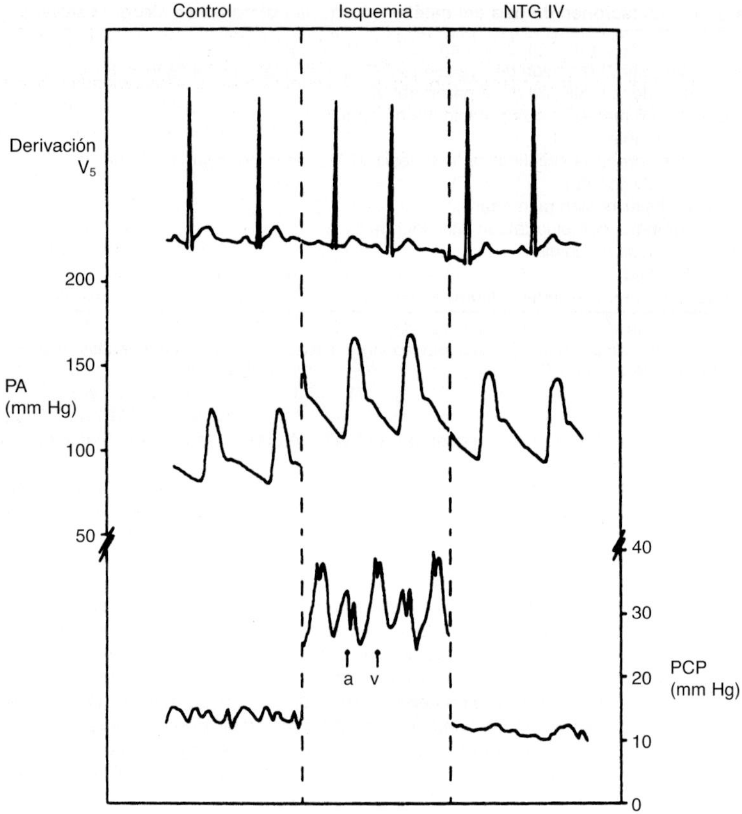

Figura 3.13. Hipertensión por una incisión que produce un episodio de isquemia, demostrado por la aparición de ondas A, C y V significativas en el trazado de la presión de enclavamiento en capilares pulmonares (PCP). Se resuelven con la administración de nitroglicerina por vía intravenosa. Obsérvese la ausencia de cambios significativos en el electrocardiograma (V_5) durante el episodio. PA, presión arterial. (Modificado de Kaplan JA, Wells PH. Early diagnosis of myocardial ischemia using the pulmonary arterial catheter. Anesth Analg 1981;60:792.)

2) Las presiones positivas en las vías respiratorias se pueden transmitir hacia la red vascular durante la ventilación con presión positiva, provocando la elevación de las presiones pulmonares con ventilación controlada.

3) El acuerdo establecido consiste en leer las presiones pulmonares al **final de la espiración,** lo que se hace mejor leyendo los datos directamente en la pantalla calibrada o en una copia impresa del trazado. La lectura numérica del monitor digital puede dar una información incorrecta porque esos números reflejan los valores absolutos más altos (sistólicos), más bajos (diastólicos) y medios (área bajo la curva de presión) durante **varios segundos,** que pueden abarcar una o más respiraciones.

b. Localización de la punta del catéter. Las mediciones de la presión en AP dependen de dónde se ubique la punta del catéter en el árbol vascular pulmonar. Ante los cambios de presión en las vías respiratorias, las lecturas se afectarán más en las zonas del pulmón que están bien ventiladas pero mal perfundidas (zona I de West). Asimismo, una presión teleespiratoria positiva importante (mayor de 10 mm Hg) afectará a los valores en AP incluso si la punta está bien situada en los campos pulmonares medios o inferiores.

4. **Momento de la colocación.** No existe acuerdo sobre si está indicada la inserción del catéter en AP antes de la inducción en los pacientes adultos que tienen una buena función del VI. Los que se oponen a este procedimiento argumentan que la molestia asociada a la colocación del catéter en AP puede provocar cambios hemodinámicos perjudiciales. Otro argumento en contra de la inserción previa a la inducción es que, en la mayoría de los pacientes, se dispone de información hemodinámica reciente basada en los datos del cateterismo cardíaco; por tanto, no es necesario disponer de información adicional en el preoperatorio. Sin embargo, la colocación de un catéter en AP no se asocia a cambios hemodinámicos significativos en un paciente que recibe el tratamiento médico adecuado[9]. Además, los datos hemodinámicos obtenidos en el laboratorio de cateterismo pueden no reflejar adecuadamente la situación hemodinámica actual, en especial si el paciente estaba sedado hasta un nivel diferente o si experimentó molestias durante el procedimiento. El paciente también puede tener episodios de isquemia miocárdica durante el cateterismo, o puede experimentar isquemia cuando entra en el quirófano. Si el paciente no está suficientemente sedado, se deben sopesar los efectos perjudiciales de la ansiedad relacionada con la colocación del catéter frente a los beneficios esperados por su colocación. En la mayoría de los pacientes adultos se puede conseguir una sedación adecuada, por lo que puede realizarse tranquilamente la inserción antes de la inducción.
5. **Tipos de catéteres de AP.** En la actualidad, existen varios modelos de catéteres para AP de uso clínico. El catéter de termodilución tiene un acceso para AP que permite la monitorización de la presión y un termistor en su punta para medir el gasto cardíaco, un acceso en AD para la monitorización de la PVC y otro para inyección de solución salina fría en el acceso situado a 30 cm de la punta, con una luz para inflado del balón (Figura 3.13). Además, existen catéteres de AP que tienen las siguientes características:
   a. **Un acceso para infusión venosa.** Este catéter ofrece un tercer acceso 1 cm proximal al acceso de PVC (31 cm de la punta), para la infusión de fármacos y líquidos.
   b. **Estimulación.** Algunos catéteres de AP permiten la estimulación intracardíaca en una de tres formas.
      1) Los catéteres de AP que cuentan con electrodos de estimulación bipolar auricular y ventricular instalados permanentemente se pueden usar para establecer la estimulación auricular o ventricular o para realizar estudios electrofisiológicos de la actividad eléctrica auricular, ventricular y del nódulo AV.
      2) Otros catéteres de AP tienen una luz que termina 19 cm antes de la punta del catéter. Cuando la punta del catéter se sitúa en la AP con un corazón de tamaño normal, este acceso se sitúa en el VD. Se puede colocar una guía de estimulación estéril preenvasada a través de este acceso para que entre en contacto con el endocardio del VD para su estimulación.
      3) La termodilución con catéter Swan-Ganz usando un Paceport AV proporciona la estimulación auricular o AV con dos sondas de estimulación bipolar independientes. Se ha demostrado que este catéter proporciona una estimulación estable antes y después de la DCP[10].
   c. **Saturación de oxígeno en sangre venosa mixta.** Se pueden usar catéteres de AP especiales de fibra óptica para monitorizar la saturación de oxígeno en sangre venosa mixta (S_{VO_2}) de forma continuada durante la cirugía según el principio de absorción y reflectancia de la luz a través de la sangre. La S_{VO_2} normal es del 75%, considerándose significativo un incremento o un descenso del 5% al 10%. Un descenso significativo de la S_{VO_2} puede tener varias causas.
      1) Descenso de la perfusión (gasto cardíaco), con un índice de extracción de O_2 más alto.
      2) Aumento de la tasa metabólica (extracción de O_2 aumentada).

3) Descenso de la saturación de oxígeno arterial (S_aO_2) por el descenso del suministro de O_2.

Los cambios de la saturación preceden habitualmente a los cambios hemodinámicos en un tiempo significativo, lo que convierte a esta prueba en un auxiliar útil de otros monitores utilizados en el quirófano de cardiología.

d. **Catéter de medición de la fracción de eyección.** Los catéteres de AP que tienen tiempos de respuesta del termistor más rápidos se pueden usar para determinar la fracción de eyección del VD además del gasto cardíaco. El termistor responde con rapidez suficiente para que el descenso exponencial que normalmente se produce en el método de termodilución cuando se mide el gasto cardíaco [véase la Sección **H.1.b(2)**] alcance una meseta telediastólica en cada ciclo cardíaco. A partir de las diferencias de temperatura de cada meseta sucesiva se calcula la fracción de sangre residual en el VD después de cada contracción, al igual que el volumen latido del VD, el volumen telediastólico y el volumen telesistólico. La monitorización de estos parámetros puede ser muy útil en pacientes que tienen una disfunción del VD secundaria a hipertensión pulmonar, infarto o neumopatía reactiva.

e. **Transtorácica.** Existen catéteres de AP que pueden implantarse con procedimientos quirúrgicos. Son útiles en pacientes que tienen un acceso IV difícil y en situaciones de emergencia, cuando el tiempo no permite colocar una vía en AP transvenosa. Están disponibles en forma de dos catéteres independientes. El primero de ellos tiene una sonda con el termistor en la punta y una luz que termina en la punta para la monitorización de la presión en AP. Este catéter se coloca directamente en el tracto de salida del VD y se dirige hacia la AP. Esta sonda **no** tiene un balón en la punta y, por tanto, no se puede enclavar. El segundo catéter se coloca en la AD y se usa para inyectar el indicador térmico. Una vía para medición de la PVC ya existente se puede usar también para inyectar el indicador.

f. **Gasto cardíaco continuo.** Se han desarrollado catéteres de AP que usan filamentos térmicos de baja potencia para producir cambios de temperatura pequeños en la sangre del VD (**Intellicath,** Baxter Edwards; y **Opti-Q,** Abbott Critical Care Systems, Mountain View, CA, EE.UU.). Los termistores de respuesta rápida en AP permiten determinaciones semicontinuas (cada 30-60 segundos) del gasto cardíaco. Debido a los problemas encontrados con los cambios de temperatura continuada que se producen antes, durante y después de la derivación, es probable que su uso sea más adecuado para el entorno de cuidados críticos.

6. **Técnicas de inserción.** A la hora de colocar un catéter de AP se deben seguir ciertas normas generales. Los pasos se esbozan en la Tabla 3.8. El introductor se utiliza de una forma similar a la descrita en caso de la inserción del catéter de PVC, pero se debe prestar una atención especial cuando se coloca un catéter en AP, en especial en los puntos siguientes:

a. **Sedación.** Como se ha comentado anteriormente, la sedación adecuada es parte importante de la inserción del catéter en AP. Como el paciente debe permanecer debajo de un gran paño durante un período de tiempo prolongado, es necesario hacerle preguntas periódicamente para descartar una sedación excesiva. Un paño transparente permite la inspección visual del color del paciente y no dará una sensación tan sofocante.

b. **Monitorización con el ECG durante la implantación.** Es esencial monitorizar el ECG durante la colocación del catéter, porque las arritmias son la complicación más frecuente asociada a este procedimiento.

c. **Pulsioximetría.** Esta forma simple de monitorización es esencial cuando el paciente se encuentra bajo los paños estériles (donde no se puede observar el color de las mucosas) y en una posición con la cabeza hacia abajo, lo que hace que la respiración sea más difícil. La pulsioximetría también proporciona al anestesista una señal **sonora** del ritmo y puede avisarle de sus alteraciones.

d. **Abordaje preferido.** El abordaje de la vena yugular interna derecha ofrece la vía de acceso más directa a la AD y, por tanto, es la que tiene la tasa de éxito más alta de canulación de la AP.

Tabla 3.8. Pasos para la inserción de un catéter en la arteria pulmonar

Pasos	Justificación y comentario
1. Establecer la monitorización: manguito de presión arterial, electrocardiograma, pulsioximetría	Monitorizar la aparición de isquemia, hipoxemia y arritmia
2. Colocar la cánula nasal	Evite la hipoxemia de los pacientes sedados que tienen la cabeza hacia abajo
3. Canular la circulación central, colocar el dilatador-introductor	Véase la Tabla 3.4
4. Extraer el catéter de su envase. Colocar la vaina sobre el catéter	Tener cuidado para que no se dañe el balón
5. Darle el extremo distal a un asistente. Purgar los accesos adecuados del catéter con solución salina heparinizada. Monitorizar al menos el acceso distal	La colocación de un catéter en AP requiere la colaboración de un ayudante no estéril para conectar los accesos al conducto del transductor
6. Comprobar la competencia del balón	Debe hacerse después de colocar la vaina sobre el catéter
7. Mientras se vigila el monitor y se mantiene fija la marca de 30 cm, levantar la punta distal de la posición horizontal a la vertical	Garantiza que el canal de monitorización correcto está conectado al acceso distal. **Sólo** el canal de presión del acceso distal debe reflejar el aumento de presión
8. Insertar el catéter de PA hasta 20 cm con el balón **desinflado**	Sitúa el balón pasado el introductor; si se infla el balón antes de ese punto, se puede dañar
9. Inflar el balón con 1,5 cc de aire o CO_2	No forzar la entrada de aire en el balón; hay una pequeña resistencia antes de alcanzar la presión de apertura
10. Avanzar lentamente, monitorizando el acceso distal	Mirar los cambios progresivos de presión desde la aurícula derecha hacia VD, AP y PCP (Figura 3.14)
11. Cuando se alcance el VD, avance más rápidamente	Evita la arritmia, pero puede ser necesario avanzar lentamente para alcanzar el tracto de salida pulmonar
12. Si es difícil entrar en el VD o en la AP:	
a. Haga que el paciente respire hondo	Aumenta el flujo sanguíneo pulmonar
b. Colóquelo con la cabeza hacia arriba o vascule la mesa hacia la izquierda o la derecha	Coloca el flujo saliente de VD o AP en su punto más alto, en el que flotará el balón
c. Purgue el acceso de AP con 1-2 ml de solución salina estéril fría	Hace que el catéter sea más rígido, haciendo más fácil su introducción
13. Cuando se entra en la AP, avanzar lentamente	Mirar el cambio de fase de la onda V o la amortiguación del pulso fásico, o ambos
14. Liberar el balón	El trazado de la AP debe retornar
15. «Medir» la AP insertando gas en incrementos de 0,5 cc y observando el trazado en AP	Si se ve la PCP antes de introducir los 1,5 cc enteros, se debe retirar el catéter 3-4 cm para evitar la rotura de la AP
16. No retirar el catéter en ningún momento con el balón inflado	Evita la rotura de las válvulas pulmonar o tricúspide

e. Inflado del balón. El aire puede ser útil para inflar el balón, aunque el CO_2 es más seguro porque es 20 veces más soluble en la sangre y se reabsorberá más rápidamente en caso de que se rompa el balón. Si se duda de la competencia del balón, no se harán inyecciones de gas a través del acceso del balón.

f. **Forma de onda.** La colocación del catéter en AP puede realizarse sin necesidad de fluoroscopia si se mide la presión en la punta distal del catéter cuando atraviesa la AD hacia el VD y la AP hasta su posición de enclavamiento de PCP. Las formas de onda más representativas se muestran en la Figura 3.14.

7. **Complicaciones.** Las complicaciones se pueden dividir en los problemas relacionados con el acceso vascular, colocación del catéter y monitorización. Las complicaciones asociadas con la monitorización en AP se exponen en la Tabla 3.9.

8. **Conclusiones.** Los catéteres de AP proporcionan una abundante información sobre los lados derecho e izquierdo de la circulación. Por tal motivo, en algunos centros se usan en todos los procedimientos de cirugía cardíaca, ya que se percibe que sus beneficios son mayores que los riesgos. Los estudios que demuestran unas tasas de morbilidad bajas cuando se usa el catéter de AP apoyan esta opinión. No obstante, los médicos de otros centros son más selectivos sobre qué pacientes requieren catéteres de AP porque no se ha demostrado que el uso de la monitorización con ellos mejore de manera incontrovertida los resultados de la cirugía cardíaca.

G. **Presión en AI.** En algunos pacientes se puede efectuar la medición directa de la presión en AI después de la inserción quirúrgica de un catéter en esta cámara a través de la orejuela de la AI. Estos catéteres en AI también se usan en la cirugía correctora de lesiones congénitas, cuando no es posible insertar un catéter en AP.

El trazado de la presión en AI es comparable al de la PVC, apareciendo las ondas A, C y V en los mismos puntos del ciclo cardíaco. Los catéteres de AI se usan para monitorizar la función valvular (después de la sustitución de la válvula mitral o de la valvuloplastia mitral) o para monitorizar las presiones de llenado del VI, tanto si se dispone de un catéter en AP como si no. La presión en AI medida directamente es más exacta que la medida con un catéter en AP, ya que se eliminan los efectos de la presión de las vías

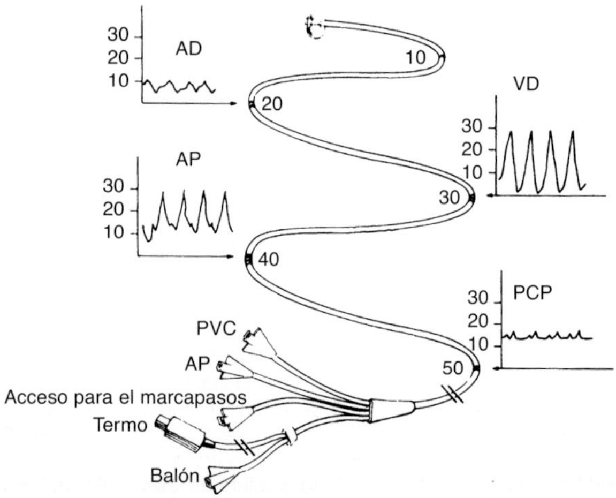

Figura 3.14. Ondas de presión que se encontrarán a medida que se inserta el catéter en arteria pulmonar (AP) en la posición de enclavamiento desde la vena yugular interna. Las distancias en el catéter se corresponden con las distancias de inserción leídas en el diafragma del introductor y son aproximadas. Las distancias reales pueden variar en ±5 cm. Los catéteres de AP no deben introducirse más de 60 cm desde este origen, porque ello aumenta el riesgo de rotura de la AP o la formación de un nudo en el catéter. PVC, presión venosa central; PCP, presión de enclavamiento en capilares pulmonares; AD, aurícula derecha; VD, ventrículo derecho; Termo, conexión del termistor para determinación del gasto cardíaco.

Tabla 3.9. Complicaciones asociadas con la monitorización de la arteria pulmonar

Complicaciones del acceso vascular
Incapacidad para acceder
Hemorragia
Daño al vaso o estructuras asociadas
Neumotórax, hemotórax
Complicaciones de la colocación del catéter
Arritmias
Enrollamiento o formación de nudos en el catéter
Daño de las válvulas tricúspide o pulmonar
Endocarditis, sepsis
Perforación cardíaca
Formación de trombos intracardíacos, embolia pulmonar
Embolia paradójica (arterial sistémica)
Rotura de la arteria pulmonar
Infarto pulmonar
Rotura del balón
Trombocitopenia
Complicaciones de la monitorización
Obtención incorrecta de los datos
Interpretación o aplicación errónea de los datos
«Fascinación» por los datos del catéter en arteria pulmonar hasta la exclusión de otros datos de monitorización o factores clínicos
Gastos

Modificado de Schwartz AJ, Conahan TJ III. Pulmonary artery catheters: there are still concerns with their routine use. J Cardiothorac Anesth 1987;1:7-9.

respiratorias sobre la red vascular pulmonar. No obstante, la presión en AI no refleja necesariamente la PTDVI en presencia de valvulopatía mitral. El aire se eliminará meticulosamente de los sistemas de purgado de AI para evitar una embolia gaseosa de resultados catastróficos.

H. Gasto cardíaco

1. Métodos

a. Método de Fick. En la aplicación clásica del principio de Fick se usa O_2 como «indicador» según la fórmula:

$$Q = 10 \times [\dot{V}O_2 /(a - v)\ O_2]$$

La diferencia arterio-venosa (a – v) del contenido de O_2 se puede estimar rigurosamente usando el contenido de O_2 en sangre arterial menos el contenido de O_2 en sangre venosa mixta. El consumo de O_2 se puede calcular a partir de las concentraciones de O_2 en el aire inspirado y espirado y el volumen de una muestra de gas espirado. No obstante, este método no es de fácil aplicación en el quirófano.

b. Método de dilución de un indicador. En este método se inyecta en la circulación central un indicador que no se metaboliza.

1) Dilución del colorante. Se usa un colorante no tóxico, como indocianina verde o azul de metileno. Después de la mezcla total que se produce en el circuito pulmonar, el colorante se transporta hasta el circuito arterial, donde se toman muestras de sangre de forma continuada para medir la presencia y concentración del colorante. En el caso de la mayoría de los indicadores, como indocianina verde o azul de metileno, la concentración se calcula usando el análisis espectrofotométrico de la sangre a medida que se extrae y atraviesa una fuente de luz infrarroja. La utilidad de este método está limitada por la incapacidad de repetir la medición con frecuencia, debido al aumento creciente de la concentración de fondo debido al colorante.

2) **Termodilución con un producto inyectado frío.** Este método es el más utilizado para medir el gasto cardíaco por su facilidad de uso. El indicador es una alícuota de solución salina que se encuentra a una temperatura más baja que la de la sangre, inyectado en la AD. El cambio de la temperatura producido por la inyección de este indicador se mide en la AP con un termistor y se integra a lo largo del tiempo para generar un valor de gasto del VD, que es igual al gasto cardíaco sistémico en ausencia de derivaciones intracardíacas. Este método no requiere ni extracción de sangre ni el uso de una vía arterial, utiliza un indicador barato y no se afecta mucho por la recirculación.
3) **Termodilución continuada.** Se comenta en la Sección **F.5.f.**
4) **Fracción de eyección del VD.** Como se comentó en la Sección **F.5.d.**, el volumen latido del VD se mide con este catéter y, como también se mide la frecuencia cardíaca, se obtiene el gasto cardíaco del VD. No obstante, como la resistencia vascular de los lechos pulmonares evoluciona de forma independiente a la del árbol arterial sistémico, los cambios del gasto del VD no siempre reflejan alteraciones similares de la función del VI.

c. **Ecografia Doppler.** La velocidad del flujo sanguíneo se puede medir usando el cambio de frecuencia de un haz de ultrasonidos a medida que se refleja en un objeto en movimiento (efecto Doppler). Estos métodos tienen la ventaja de proporcionar mediciones continuas. Para conseguir mediciones exactas se deben cumplir al menos tres condiciones: i) debe conocerse el área transversal del vaso; ii) el haz de ultrasonidos debe dirigirse paralelamente al flujo de sangre, y iii) la dirección del haz no puede cambiar mucho entre las mediciones. Las variaciones de estas condiciones provocan inexactitudes. El uso clínico de estas técnicas ha dado lugar a problemas de exactitud y precisión.

Dos de los métodos de ultrasonidos que se utilizan son:

1) **Transtraqueal.** El flujo aórtico se determina con un transductor unido a la porción distal del tubo endotraqueal, diseñado para garantizar el contacto del transductor con la pared de la tráquea.
2) **Transesofágico y supraesternal.** El flujo en aorta se mide usando un transductor situado en el esófago. Las mediciones iniciales de la sección transversal aórtica se obtienen con un transductor supraesternal.

d. **Ecocardiografía.** Las dimensiones telediastólicas y telesistólicas medidas con ecocardiografía se pueden convertir en volúmenes, lo que permite determinar el volumen latido y el gasto cardíaco. En el Capítulo 4 se incluyen más detalles de esta técnica.

e. **Bioimpedancia.** La impedancia eléctrica se puede medir en el tórax enviando una corriente alterna que se detecta por dos juegos de electrodos situados en el cuello y apéndice xifoides. La ventilación y el flujo sanguíneo pulsátil del tórax cambiarán la bioimpedancia y, si se excluye el componente ventilatorio, se puede evaluar el volumen sistólico. Por desgracia, **este método está limitado por la necesidad de la colocación específica del electrodo, que puede interferir con el campo quirúrgico;** por tanto, la bioimpedancia es más adecuada para las unidades de cuidados intensivos.

2. **Exactitud y precisión.** La exactitud se refiere a la capacidad de una medición de reflejar el gasto cardíaco verdadero, lo que significa que una medición se compara con un método «estándar». Sin embargo, se han usado comparaciones entre varios métodos de medición del gasto cardíaco utilizando distintos estándares, lo que hace que su exactitud sea difícil de interpretar. La precisión indica la reproducibilidad de una medición y se refiere a la variabilidad existente entre determinaciones. La exactitud y precisión de los métodos que se utilizan en la clínica se resumen en la Tabla 3.10.

En cuanto al método de termodilución, los estudios de precisión han implicado análisis de probabilidad con un gran número de determinaciones del gasto cardíaco.

Tabla 3.10. Exactitud y precisión de las mediciones del gasto cardíaco

Método	Comparación estándar	Exactitud	Precisión
Consumo de O_2 (método de Fick)	Rotámetro o sonda de flujo electromagnético colocado en la arteria pulmonar	Buena	Buena
Termodilución	Método de Fick	Sobreestima el gasto hasta en un 10%	Mala; necesita mediciones repetidas
Dilución de colorante	Método de Fick Termodilución	Da valores inferiores comparado con ambos métodos	Buena
Ecografía Doppler	Termodilución	Buena, si la estimación inicial del diámetro del vaso es exacta	Mala; la sonda se puede desplazar con facilidad
Ecocardiografía transesofágica	Angiografía ventricular	Buena, en ausencia de asinergia ventricular	Buena

Usando este método, se encontró que con dos inyecciones sólo había un 50% de posibilidades de que los números obtenidos se encontrasen en un intervalo del 5% del gasto cardíaco verdadero[11]. Si tres inyecciones dan un resultado que se encuentra en un intervalo del 10% entre sí, hay una probabilidad del 90% de que la media se encuentre en un intervalo del 10% del gasto cardíaco verdadero. Aunque la precisión de la termodilución no es grande, la variabilidad se puede minimizar si se conocen qué factores aumentan los errores.

3. **Suposiciones y errores.** Hay algunas suposiciones que se establecen cuando se usan los métodos de Fick y de dilución del indicador, que pueden ser verdaderas o no. Se perfilan en la Tabla 3.11, junto con las fuentes de error de las distintas mediciones. A continuación se detallan algunos errores específicos de la determinación del gasto cardíaco.
   a. **Método de termodilución**
      1) **Volumen inyectado.** Como el ordenador basará sus cálculos en un volumen dado, un volumen inyectado menor del establecido en el ordenador provocará un valor falsamente elevado, y viceversa.
      2) **Temperatura del indicador inyectado.** La controversia sobre el uso de material inyectado helado frente a material a temperatura ambiente se centra en torno al concepto de que una diferencia mayor entre la temperatura del material inyectado y la temperatura de la sangre aumentaría la exactitud de la determinación del gasto cardíaco. Algunos estudios no han apoyado esta hipótesis y el inconveniente añadido de mantener las jeringuillas en hielo, junto con el mayor riesgo de infección (por el agua no estéril que rodea la punta Luer), hace que el método de solución salina helada sea una alternativa no tan atractiva. Si el factor de temperatura del producto inyectado se configura incorrectamente, se producirán errores. Por ejemplo, un aumento de 1 °C provocará una sobreestimación del 3% del gasto cardíaco.
      3) **Cortocircuitos.** Los cortocircuitos intracardíacos provocarán valores erróneos en los valores del gasto cardíaco por el método de termodilución. Esta técnica no debe usarse si existe una comunicación entre las circulaciones pulmonar y

Tabla 3.11. Posibles fuentes de errores en las determinaciones del gasto cardíaco

Termodilución	Dilución de colorante	Método de Fick
Suposiciones		
El flujo es constante	Igual que para la termodilución	Existe un estado de equilibrio durante todo el estudio
El volumen de sangre es constante		
Sin mezcla venosa significativa		
El flujo del indicador representa el flujo total		
La captación de O_2 en los tejidos es igual a la captación en los pulmones		
Desventajas (fuentes de error)		
El volumen inyectado debe ser correcto	Se afecta por:	Sujeto a errores en la toma de muestras del gas
La temperatura de lo inyectado debe ser exacta	1. Derivaciones intracardíacas	La muestra venosa mixta será errónea si el catéter está enclavado
Se afecta por:	2. Volumen del colorante inyectado	
1. Derivaciones intracardíacas	3. Velocidad de inyección	
2. Administración simultánea de líquidos intravenosos		
3. Fase del ciclo respiratorio		
4. Diferencias en los algoritmos informáticos		
5. Posición del paciente		
6. Posición del catéter en la arteria pulmonar		
7. Velocidad de inyección		
Comentarios		
Rápido; fácil de usar	Se necesita una vía arterial	Lleva más tiempo; no es práctico repetir las mediciones
Es posible repetir las mediciones	El colorante se debe preparar el mismo día	Engorroso de realizar en el quirófano
No se requiere una vía arterial	No es posible repetir las mediciones	Necesita más equipamiento
	No se afecta por el ciclo respiratorio	

sistémica. Se deberá sospechar un cortocircuito siempre que el gasto cardíaco medido por termodilución no cuadra con los hallazgos clínicos.

4) **Sincronía con el ciclo respiratorio.** Se producirá una diferencia hasta del 10% en el gasto cardíaco, dependiendo del momento en que se produce la inyección durante el ciclo respiratorio. Lo más probable es que estos cambios se deban a los cambios reales del flujo sanguíneo pulmonar que se producen durante la respiración.

5) **Posición del catéter.** La punta del catéter pulmonar debe situarse en la AP o, de lo contrario, se obtendrán curvas no sinusoidales.

b. Método de dilución del colorante

1) **Cortocircuitos.** La curva de dilución normal del colorante tiene una pendiente ascendente rápida de la concentración del colorante seguida por un des-

censo homogéneo exponencial. Al final de la curva se produce un pico de recirculación más pequeño. Un cortocircuito izquierda-derecha provoca lo que se conoce como recirculación precoz, que aparece como una «joroba» en la pendiente descendente de la fase exponencial. Un cortocircuito derecha-izquierda hará que una pequeña cantidad de colorante alcance la circulación arterial sin atravesar los pulmones, provocando un pico precoz pequeño durante el ascenso inicial de la curva. La presencia de estos picos aberrantes se puede usar para diagnosticar las lesiones congénitas y comprobar la adecuación de la reparación.

2) **Mediciones repetidas.** La acumulación de colorante en el torrente sanguíneo impide obtener mediciones repetidas, porque la concentración de fondo provocará errores de exactitud.

c. **Método de consumo de oxígeno (Fick)**

1) **Errores de muestreo.** Pueden producirse errores de muestreo del gas, por ejemplo, cuando no se obtiene una muestra espirada verdadera o cuando el volumen de gas exhalado no es exacto. La toma de muestras de sangre arterial y no de sangre venosa mixta se produce si la punta del catéter está demasiado lejos de la AP, resultando en la obtención de sangre capilar.

2) **Consumo de oxígeno.** Como este método cuantifica el consumo de O_2 en los pulmones y no en los tejidos, se puede introducir un error significativo si cambian los volúmenes pulmonares (como sucede al cambiar el modo de ventilación o por la presencia de atelectasias o colapso pulmonar).

I. **Ecocardiografía.** La ecocardiografía, y en especial la **ETE,** se utiliza cada vez más en el quirófano de cirugía cardíaca. Las indicaciones de la ETE en el intraoperatorio se enumeran en la Tabla 3.12. Consultar un comentario completo sobre la ETE en el Capítulo 4.

II. **Aparato respiratorio**

A. **Pulsioximetría**

1. **Indicaciones**

a. **Usos en el preoperatorio.** La pulsioximetría puede ayudar en la evaluación general preoperatoria de un paciente y se puede usar fácilmente durante la visita preoperatoria. La saturación basal de O_2 antes de administrar la premedicación puede alertar al médico sobre posibles problemas respiratorios en el intraopera-

Tabla 3.12. Indicaciones de la ecocardiografía transesofágica en el intraoperatorio

Juzgar la adecuación de los procedimientos de valvuloplastia
- Reparación de la válvula mitral o tricúspide
- Comisurotomía mitral

Juzgar la adecuación de la sustitución valvular
- Descartar una fuga perivalvular
- Descartar el mal funcionamiento de la prótesis

Juzgar la adecuación de la reparación de una cardiopatía congénita
- Cierre de un defecto del tabique auricular o ventricular
- Flujo a través de un parche intracardíaco
- Flujo postarterioplastia (p. ej., reparación de una estenosis de una rama pulmonar)
- Flujo a través de un cortocircuito pulmonar-sistémico

Evaluación de la función ventricular izquierda o derecha
- Comportamiento global
- Alteraciones de la motilidad de la pared
- Índices específicos de función sistólica y diastólica

Evaluación de la miotomía o miomectomía en la miocardiopatía obstructiva hipertrófica

Evaluación del aire intracardíaco retenido

torio o postoperatorio. En el paciente con hipertensión pulmonar preexistente, la oximetría del preoperatorio alertará sobre la necesidad de disponer de oxígeno suplementario si se administra premedicación.

b. **Evaluación de la oxigenación en el intraoperatorio.** La oximetría continua diagnosticará rápidamente una complicación de las vías respiratorias o los pulmones. Esta capacidad tiene una importancia especial en los pacientes cardíacos, ya que la hipoxia reducirá el aporte miocárdico de O_2 y puede contribuir a la isquemia miocárdica.

c. **Evaluación de la perfusión.** El pulsioxímetro utiliza la pletismografía como mecanismo de funcionamiento básico. Por tanto, es probable que la perfusión sea adecuada cuando el oxímetro muestra una lectura de saturación.

d. **Frecuencia de pulso.** En el paciente que tiene arritmias no todos los latidos provocarán la perfusión adecuada, y esto lo detectará el pulsioxímetro. Existen monitores sonoros del ritmo cardíaco.

2. **Las ventajas y desventajas** se exponen en la Tabla 3.13. Obsérvese que se encontró en un estudio que la cirugía cardíaca es un factor predictivo independiente del fracaso de la pulsioximetría, detectándose una tasa de fallos de la oximetría en el intraoperatorio con una duración al menos de 10 minutos[12] mayor del 9%.

B. **Capnografía**

1. **Indicaciones**

a. **Todos los pacientes.** Los datos de la capnografía teleespiratoria pueden sugerir la necesidad de intubación endotraqueal de una forma inmediata y no invasiva y ahora se considera componente del estándar mínimo de cuidados anestésicos. También proporciona la monitorización continua del CO_2 espirado.

b. **Pacientes con neumopatía.** El capnógrafo proporciona datos de la gravedad de la obstrucción de las vías respiratorias bajas. La enfermedad obstructiva causa la aparición de una pendiente ascendente en lugar de una meseta o una concentración constante del CO_2 alveolar.

c. **Pacientes con hipertensión pulmonar o vasculatura pulmonar reactiva.** A menudo, se pide a estos pacientes que hiperventilen voluntariamente inmediatamente antes de la inducción (para prevenir el aumento perjudicial del CO_2 arterial y empeoramiento de las presiones en AP). El capnógrafo proporciona datos no invasivos de que se ha alcanzado la concentración aceptable de P_{CO_2} arterial. También servirá de guía al anestesista, al proporcionarle un nivel seguro y eficaz

Tabla 3.13. Pulsioximetría en procedimientos cardíacos

Ventajas	Desventajas
Facilidad de uso	La saturación no se puede determinar en estados de mala perfusión (shock, hipotermia)
Monitorización continua	Algunos colorantes (azul de metileno) interfieren con la absorbancia de la luz
No invasiva	El bisturí eléctrico provoca interferencias
La mayoría de los modelos tiene un pitido variable que se correlaciona con el grado de saturación (evita la necesidad de mirar la pantalla)	A pesar del blindaje, el cable de oximetría puede provocar interferencias en otros monitores si se cruzan los cables
Exactitud	Requiere un flujo pulsátil para actuar Las luces extrañas (como las luces de quirófano más antiguas tipo Pilling) provocan interferencias

de hiperventilación relativa que es esencial para el control de estos pacientes cuando se retiran de la DCP.

2. **Tipos**
   a. **Modelos en línea.** Un sensor infrarrojo detecta el CO_2 en el gas respiratorio que atraviesa el tubo endotraqueal.
   b. **Modelos de toma de muestras.** Estos modelos extraen continuamente el gas del circuito y lo analizan en un equipo remoto.

III. Temperatura

A. Indicaciones

1. **Evaluación de la regularidad del enfriamiento y recalentamiento**
2. **Diagnóstico de una hipotermia o hipertermia peligrosa.** El miocardio es irritable por debajo de los 32 °C y está sujeto a la aparición de arritmias complejas, en especial de taquicardia y fibrilación ventricular. Asimismo, puede producirse la desaturación enzimática significativa y daño celular si las temperaturas son mucho mayores de 41 °C.

B. Tipos de dispositivos de medición

1. **Termistor.** Utilizados habitualmente por su exactitud, los termistores usan semiconductores sensibles a la temperatura. La resistencia que se encuentra a través del conductor cambia cuando cambia la temperatura. Los termistores se usan en los catéteres de AP y en las sondas nasales para detectar la temperatura.
2. **Termoacoplamiento.** Las sondas de termoacoplamiento se elaboran uniendo dos tiras de metal con distintas temperaturas específicas. Los metales se expanden o contraen en distintos grados a medida que cambia la temperatura en las tiras, produciendo una fuerza electromotriz que se compara con una unión de referencia situada en una unidad remota. El principio de los termopares se usa habitualmente en las sondas de membrana timpánica.

C. Lugares de medición. Teniendo en cuenta los numerosos lugares en los que se puede medir la temperatura, surge inmediatamente la pregunta de cuál es el más exacto. La respuesta depende del compartimiento que se desee medir, el interior del cuerpo o su superficie.

1. **Temperatura interna**
   a. **General.** La temperatura interna representa la temperatura de los órganos vitales. La temperatura interna que se usa aquí utiliza, quizás, un nombre poco apropiado porque existen gradientes incluso dentro de este grupo rico en vasculatura cuando la temperatura sanguínea cambia rápidamente.
   b. **Termistor del catéter de AP.** Proporciona la mejor estimación de la temperatura interna en presencia de flujo sanguíneo pulmonar (es decir, antes y después de la DCP). La mayor parte de los monitores del gasto cardíaco mostrarán la temperatura del termistor.
   c. **Temperatura nasofaríngea.** La temperatura nasofaríngea refleja exactamente la temperatura cerebral durante la DCP, aunque puede haber una diferencia entre su valor y la temperatura cerebral real. La sonda se debe insertar en la nasofaringe a una distancia equivalente a la distancia existente desde la punta de la nariz a la punta del lóbulo de la oreja.
   d. **Temperatura de la membrana timpánica.** Esta temperatura reflejará la temperatura cerebral con las mismas limitaciones de diferencia con respecto a la temperatura cerebral real.
   e. **Temperatura vesical.** Esta modalidad se ha utilizado para medir la temperatura interna aunque puede ser inexacta cuando el flujo sanguíneo renal y la producción de orina estén disminuidos.
   f. **Temperatura esofágica.** Como el esófago es una estructura mediastínica, se afectará mucho por la temperatura de la sangre que vuelve desde la bomba de circulación extracorpórea y no se debe usar sistemáticamente en aquellos casos en que se emplee la DCP.
   g. **Temperatura de la línea arterial de la DCP.** Ésta es la temperatura de intercambio de calor (es decir, la temperatura más baja alcanzada durante el enfria-

miento activo y la temperatura más alta durante el recalentamiento activo). Durante ambas fases se produce un gradiente entre la temperatura de la línea arterial y la otra temperatura.

h. **Temperatura de la línea venosa de la DCP.** Ésta es la temperatura «de vuelta» hacia el oxigenador y, probablemente, refleja mejor la temperatura interna durante la DCP cuando no se está produciendo un calentamiento o enfriamiento activos.

2. **Temperatura superficial**

a. **General.** El compartimiento superficial representa la mayoría del cuerpo (músculo, grasa y hueso) que recibe una proporción más pequeña del flujo sanguíneo, actuando así como un sumidero de energía que puede afectar significativamente a los flujos de temperatura. Las temperaturas superficiales reaccionarán más lentamente que las temperaturas internas. La temperatura superficial se demora con respecto a la temperatura interna durante el enfriamiento y el recalentamiento. En el momento de la separación de la derivación, la temperatura interna será significativamente más alta que la temperatura superficial. Es probable que el equilibrio final de la temperatura que se alcanza con la redistribución térmica esté más próximo a la temperatura superficial que a la temperatura interna que se midió inicialmente.

b. **Temperatura rectal.** Aunque tradicionalmente se consideró que reflejaba la temperatura interna, durante los procedimientos de DCP la temperatura rectal refleja más exactamente la temperatura de la masa muscular. Si la punta de la sonda queda dentro de las heces, existirá un retardo significativo con respecto a las temperaturas cambiantes.

c. **Temperatura de la piel.** La temperatura cutánea se afecta por factores locales (sábana de calentamiento o dispositivo de enfriamiento tópico) y será fuente de errores en la temperatura de calibración.

D. **Riesgos de hemorragia.** Si la mucosa nasal se altera durante la colocación de la sonda puede producirse una hemorragia nasal, en especial cuando el paciente ha recibido heparina. Se han descrito problemas similares después de la colocación de sondas en el canal auditivo externo. Por lo demás, los riesgos de monitorización de la temperatura son mínimos.

E. **Recomendaciones para monitorizar la temperatura.** Se recomienda monitorizar la temperatura en dos puntos, uno interno y otro externo. Las temperaturas de las líneas arteriales y venosas se pueden obtener directamente en el equipo de DCP. Se recomienda monitorizar la temperatura interna porque refleja más rápidamente los cambios de la temperatura de la sangre arterial. Como la monitorización de la temperatura rectal es simple de obtener, se recomienda como punto de monitorización de la temperatura superficial.

IV. Función renal

A. Indicaciones de monitorización

1. **Incidencia de insuficiencia renal después de la DCP.** La insuficiencia renal aguda es una complicación reconocida de la DCP que aparece en el 2,5% al 31% de los casos. La insuficiencia renal aguda está relacionada con la función renal existente en el preoperatorio, así como con la presencia de la enfermedad coexistente. La DCP también puede afectar negativamente a la función renal porque la situación no fisiológica del flujo no pulsátil puede deprimir los mecanismos normales de autorregulación del flujo sanguíneo renal.

2. **Uso de diuréticos en la solución de cebado de la DCP.** Se utiliza manitol de forma sistemática durante la DCP por dos motivos:

a. La **hemólisis** que se produce durante la DCP y aumenta la concentración sérica de hemoglobina. La producción de orina debe mantenerse para evitar daños a los túbulos renales.

b. **Se induce una hemodilución deliberada** con la instauración de la fase hipotérmica de la DCP. El mantenimiento de una buena producción de orina durante y después de la DCP permite eliminar el exceso de agua libre.

B. Catéter urinario. Este monitor es el único importante que valora la función renal durante la cirugía con DCP. En caso de urgencia es prioritario establecer un catéter urinario.

1. **Anuria durante la derivación.** No es infrecuente que se produzca poca orina mientras el paciente se encuentra bajo la DCP. La hipotermia y la reducción del flujo arterial provocarán una disminución de la función renal. Por tanto, la anuria no se debe tratar de forma intensiva sistemáticamente añadiendo más diuréticos, en especial mientras el paciente esté hipotérmico.
2. **¿Cuál es la producción adecuada de orina?** Después de la DCP, la adecuación de la producción de orina depende de varios factores, todos ellos susceptibles de optimización:
   a. Volemia
   b. Gasto cardíaco
   c. Hematocrito
   d. Cantidad de hemorragia quirúrgica

C. Electrólitos. Los electrólitos séricos, especialmente el potasio, deben comprobarse cuando finaliza la DCP y después de la derivación. Los pacientes cardíacos reciben grandes cantidades de potasio si se usa cardioplejía y la eliminación de este electrólito depende, en parte, de que la producción de orina sea satisfactoria. Una concentración sérica baja de calcio ionizado puede ser la causa de una función de bomba disminuida y se puede comprobar fácilmente antes de retirar la derivación.

V. Función neurológica

A. Consideraciones generales. El paciente sometido a cirugía cardíaca tiene un riesgo mayor de tener un episodio neurológico adverso durante la cirugía, debido al estado no fisiológico que se crea durante la DCP (enfriamiento interno y alteraciones del flujo sanguíneo) y debido a la posibilidad de introducir émbolos (gas, material ateromatoso, trombos). Los progresos realizados en la capacidad de procesamiento han hecho posible la aparición de nuevos dispositivos de monitorización de la función neurológica durante la cirugía. La monitorización del sistema nervioso central se realiza por tres motivos principales: i) diagnosticar la isquemia cerebral, ii) evaluar la profundidad de la anestesia y prevenir la conciencia durante el intraoperatorio y iii) evaluar la eficacia de los medicamentos administrados para la protección cerebral o medular. En este capítulo se perfilan someramente las indicaciones y tipos de monitores neurológicos, que se describen con más detalle en el Capítulo 23.

B. Indicaciones de monitorización de la función neurológica

1. Enfermedad carotídea asociada
2. Diagnóstico de fenómenos embólicos
3. Diagnóstico de una posición errónea de la cánula aórtica
4. Diagnóstico de un flujo arterial inadecuado durante la DCP
5. Confirmación de un enfriamiento adecuado
6. Parada circulatoria hipotérmica en un adulto o un niño (véase el Capítulo 23)

C. Monitores de la actividad eléctrica en el SNC

1. **Electroencefalograma** (véase el Capítulo 23). El electroencefalograma (EEG) mide las corrientes eléctricas generadas por los potenciales postsinápticos en la capa celular piramidal de la corteza cerebral. El principio básico de la monitorización clínica con EEG se basa en que la isquemia cerebral provoca una menor velocidad de la actividad eléctrica en el cerebro, así como un descenso de la amplitud de la señal. Un técnico con experiencia en electroencefalografía puede interpretar los datos brutos del EEG tomados con cuatro u ocho canales, pero resultaría muy difícil cuando también se debe administrar un anestésico y monitorizar otros órganos.
2. **EEG procesado.** Para aumentar su utilidad en el intraoperatorio, los datos del EEG se procesan con un análisis rápido de Fourier en una **representación espectral** simple de potencia frente a tiempo que se interpreta con mayor facilidad. Los ejemplos del análisis del espectro de potencia incluyen una **representación espectral comprimida, una representación de densidad del espectro y un índice biespectral (BIS).** El monitor BIS analiza las relaciones entre los distintos componentes de la frecuencia con respecto al tiempo en cada fase y el resultado se reduce con un método patenta-

do hasta obtener una única cifra que oscila entre 0 (silencio eléctrico) y 100 (vigilia en alerta). El BIS puede ser un indicador útil de la profundidad de la anestesia en muchos procedimientos pero su significado en la cirugía cardíaca está por determinar. Los estudios desarrollados por el valor del BIS como factor predictivo de la profundidad anestésica durante la anestesia intravenosa (narcótico más benzodiacepina) son dudosos. Un estudio encontró una correlación positiva entre el BIS y las respuestas de despertar o hemodinámicas[13], mientras que en otro estudio no se encontró ninguna correlación entre el BIS y las concentraciones plasmáticas de fentanilo y midazolam[14].

3. **Potenciales evocados**
   a. **Potenciales evocados somatosensoriales (PESS).** Los PESS se pueden usar para monitorizar la integridad de la médula espinal. Es más útil en intervenciones como la cirugía de aneurismas torácicos, en la cual puede comprometerse el flujo sanguíneo hacia la médula espinal. Se aplica un estímulo en un nervio periférico (habitualmente, el nervio tibial) y se cuantifica la actividad resultante en el tronco del encéfalo y el cerebro. Los usos específicos se comentan con más detalle en el Capítulo 24.
   b. **Respuesta visual evocada y repuestas auditivas evocadas en el tronco del encéfalo.**
      Estas técnicas no tienen una aplicación clínica sistemática en procedimientos de cirugía cardíaca, y no se comentan en esta obra.
   c. **Potenciales motores evocados (PME).** Los PME son útiles para monitorizar la médula espinal durante la cirugía de la aorta descendente y se comentan con más detalle en el Capítulo 24.

D. **Monitores de la función metabólica cerebral**
   1. **Oximetría venosa en el bulbo yugular.** La medición de la saturación de oxígeno en el bulbo yugular cerebral con un catéter de fibra óptica es muy similar a la medición de la saturación de oxígeno en sangre venosa mixta en AP. El consumo cerebral de oxígeno es resultado del flujo sanguíneo cerebral **(FSC)** y de la extracción de oxígeno en ese tejido. La extracción de oxígeno podría aumentar si disminuye el FSC y la saturación yugular de O_2 podría disminuir. Debido a una variación significativa interpacientes, la monitorización de la tendencia proporciona más información que las mediciones aisladas. Consultar más aplicaciones de esta tecnología en el Capítulo 23.
   2. **Espectroscopia de luz cercana al infrarrojo (NIRS).** La NIRS es un método no invasivo de monitorización de la función metabólica cerebral. Desde un sensor situado en el cuero cabelludo se emite una luz próxima al infrarrojo que penetra a través del cuero cabelludo, el cráneo, el líquido cefalorraquídeo y el cerebro. El tejido refleja la luz pero se absorbe de forma distinta según el contenido de hemoglobina. La cantidad de absorción se correlaciona con el estado de oxigenación de la hemoglobina en el tejido. También es posible la monitorización de la tendencia porque los datos de NIRS se actualizan continuamente.

E. **Monitores de la hemodinámica del SNC**
   1. **Ecografia Doppler transcraneal (TCD).** La tecnología Doppler aplicada a la monitorización con TCD es similar a la utilizada en la ecocardiografía (consultar los detalles en el Capítulo 4). Una diferencia radica en la atenuación de la señal causada por el cráneo, que es fuente de artefactos. No obstante, esta tecnología es útil para detectar embolias de la circulación cerebral (véase el Capítulo 23).

VI. **Seguridad eléctrica en el quirófano de cardiología**

A. **Riesgos eléctricos.** Los principales riesgos se pueden clasificar como macroshock, microshock y quemaduras térmicas. Algunos términos eléctricos generales se exponen en la Tabla 3.14. Nuestro comentario se centrará en el riesgo de microshock.
   1. **Macroshock.** El macroshock es un suceso infrecuente en el quirófano porque i) se emplean transformadores de aislamiento, ii) el aislamiento del equipo eléctrico, iii) el aislamiento de tierra del paciente, iv) la toma de tierra adecuada de los equipos y v) la monitorización del aislamiento de la línea.
   2. **Microshock.** El término microshock se refiere a cantidades muy pequeñas de corriente (del orden de 1 mA). Se ha producido una morbilidad significativa como

Tabla 3.14. Términos eléctricos

Amperio (amp o A)	Unidad de flujo de electrones, o corriente (I). Un amp = $6{,}24 \times 10^{18}$ electrones por segundo que atraviesan un punto. La cantidad de corriente en un circuito dependerá del voltaje y de la resistencia
Voltio (V)	Diferencia de potencial que produce una corriente de 1 amp en una sustancia que tiene una resistencia de 1 Ω
Resistencia (Ω)	Análogo a la resistencia al flujo. Relacionado con la corriente y el voltaje por la fórmula: Resistencia (Ω) = potencial (V)/corriente (I)
Hertzio (Hz)	En la corriente alterna, se refiere a la frecuencia con que la corriente cambia de polaridad cada segundo
Macroshock	Corriente >1 mA, que es el umbral de percepción
Microshock	Corriente <1 mA, que evita la resistencia de la piel para producir daños
Quemadura eléctrica	Lesión térmica resultante de la disipación de la energía eléctrica en forma de calor nocivo

consecuencia de corrientes tan bajas como 20 μA y a menudo adoptan la forma de arritmias cardíacas. Los transformadores de aislamiento estándar del quirófano no protegen frente a corrientes de esta magnitud. **El microshock no puede ocurrir a menos que se haya sobrepasado la resistencia de la piel.** Como los pacientes cardíacos tienen a menudo catéteres permanentes que se dirigen directamente al corazón, así como guías intracavitarias o de marcapasos epicárdicos, estos pacientes son más sensibles al riesgo de microshock desde estas vías de baja resistencia.

3. **Quemaduras.** La electricidad es una forma de energía y la disipación de la energía adopta la forma de calor. Las quemaduras son habitualmente una complicación secundaria del uso del bisturí eléctrico. Una toma de tierra inadecuada del paciente es la causa más habitual.

B. Determinantes del riesgo eléctrico

1. **Densidad de corriente.** La interrupción de la función fisiológica producida por una corriente eléctrica dada es inversamente proporcional al área sobre la que se aplica la corriente. La cantidad de corriente necesaria para producir una arritmia significativa es pequeña en caso de que haya un catéter venoso central de pequeño calibre en AD.
2. **Duración de la corriente.** El músculo cardíaco puede recuperarse rápidamente de una corriente directa que se aplique sólo durante unos microsegundos, pero puede despolarizarse si la corriente aplicada duran 1 segundo o más.
3. **Tipo de corriente.** La corriente **continua** (CC) es la corriente unidireccional no oscilante que se produce cuando se aplica un voltaje constante a través de un resistor. Cuando la CC pasa a través del músculo esquelético o cardíaco se puede producir una contracción mantenida. La corriente **alterna** (CA) es la corriente que cambia de polaridad a una frecuencia especificada. Es esta velocidad o **frecuencia** de los cambios de polaridad que terminan la magnitud del riesgo. Las corrientes alternas de baja frecuencia, como la corriente estándar de 60 Hz, pueden provocar una contracción tetánica significativa de los músculos esqueléticos, así como una fibrilación ventricular con corrientes pequeñas.
4. **Resistencia de la piel.** La resistencia a través de la piel intacta puede ser hasta de 1 millón de Ω cuando la piel está seca. Esta cantidad puede caer en un factor de 1.000 cuando la piel está húmeda. Un catéter lleno de líquido situado en una vía central que puncione la piel reduce la resistencia hasta 500 Ω y pone al paciente en un riesgo mayor de sufrir una lesión por microshock.
5. **Umbral de corriente (CA).** El umbral de corriente es un término que utilizan algunos autores para cuantificar la cantidad de corriente a 60 Hz necesaria para provocar la fibrilación ventricular. Varios estudios han determinado un valor que debe encontrarse en cualquier punto entre 50 y 1.000 μA (intervalo de microshock). Un grupo encon-

tró que si el tamaño del catéter disminuye (dando lugar a un aumento de densidad de corriente), la cantidad total de corriente necesaria para producir la fibrilación también disminuye (Figura 3.15).

C. Resultados del microshock

1. **Fibrilación ventricular.** Varias revisiones de accidentes ocurridos en hombres han establecido que el umbral de corriente oscila en torno a los 100 μA, pero esta cantidad depende del tamaño del catéter y de otros factores.
2. **Arritmias.** Hay que mencionar que los trastornos del ritmo aparecidos en muchos estudios con animales se producen antes de alcanzar las corrientes necesarias para producir fibrilación ventricular. Es importante mencionar que estos trastornos del ritmo pueden provocar hipotensión grave y una mortalidad similar a la que se asocia a fibrilación ventricular. El fallo de bomba producido por los trastornos del ritmo se produce aproximadamente con la mitad del umbral de corriente necesario para producir la fibrilación ventricular (Figura 3.15).

D. Mecanismos de microshock. El peligro eléctrico es posible cuando hay una vía por la cual la corriente eléctrica puede fluir desde un dispositivo electrónico a través del paciente hasta tierra, y hay algún fallo en la toma de tierra eléctrica del aparato. Estas condiciones deben presentarse simultáneamente para que exista el riesgo de shock. Si el circuito incluye un monitor intracardíaco, como una vía de PVC, la corriente perdida puede transmitirse directamente al corazón, creando el riesgo de microshock.

E. Prevención del riesgo eléctrico

1. **Macroshock.** El uso combinado de los transformadores de aislamiento y los monitores de aislamiento de la línea protegerán frente al macroshock, aunque la seguridad eléctrica no está necesariamente garantizada si existen situaciones de riesgo eléctrico (p. ej., una toma de tierra eléctrica defectuosa).

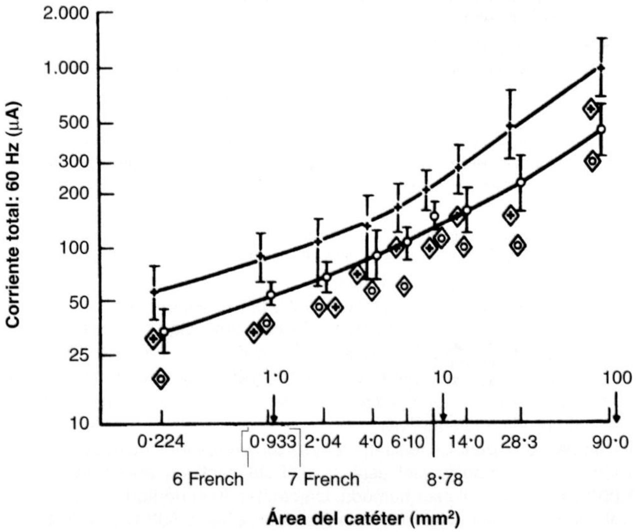

Figura 3.15. Umbrales de corriente de fibrilación ventricular y fallo de bomba (causados por arritmias) en perros anestesiados en función del tamaño del catéter. + y ◈, umbral medio y más bajo de fibrilación; 0 y ◈, umbrales medio y más bajo de fallo de bomba. (Modificado de Roy OZ, Scott JR, Park GC. 60-Hz ventricular fibrillation and pump failure thresholds versus electrode area. IEEE Trans Biomed Eng 1976;23:47.)

2. **Microshock.** Si se evitan las situaciones que provocan una vía de CA se prevendrá el riesgo de microshock. Es esencial un buen diseño y mantenimiento del equipo. Un equipo que incorpora el acoplamiento de infrarrojos entre las conexiones del paciente y el circuito interno eliminará eficazmente cualquier flujo posible de corriente a través del paciente. El aislamiento entre el equipo de monitorización y la conexión del paciente con el circuito interno mediante un transformador de aislamiento reduce el riesgo de microshock. Además, cualquier equipo que evite la resistencia de la piel (catéteres centrales llenos de líquido o marcapasos epicárdicos) debe manipularse con precaución para evitar que la corriente que se pierde alcance al paciente (p. ej., el personal sanitario puede tocar una pieza defectuosa del equipo y un catéter de PVC simultáneamente).
3. No hay un medio que sustituya la vigilancia como prevención de los riesgos eléctricos (macroshock o microshock). Las situaciones en las que los sistemas de medición o registro muestren un ruido excesivo en forma de zumbido o cambios en la línea basal pueden manifestar un problema del circuito eléctrico. Si se usa el monitor de aislamiento de la línea en el quirófano y esta alarma demuestra una resistencia baja entre las líneas de alimentación aisladas y la tierra, no se puede ignorar la situación. Se debe identificar la pieza del equipo que provoca el daño y enviarse para reparación.

Bibliografía

1. London MJ, Hollenberg M, Wong MG, et al. Intraoperative myocardial ischemia: localization by continuous 12-lead electrocardiography. *Anesthesiology* 1988;62:232–241.
2. Kaplan JA, King SB. The precordial electrocardiographic lead (V5) in patients who have coronary artery disease. *Anesthesiology* 1976;45:570–574.
3. **Leung JM, Voskanian A, Bellows WH, et al. Automated electrocardiograph ST segment trending monitors: accuracy in detecting myocardial ischemia. *Anesth Analg* 1998;87:4–10.**
4. Slogoff S, Keats AS, Arlund C. On the safety of radial artery cannulation. *Anesthesiology* 1983;59:42–47.
5. Stern DH, Gerson JI, Allen FB, et al. Can we trust the direct radial artery pressure immediately following cardiopulmonary bypass? *Anesthesiology* 1985;62:557–561.
6. Mohr R, Lavee J, Goor DA. Inaccuracy of radial artery pressure measurement after cardiac operations. *J Thorac Cardiovasc Surg* 1987;94:286–290.
7. Caridi JG, Hawkins IF Jr, Wiechmann BN, et al. Sonographic guidance when using the right internal jugular vein for central venous access. *Am J Roentgenol* 1988;171: 1259–1263.
8. **Tuman, KJ, Carroll GC, Ivankovich AD. Pitfalls in interpretation of pulmonary artery catheter data. *J Cardiothorac Anesth* 1989;3:626–641.**
9. Waller JL, Zaidan JR, Kaplan JA, et al. Hemodynamic responses to preoperative vascular cannulation in patients with coronary artery disease. *Anesthesiology* 1982;56:219–221.
10. Trankina MF, White RD. Perioperative cardiac pacing using an atrioventricular pacing pulmonary artery catheter. *J Cardiothorac Anesth* 1989;3:154–162.
11. Hoel BL. Some aspects of the clinical use of thermodilution in measuring cardiac output. *Scand J Clin Lab Invest* 1978;38:383–388.
12. Reich DK, Timcenko A, Bodian CA, et al. Predictors of pulse oximetry data failure. *Anesthesiology* 1996;84:859–864.
13. Heck M, Kumle B, Boldt J, et al. Electroencephalogram bispectral index predicts hemodynamic and arousal reactions during induction of anesthesia in patients undergoing cardiac surgery. *J Cardiothorac Vasc Anesth* 2000;14:693–697.
14. **Barr G, Anderson RE, Samuelsson S, et al. Fentanyl and midazolam anaesthesia for coronary bypass surgery: a clinical study of bispectral electroencephalogram analysis, drug concentrations and recall. *Br J Anaesth* 2000;84:749–752.**

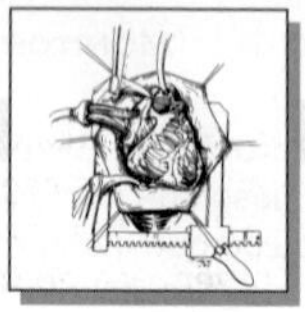

Ecocardiografía transesofágica

Jack S. Shanewise, Robert Savage, Solomon Aronson y Daniel M. Thys

I. Principios básicos de la obtención de imágenes ecográficas

La ecografia médica se produce mediante un cristal piezoeléctrico que vibra en respuesta a una corriente alterna de alta frecuencia. Los ecos que vuelven deforman ese mismo cristal y producen una señal eléctrica que es detectada por el instrumento. El ultrasonido transmitido desde el transductor hacia el paciente interacciona con los tejidos de cuatro formas: i) reflexión, ii) refracción, iii) dispersión y iv) atenuación. El ultrasonido se refleja cuando encuentra la interfase entre tejidos de distinta impedancia acústica, principalmente en función de la densidad del tejido y del momento, intensidad y fase en que estos ecos se producen para formar la imagen. La velocidad de transmisión del ultrasonido a través de los tejidos blandos es relativamente constante (1.540 m/s), y el tiempo que tardan las ondas para viajar hasta un objeto, reflejarse y volver está determinado por la distancia entre el objeto y el transductor. La selección de la frecuencia de un transductor de ultrasonidos depende del equilibrio entre la resolución de la imagen y la profundidad de penetración. Las frecuencias más altas tienen una resolución mejor que las frecuencias bajas, pero no penetran tanto en el tejido. La frecuencia del ultrasonido usado en la ecocardiografía transesofágica (ETE) oscila habitualmente entre 3,5 y 7 millones de ciclos por segundo (MHz).

II. Principios básicos de la ecocardiografía Doppler

A. La ecocardiografía Doppler usa los ultrasonidos dispersados desde las células sanguíneas para medir la velocidad y dirección del flujo de sangre. El efecto Doppler aumenta la frecuencia de las ondas dispersadas desde las células que se desplazan hacia el transductor y disminuye la frecuencia de las ondas que proceden de las células que se alejan. Este cambio de la frecuencia transmitida (F_T) y la frecuencia dispersada (F_S) se denomina cambio Doppler ($F_S - F_T$) y está relacionado con la velocidad del flujo de sangre (V) según la ecuación Doppler:

$$\mathbf{V = c(F_S - F_T)/2F_T\ (\cos\theta)}$$

donde c es la velocidad del sonido en la sangre (1.540 m/s) y θ es el ángulo formado por la dirección del flujo de sangre y el haz de ultrasonidos. El 2 del denominador corrige el tiempo que el ultrasonido tarda en desplazarse hacia y desde las células sanguíneas. Para obtener una medición exactamente razonable (error menor del 6%) de la velocidad de sangre con la ecocardiografía Doppler, el ángulo entre el flujo y el haz de ultrasonido (θ) deberá ser menor de 20°.

B. La ecuación de Bernoulli describe la relación entre la velocidad de flujo a través de una estenosis y el gradiente de presión a través de la misma. Es una relación compleja que incluye factores de aceleración convectiva, aceleración de flujo y resistencia viscosa. En algunas situaciones clínicas, como la estenosis aórtica o mitral, se puede usar una fórmula simplificada. La **ecuación de Bernoulli simplificada** es la siguiente:

$$\Delta P = 4V^2$$

donde P es un gradiente de presión en milímetros de mercurio (mm Hg) y V es la velocidad en metros por segundo (m/s). La ecuación de Bernoulli simplificada sólo se debe usar en aplicaciones validadas contra otro estándar demostrado.

III. Modos de obtención de imágenes ecográficas cardíacas

A. La ecocardiografía en modo M fue el principal modo de obtención de imágenes en ecocardiografía durante muchos años antes del desarrollo de la imagen bidimensional (2D) a finales de los años setenta. En este modo se dirigen los impulsos de un solo haz lineal de ultrasonidos hacia los tejidos y muestra la distancia de los ecos que vuelven con respecto al transductor en el eje y del gráfico, mientras que el brillo indica la fuerza de la señal. El eje x del gráfico muestra el tiempo y el movimiento de las estructuras se ve en forma de líneas curvadas. El modo M es útil en los episodios que deben fijarse con precisión en el tiempo dentro del ciclo cardíaco. Su otra ventaja es su alta resolución temporal, obteniéndose miles de imágenes por segundo que permiten detectar un movimiento oscilante de alta frecuencia, como unas vegetaciones que vibran.

B. La ecocardiografía bidimensional se construye a partir de un desplazamiento muy rápido del haz de ultrasonidos a través del plano, creando múltiples líneas de barrido que se muestran simultáneamente para construir una imagen tomográfica 2D. Los transductores mecánicos lo consiguen haciendo rotar u oscilar físicamente el cristal. No obstante, las sondas de ETE tienen transductores electrónicos de tipo «phased-array», que consisten en una serie de muchos (entre 64 y 128) pequeños cristales que se activan eléctricamente de forma secuencial para desplazar el haz a través del plano de la imagen. El número de imágenes 2D que se puede formar en cada segundo se conoce como velocidad de obtención de la imagen (resolución temporal), que se determina por la amplitud (número de líneas de barrido por imagen) y profundidad (tiempo que tarda cada impulso en volver) del sector de toma de imagen. Las velocidades típicas de obtención de imágenes en la ecocardiografía 2D son de 30-60 imágenes por segundo, que son lo suficientemente rápidas como para reflejar exactamente la mayoría de los movimientos que se producen en el corazón.

C. El **Doppler pulsado** mide la velocidad y dirección del flujo de sangre en una localización específica, que ocupa el volumen de la muestra y que el usuario puede colocar en la zona de interés de una imagen 2D. La velocidad de flujo se muestra a lo largo del tiempo en el eje x con la velocidad de acercamiento hacia el transductor por encima del nivel basal del eje y, y la velocidad de alejamiento por debajo. El Doppler pulsado (DP) usa un transductor para enviar y recibir las señales, determinando la profundidad del mismo volumen desde el transductor y escuchando en un intervalo predeterminado después de la transmisión. Este paso limita la frecuencia máxima a la que se pueden enviar los impulsos (frecuencia de repetición del impulso) que, a su vez, limita el desplazamiento máximo del Doppler **(límite de Nyquist)** y la velocidad de la sangre que puede medirse con el DP. Cuanto más lejos esté el volumen de la muestra del transductor, más baja será la velocidad máxima que se puede medir. Lo habitual es que con este DP no se puedan medir velocidades mayores de 1,5-2 m/s.

D. El **Doppler continuo** mide la velocidad y dirección del flujo de sangre a lo largo de la línea de visión del haz de ultrasonidos. La información se muestra con el tiempo en el eje x y la velocidad en el eje y, igual que en el DP. El Doppler continuo (DC) usa dos transductores, uno para transmitir continuamente y otro para recibir continuamente. Como resultado, el DC no puede determinar la profundidad desde el transductor de la que vuelve una señal originada (ambigüedad del intervalo), sólo su dirección. Sin embargo, y a diferencia del DP, el DC no tiene un límite de velocidad máxima medida. El DC se usa para medir una velocidad de la sangre que es demasiado alta para el DP, como sucede en la estenosis aórtica (EA), y para determinar la velocidad máxima de un perfil de flujo, como en la estenosis mitral (EM).

E. El **Doppler color** es una forma de DP que superpone la información de velocidad obtenida con la imagen 2D del corazón creada simultáneamente, permitiendo localizar y fijar en el tiempo los trastornos del flujo para visualizarlos fácilmente. El flujo que se dirige hacia el transductor habitualmente se dibuja en rojo y el que se aleja, en azul. Algunos mapas del Doppler color, conocidos como **mapas de variancia,** añaden el color verde para indicar turbulencias del flujo. Como es una forma de DP, el Doppler color no puede medir con exactitud velocidades de flujo más altas, como en la insuficiencia mitral (IM) y en la EA, por lo que sus flujos aparecen como una mezcla de rojo y azul que se conoce como patrón en mosaico. Además, a medida que la velocidad de flujo pasa el límite de velocidad del Doppler color (límite de Nyquist), el color se confundirá o cambiará del rojo al azul o del azul al rojo, dependiendo de la dirección del flujo. La velocidad de combinación de la turbulencia o límite de Nyquist del Doppler color varía con la profundidad del sector de color, pero habitualmente es menor de 100 cm/s. Como el instrumento debe desarrollar imágenes tanto 2D como Doppler, la velocidad de toma de imágenes es menor que cuando se usa la imagen 2D sola, normalmente en un intervalo entre 12 y 24 imágenes por segundo. La imagen se volverá notablemente entrecortada con velocidades menores de 15 imágenes por segundo, ya que el ojo puede discernir entre cada imagen por separado. Al disminuir la amplitud y profundidad de la imagen 2D y el sector de Doppler color en ella se maximiza la velocidad de imagen.

IV. Indicaciones de la ETE durante la cirugía cardíaca

La ETE se puede usar como herramienta diagnóstica durante la cirugía cardíaca para orientar el procedimiento quirúrgico y diagnosticar problemas y complicaciones inesperados. La ETE también es útil para el anestesista cardíaco como monitor de la función cardíaca. A menudo, la ETE se usa para ambos fines durante la cirugía de corazón. Las normas prácticas de la American Society of Anesthesiologists y la Society of Cardiovascular Anesthesiologists (ASA/SCA) para el uso de la ETE en el perioperatorio afirman que la necesidad de la ETE viene determinada por i) las características de los pacientes, ii) la naturaleza del procedimiento que se va a realizar y iii) las condiciones en que se va a desarrollar el procedimiento, es decir, la disponibilidad de equipos y experiencia. En las normas, las indicaciones de la ETE se distribuyen en tres categorías. En la categoría uno se incluyen los casos en los que hay datos más potentes de que la ETE será útil, como la reparación valvular, las cardiopatías congénitas, la miocardiopatía obstructiva hipertrófica, la disección aórtica, la endocarditis infecciosa y los estados hemodinámicos inestables potencialmente mortales. En la segunda categoría se incluyen las indicaciones apoyadas por evidencias más débiles que en la categoría uno, para las cuales la ETE puede ser beneficiosa, como la monitorización de la isquemia miocárdica, sustitución valvular, aneurismas cardíacos y tumores intracardíacos. En la tercera categoría se incluyen las indicaciones en las cuales no hay un gran soporte en la bibliografía, como la evaluación de la perfusión miocárdica, la monitorización de embolias durante los procedimientos ortopédicos y la colocación de balones de contrapulsación intraaórticos y catéteres en la arteria pulmonar.

V. Seguridad, contraindicaciones y riesgos de la ETE

A. En el preoperatorio se debe descartar la enfermedad esofágica antes de proseguir con la ETE. Se hará una entrevista al paciente cuando sea posible y se interrogará sobre los antecedentes de enfermedad esofágica, disfagia y hematemesis. Asimismo, se revisará la historia clínica. Las contraindicaciones relativas de la ETE se enumeran en la Tabla 4.1. La presencia de contraindicaciones relativas requiere sopesar el riesgo frente a la importancia de la ETE en el procedimiento. A menudo, es posible obtener la información necesaria con la ETE sin avanzar hasta el esófago distal en los pacientes que tienen una afección esofágica distal o gástrica. La esofagoscopia preoperatoria es otra opción a tener en cuenta cuando la necesidad de ETE es importante y el riesgo no está claro.

B. La inserción y manipulación de la sonda para ETE debe hacerse suavemente. Nunca se debe forzar el paso de la sonda a través de una resistencia ni se aplicará una fuerza excesiva en las ruedas de control.

C. Las complicaciones de la ETE son infrecuentes en los pacientes correctamente seleccionados, pero pueden ser graves[2]. Las complicaciones de la ETE se exponen en la Tabla 4.2. Es posible que las lesiones graves no sean evidentes en el momento del procedimiento[3].

VI. Examen con ETE en el intraoperatorio

A. La inserción de la sonda se realiza después de que el paciente esté anestesiado y se haya fijado la sonda endotraqueal. Se introduce el tubo orogástrico y se aspira el contenido del esófago y estómago. Como la mandíbula se desplaza anteriormente, la sonda se

Tabla 4.1. Contraindicaciones relativas a la ecocardiografía transesofágica

Historia
Disfagia
Odinofagia
Radiación mediastínica
Cirugía gastrointestinal alta reciente
Hemorragia gastrointestinal alta reciente
Problemas de esófago
Estenosis
Tumor
Divertículo
Varices
Esofagitis
Traumatismo torácico reciente

coloca suavemente en la línea media de la faringe posterior y se introduce hasta el esófago. Si es necesario, puede usarse un laringoscopio para desplazar la mandíbula y visualizar mejor la apertura esofágica. A medida que se avanza la sonda en el esófago torácico (aproximadamente 30 cm) debe comenzar a verse el corazón. En raras ocasiones no puede colocarse la sonda en el esófago, lo que obliga a abandonar el procedimiento.

B. La manipulación de la sonda puede realizarse haciendo avanzar y retirando la sonda en el esófago, girando la sonda hacia la izquierda o la derecha del paciente, flexionando la punta en dirección anterior y posterior utilizando la rueda de control grande y flexionando la punta hacia la derecha e izquierda del paciente con la rueda de control pequeña. En caso de la sonda ETE de planos múltiples, el ángulo del transductor se hace rotar axialmente desde 0° (plano horizontal) hasta 90° (plano vertical) y 180° (imagen en espejo de 0° en el plano horizontal) (Figura 4.1).

C. La configuración del equipo se ajusta para optimizar la imagen de ETE. El usuario va ajustando continuamente estas configuraciones a medida que avanza la exploración.

1. **La frecuencia del transductor** se ajusta a la frecuencia más alta que proporcione la profundidad de penetración adecuada a la estructura que se examina.
2. **La profundidad de la imagen** se ajusta para centrar en la pantalla la estructura que se examina.
3. **La ganancia global de la imagen y el intervalo dinámico** (compresión) se ajustan de manera que la sangre de las cámaras aparezca casi negra y se distinga de las sombras de gris que representan los tejidos.
4. **Los controles de compensación de ganancia de tiempo** se ajustan para que el brillo sea uniforme desde el campo cercano hasta el campo lejano de la imagen.
5. **La ganancia de Doppler color** se ajusta al umbral en el que justo se elimina cualquier ruido de fondo en el sector de color.

Tabla 4.2. Complicaciones de la ecocardiografía transesofágica

Traumatismo dental y oral (habitualmente, menor)
Disfunción laríngea
Aspiración en el postoperatorio
Desplazamiento del tubo endotraqueal
Compresión bronquial en lactantes
Compresión aórtica en lactantes
Hemorragia gastrointestinal alta (lesión mucosa)
Perforación faríngea (poco frecuente)
Perforación esofágica (poco frecuente)

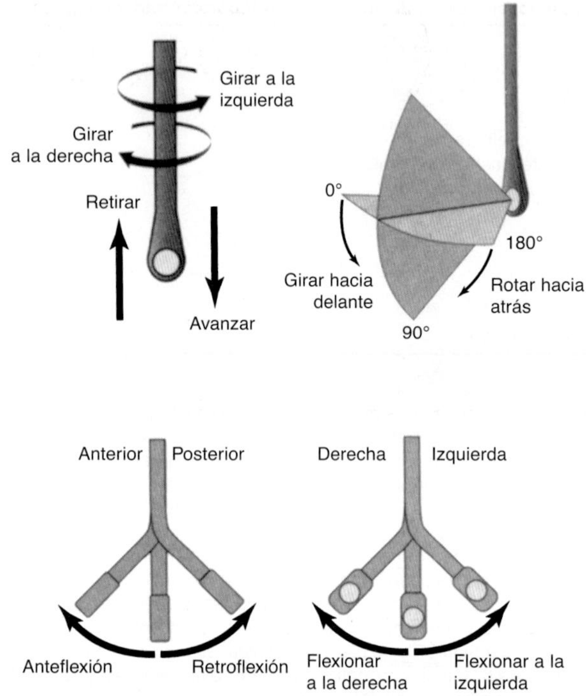

Figura 4.1. Terminología utilizada para describir la manipulación de la sonda y el transductor durante la adquisición de imágenes. (Tomado de Shanewise JS, Cheung AT, Aronson S y cols. ASE/SCA guidelines for performing a comprehensive intraoperative multiplane transesophageal echocardiography examination: recommendations of the American Society of Echocardiography Council for Intraoperative Echocardiography and the Society of Cardiovascular Anesthesiologists Task Force for Certification in Perioperative Transesophageal Echocardiography. Anesth Analg 1999;89:870-884, con autorización.)

D. Proyecciones obtenidas con la ETE

Las normas de realización de una exploración exhaustiva con ETE multiplano en el intraoperatorio de la American Society of Echocardiography y la Society of Cardiovascular Anesthesiologists (ASE/SCA)[4] definen las 20 proyecciones que conforman esta exploración exhaustiva (Tabla 4.3). Estas 20 proyecciones se muestran en la Figura 4.2. Los nombres de las proyecciones se asignan en función de la localización del transductor (ventana ecocardiográfica), un término descriptivo del plano de obtención de la imagen [es decir, el eje corto (EC) o el eje largo (EL)] y la principal estructura anatómica de la proyección. Todas estas proyecciones se pueden obtener en la mayoría de los pacientes. Pueden necesitarse otras proyecciones para completar la exploración de un paciente que tenga una patología particular. La secuencia en la cual se obtienen estas proyecciones variarán dependiendo del examinador, pero en general es más eficaz obtener primero las proyecciones medioesofágicas (ME) y después las proyecciones transgástricas (TG).

1. **Las proyecciones ME** se obtienen con el transductor de ETE situado detrás de la aurícula izquierda (AI). Con una sonda multiplana, en la mayoría de los pacientes puede realizarse un examen completo de las cámaras y válvulas cardíacas utilizando sólo esta ventana.
2. **Las proyecciones TG** se obtienen haciendo pasar el transductor hasta el estómago y dirigiendo el plano de imagen hacia arriba, a través del diafragma hasta el corazón.

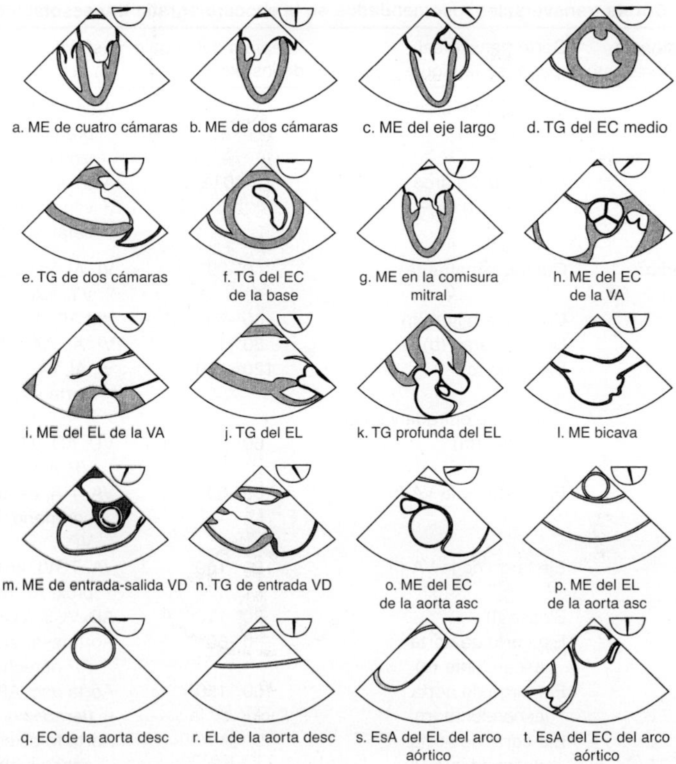

Figura 4.2. Veinte proyecciones transversales que componen la exploración ecocardiográfica transesofágica exhaustiva recomendada. El ángulo de los planos apropiado se indica en el icono adyacente a cada proyección. asc, ascendente; VA, válvula aórtica; desc, descendente; EL, eje largo; ME, medioesofágica; VD, ventrículo derecho; EC, eje corto; TG, transgástrica; EsA, esofágica alta. (Tomado de Shanewise JS, Cheung AT, Aronson S y cols. ASE/SCA guidelines for performing a comprehensive intraoperative multiplane transesophageal echocardiography examination: recommendations of the American Society of Echocardiography Council for Intraoperative Echocardiography and the Society of Cardiovascular Anesthesiologists Task Force for Certification in Perioperative Transesophageal Echocardiography. Anesth Analg 1999;89:870-884, con autorización.)

A través de esta ventana se elaboran las imágenes del ventrículo izquierdo (VI) y derecho (VD) y de las válvulas mitral (VM) y tricúspide (VT). Asimismo, desde esta ventana TG se obtienen las proyecciones que permiten alinear el haz del Doppler paralelamente al flujo que atraviesa el tracto de salida ventricular izquierdo (TSVI) y la válvula aórtica (VA).

3. **Las proyecciones esofágicas altas (EA)** se obtienen situando el transductor a la altura del arco aórtico, que se examina en las proyecciones del EL y EC. En muchos pacientes también se pueden obtener imágenes de la arteria pulmonar principal y la válvula pulmonar, permitiendo el alineamiento del haz del Doppler paralelo al flujo en estas estructuras.

E. Exploración de estructuras específicas

1. **Ventrículo izquierdo.** El VI se examina en la proyección ME de cuatro cámaras, ME de dos cámaras, ME del EL, TG media del EC y TG de dos cámaras.

Tabla 4.3. Cortes transversales recomendados en la ecocardiografía transesofágica

Ventana (distancia desde los incisivos)	Corte transversal (panel en la Figura 4.3)	Intervalo del ángulo de los planos	Estructuras en la imagen
Esófago alto (20-25 cm)	Eje largo del arco aórtico (s)	0°	Arco aórtico, vena braquiocefálica izquierda
	Eje corto del arco aórtico (t)	90°	Arco aórtico, AP, VP, vena braquiocefálica izquierda
Esófago medio (30-40 cm)	Cuatro cámaras (a)	0°-20°	VI, AI, VD, AD, VM, VT, TIA
	Comisura mitral (g)	60°-70°	VM, VI, AI
	Dos cámaras (b)	80°-100°	VI, AI, AAI, VM, SC
	Eje largo (c)	120°-160°	VI, AI, VA, TSVI, VM, aorta asc
	Tractos de entrada y salida del VD (m)	60°-90°	VD, AD, VT, TSVD, VP, AP
	Eje corto de la VA (h)	30°-60°	VA, TIA, ostium coronario, TSVI, VP
	Eje largo de la VA (i)	120°-160°	VA, TSVI, aorta asc prox, AP derecha
	Bicava (l)	80°-110°	AD, VCS, VCI, TIA, AI
	Eje corto de aorta ascendente (o)	0°-60°	Aorta asc, VCS, AP, AP derecha
	Eje largo de aorta ascendente (p)	100°-150°	Aorta asc, AP derecha
	Eje corto de aorta descendente (q)	0°	Aorta torácica desc, espacio pleural izquierdo
	Eje largo de aorta descendente (r)	90°-110°	Aorta torácica desc, espacio pleural izquierdo
Transgástrico (40-45 cm)	Eje corto de la base (f)	0°-20°	VI, VM, VD, VT
	Eje corto medio (d)	0°-20°	VI, VD, músculos papilares
	Dos cámaras (e)	80°-100°	VI, VM, cuerdas, músculos papilares, SC, AI
	Eje largo (j)	90°-120°	TSVI, VA, VM
	Tracto de entrada de VD (n)	100°-120°	VD, VT, AD, VT, cuerdas, músculos papilares
Transgástrico profundo (45-50 cm)	Eje largo (k)	0°-20° (anteflexión)	TSVI, VA, aorta asc, arco

asc, ascendente; VA, válvula aórtica; SC, seno coronario; desc, descendente; TIA, tabique interauricular; VCI, vena cava inferior; AI, aurícula izquierda; OAI, orejuela izquierda; VI, ventrículo izquierdo; TSVI, tracto de salida ventricular izquierdo; VM, válvula mitral; AP, arteria pulmonar; prox, proximal; VP, válvula pulmonar; AD, aurícula derecha; VD, ventrículo derecho; TSVD, tracto de salida ventricular derecho; VCS, vena cava superior; VT, válvula tricúspide.

a. **El tamaño del VI** se evalúa midiendo el diámetro interno en la unión de los tercios basal y medio al final de la diástole. Lo normal es que sea menor de 5,5 cm y que el grosor parietal VI normal en esa zona al final de la diástole sea de 1,2 cm o menor.

b. **La función VI global** se puede valuar con métodos cualitativos o cuantitativos. El cambio del área fraccional (CAF) es equivalente a la fracción de eyección (FE) de la ETE 2D y se obtiene midiendo el área de la cámara VI en la proyección TG media del EC, trazando el borde del endocardio para medir el área telediastólica (ATD) y el área telesistólica (ATS), aplicando la fórmula: CAF = (ATD–ATS)/ATD. El CAF normal es mayor de 0,50. Este método no es exacto en presencia de alteraciones de la motilidad de la pared en el ápex o en la base del VI. La evaluación cualitativa de la función del VI se realiza teniendo en cuenta todas las proyecciones del VI y estimando la fracción de eyección (FEE) como normal (FEE >55%), descenso leve (FEE 45%-54%), descenso moderado (FEE 35%-44%), descenso importante (FEE 25%-34%) y descenso muy importante (FEE <25%). La FEE calculada por expertos en ecocardiografía se correlaciona con las mediciones no ecocardiográficas de la FE, tan bien o mejor que las mediciones ecocardiográficas cuantitativas de la FE[5].

c. **Evaluación de la función segmentaria VI.** El VI se divide en 16 regiones o segmentos (Figura 4.3). En cada uno de ellos se valora cualitativamente el

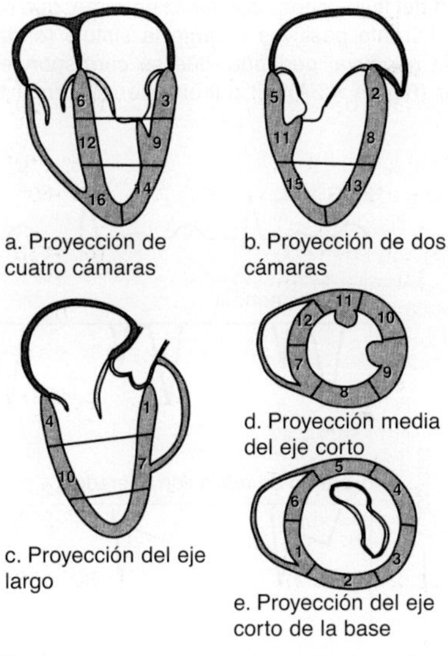

Figura 4.3. Modelo de dieciséis segmentos del ventrículo izquierdo. **A:** Cortes de cuatro cámaras que muestran los tres segmentos del tabique y los tres segmentos laterales. **B:** Cortes de dos cámaras que muestran los tres segmentos anteriores y los tres segmentos inferiores. **C:** Cortes de eje largo que muestran los dos segmentos anteroseptales y los dos segmentos posteriores. **D:** Cortes del eje corto a nivel medio que muestra los seis segmentos en la zona basal. **E:** Cortes de eje corto en la base muestran los seis segmentos a nivel basal. Segmentos basales: 1, anteroseptal basal; 2, anterior basal; 3, lateral basal; 4, posterior basal; 5, inferior basal; 6, septal basal. Segmentos medios: 7, anteroseptal medio; 8, anterior medio; 9, lateral medio; 10, posterior medio; 11, inferior medio; 12, septal medio. Segmentos apicales: 13, anterior apical, 14, lateral apical; 15, inferior apical; 16, septal apical. (Tomado de Shanewise JS, Cheung AT, Aronson S y cols. ASE/SCA guidelines for performing a comprehensive intraoperative multiplane transesophageal echocardiography examination: recommendations of the American Society of Echocardiography Council for Intraoperative Echocardiography and the Society of Cardiovascular Anesthesiologists Task Force for Certification in Perioperative Transesophageal Echocardiography. Anesth Analg 1999;89:870-884, con autorización.)

engrosamiento durante la sístole usando la escala siguiente: 1 = normal (engrosamiento >30%), 2 = hipocinesia leve (engrosamiento del 10% al 30%), 3 = hipocinesia importante (engrosamiento <10%), 4 = acinesia (sin engrosamiento) y 5 = discinesia (engrosamiento y movimiento paradójico durante la sístole). Un aumento de 2 o más puntos en esta escala en una región determinada se debe considerar significativo y sugiere una isquemia miocárdica[6].

d. La evaluación de la función diastólica se puede hacer examinando con el DP el perfil de velocidad de flujo transmitral entrante durante la diástole. El patrón normal tiene una onda E que se corresponde al llenado pasivo precoz del VI, seguido por un período de diástasis y, finalmente, una onda A que se corresponde con la contracción auricular al final de la diástole (Figura 4.4A). Las formas más leves de disfunción diastólica dan lugar a un **patrón de relajación alterado** con un descenso del cociente de velocidad máxima E a A y un tiempo de desaceleración prolongado de la onda E (Figura 4.4B). La disfunción diastólica avanzada provoca un **patrón restrictivo** con aumento del cociente de velocidad máxima E a A y descenso del tiempo de desaceleración de la onda E (Figura 4.4C). A medida que progresa la disfunción diastólica de leve a grave a lo largo de varios años, el patrón de flujo transmitral puede atravesar un período en el que aparece como normal, una situación que se conoce como **patrón pseudonormal**. El patrón normal se puede distinguir del pseudonormal examinando el perfil de velocidad del flujo venoso pulmonar entrante, que normalmente tiene unas ondas de flujo entrante positivas durante la sístole (onda S) y la diástole (onda D) y una onda negativa, pequeña, que se corresponde con la contracción auricular (onda A) (Figura 4.5A). El patrón pseudonormal tiene una prolongación de la

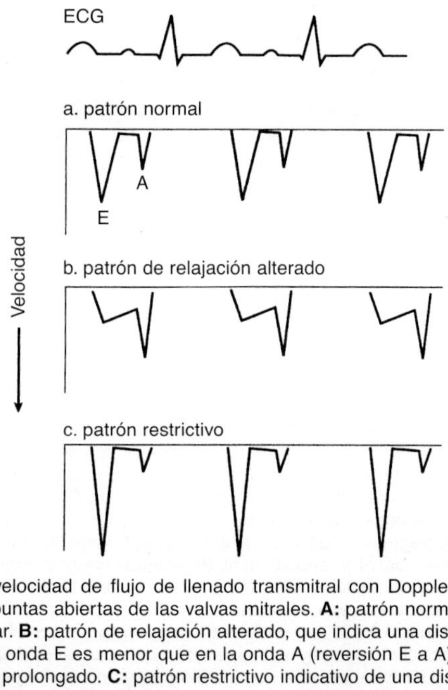

Figura 4.4. Perfiles de velocidad de flujo de llenado transmitral con Doppler pulsado, colocando el mismo volumen entre las puntas abiertas de las valvas mitrales. **A:** patrón normal. El patrón pseudonormal tiene un aspecto similar. **B:** patrón de relajación alterado, que indica una disfunción diastólica ligera. La velocidad máxima de la onda E es menor que en la onda A (reversión E a A) y el tiempo de desaceleración de la onda E está prolongado. **C:** patrón restrictivo indicativo de una disfunción diastólica severa. La velocidad máxima de la onda E está aumentada y el tiempo de desaceleración de la onda E está disminuido. A, onda de llenado auricular; E, onda de llenado precoz.

onda A con atenuación de la onda S, comparado con el patrón normal (Figura 4.5B). La edad y la precarga también afectan a los patrones de velocidad del flujo venoso pulmonar entrante.

2. **Válvula mitral**. La VM se examina con las proyecciones ME de cuatro cámaras, ME en la comisura mitral, ME del EL y TG del EC de la base, con y sin DC. Esta válvula está formada por una valva anterior y una posterior unidas en dos comisuras, la anterolateral y la posteromedial. A cada comisura le corresponde un músculo papilar. Con el fin de describir la localización de las lesiones, la valva posterior se divide en tres porciones o festones y la anterior se divide en tercios (Figura 4.6). El prolapso de la VM se produce cuando una porción de la valva se desplaza hacia el lado auricular del anillo durante la sístole. Se dice que existe una valva desinsertada («flail») cuando se rompe la cuerda tendinosa y el segmento correspondiente de la valva oscila en la AI durante la sístole.

   a. **Insuficiencia mitral**

   La evaluación de la gravedad de la IM mediante ETE se basa en varios factores. Con la ecocardiografía 2D se examina la estructura de las valvas, buscando defectos de coaptación. El Doppler color se usa para detectar el flujo retrógrado a través de la válvula hacia la AI. Se aprecia la amplitud del chorro cuando pasa por la válvula y el tamaño que alcanza en la AI. Los chorros excéntricos en la IM tienden a ser más severos que los centrales de un tamaño similar. El Doppler color también puede detectar la convergencia de flujo proximal al orificio insuficiente, indicando una IM más significativa. El perfil de velocidad del flujo venoso pulmonar entrante se analiza con el DP en busca de inversión del flujo sistólico, un signo específico pero no muy sensible de la IM severa. La Intensidad de la IM se clasifica en una escala semicuantitativa de 1+ (leve) a 4+ (severa). La mayoría de los pacientes tienen al menos una cantidad mínima detectable de IM con la ETE.

   La **IM funcional** se debe a la dilatación del anillo de la VM o desplazamiento de los músculos papilares, lo que provoca un descenso de la superficie de coap-

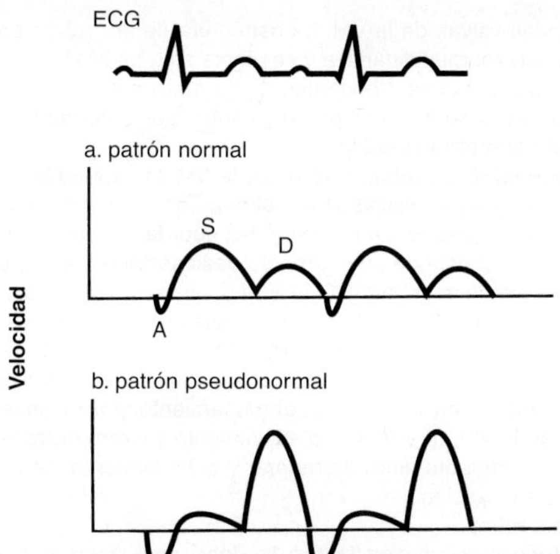

Figura 4.5. Perfiles de velocidad del flujo venoso pulmonar entrante medidos con el Doppler pulsado colocando el volumen de la muestra en la vena pulmonar superior izquierda. **A:** perfil encontrado en caso de función diastólica y flujo de llenado mitral. La onda S es mayor que la onda D y hay una pequeña onda A de inversión. **B:** patrón encontrado en caso de disfunción diastólica y pseudonormal. La onda S se atenúa y aparece una onda menor que la onda D y una onda A aumentada de tamaño. A, onda de inversión auricular; D, onda diastólica; S, onda sistólica.

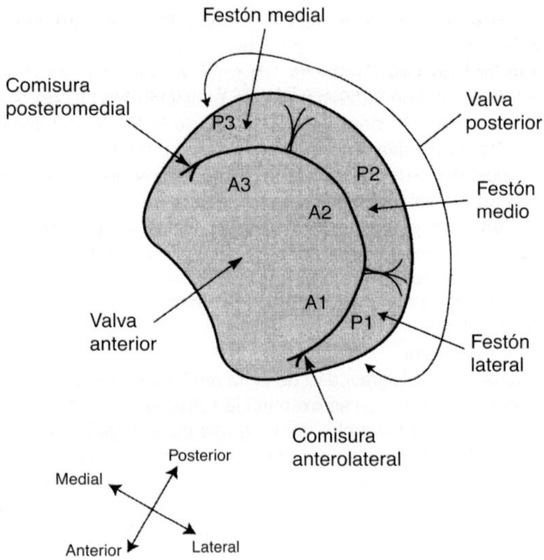

Figura 4.6. Anatomía de la válvula mitral. A1, tercio lateral de la valva anterior; A2, tercio medio de la valva anterior; A3, tercio medial de la valva anterior; P1, festón lateral de la valva posterior; P2, festón medio de la valva posterior; P3, festón medio de la valva posterior. (Tomado de Shanewise JS, Cheung AT, Aronson S y cols. ASE/SCA guidelines for performing a comprehensive intraoperative multiplane transesophageal echocardiography examination: recommendations of the American Society of Echocardiography Council for Intraoperative Echocardiography and the Society of Cardiovascular Anesthesiologists Task Force for Certification in Perioperative Transesophageal Echocardiography. Anesth Analg 1999; 89:870-884, con autorización.)

tación de las valvas de la VM. La estructura de las valvas es normal. La IM funcional puede ser muy dinámica y se afecta en gran medida por las condiciones de carga. Las causas más frecuentes de IM funcional son las alteraciones segmentarias de la motilidad de la pared (ASMP) por enfermedad arterial coronaria y dilatación generalizada del VI.

La **degeneración mixomatosa** de la VM es una causa frecuente de IM que requiere cirugía. Las valvas están elongadas y redundantes, prolapsando hacia la AI durante la sístole. La rotura de las cuerdas es frecuente en esta afección y provoca la presencia de un segmento desinsertado («flail») de la valva afectada. La ETE se puede usar para localizar la porción de VM afectada y es útil para guiar el tratamiento quirúrgico. El prolapso y desinserción del festón medio de la valva posterior es la forma más frecuente y más susceptible de reparación por resección de la porción afectada y refuerzo del anillo con un anillo de anuloplastia.

La **IM reumática** se debe al engrosamiento y acortamiento de las valvas y cuerdas de la VM, que limitan el movimiento y cierre durante la sístole. Este tipo de IM es típicamente difícil de reparar y habitualmente requiere la sustitución por una válvula protésica.

b. Estenosis mitral

La estenosis mitral significativa se debe, casi siempre, a una cardiopatía reumática. La calcificación del anillo mitral es una causa poco frecuente de estenosis significativa. Las imágenes bidimensionales muestran el engrosamiento de las valvas con su fusión en las comisuras y restricción de la apertura durante la diástole. Las mediciones de velocidad con Doppler del flujo transmitral entrante muestran un aumento de las velocidades máxima y media, que se puede usar para calcular los gradientes transvalvulares máximo y medio ($\Delta P = 4V^2$).

Se puede medir el área valvular en la estenosis mitral utilizando los métodos siguientes en la ETE:

1) **Planimetría.** Las imágenes del orificio estenótico pueden medirse directamente desde la proyección TG del EC de la base. El plano de imagen se desplaza por encima y por debajo de la válvula hasta que se encuentra el orificio mínimo, se congela la imagen en diástole en esa zona y se traza el orificio. La calcificación del anillo o de las valvas puede crear una sombra acústica que limita la capacidad de obtener una imagen exacta del orificio en muchos pacientes.
2) **Tiempo de hemipresión.** La velocidad con que disminuye el gradiente de presión a través de la VM estenótica durante la diástole está directamente relacionada con la importancia de la estenosis. Una medición de esta velocidad es tiempo de hemipresión, que se puede medir a partir del perfil de velocidad del flujo transmitral entrante. Hay una fórmula obtenida empíricamente que permite obtener la superficie de la válvula mitral (AVM) en centímetros cuadrados:

   AVM = 220/THP

   donde THP es tiempo de hemipresión en milisegundos. Esta fórmula se ha validado sólo en pacientes con estenosis mitral reumática. No se puede usar en presencia de una insuficiencia aórtica (IA) mayor que leve ni inmediatamente después de la comisurotomía mitral.

3. **Válvula aórtica.** La VA se examina en las proyecciones ME del EC y ME del EL de la VA, con y sin Doppler color. Las mediciones con Doppler de la velocidad de flujo a través de la VA pueden hacerse desde las proyecciones TG del EL y TG profunda del EL, lo que permite que el haz de ultrasonidos se dirija paralelamente al flujo de la VA. La VA es una válvula semilunar que tiene tres cúpulas: la cúpula coronariana derecha, que es más anterior, la cúpula no coronariana, que es adyacente al tabique auricular, y la cúspide coronariana izquierda.

   a. **Insuficiencia aórtica**

   La importancia de la IA se evalúa con la ETE principalmente por el tamaño del chorro insuficiente en el Doppler color y la profundidad a la cual se introduce en el VI. Las cúspides valvulares también se deben examinar con la ecocardiografía 2D, buscando perforaciones y defectos de coaptación. Otros signos de IA grave son la reversión del flujo holodiastólico en la aorta torácica descendente, con tiempo de hemipresión en la IA menor de 300 ms medida a partir del perfil de velocidad de la IA, el cierre presistólico de la VM y la IM presistólica.

   b. **Estenosis aórtica**

   La evaluación de la EA con ETE se basa en el aspecto de la válvula en las imágenes 2D y en las mediciones de velocidad con Doppler del flujo a través de la válvula estenótica. En la EA, las valvas están engrosadas con una apertura muy restringida durante la sístole. La calcificación de las cúspides y del anillo puede provocar una sombra acústica. La ETE se puede usar para cuantificar la importancia de la EA por tres métodos:

   1) Los **gradientes transaórticos** se pueden calcular con la ecuación de Bernoulli simplificada ($\Delta P = 4V^2$) utilizando el DC para medir la velocidad de flujo en metros por segundo a través de la VA estenótica desde la proyección TG del EL o TG profunda del EL. Por ejemplo, si la velocidad de flujo saliente máximo en la VA es de 5 m/s, el gradiente máximo instantáneo será de 100 mm Hg. Las velocidades máximas mayores de 4 m/s (gradiente máximo >64 mm Hg) son compatibles con una EA severa, pero ésta se puede presentar con velocidades más bajas si el volumen latido (VL) es bajo por la mala función ventricular.
   2) El área de la VA (AVA) es un medio mejor de evaluar la importancia de la EA que los gradientes y se puede medir por **planimetría** con la proyección

ME del EC de la VA. La imagen 2D se congela durante la sístole a nivel del borde libre de las valvas, desplazadas para identificar el orificio máximo durante la sístole, que se traza entonces con la función de calibración. La sombra acústica producida por la calcificación puede oscurecer la imagen en muchos pacientes y dificulta la planimetría. Se considera significativo un AVA menor de 1 cm^2.

3) **El AVA se puede calcular usando la ecuación de continuidad**, según la cual la misma cantidad de flujo atraviesa la VA y el TSVI en cada sístole. El flujo es igual a la velocidad del flujo multiplicada por el área a través de la cual se produce ese flujo (flujo = V * A) y según la ecuación de continuidad, es igual en la VA y en el TSVI. Por tanto,

$$\mathbf{FLUJO_{VA} = FLUJO_{TSVI}}$$

$$\mathbf{VAV * A_{VA} = V_{TSVI} * A_{TSVI};}$$

despejando, obtenemos:

$$\mathbf{A_{VA} = (V_{TSVI} * A_{TSVI}) / V_{VA}.}$$

El área del TSVI se obtiene a partir de la proyección ME del EL de la VA, midiendo su diámetro durante la sístole y aplicando la fórmula del área del círculo:

$$\mathbf{A_{CÍRCULO} = \Pi r^2 = \Pi(D/2)^2 = (\Pi/4) * D^2 = 0{,}785 * D^2.}$$

El V_{TSVI} se mide con DP, colocando el mismo volumen inmediatamente proximal a la VA en el TSVI y el V_{VA} dirigiendo el DC a través de la válvula estenótica. Es más cómodo usar como unidades centímetros por segundo y centímetros para obtener el A_{VA} en unidades por centímetro cuadrado. Las dificultades más comunes que entraña el uso de la ecuación de continuidad para medir el A_{VA} son la infraestimación del diámetro del TSVI, un error que se eleva al cuadrado en el cálculo, y la infraestimación de la velocidad máxima en la VA debido al gran ángulo existente entre la dirección del flujo y la del haz Doppler.

4. **Ventrículo derecho.** El VD se examina en la proyección ME de cuatro cámaras, ME de tracto de entrada y salida del VD y TG de tracto de entrada del VD, evaluando el tamaño y la función global. El VD aparece algo más pequeño que el VI en la mayor parte de las proyecciones y, normalmente, no comparte el ápex con aquél. La sobrecarga de presión o de volumen provocará su aumento de tamaño. La función global se basa habitualmente en la evaluación cualitativa del menor tamaño de la cámara durante la sístole. Se clasifica como una función normal o como descenso leve, moderado o grave de la función.
5. **Válvula tricúspide.** La VT queda entre el VD y la aurícula derecha (AD) y tiene tres valvas: anterior, posterior y septal. Se examina con las proyecciones ME de cuatro cámaras, ME del tracto de entrada y salida del VD y TG de tracto de entrada de VD, con y sin Doppler color. Habitualmente, se detecta una cierta insuficiencia tricúspide (IT). La intensidad de la IT se clasifica según una escala semicuantitativa de 1+ (ligera) a 4+ (severa) basada principalmente en el tamaño del chorro insuficiente. Una IT significativa se debe habitualmente a la dilatación anular secundaria a la insuficiencia cardíaca derecha. La estenosis tricúspide es infrecuente y suele deberse a una cardiopatía reumática. En la ETE provoca un flujo turbulento de alta velocidad a través de la VT detectada con DC, DP y DC.
6. **Válvula pulmonar.** La válvula pulmonar se encuentra en posición anterior y hacia la izquierda en relación con la VA y se examina con la proyección ME tracto de entrada y salida de VD y EsA del EC del arco aórtico con y sin DC. Las mediciones del flujo a través de la válvula pulmonar con DP y DpC se hacen desde la proyección EsA del EC del arco aórtico, puesto que el haz del Doppler es paralelo al flujo en esta proyección.

Se puede ver una insuficiencia pulmonar mínima que es normal. La estenosis pulmonar es habitualmente congénita y poco frecuente en los adultos y provoca un flujo turbulento de alta velocidad a través de la válvula con Doppler color0, DP, y DC.

7. **Aurícula izquierda.** El tamaño y la presencia de masas en la AI se examinan en las proyecciones ME de cuatro cámaras y ME de dos cámaras. Normalmente, mide menos de 5 cm en dirección anteroposterior y mediolateral. Habitualmente, los trombos se asocian con fibrilación auricular y aumento de tamaño de la AI y se localizan con mayor frecuencia en la orejuela de la AI, que se observa en la cara superolateral del cuerpo de la aurícula.
8. **Aurícula derecha.** El tamaño y la presencia de masas en la AD se examinan en las proyecciones ME de cuatro cámaras y ME bicava. Con frecuencia, se encuentra un pliegue de tejido de tamaño variable en la unión de la vena cava inferior y la AD, conocido como la **válvula de Eustaquio.** En esta región se pueden ver hebras filamentosas móviles y finas, conocidas como **red de Chiari.** Ambas son estructuras normales.
9. **Tabique interauricular.** El tabique interauricular (TIA) se examina en las proyecciones ME de cuatro cámaras, ME del EL y ME bicava. Habitualmente se aprecian dos porciones, la fosa oval, más fina, en posición central y una región más gruesa en la zona anterior y posterior. Las comunicaciones interauriculares se observan con la ecocardiografía 2D y los cortocircuitos interauriculares se estudian mejor con el Doppler color. Los aneurismas del tabique auricular provocan redundancia e hipermovilidad del TIA. Se puede inyectar un contraste salino creando turbulencias en la AD después de liberar una presión positiva en las vías respiratorias para analizar el aspecto del contraste en la AI, lo que indica la presencia de un foramen oval permeable que puede predisponer a los pacientes a un cortocircuito interauricular derecha-izquierda en presencia de una insuficiencia cardíaca derecha, provocando hipoxia o embolias sistémicas paradójicas.
10. **Aorta torácica.** Aunque la mayor parte de la aorta torácica queda cerca del esófago y se puede ver fácilmente con la ETE, la tráquea puede interponerse entre el esófago, la porción distal de la aorta ascendente y el arco aórtico proximal, oscureciendo las imágenes de ETE de estas partes de la aorta.
    a. **Aorta ascendente**

    La aorta ascendente se examina con las proyecciones ME del EC de la aorta ascendente y ME del EL de la aorta ascendente, retirando la sonda de ETE hasta una posición superior a la AI desde las proyecciones ME AV. El tercio distal puede quedar oscurecido por la tráquea y no se ve con la ETE. El diámetro interno es normalmente menor de 3,5 cm en la zona media (anterior a la arteria pulmonar derecha). Después de la esternotomía se puede realizar una exploración más completa y detallada de la aorta ascendente, mediante una **ecocardiografía epiaórtica** en la cual el cirujano cubre el transductor del ecocardiógrafo con una funda estéril y lo coloca directamente sobre la aorta en el campo quirúrgico.

    b. **Arco aórtico**

    El arco aórtico se examina con las proyecciones EsA del EL del arco aórtico y EsA del EC del arco aórtico. El arco distal se aprecia fácilmente en la mayoría de los pacientes, pero la zona media y proximal pueden quedar oscurecidas por la tráquea. El diámetro interno es normalmente menor de 3 cm. A menudo, se ven los grandes vasos que se dirigen hacia la parte superior de la derecha de la imagen en la proyección EsA del EC del arco aórtico.

    c. **Aorta torácica descendente**

    La aorta torácica descendente se examina en las proyecciones del EC (aproximadamente en un plano de 0° en una sonda multiplano) y EL (aproximadamente en un ángulo de 90°) desde el arco al diafragma. El diámetro interno es normalmente menor de 3 cm. La zona proximal de la aorta torácica descendente queda lateral al esófago y la porción distal es posterior, por lo que, para mantener la aorta centrada en la imagen, la sonda se debe rotar a medida que se van examinando distintos niveles. A menudo, es posible ver la aorta abdominal proximal haciendo avanzar la sonda hasta atravesar el diafragma.

d. Enfermedades aórticas. Con la ETE se detectan tres anomalías frecuentes de la aorta:

1) Aterosclerosis

La aterosclerosis provoca el engrosamiento e irregularidad de la capa íntima de la aorta, que se ve fácilmente con la ETE. La íntima normal es homogénea y tiene un grosor menor de 2 mm. La intensidad de la aterosclerosis se clasifica en una escala de cinco puntos: grado 1, aorta normal o con enfermedad mínima (íntima con un grosor <2 mm); grado 2, enfermedad leve (íntima con un grosor entre 2-3 mm); grado 3, enfermedad moderada o sésil (íntima con un grosor entre 3 y 5 mm); grado 4, enfermedad grave o protuberante (íntima con un grosor >5 mm) y grado 5, para lesiones móviles. Asimismo, se estudia la localización y extensión de las lesiones.

2) Aneurisma

Las dilataciones aneurismáticas de la aorta se clasifican según su localización y forma como difusas o saculares. A menudo, se asocian con cambios ateroscleróticos o trombos murales que se ven fácilmente con la ETE. Los aneurismas que tienen un diámetro interno de 4 cm o menor se consideran leves y los de un diámetro mayor de 6 cm se consideran severos.

3) Disección

La disección aórtica es la separación de la capa íntima del resto de la aorta por su capa media. Con la ETE se observa una membrana móvil dentro de la aorta que divide el vaso en una luz verdadera y otra falsa. El Doppler color se aplica en la aorta para identificar el flujo en las luces verdadera y falsa. Las disecciones se clasifican en tipo A, que afecta a la aorta ascendente y constituyen una urgencia quirúrgica, y tipo B, que no afectan a la aorta ascendente y habitualmente se tratan sin cirugía. Los hallazgos de la ETE que se pueden encontrar en una disección aórtica son la dilatación aneurismática de la aorta, hemopericardio y taponamiento, hemotórax izquierdo, IA y ASMP debido a la afectación de las arterias coronarias.

VII. ETE en determinadas cirugías

A. Injerto de derivación arterial coronario

La ETE realizada durante una cirugía del injerto de derivación arterial coronario (IDAC) se centra en la función global y segmentaria del VI. Se realiza una exploración basal de los 16 segmentos del VI que se guarda para una comparación posterior. Un ASMP basal puede representar un miocardio no viable con un infarto previo, un miocardio hibernante con isquemia crónica o un miocardio con isquemia aguda. La exploración del VI se repite después de aplicar el injerto. Se considerará que la aparición de un nuevo ASMP antes o después del injerto se debe a una isquemia aguda, mientras que un nuevo ASMP que se ve inmediatamente después de una DCP puede indicar un miocardio aturdido, es decir, un músculo viable que se perfunde pero que no funciona transitoriamente por una cardioplejía inadecuada efectuada durante la DCP. El infarto de VD provoca dilatación e hipocinesia del VD en la ETE, a menudo asociadas con una IT significativa. La ETE puede detectar las complicaciones de la enfermedad arterial coronaria, como una IM isquémica, trombo en el VI, aneurisma VI, rotura de músculo papilar y comunicación interventricular postinfarto. La ETE también es una herramienta importante para detectar la aterosclerosis de la aorta, que puede aumentar el riesgo de accidente cerebrovascular durante la cirugía de IDAC.

B. Cirugía de reparación valvular

La ETE es muy útil en el intraoperatorio durante la cirugía de reparación valvular. La exploración basal detallada de la válvula enferma puede proporcionar al cirujano información sobre el mecanismo y etiología de la lesión, indicando la viabilidad de la reparación y el tipo de reparación necesaria. La evaluación de la reparación tras la DCP tiene como objetivo detectar y plantear inmediatamente cualquier problema. Con la ETE se evalúan tres problemas potenciales en las reparaciones de la VM:

1. **Insuficiencia residual.** La IM residual se evalúa con el Doppler color tras la reparación de la VM. Idealmente, no hay IM, o sólo una lesión residual. Probablemente, la

IR leve (1+) es aceptable, mientras que la IR moderada (2+) o de mayor grado plantea la revisión de la reparación o la sustitución valvular.

2. **Movimiento sistólico anterior de la VM.** La reparación de la VM mixomatosa con valvas redundantes puede provocar un movimiento anterior sistólico de la válvula mitral (SAM), que se diagnostica fácilmente con la ETE. Se trata de un movimiento anterior anormal del tejido sobrante de la valva hacia el tabique ventricular durante la sístole, que provoca una obstrucción dinámica del TSVI e IM. En algunos casos, el SAM se puede tratar con éxito aumentando el volumen intravascular, administrando fármacos agonistas α puros y deteniendo la administración de los fármacos inotropos positivos. En los casos graves que no responden al tratamiento adecuado es necesario revisar la reparación o sustitución valvular.
3. **Estenosis.** Es posible que se provoque un estrechamiento excesivo del orificio mitral mediante una reparación valvular, pero no es frecuente. En la ETE se ve en forma de apertura limitada de las valvas y una velocidad de flujo máximo de entrada transmitral alto (>2 m/s).

C. **Cirugía de sustitución valvular.** Después de la cirugía de sustitución valvular se evalúa la situación de la prótesis con ETE. El Doppler color se usa para examinar las fugas paravalvulares del anillo valvular. A menudo, tras la DCP se observan fugas paravalvulares mínimas, insignificantes, que no son causa de preocupación. La insuficiencia moderada (2+) o mayor puede necesitar un replanteamiento quirúrgico. Los distintos tipos de válvulas protésicas tienen patrones normales característicos de insuficiencia que se ven con el Doppler color y que no se debe confundir con la insuficiencia patológica. Las prótesis mecánicas bivalvas pueden tener una valva inmovilizada por la compresión del tejido, habitualmente en posición cerrada, de manera que la evaluación con ETE de estas válvulas deberá documentar que ambas valvas se mueven libremente. Una valva inmóvil se debe corregir inmediatamente mediante una intervención quirúrgica. Las prótesis biológicas aórticas de anillo rígido («stentless») y las prótesis aórticas de homoinjerto pueden desarrollar una IA si no se insertan adecuadamente. Este defecto se puede detectar con el Doppler color. La IA moderada (2+) o mayor justifica habitualmente una nueva intervención quirúrgica.

D. **Cirugía de cardiopatías congénitas.** La ETE puede confirmar el diagnóstico antes de la DCP y, en ocasiones, encuentra otras lesiones previamente no diagnosticadas en pacientes que tienen una cardiopatía congénita compleja. El defecto del cierre del tabique y la adecuación del flujo a través de los conductos protésicos y de los rodetes intracardíacos se pueden evaluar en el intraoperatorio con la ETE mediante Doppler color, DP y DC, permitiendo la corrección inmediata de las reparaciones inadecuadas.

E. **Cirugía de endocarditis infecciosas.** La ETE es útil para confirmar la localización y alcance de la infección y evaluar la intensidad de las lesiones asociadas, como la insuficiencia valvular o fístulas. A menudo, la ETE utilizada en el intraoperatorio detecta la progresión de la infección desde el momento de los estudios preoperatorios, orientando la intervención quirúrgica. La exploración con ETE después de una DCP confirma la adecuación de la resección del tejido infectado y la reparación de las lesiones hemodinámicas.

F. **Cirugía de miocardiopatías obstructivas hipertróficas.** La ETE se usa antes de la Doppler color para medir el grosor del tabique ventricular y la localización del punto de contacto entre la VM y el tabique para que el cirujano pueda determinar el tamaño de la miomectomía. La adecuación de la miomectomía se puede evaluar con la ETE tras la DCP al analizar el SAM residual, midiendo los gradientes residuales a través del TSVI y evaluando la intensidad de la IM residual. Una IR moderada (2+) o mayor y un gradiente máximo en el TSVI mayor de 50 mm Hg indica que es necesario practicar una miomectomía más extensa. Con el Doppler color se puede detectar comunicación interventricular creada por una miomectomía excesiva.

VIII. Aplicaciones de la ETE en la monitorización del paciente

A. Evaluación de la precarga

La medición más directa de la precarga es el volumen telediastólico del VI. La ETE proporciona imágenes 2D del VI, de forma que se ha usado el área telediastólica del VI (ATD) obtenida en la proyección TG media del EC para estimar el volumen telediastólico. Los estudios han demostrado que esta técnica puede detectar un descenso del volumen sanguíneo tan pequeño como el 1,5%[7] y que la correlación entre el ATD y el gasto cardíaco es mejor que entre la presión de oclusión de la arteria pulmonar y el gasto cardíaco[8].

B. Medición de las presiones intracardíacas

Cuando se miden las velocidades de flujo con la ecocardiografía Doppler y se aplica la ecuación de Bernoulli modificada se pueden calcular los gradientes entre las cámaras del corazón en distintas localizaciones. Si se conoce la presión absoluta de una de estas cámaras, se puede calcular la presión de la otra cámara. Por tanto, al medir la velocidad máxima de la IT con DC se puede estimar la presión sistólica máxima en el VD como gradiente entre VD y AD ($\Delta P = 4V_{TR}^2$) más la presión en AD. El resultado es igual a la presión sistólica en AP si no hay estenosis pulmonar. Para medir las presiones en AI, AP diastólica y telediastólica en VI se puede aplicar una lógica similar midiendo las velocidades de los chorros en IM, IP e IA y conociendo las presiones sistólica en VI (igual a la PA sistólica), diastólica en VD (igual que la PVC) y diastólica aórtica (igual que la PA diastólica).

C. Medición del gasto cardíaco

Para calcular el VL con la ETE es necesario obtener dos mediciones: i) el perfil de velocidad del flujo con DP o DC, y ii) el área a través de la cual se produce el paso de flujo con la ecocardiografía 2D. Estas mediciones se pueden hacer con ETE en varias localizaciones: VA, TSVI, VM y AP. La exactitud de esta técnica depende de que las mediciones de la velocidad y del área se hagan en la **misma localización y al mismo tiempo dentro del ciclo cardíaco.** El perfil de velocidad del flujo se traza e integra a través del tiempo para obtener un valor conocido como **integral de tiempo-velocidad** (ITV) que se expresa en unidades de longitud, habitualmente centímetros. A continuación, se mide con la ecocardiografía 2D el área A a través de la cual pasa el flujo, para obtener un valor en unidades de longitud al cuadrado, habitualmente centímetros cuadrados. El producto ITV $\times$ A expresa el VL en unidades de volumen, habitualmente en centímetros o milímetros cúbicos. El VL multiplicado por la frecuencia cardíaca expresa el gasto cardíaco. Las técnicas mejor validadas para utilizar la ETE en el intraoperatorio utilizan el DC a través de la VA desde las proyecciones TG del EL o TG profunda del EL[9]. El área de la válvula se calcula entonces desde la proyección ME del EC de la VA, midiendo la distancia intercomisural S y aplicando la fórmula para el área de un triángulo equilátero: $A_{\Delta} = 0{,}433 * S^2$.

D. Monitorización de la isquemia miocárdica

Se ha demostrado que la aparición de un ASMP nuevo en la ETE durante la cirugía es un indicador más sensible de isquemia miocárdica que los cambios electrocardiográficos, y es un factor predictivo mejor de progresión al infarto de miocardio[10]. Después de completar y registrar la exploración basal de los 16 segmentos del VI para su comparación posterior, se monitoriza la proyección TG medio del EC porque muestra simultáneamente las regiones nutridas por las tres arterias coronarias principales. Un descenso de la puntuación de la motilidad de la pared de dos grados o más en un segmento sugiere una isquemia aguda. La hipovolemia importante también puede producir alteraciones de la motilidad de la pared sin isquemia[11]. La ETE no es un verdadero método de monitorización de la isquemia, a menos que se observe continuamente durante la cirugía, y lo más frecuente es que se compruebe en puntos cruciales de la intervención como el clampaje aórtico o cuando otros parámetros de monitorización sugieren isquemia, como los cambios electrocardiográficos o hemodinámicos.

E. Aire intracardíaco

La presencia de aire se ve fácilmente con la ETE como zonas hiperdensas o blancas dentro de las cámaras. En un paciente en posición supina, el aire del interior de la AI se acumula a lo largo del TIA y cerca de la vena pulmonar superior derecha. El aire del VI se acumula a lo largo del tabique apical. Las pequeñas manchas blancas que se ven flotando dentro de las cámaras son burbujas microscópicas y no son motivo de preocupación. Las burbujas grandes tienen niveles hidroaéreos visibles en la ETE en forma de líneas rectas perpendiculares a la dirección de la fuerza de gravedad que se bambolean con cada latido cardíaco. Típicamente, provocan un artefacto brillante que se extiende desde el nivel hidroaéreo alejándose del transductor. Las burbujas grandes se deben evacuar antes de finalizar la DCP.

IX. Direcciones futuras

A. Ecocardiografía miocárdica con contraste

Se han desarrollado medios de contraste ecocardiográficos que atraviesan la circulación pulmonar que, en teoría, podrían aumentar la intensidad de la imagen de vídeo del miocardio perfundido con respecto al no perfundido después de la inyección intravenosa. Esta técnica permitiría diferenciar un miocardio aturdido de uno isquémico en el quirófano o en la unidad de cuidados intensivos. La esperanza y entusiasmo iniciales se han desvanecido en los últimos años, a medida que van siendo más evidentes la complejidad de la fisiología de la perfusión miocárdica y la detección y cuantificación del efecto ecocardiográfico del contraste miocárdico. La aplicación práctica y clínicamente relevante de la ecocardiografía con contraste para medir la perfusión miocárdica con ETE requiere un estudio más detallado.

B. Ecocardiografía tridimensional

La reconstrucción tridimensional (3D) de las imágenes ecocardiográficas a partir de series de imágenes 2D se ha usado en la clínica durante varios años. Esta técnica ha sido más útil para la obtención de imágenes en las cardiopatías congénitas complejas, pero su aplicación práctica en el intraoperatorio ha quedado limitada por el tiempo necesario para adquirir las imágenes múltiples y proporcionar la reconstrucción 3D con un ordenador de alta potencia. Los transductores que adquieren los datos ecocardiográficos a partir de un volumen y crean la imagen 3D en tiempo real están en una etapa de desarrollo bastante avanzado, pero actualmente son demasiado grandes para usarse en la ETE. Sin duda, a medida que evolucione la tecnología y sea más práctica, la imagen 3D revolucionará la ecocardiografía del mismo modo que lo hicieron las imágenes 2D a finales de los años setenta.

Bibliografía

1. **Practice guidelines for perioperative transesophageal echocardiography. A report by the American Society of Anesthesiologists and the Society of Cardiovascular Anesthesiologists Task Force on Transesophageal Echocardiography. *Anesthesiology* 1996;84:986–1006.**
2. Kallmeyer IJ, Collard CD, Fox JA, et al. The safety of intraoperative transesophageal echocardiography: a case series of 7200 cardiac surgical patients. *Anesth Analg* 2001;92: 1126–1130.
3. Brinkman WT, Shanewise JS, Clements SD, et al. Transesophageal echocardiography: not an innocuous procedure. *Ann Thorac Surg* 2001;72:1725–1726.
4. **Shanewise JS, Cheung AT, Aronson S, et al. ASE/SCA guidelines for performing a comprehensive intraoperative multiplane transesophageal echocardiography examination: recommendations of the American Society of Echocardiography Council for Intraoperative Echocardiography and the Society of Cardiovascular Anesthesiologists Task Force for Certification in Perioperative Transesophageal Echocardiography. *Anesth Analg* 1999;89:870–884.**
5. Stamm RB, Carabello BA, Mayers DL, et al. Two-dimensional echocardiographic measurement of left ventricular ejection fraction: prospective analysis of what constitutes an adequate determination. *Am Heart J* 1982;104:136–144.
6. **Smith JS, Cahalan MK, Benefiel DJ, et al. Intraoperative detection of myocardial ischemia in high-risk patients: electrocardiography versus two-dimensional transesophageal echocardiography. *Circulation* 1985;72:1015–1021.**
7. Cheung AT, Savino JS, Weiss SJ, et al. Echocardiographic and hemodynamic indexes of left ventricular preload in patients with normal and abnormal ventricular function. *Anesthesiology* 1994;81:376–387.
8. Thys DM, Hillel Z, Goldman ME, et al. A comparison of hemodynamic indices derived by invasive monitoring and two-dimensional echocardiography. *Anesthesiology* 1987;67: 630–634.
9. Darmon PL, Hillel Z, Mogtader A, et al. Cardiac output by transesophageal echocardiography using continuous-wave Doppler across the aortic valve. *Anesthesiology* 1994; 80: 796–805.
10. Leung JM, O'Kelly B, Browner WS, et al. Prognostic importance of postbypass regional wall-motion abnormalities in patients undergoing coronary artery bypass graft surgery. SPI Research Group. *Anesthesiology* 1989;71:16–25.
11. Seeberger MD, Cahalan MK, Rouine-Rapp K, et al. Acute hypovolemia may cause segmental wall motion abnormalities in the absence of myocardial ischemia. *Anesth Analg* 1997;85:1252–1257.

Capítulo 5

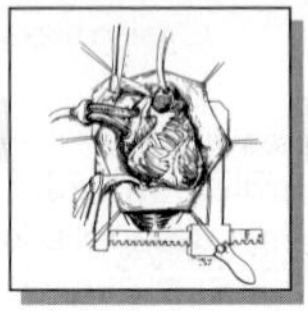

Inducción de la anestesia

Michael B. Howie y Glenn P. Gravlee

En el paciente cardíaco la inducción de la anestesia no consiste en una simple técnica que crea una transición rápida entre un estado de vigilia y un estado de anestesia estabilizado. Al valorar todos los aspectos de la situación cardíaca del paciente se puede seleccionar el anestésico que mejor se acomode a su situación cardíaca actual y a las medicaciones que esté tomando. No hay un fármaco o técnica aislados que pueda garantizar la estabilidad hemodinámica del sujeto y los cambios hemodinámicos que se aprecien en él con la inducción se pueden atribuir a su propia fisiopatología y a una reducción del tono simpático que puede provocar vasodilatación, depresión cardíaca e hipovolemia relativa.

I. **Premedicación**

  A. Igual que las medicaciones crónicas del paciente pueden usarse principalmente como una ventaja, también la premedicación forma parte integral de la técnica de anestesia.

  B. **Con raras excepciones, las medicaciones cardíacas crónicas se deben administrar en el preoperatorio en el mismo día de la cirugía** con la menor cantidad de agua posible.

II. **Período de preinducción.** Es posible que los enfermos inestables no deban recibir premedicación antes de llegar a un área que permita la observación continua por el personal de anestesia. Como ejemplo, se pueden citar los pacientes que tienen insuficiencia cardíaca o estenosis aórtica sintomática. En la Tabla 5.1 se muestran algunos ejemplos de pautas de premedicación. Los catéteres de monitorización, como las «vías» arteriales y venosas centrales, se deben implantar bajo la influencia de la premedicación, por ejemplo, con midazolam por vía intravenosa.

  A. Es importante comenzar con la aplicación de **monitores básicos** y oxígeno suplementario antes de administrar una sedación suplementaria (si es necesaria) y los monitores invasivos.

    1. Electrocardiograma.
    2. Medición no invasiva de la presión arterial (PA).
    3. Pulsioxímetro.

  B. **Los monitores invasivos son útiles durante la inducción[1],** por lo que muchos médicos deciden implantarlos antes de la inducción. Otros prefieren retrasar la colocación de la vía central hasta después de la inducción de la anestesia.

    1. En situaciones de urgencia puede ser necesario proceder a la inducción de la anestesia antes de colocar los monitores invasivos. Por ejemplo, en caso de:
      a. Aneurisma de la aorta torácico roto o en proceso de ruptura.
      b. Taponamiento cardíaco.
      c. Rotura ventricular.
    2. En tales situaciones, si ya se ha implantado un catéter intravenoso de gran calibre es bastante más importante abrir el tórax que obtener las mediciones en la arteria pulmonar (AP) o con un catéter de presión venosa central.

  C. **Consejos clínicos** para la preparación de la anestesia en cardiología.

    1. Los fármacos de urgencia que se podrían necesitar se pueden preparar como dosis en bolo diluidas en jeringuillas o con bombas de infusión intravenosa, o con jeringuillas

Tabla 5.1. Premedicación anestésica en los pacientes quirúrgicos cardíacos

Sujetos mal compensados	Lorazepam o midazolam, 1-2 mg por vía intravenosa (aproximadamente 15-20 mg/kg)
Pacientes compensados	1. Midazolam, 3-8 mg (0,05-0,1 mg/kg) por vía intravenosa, ajustando la dosis según el efecto con o sin morfina intravenosa, 2-5 mg (0,03-0,07 mg/kg), hidromorfona, 1-2 mg (15-30 µg/kg), o fentanilo, 50-100 µg (0,5-1 µg/kg) por vía intravenosa tras la llegada del enfermo a la sala de preinducción o al quirófano 2. Morfina, 3-10 mg (0,05-0,15 mg/kg) con o sin escopolamina, 0,3-0,4 mg (40-50 µg/kg), ambos por vía intramuscular, 30-60 minutos antes del transporte a la zona quirúrgica 3. Lorazepam, 2-4 mg (30-40 µg/kg) por vía oral con o sin un narcótico por vía oral (como metadona, 5-10 mg, o 0,1 mg/kg) o intramuscular (como morfina, 0,1 mg/kg) administrado 30-60 minutos antes de llegar a la zona quirúrgica

conectadas a un acceso en el catéter de AP (u otra vía venosa central) a través de una llave de paso.

2. **Los fármacos seleccionados para la anestesia dependen de la situación del sujeto y de las preferencias del anestesista.**
   a. Habitualmente, se seleccionan fentanilo, sufentanilo o remifentanilo como opiáceos.
   b. Entre los fármacos potentes que se utilizan por vía inhalada, es probable que se deba seleccionar isoflurano por su economía, desfluorano por su capacidad de ajuste de dosis rápida y sevoflurano cuando se sospecha que la vía respiratoria es de difícil acceso.
   c. Los fármacos que inducen amnesia son lorazepam, midazolam o escopolamina, un fármaco que se usa raramente pero que es apropiado en algunos casos [aproximadamente 5 mg/kg por vía intravenosa (IV)].
   d. Los relajantes musculares sugeridos serían succinilcolina (o ningún relajante muscular) ante una vía respiratoria sospechosa; pancuronio por economía y frecuencia cardíaca (FC) baja; vecuronio, rocuronio o cisatracurio en caso de una hemodinámica anodina, y cisatracurio en caso de insuficiencia renal o hepática.
3. **Las medicaciones cardiovasculares específicas deben estar disponibles** (un asterisco indica la necesidad de disponer del fármaco ya preparado y listo para la administración) antes de la cirugía:
   a. Anticolinérgicos: atropina*
   b. **Inotropos*: adrenalina, dobutamina o dopamina en infusiones; adrenalina también en una jeringuilla para la administración en bolo**
   c. Inhibidores de la fosfodiesterasa III: milrinona o amrinona
   d. Cloruro cálcico
   e. Efedrina* en forma de bolo (efectos mixtos vasopresor e inotropo)
   f. Vasopresores
      1) **Fenilefrina en dosis hasta 50-100 µg en bolo, o como infusión, o noradrenalina***
      2) Vasopresina (en caso de colapso vascular y reanimación, en especial después de la colocación de un dispositivo de asistencia ventricular izquierdo)
   g. **Vasodilatadores: nitroglicerina*,** nitroprusiato, o nicardipino
   h. Antiarrítmicos
      1) Adenosina
      2) Diltiazem o verapamilo

3) Lidocaína
4) Procainamida
5) Amiodarona
6) Magnesio

i. Anticoagulación y su reversión
1) **Heparina***
2) Protamina

j. **Para estar preparado al máximo, se debe preparar al menos un fármaco inotropo, un fármaco vasopresor y un fármaco vasodilatador (probablemente, nitroglicerina) y tenerlos conectados a una bomba programada y lista para su uso. De igual modo, se deben preparar jeringuillas para su administración en bolo, al menos con un vasopresor, un fármaco inotropo y un vasodilatador.**

k. Lo ideal es disponer también de un soporte IV adaptado a cada caso con toma de corriente y posibilidad de conexión de varias bombas.

D. **Comprobaciones de último momento:** inmediatamente antes de la inducción de la anestesia se deben tener en cuenta los siguientes aspectos:
1. Evaluación del estado cardiopulmonar global del paciente
2. Disponibilidad de sangre para transfusión
3. Proximidad de un cirujano o un residente de últimos años
4. Disponibilidad de tubos endotraqueales especiales que se pudieran necesitar (con doble lumen o bloqueo bronquial)
5. Disponibilidad inmediata de fármacos cardíacos de urgencia

III. **Inducción.** El anestesista cardíaco debe inducir al enfermo que, bajo unas circunstancias normales, no recibiría un anestésico general. Los objetivos son:

A. Atenuar las respuestas hemodinámicas a la laringoscopia y cirugía, sin aparición de una hipotensión excesiva.
1. Emplear cantidades conservadoras de los fármacos, ya que las necesidades de anestésicos van haciéndose relativamente menores durante la preparación quirúrgica y la colocación de los paños (excepción: técnica de inducción con opiáceos en dosis altas) (Tabla 5.2).
2. Usar como ventajas el tiempo de inicio de acción del fármaco y sus interacciones.
3. Adaptar las dosis de los fármacos de inducción a la situación física del sujeto.

Tabla 5.2. Dosis de inducción recomendadas

Hipnóticos	Propofol, 1-1,5 mg/kg Tiopental, 3-4 mg/kg Etomidato, 0,2-0,3 mg/kg
Opiáceos	Fentanilo, 3-10 μg/kg Sufentanilo, 0,5-1 μg/kg Remifentanilo, 0,1-0,75 μg/kg/min o 1 μg/kg en bolo
Relajantes musculares	Cisatracurio, 70-100 μg/kg Vecuronio, 70-100 μg/kg Pancuronio 70-100 μg/kg Succinilcolina, 1-2 mg/kg
Mantenimiento de la anestesia en pacientes críticos	Lorazepam, 2-4 mg (25-50 μg/kg) Midazolam, 0,25-0,5 μg/kg/min más Un opiáceo en infusión 0,1 μg/kg/min de remifentanilo 0,05-0,1 μg/kg/min de fentanilo 0,01 μg/kg/min de sufentanilo

B. Los principios que orientan el tipo de inducción de la anestesia son:

1. Modificaciones de las técnicas al ir obteniendo mayores conocimientos. Como ejemplo, analicemos la historia del empleo de sufentanilo durante la inducción de la anestesia.
   a. En los años ochenta, la dosis de sufentanilo era hasta de 25 µg/kg.
   b. En los años noventa, las recomendaciones cambiaron a 6-10 µg/kg.
   c. En 2000 se utiliza habitualmente tan sólo 1 µg/kg, e incluso menos en ocasiones.
   d. Las combinaciones de sufentanilo o fentanilo con etomidato y relajantes musculares son un ejemplo de técnicas de inducción eficientes.
2. Aspectos fisiológicos
   a. La hipovolemia, que a menudo es difícil de evaluar, se debe con frecuencia al empleo de diuréticos y a la ausencia prolongada de la alimentación oral (NPO).
      1) Es difícil de evaluar, en parte por la ausencia de documentación del volumen de orina emitido en el preoperatorio o de la evaluación de la precarga ventricular izquierda.
      2) La mayoría de los pacientes cardíacos no toleran una depleción del volumen intravascular mayor del 10% sin desarrollar un compromiso hemodinámico.
      3) La taquicardia y la vasoconstricción, que son mecanismos compensadores útiles en sujetos normales, pueden ser perjudiciales en los pacientes cardíacos.
      4) Los fármacos anestésicos pueden alterar las respuestas hemodinámicas adecuadas.
         - Tiopental reduce la PA al inducir una venodilatación con estasis de sangre periférica, disminuir el tono simpático para disminuir las resistencias vasculares sistémicas (RVS) y disminuir la contractilidad miocárdica.
         - En orden decreciente de capacidad para inducir depresión circulatoria:

         Propofol es el fármaco depresor más activo
         Midazolam y tiopental tienen una acción intermedia
         Etomidato es el menos depresor
      5) El método más eficiente de combatir la hipovolemia desde el punto de vista fisiológico es aumentar el volumen intravascular en el período de preinducción usando soluciones salinas equilibradas, teniendo cuidado para no excederse en los enfermos que tienen lesiones de la válvula mitral o insuficiencia cardíaca congestiva.
3. Aspectos farmacodinámicos. **Con la excepción de ketamina, que puede estimular el aparato cardiovascular, todos los anestésicos disminuyen la PA mediante alguna combinación de eliminación del tono simpático, disminución directa de las RVS, depresión miocárdica, aumento del estasis venoso (reducción del retorno venoso) o inducción de bradicardia.**

   Características importantes de los fármacos a tener en cuenta:
   a. En los sujetos muy graves, ketamina puede disminuir la PA porque la depleción de catecolaminas puede hacer que los efectos simpaticomiméticos mediados indirectamente por el sistema nervioso central no sean capaces de contrarrestar sus efectos inotropos negativos y vasodilatadores directos.
   b. Propofol ilustra el conflicto existente entre la necesidad de atenuar la respuesta hemodinámica a la intubación y a otros estímulos perjudiciales sin utilizar una sobredosis.
      1) Propofol puede inducir hipotensión si se usa en la inducción, a pesar de que una dosis pequeña no suprime la respuesta hipertensiva al laringoscopio.
      2) En combinación con otros fármacos: después de administrar una dosis de inducción de propofol, la PA sistólica descendió una media de 28 mm Hg cuando no se administró fentanilo, mientras que descendió 53 mm Hg cuando se administraron 2 µg/kg de dicho fármaco. No obstante, la respuesta hemodinámica a la intubación disminuyó en proporción a la dosis de fentanilo utilizada en la preinducción[2].
      3) Propofol se puede administrar con pequeños incrementos de la dosis (0,5-1 mg/kg) según el estado físico del paciente, y se puede usar con una

pequeña dosis de opiáceos bien sincronizada (p. ej., 1-3 µg/kg de fentanilo 1-2 minutos antes de administrar propofol).

c. Se debe tener en cuenta el principio de usar la relación entre la concentración plasmática del fármaco y el inicio de acción en el bioefector (biofase, o Ke_0), de forma que los efectos máximos del opiáceo y del hipnótico se usen para obtener las máximas ventajas.

1) La media de tiempo desde el inicio hasta el efecto máximo de propofol es de 2,9 minutos y de fentanilo es de 6,4 minutos. Idealmente, la intubación endotraqueal se debe efectuar en el momento de la concentración máxima de ambos fármacos y después de haber conseguido una relajación muscular óptima. Para ello, puede ser necesaria una segunda dosis o una infusión continua de fármacos de acción ultracorta, como propofol, tiopental y metohexital, ya que el inicio de acción del relajante muscular puede ocurrir después de que se haya disipado el efecto máximo de la dosis en bolo como resultado de su redistribución rápida.

d. **Aumentar la dosis del opiáceo por encima de los 4-8 µg/kg de fentanilo, 0,75 µg/kg de sufentanilo o 1,2 µg/kg/min de remifentanilo no atenúa más la respuesta al estrés (aumento de PA y FC) ante la intubación.**

e. La profundidad de la anestesia que se obtiene con propofol o con otros fármacos sedantes-hipnóticos no determina el grado de supresión de la respuesta al estrés, que más bien depende del nivel de analgesia opiácea alcanzada en el sistema nervioso central.

f. A menudo, reducir las dosis de los fármacos anestésicos es la forma más segura de inducción en los pacientes muy graves.

g. En cuanto a los enfermos hemodinámicamente estables, se podría preferir un relajante muscular suave, excepto en aquellos casos que tienen una FC basal menor de 50 latidos/minuto o una insuficiencia valvular, en cuyo caso sigue siendo útil pancuronio.

h. Los fármacos de inducción se administran más eficientemente a través de un catéter venoso central, por ejemplo, por el acceso lateral del introductor, o en el acceso de infusión de un catéter en AP.

i. **Los relajantes musculares se administran precozmente de la secuencia de fármacos. Es importante tener en cuenta el tiempo de inicio de la acción,** que se puede definir en la mayoría de los fármacos en el contexto de su DE_{95}, o la dosis media necesaria para inducir una supresión del 95% de la respuesta de contractura. En la mayoría de los bloqueantes neuromusculares no despolarizantes, el tiempo que se tarda en conseguir la supresión máxima de la respuesta de contractura con una dosis igual a la DE_{95} es de 3-7 minutos. El uso de 2 ó 3 veces la DE_{95} reduce el tiempo de inicio a 1,5-3 minutos y hasta 1-1,5 minutos en caso de usar 3 veces la DE_{95} de rocuronio.

1) Se puede usar succinilcolina (1-2 mg/kg) para reducir el inicio del bloqueo neuromuscular a 1-1,5 minutos.

j. La combinación de remifentanilo en dosis de 1 µg/kg, etomidato en dosis de 0,2 mg/kg y succinilcolina en dosis de 1,5 mg/kg, todos ellos administrados en forma de bolo simultáneo, es un ejemplo que aúna el rápido inicio de la acción (condiciones de intubación en 1-2 minutos) y una buena supresión de la respuesta al estrés ante el laringoscopio.

k. Técnicas de inducción con opiáceos en dosis altas:

1) Alcanzaron la popularidad en los años setenta, utilizando morfina (1-2 mg/kg) o fentanilo (50-100 µg/kg) por su combinación excelente de supresión de la respuesta al estrés y estabilidad hemodinámica.

2) La popularidad de sufentanilo (10-25 µg/kg) aumentó por estos mismos motivos en los años ochenta.

3) Esta técnica fue perdiendo adeptos en los años noventa debido a los tiempos largos de intubación que se necesitaban en el postoperatorio, pero aún puede ser útil en los pacientes de alto riesgo que requieran una ventilación mecánica durante la noche, independientemente de la técnica de anestesia elegida.

4) Debido a sus importantes efectos vagotónicos, pancuronio complementa estupendamente a los opiáceos administrados en dosis altas y se debe administrar precozmente en la secuencia de inducción para minimizar la rigidez de la pared torácica.

5) Estas dosis de fentanilo y sufentanilo se pueden administrar en forma de bolo o durante 3-5 minutos. La morfina se debe administrar con lentitud (5-10 mg/min) para evitar la hipotensión.

6) Hay que esperar una hipotensión si se administran hipnóticos simultáneamente, y una amnesia inadecuada si no se administran.

IV. Opiáceos

A. Los opiáceos tienen dos estructuras básicas:

1. Estructura rígida de moléculas interconectadas del grupo morfina, conocidas como ciclopentanos, y

2. Moléculas flexibles de anillos de fenilpiperidina, como fentanilo.

3. Hay tres receptores de opiáceos (μ, κ y δ) y varios subgrupos.

a. Los receptores opiáceos son receptores acoplados a la proteína γ.

B. Propiedades de los opiáceos. **La analgesia es más que el mero alivio del dolor o de la percepción consciente del estímulo nociceptivo.** Un estímulo dañino puede afectar a la persona inconsciente (y no paralizada), como se demuestra por la respuesta de retirada de la parte corporal estimulada (reflejo de retirada). El estímulo puede producir un aumento de la actividad neurovegetativa. En general, los narcóticos son malos hipnóticos y no se puede contar con ellos para inducir amnesia.

C. Farmacocinética de la inducción:

1. La farmacocinética es similar entre los tres opiáceos de síntesis modernos (fentanilo, sufentanilo y alfentanilo), con algunas diferencias[3].

a. Los tres siguen un modelo tricompartimental.

b. **El 98% de la dosis de fentanilo se redistribuye desde el plasma en la primera hora.**

c. Las concentraciones cerebrales son paralelas a las plasmáticas, con un intervalo de retraso de 5 minutos entre ellas.

d. Aunque fentanilo tiene un volumen de distribución mayor, lo que puede limitar el acceso hepático, el hígado eliminará todo el fentanilo que llegue.

e. Sufentanilo es siete a diez veces más potente que fentanilo. Tiene una pK_a mayor y sólo se ioniza en un 20%.

f. La solubilidad de sufentanilo es la mitad que la de fentanilo y se une más fuertemente a los receptores. Tiene un volumen de distribución menor y un tiempo de recuperación más rápido.

2. Farmacocinética de remifentanilo:

a. Remifentanilo tiene un perfil farmacocinético único, ya que está sujeto a una hidrólisis extrahepática extensa por esterasas inespecíficas tisulares y sanguíneas.

b. Tiene un tiempo de inicio de la acción de 1 minuto y un tiempo de recuperación de 9-20 minutos. Estas propiedades le convierten en un fármaco muy ventajoso cuando hay variaciones en el estímulo quirúrgico o se desea una extubación precoz en el postoperatorio. El anestesista puede administrar tanto fármaco como estime necesario sin que ello suponga un obstáculo para la recuperación rápida.

c. Es esencial controlar el dolor en el postoperatorio, ya que la analgesia inducida por remifentanilo se disipa rápidamente después de terminar la infusión.

V. Otros fármacos anestésicos por vía intravenosa

A. Etomidato

1. Etomidato es un fármaco muy útil y potente; es 25 veces más potente que tiopental.

2. Es un fármaco fiable para conseguir la hipnosis cuando se combina con una pequeña cantidad de un opiáceo. La administración de la dosis principal inmediatamente después de suministrar un opiáceo puede atenuar las mioclonías, que aparecen a veces como consecuencia de la desinhibición subcortical.

3. Etomidato alcanza el cerebro en 1 minuto.
4. Puede haber una incidencia aumentada de actividad epileptiforme en pacientes que tienen trastornos convulsivos epilépticos conocidos.
5. Una dosis de etomidato produce habitualmente un descenso del 10%-15% de la presión arterial media y de las RVS y un aumento del 3%-4 % de la FC y del gasto cardíaco.
6. Es importante señalar que el volumen latido, la presión telediastólica ventricular izquierda y la contractilidad no se modifican en los sujetos normovolémicos.
7. Etomidato se puede usar para anestesiar a los pacientes trasplantados cardíacos, porque conserva la contractilidad miocárdica mejor que cualquier otra técnica de inducción, aparte de una inducción con opiáceos en dosis altas[4].
8. Aunque las dosis de inducción tradicionales de etomidato y opiáceos administrados por separado conservan la hemodinámica del sujeto la mayoría de las veces, cuando se administran juntos pueden dar lugar a una hipotensión.

B. Tiopental

1. **Tiopental tiene un rápido inicio de acción y se puede usar con seguridad en los enfermos hemodinámicamente estables.**
2. La redistribución rápida hacia los tejidos muy perfundidos provoca la desaparición de los efectos de tiopental.
3. Efectos cardiovasculares
   - **a.** Predominantemente, un estasis venoso con la disminución resultante de la precarga cardíaca.
   - **b.** Depresión miocárdica por encima de los 2 mg/kg.
   - **c.** Aumenta la FC al activar el reflejo de barorreceptores.
   - **d.** En los pacientes que tienen un bajo gasto cardíaco entra una mayor proporción del fármaco en el cerebro y el miocardio; por tanto, una dosis menor de tiopental tiene un efecto mayor.
   - **e.** En conjunto, hay un efecto inotropo negativo dependiente de la dosis por el descenso de la entrada celular de calcio.

C. Propofol

1. Una dosis de inducción normal de 2 mg/kg hará caer la PA en un 15%-40%.
2. Como propofol reajusta el reflejo de los barorreceptores, una PA más baja no aumenta la FC.
3. Hay una reducción significativa de las RVS, del índice cardíaco, del volumen latido y del índice de trabajo sistólico ventricular izquierdo.
4. Hay una depresión miocárdica directa en dosis mayores de 0,75 mg/kg.
5. La dosis de propofol se debe ajustar de acuerdo a la edad, peso y necesidades individuales del paciente, y lo ideal es administrarlo directamente en una vena central porque así se puede usar eficazmente la menor dosis posible.
6. El aclaramiento metabólico de propofol es diez veces más rápido que el de tiopental.
7. Hay una redistribución importante con desplazamiento desde el compartimiento central al periférico, lo que permite una recuperación rápida.
8. A menos que se desee disminuir la PA, el uso de propofol en la inducción no supone una ventaja sobre etomidato. Como tiene efectos depresores miocárdicos directos e induce fácilmente hipotensión, propofol se debe usar con cautela o reservarse para los pacientes cardíacos hemodinámicamente estables que tienen una buena función ventricular.

D. Midazolam

1. **Midazolam es una buena premedicación pero es difícil ajustar su dosis a la dosis mínima eficaz en la inducción porque hay una gran variación en la dosis requerida y tiene un inicio de acción relativamente lento, de 2-3 minutos.**
2. Es un fármaco eficaz en la inducción de amnesia, lo que le hace atractivo.
3. El efecto hipotensor de una dosis de inducción es similar o menor al de tiopental y está relacionado con la dosis.

4. Parece que midazolam simula el efecto de nitroglicerina en dosis bajas al reducir las presiones de llenado en los enfermos que tienen unas presiones de llenado cardíaco altas.
5. Los opiáceos producen un efecto hipotensor sobreañadido.

E. Lorazepam

1. Lorazepam es una benzodiacepina muy potente.
2. Debido a su potencia, produce efectos ansiolíticos y sedantes e induce amnesia con dosis más bajas y menos efectos secundarios que midazolam.
3. Es muy útil en los pacientes cardíacos enfermos, cuando se desea administrar sólo pequeñas cantidades de fármacos.
4. Si se espera una recuperación rápida, como en la cirugía de derivación arterial coronaria mínimamente invasiva, lorazepam es una mala elección por su acción clínica relativamente prolongada (habitualmente, varias horas).

F. Ketamina

1. Ketamina produce un trance cataléptico único que se conoce como anestesia disociativa.
2. Se distribuye y elimina ampliamente.
3. La biodisponibilidad de la inyección intravenosa es del 97% y una dosis de 2 mg/kg produce la inconsciencia en 20-60 segundos.
4. **Ketamina induce un aumento significativo de la FC, de la presión arterial media y de las concentraciones plasmáticas de adrenalina.** Esta estimulación del sistema nervioso simpático está mediada por mecanismos centrales.
5. Ketamina puede ser muy útil en caso de hipovolemia, hemorragia mayor o taponamiento cardíaco.
6. Permite el embotamiento de los pacientes hemodinámicamente inestables, dando la oportunidad al cirujano de solucionar el problema. En estos casos, la preparación de la piel debe realizarse antes de la inducción.
7. **El efecto hemodinámico estimulante de ketamina depende de la presencia de un miocardio robusto y de la reserva simpática. En ausencia de alguno de ellos, puede producirse una hipotensión por la depresión miocárdica[5].**
8. Es posible que el flujo sanguíneo coronario no cubra suficientemente el aumento de las demandas de oxígeno que se produce por la estimulación simpática.
9. Se debe evitar el uso de ketamina en los pacientes que tienen presión intracraneal elevada.
10. El isómero S^+ produce períodos de hipnosis y analgesia mucho más prolongados y una estimulación postanestésica menor. Este compuesto, actualmente comercializado en algunos países europeos, puede ponerse a la venta en los EE.UU.
11. Ketamina es muy útil en los pacientes que han sufrido una pérdida aguda e importante de sangre.

VI. Fármacos por vía inhalada

A. Efectos hemodinámicos. Se producen niveles similares de depresión miocárdica con los tres fármacos más frecuentemente administrados por vía inhalada, **isoflurano, desfluorano** y **sevoflurano.** Pueden producirse consecuencias graves en enfermos que tienen insuficiencia cardíaca congestiva, ya que el estrecho margen de las concentraciones anestésicas puede no ser bien tolerado por un miocardio comprometido. **El efecto hemodinámico predominante de estos fármacos es la vasodilatación dependiente de la dosis,** lo que provoca la reducción de la PA y RVS[5]. Los tres fármacos también inducen una taquicardia refleja dependiente de la dosis que se puede atenuar o prevenir con betabloqueantes u opiáceos.

B. Desfluorano tiene una capacidad de ajuste de dosis única para la inducción de la anestesia debido a su rápido inicio y desaparición de la acción, pero debido a su aroma acre es mal tolerado, a no ser que vaya precedido por una inducción intravenosa. **Sevoflurano** tiene un aroma mucho más agradable, ofrece una estabilidad hemodinámica en la mayoría de las situaciones de inducción y tiene un inicio de acción algo más lento que desfluorano.

C. Isoflurano, como desfluorano, tiene un aroma acre y se introduce mejor después de la inducción intravenosa.

D. **Halotano,** un potente depresor miocárdico, se usa raramente en la inducción de la anestesia en los pacientes adultos sometidos a cirugía cardíaca.

E. El **óxido nitroso** se usa raramente en la inducción anestésica de los sujetos quirúrgicos cardíacos, pero su uso es seguro en general, con la probable excepción de los pacientes que tienen un importante aumento de las resistencias vasculares pulmonares.

F. **Uso clínico.** Si bien se pueden alcanzar concentraciones cerebrales significativas [≥1 vez la concentración anestésica mínima (CAM)] con desfluorano y sevoflurano en 2-4 minutos, en general se alcanzan concentraciones menores en el mismo intervalo de tiempo con isoflurano. En consecuencia, **es mucho más probable que desfluorano y sevoflurano alcancen las concentraciones compatibles con la supresión de la respuesta al estrés (en general, 1,3-1,5 veces la CAM) durante un período de inducción habitual que isoflurano.** Un posible inconveniente de desfluorano es la estimulación simpática que se produce cuando la concentración inspirada aumenta rápidamente, quizás por sus efectos irritantes sobre las vías respiratorias. Cualquiera de estos fármacos inhalados se puede usar en la inducción como complemento a la inducción intravenosa. Desflurano es útil en la anestesia en cardiología, no tanto por su rápida desaparición del efecto como por su rápido inicio de acción.

VII. **Relajantes musculares**

A. Una intubación que se sospecha difícil impide la administración al paciente de un bloqueante neuromuscular no despolarizante antes de la intubación.

B. **Succinilcolina** tiene todavía el inicio y desaparición de acción más rápidos de todos los relajantes musculares.

C. El bloqueo β-adrenérgico significativo y la inducción con un opiáceo en dosis altas son indicaciones potenciales del uso de **pancuronio,** ya que sus efectos vagolíticos tienden a contrarrestar la bradicardia.

D. **Fármacos de duración intermedia:** los efectos de cisatracurio, rocuronio y vecuronio son hemodinámicamente anodinos.

   1. Parece que cisatracurio es la mejor elección en presencia de una insuficiencia renal o hepática.

E. El momento de la administración del relajante muscular es importante.

   1. La laringoscopia debe esperar a la relajación óptima (véase la Sección **I.B.3.i**). La administración precoz obvia la rigidez truncal inducida por los opiáceos, que altera la ventilación con mascarilla y da lugar a una desaturación sistémica de oxígeno.

VIII. **Período de postinducción inmediato.** Después de la inducción e intubación se pueden usar varias técnicas para el mantenimiento de la anestesia. No obstante, las primeras prioridades se centran en evaluar la vía respiratoria (confirmar la localización del tubo endotraqueal mediante la concentración teleespiratoria de CO_2 y la auscultación), evaluar la estabilidad hemodinámica y responder correctamente a los problemas que se identifiquen.

A. Se puede instaurar una infusión continua en dosis bajas del opiáceo usado en la inducción o de remifentanilo (0,1 μg/kg/min).

B. Valorar el empleo de un fármaco por vía inhalada.

C. Puede comenzarse la infusión continua o la administración intermitente en bolo de un fármaco sedante-hipnótico (como midazolam) si no se usa un fármaco potente por vía inhalada.

D. La infusión de propofol puede ser útil en los pacientes que tienen una situación hemodinámica estable.

E. Probablemente, la mayoría de los médicos consiga los resultados más reproducibles con una técnica sencilla usada diariamente y con ajustes de dosis según el estado físico del enfermo.

Bibliografía

1. Reich DL, Kaplan JA. Hemodynamic monitoring. In: Kaplan JA, ed. *Cardiac anesthesia,* 3rd ed. Philadelphia: WB Saunders, 1993:261–298.
2. Billard V, Moulla F, Bourgain JL, et al. Hemodynamic response to induction and intubation: propofol/fentanyl interaction. *Anesthesiology* 1994; 81:1384–1393.
3. **Bovill JG. Opioids. In: Bovill JG, Howie MB, eds. *Clinical pharmacology for anaesthetists.* London: WB Saunders, 1999:87–102.**
4. Schuttler J, Zsigmond EK, White PF. Ketamine and its isomers. In: White PF, ed. *Textbook of intravenous anesthesia.* Philadelphia: Williams & Wilkins 1997:171–188.
5. **Pagel PS, Warltier DC. Anesthetics and left ventricular function. In: *Ventricular function,* a Society of Cardiovascular Anesthesiologists monograph. Baltimore: Williams & Wilkins, 1995:213–252.**

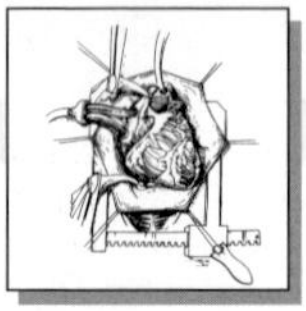

Manejo anestésico en el período previo a la derivación cardiopulmonar

Michael G. Licina y Mark E. Romanoff

El período de tiempo que transcurre entre la inducción de la anestesia y el comienzo de la derivación cardiopulmonar (DCP) se caracteriza por la presencia de estímulos quirúrgicos muy variados. El manejo anestésico que se aplica durante este período de alto riesgo debe esforzarse por:

1. Optimizar la relación entre aporte y demanda miocárdica de O_2 y monitorizar la isquemia miocárdica. Se ha descrito que la incidencia de isquemia durante este período es del 7%-56%[1].
2. Optimizar la relación presión/volumen ventricular en pacientes con disfunción ventricular. Puede ser necesario manipular la precarga y la poscarga miocárdicas para compensar las lesiones valvulares.
3. Mantener la contractilidad ventricular y el gasto cardíaco adecuados en pacientes con deterioro de la función ventricular.
4. Optimizar las resistencias vasculares sistémicas (RVS) y la resistencia vascular pulmonar (RVP) en enfermos con cardiopatía congénita para evitar el empeoramiento de los cortocircuitos intravasculares e intracardíacos.
5. Optimizar la frecuencia y el ritmo cardíacos y evitar arritmias.
6. Controlar los sujetos de corta estancia con fármacos de acción corta.

Los cambios hemodinámicos negativos aumentan el riesgo de desarrollar isquemia, insuficiencia cardíaca, hipoxemia o arritmias. Estas complicaciones pueden alterar el manejo quirúrgico, provocando el inicio urgente de una DCP o el fracaso de la disección de la arteria mamaria interna (AMI) o de la arteria radial, junto con un riesgo aumentado de hemorragia.

Unas normas sencillas pueden ayudar al manejo de pacientes cardíacos antes de la DCP:

1. **«Lo mejor es dejarlo como está»**
   Comprobar en el preoperatorio las constantes vitales y los registros de la frecuencia cardíaca y presión arterial en la prueba de esfuerzo de cada paciente. Si el enfermo estaba cómodo y no tenía isquemia con estas constantes vitales, usar estos valores como guía para el mantenimiento de la hemodinámica durante el período previo a la DCP.
2. **«Lo perfecto es enemigo de lo bueno»**
   Si la presión arterial y frecuencia cardíaca del paciente son aceptables, ¿importa si el índice cardíaco es de 1,8 $l/min/m^2$? El consumo de oxígeno disminuye cuando se anestesia al paciente, por lo que puede ser adecuado mantener un índice cardíaco más bajo. Si se intenta aumentarlo a un valor «normal» pueden aparecer otros problemas, como arritmias o isquemia miocárdica.
3. **«Primum non nocere»**
   Estos sujetos están frecuentemente muy enfermos. Si va a tener problemas para controlarlos, pida ayuda.

I. Manejo de problemas previos a la derivación cardiopulmonar

A. Etapas previas a la derivación cardiopulmonar. El período pre-DCP se puede subdividir en etapas basadas en el nivel de estimulación quirúrgica.

1. **Los niveles altos de estimulación** se producen durante la incisión, la división y separación del esternón, la disección de los nervios simpáticos y la canulación aórtica. Una anestesia inadecuada o la activación simpática en esos momentos provoca un aumento de las concentraciones de catecolaminas, lo que puede desembocar en hipertensión, arritmias, taquicardia, isquemia o insuficiencia cardíaca (Tabla 6.1).
2. Antes de la incisión y durante la obtención de la arteria radial, la disección de la arteria mamaria interna (torácica) y la canulación venosa para la DCP se produce una **estimulación de bajo nivel.** Los riesgos que se presentan durante estos períodos consisten en hipotensión, bradicardia, arritmias e isquemia (Tabla 6.1).

B. **Antes de la incisión.** La duración de este período, que incluye la preparación de la cirugía y la colocación de los paños, es habitualmente de 5-20 minutos. Durante este tiempo se deben comprobar varios parámetros:

1. **Confirmar los ruidos respiratorios bilaterales** después de la colocación final del enfermo.
2. **Comprobar los puntos de presión.** La isquemia, secundaria a la compresión y complicada por el descenso de la temperatura y de la presión de perfusión durante la DCP, puede provocar neuropatía periférica o daño en los tejidos blandos.
   a. **La lesión del plexo braquial** puede producirse cuando los brazos se colocan en hiperextensión o si la retracción torácica es excesiva (p. ej., fractura de una costilla oculta al usar el retractor esternal)[2]. La retracción torácica excesiva puede producirse no sólo con el separador del esternón, sino también durante la disección de la AMI incluso si los brazos están pegados a los lados del paciente. Si los brazos se han colocado en soportes para brazos, conseguir la posición adecuada minimizando la tensión en el músculo pectoral mayor. No extender los brazos más de 90° con respecto al cuerpo para evitar el estiramiento del plexo braquial.
   b. **La lesión del nervio cubital** puede producirse por la compresión del olécranon contra el borde metálico de la mesa de quirófano. Para conseguir una posición adecuada, poner un buen almohadillado bajo el olécranon. No dejar que el brazo esté en contacto con el borde metálico de la mesa de quirófano.
   c. **La lesión del nervio radial** puede producirse por la compresión de la parte superior del brazo contra la «pantalla de éter» o el soporte de los retractores esternales de la pared torácica que se usan en la disección de la AMI.
   d. **La lesión de los dedos** puede producirse como consecuencia de la compresión de los miembros del equipo quirúrgico que se apoyan contra la mesa de quirófano, si los dedos no se han colocado correctamente. Para conseguir una posición adecuada, las manos deben colocarse cerca del cuerpo, con los dedos en posición neutra lejos del borde metálico de la mesa. Un método que previene la lesión de la extremidad superior es dejar que el paciente se coloque a sí mismo. Además, puede sujetar un paño quirúrgico en cada mano para garantizar que los dedos se encuentran en una posición cómoda y protegidos.
   e. Tres semanas tras la intervención puede aparecer una **alopecia occipital** secundaria a la isquemia del cuero cabelludo, en particular durante la hipotermia. Para conseguir una posición adecuada, poner una almohadilla bajo la cabeza y cambiar frecuentemente su posición durante la intervención.
   f. Es posible que se produzca **isquemia cutánea y necrosis tisular en la zona del talón.** Los talones deben estar bien almohadillados de forma que se redistribuya el peso por igual desde el talón hacia la pantorrilla.
   g. **Los ojos** deben estar cerrados, con cinta adhesiva y sin ninguna presión.
3. **Ajustar el flujo de aire puro.**
   a. El uso de O_2 al 100% aumenta al máximo la tensión del O_2 inspirado. La inclusión de una pequeña cantidad de nitrógeno (aire) no disminuirá significativamente el contenido arterial de O_2 y puede prevenir la aparición de atelectasias de absorción y reducir el riesgo de toxicidad del O_2 si el paciente se expone a concentraciones altas de oxígeno inspirado en los próximos días. La concentración de oxígeno inspirado puede ajustarse según las lecturas del pulsioxímetro.

Tabla 6.1. Respuestas hemodinámicas típicas a la estimulación quirúrgica antes de la derivación cardiopulmonar

Preincisión	Esternotomía e incisión	Separación esternal	Disección simpática	Disección AMI	Canulación	
Estimulación quirúrgica	↓	↑	↑↑	↑	↓	↓
Frecuencia cardíaca	↓↓	– o ↑	↑↑	– o ↓	– o ↓	– o ↓[a]
Presión arterial	↓↓	↑	↑↑↑	↑ o ↑↑	– o ↓	↓
Precarga	– o ↓	– o ↑	– o ↑	– o ↑	– o ↓	↓
Poscarga	– o ↓	↑↑	↑↑ o ↑↑↑	↑ o ↑↑	– o ↓	– o ↓
Demanda miocárdica de O_2	↓	– o ↑	↑↑ o ↑↑↑	↑ o ↑↑	↓	↓

Todos los valores se comparan frente a los valores de control (preinducción).
[a] Son probables las arritmias secundarias a la estimulación mecánica del corazón.
AMI, arteria mamaria interna; ↑, ligeramente aumentada; ↑↑, moderadamente aumentada; ↑↑↑, muy aumentada; ↓, ligeramente disminuida; ↓↓, moderadamente disminuida; –, sin cambios.

b. Se puede usar óxido nitroso durante la pre-DCP en los enfermos estables. Sin embargo, con su uso:

1) Disminuye la concentración de oxígeno inspirado (FIO_2).

2) Aumenta la RVP en los adultos.

3) Aumenta la liberación de catecolaminas.

4) Es posible que induzca una disfunción ventricular.

5) Los datos **sugieren** que no se debe usar el óxido nitroso en pacientes que tienen un infarto de miocardio en evolución o en sujetos con isquemia en curso debido al descenso de la FIO_2 y la liberación potencial de catecolaminas podría aumentar, en teoría, el riesgo de isquemia y el tamaño del infarto. Este punto sigue siendo motivo de controversia.

4. Comprobar todos los monitores y las vías sanguíneas después de la colocación final del paciente.

a. Las infusiones intravenosas (IV) deben administrarse ahora libremente y se evaluará la presencia de amortiguación o hiperresonancia de la forma de onda de la presión arterial.

b. Los accesos de inyección IV deben estar accesibles.

c. Todas las conexiones de vías IV y arteriales (llaves de paso) deben estar envueltas con cinta adhesiva o protegidas para prevenir su movimiento y minimizar el riesgo de pérdida de sangre desde una conexión abierta.

d. Confirmar el «cero» eléctrico y de referencia del paciente en todos los transductores (véase el Capítulo 3).

5. Comprobar el estado hemodinámico.

a. Después de la intubación se deben comprobar el índice cardíaco, las presiones de llenado ventricular, la saturación de oxígeno en sangre venosa mixta (SvO_2) y los índices de trabajo cardíaco.

b. Si se usa la ecocardiografía transesofágica (ETE), comprobar y documentar las posibles lesiones dentales y orofaríngeas de la sonda. Comprobar que la sonda de ETE no está en una posición bloqueada, ya que puede provocar necrosis por presión en el tracto gastrointestinal.

c. En este momento se debe obtener una exploración ETE basal. Se pueden identificar la fracción de eyección, las alteraciones de la movilidad de la pared, la función valvular y la presencia de cortocircuitos (véase el Capítulo 4). La sonda de ETE se debe colocar antes de la heparinización para evitar una hemorragia excesiva.

6. Comprobar la bioquímica sanguínea.

a. Una vez conseguido un nivel de anestesia estable y tras mantener constante la ventilación y la FIO_2 durante 10 minutos se obtendrá una gasometría arterial (GA) para confirmar la ventilación adecuada y correlacionarla con las mediciones no invasivas (pulsioximetría y concentración teleespiratoria de CO_2). Mantener una P_aCO_2 cercana a la normalidad, ya que la hipercapnia puede aumentar la RVP.

b. Si es necesario, en este momento se puede medir la saturación de O_2 en la hemoglobina en sangre venosa mixta para calibrar el catéter continuo de sangre venosa mixta en AP.

c. Se deben determinar las concentraciones de electrólitos, calcio y glucosa si la clínica así lo indica. Se deben controlar las concentraciones altas de glucosa para minimizar la lesión neurológica y disminuir las tasas de infección en el postoperatorio.

d. Se puede extraer una muestra de sangre para determinar el tiempo de coagulación activado (TCA) antes de la heparinización en el mismo momento que se extrae la muestra de GA. La sangre puede extraerse de la vía arterial después de extraer 5 ml de sangre para limpiar la vía de la heparina residual procedente de la solución de lavado. El perfusionista puede solicitar una muestra de sangre para determinar la curva dosis-respuesta de heparina que, en algunos centros, se usa para determinar la posología inicial de heparina.

e. Antes de cualquier manipulación de la vía arterial (calibración del cero, extracción de muestras de sangre), es importante avisar de las intenciones, con lo que se evitan alarmas a los compañeros que pueden apreciar la pérdida de la forma de onda arterial.

7. Lo habitual es administrar los **antibióticos** en este momento y se procurará que no coincidan en el tiempo con la administración de otros medicamentos por si se produce una reacción alérgica. Las precauciones incluyen la infusión lenta de vancomicina para evitar hipotensión y una vigilancia de las posibles reacciones alérgicas ante la administración de cefalosporinas en los enfermos alérgicos a penicilina.
8. Si se usa **aprotonina,** se administrará una dosis de prueba en este momento. Esperar al menos 5 minutos después de administrar cualquier medicación previa para evitar confusiones si se produce una reacción alérgica.
9. La preparación de **la escisión de la vena safena** implica levantar la pierna por encima del nivel del corazón. El aumento del retorno venoso eleva la precarga miocárdica. Este cambio es deseable en pacientes con presiones de llenado bajas y una función ventricular normal, pero puede ser perjudicial en un paciente que tenga una reserva ventricular en el límite. La elevación gradual de las piernas puede ser útil para atenuar los cambios hemodinámicos. Lo contrario se produce cuando las piernas vuelven a su posición neutra.
10. **El mantenimiento de la temperatura corporal** no es motivo de preocupación durante el período pre-DCP a menos que el sujeto pueda ser candidato a una derivación arterial coronaria sin bomba. Es preferible dejar que la temperatura descienda lentamente, ya que así se consigue una hipotermia más homogénea cuando comienza la DCP. Antes de la DCP no es necesario aumentar la temperatura de la sala, humidificar los gases de anestesia, calentar las soluciones IV o utilizar una manta térmica. Estas medidas estarán disponibles para su uso en el manejo post-DCP. Los cambios fisiológicos que se producen durante una hipotermia leve (34 °C-36 °C) son los siguientes:
    - **a.** Descenso del consumo de O_2 y de la producción de CO_2 (8%-10% por cada grado Celsius).
    - **b.** Aumento de la RVS y RVP.
    - **c.** Aumento de la viscosidad sanguínea.
    - **d.** Descenso de la función del sistema nervioso central (SNC) [amnesia, descenso de la tasa metabólica cerebral del consumo de O_2 ($TMCO_2$) o descenso del flujo sanguíneo cerebral].
    - **e.** Disminución de los requisitos de anestesia [la concentración alveolar mínima (CAM) disminuye un 5% por cada grado Celsius].
    - **f.** Disminución del flujo sanguíneo renal y de la producción de orina.
    - **g.** Disminución del flujo sanguíneo hepático.
    - **h.** Aumento mínimo de catecolaminas.
11. **Mantenimiento de la función de otros órganos y sistemas.**
    - **a.** Aparato renal[3]
        - **1)** Se debe actuar inmediatamente en caso de producción inadecuada de orina:
            - **a)** Descartar los problemas técnicos (sonda urinaria acodada o desconectada).
            - **b)** Optimizar y mantener un volumen intravascular y un gasto cardíaco adecuados (usando la información de la PVC, AP o ETE).
            - **c)** Evitar o tratar la hipotensión.
            - **d)** Mantener una oxigenación adecuada.
            - **e)** Se puede usar manitol (0,25 g/kg IV) para redistribuir el flujo sanguíneo renal hacia la corteza y mantener el flujo tubular renal.
            - **f)** Se puede administrar una infusión de dopamina (2,5-5 μg/kg/min) para aumentar el flujo sanguíneo renal mediante la vasodilatación en ese territorio. Actualmente, no hay pruebas de que la administración «renal» de dopamina pueda prevenir la disfunción renal durante el perioperatorio. Su uso puede aumentar la incidencia de arritmias auriculares en el perioperatorio.
            - **g)** Se pueden administrar diuréticos (furosemida, 10-40 mg, o bumetanida, 0,25-1 mg) para mantener el flujo tubular renal si otras medidas

son ineficaces o si el enfermo había recibido diuréticos en el preoperatorio.

h) En este momento pueden ser más adecuados los fármacos más modernos, como la hormona natriurética auricular y los agonistas de dopamina más específicos.

2) Los pacientes sometidos a una cirugía de urgencias pueden haber recibido una gran dosis de contraste en la angiografía. Es crucial evitar la necrosis tubular aguda por el contraste, utilizando las técnicas mencionadas anteriormente. La carga de volumen puede ser la maniobra más importante entre las descritas.

b. Sistema nervioso central

1) Se debe mantener una presión de perfusión cerebral adecuada.

a) Las medias de presión arterial más baja y más alta del paciente en la sala deben ser los límites aceptados en el quirófano para evitar la isquemia cerebral. Recuérdese que «lo mejor es dejarlo como está».

b) Los enfermos ancianos tienen una reserva cerebral disminuida y son más sensibles a los cambios de la presión de perfusión cerebral.

2) Los pacientes en riesgo de un episodio cerebral adverso son aquellos que tienen una afección carotídea, una vasculopatía periférica o un foco embolígeno conocidos. Las consideraciones relativas al manejo de estos pacientes se comentan en el Capítulo 23.

c. Aparato respiratorio

1) Mantener normales el pH y la P_aCO_2 con una P_aO_2 adecuada.

2) El tratamiento de la hipertensión sistémica con un vasodilatador puede inducir hipoxemia secundaria a la inhibición de la vasoconstricción pulmonar hipóxica. Hay que aumentar la FIO_2.

3) El uso de una mezcla de aire y oxígeno puede prevenir las atelectasias de absorción.

12. Preparación de la incisión.

a. Comprobar la profundidad adecuada de la anestesia usando los signos clínicos. Puede ser útil disponer de un monitor del índice biespectral (BIS). Puede ser necesario administrar una pequeña dosis de un narcótico o un hipnótico o aumentar la concentración del fármaco por vía inhalada.

b. Comprobar que la relajación muscular es la adecuada para evitar el movimiento durante la incisión y la esternotomía. Si se mueve el enfermo, comprobar que está anestesiado a la vez que está siendo paralizado.

C. Incisión

1. Es necesaria una profundidad adecuada de la anestesia, pero puede no ser suficiente para evitar la taquicardia e hipertensión en respuesta al estímulo de la incisión. Si se producen cambios hemodinámicos, habitualmente son de corta duración, por lo que se recomienda utilizar medicamentos de acción corta.

a. El tratamiento puede incluir:

1) Vasodilatadores

a) Nitroglicerina (20-80 μg en bolo) o en infusión.

b) Nitroprusiato sódico en infusión.

2) β-bloqueantes

a) Esmolol (0,25-1 mg/kg).

2. Observar en el campo quirúrgico el movimiento del sujeto y el color de la sangre. A pesar de la abundancia de monitores, la presencia de una sangre roja y brillante sigue siendo una de las mejores formas de evaluar la oxigenación y la perfusión.

3. Si el paciente responde clínicamente a la infusión (taquicardia, hipertensión, otros signos de anestesia «ligera» o cambios en el monitor del BIS), se debe profundizar aún más el nivel de la anestesia antes de la esternotomía. **No** permitir que se realice la esternotomía hasta que el paciente esté adecuadamente anestesiado y se haya controlado su hemodinámica.

D. Esternotomía

1. La esternotomía se acompaña de un nivel muy alto de estimulación. Se ha descrito que la incidencia de hipertensión es hasta del 88% durante una anestesia basada en el empleo de narcóticos. Una dosis acumulada de fentanilo de 50-70 µg/kg antes de la esternotomía debería disminuir la incidencia de hipertensión a menos del 50%. Sin embargo, es necesario administrar dosis de fentanilo mayores de 150 µg/kg para reducir aún más la incidencia de este problema[4], aunque esta dosis alta de fentanilo impedirá que el enfermo esté listo para una extubación precoz. Si se producen hipertensión y taquicardia se deberán tratar como se describe en el apartado dedicado a la incisión cutánea.

   Se puede producir una bradicardia secundaria a la descarga vagal. Habitualmente es autolimitada, pero puede ser necesario administrar una dosis de atropina o efedrina si es persistente y provoca un compromiso hemodinámico.
2. Para abrir el esternón se usa a menudo una sierra mecánica de vaivén. Durante la apertura de la faceta interna del esternón se deben «desinflar» los pulmones para evitar daños al parénquima pulmonar.
3. El paciente debe tener una relajación muscular adecuada durante la esternotomía para evitar la embolia gaseosa. Si el paciente respira espasmódicamente al cortar la aurícula derecha, puede haberse arrastrado aire debido a la presión intrapleural negativa.
4. Éste es el momento en el que existe mayor consciencia y memoria por la intensa estimulación.
   a. Se ha descrito consciencia ante dosis de fentanilo hasta de 150 µg/kg y dosis menores complementadas con fármacos amnésicos. Habitualmente, aunque no siempre, la consciencia se asocia con otros síntomas de anestesia ligera (movimiento, sudoración, aumento del tamaño pupilar, hipertensión o taquicardia). Puede ser útil utilizar un monitor del BIS, pero se han detectado recuerdos en sujetos con una lectura «adecuada» del mismo.
   b. Si no se ha administrado un fármaco amnésico previamente, se valorará su administración antes de la esternotomía porque estos fármacos disminuyen la incidencia de recuerdo **pero no producen** amnesia retrógrada. Los suplementos de fármacos amnésicos no siempre protegen frente a la hipertensión y la taquicardia que se asocian con la consciencia. No obstante, el suplemento de fármacos amnésicos puede provocar hipotensión. Los fármacos amnésicos más frecuentes y sus posologías y efectos secundarios son los siguientes:
      1) Las benzodiacepinas (midazolam, 2,5-20 mg; diazepam, 5-15 mg; lorazepam, 1-4 mg) en dosis divididas son habitualmente bien toleradas pero disminuyen las RVS y la contractilidad en los pacientes que tienen una mala función ventricular, en especial cuando los fármacos se añaden a una anestesia basada en fármacos narcóticos.
      2) La administración de escopolamina, 0,2-0,4 mg IV, puede provocar taquicardia si se administra rápidamente. Puede prolongar la estancia en un enfermo de corta estancia y provocará dilatación pupilar.
      3) El óxido nitroso puede provocar la liberación de catecolaminas, disfunción ventricular izquierda, aumento de RVP y aumento del riesgo de hipoxia.
      4) Los fármacos inhalados pueden provocar depresión miocárdica, bradicardia, taquicardia, arritmias o descenso de la RVS, pero son eficaces en concentraciones bajas y se han convertido en un componente habitual de la técnica de anestesia en los pacientes de corta estancia.
      5) La administración de droperidol (0,0625-2,5 mg) puede provocar hipotensión al bloquear los receptores α_1. Este efecto puede durar varias horas.
      6) La administración de ketamina (5-100 mg) puede provocar estimulación simpática a menos que el paciente reciba un tratamiento previo con un narcótico o una benzodiacepina.
      7) La administración de propofol (10-50 mg) puede disminuir la presión arterial y el gasto cardíaco.

8) La administración de tiopental sódico (25-150 mg) puede provocar un descenso de la presión arterial y del gasto cardíaco.

5. **Preocupaciones en caso de reintervención cardíaca.** El corazón, o un injerto previo, puede estar adherido al esternón y puede rasgarse o cortarse durante la esternotomía. El análisis de la radiografía lateral de tórax puede proporcionar una información clave sobre los problemas potenciales, en especial si no queda espacio entre el corazón y el borde interno del esternón. Se emplea una sierra oscilante para disminuir la probabilidad de daños a los tejidos blandos. Esta técnica lleva más tiempo que una esternotomía normal, por lo que deberá continuarse con la ventilación.
   a. Los vasos femorales deberán estar **siempre** identificados, preparados y cubiertos. Se valorará la canulación de la arteria femoral antes de la división del esternón.
   b. Si se corta el injerto, el paciente puede desarrollar una isquemia profunda. En ese caso puede ser útil administrar nitroglicerina, pero el tratamiento definitivo es la rápida institución de una DCP si aparece una disfunción miocárdica o una hipotensión significativas.
   c. Si se corta la aurícula derecha, el ventrículo derecho o los vasos mayores, el cirujano o su ayudante pondrán «un dedo en el dique» mientras se fija el desgarro o se toma la decisión de ir directamente a la DCP. La DCP se puede iniciar:
      1) Usando una «derivación por aspiración» con una cánula en arteria femoral o una cánula en aorta, utilizando los aspiradores de la cardiotomía como la vía de retorno venoso si no se puede canular la aurícula derecha.
      2) Completando la derivación entre vena y arteria femorales.
   d. Efectuar una disección quirúrgica prolongada aumenta el riesgo de arritmias.
      1) Se valorará la necesidad de unas almohadillas externas del desfibrilador o unas palas estériles externas. La desfibrilación puede ser necesaria antes de la exposición completa del corazón, momento en el que el uso de las palas internas no es eficaz.
      2) Muchos centros usan una almohadilla de desfibrilación que se adhiere en la espalda y se coloca antes de la inducción. Con ello, se puede usar una pala interna aunque el corazón no esté totalmente expuesto, ya que la corriente se desplazará en dirección anteroposterior a través del corazón.
   e. Puede ser necesaria la reposición de la volemia (cristaloides, coloides y sangre) para conseguir una precarga adecuada si la hemorragia es importante durante la disección.
      1) Tener a mano al menos 2 unidades de sangre por si es necesaria una transfusión.
      2) Después de heparinizar al enfermo, el equipo quirúrgico deberá usar los aspiradores de DCP para rescatar la sangre.
6. **Preocupaciones en caso de una cirugía cardíaca urgente o emergente**
   a. Las indicaciones son:
      1) Complicaciones del cateterismo cardíaco (fracaso de la angioplastia con dolor torácico persistente o disección arterial coronaria)[5].
      2) Isquemia persistente con o sin dolor torácico, que sea refractaria al tratamiento médico o a un balón de contrapulsación intraaórtico (BCIA).
      3) Enfermedad del tronco principal izquierdo o equivalente de tronco.
      4) Disección aórtica aguda.
      5) Endocarditis infecciosa fulminante.
      6) Lesiones múltiples de alto grado con una cantidad importante de miocardio en riesgo.
   b. Tratamiento intensivo de la isquemia y arritmias que pudieran estar presentes.
   c. Continuar la infusión de heparina hasta la esternotomía. Con ello, aumentará la hemorragia de la intervención pero disminuirá el riesgo de empeoramiento de la trombosis coronaria.
   d. Valorar una resistencia a la heparina y aumentar la dosis inicial de heparina para evitar retrasos en el inicio de la DCP cuando el TCA sea demasiado bajo.

e. Continuar con el tratamiento antianginoso, en particular con la infusión de nitroglicerina, durante un episodio de isquemia miocárdica aguda.
f. **Mantener la presión de perfusión coronaria.** Puede ser necesario administrar fenilefrina o noradrenalina en bolo o en infusión. Puede usarse o requerirse un BCIA. Mantener la sincronización del BCIA.
g. Continuar la monitorización de la presión arterial, el pulsioxímetro y el electrocardiograma (ECG) durante el transporte y la preparación.
h. **En estos casos, el tiempo es fundamental.** Las decisiones deben tomarse con respecto a los riesgos y beneficios de una monitorización adicional (vía arterial y catéter en AP) y el retraso necesario para la implantación del catéter. Antes de poder comenzar la cirugía, se necesita acceder a la circulación central y disponer de alguna forma de monitorización directa de la presión arterial.
   1) Si se cogen todas las vías antes de la inducción en su institución, entonces hay que decidir cómo proceder mientras el sujeto esté despierto. Si se ha solucionado el dolor torácico y los cambios del ECG, entonces se continuará con cautela con la inserción de una vía de monitorización. A menudo es necesario reemplazar la vía femoral en AP con una que esté más cerca de la cabeza del paciente para mejorar la accesibilidad. Mantener el catéter femoral en posición para la monitorización hasta inmediatamente antes de poner en activo un nuevo catéter en AP, momento en el que se debe extraer para evitar complicaciones.
   2) Si la isquemia continúa mientras el paciente está despierto, continuar con la inducción de la anestesia con la monitorización que se tenga. A menudo, la reducción de la demanda miocárdica de O_2 que se produce una vez inducida la anestesia mejorará significativamente la isquemia y corregirá los cambios hemodinámicos. En este caso, puede ser pertinente insertar más medios de monitorización.
   3) Si el paciente continúa teniendo cambios hemodinámicos e isquémicos significativos después de la inducción que no responden al tratamiento, continuar urgentemente con la DCP.
   4) En una situación de parada, ir directamente a la DCP. El cirujano colocará las líneas venosa y en AP antes de terminar la DCP. La ETE es una alternativa rápida que permite obtener mucha información derivada del catéter en AP.
i. La urgencia de comenzar la DCP no sustituye la obtención de una heparinización adecuada documentada por la TCA o de unos niveles adecuados de anestesia. En una situación de parada cardíaca, una dosis de heparina doble o triple de la normal garantizan una heparinización adecuada. El cirujano puede administrar directamente la heparina dentro del corazón si no dispone de un acceso.
j. Si se ha implantado un catéter «de rescate» (perfusión coronaria) a través de una disección coronaria, no se debe tocar. Se puede retirar desde una vaina en la arteria femoral inmediatamente antes de aplicar el clampaje aórtico.
k. En el laboratorio de cateterismo pueden haberse administrado fármacos fibrinolíticos o antiagregantes, lo que aumentará la hemorragia antes y después de la DCP.

E. **Separación del esternón**
   1. Es de esperar un nivel muy alto de estimulación.
   2. Confirmar visualmente el inflado por igual de ambos pulmones después de abrir el tórax.
   3. Se ha descrito una disfunción del catéter en AP con la separación del esternón. La mayoría de los casos se producen con los abordajes desde la yugular externa o subclavia e implican el acodamiento del catéter en AP a su salida de la vaina introductora, por lo que un introductor reforzado puede disminuir la incidencia del acodamiento. El cirujano podría disminuir la cantidad de retracción esternal.

   La retracción de la vaina puede solucionar el problema, pero puede provocar los siguientes problemas:
   a. Pérdida de la vía IV.

b. Hemorragia.
c. Contaminación del lugar de acceso.
4. Después de una separación del esternón es posible la rotura de la vena innominada, así como la lesión del plexo braquial.

F. Disección de la arteria mamaria interna y de la arteria radial

1. Éste es un período de bajo nivel de estimulación.
2. El tórax se retrae hacia un lado usando el retractor de la pared torácica y la mesa se eleva y se rota en dirección contraria al cirujano. La AMI izquierda (AMII) se injerta habitualmente en la arteria descendente anterior izquierda.
a. Este procedimiento puede provocar dificultades a la hora de medir la presión arterial.
1) Las vías arteriales implantadas en la arteria radial izquierda pueden no funcionar durante la disección de la AMII por la compresión de la arteria subclavia que se produce durante la retracción esternal. Lo mismo sucede con un catéter derecho y la disección de la AMI derecha (AMID). Se puede usar un catéter axilar, braquial o femoral.
2) Los transductores deben mantenerse a la altura de la aurícula derecha.
b. La extubación puede producirse si el enfermo se mueve durante la retracción.
c. Es posible lesionar el nervio radial por la compresión de la barra de soporte del retractor de Favaloro.
3. Puede haber una **hemorragia** extensa, pero oculta a la vista, en la cavidad torácica (valorar la reposición de volumen para tratar la hipotensión).
4. Se puede administrar **heparina**, 5.000 unidades, durante el proceso de disección del vaso.
5. Se puede inyectar papaverina en la AMI para dilatar y prevenir el espasmo. Sus efectos sistémicos pueden ser hipotensión o anafilaxia.
6. El flujo sanguíneo en la AMI debe ser habitualmente mayor de 100 ml/min (25 ml recogidos en 15 segundos) para que se considere una arteria adecuada para el injerto.
7. Si se va a extraer la arteria radial como conducto, la vía arterial se colocará en el lado contrario.

G. Disección de los nervios simpáticos

1. Después de abrir el pericardio se disecan los nervios simpáticos posganglionares periaórticos para permitir la inserción de la cánula aórtica.
2. Éste es el período de nivel alto de estimulación debido a la descarga simpática que más se pasa por alto. El tratamiento de los cambios hemodinámicos se explica en la Sección **I.C.**

II. Respuesta al estrés en el perioperatorio

A. Asa aferente

1. El cuerpo responde al estrés con una respuesta catabólica y un incremento de la movilización de sustratos. Esta respuesta está mediada principalmente a través del eje hipotálamo-hipofisario-suprarrenal.
2. Los estímulos que pueden desencadenar esta respuesta son los siguientes:
a. Psicológicos
1) Ansiedad en el preoperatorio.
2) Anestesia ligera, consciencia.
b. Fisiológicos
1) Dolor asociado a la colocación de una monitorización invasiva.
2) Intubación.
3) Estimulación quirúrgica.
4) Cambios de la presión arterial (hipotensión o hipertensión).
5) Hipoxia.
6) Hipercapnia.
7) DCP.
8) Retirada del clampaje aórtico total.

B. Mediadores humorales implicados en la respuesta al estrés:

1. Hormona antidiurética (ADH): las concentraciones altas se asocian con la cirugía y la ventilación con presión positiva.

2. **Hormona adrenocorticotropa (ACTH):** aumentada; provoca un aumento de la concentración de cortisol.
3. **Cortisol:** aumentado; provoca el aumento de la concentración de glucosa
4. **Catecolaminas:** adrenalina, noradrenalina, dopamina; aumentadas debido a la estimulación de la médula suprarrenal.
5. **Insulina:** descenso inadecuado en relación con la concentración de glucosa.
6. **Glucagón:** aumentado; provoca el aumento de glucosa y de la contractilidad del corazón.
7. **Hormona de crecimiento (GH):** aumentada; provoca un aumento de la velocidad de síntesis de proteínas.
8. **Renina:** aumentada; se convierte a angiotensinógeno-angiotensina I, provocando vasoconstricción e hipertensión.
9. **Prolactina:** concentraciones aumentadas, posiblemente por el aumento de endorfinas.
10. **Endorfinas:** aumentadas.

C. **Asa eferente:** Los distintos órganos y sistemas responden a los mediadores humorales

1. **Efectos cardiovasculares**
   a. **Catecolaminas**
      1) Hipertensión
      2) Taquicardia
      3) Arritmias
      4) Se afecta negativamente la relación de aporte y demanda miocárdica de O_2.
   b. **Renina, angiotensina, ADH**
      1) Aumento de la volemia (precarga).
      2) Aumento de las RVS (poscarga).
   c. **Glucagón:** aumento del inotropismo.
2. **Efectos renales**
   a. Aumento de las concentraciones de aldosterona.
   b. Descenso de la producción de orina (ADH).
   c. Descenso del potasio y aumento del sodio en plasma como consecuencia del aumento de aldosterona.
   d. Descenso del flujo sanguíneo renal.
3. **Efectos metabólicos**
   a. Aumento del consumo miocárdico de O_2.
   b. Aumento de la tasa metabólica cerebral.
   c. Aumento de las concentraciones de lactato y piruvato.
   d. Aumento de la concentración de glucosa en sangre (disfunción del SNC, aumento de la tasa de infección).
   e. Descenso del flujo sanguíneo hepático y renal, que puede disminuir el aclaramiento y aumentar la duración de acción de los medicamentos.
   f. Aumento de las concentraciones de ácidos grasos libres.
4. **Efectos neurológicos**
   a. Descenso de la CAM de fármacos anestésicos por la producción de endorfinas.
5. **Efectos pulmonares**
   a. Aumento de la conversión de angiotensina I a angiotensina II.
   b. Broncodilatación y aumento del espacio muerto.

D. **Modificación de la respuesta al estrés**

1. Administración de opiáceos por vía sistémica (en dosis altas).
   a. **Fentanilo (50-150 (μg/kg)** bloquea casi todas las respuestas, excepto el aumento de prolactina y un incremento ocasional de la producción miocárdica de lactato antes de la DCP.
   b. **Sufentanilo (10-30 μg/kg)** es similar a fentanilo, pero algunos estudios han demostrado el aumento de las concentraciones de noradrenalina por la esternotomía. Las concentraciones de ácidos grasos libres aumentan por la canulación pero pueden estar asociados con la heparina.
   c. **Complicaciones.** La administración de narcóticos en dosis altas prolongará la ventilación mecánica y retrasará la extubación. Además, no garantiza la amnesia.

2. Anestésicos por vía inhalada.
   a. **CAM que bloquea la respuesta adrenérgica en el 50% de los pacientes** (CAM BAR).
      1) La CAM BAR es aproximadamente igual a 1,5 veces la CAM.
      2) Las concentraciones de cortisol y GH aumentarán con esta profundidad de la anestesia.
      3) Para reducir la respuesta a las catecolaminas en el 95% de los pacientes se necesitan dos veces la CAM.
      4) La CAM BAR se asocia con depresión miocárdica, descenso de la presión arterial y aumento de la presión de enclavamiento en capilares pulmonares.
3. Medicaciones sistémicas que disminuyen los efectos de las catecolaminas.
   a. β-bloqueantes.
      1) Los β-bloqueantes atenúan el aumento de la frecuencia cardíaca y la demanda miocárdica de O_2.
      2) Los efectos adversos son los siguientes:
         a) Descenso de la contractilidad miocárdica.
         b) Broncoespasmo.
   b. Agonistas α_2-adrenérgicos de acción central (clonidina, dexmedetomidina)[6].
      1) Ambos fármacos disminuyen la actividad simpática eferente periférica.
      2) Provocan un descenso de la concentración de todas las catecolaminas (la reducción de la concentración de noradrenalina es la más prominente) y mejora la estabilidad cardiovascular.
      3) Pueden disminuir la frecuencia cardíaca, la presión arterial y las RVS en el perioperatorio.
      4) Con la administración preoperatoria se produce una cierta atenuación de la respuesta adrenérgica durante o después de la DCP.
      5) Pueden provocar bradicardia e hipotensión, en especial cuando se combina con inhibidores de la enzima conversora de angiotensina (ECA) o con vasodilatadores. Paradójicamente, las dosis altas pueden provocar un aumento de la RVP, hipertensión y descenso del índice cardíaco.
      6) La administración de dexmedetomidina producirá analgesia y sedación. A menudo se usa en infusiones después de la DCP para una anestesia «de corta estancia».
   c. Vasodilatadores.
      1) Los vasodilatadores se usan como tratamiento del aumento de las RVS, a menudo secundario a las concentraciones elevadas de noradrenalina.
      2) Los efectos adversos son los siguientes:
         a) Aumento reflejo de catecolaminas.
         b) Aumento reflejo de la frecuencia cardíaca.
         c) Inhibición de la vasoconstricción pulmonar hipóxica.
4. Técnicas de anestesia regional (epidural o subaracnoidea)[7].
   a. Anestésicos locales.
      1) Estos fármacos disminuyen la respuesta de GH, ACTH, ADH y catecolaminas ante los procedimientos abdominales bajos.
      2) La anestesia epidural torácica no bloquea siempre la respuesta al estrés de la cirugía torácica, posiblemente debido a un bloqueo somático o simpático insuficiente por el efecto de los aferentes pélvicos no bloqueados.
      3) Los efectos adversos consisten en disminución de las RVS, bradicardia, descenso del inotropismo mediante simpatectomía y riesgo de hemorragia epidural después de la heparinización.
   b. Narcóticos.
      1) Los fármacos narcóticos administrados por vía epidural bloquean mal la respuesta al estrés que provoca la cirugía.
      2) Proporcionan analgesia en el postoperatorio.

III. **Tratamiento de los cambios hemodinámicos.** El tratamiento presor y vasodilatador de cualquier cambio hemodinámico debería implicar idealmente el uso de fármacos con una semivida muy corta, por los siguientes motivos. i) Los estímulos quirúrgicos y la respuesta del paciente habitualmente son de corta duración (tras la esternotomía, la duración de la respuesta del paciente habitualmente se limita a 5-15 minutos). ii) Muchos fármacos β-bloqueantes, antagonistas del calcio, vasodilatadores, inhibidores de la ECA e inhibidores de la fosfodiesterasa) afectarán a los parámetros hemodinámicos durante más de 15 minutos y tienen una semivida de varias horas. Sus acciones podrían afectar a la retirada de la DCP. Por tales motivos, se debe favorecer el uso de fármacos de acción corta (esmolol, nitroglicerina, nitroprusiato sódico, fenilefrina y efedrina).

A. Hipotensión

1. Causas.
   a. Antes de iniciar tratamiento deben descartarse en primer lugar las causas mecánicas. Entre ellas, se encuentran:
      1) Compresión quirúrgica del corazón.
      2) Problemas técnicos con la medición invasiva de la presión arterial (catéter acodado, posición de la muñeca, burbujas de aire).
   b. La causa más frecuente de hipotensión es la hipovolemia (Tabla 6.2).
   c. La isquemia miocárdica es otra causa de hipotensión que se puede tratar.
2. El tratamiento se esboza en la Figura 6.1.

B. Hipertensión

1. La hipertensión es menos frecuente en enfermos con disfunción ventricular izquierda que en pacientes con contractilidad normal, pero también se presenta.
2. **La causa más probable de hipertensión es la descarga simpática.** que se ve con mayor frecuencia en los sujetos más jóvenes y en los que tienen hipertensión en el preoperatorio (Tabla 6.3).
3. El tratamiento se esboza en la Figura 6.2.

C. Bradicardia sinusal

1. La causa más frecuente de bradicardia sinusal es la estimulación vagal, que a menudo es consecuencia de los efectos vagotónicos de los narcóticos (Tabla 6.4).
2. Tratamiento.
   a. El tratamiento está indicado en caso de:
      1) Cualquier descenso de la frecuencia cardíaca asociado a un descenso significativo de la presión arterial.
      2) Una frecuencia cardíaca menor de 40 latidos por minuto, incluso sin descenso de la presión arterial, si se asocia con un ritmo de escape nodal o ventricular.
   b. Se debe tratar la causa subyacente.

Tabla 6.2. Diagnóstico diferencial de la hipotensión

1. Hipovolemia
2. Plano de anestesia profunda para el nivel de estimulación
3. Disminución del retorno venoso
   a. Compresión mecánica del corazón o de los grandes vasos
   b. Aumento de la presión en las vías respiratorias
   c. Neumotórax a tensión
4. Deterioro de la contractilidad miocárdica
5. Isquemia
6. Arritmia
   a. Bradicardia
   b. Taquicardia (descenso del tiempo de llenado diastólico)
   c. Arritmia que provoca la pérdida de contracción auricular y su contribución al llenado ventricular
7. Descenso de las resistencias vasculares sistémicas
8. Pericarditis constrictiva en casos de reintervención
9. Depleción de esteroides con la administración crónica de los mismos

Las causas de hipotensión se exponen por orden de frecuencia de aparición.

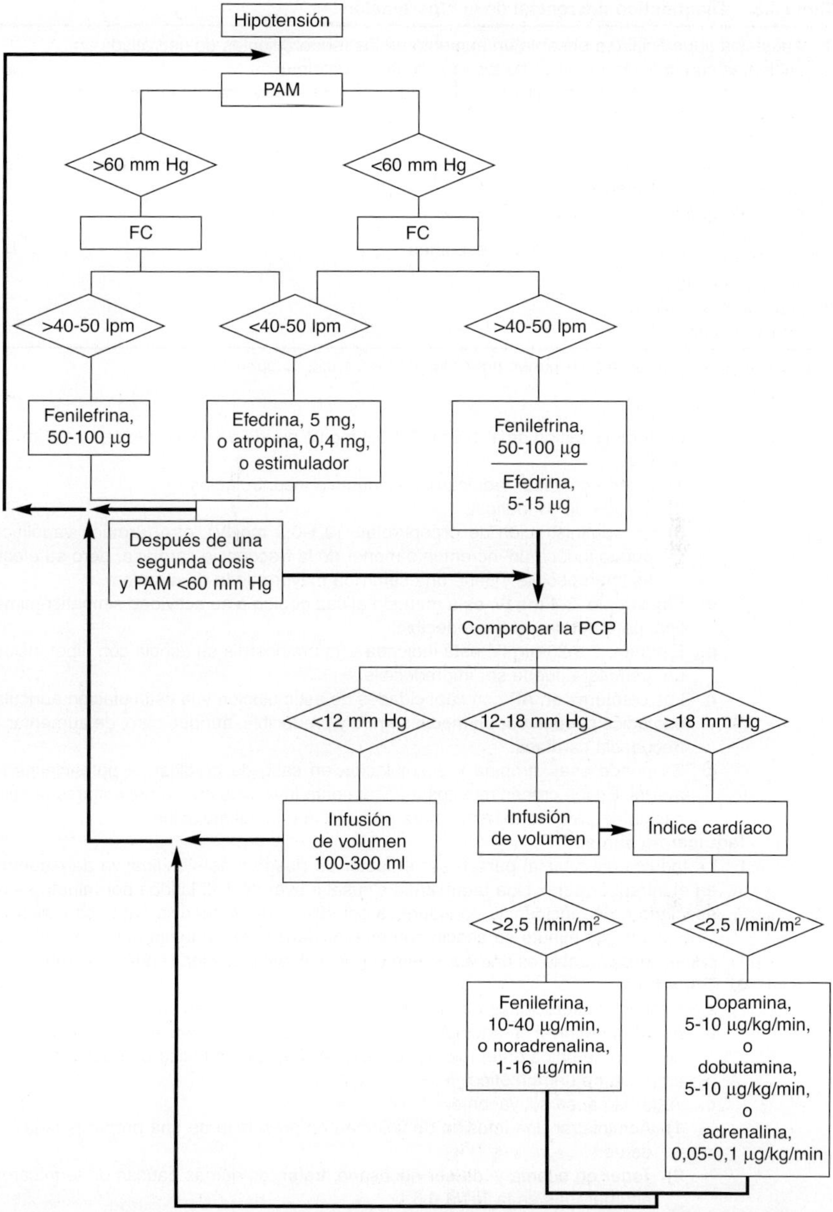

Figura. 6.1. Tratamiento de la hipotensión en el período previo a la derivación. Una vez identificada la hipotensión: i) suministrar O_2 al 100%; ii) comprobar la concentración teleespiratoria de dióxido de carbono (ET_{CO_2}) y la gasometría; iii) disminuir la concentración del fármaco inhalado, y iv) descartar la presencia de arritmias y los factores técnicos o mecánicos. Tratar según el algoritmo. FC, frecuencia cardíaca; PAM, presión arterial media; PCP, presión de enclavamiento en capilares pulmonares.

Tabla 6.3. Diagnóstico diferencial de la hipertensión

1. Anestesia superficial (se observa un aumento de los requerimientos de narcóticos en pacientes con consumo crónico de tabaco, alcohol o cafeína)	
2. Disección de los nervios simpáticos de la aorta en la preparación de la canulación aórtica	
3. Hipoxia	
4. Hipercapnia	
5. Hipervolemia	Poco frecuentes
6. Síndromes de abstinencia	Poco frecuentes
a. β-bloqueantes	Poco frecuentes
b. Clonidina	Poco frecuentes
c. Alcohol	Poco frecuentes
7. Tormenta tiroidea	Poco frecuentes
8. Hiperpirexia maligna	Poco frecuentes
9. Feocromocitoma	Poco frecuentes

Las causas de hipertensión se exponen por orden de frecuencia de aparición.

- **c.** La administración de atropina, 0,2-0,4 mg IV, puede provocar una repuesta impredecible.
  - **1)** Puede provocar taquicardia e isquemia incontrolables.
  - **2)** A menudo es ineficaz.
  - **3)** La administración de glicopirrolato (0,1-0,2 mg IV), otro fármaco vagolítico, puede inducir un incremento menor de la frecuencia cardíaca, pero su efecto es impredecible y tiene una semivida mayor que la de atropina.
- **d.** Pancuronio, 2-4 mg IV, es a menudo eficaz debido a su actividad simpaticomimética, pero puede ser impredecible.
- **e.** Efedrina, 2,5-25 mg IV, está indicada si la bradicardia se asocia con hipotensión. La respuesta puede ser impredecible.
- **f.** Los catéteres en AP con capacidades de estimulación y la estimulación auricular esofágica pueden ser un medio seguro y predecible, aunque caro, de aumentar la frecuencia cardíaca.
- **g.** Se puede usar atropina y estimulación en caso de bradicardia potencialmente mortal. En los procedimientos mínimamente invasivos puede necesitarse la colocación de parches externos para proporcionar la estimulación.

D. Taquicardia sinusal

- **1.** La taquicardia sinusal parece ser el factor de riesgo más significativo de isquemia en el intraoperatorio. Una taquicardia sinusal mayor de 100 latidos por minuto se ha asociado a una incidencia de isquemia del 40%. Una frecuencia cardíaca mayor de 110 latidos por minuto se asoció con una incidencia de isquemia del 32%-63%[8]. La causa más probable es una anestesia superficial (estimulación simpática) (Tabla 6.5).
- **2.** Tratamiento.
  - **a.** Descartar alteraciones de la ventilación y corregirlas si es preciso.
  - **b.** Aumentar el nivel de anestesia si hay otros signos de anestesia superficial o si se aprecian cambios en el monitor del BIS. A menudo se utiliza una dosis pequeña empírica de un narcótico.
  - **c.** Tratar la causa subyacente.
    - **1)** Administrar una infusión de volumen en presencia de una precarga baja evidente.
    - **2)** Tener en cuenta y, de ser necesario, tratar las demás causas de taquicardia enumeradas en la Tabla 6.5.
    - **3)** Se puede usar un bloqueo beta con esmolol, en particular si se aprecia isquemia.

E. Arritmias

- **1.** La causa más probable de arritmia en el período previo a la derivación es la manipulación quirúrgica del corazón (Tabla 6.6).

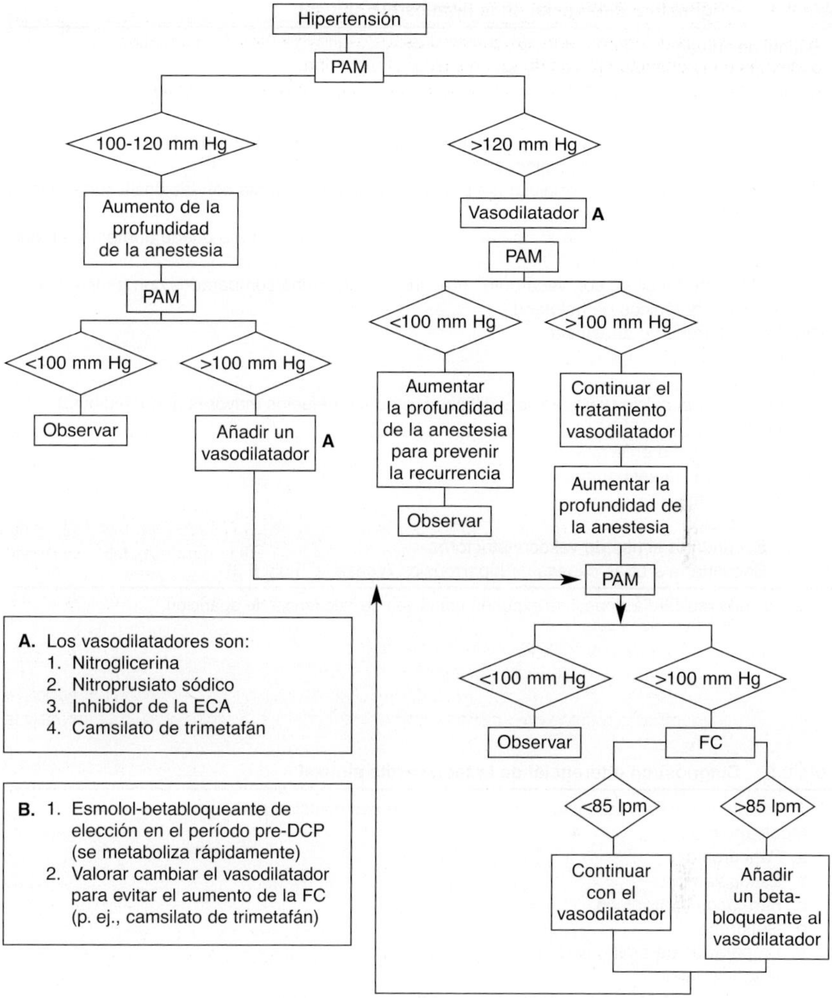

Figura 6.2. Tratamiento de la hipertensión en el período previo a la derivación. En primer lugar, descartar problemas técnicos y dificultades en las vías respiratorias. FC, frecuencia cardíaca; PAM, presión arterial media.

2. Tratamiento.
   a. **Tratamiento de la causa subyacente.** La sustitución de potasio en el período pre-DCP se debe limitar al tratamiento de la hipopotasemia sintomática, ya que la solución de cardioplejía usada durante la DCP puede aumentar significativamente la concentración sérica de potasio. La sustitución con magnesio ha sido útil en pacientes que tienen arritmias e hipomagnesemia.
   b. **Arritmias que provocan trastornos hemodinámicos leves**
      1) Taquicardia supraventricular (incluida la fibrilación o el flúter auricular).

Tabla 6.4. Diagnóstico diferencial de la bradicardia sinusal

1. Estimulación vagal
   a. Efectos vagotónicos de narcóticos
   b. Estimulación quirúrgica intensa con una anestesia superficial (p. ej., durante la esternotomía)
      i. Sufentanilo es más eficaz que fentanilo, que es más eficaz que morfina
      ii. Se asocia con una administración rápida
      iii. Se asocia con la dosis inicial (se produce menos bradicardia con las dosis sucesivas de los narcóticos)
      iv. Más pronunciada cuando no hay óxido nitroso (el óxido nitroso puede aumentar el tono simpático)
      v. Más pronunciada con vecuronio, atracurio o metocurina comparados con pancuronio
   c. Efectos vagotónicos de halotano
2. Niveles profundos de anestesia
3. Hipoxia
4. Bloqueo beta
5. Antagonistas del calcio (verapamilo y diltiazem producen efectos mayores que nifedipino)
6. Isquemia
7. Síndrome del seno enfermo
8. Bradicardia refleja secundaria a:
   a. Hipervolemia
   b. Hipertensión
      i. Secundaria al uso de vasoconstrictores
      ii. Secundaria a otras causas de hipertensión (véase la Tabla 6.3)

Las causas de bradicardia sinusal se exponen por orden de frecuencia de aparición.

Tabla 6.5. Diagnóstico diferencial de la taquicardia sinusal

1. Anestesia superficial insuficiente para el nivel de estimulación quirúrgica
2. Medicamentos
   a. Pancuronio
   b. Escopolamina
   c. Fármacos inotrópicos
   d. Isoflurano
   e. Preparados de aminofilina
   f. β-agonistas
   g. Inhibidores de la monoaminooxidasa o antidepresivos tricíclicos
3. Hipovolemia
4. Isquemia
5. Hipoxia
6. Hipercapnia
7. Insuficiencia cardíaca congestiva
8. Síndromes de abstinencia
   a. β-bloqueantes
   b. Clonidina
   c. Alcohol
9. Tormenta tiroidea
10. Hiperpirexia maligna
11. Feocromocitoma

(Puntos 8–11: Poco frecuentes)

Las causas de taquicardia sinusal se exponen por orden de frecuencia de aparición.

Tabla 6.6. Causas frecuentes de arritmias

1. Estimulación mecánica del corazón (p. ej., colocación de suturas en bolsa de tabaco, canulación, colocación de la salida de aire y levantar el corazón para estudiar la anatomía coronaria)
2. Arritmias preexistentes
3. Aumentar las concentraciones de catecolaminas
   a. Anestesia superficial
   b. Hipercapnia
   c. Óxido nitroso
   d. Halotano (sensibilización del miocardio ante las catecolaminas)
4. Estimulantes neurovegetativos directos e indirectos
   a. Pancuronio
   b. Fármacos inotrópicos
   c. Preparados con aminofilina
   d. β-agonistas
   e. Inhibidores de la monoaminooxidasa y antidepresivos tricíclicos
5. Alteraciones electrolíticas, incluida la hipopotasemia
6. Hipertensión
7. Hipotensión
8. Isquemia[a]
9. Hipoxemia

Las causas de arritmias se exponen por orden de frecuencia de aparición.
[a] Más frecuente en pacientes con enfermedad coronaria grave.

a) Detener la irritación mecánica.
b) Usar maniobras vagales, adenosina, digoxina, antagonistas del calcio, β-bloqueantes, neo-sinefrina o edrofonio.

2) Contracciones ventriculares prematuras.
a) Detener la irritación mecánica.
b) Tratar con lidocaína, procainamida, β-bloqueantes o amiodarona.

c. **Arritmias que provocan un compromiso hemodinámico mayor.** Continuar la reanimación bioquímica como se indica en la Sección **b** anterior, junto a:

1) Cardioversión o desfibrilación por arritmias auriculares, taquicardia ventricular o fibrilación ventricular.
a) Cardioversión interna.
i) Se aplican pequeñas palas directamente sobre el corazón cuando se abre el tórax.
ii) Para la cardioversión se necesita un nivel de energía bajo (10-25 J), ya que se evita la impedancia de la piel.
iii) Es deseable disponer de capacidades de sincronización para las arritmias auriculares y la taquicardia ventricular. Puede requerir más cables y equipos.
iv) La desfibrilación requiere un nivel de energía similar al utilizado en el modo no sincronizado.
b) Cardioversión externa.
i) Se usa el tamaño de pala habitual para el tórax cerrado.
ii) Se necesitan niveles de energía de 25-300 J.
iii) Es deseable disponer de paletas externas estériles (véase la Sección **I.D.5.d**).
iv) La desfibrilación se debe iniciar con 300 J.

IV. Preparación para la derivación cardiopulmonar

A. Heparinización[9]

1. La heparina no fraccionada es el fármaco de elección para la anticoagulación. Es un mucopolisacárido hidrosoluble con un peso molecular medio de 15.000 daltons.

a. Mecanismo de acción.
   1) Se une a la antitrombina III (AT III), un inhibidor de la proteasa.
   2) Aumenta la velocidad de reacción entre AT III y varios factores de coagulación activados (II, IX, X, XI, XII, XIII).

b. Inicio de acción: inmediato.

c. Semivida: aproximadamente 2,5 horas con la dosis habitual en cirugía cardíaca.

d. Metabolismo.
   1) 50% en el hígado (heparinasa) o sistema reticuloendotelial.
   2) 50% sin metabolizar por eliminación renal.

e. La potencia de distintos preparados puede ser muy diferente.
   1) La potencia se mide en unidades (no en miligramos).
   2) Las soluciones de heparina contienen habitualmente al menos 120-140 unidades/mg, dependiendo del lote o del fabricante.

f. El sulfato de protamina revierte rápidamente la actividad de la heparina al combinarse con ésta para formar un compuesto inactivo.

g. Posología
   1) La posología inicial de heparina para la anticoagulación antes de la DCP es de 300 unidades/kg. Esta dosis inicial ha sido establecida por muchos investigadores, pero puede no ser la correcta en algunos enfermos, por lo que la anticoagulación adecuada debe establecerse individualmente de acuerdo con el TCA (véase la Sección **3** siguiente).
   2) Algunos centros usan un ajuste de dosis-respuesta de heparina para establecer la dosis inicial.

2. Vías de administración. La heparina debe administrarse directamente en una vena central o en la aurícula derecha, comprobándose que se ha introducido en el espacio intravascular (aspirar para confirmar el retorno venoso).

3. Determinación del TCA.
   a. El TCA monitoriza el efecto de la heparina sobre la coagulación. Se colocan 2 ml de sangre en un tubo que contiene diatomeas (arcilla), que provocan la activación por contacto de la cascada de la coagulación. El tubo se calienta hasta 37 °C y la solución se mezcla continuamente. El tiempo desde la introducción de la sangre en el tubo hasta que se forma el primer coágulo es el TCA. Esta medición se realiza ahora de forma automatizada.
   b. El TCA automatizado normal es de 105-167 segundos.
   c. Un TCA de al menos 300 segundos es seguro para iniciar la DCP, siempre que la TCA se vuelva a comprobar inmediatamente después de comenzar la DCP y se incluya heparina (3.000-5.000 unidades) en la solución de cebado de la bomba.
   d. Se sabe que un TCA mayor de 400 segundos previene la aparición de monómeros de fibrina durante la DCP. Algunos centros requieren un TCA de 480 segundos antes de iniciar la DCP.

4. TCA inadecuado.
   a. Las causas de un TCA inadecuado se exponen en la Tabla 6.7.
   b. Tratamiento de un TCA inadecuado
      1) Comprobar el TCA antes y después de administrar la heparina.
      2) Si el TCA es menor de 300 segundos, **no comenzar la DCP.**
      3) Administrar más heparina con incrementos de dosis de 5.000 a 10.000 unidades (de viales o lotes distintos).
      4) Volver a comprobar el TCA.
      5) Se puede administrar empíricamente concentrados de AT III y AT III recombinante para el tratamiento de la sospecha de déficit de AT III si persiste un TCA menor de 300 segundos a pesar de usar dosis importantes de heparina (800-1.000 unidades/kg) y si se han descartado otras causas del TCA anormal (Tabla 6.7).
         a) Si se puede obtener, una curva dosis-respuesta de heparina puede indicar la resistencia a la heparina al principio de este proceso.

Tabla 6.7. Causas de un tiempo de coagulación activado inadecuado antes de iniciar la derivación cardiopulmonar

Causas técnicas
Jeringuilla mal etiquctada
La heparina no se ha inyectado intravascularmente (extravasación, no inyectada en la aurícula derecha, desconexión de la vía)
Heparina con actividad baja (viales antiguos o no refrigerados)
Tipo de heparina (bovina frente a porcina)
Origen de la heparina (intestinal frente a pulmonar)
Resistencia a la heparina (la mayoría de las causas están relacionadas con concentraciones bajas de antitrombina III)
Administración previa de heparina o infusión en curso
Infusión de nitroglicerina
Hemodilución
Embarazo o anticonceptivos orales
Bomba con balón intraaórtico
SOC
Estreptocinasa
Déficit hereditario de antitrombina III
Coagulación intravascular diseminada de bajo grado
Endocarditis infecciosa
Trombos intracardíacos
Enfermo de edad avanzada

Modificado de Anderson EF. Heparine resistance prior to cardiopulmonary bypass. Anesthesiology 1986;64:505.

b) Si no se dispone de AT III, se deben administrar 2-3 unidades de plasma fresco congelado (PFC) para aumentar las concentraciones de AT III que, presumiblemente, está agotada.

c) Volver a comprobar el TCA después de administrar AT III o PFC.

B. Canulación (Figura 6.3)

1. Se crea un cabestrillo pericárdico antes de la canulación para aumentar el espacio de trabajo y proporcionar un dique para retener el líquido de enfriamiento externo y la solución de hielo derretida. El cabestrillo puede levantar el corazón, lo que puede disminuir el retorno venoso y provocar hipotensión.
2. Se utilizan suturas en bolsa de tabaco para mantener las cánulas aórtica y venosa en su posición durante la cirugía y para cerrar las incisiones después de extraer las cánulas.
3. Se interrumpe la administración de óxido nitroso para evitar el aumento del tamaño de los émbolos gaseosos.
4. La heparina se administra **siempre** antes de la canulación.
5. La cánula aórtica se inserta primero para permitir la infusión de volumen en caso de hemorragia asociada con la canulación venosa. La presión arterial sistólica debe disminuirse a 90-100 mm Hg para reducir el riesgo de disección aórtica y facilitar la canulación. Si es necesario, se puede instituir una DCP de urgencia usando los aspiradores de cardiotomía para ocuparse del retorno venoso (la denominada «derivación por aspiración»).
6. Los equipos de cirugía y anestesia deben comprobar la presencia de burbujas de aire en la cánula aórtica cuando se llena con solución salina y se conectan los conductos de la DCP. Se debe realizar una transfusión de prueba de 100 ml para comprobar que la colocación y el funcionamiento de la cánula son los adecuados.
7. Si se solicita una infusión de volumen antes de la DCP, comprobar que el equipo quirúrgico y el perfusionista no tienen clampado el conducto.

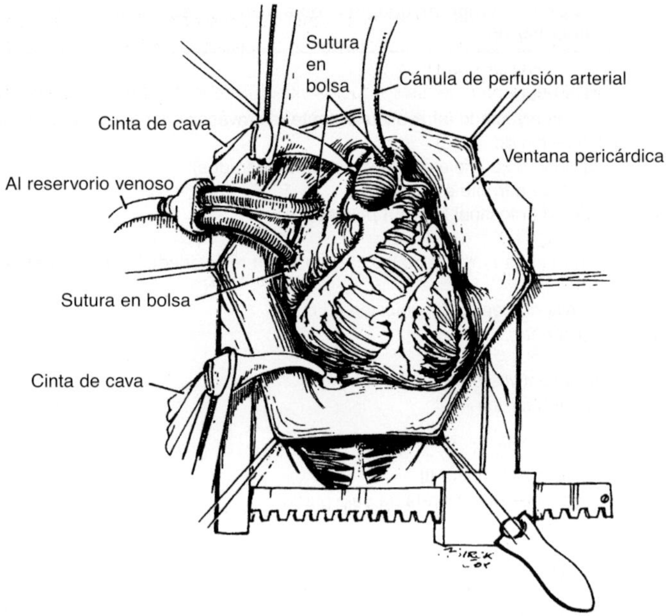

Figura 6.3. Imagen de un tórax abierto con formación de un cabestrillo pericárdico (véase el texto). Obsérvense los lugares de canulación arterial y venosa. Las cintas de cava, colocadas alrededor de la vena cava superior e inferior, se aprietan para instituir una DCP completa (véase en el Capítulo 7 un comentario sobre la DCP completa y parcial).

8. Se puede aplicar una presión teleespiratoria positiva para aumentar las presiones intracardíacas y evitar el arrastre de aire durante la canulación de la aurícula derecha y el ventrículo izquierdo (inserción de una salida de aire).

9. Complicaciones de la canulación.

a. Canulación aórtica.

1) Se pueden producir episodios embólicos por aire o por desprendimiento de placas ateroscleróticas. En ocasiones, se usa la ecocardiografía epiaórtica para identificar placas en la íntima y encontrar una localización «segura» para la cánula.

2) Hipotensión.

a) La hipotensión habitualmente es secundaria a la hipovolemia (pérdida de sangre).

b) Puede ser consecuencia de la compresión mecánica del corazón.

c) Una pinza de oclusión parcial utilizada para la canulación puede estrechar la luz aórtica (más frecuente en niños). Comprobar inmediatamente la presión aórtica cuando se pone una pinza.

3) Las arritmias son más probables por la manipulación quirúrgica.

4) Puede producirse una disección aórtica debido a la colocación incorrecta de la cánula. Una presión pulsátil de la cánula aórtica que se correlaciona con la presión arterial media en la arteria radial es un medio eficaz de descartar la disección (véase el Capítulo 7).

5) Hemorragia.

a) La hemorragia leve no es infrecuente con la canulación.

b) Puede producirse una hemorragia mayor si se desgarra la aorta.
c) El tratamiento consiste en una infusión de volumen según necesidades o iniciar una DCP.

6) Más raramente, se produce arrastre de aire de alrededor de la cánula, con la consecuente embolización sistémica.

b. Canulación venosa.

1) Hipotensión.

a) Si la hipotensión se debe a hipovolemia, administrar un volumen en incrementos de 100 ml en los adultos y 10-25 ml en los pacientes pediátricos a través de la vía aórtica, según necesidades.
b) La compresión mecánica del corazón puede provocar hipotensión, en especial durante la canulación de la vena cava inferior.

2) Hemorragia.

a) Puede producirse una hemorragia por un desgarro de la aurícula derecha o de la vena cava superior o inferior.
b) El tratamiento se realiza con una infusión de volumen o comenzando una DCP de urgencia.

3) Arritmias.

a) Las arritmias habitualmente son el resultado de una manipulación quirúrgica.
b) No se necesita tratamiento si no provoca un deterioro hemodinámico.
c) La interrupción o limitación de la estimulación mecánica puede ser todo lo que se necesite.
d) El tratamiento consiste en utilizar medicamentos o cardioversión o iniciar una DCP (véase la Sección **II.D**).

4) Arrastre de aire.

a) Es posible el arrastre del aire de alrededor de la cánula, con los signos consecuentes de embolia pulmonar.

C. Extracción de sangre autóloga

1. **Secuestro de plaquetas y factores de la coagulación.** La sangre autóloga se puede extraer para que las plaquetas y factores de coagulación no se dañen durante la DCP, devolviéndose al final de la misma. Algunos centros creen que esta práctica potencia la coagulación después de la DCP y disminuye la necesidad de transfusión de sangre homóloga y de productos sanguíneos durante este período. El secuestro de plaquetas y factores de coagulación se puede efectuar de varias formas.
2. **Técnicas**

a. Se pueden extraer 500-1.000 ml de sangre en el período previo a la DCP y almacenarse en una solución de citrato fosfato dextrosa (CPD), similar a la sangre del banco de sangre.
b. Antes de iniciar la derivación se pueden extraer 500-1.000 ml de sangre heparinizada desde la vía de drenaje venoso de la derivación y guardarse para una infusión posterior.
c. Si es necesario, en el período previo a la derivación puede usarse el equipo de rescate de células para la tromboféresis para extraer sangre desde el catéter venoso central. Después de la centrifugación, los hematíes se devuelven para mantener las concentraciones de hemoglobina y el transporte de O_2. La fracción libre de plaquetas se puede devolver para mantener el volumen intravascular o reservarse junto a la fracción rica en plaquetas para su infusión posterior después de la derivación.

3. **Riesgos**

a. Hipotensión secundaria a la hipovolemia. Tratar con vasopresores y disminuir la velocidad de extracción a la vez que se aumenta la tasa de infusión.
b. Disminución de la capacidad de transporte de O_2, puesta de manifiesto por un descenso de la saturación de oxígeno en sangre venosa mixta. Tratar con FIO_2 del 100%, detener la extracción de sangre, devolver los hematíes si es necesario y comenzar la DCP en cuanto sea posible.

c. Infección. Utilizar una técnica estéril para la extracción y devolución de la sangre.

d. Contraindicaciones relativas

1) Enfermedad del tronco común principal izquierdo o equivalente.

2) Disfunción ventricular izquierda.

3) Anemia con hemoglobina menor de 12 g/dl.

4) Cirugía de urgencias.

Bibliografía

1. O'Connor JP, Ramsey JG, Wynands JE, et al. The incidence of myocardial ischemia during anesthesia for coronary artery bypass surgery in patients receiving pancuronium or vecuronium. *Anesthesiology* 1989;70:230–236.
2. Sharma AD, Parmley CL, Sreeram G, et al. Peripheral nerve injuries during cardiac surgery: risk factors, diagnosis, prognosis, and prevention. *Anesth Analg* 2000;91: 1358–1369.
3. Aronson S, Blumenthal R. Perioperative renal dysfunction and cardiovascular anesthesia: concerns and controversies. *J Cardiothorac Vasc Anesth* 1998;12:567–586.
4. **Bovill JG, Sebel PS, Stanley TH. Opioid analgesics in anesthesia: with special reference to their use in cardiovascular anesthesia. *Anesthesiology* 1984;61:731–755.**
5. **Bates ER. Ischemic complications after percutaneous transluminal coronary angioplasty. *Am J Med* 2000;108:309–316.**
6. Kamibayashi T, Maze M. Clinical Uses of [alpha]2-adrenergic agonists. *Anesthesiology* 2000;93:1345–1349.
7. Liu S, Carpenter RL, Neal JM. Epidural anesthesia and analgesia: their role in postoperative outcome. *Anesthesiology* 1995;82:1474–1506.
8. Slogoff S, Keats AS. Randomized trial of primary anesthetic agents on outcome of coronary artery bypass operations. *Anesthesiology* 1989;70:179–188.
9. Despotis GJ, Gravlee G, Kriton F, et al. Anticoagulation monitoring during cardiac surgery: a review of current and emerging techniques. *Anesthesiology* 1999;91:1122–1129.

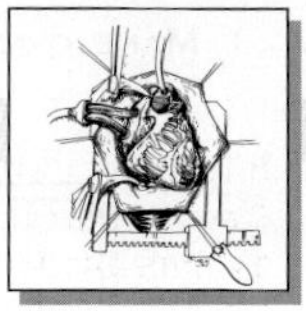

Manejo anestésico durante la derivación cardiopulmonar

David R. Larach y Neville M. Gibbs

I. Preparaciones para la derivación cardiopulmonar

A. Circuito de derivación cardiopulmonar (Figura 7.1)

1. **Función.** La derivación cardiopulmonar (DCP) permite que la sangre se desvíe del corazón y los pulmones, drenando, en cambio, por gravedad desde las venas centrales a través de un pulmón artificial (oxigenador) y una bomba externa que inyecta la sangre oxigenada con una tensión equivalente a la arterial en una de las grandes arterias. Por tanto, la DCP mantiene el flujo sanguíneo sistémico, la oxigenación y la ventilación durante los períodos de tiempo en que a) el corazón está en asistolia o no expulsa un gasto cardíaco normal y b) los pulmones no pueden realizar el intercambio de gas fisiológico debido a una perfusión inadecuada.

   Aunque la DCP pueda proporcionar un gasto cardíaco normal hay varias diferencias importantes entre las circulaciones natural y artificial, como son el flujo no pulsátil, la derivación de la función endocrina pulmonar y el traumatismo sobre los componentes de la sangre. En el Capítulo 20 se incluye un comentario sobre la fisiopatología de la DCP.

2. **Diseño del circuito.** El **conducto venoso** (Figura 7.1) drena la sangre venosa sistémica hacia la máquina de DCP; lo más habitual es que se inserte una sola cánula en la aurícula derecha con aperturas que admiten la sangre de la aurícula derecha y de la vena cava inferior (VCI), o bien se introducen cánulas distintas en las venas cava superior e inferior. La **cánula arterial** devuelve la sangre oxigenada desde la bomba hacia la aorta, insertándose habitualmente en la aorta ascendente o en una arteria femoral. Véanse en el Capítulo 19 los detalles completos del circuito de derivación y su diseño.

3. **Componentes del circuito.** Lo más habitual es que se use una bomba de rodillo (Figura 7.1). En los procedimientos más largos o más complejos puede ser mejor usar una bomba centrífuga o un circuito recubierto con heparina. Las bombas centrífugas reducen el traumatismo sobre los componentes sanguíneos y en los circuitos recubiertos con heparina se reduce la activación de los factores de la coagulación. Un filtro para eliminación de leucocitos situado en el circuito arterial puede reducir la respuesta inflamatoria ante la DCP. Véase en el Capítulo 19 un comentario sobre los componentes del circuito.

4. **DCP total frente a parcial. La DCP total (o completa)** se produce cuando **toda** la sangre venosa que drena hacia el corazón se desvía hacia el oxigenador de la bomba y la **DCP parcial,** cuando sólo una **porción** de la sangre venosa sistémica drena hacia el oxigenador de la bomba mientras que el resto atraviesa el corazón derecho y los pulmones y es expulsada por el ventrículo izquierdo (VI). La DCP parcial puede utilizarse sólo cuando no existe un pinzamiento total de la aorta, pero la mera eliminación del pinzamiento total de la aorta no significa necesariamente que se deba interrumpir una DCP total. Más bien, la DCP total depende de si el corazón se llena y es capaz de expulsar la sangre.

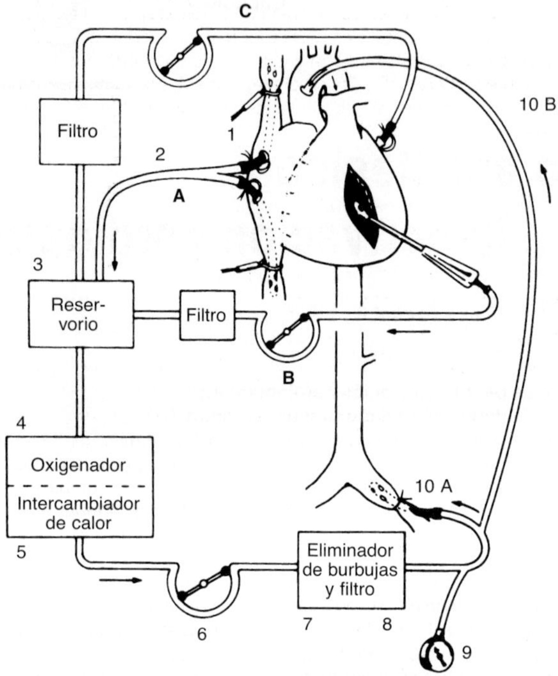

Figura 7.1. Circuito de derivación cardiopulmonar (ejemplo). La sangre drena por gravedad (A) desde la vena cava (1) a través de la cánula venosa (2) hacia el reservorio venoso (3). La sangre aspirada en el campo quirúrgico y en las cavidades se bombea (B, C) en el reservorio de cardiotomía (no presentado) y después drena hacia el reservorio venoso (3). La sangre venosa se oxigena (4), se ajusta la temperatura (5), se aumenta la presión arterial (6), se filtra (7, 8) y se inyecta en la aorta (10B) o en la arteria femoral (10A). Se monitoriza la presión de la vía arterial (9). Obsérvese que los elementos 3, 4 y 5 a menudo son unidades aisladas. (Modificado de Nose Y. The oxygenator. St. Louis: Mosby, 1973:53.)

B. Preparación de la bomba de DCP para la derivación

1. **Composición de la solución de perfusión de la derivación.** En consulta con el anestesista y el cirujano, el perfusionista determina la composición de la **solución de cebado de la bomba.** En general, consiste en una mezcla de electrólitos, coloides, tampón, manitol y heparina. Si el uso de una solución de cebado «transparente» (es decir, sin sangre) se traduce en una hemodilución excesiva, por ejemplo, con una concentración de hemoglobina [Hb] menor de 5-7 g/dl según el tamaño y hematocrito del enfermo, se añade sangre o concentrado de hematíes (HT) a la solución de cebado. Véase en el Capítulo 19 un comentario detallado sobre el cebado de la bomba de derivación.
2. **Lista de comprobación pre-DCP del perfusionista.** Cuando se configura el aparato y el circuito de la bomba de DCP, la práctica clínica segura requiere que el perfusionista tenga un cuidado particular para que se cumplan al menos las siguientes condiciones: a) todas las burbujas de gas se expulsan de los conductos para prevenir la embolia gaseosa arterial o el bloqueo de aire en la vía venosa; b) todos los conductos están conectados a las bombas para conseguir el flujo anterógrado debido a que el flujo retrógrado puede provocar una inyección de aire en la vía arterial y la ausencia de perfusión; c) se está suministrando O_2 oxigenador; d) todas las alarmas

de seguridad y los sensores de apagado automático están funcionando y conectados, y e) cuando se inserta la cánula de perfusión arterial en la aorta, el transductor de presión situado en ella muestra una forma de onda **pulsátil** que se **correlaciona** con la de la presión arterial radial (lo que ayuda a descartar la disección aórtica). Se recomienda mantener por escrito una lista de comprobación pre-DCP y un registro de la perfusión.

C. **Lista de comprobación del anestesista antes de la DCP.** La preparación para la DCP por parte del anestesista comienza con un conocimiento cuidadoso de los lugares propuestos para la canulación y los procedimientos de derivación que se van a utilizar. ¿Habrá parada cardíaca? ¿Qué grado de hipotermia se espera alcanzar? ¿Se usará una parada circulatoria total? ¿Será necesario tomar alguna medida especial para proteger el corazón u otros órganos vitales frente a la isquemia?

La lista de comprobación pre-DCP incluye los siguientes aspectos (Tabla 7.1):

1. **Anticoagulación.** ¿Se ha administrado heparina (por el anestesista o el cirujano)? ¿Muestra el enfermo **signos** de una heparinización adecuada? ¡La administración de heparina no garantiza que el paciente esté anticoagulado! En general, una heparinización adecuada requiere que el tiempo de coagulación activado (TCA) sea **mayor de 480 segundos.** Se necesita un TCA mayor (mayor de 750 segundos) si se usa aprotinina, ya que esta última prolonga el TCA activado por celite[1]. Como alternativa, se debe usar un cartucho de TCA activado con caolín (que no se afecta tanto por la presencia de aprotinina). El TCA puede ser medido con precisión en los 2 minutos siguientes a la administración de heparina[2]. Sin embargo, es frecuente iniciar la DCP cuando el TCA supera los 300 segundos en caso de que la solución de cebado de la DCP contenga más heparina (p. ej., 5.000 unidades).
2. **Anestesia.** ¿Está el enfermo debidamente anestesiado y la relajación muscular es adecuada? Como los fármacos en sangre se diluyen por la solución de cebado cuando comienza la DCP, puede ser necesario administrar dosis suplementarias de los fármacos anestésicos y relajantes musculares por vía intravenosa (IV) inmediatamente antes de la DCP.
3. **Canulación.** ¿Está la cánula aórtica situada dentro de la luz verdadera de la aorta? Esta colocación se documenta examinando la forma de la onda de presión del interior de la cánula arterial (medida por el perfusionista). La presión aórtica debe ser **pulsátil** y **correlacionarse** con la presión arterial radial después de corregir por la diferencia de altura vertical entre el transductor de presión de la bomba y la aurícula derecha (1 mm Hg = 1,3 cm H_2O). ¿Hay burbujas visibles dentro de la cánula? Comprobar la igualdad de ambos **pulsos carotídeos** o la presencia de un frémito carotídeo, porque la cánula puede estar obstruyendo el flujo carotídeo (en especial si se usa una cánula aórtica recta o sin pestaña; véase la Sección **III.A**).
4. **Goteros.** Una vez que el paciente está heparinizado, se deben cerrar todas las vías IV para prevenir una hemodilución innecesaria. La hipovolemia puede controlarse si se infunde la solución de cebado intermitentemente desde la bomba de DCP en bolos de 100 ml (en los adultos) una vez que se ha insertado la cánula arterial y se

Tabla 7.1. Lista de comprobación antes de la derivación

¿Es adecuada la **anticoagulación**?
¿Es adecuada la **anestesia**?
¿Es adecuada y permeable la **canulación**?
Los **goteros** están cerrados
La **monitorización** está en posición y comprobada
Transductores de presión
Temperaturas
Catéter de Foley
Pupilas inspeccionadas

han eliminado las burbujas y el pinzamiento. No se debe olvidar que la administración de la solución de cebado en bolo puede inducir isquemia miocárdica o arritmias debido a que el líquido inyectado en la raíz aórtica entra en las arterias coronarias sin una gran dilución, e inicialmente puede estar fría y sin oxigenar.

A menudo, continúa la administración de los fármacos antiisquemia (como nitroglicerina) hasta el pinzamiento aórtico. Si el cirujano ha canulado la aorta descendente a través del conducto arterioso (debido a la existencia de un arco aórtico hipoplásico), en ese momento se puede interrumpir la administración de la prostaglandina E.

Si el fármaco anestésico o de otro tipo (como propofol) se infunde a través de un catéter central, es importante garantizar que la punta del catéter se encuentra en la zona proximal de la cinta de la cánula en la vena cava superior (VCS). Como alternativa, las infusiones se pueden transferir al circuito de DCP.

5. **Monitorización**
   a. Comprobar el cero y la calibración del transductor de presión arterial.
   b. Introducir una sonda de temperatura nasofaríngea **antes** de la heparinización.
   c. Vaciar la bolsa de drenaje de la sonda de Foley o el dispositivo de urometría porque es importante determinar la emisión de orina reciente durante la DCP.
   d. Si hay un catéter de Swan-Ganz, se debe retirar algunos centímetros antes de instituir la DCP para reducir el riesgo de rotura de la arteria pulmonar (AP). De igual modo, se debe retirar la **guía de estimulación** de Swan-Ganz del ventrículo derecho (VD) antes de que el cirujano levante el corazón, para prevenir la perforación ventricular.
   e. Si hay una sonda de ecocardiografía transesofágica (ETE), deberá volverse a una posición no flexionada dentro del esófago durante la DCP.
6. **Pupilas.** Se examinarán ambos ojos del enfermo antes de la DCP para poder interpretar adecuadamente los **cambios** agudos del tamaño pupilar o la quemosis conjuntival (edema) que pueden producirse al comenzar la DCP.

II. **Aspectos prácticos de manejo anestésico**

A. **Lista de comprobación al inicio de la derivación.** Durante los primeros 30-60 segundos tras el inicio de la DCP, el anestesista debe investigar con detalle todos los elementos que se mencionan en la Tabla 7.2.

B. **Secuencia de la DCP**

1. **Operación típica de injerto de derivación arterial coronaria.** La operación tradicional del injerto de derivación arterial coronaria (IDAC) se realiza como sigue. Se inicia una DCP total y se induce una hipotermia leve o moderada (30 °C-32 °C). En la aorta se practica un pinzamiento total y se infunde la solución de cardioplejía en dirección anterógrada a través de la raíz aórtica y retrógrada por el seno coronario para detener el corazón. Los injertos de vena safena distal se colocan primero en las arterias coronarias más gravemente afectadas, para facilitar la administración de más solución de cardioplejía (a través del injerto venoso) en la zona distal a la estenosis. La anastomosis de la arteria mamaria interna (si se utiliza) se construye al final, por su fragilidad y corto trayecto. El recalentamiento comienza cuando se ini-

Tabla 7.2. Lista de comprobación al inicio de la derivación cardiopulmonar

Cara: Examinar el color, la temperatura, plétora, edema y simetría
Ojos: Examinar el tamaño y simetría de las pupilas, y la conjuntiva en busca de quemosis (edema) e inyección
Vías de la bomba: La diferencia de color arteriovenosa debe ser visible
Presión arterial: Normalmente, 30-60 mm Hg inicialmente
Presión en la arteria pulmonar: Si se monitoriza, debe ser <15 mm Hg de la media
Presión venosa central: Debe ser <5 mm Hg
Examinar el corazón: Distensión, contractilidad
Detener la ventilación cuando cese la eyección cardíaca hacia la aorta

cia la última anastomosis distal. Se retira la pinza de la aorta y se aplica un pinzamiento parcial en la misma, que permite la construcción de la anastomosis proximal del injerto venoso durante el calentamiento mientras la solución de cardioplejía se lava fuera del corazón. Cuando está suficientemente templado, se desfibrila el corazón si es necesario y el cirujano continúa completando las anastomosis proximales de los injertos. Como alternativa, se pueden completar las anastomosis proximales con la pinza aórtica colocada para reducir la manipulación instrumental de este vaso (con el riesgo de desprendimiento de ateroma). La DCP total continúa hasta que el corazón vuelve a perfundirse con su nuevo suministro de sangre. Por último, cuando el paciente ha alcanzado un recalentamiento adecuado y se han completado los injertos arteriales coronarios, se colocan los electrodos de estimulación epicárdica y se termina la DCP.

2. **Sustitución o cirugía de reparación típicas de la válvula aórtica.** Después de iniciar la DCP y aplicar un pinzamiento aórtico total, se abre la raíz aórtica y se infunde la solución de cardioplejía en cada ostium coronario bajo visión directa (para prevenir el llenado retrógrado del VI con la solución de cardioplejía a través de una válvula aórtica insuficiente). Lo más habitual es que la solución de cardioplejía se administre retrógradamente a través del seno coronario. La válvula se repara o reemplaza. El recalentamiento comienza durante la sustitución valvular. El corazón se irriga para eliminar el aire o los restos de tejido y se cierra la aortotomía, excepto para permitir la aspiración del aire. El paciente se pone a continuación en una posición inclinada con la cabeza hacia abajo, se retira el pinzamiento aórtico total y se desfibrila el corazón si es necesario. La eliminación final del aire se produce cuando se retrasa el drenaje venoso hacia la bomba, el corazón se llena y comienza la eyección (DCP parcial) y el aire se aspira a través del orificio de aspiración aórtico, un orificio de aspiración en el VI o una aguja colocada en el vértice cardíaco. Durante la eliminación del aire los pulmones se ventilan enérgicamente para facilitar el purgado de las burbujas de las venas pulmonares y las cámaras cardíacas.

3. **Sustitución o cirugía de reparación típicas de la válvula mitral.** Esta operación es similar a la cirugía de la válvula aórtica (véase el punto **2** anterior), excepto en que se abre la aurícula izquierda y no la aorta y que la infusión de cardioplejía puede introducirse a través de la raíz aórtica y el seno coronario. La válvula se reemplaza o repara y se pasa un tubo grande a través de la válvula mitral hacia el VI para eliminación del aire y prevenir la eyección de sangre hacia la aorta hasta que se haya completado la eliminación del aire. Después de una cuidadosa irrigación del campo y cierre de la atriotomía, excepto del orificio de aspiración del aire en el VI, el enfermo se coloca en una posición inclinada con la cabeza hacia abajo y se retira el pinzamiento total. El corazón se desfibrila si es necesario y la eliminación del aire se produce como se ha descrito anteriormente. Por último, se retira el tubo de aspiración de aire del VI y se completa la eliminación del aire.

4. **Cirugía combinada valvular e IDAC típica.** Habitualmente se crean primero las anastomosis distales del injerto venoso para permitir que la solución de cardioplejía alcance la zona miocárdica distal en las estenosis coronarias importantes. Además, cuando se levanta el corazón para permitir el acceso a los vasos de la pared posterior se puede lesionar el miocardio si se ha insertado una válvula artificial. A continuación, se opera la válvula y la intervención continúa como ya se ha descrito.

C. **Mantenimiento de la derivación: lista de comprobación.** Durante la DCP se deben evaluar periódicamente los siguientes elementos.

1. **Anticoagulación.** Se debe realizar periódicamente un TCA o una prueba rápida similar de anticoagulación (como Hepcon) para confirmar una anticoagulación adecuada (es decir, un TCA mayor de aproximadamente 480 segundos; véase también la Sección **1.C.1**). Se debe comprobar el TCA después de iniciar la DCP y después cada 30-60 minutos. La eliminación de heparina es más rápida durante los períodos de **normotermia,** por lo que es muy probable que los períodos de DCP normotérmica prolongados requieran un suplemento de heparina. La heparina adicional se administra habitualmente en incrementos de dosis de 5.000 a 10.000 unidades y se repi-

te el TCA para confirmar la respuesta. El uso de circuitos recubiertos de heparina no elimina la necesidad de su administración; se recomienda un TCA de 250 segundos o mayor[3].

2. Se debe comprobar **la gasometría y el estado acidobásico** poco tiempo después de comenzar la DCP y al menos cada 30-60 minutos después. Se recomienda una monitorización continua de la Sa_{O_2} en la cánula arterial y de la Sv_{O_2} en la cánula venosa. Si se utiliza un sistema de monitorización continua de gasometría en sangre durante la DCP, se deben correlacionar inicialmente los valores obtenidos con el electrodo estándar de gasometría. La presión arterial de oxígeno (P_aO_2) se mantiene habitualmente entre 100 y 300 mm Hg ajustando la F_{IO_2} del oxigenador de membrana, manteniendo la presión venosa mixta de oxígeno (P_vO_2) deseada por encima de 30-40 mm Hg (medida a 37 °C), ajustando el flujo de la bomba y la [Hb]. Véase en el Capítulo 20 un comentario sobre el control del equilibrio acidobásico con los métodos alpha-stat (estado alfa) y pH-stat (estado del pH).

   Las tensiones arteriales de dióxido de carbono se mantienen habitualmente entre 35 y 40 mm Hg (alpha-stat) ajustando la tasa de flujo de gas en el oxigenador. Si no se dispone de una monitorización continuada de la gasometría, se pueden obtener las tendencias de las concentraciones de CO_2 mediante la monitorización del CO_2 en el gas de salida del oxigenador. Se puede conseguir conectando la línea de toma de muestras de gas teleespiratorio terminolateralmente con la salida del oxigenador durante la DCP[4].

3. **Los electrólitos séricos, la glucemia y la hemoglobina** se deben comprobar en cada muestra de gasometría sanguínea. Las concentraciones de potasio se pueden afectar por la solución de cardioplejía o por la función renal (véanse las Secciones **VII.D y VII.E**). Las concentraciones de lactato proporcionan un índice del metabolismo anaerobio (véase la Sección **IV.B.3**). A menudo, la tolerancia a la glucosa se deteriora durante la DCP y la hiperglucemia puede exacerbar el daño neuronal (véase el Capítulo 23). Las concentraciones de hemoglobina se deben monitorizar con frecuencia para evitar una hemodilución excesiva.

4. La **profundidad de la anestesia** debe ser suficiente para a) prevenir que el sujeto esté consciente (evaluado idealmente por pruebas periódicas de respuesta, por ejemplo, pidiéndole que abra los ojos), b) prevenir los movimientos espontáneos, incluida la respiración y c) suprimir las respuestas hipertensivas o taquicárdicas ante los estímulos quirúrgicos. Los anestésicos potentes (como isoflurano o enflurano) se pueden administrar conectando un vaporizador en la entrada de gas del oxigenador. El óxido nitroso nunca se usa inmediatamente antes o durante la DCP porque la embolia gaseosa podría aumentar rápidamente. Los fármacos IV (como propofol, opiáceos, benzodiacepinas, barbitúricos o escopolamina), ya sean en bolo o en infusión, se administran mejor en el reservorio de sangre venosa. Como la hipotermia reduce por sí misma la concentración alveolar mínima y la actividad neuronal, lo más habitual es requerir fármacos anestésicos adicionales durante los períodos **templados** al principio y al final de la DCP. Si se usa una DCP templada o si el grado de hipotermia es leve o moderado, se requieren más fármacos anestésicos durante la DCP.

5. La **ventilación** de los pulmones debería cesar cuando comienza la DCP, momento que se identifica con la pérdida de la eyección del VI y VD (formas planas de onda de presión arterial y en AP). Algunos autores recomiendan aplicar una presión positiva continua en las vías respiratorias (2-5 cm H_2O) durante la DCP total para mantener los pulmones expandidos, pero, probablemente, el efecto es pequeño. Los **vaporizadores** de anestésicos de la máquina de anestesia se deben apagar. Durante la derivación **parcial** (con eyección) puede ser necesaria una ventilación ocasional con O_2 al 100% para garantizar que la sangre que atraviesa los pulmones está oxigenada, aunque toda la eliminación del CO_2 corporal continúa realizándose en el pulmón artificial. El uso de un **pulsioxímetro** durante la DCP parcial o la perfusión pulsátil puede ser útil para identificar un cortocircuito pulmonar o problemas del oxigenador, porque los gases arteriales medidos en la bomba de DCP **no** identificarán una desaturación

arterial provocada por un cortocircuito pulmonar en el enfermo durante la DCP parcial.

6. La **parálisis** debe ser suficiente para prevenir a) un movimiento importante; b) la ventilación espontánea (con el riesgo de arrastre de aire por la presión venosa pulmonar negativa si están abiertas las estructuras cardíacas), y c) los escalofríos (que aumentan el consumo corporal de O_2). No obstante, algunos autores defienden la retención de un pequeño grado de función neuromuscular suficiente para permitir abrir los ojos cuando se estudie si el paciente está consciente en el intraoperatorio.
7. **Electrocardiograma.** Durante la DCP puede producirse una **fibrilación ventricular,** en particular durante el enfriamiento y recalentamiento del corazón. La fibrilación ventricular es menos frecuente durante el enfriamiento si se coloca la pinza aórtica y se administra la solución de cardioplejía poco después de comenzar la DCP. El inicio de la fibrilación ventricular deberá identificarse rápidamente e informar de ello al cirujano. Cuando se produce la fibrilación ventricular durante el enfriamiento, habitualmente se aplica un pinzamiento aórtico total y se administra la solución de cardioplejía, pero a veces se realiza la desfibrilación para mantener el corazón latiendo hasta que se puede colocar una aspiración para el aire intracardíaco. Durante los períodos de parada miocárdica se debe comunicar al cirujano cuál es el aspecto de la actividad eléctrica, porque puede estar indicada la administración de más cardioplejía. A menudo, la fibrilación ventricular que se produce durante el recalentamiento es de corta duración y se resuelve espontáneamente. Si es persistente, se deberá tratar con desfibrilación, con o sin administración de lidocaína, porque la fibrilación depleciona las reservas de energía miocárdica con mayor rapidez que el ritmo cardíaco espontáneo en el corazón vacío. Los **latidos ectópicos** auriculares y ventriculares son frecuentes durante la manipulación cardíaca. Una ectopia significativa requiere tratamiento sólo si persiste durante los períodos sin estimulación mecánica y no se debe a alteraciones metabólicas.
8. El perfusionista debe identificar y cuantificar la **producción de orina** como signo de una perfusión renal adecuada y para facilitar el manejo apropiado de los líquidos. Habitualmente, se ven unas tasas de flujo urinario de 300-1.000 ml/hora en caso de hemodilución, en especial si hay manitol en la solución de cebado. La oliguria (volumen menor de 1 ml/kg/hora) es causa de una investigación porque puede indicar una perfusión renal inadecuada (véase la Sección **IV.C.I.b**). Sin embargo, algunos pacientes con hipotermia muestran una oliguria sin causa evidente.
9. La **temperatura** se monitoriza al menos en dos localizaciones durante la DCP.
   a. La **temperatura interna** monitoriza los órganos bien perfundidos. Las sondas nasofaríngeas o en la membrana timpánica reflejan la temperatura cerebral. La sonda vesical refleja la temperatura renal **sólo** si el flujo de orina es adecuado y no es fiable durante la DCP. Un enfriamiento nasofaríngeo más lento podría significar un trastorno del flujo sanguíneo cerebral (siempre que la sonda esté correctamente colocada; véase la Sección **IV.A.6**).
   b. La **temperatura superficial** monitoriza los tejidos muscular y graso, relativamente mal perfundidos, que constituyen la mayor parte de la masa y de la inercia térmica del cuerpo. Durante el enfriamiento y calentamiento rápidos de la DCP, la temperatura superficial va por detrás de la temperatura interna. Una sonda rectal o un sensor de aguja en el músculo esquelético mide la temperatura superficial. Como la hipotermia induce vasoconstricción en los lechos periféricos, el enfriamiento y recalentamiento tienden a no ser uniformes durante la DCP. Por tanto, a menudo se desarrollan unos gradientes grandes (8 °C-10 °C o mayores) entre la temperatura interna y superficial durante el enfriamiento.
   c. **Temperatura esofágica y en AP.** Un termistor en AP recibe poco flujo de sangre durante la DCP total y la temperatura esofágica se afecta por el hielo en el espacio pericárdico, lo que hace que éstos sean lugares ineficaces para la monitorización de la temperatura durante la DCP.
   d. La temperatura durante el inicio del enfriamiento de la DCP debería disminuir más deprisa en el interior (es decir, la temperatura nasofaríngea) que en la superficie (es decir, la temperatura rectal).

e. Habitualmente, el **recalentamiento** se asocia con gradientes importantes entre las temperaturas de la superficie y el interior debido a la redistribución rápida de la sangre caliente hacia los órganos internos bien perfundidos y la disminución del flujo de las zonas periféricas debido a la vasoconstricción. La administración de fármacos vasodilatadores, como nitroprusiato o fentolamina, a menudo puede acelerar el recalentamiento. El perfusionista no debe calentar la sangre arterial demasiado deprisa porque el O_2 es menos soluble en sangre a medida que aumenta la temperatura, por lo que un recalentamiento rápido (un gradiente mayor de 10 °C entre el intercambiador de calor y la sangre) puede provocar burbujas de gas.

D. **Eliminación del aire del corazón** antes de finalizar la DCP. La presencia de aire intracardíaco es frecuente en los procedimientos con cámara abierta (p. ej., en la cirugía valvular). Un aumento temporal de la presión venosa y el inflado de los pulmones llenarán el VI y permitirán una aspiración quirúrgica del aire más sencilla. La presencia de aire y la eficacia de los procedimientos de eliminación del mismo se pueden monitorizar con la ETE[5]. El lavado del campo quirúrgico con CO_2 antes del cierre de la cámara puede reducir el volumen de aire residual[4].

E. **La DCP realizada desde accesos periféricos («post access»)** es similar a la DCP convencional, pero requiere una mayor instrumentación y monitorización[6]. Las cánulas arterial y venosa de DCP se insertan periféricamente (p. ej., en la arteria y vena femorales). Se coloca un catéter de oclusión en la aorta ascendente bajo guía fluoroscópica o con ayuda de ETE y se inserta un catéter en el seno coronario para administrar la solución de cardioplejía retrógrada y un catéter de eliminación del aire en la AP para descomprimir el corazón a través de la aurícula izquierda. La posición correcta del balón inflado del catéter de oclusión aórtico se debe comprobar periódicamente con la ETE. La pérdida del trazado de presión arterial en la arteria radial derecha puede indicar la migración cefálica del balón. Para el éxito del procedimiento es necesaria una gran interacción entre cirujano, perfusionista y anestesista (véase el Capítulo 13).

III. Posibles catástrofes en una derivación

La realización segura de la perfusión requiere la vigilancia del anestesista trabajando en colaboración con el cirujano cardíaco y el perfusionista, para garantizar que los problemas relacionados con la perfusión se diagnostican precozmente y se tratan con rapidez. Las siguientes complicaciones deben buscarse activamente cuando comienza la DCP, aunque pueden producirse en cualquier momento durante la misma.

A. Posición errónea de la cánula arterial («de retorno»)

La bomba de DCP puede estar expulsando sangre hacia zonas no deseadas. A continuación se exponen algunos ejemplos.

1. Disección aórtica.
   a. **Etiología.** El orificio de la cánula se sitúa en el interior de la pared arterial, no en la luz verdadera, posiblemente porque se creó una disección durante el proceso de introducción de la cánula.
   b. La **prevención** es eminentemente quirúrgica. No obstante, el grado de daño puede reducirse mucho si la derivación no comienza en la luz aórtica falsa. Por tanto, siempre se debe obtener el trazado de la forma de onda de presión de la cánula arterial, comprobándose que es **pulsátil** y que la presión se **correlaciona** con la vía de monitorización arterial radial o femoral (después de corregir la diferencia de altura entre la bomba de DCP y el paciente) antes de comenzar la DCP.
   c. **Diagnóstico**
      1) La oclusión de la luz arterial verdadera puede provocar la medición de una presión arterial baja o de cero con el catéter de monitorización arterial radial o femoral, dependiendo del lugar de la disección.
      2) Se puede detectar una presión anormalmente alta en la «vía» arterial. Puede producirse isquemia o insuficiencia aórtica.
      3) La hipoperfusión orgánica (oliguria, asimetría pupilar) puede ser evidente.
      4) La inspección visual o palpación de la aorta puede desvelar el diagnóstico.
      5) La detección de la disección es posible si se utiliza la ETE.

d. **Manejo**
   1) Interrumpir la DCP.
   2) El cirujano debe reposicionar o reemplazar la cánula arterial.
   3) Puede ser necesaria la reparación quirúrgica de la disección aórtica, en especial si se está ocluyendo el origen de una arteria importante (p. ej., las coronarias).

2. **Hiperperfusión de la arteria carótida o innominada**
   a. **Etiología.** La mayoría del flujo de la bomba, o todo, puede ser directamente inyectado en la arteria carótida, habitualmente en el lado derecho (Figura 7.2). Se pueden ver efectos similares si el chorro de sangre se dirige hacia la arteria carótida. Los efectos perjudiciales consisten en edema cerebral o rotura arterial debidos a la alta presión de perfusión o creación de un colgajo de la íntima que obstruye el flujo arterial.
   b. **Prevención.** La vigilancia del cirujano, la comprobación que hace el anestesista de los pulsos carotídeos bilaterales sin frémito después de la canulación y el uso de cánulas aórticas cortas con una pestaña pueden ayudar a prevenir esta complicación.
   c. **Diagnóstico**
      1) Palidez homolateral de la cara (transitoria; no se ve si hay sangre en la solución de cebado de la DCP).
      2) Dilatación pupilar homolateral.
      3) Quemosis (edema) conjuntival homolateral.

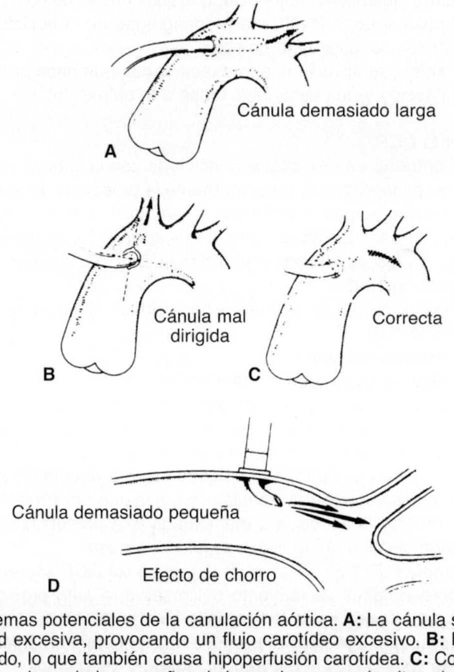

Figura 7.2. Problemas potenciales de la canulación aórtica. **A:** La cánula se extiende hacia la carótida debido a su longitud excesiva, provocando un flujo carotídeo excesivo. **B:** El ángulo de inserción de la cánula es inadecuado, lo que también causa hipoperfusión carotídea. **C:** Colocación correcta. **D:** El diámetro de la cánula es demasiado pequeño; el chorro de sangre de alta velocidad puede dañar la íntima y ocluir el vaso. (Tomado de Moores WY. Cardiopulmonary bypass strategies in patients with severe aortic disease. En: Utley JR, ed. Pathophysiology and techniques of cardiopulmonary bypass, vol. 2. Baltimore: Williams & Wilkins, 1983:190, con autorización.)

4) Presión arterial baja medida en el catéter arterial radial o femoral izquierdos (un catéter en la arteria radial derecha puede mostrar **hipertensión** por la hiperperfusión de la arteria innominada).

d. **Manejo**
   1) El cirujano debe reposicionar la cánula arterial.
   2) Valorar la aplicación de medidas que disminuyan el edema cerebral (p. ej., manitol o levantar la cabeza)

B. Canulación invertida

1. **Etiología.** El conducto de drenaje venoso del circuito de la bomba se conecta accidentalmente a la aorta y la vía de retorno arterial de la bomba se conecta a la aurícula derecha o a la vena cava.

   La sangre drena fuera de la aorta, provocando hipotensión arterial, y se infunde hacia la vena cava con unas presiones altas. Las presiones venosas altas y las presiones aórticas bajas pueden hacer que algunos órganos se perfundan retrógradamente, pero las presiones altas pueden romper las venas. El riesgo mayor reside en la formación de burbujas dentro de la aorta, lo que provoca que se produzca una embolia gaseosa cuando se establezca la perfusión anterógrada.

2. **Prevención.** Es fundamental que la cánula arterial muestre una presión pulsátil que se correlacione con la de la vía de monitorización de la presión. Las vías arterial y venosa de la bomba se deben seguir hasta el campo y se comprobará la conexión correcta de las mismas con la bomba y con el cabezal del rodillo para garantizar que no se establece una rotación «inversa».

3. **Diagnóstico**
   a. Hipotensión arterial, que puede ser extrema.
   b. Edema facial y quemosis conjuntival, que habitualmente son importantes.
   c. Presión venosa central (PVC) alta (dependiendo de la posición exacta de la vía de PVC y de las cánulas de la bomba).
   d. En los lactantes, se aprecia una fontanela tensa que hace protrusión.
   e. Una aorta fláccida y una vena cava tensa a la palpación.

4. **Manejo**
   a. Interrumpir la DCP.
   b. Colocar al enfermo en una posición inclinada con la cabeza hacia abajo.
   c. Desconectar e inspeccionar detenidamente la presencia de aire en las cánulas; si se encuentra aire, seguir el protocolo de embolia gaseosa (Tabla 7.3).
   d. Después de la eliminación del aire de la aorta y la cánula arterial, invertir las conexiones de los conductos y reiniciar la DCP. Configurar el mezclador para administrar O_2 al 100%.
   e. Valorar todas las medidas necesarias para reducir el daño cerebral (manitol, esteroides, barbitúricos).

C. Obstrucción del retorno venoso

1. **Etiología.** El flujo sanguíneo de drenaje hacia la bomba está reducido.
   a. **Bloqueo del aire.** La presencia de grandes burbujas de aire dentro de la cánula o el conducto venoso («de drenaje») evita el flujo sanguíneo debido a la tensión superficial y al gradiente de presión bajo.
   b. **Mecánica.** A menudo, cuando el cirujano levanta el corazón dentro del tórax se impide el drenaje venoso. Las cánulas venosas pueden ser demasiado pequeñas. Además, una cánula acodada o mal situada o la presencia de un trombo o una masa tumoral disminuirán el flujo sanguíneo venoso.
   c. **Consecuencias.** El flujo saliente de la bomba de DCP se debe reducir inmediatamente para evitar el vaciamiento del reservorio. Una presión venosa elevada disminuirá la perfusión hacia los órganos afectados al reducir el gradiente de presión arteriovenoso. Con ello, se produce una isquemia orgánica a la que son particularmente vulnerables el cerebro, el hígado y los riñones.

2. **Prevención.** Buscar la presencia de grandes burbujas en la vía venosa de la bomba y unas presiones venosas regionales altas en el paciente. Mantener siempre una heparinización adecuada.

Tabla 7.3. Protocolo de urgencia en caso de embolia gaseosa masiva

1. **Detener** inmediatamente **la DCP.**
2. Colocar al sujeto en posición inclinada con la **cabeza hacia abajo.**
3. Retirar la cánula aórtica; **eliminar el aire** de la zona de canulación aórtica.
4. **Eliminar el aire** de la cánula arterial y de la vía de la bomba.
5. Instituir una **perfusión retrógrada hipotérmica en VCS** conectando la vía de la bomba arterial con la cánula de VCS y apretar la cinta de la cava. Se inyecta sangre a 20 °C-24 °C en la VCS con 1-2 l/min o más y se drena el aire con sangre de la zona de canulación en la raíz aórtica hacia la bomba (Figura 7.3). Comprobar que la presión de perfusión retrógrada no supera los 30 mm Hg.
6. La **compresión carotídea** se practica de forma intermitente durante la perfusión retrógrada de la VCS para permitir el purgado retrógrado del aire de las arterias **vertebrales** (Figura 7.4).
7. Mantener la perfusión retrógrada de la VCS al menos durante 1-2 minutos. Continuar durante 1-2 minutos más si continúa saliendo aire de la aorta.
8. En los accidentes en que se produce la inyección sistémica **extensa** de aire en los que se sospeche una embolia hacia la circulación esplácnica, renal o femoral, se puede realizar una **perfusión retrógrada de la VCI después** de completar los procedimientos de eliminación del aire de la cabeza. Este proceso se realiza mientras **se pinzan las arterias carótidas** y el paciente se encuentra en posición con la **cabeza hacia arriba** para facilitar la eliminación de aire a través de la salida del aire de la raíz aórtica, pero previene la reembolización cerebral.
9. Cuando no se puede expulsar más aire, **reiniciar la DCP anterógrada** manteniendo la hipotermia a 20 °C al menos durante 40-45 minutos. Es importante reducir la temperatura del enfermo porque el aumento de la solubilidad del gas ayuda a reabsorber las burbujas y porque las demandas metabólicas disminuidas pueden limitar el daño isquémico antes de la reabsorción de las burbujas. Configurar el mezclador para administrar **O_2 al 100%.**
10. Inducir **hipertensión** con fármacos vasoconstrictores. La presión hidrostática reduce el volumen de las burbujas; además, aquellas burbujas que están obstruyendo las bifurcaciones arteriales se empujan hacia un vaso, abriendo la otra rama.
11. Exprimir el aire coronario con un masaje y expulsar el aire con una aguja.
12. Pueden administrarse **esteroides,** aunque su uso es controvertido. La dosis habitual de metilprednisolona es de 30 mg/kg.
13. Se valorará la posibilidad de un **coma barbitúrico** si la embolia se ha producido durante la DCP caliente y si el miocardio puede tolerar un inotropismo negativo significativo. Puede usarse empíricamente una dosis de carga de tiopental de 10 mg/kg más una infusión posterior de 1-3 mg/kg/h. Si se dispone de monitorización con el EEG, es preferible ajustar la dosis de barbitúricos hasta la supresión del patrón de las ráfagas del EEG (1 ráfaga/min).
14. Se retira al paciente de la DCP.
15. Continuar ventilando al paciente con **O_2 al 100%** al menos durante 6 horas para maximizar el gradiente de eliminación de N_2 entre sangre y alvéolos.
16. Una **cámara hiperbárica** (si se puede disponer de ella) puede acelerar la reabsorción de las burbujas residuales. Sin embargo, se debe sopesar el riesgo de mover a un paciente grave frente a las posibles ventajas.

Todos los miembros del equipo de cirugía cardíaca deben revisar este protocolo cada 3 meses.
DCP, derivación cardiopulmonar; EEG, electroencefalograma; VCI, vena cava inferior; VCS, vena cava superior.
Modificado de Mills NL, Ochsner JL. Massive air embolism during cardiopulmonary bypass: Causes, prevention, and management. J Thorac Cardiovasc Surg 1980;80:712.

3. **Diagnóstico**
   a. **Disminución del volumen del reservorio de sangre venosa.** Si el perfusionista no reduce la velocidad de flujo de la bomba **inmediatamente,** el reservorio se puede vaciar, con el riesgo de embolia gaseosa arterial masiva. Es frecuente añadir volúmenes grandes de líquido al volumen de sangre hasta que se establece el diagnóstico.

b. **Aumento de la PVC.** El cirujano puede haber colocado cánulas independientes en las VCS y VCI y apretado las «cintas de cava», previniendo con ello que el flujo de sangre de la vena cava entre en la aurícula derecha (DCP total). En este caso, un catéter de monitorización de la PVC con su orificio dentro de la aurícula derecha mostrará una PVC baja incluso si existe una situación de mal drenaje venoso.

Se aconseja la monitorización sistemática de las presiones en posiciones más cefálicas del territorio yugular. Puede realizarse fácilmente mediante la conexión del acceso lateral de la cánula introductora del catéter de AP (si se utiliza) a un transductor. Las presiones deben ser menores de 5-10 mm Hg después de corregir por los cambios de posición de la mesa quirúrgica.

c. **Oliguria, quemosis conjuntival,** o inyección, plétora facial, fontanelas abombadas. Se observan presiones venosas elevadas en las zonas previas a la obstrucción, que pueden producir isquemia orgánica al reducir la presión de perfusión arteriovenosa. La obstrucción puede ser **regional** (es decir, afectando sólo al flujo de la VCS) o **global.** Es muy difícil diagnosticar una obstrucción de flujo aislada en la VCI, por lo que se debe mantener un alto índice de sospecha y descartar las causas de la oliguria.

4. **Manejo**

a. Reducir el flujo de la bomba o suspender la DCP hasta encontrar la causa.

b. **Bloquear el aire.** El cirujano puede desplazar el aire a través del conducto levantando progresivamente el tubo y golpeándolo para ir desplazando distalmente la burbuja. Buscar la entrada de aire venoso (¿hay un catéter de PVC abierto al aire?).

D. **Embolia gaseosa masiva.** La mayoría de las embolias gaseosas masivas (macroscópica)[7,8] están formadas por aire, aunque se pueden generar émbolos de oxígeno en un oxigenador defectuoso o coagulado (consultar más detalles sobre este tema y los dispositivos de seguridad de la DCP en el Capítulo 19). El filtro de eliminación de aire en la vía arterial de la bomba es un dispositivo de seguridad importante que puede ayudar a prevenir la embolia gaseosa; se recomienda encarecidamente su uso sistemático. Debido al alto riesgo de accidente cerebrovascular, infarto de miocardio o muerte después de una embolia gaseosa masiva, la **prevención tiene la máxima importancia.**

1. **Etiología**

a. Desatención al nivel del reservorio del oxigenador. El aire se puede bombear desde un reservorio vacío. La agitación con vórtex puede permitir la embolia gaseosa cuando el nivel de sangre es muy bajo, pero no está vacío. Ésta es **la causa más importante de catástrofe durante la derivación** cuando se utiliza un sistema de reservorio cerrado. El uso de un oxigenador de membrana puede disminuir el riesgo, aunque no lo excluye totalmente.

b. Eyección de sangre desde el corazón antes de los procedimientos de eliminación del aire; apertura de un corazón que está latiendo.

c. Flujo invertido en la bomba de rodillo en la línea de aspiración del aire o en la cánula arterial.

d. Fuga o acodamiento en el lado negativo del conducto arterial (antes de la bomba de rodillo o en la zona alta de la bomba de rodillo). La presión negativa (aspirado) en este punto puede hacer salir cavitaciones de gas en la solución o arrastrar aire ambiente.

e. Oxigenador coagulado.

f. Reservorio de cardiotomía presurizado (que provoca un flujo retrógrado de aire a través del cabezal del rodillo no oclusivo en la vía de aspiración del aire en dirección al corazón o la aorta).

g. Cabezal de la bomba fuera de control (interruptor no operativo; debe desenchufarse la bomba y accionarse a mano).

h. Desconexión, rotura o desprendimiento del oxigenador (burbujas) o de las vías durante la DCP.

i. La aspiración profunda en una rama de la AP arrastra el aire de otras ramas y el aire entra en la aurícula izquierda. La vía aórtica no está pinzada al final de la DCP: si el cabezal de la bomba se reinicia accidentalmente, podría producirse una infusión inadvertida de aire.

2. **Otras etiologías** no limitadas a la DCP
   a. Técnica de purgado inadecuada para las vías de monitorización de la presión arterial o en aurícula izquierda.
   b. Transferencia paradójica de aire venoso a través de una comunicación interauricular o interventricular.
   c. En ocasiones, una VCS izquierda persistente comunica con la aurícula izquierda. El aire IV que procede de una vía IV del lado izquierdo puede entrar en la circulación sistémica.
3. **Prevención.** Se requiere vigilar el sistema. Los dispositivos de seguridad deben estar **encendidos.**
4. **Diagnóstico.** La embolia se diagnostica por inspección visual, por los signos de isquemia miocárdica o de otros órganos, y por la extracción de aire de las vías de monitorización de la presión arterial.
5. **Manejo.** Véanse la Tabla 7.3 y las Figuras 7.3 y 7.4.

E. **Fallo del suministro de oxígeno**

1. **Etiología.** Flujo inadecuado de gas o mezcla hipóxica.
2. **Prevención.** Vigilancia; usar un analizador de la saturación de O_2 o del Po_2 en la vía arterial de la bomba; usar un analizador de O_2 en la vía de entrada de gas de la bomba.
3. **Diagnóstico.** Sangre oscura en la cánula arterial (igual color que la sangre de la cánula venosa); gasometría.
4. **Manejo.** Restaurar inmediatamente el suministro de O_2. Conectar un tanque portátil de O_2 al oxigenador si es necesario. Si se espera un retraso, enfriar al sujeto al máximo hasta que se restaure el suministro de O_2. Es preferible una ventilación con **aire ambiente** a ninguna ventilación si no es posible restaurar inmediatamente el suministro de O_2.

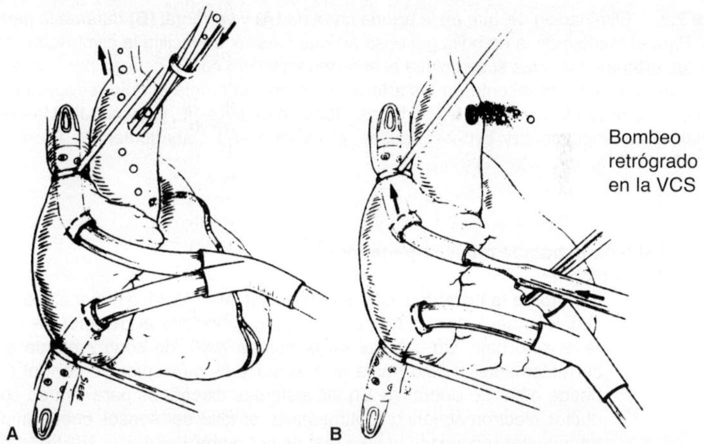

Figura 7.3. Perfusión retrógrada en el tratamiento de la embolia gaseosa masiva. **A:** Se ha producido una embolia arterial masiva. **B:** Las burbujas del árbol arterial se eliminan realizando una perfusión corporal retrógrada en la vena cava superior (VCS) conectando la vía de la bomba arterial desgasificada con la cánula de la VCS (y apretando las cintas de cava). La sangre y las burbujas salen de la aorta por la incisión de la canulación. (Tomado de Mills NL, Ochsner JL. Massive air embolism during cardiopulmonary bypass: causes, prevention and management. J Thorac Cardiovasc Surg 1980;80:713, con autorización.)

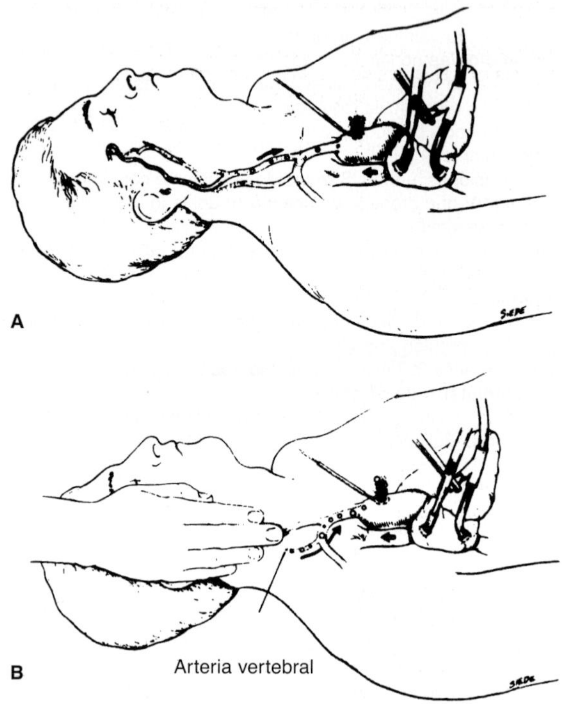

Figura 7.4. Eliminación del aire en la arteria carótida **(A)** y vertebral **(B)** durante la perfusión retrógrada. Para el manejo de la embolia gaseosa arterial masiva, se facilita la eliminación de las burbujas de las arterias carótidas si se coloca al enfermo inclinado con la cabeza hacia abajo. La aplicación de una presión intermitente en las arterias carótidas aumenta el flujo retrógrado en la arteria vertebral, lo que ayuda a evacuar las burbujas. (Tomado de Mills NL, Ochsner JL. Massive air embolism during cardiopulmonary bypass: causes, prevention and management. J Thorac Cardiovasc Surg 1980;80:713, con autorización.)

F. Fallo de la bomba o del oxigenador

1. Etiología

a. El **fallo de la bomba** puede deberse a un fallo eléctrico o mecánico, rotura o desconexión del tubo o a un apagado automático por el detector de burbujas o de reservorio bajo. Un cabezal de la bomba fuera de control puede aumentar incorrectamente el flujo hasta el máximo y el interruptor de control de la bomba puede estar no operativo. En los sistemas diseñados para usarse con un transductor electromagnético o ultrasónico, el fallo del sensor puede impedir que el transductor reconozca el flujo real de la bomba.

Si se configura incorrectamente la oclusión de un rodillo de la bomba, se produce una regurgitación excesiva (que provoca hemólisis) y se reduce el flujo anterógrado (provocando hipotensión y acidosis metabólica).

b. El **fallo del oxigenador** puede deberse a un defecto de fabricación, obstrucción por un coágulo (véase la Sección **G** siguiente), alteración de la carcasa (traumatismo o vertido de un anestésico líquido volátil), pérdida de agua desde el intercambiador de calor hacia la sangre o vaciamiento del eliminador de espuma.

2. **Prevención.** Vigilancia, disponibilidad de un equipo de reserva, heparinización adecuada.
3. **Diagnóstico.** Alteración de la gasometría, acidosis, hipotensión, pérdida de sangre, hemólisis excesiva, presiones altas premembrana.
4. **Manejo.** Si la perfusión corporal va a ser baja o ausente durante más de 1 o 2 minutos y la DCP no se puede terminar inmediatamente, se debe inducir una hipotermia de 18-20 °C y se valorará la protección cerebral, miocárdica y renal, incluida la posibilidad de envolver el corazón y la cabeza en hielo. Puede ser necesario un masaje cardíaco abierto, dependiendo de la etapa de la intervención.
   a. Las bombas de DCP se pueden hacer funcionar a mano hasta que se obtiene una de repuesto o se reemplaza un conducto. En caso de pérdida del control de un cabezal de la bomba, se debe desenchufar la máquina de DCP y cambiar el tubo a un cabezal de rodillo distinto.
   b. **Fallo del oxigenador.** En caso de fallo grave, se debe reemplazar el oxigenador. Deberá disponerse de un protocolo para el reemplazo rápido del oxigenador.

G. **Coagulación del oxigenador o del circuito.** Este episodio grave puede interferir con el intercambio de gas, impedir el flujo de la DCP o provocar una embolia gaseosa masiva.

1. **Etiología**
   a. **Heparinización inadecuada** (la heparina debe ejercer su efecto adecuado, independientemente de la dosis o de la concentración plasmática).
   b. **Introducción directa de plasma fresco congelado** en el reservorio de DCP durante la DCP (puede suponer un riesgo menor con un oxigenador de burbuja). El plasma fresco congelado aumenta las concentraciones de antitrombina III, pero puede reducir las concentraciones de heparina debido a una unión aumentada a las proteínas plasmáticas.
2. **Prevención.** Esta catástrofe mortal nunca debería ocurrir si se evalúa el estado de coagulación del enfermo antes de comenzar la DCP y se repite después a intervalos cortos. Se puede diagnosticar por la inspección visual del coágulo, la observación de aire que sale del oxigenador de burbuja o por una presión alta en la cánula arterial (signo de un filtro de la vía arterial parcialmente coagulado). El **plasma fresco congelado** se debe heparinizar en la bolsa (1.000 unidades por cada bolsa de 250 ml) **antes** de introducirlo en el reservorio venoso.
3. **Manejo**
   a. Detener la DCP.
   b. Si el paciente no está frío, efectuar una reanimación cardiopulmonar abierta y aplicar hipotermia tópica.
   c. Volver a heparinizar al paciente usando un lote distinto de heparina.
   d. Reemplazar el oxigenador y el circuito de DCP.
   e. Seguir el protocolo de urgencia por embolia gaseosa masiva si es necesario (Tabla 7.3).

IV. Diagnóstico diferencial de las alteraciones producidas durante la DCP

A. Alteraciones cardiovasculares

1. **Hipotensión.** Durante la DCP, se puede calcular las resistencias vasculares sistémicas (RVS) según la fórmula habitual.

$$\text{RVS (dinas} \cdot \text{sec} \cdot \text{cm}^{-5}) = \frac{[(\text{PAM} - \text{PVC}) \times 80]}{\text{F}}$$

donde F = flujo de la bomba en litros por minuto (l/min) y PAM = presión arterial media en milímetros de mercurio (mm Hg).

Normalmente, PVC = 0 durante la DCP sin obstrucción venosa y este término se puede ignorar. Comprobar siempre los datos con el perfusionista antes de asumir que la hipotensión se debe a unas RVS bajas. La velocidad de flujo puede haber disminuido por alguna otra razón.

   a. Unas **RVS bajas** pueden deberse a una vasodilatación por fármacos, anestésicos, factores metabólicos o hipertermia. Una viscosidad sanguínea baja debida a la hemodilución disminuirá las RVS eficaces aunque no se haya modificado el calibre de los vasos sanguíneos. (A menudo, ésta es la causa del descenso inmediato de la presión arterial que se ve al comenzar la DCP con hemodilución.)

b. **Una velocidad de flujo de perfusión baja** puede deberse a una cánula arterial que está pinzada o acodada, una oclusión inadecuada del cabezal de la bomba de rodillo que provoca regurgitación, un error en la calibración del caudalímetro de la bomba, un error en el flujo calculado basado en la temperatura y tamaño corporal o una velocidad de flujo eficaz baja debida a una aspiración excesiva de aire (a través de un filtro arterial), un cortocircuito o la aspiración de la cardiotomía.

c. **El fracaso de la cánula** se puede deber a la disección aórtica, canulación de la arteria carótida o arteria innominada o a una canulación invertida.

d. **El error de medición** se puede deber a un desplazamiento del cero del transductor, un error de calibración, un coágulo en la vía de monitorización o en el transductor o la desconexión de un tubo. (**Nota:** una burbuja en la vía de monitorización no debería cambiar la presión **media.**)

2. **Hipertensión**
   a. **RVS altas.** Las causas pueden ser una vasoconstricción debida a la liberación de catecolaminas u otras hormonas vasoconstrictoras, hipotermia después de comenzar la DCP y después de comenzar el recalentamiento, un plano superficial de anestesia, un paciente consciente, fármacos, hipotermia y factores metabólicos (hiperoxia).
   b. **Velocidad de flujo de perfusión excesiva** (véase la Sección **A.1.b** anterior).
   c. **Canulación de la arteria innominada** con monitorización de la presión arterial en la arteria radial derecha.
   d. **Error de medición** (véase la Sección **A.1.d** anterior).
3. **Presión alta en la vía arterial de la bomba.** Lo normal es que la presión en la vía sea hasta tres veces la presión del enfermo, debido a la resistencia alta del conducto y de la cánula arterial.
   a. La **oclusión** puede deberse a una cánula arterial acodada, pinzada u obstruida, a la canulación de la arteria carótida o de la arteria innominada o a una disección aórtica.
   b. **Filtro arterial coagulado.** Los filtros arteriales siempre deben tener un bucle de derivación para usarse después de restaurar la anticoagulación correcta.
   c. **RVS altas en el sujeto.**
   d. **Error de medición** (véase la Sección **A.l.d** anterior).
4. **Presión alta en AP o aurícula izquierda.** Siempre que haya dudas sobre la causa de una presión alta en AP durante la DCP, pedir al cirujano que palpe el VI porque una distensión del mismo es la causa más grave de hipertensión en AP durante la DCP. Las causas son las siguientes:
   a. **Distensión del VI** con transmisión retrógrada de la presión hacia la vasculatura pulmonar.
      1) **Consecuencias** de la distensión del VI.
         a) Isquemia miocárdica y necrosis subendocárdica debidas a la compresión que ejerce el líquido que se encuentra a presión dentro del VI, lo que reduce la presión de perfusión coronaria llegando hasta cero (lo que ocurre cuando la presión del VI se iguala a la presión de la raíz aórtica).
         b) Calentamiento del miocardio a pesar de la cardioplejía.
         c) Daño miocárdico debido a su estiramiento.
         d) Edema de pulmón.
      2) **Etiología** de la distensión del VI.
         a) Drenaje venoso inadecuado (la sangre atraviesa los pulmones).
         b) Insuficiencia aórtica con entrada retrógrada del líquido a través de la válvula aórtica (antes del pinzamiento aórtico total o durante la infusión de la solución de cardioplejía en la raíz aórtica).

c) Sangre que entra en el VI a través del flujo de la arteria bronquial, de defectos del tabique, de cortocircuitos pulmonar-sistémicos, drenaje venoso de Tebesio, salida del seno coronario, vasos colaterales pericárdicos o VCS izquierda persistente con salida a la aurícula izquierda.

3) **Manejo** de la distensión del VI. Mejorar el drenaje venoso, insertar una aspiración de aire en VI o AP, o infundir solución de cardioplejía en cada ostium coronario. En algunos casos, puede ser necesario provocar una hipotensión o parada circulatoria total deliberadamente (p. ej., en caso de colaterales sistémicas-pulmonares excesivas). En este último caso, el flujo colateral puede robar el flujo cerebral durante la DCP.

b. El **colapso de los pulmones no perfundidos** alrededor de la punta del catéter de AP durante la DCP total puede producir un trazado de presión de «sobreenclavamiento». Ésta es la etiología **más frecuente** de una presión alta en AP durante la DCP.

1) **Diagnóstico.** Imposibilidad de extraer sangre del catéter aspirando **suavemente** o palpación de un VI fláccido.

2) **Manejo.** Retirar el catéter en AP varios centímetros o hasta que la presión se acerque a cero. Al comenzar la DCP se recomienda la retirada profiláctica de todos los catéteres de AP aproximadamente unos 5 cm.

c. **Catéter en AP acodado o comprimido.** El catéter en AP se puede comprimir frente a la clavícula por efecto del retractor esternal (en especial si el catéter se introduce a través de la vía subclavia o yugular externa). La extracción de sangre del catéter puede no ser posible.

5. **Una PVC alta** puede deberse a:

a. Mal drenaje venoso (véase la Sección **III.C**).

b. Artefacto debido a que el cirujano comprime la cinta de cava alrededor del orificio del catéter de PVC. Este problema se diagnostica por la imposibilidad de extraer sangre del catéter.

6. **Un enfriamiento nasofaríngeo o timpánico más lento** puede indicar una alteración del enfriamiento cerebral. Las causas son las siguientes:

a. Desplazamiento del sensor de temperatura o error de calibración

b. Perfusión inadecuada de la arteria carótida debido a:

1) Canulación inadecuada.

2) Oclusiones en la arteria carótida.

3) Aumento de la presión intracraneal (¿hematoma?).

4) Aumento de la presión en la VCS que impide el drenaje venoso y descenso del gradiente de perfusión.

5) Un flujo bajo de la bomba.

7. **El recalentamiento enlentecido del cuerpo** puede deberse a:

a. Desplazamiento del sensor de temperatura o error de calibración.

b. Flujo inadecuado de la bomba.

c. Vasoconstricción excesiva (emplear fármacos vasodilatadores para su tratamiento).

d. Fallo del intercambiador de calor.

B. **Alteraciones respiratorias y metabólicas.** Consultar en el Capítulo 20 un comentario más detallado sobre la evaluación de la oxigenación durante la DCP.

1. **Hipoxemia de la sangre arterial.** Las causas posibles son, entre otras:

a. **Cortocircuito transpulmonar.** Durante la **DCP parcial** se puede expulsar sangre insaturada del VI, a menos que los pulmones del paciente estén siendo ventilados. La hipoxemia arterial sistémica puede pasar inadvertida, a menos que se extraiga una muestra de sangre del **paciente** y no de la bomba de derivación o a menos que se utilice un pulsioxímetro.

b. **Suministro de gas al pulmón artificial.** Puede haber una mezcla de gas hipóxico o un flujo sanguíneo inadecuado.

c. **Disfunción del pulmón artificial.** Un llenado excesivo del reservorio de sangre en los oxigenadores de burbuja reduce la cantidad de oxigenación que normalmente se produce en la sección de eliminación de burbujas.

d. **Nota:** Durante la hipotermia, el diagnóstico de hipoxemia debe establecerse utilizando la Po_2 calculada para la temperatura real del enfermo, ya que este valor será **más bajo** que el valor medido a 37 °C en el analizador de gasometrías.

2. La **hipoxemia de sangre venosa mixta** indica un desequilibrio entre el suministro corporal total de O_2 y la demanda correspondiente. El mantenimiento de una P_vo_2 mayor de 35 mm Hg se asocia con una incidencia menor de acidosis láctica. Las causas de hipoxemia son las siguientes:
   a. **Descenso del aporte de O_2, que provoca un aumento de extracción del O_2 sanguíneo por parte de los tejidos.** Las causas posibles son:
      1) Hipoxemia de la sangre **arterial.**
      2) Un flujo bajo de la bomba (véase la Sección **IV.A.1.b**).
      3) Hipoperfusión regional.
      4) Hemodilución excesiva.
      5) Aumento de la afinidad oxígeno-hemoglobina, lo que reduce la liberación de O_2. hacia los tejidos (la Svo_2 puede ser normal).
   b. **Aumento de la tasa de consumo corporal de O_2.** Las causas son:
      1) Hipertermia.
      2) Escalofríos (que pueden ser subclínicos).
      3) Hipertermia maligna.
      4) Tirotoxicosis.
3. **La acidosis láctica** puede deberse a:
   a. Descenso de aporte de O_2 a los tejidos, lo que estimula el metabolismo anaerobio de la glucosa.
   b. Mejor perfusión de un tejido previamente isquémico. Los tejidos que reciben poca perfusión pueden acumular grandes cantidades de ácido láctico que no se lava hacia la circulación general hasta que mejora la perfusión regional en un momento posterior.
4. La **hipercapnia** puede deberse a:
   a. Flujo entrante de gas fresco inadecuado hacia el pulmón artificial.
   b. Uso de una mezcla de gas que contiene CO_2 (control pHstat).
   c. Aumento de la tasa de producción corporal de CO_2.
   d. Administración de bicarbonato (en el proceso de tamponamiento se produce CO_2).
   e. Rociado de la herida con CO_2 gas durante los procedimientos a cámara abierta[4].
5. **El esfuerzo respiratorio espontáneo** puede deberse a:
   a. Hipercapnia.
   b. Narcosis inadecuada.
   c. Parálisis inadecuada.
   d. Paciente consciente.

C. Alteraciones renales

1. La **oliguria** puede ser consecuencia de:
   a. **Problemas posrenales.** Que deben descartarse en primer lugar. Una sonda de Foley acodada es la etiología más frecuente y pueden encontrarse obstrucciones de la sonda de Foley a nivel ureteral, en la salida vesical, en la uretra o en otras localizaciones (p. ej., por coágulos de sangre).
   b. **Descenso de la perfusión renal con disminución de la tasa de filtración glomerular.** Esta situación puede deberse a:
      1) Flujo inadecuado de la bomba.
      2) Hipotensión arterial relativa por una RVS baja (la emisión de orina puede aumentar por el efecto presor inducido por fenilefrina).
      3) Perfusión no pulsátil.
      4) Vasoconstricción de la arteria renal por fármacos.
      5) Aumento de la presión en VCI.
   c. **Retención de agua libre inducida por hormonas.**
   d. **Insuficiencia renal.**
   e. **Hipotermia.**

2. **Protección renal.** Se puede reducir el riesgo de desarrollo de una insuficiencia renal aguda en los pacientes de alto riesgo durante la DCP, en particular en presencia de oliguria, si se utilizan fármacos que incrementan el flujo sanguíneo renal y la producción de orina. Para ello se ha propuesto el uso de manitol, dopamina en dosis bajas, furosemida, prostaglandina E y, más recientemente, fenoldopam.
3. **Hemoglobinuria o hematuria.** Siempre que se observe una orina rosa o roja se debe realizar un análisis para diferenciar entre **hemoglobinuria** (hemoglobina libre en orina) y **hematuria** (hematíes en orina). Para ello, basta con un análisis de orina o con centrifugar rápidamente una muestra y examinar el sobrenadante. Si es transparente, implica hematuria; si es rosa, define una hemoglobinuria.

   Un estudio visual rápido de una orina rosa o roja puede ser menos exacto: una orina **turbia** indica habitualmente hematuria y una orina **transparente** indica habitualmente hemoglobinuria.

   a. La **hemoglobinuria** puede deberse a:
      1) Hemólisis por daños en el aspirador de la bomba o en la propia bomba de DCP (lo más frecuente).
      2) Reacción a la transfusión de sangre.
      3) Hiperoxia.
      4) Pérdida de agua del intercambiador de calor hacia la sangre (en ese caso, también hay hiponatremia).

   b. Manejo de la hemoglobinuria.
      1) Favorecer la diuresis usando manitol, diuréticos del asa, dopamina, vasodilatadores o vasoconstrictores. Valorar aumentar el flujo de la bomba.
      2) Medir el pH en orina y administrar bicarbonato sódico por vía sistémica o inducir hipocapnia para mantener un pH alcalino de la orina (se evita la formación de hematina ácida).

   c. La **hematuria** puede deberse a una hemorragia en el tracto urinario. Para su tratamiento, irrigar la sonda de Foley.

V. Control de la presión arterial durante la DCP

A. Presión arterial deseada durante las distintas fases de la DCP. El control de la presión arterial durante la DCP es controvertido. En un extremo, algunos autores opinan que la presión es irrelevante durante la DCP mientras la bomba suministre un flujo adecuado, pero otros piensan que la presión arterial debe mantenerse dentro de un cierto intervalo administrando fármacos vasodilatadores o vasoconstrictores. Esta sección se ha escrito desde el punto de vista de que, siempre que el flujo de la bomba sea adecuado, la presión arterial es menos importante para determinar la perfusión **global** durante la DCP, pero puede ser significativo proporcionar una perfusión adecuada a algunos lechos vasculares **regionales.** El control de la presión arterial puede ser importante, en especial durante algunos períodos de la DCP.

1. **Fase de inicio de la derivación total: caliente, aorta no pinzada**

   a. **Justificación de la regulación de la PAM: autorregulación del flujo sanguíneo regional alterado.**
      1) **Estenosis orgánica crítica.** En esta fase de la DCP el corazón todavía late y está siendo perfundido desde la aorta, pero está colapsado con una tensión sistólica baja en la pared del VI. Aunque el consumo de O_2 de un corazón que late vacío es menor que el de un corazón que late lleno, también puede desarrollarse una isquemia miocárdica dada la patología existente. Por tanto, es posible que la autorregulación coronaria **no pueda** mantener el flujo hacia el miocardio distal durante la hipotensión en caso de una estenosis coronaria crítica debido a que el lecho distal ya estará dilatado al máximo. Por tanto, el flujo dependerá de la presión. El mismo mecanismo puede activarse en presencia de estenosis cerebrovasculares o renovasculares.
      2) La **hipertensión crónica** tiende a cambiar hacia unas presiones arteriales más altas el intervalo en el que se regula el flujo de sangre. Con presiones más bajas que ese rango, el flujo sanguíneo regional pasará a depender de la presión con una cantidad menor de flujo autorregulado. Este me-

canismo es particularmente importante para determinar la perfusión cerebral o renal.

3) La **hipertrofia miocárdica** aumenta la demanda de O_2, pero el crecimiento muscular a menudo avanza más deprisa que el desarrollo del suministro de sangre, alterando la capacidad de autorregulación arterial coronaria para aportar un flujo adecuado en caso de presiones bajas.

b. Manejo

1) **Límite inferior de PAM.** No se debe permitir el desarrollo de hipotensión por debajo de un cierto límite crítico durante esta fase de la DCP en los sujetos que tienen una alteración de la autorregulación del flujo orgánico. Sin embargo, habitualmente no es posible determinar con precisión dónde debe situarse este límite inferior.

2) **Individualización basada en la anatomía patológica cardíaca.** Los factores que se deben tener en cuenta cuando se determina el límite inferior de la presión en un sujeto son la severidad y localización de la estenosis, las fuentes del flujo colateral, el intervalo de tensiones arteriales asintomáticas en el preoperatorio, el grado de hemodilución, la frecuencia cardíaca, la presencia de hipertrofia miocárdica, la presencia de insuficiencia aórtica y la adecuación del drenaje del VI.

3) **Comprobación de la hipótesis.** Una vez seleccionado un valor inicial, debe realizarse constantemente una comprobación de la hipótesis analizando los signos de una perfusión regional inadecuada en esa PAM. Como ejemplo, se pueden citar cambios en el electrocardiograma, pérdida de la producción de orina, cambio del patrón electroencefalográfico y asimetría pupilar.

c. Normas prácticas. En un enfermo que no tiene una alteración de la autorregulación del flujo, la perfusión se mantiene en general con una PAM mayor de 50 mm Hg. Se permite que los pacientes pediátricos desarrollen una PAM aún más baja sin que aparezcan signos de isquemia orgánica, pero la PAM se mantiene habitualmente entre los 70 mm hg y 90 mm Hg en presencia de una autorregulación del flujo alterada (como se comenta en la Sección **I.b** anterior) durante esta fase de la DCP.

2. Fase de derivación hipotérmica, pinzamiento aórtico total

a. Justificación de la regulación de la PAM. Como el corazón y la vasculatura coronaria están ahora desconectados de la circulación por efecto de la pinza aórtica, el mantenimiento de la perfusión hacia los órganos vitales (cerebro o riñones) adquiere una importancia primordial. A menudo se evitan presiones **más altas** (PAM mayor de 70 mm Hg) debido al flujo sanguíneo **colateral no coronario** que se dirige hacia el corazón a través del drenaje venoso pericárdico y pulmonar. Este flujo colateral de una sangre relativamente caliente tiende a eliminar del corazón la solución de cardioplejía, más fría, y reduce la protección frente a la isquemia miocárdica.

b. Normas prácticas. En general, durante una **hipotermia leve o moderada** (30 °C-32 °C) la PAM se mantiene entre 50-70 mm Hg. Si se usa una derivación más fría, los pacientes que **no tienen** una alteración de la autorregulación del flujo pueden tolerar una PAM hasta de 30-40 mm Hg, mientras que el flujo sea adecuado. La **producción de orina** es un signo tranquilizador de perfusión renal, aunque una producción escasa o nula no implica isquemia necesariamente. Si un paciente está oligúrico con presiones de perfusión muy bajas, el aumento de la presión con un fármaco vasoconstrictor suele inducir la diuresis, presumiblemente porque la perfusión renal vuelve a entrar en el intervalo de autorregulación. Habitualmente, se permite que los enfermos **pediátricos** sean perfundidos con unas presiones tan bajas como 15-20 mm Hg.

3. Fase de recalentamiento, pinzamiento aórtico parcial lateral

a. Justificación de la regulación de la PAM. Un corazón que tiene una cardiopatía coronaria **no** está recibiendo **nuevas** fuentes de sangre durante esta fase porque los injertos de vena safena aún no se han conectado con la aorta pero sí se ha restablecido el flujo a través de la red coronaria nativa. Por tanto, esta situación es similar a la encontrada en la fase caliente de la derivación antes de la parada (véase la Sección **1** anterior) y el corazón tiene riesgo de isquemia a menos que se proporcione una presión de perfusión coronaria adecuada. Como excepción, se podrían citar los pacientes en los cuales se creó una conexión entre mamaria interna y coronarias, ya que este tipo de conexión no requiere una anastomosis proximal y proporciona el flujo a una arteria (y a sus lechos colaterales asociados) inmediatamente. Al principio de la reperfusión de un miocardio en parada deben evitarse presiones aórticas elevadas para limitar el daño de la reperfusión (véase el Capítulo 22).

b. **Normas prácticas.** Es frecuente que se produzca una hipotensión transitoria cuanto se retira el pinzamiento aórtico total (probablemente, debido a la reapertura del lecho coronario vasodilatado y al lavado de los metabolitos), pero no requiere tratamiento habitualmente a menos que persista durante algunos minutos. En cuanto a los sujetos que tienen estenosis coronarias significativas que no son nutridas por un injerto permeable de mamaria interna o en aquellos que tienen otros órganos de defecto de la autorregulación del flujo, la TAM se controla a menudo durante esta fase de la DCP en un intervalo entre 70-90 mm Hg.

4. **Fase de derivación caliente, aorta no pinzada y corazón revascularizado**
   a. **Justificación de la regulación de la TAM.** Durante la DCP las RVS suelen ser similares a las encontradas en el paciente después de terminar la DCP. Por tanto, durante esta etapa previa a la retirada de la DCP puede ser útil ajustar las RVS con medios farmacológicos hasta alcanzar un intervalo normal. De esta forma se pueden evitar las presiones arteriales muy bajas o altas inmediatamente después de terminar la DCP.
   b. **Normas prácticas.** Durante esta fase de la DCP, la PAM se ajusta a menudo hasta alcanzar valores similares o ligeramente inferiores a los deseados después de la DCP, siendo 50-80 mm Hg los valores habituales en el adulto. Recuérdese que la PAM aumentará en relación con el nivel de la presión sistólica una vez que el corazón comienza a expulsar sangre antes de la retirada de la DCP, por encima de la presión media generada por la derivación.

B. **Métodos de ajuste de la presión arterial durante la DCP**

1. **Flujo variable de la bomba.** Aunque es posible variar el flujo de la bomba según se precise para mantener la presión arterial en los niveles deseados, raramente es apropiado. Habitualmente **no** se aumenta el flujo de la bomba para compensar las RVS bajas porque ello implica un traumatismo añadido sobre los elementos sanguíneos. El descenso del flujo de la bomba para compensar unas RVS altas no es la mejor forma de manejar la situación, porque la perfusión tisular sufrirá y se producirá acidosis metabólica. No obstante, en caso de una vasoconstricción aguda importante que provoque una PAM mayor de 100 mm Hg puede ser útil reducir **transitoriamente** el flujo de la bomba hasta que se pueda conseguir una vasodilatación farmacológica.
2. **El aumento de las RVS** es el principal medio para aumentar la presión arterial cuando es necesario durante la DCP. Los **agonistas α-adrenérgicos** son los fármacos que se utilizan con mayor frecuencia para elevar las RVS durante la DCP. **Fenilefrina** se usa en dosis de 100-200 µg en bolo inyectada en el reservorio del oxigenador, repitiéndose su administración o aumentándose la dosis según necesidades para conseguir la presión arterial diana. Los escasos enfermos refractarios a los fármacos vasoconstrictores pueden requerir una dosis de 1-5 mg en bolo para alcanzar sólo pequeños aumentos de las RVS. Durante la DCP también se usan ocasionalmente **metoxamina** y **noradrenalina,** aunque las acciones cardíacas β_1 de noradrenalina pueden ser perjudiciales. Véanse más detalles sobre este y otros fármacos vasoconstrictores en el Capítulo 2.
3. El **descenso de las RVS** es el principal medio para disminuir la presión arterial durante la derivación.
   a. Los **anestésicos** se usan habitualmente para reducir las RVS durante la derivación, incluso cuando se haya garantizado la inconsciencia con el empleo de otros

fármacos e hipotermia. Los **opiáceos** (como fentanilo) y los anestésicos volátiles (como isoflurano) producirán vasodilatación. No obstante, fentanilo presenta taquifilaxia en su capacidad para reducir las RVS; el efecto es escaso o nulo una vez que se ha administrado una dosis aproximada de 100 μg/kg (dosis total). La dosis habitual por vía IV en bolo en el adulto durante la DCP es de 250-500 μg. Sufentanilo es más eficaz que fentanilo para reducir las RVS; las dosis en bolo repetidas habituales durante la DCP son de 2-3 (μg/kg, con una dosis total de 15-20 μg/kg durante todo el proceso. Si se usa anestesia total IV (p. ej., con propofol), se puede aumentar la concentración final o la velocidad de infusión.

b. Los **anestésicos volátiles** como isoflurano producen una vasodilatación fiable dependiente de la dosis que resulta ser, probablemente, una combinación de la simpaticólisis y de la vasodilatación directa. Se administran con un vaporizador calibrado situado en la línea de entrada de gas del oxigenador. La configuración habitual del vaporizador de isoflurano es de un 0,5-2 vol%. No es habitual administrar los anestésicos volátiles después de la retirada del pinzamiento aórtico total, para garantizar un tiempo de lavado adecuado.

c. Los **vasodilatadores directos,** como nitroprusiato, son útiles para controlar las RVS y mejorar la perfusión de los lechos vasculares periféricos que presentan vasoconstricción. El **nitroprusiato sódico** se administra habitualmente por infusión en el reservorio de la bomba o en la VCS durante la derivación. La hipotermia puede retardar la conversión del ion cianuro a tiocianato[9], aunque la producción de una intoxicación clínica por cianuro durante la DCP se ha visto en casos aislados. Se debe procurar que la infusión de fármacos se realice en el torrente sanguíneo durante la DCP y no en la sangre estancada situada dentro de la cámara cardíaca o distal a la cinta de cava. Por ejemplo, un fármaco infundido en el acceso del VD de un catéter Paceport no entrará en la circulación durante la DCP total. Las dosis habituales de nitroprusiato durante la DCP son de 1-5 μg/kg/min (véase el Capítulo 2).

d. Los **antagonistas α-adrenérgicos** reducirán las RVS y pueden permitir un enfriamiento y recalentamiento más uniformes. Es frecuente usar fentolamina al comienzo de la DCP pediátrica con una dosis en bolo de 0,1-0,5 mg/kg.

e. **Otros fármacos.** Los antagonistas del calcio (verapamilo IV, diltiazem IV o nifedipino sublingual) provocarán vasodilatación, aunque los dos primeros fármacos mencionados provocarán depresión cardíaca. Las benzodiacepinas (diazepam, midazolam) administradas por vía IV son útiles en especial en el control de los episodios hipertensivos cuando no se puede descartar que el paciente esté consciente.

VI. Farmacología de los fármacos usados durante la DCP

A. Uso de anestésicos potentes a través del oxigenador de la bomba

1. **Administración.** Los anestésicos inhalados potentes (como isoflurano) pueden administrarse durante la DCP usando un vaporizador situado en la entrada de gas del oxigenador para compensar la temperatura y el flujo. Los factores que afectan a la captación del anestésico incluyen los flujos de gas y de sangre, la temperatura (la solubilidad aumenta con el frío), la eficiencia del oxigenador y la distribución del flujo de sangre. El óxido nitroso nunca se debe usar durante la DCP (debido al aumento de tamaño de las burbujas).
2. **Llenado de los vaporizadores.** Se tomarán precauciones para evitar el vertido del anestésico líquido en la carcasa de plástico del oxigenador. Como consecuencia de este tipo de vertidos se ha descrito la rápida disolución y destrucción del oxigenador.
3. **Eliminación del anestésico.** El anestésico se eliminará rápidamente del cuerpo del paciente casi normotérmico debido a los flujos relativamente altos de gas fresco y sangre. Habitualmente, sólo se requieren unos 5-15 minutos para eliminar concentraciones del anestésico clínicamente importantes, a menos que los depósitos corporales sean inusualmente grandes. No obstante, el inicio y final de acción de estos fármacos puede ser más lento cuando se utilizan flujos bajos de gas (p. ej., con los oxigenadores de membrana)[10].

B. **Farmacología de fármacos administrados por vía IV durante la DCP**

1. **Farmacocinética.** La DCP afecta a las concentraciones plasmáticas de muchos fármacos. Los factores de DCP implicados son los siguientes:

   a. **Dilución.** El volumen de sangre circulante aumentado que existe al iniciar la DCP diluye tanto los fármacos como las proteínas plasmáticas y aumenta el volumen de distribución. A pesar del importante descenso que se produce en la concentración **total** del fármaco, la concentración de éste **no unida a proteínas** y farmacológicamente activa puede mantenerse relativamente constante, ya que también disminuye la fracción unida a proteínas (como sucede con propofol)[11]. Además, el descenso es a menudo transitorio, porque el volumen de distribución aumentado debido a la DCP es menor en comparación con el volumen de distribución total de la mayoría de los fármacos liposolubles.

   b. **Alteración de la eliminación.** El aclaramiento de los fármacos puede estar alterado durante la DCP debido a los cambios que se producen en el flujo sanguíneo hepático, renal y pulmonar y en la función enzimática, en especial durante la hipotermia.

   c. **Absorción extracorpórea.** Algunos fármacos (como fentanilo o nitroglicerina) pueden absorberse en las superficies extrañas que componen el oxigenador y el circuito de la DCP.

   d. **Aislamiento del pulmón.** El pulmón no se perfunde durante la DCP total, lo que hace que no sea accesible al metabolismo de fármacos y hormonas. Los fármacos básicos administrados durante la DCP parcial (como propranolol o fentanilo) pueden quedar secuestrados en el pulmón cuando la DCP se hace total. Al reiniciar el flujo sanguíneo pulmonar al terminar la DCP puede producirse un incremento brusco de las concentraciones plasmáticas del fármaco.

   e. **Secuestro tisular.** A medida que el flujo de sangre se redistribuye durante la DCP, los tejidos periféricos que se unen a los fármacos (como el músculo esquelético) quedan relativamente mal perfundidos por efecto de la hipotermia. Los fármacos administrados antes de la DCP pueden quedar «atrapados» en el interior de estos tejidos y no se liberan hasta que se produce el recalentamiento completo de los tejidos periféricos. Por tanto, la concentración plasmática de los fármacos administrados antes de la DCP puede disminuir, provocando un aumento aparente del volumen de distribución durante la DCP. Como ejemplo se pueden citar dantrolene y digoxina.

2. **Farmacodinámica.** La DCP puede alterar la **capacidad de respuesta** de un tejido a una concentración plasmática dada de un fármaco. Las causas posibles incluyen la hipotermia, los cambios de electrólitos y la alteración del estado hormonal. Por ejemplo, el miocardio puede ser más sensible a la digoxina después de la DCP.

3. **Consideraciones prácticas.** La farmacología de la mayoría de los fármacos durante la DCP no ha sido suficientemente evaluada, ya que, para ello, es preciso conocer las concentraciones de fármaco no unido a proteínas y sus efectos en los tejidos. Además, hay una variabilidad de respuesta entre fármacos y para el mismo fármaco en distintos momentos de la DCP. Por tanto, el principio de **ajustar la posología** del fármaco para alcanzar un efecto determinado tiene una importancia especial durante la DCP.

VII. Manejo de líquidos durante la DCP

A. **Ventajas de la hemodilución**

1. La hemodilución se define como una reducción de la [Hb] causada por la adición de líquidos que no contienen hemoglobina en el volumen de sangre circulante.
2. La **viscosidad de la sangre** aumenta normalmente con el frío, provocando la reducción de la microcirculación con una presión de perfusión constante durante la hipotermia. Este efecto puede favorecer la acumulación de agregados de hematíes, causando isquemia orgánica.
3. La **hemodilución** reduce la **viscosidad de la sangre,** contrarrestando los cambios perjudiciales de la viscosidad que provoca la hipotermia. El flujo sanguíneo orgánico

mejora durante la hipotermia cuando la [Hb] se mantiene por debajo de los 10 g/dl, aproximadamente.

4. No se necesita sangre en la solución de cebado, lo que evita los riesgos de las transfusiones.

B. **Riesgos de la hemodilución**

1. **La presión arterial disminuye** cuando comienza la DCP, en parte porque la dilución reduce mucho la viscosidad sanguínea.
2. **La menor presión oncótica coloide** debida a la predilución de las proteínas plasmáticas provoca un aumento de los requerimientos de administración de líquidos y el desarrollo de edema tisular.
3. La **saturación de oxígeno de la hemoglobina** en sangre arterial (S_aO_2) debe mantenerse cercana al 100% durante la hemodilución para prevenir un mayor descenso del transporte de O_2 en sangre (transporte de O_2 = contenido de $O_2 \times$ flujo sanguíneo, donde contenido de $O_2 = 1{,}34 \times [Hb] \times S_aO_2$ más un término por el O_2 disuelto).
4. Cuando el flujo de sangre no puede aumentar más para compensar la disminución de O_2 en sangre se produce una **hemodilución excesiva;** en ese momento se produce la isquemia de los órganos vitales y pueden desarrollarse signos de metabolismo anaerobio. Obsérvese que el transporte de O_2 en sangre debe ser igual o mayor que el consumo corporal normal de oxígeno (V_{O_2}).
5. **Aumento del flujo sanguíneo.** Si la [Hb] se reduce en un 50% por debajo de lo normal, el flujo sanguíneo debe ser **doble** para mantener sin cambios el transporte de O_2. Un aumento de flujo tan importante no es viable durante la DCP, de donde deriva la importancia de combinar la hemodilución con la hipotermia.
6. **Importancia del frío.** El V_{O_2} corporal disminuye durante la hipotermia, lo que significa que se necesita menos O_2 para equilibrar el suministro y la demanda corporales de O_2. El transporte de O_2 también debe aumentar una vez que se restaura la temperatura corporal normal, pero puede ser difícil de conseguir cuando la [Hb] es demasiado baja, provocando un descenso de P_{O_2} en sangre venosa mixta.
7. **Hemodilución durante la DCP fría frente a la DCP caliente y a la etapa post-DCP.** El recalentamiento dilata habitualmente los vasos de capacitancia en el cuerpo, aumentando las necesidades de volumen. A menudo, es necesario tomar una decisión sobre si administrar más líquidos en forma de sangre o sin sangre. La hemodilución, que es una ventaja durante la DCP hipotérmica, puede no ser deseable durante la fase normotérmica posterior o después de terminar la DCP (véase la Sección **C.5** siguiente). No obstante, a pesar de estos problemas, no es frecuente que los pacientes adultos reciban una transfusión de sangre durante la DCP.
8. No es posible predecir los **límites de la hemodilución** con certeza. La mayoría de los enfermos que tienen un buen estado de salud general puede tolerar la hemodilución hasta una [Hb] de 7-9 g/dl aproximadamente. Los factores que tienden a reducir la capacidad corporal de tolerar reducciones importantes son las siguientes:
   a. **Estenosis** de las arterias que nutren los órganos vitales. Con ello se evitará que el flujo de sangre aumente adecuadamente a medida que disminuye la [Hb], aunque la reducción de la viscosidad que acompaña a la hemodilución facilita el aumento de flujo más alla de la estenosis.
   b. **Fallo de bomba cardíaca** que no puede proporcionar el aumento del gasto cardíaco necesario para mantener un aporte adecuado de O_2 después de la DCP.
   c. **Curva de disociación de la hemoglobina desplazada hacia la izquierda** (aumento de la unión de O_2 por la hemoglobina). Con ello se reduce la liberación de O_2 en los tejidos periféricos. Los factores que contribuyen a este efecto son la alcalosis, la hipotermia y el descenso de la concentración de 2,3-difosfoglicerato.
   d. **Enfermedad pulmonar** que puede impedir una S_aO_2 del 100% después de la DCP.

C. **Manejo práctico de líquidos**

1. **Solución de cebado de la bomba «transparente».** Habitualmente se utiliza una solución de cebado transparente (es decir, una solución sin sangre). Normalmente está compuesta por una solución tamponada de electrólitos con la adición opcional de manitol, heparina o coloides.

2. **Autotransfusión.** Si la [Hb] es suficientemente alta, se puede extraer al sujeto 0,5-1 litro de sangre mientras se está infundiendo el cebado de la bomba para mantener la presión arterial antes de iniciar la DCP. Esta sangre autóloga anticoagulada se puede reinfundir después de la DCP, ahorrando plaquetas y factores de coagulación. Para más detalles, véase el Capítulo 6.
3. **Cebado con sangre.** La adición de sangre total o de concentrado de hematíes a la solución de cebado está indicada sólo si el uso de una solución de cebado transparente podría dar lugar a una hemodilución excesiva, como sería el caso, por ejemplo, en los adultos con anemia importante antes de la DCP o en pacientes pediátricos en los cuales el cebado de la bomba representa una gran fracción de la volemia del paciente. En cuanto a los lactantes que reciben un cebado con sangre heparinizada, se añade a menudo cloruro cálcico para prevenir la hipocalcemia inducida por citrato al iniciar la DCP.
4. **Evolución en el tiempo de la hemodilución.** La hemodilución habitualmente es más importante al inicio de la DCP. A medida que continúa la derivación, se filtran agua libre y electrólitos en los riñones y se redistribuyen por difusión hacia el espacio intersticial tisular en forma de edema. Estos efectos provocan un **aumento progresivo de la [Hb]** y la pérdida del volumen circulante de sangre. Esta evolución en el tiempo de la hemoglobina es circunstancial, ya que el aumento de [Hb] permitirá un ascenso simultáneo del transporte de O_2 porque el consumo de O_2 aumenta cuando aumenta la temperatura.
5. **Reposición de líquidos.** La selección del tipo de líquido a administrar cuando se necesita un mayor volumen de sangre circulante durante la DCP se basa en las siguientes consideraciones:
   a. **Hemoglobina.** Si la [Hb] es menor de 4-5 g/dl, habitualmente es necesario añadir hematíes porque no es probable que la hemoconcentración urinaria aumente suficientemente la [Hb] al terminar la DCP.
   b. **Disminución de la reserva de hemodilución.** La revascularización miocárdica incompleta que se produce durante la cirugía de derivación arterial coronaria (DAC) aumenta la necesidad de mantener una [Hb] adecuada después de la DCP. En esta situación, puede ser deseable mantener la [Hb] por encima de 9-10 g/dl después de la DCP.
   c. **Situación médica general.** Cuando se espera que los enfermos tengan dificultades para movilizar el líquido del edema en el postoperatorio (p. ej., en caso de insuficiencia renal o cardíaca) puede ser útil usar coloides (albúmina o soluciones con almidón) en lugar de administrar cristaloides, aunque este concepto sigue siendo motivo de controversia.
6. **Contracción del volumen de sangre.** Cuando existe un volumen excesivo dentro del circuito de la DCP y no se debe a una constricción venosa (frío, fármacos vasoconstrictores), puede ser deseable extraer líquidos del paciente. Para ello puede utilizarse alguno de los métodos siguientes:
   a. **Diuresis.** La mejor contracción de volumen se alcanza a través de los riñones. Si la producción de orina no es la adecuada, la administración de 12,5-25 g de manitol o 2,5-5 mg de furosemida en un paciente adulto que no recibe habitualmente tratamiento diurético es eficaz y evita la diuresis importante y prolongada con hipopotasemia que se provoca con dosis mayores. En los sujetos que sí reciben tratamiento crónico con diuréticos, la dosis inicial de furosemida debe ser de 20-40 mg, aumentándose si es necesario. En ese caso, se puede añadir otro diurético para aumentar la producción de orina, como ácido etacrínico (50 mg IV), clorotiazida (500 mg IV) o bumetanida (1-5 mg).
   b. **Ultrafiltración.** Si no se puede obtener una diuresis adecuada, se puede añadir un dispositivo de ultrafiltración en el circuito de DCP para eliminar el exceso de agua y pequeños iones sin afectar significativamente a las concentraciones de electrólitos plasmáticos, nitrógeno ureico sanguíneo (NUS) y proteínas. Si se utiliza una membrana microporosa, estos dispositivos pueden eliminar normalmente 1-2 litros/hora. Como este método **puede eliminar también la heparina,** se recomienda monitorizar con frecuencia la anticoagulación.

c. **Hemodiálisis.** Cuando hay insuficiencia renal se puede conectar un equipo de hemodiálisis en la bomba de DCP[12]. La composición del dializado se ajusta de acuerdo a cada situación individual y a la reducción de las concentraciones de potasio, NUS y creatinina que se pueden alcanzar.

D. **Efectos sistémicos de cardioplejía**

1. **Carga de potasio.** La solución de cardioplejía se diseña para producir una parada cardíaca en diástole utilizando una concentración alta de K^+ ($[K^+]$) e hipotermia profunda. La aurícula derecha no se abre habitualmente en la mayoría de los casos de DCP en adultos (IDAC, sustitución de la válvula aórtica). En consecuencia, la solución de cardioplejía drena del seno coronario hacia la cánula venosa, entra en la sangre circulante y aumenta la concentración plasmática de K^+. La hiperpotasemia puede provocar un bloqueo cardíaco, un inotropismo cardíaco negativo, arritmias y vasoconstricción.
2. Evitar la administración sistémica de K^+. Se debe evitar añadir K^+ en los enfermos con alteración de la función renal o una hiperpotasemia preexistente y en los niños. La mejor forma de administrar la solución de cardioplejía anterógrada es introducir una cánula en la vena cava por separado, abrir la aurícula derecha y extraer el efluente del seno coronario hacia el aspirado de la pared (sin que recircule). Como alternativa, se puede usar una cardioplejía retrógrada, desechándose el efluente de la raíz aórtica.
3. El **tratamiento de la hiperpotasemia** incluye aumentar la eliminación de K^+ del cuerpo con diuréticos o hemodiálisis, introducir el K^+ plasmático en la célula induciendo alcalosis con hiperventilación o bicarbonato o utilizando glucosa-insulina, o reduciendo los efectos cardíacos de la hiperpotasemia administrando sales de calcio. Para más detalles, véase el Capítulo 2.

E. **Tratamiento de la hipopotasemia.** Si un paciente presenta hipopotasemia, es mucho más seguro comenzar la reposición de K^+ durante la DCP que esperar hasta que termina la derivación, evitando con ello las arritmias inducidas por la hipopotasemia durante la retirada de la DCP y la parada cardíaca por una reposición rápida de K^+. El K^+ se puede administrar en forma de bolo en dosis hasta de 8 mEq directamente en el reservorio venoso sin efectos hemodinámicos evidentes; la dosis se puede repetir según necesidades. Dosis mayores pueden provocar una vasodilatación inicial seguida por una vasoconstricción.

VIII. **Paciente consciente en el intraoperatorio**

A. **Etiología**

La dilución de los anestésicos administrados por vía IV por la solución de cebado, la absorción de fármacos como fentanilo en el circuito de la bomba y el deseo de evitar los efectos inotrópicos negativos de los anestésicos volátiles e IV con acciones cardíacas depresoras pueden contribuir a la recuperación de la consciencia durante la DCP. Como la hipotermia (por debajo de aproximadamente los 30 °C) puede inducir por sí misma la inconsciencia, los períodos de alto riesgo comienzan cuando el paciente está caliente. No obstante, ahora se realizan muchos procedimientos con hipotermia leve o moderada (temperatura mayor de 30 °C), lo que aumenta el riesgo de que el paciente esté consciente. El riesgo de que el enfermo esté consciente aumenta más durante el recalentamiento porque el cerebro y el interior del cuerpo se calientan más rápidamente que la superficie. Los sujetos pueden recordar episodios específicos, conversaciones y, más raramente, el dolor, durante y después de la DCP. Es prudente informar a los pacientes de este riesgo en el preoperatorio.

B. **Prevención y diagnóstico.** Debido a las variaciones interindividuales de la respuesta a los fármacos anestésicos e hipnóticos, no hay forma de garantizar que el paciente está inconsciente, excepto evitando la parálisis total, pidiéndole regularmente por su nombre que responda a una orden específica y concreta (p. ej., «abra los ojos») y observando su respuesta. Si no se mantiene la parálisis total, es necesario garantizar que la profundidad de la anestesia es la adecuada para prevenir un movimiento importante o la ventilación espontánea. Si se mantiene la parálisis total durante la derivación caliente o la hipotermia leve o moderada (mayor de 30 °C) es necesario administrar suficientes fármacos

opiáceos, hipnóticos sedantes o volátiles para prevenir la consciencia. Además, es prudente administrar profilácticamente más fármacos **opiáceos e hipnóticos sedantes** al comenzar el recalentamiento. Las dosis habituales son las equivalentes a 500 µg de fentanilo y 2-5 mg de midazolam. Esto es particularmente importante si se dejan eliminar los fármacos volátiles antes de la separación de la DCP. Si se usa anestesia IV (como propofol o remifentanilo), la velocidad de infusión o la concentración diana debe volver a la situación previa a la DCP al comenzar el recalentamiento. El riesgo de consciencia puede reducirse monitorizando el índice biespectral (BIS) y manteniéndolo por debajo de 50[13].

C. Tratamiento. Si se determina que el paciente responde a estímulos, se debe administrar la dosis adecuada de **opiáceos, hipnóticos sedantes o anestésicos** antes de añadir más relajante muscular. Se debe tranquilizar al enfermo y durante la entrevista en el postoperatorio se debe pedir al paciente que describa a) lo último que recuerda antes de perder la consciencia y b) lo siguiente que recuerda. De este modo se puede evaluar la consciencia del intraoperatorio sin provocarla. Si el sujeto ha recuperado la consciencia, se le preguntará para comprobar que se recuerdan episodios del quirófano y no de la unidad de cuidados intensivos. Es importante comentar la verdadera naturaleza de las memorias del intraoperatorio para prevenir el desarrollo potencial de una neurosis. En algunos casos, puede estar indicada la consulta con el psiquiatra.

IX. Parada circulatoria total durante la derivación

Es necesario detener la DCP y retirar las cánulas de perfusión durante algunos procedimientos quirúrgicos como son la reparación del arco aórtico o de la vena cava y de ciertas cardiopatías congénitas. Como todos los órganos quedan totalmente isquémicos, se tomarán precauciones para preservar los órganos vitales. Para ello se utilizan los siguientes procedimientos (además de la cardioplejía para el corazón).

A. La **hipotermia profunda** (a menudo hasta 15 °C) es el factor más importante de la preservación debido a su capacidad para reducir mucho la tasa metabólica. La mejor forma de conseguir el enfriamiento es **durante la DCP,** cuando se puede suministrar el frío a todos los órganos directamente a través de la vasculatura (enfriamiento del interior del cuerpo). Es frecuente usar el bloqueo α-adrenérgico con fentolamina (0,1-0,5 mg/kg en los lactantes) para acelerar el enfriamiento y conseguir que sea más uniforme. Como alternativa, se puede aplicar frío en la piel, pero el enfriamiento superficial es más lento y menos homogéneo. Habitualmente se añade el enfriamiento de la superficie al enfriamiento del interior corporal (una manta de enfriamiento con hielo alrededor de la cabeza) para prevenir el aumento de temperatura promovido por el entorno durante la parada circulatoria.

B. Conservación cerebral. Es frecuente añadir otras modalidades para mejorar el efecto del frío e intentar que el cerebro sea menos sensible al daño isquémico[14]. Estos tratamientos empíricos consisten en **barbitúricos** (tiopental ajustado hasta la supresión en el EEG de 1 ráfaga/min o aproximadamente 9-10 mg/kg), **corticosteroides** (como metilprednisolona en dosis de 30 mg/kg) y **manitol** (0,25 g/kg, también puede proteger el riñón). A menudo se evita la administración de glucosa para reducir la acidosis intracelular durante la isquemia. (Véase en el Capítulo 23 un comentario más detallado sobre este tema.)

C. Manejo anestésico. Se deben administrar dosis grandes de un relajante muscular no despolarizante inmediatamente antes de la parada circulatoria porque la acidosis del líquido cefalorraquídeo puede estimular la ventilación y no es posible administrar fármacos durante la parada circulatoria. La ventilación espontánea puede provocar un peligroso atrapamiento de aire intravascular cuando se abre el corazón.

X. Manejo de afecciones relevantes poco frecuentes que afectan a la derivación

A. Resistencia a la heparina. Éste es un término que se usa para describir la incapacidad de conseguir la heparinización adecuada a pesar de utilizar dosis convencionales de heparina[15]. Puede deberse a distintas causas, pero es más frecuente en pacientes que han recibido tratamiento con heparina durante varios días en el preoperatorio. La mayoría de los casos responderán a **dosis crecientes de heparina.** Sin embargo, si no se puede alcanzar un TCA mayor de 400 segundos a pesar de utilizar una dosis de heparina mayor de 600 unidades/kg, se valorará la **administración suplementaria de antitrombina III** (AT-III). Una dosis de 1.000 unidades de AT-III concentrada aumentará la concentración de AT-III en torno al 30% en un adulto. La administración de 2-4 unidades de plasma fresco congelado es una alternativa más barata pero es menos específica y comporta el riesgo de complicaciones infecciosas (véase el Capítulo 18).

B. Trombocitopenia inducida por heparina (HIT). Durante el tratamiento con heparina puede aparecer una trombocitopenia leve, reversible y autolimitada. Es lo que se conoce como trombocitopenia inducida por heparina (HIT) de **tipo 1** y tiene una escasa significación clínica. Por el contrario, durante un tratamiento prolongado con heparina, habitualmente durante 5 o más días, se pueden desarrollar anticuerpos de tipo inmunoglobulina G (IgG) frente a los complejos de heparina-factor plaquetario 4 en la superficie de plaquetas y células endoteliales[15]. La unión del anticuerpo a estos complejos da lugar a la activación del complemento, lesión de la célula endotelial y **agregación plaquetaria.** El síndrome clínico, conocido como HIT de **tipo 2,** consiste en trombocitopenia, taquifilaxia frente a la heparina y, en el 20% de los casos, **trombosis venosa o arterial.** Los signos clínicos incluyen una hemorragia o trombosis inusuales a pesar de la heparina. El desarrollo de complicaciones trombóticas se asocia con una morbilidad y mortalidad altas. El síndrome es poco frecuente, pero puede presentarse hasta en el 3% de los enfermos tratados con heparina IV durante 14 días o más. El diagnóstico se confirma demostrándose **in vitro la agregación plaquetaria inducida por heparina** o la liberación de serotonina.

El **manejo de la HIT de tipo 2** requiere la interrupción inmediata de la administración de heparina e inhibición farmacológica de la agregación plaquetaria (con ácido acetilsalicílico, dipiridamol o derivados de prostaciclina). Las concentraciones de anticuerpo disminuyen en 4-8 semanas, pero pueden persistir durante 12 meses. En cuanto a los pacientes que requieren cirugía cardíaca, las alternativas son retrasar la cirugía durante 4-8 semanas (o hasta que no se pueda demostrar una agregación plaquetaria in vitro inducida por heparina), extracción por plasmaféresis del anticuerpo anormal o elección de otro fármaco anticoagulante (véase el Capítulo 18). Se recomienda consultar con un hematólogo.

C. Déficit de AT-III. Véanse los Capítulos 6 y 18.

D. Enfermedad o fenotipo de células falciformes[16-18]

La presencia congénita de hemoglobina S anormal permite que los hematíes sufran una transformación falciforme, ocluyendo la microvasculatura o lisándose. La formación de hematíes falciformes puede inducirse por exposición a la hipoxia, estasis vascular, hiperosmolaridad o acidosis. La hipotermia produce las células falciformes sólo porque provoca vasoconstricción y estasis. Aunque la anestesia de la cirugía no cardíaca es habitualmente bien tolerada en los enfermos con fenotipo falciforme, la situación es distinta en las intervenciones que requieren DCP, ya que la DCP puede inducir la formación de células falciformes al redistribuir el flujo sanguíneo, provocando el estasis y reduciendo las tensiones venosas de O_2[18]. Los pacientes con **fenotipo falciforme** (heterocigotos) tienen un bajo riesgo de formación de hematíes falciformes a menos que la saturación de O_2 se encuentre por debajo del 40%. Las experiencias recientes sugieren que puede realizarse sin problemas una DCP con hipotermia moderada en pacientes con fenotipo falciforme, sin necesitar una transfusión en el preoperatorio con intercambio parcial de sangre de forma sistemática. Por el contrario, los sujetos con **enfermedad falciforme** (homocigotos) desarrollan hematíes falciformes con saturaciones de O_2 menores del 85% y tienen riesgo de desarrollar una trombosis mortal durante la DCP, a menos que se tomen las medidas apropiadas. Se deben evitar la DCP e hipotermia si se dispone de otros tratamientos alternativos (p. ej., una cirugía sin bomba).

1. **Diagnóstico. Se debe evaluar la hemoglobina S en todos los enfermos de raza negra** antes de la cirugía con DCP, ya que el fenotipo falciforme puede ser completamente asintomático. Para el cribado es adecuado utilizar los métodos «sickle-dex» o «sickle-prep», mientras que la electroforesis de Hb proporciona importante información cuantitativa si el resultado del cribado es positivo. Se aconseja consultar con un experto en el preoperatorio en caso de un fenotipo falciforme y en pacientes con la enfermedad falciforme antes de la DCP.

2. **Manejo.** Se deben evitar o minimizar la hipoxia, la acidosis y las situaciones que provocan estasis vascular en todos los enfermos que tienen **enfermedad o fenotipo falciforme.** Además, los pacientes que tienen **enfermedad falciforme** pueden requerir la dilución de los hematíes con Hb-S con hematíes con Hb-A de un donante. Se puede hacer en el preoperatorio o en el intraoperatorio.
   a. Únicamente, se necesita una **transfusión en el preoperatorio** para corregir una anemia importante. El aumento del hematocrito mejora el transporte de O_2, diluye la Hb-S y suprime la eritropoyesis, pero también incrementa la viscosidad, lo que puede favorecer la formación de células falciformes.
   b. En los pacientes con **enfermedad falciforme** que se someten a una DCP con hipotermia se requiere una **transfusión en el preoperatorio con intercambio parcial** con sangre de donante de Hb-A. No es probable que los pacientes que tienen **fenotipo falciforme** requieran una transfusión con intercambio parcial, a menos que esté previsto aplicar una hipotermia profunda. Heiner y cols.[16] recomendaron reducir la proporción de hematíes que contienen Hb-S (HTs) del 100% a menos del 33% con el siguiente procedimiento:
      1) Medir el porcentaje de toda la **hemoglobina** que es Hb-S con electroforesis de Hb (la llamaremos $Hb\text{-}S_{pre}$).
      2) Efectuar una transfusión con intercambio parcial y repetir la electroforesis de Hb para obtener la $Hb\text{-}S_{post}$.
      3) Calcular

$$\text{hematíes (porcentaje de hematíes corporales que contienen Hb-S)} = (Hb\text{-}S_{post}) / (Hb\text{-}S_{pre}) \times 100$$

      4) Los hematíes deben disminuir a menos del 33% como consecuencia de la transfusión de intercambio (y la cifra se reducirá aún más al iniciar la DCP si se usa una solución de cebado con sangre). En cuanto a los enfermos que presentan una enfermedad grave con crisis recientes, los hematíes deben ser durante la DCP menores del 5%[17].
   c. La **transfusión de intercambio en el intraoperatorio** tiene una ventaja, ya que se puede usar la monitorización invasiva para guiar la transfusión y la reposición de volumen. Se puede usar Hb-A de donante para cebar el circuito de la DCP. Al comenzar la DCP se puede dirigir la sangre venosa del sujeto a un reservorio independiente y sustituirla por otra transfusión de Hb-A de donante y reposición de volumen, con lo cual se obtiene una fracción de Hb-S durante la DCP menor del 5%. Otra ventaja de este abordaje es la capacidad de secuestrar las plaquetas y el plasma de la sangre desviada y devolver ambos al paciente mientras se desechan los hematíes con Hb-S del paciente[17].
   d. Si se requiere una **cardioplejía en frío,** se puede usar una cardioplejía con cristaloides para lavar la Hb-S de la circulación coronaria. Si se usa cardioplejía con sangre, debe tener un contenido de Hb-S menor del 5%.
   e. Evitar la hipoxemia arterial o venosa, acidosis, deshidratación e hiperosmolaridad. En teoría, el flujo de bomba mayor de lo habitual puede aumentar la P_vO_2 y reducir la formación de células falciformes.
   f. Si se usa hipotermia, el tratamiento vasodilatador puede prevenir el estasis vascular. Los escalofríos u otros factores que aumentan el consumo de O_2 cuando el transporte sistémico de O_2 no puede aumentar, reducirán la saturación venosa de Po_2 e inducirán la aparición de células falciformes.

E. **Enfermedad por hemaglutininas frías**[19]

1. **Fisiopatología**
   a. Los autoanticuerpos frente a los hematíes de enfermos que tienen la enfermedad por hemaglutininas frías se activan por una exposición al frío, aunque sea transitoria. La hemaglutinación se producirá en temperaturas inferiores a la **temperatura crítica** para un paciente dado, provocando la **oclusión vascular** con isquemia o infarto orgánico. La hemaglutinación también puede fijar el complemento, provocando la **hemólisis** durante el recalentamiento de los hematíes.

b. En la cirugía cardíaca moderna, el órgano que tiene el mayor riesgo de daños es el miocardio porque los hematíes están expuestos a una hipotermia extrema (4 °C-8 °C) durante la preparación de la solución de **cardioplejía con sangre.** Los agregados así formados se pueden infundir en la vasculatura coronaria, provocando una oclusión microcirculatoria grave e impidiendo la distribución de la cardioplejía.
c. Los síntomas habitualmente son los de la oclusión vascular, manifestada como acrocianosis durante la exposición al frío. Puede haber signos de anemia hemolítica.
d. La forma idiopática de la enfermedad por hemaglutininas frías es más frecuente en los pacientes de edad avanzada y, probablemente, representa una forma subclínica de un trastorno linfoproliferativo o inmunoproliferativo, ya que ambos tipos pueden inducir aglutininas frías. La enfermedad también se presenta después de una neumonía por micoplasmas, mononucleosis y otras infecciones.

2. **Diagnóstico**
a. La **reacción cruzada normal de banco de sangre** con la prueba de Coombs directa puede identificar a los sujetos cuya temperatura crítica sea la temperatura ambiente o superior. No obstante, raramente se ven autoanticuerpos que responden a estas temperaturas calientes (menos del 1% de los enfermos sometidos a cirugía cardíaca). Una prueba de Coombs directa efectuada a temperaturas variables identificará una aglutinina fría.
b. Se puede formar un precipitado de hematíes (hemaglutinación) en una sala fría cuando la sangre se mezcla con la solución rica en K^+ para formar una cardioplejía fría con sangre. Se ha propuesto **un procedimiento diagnóstico rápido** en el cual se añaden aproximadamente 5 ml de sangre del paciente a la solución de cardioplejía enfriada en una cámara fría durante la preparación. Se recomienda el uso sistemático de esta prueba.
c. Una presión alta inexplicable en la raíz aórtica durante la infusión de una cardioplejía fría con sangre puede indicar enfermedad por hemaglutininas frías.
d. La aparición súbita de hemólisis con hemoglobinuria durante una DCP hipotérmica al utilizar la cardioplejía con sangre puede ser diagnóstica.

3. **Manejo**
a. Si se sospecha la presencia de hemaglutininas frías en el preoperatorio, es precisa la evaluación detenida por un hematólogo que incluya la identificación del tipo de anticuerpo, su título y su temperatura crítica. La enfermedad común por inmunoglobulina M (IgM) puede tratarse en el preoperatorio con plasmaféresis y reposición de plasma fresco congelado o (en casos extremos) una transfusión con intercambio, mientras que los anticuerpos IgG, poco frecuentes, pueden responder a esteroides, clorambucil o esplenectomía.
b. Se debe revisar el diseño térmico de la operación y modificarlo si es posible. Se debe evitar la DCP si es posible utilizar procedimientos alternativos (p. ej., una cirugía sin bomba). Si se precisa la DCP, se deben mantener las **temperaturas sistémicas** (incluidos los valores de sangre arterial y venosa) por **encima** de la temperatura crítica. En general, las temperaturas sistémicas de 28 °C o mayores son seguras en los pacientes asintomáticos. La parada circulatoria con hipotermia profunda es posible, siempre que la temperatura crítica sea varios grados inferior que la temperatura sanguínea más fría que se alcance.
c. El manejo de la **cardioplejía** incluye evitar la cardioplejía con sangre fría. La inducción de la parada cardíaca se consigue con solución de cardioplejía **caliente** con cristaloides para eliminar todos los hematíes del miocardio. Posteriormente, se usa una solución de cardioplejía fría con cristaloides para mantener la parada. Como alternativa, se puede usar una cardioplejía caliente con sangre y potasio o una parada isquémica caliente con reperfusión intermitente.
d. Se ha descrito que el tratamiento en el intraoperatorio con transfusión de sangre y el empleo de un recuperador de sangre con coloides e infusiones de plasma fresco congelado puede actuar como un sustituto de emergencia para la plasmaféresis.

F. **Urticaria a frigore.** En los pacientes que padecen este trastorno se libera histamina en el territorio sistémico con urticaria generalizada en respuesta a la exposición al frío. Durante el recalentamiento de la DCP se produce una liberación importante de histamina y se puede provocar la inestabilidad hemodinámica. La respuesta cardiovascular a la histamina puede prevenirse con un bloqueo preventivo de los receptores H_1 y H_2; la administración simultánea de esteroides puede ser útil[20].

G. **Hipertermia maligna**[7,21]

1. El aumento del metabolismo del músculo esquelético que se produce durante las crisis de hipertermia maligna (HM) puede provocar una acidosis mixta metabólica y respiratoria, hipertermia, rigidez, hiperpotasemia, taquicardia, arritmias cardíacas y rabdomiólisis con mioglobinuria (e insuficiencia renal tardía). No parece que la HM afecte directamente a la funcionalidad del músculo cardíaco.
2. Los **factores que desencadenan** una HM conocida son la succinilcolina y todos los anestésicos volátiles modernos. Hay datos experimentales de que un calentamiento rápido o el tratamiento con agonistas α-adrenérgicos o calcio puede desencadenar la HM, pero no se ha demostrado en la clínica. La concentración sanguínea de dantrolene disminuyó durante la DCP en un paciente, pero no se sabe si es necesario administrar más dantrolene durante la DCP[22].
3. **Manejo.** En los enfermos que tienen susceptibilidad conocida a la HM se deben evitar meticulosamente todos los **factores desencadenantes** conocidos. Se debe usar una máquina de anestesia que no contenga restos de fármacos volátiles. Puede ser difícil reconocer una crisis de HM, en particular durante la fase de recalentamiento activo de la DCP. Se requiere un alto índice de sospecha en los sujetos que tienen susceptibilidad conocida a esta entidad. La monitorización de la tasa de eliminación de CO_2 (monitorizando el gas de salida del oxigenador) o la captación de O_2 (por la medición de O_2 en sangre arteriovenosa y del flujo de la bomba) puede permitir el diagnóstico precoz de HM. Puede ser prudente recalentar gradualmente al paciente, evitar la administración de calcio a menos que la concentración de Ca^{2+} sea baja y, posiblemente, evitar los agonistas β-adrenérgicos en favor de un fármaco betabloqueante puro como isoproterenol si procede para el tratamiento inotrópico[21]. Si se diagnostica al paciente de HM, se debe administrar tratamiento con dantrolene en dosis de 1-2 mg/kg IV inicialmente. Pueden necesitarse nuevas dosis posteriormente, que se ajustarán según el efecto. Puede ser necesario el enfriamiento activo y el tratamiento de otras complicaciones de la HM[21].

H. **Angioedema hereditario**[23]. El déficit o alteración de la función de un inhibidor endógeno de la proteína C1 del complemento provoca la activación exagerada de la vía del complemento. El edema que afecta a las vías respiratorias, a la cara, al tracto gastrointestinal y a las extremidades puede aparecer incluso después de estrés leve. La DCP puede provocar una activación mortal del complemento en enfermos con angioedema hereditario; la activación máxima sigue a la administración de protamina. El tratamiento es principalmente de soporte durante las crisis agudas, porque la administración de adrenalina, esteroides y antagonistas de la histamina ofrece pocas ventajas y el plasma fresco congelado puede exacerbar la reacción aportando sustratos de complemento adicionales. Se comercializa un concentrado purificado del inhibidor de C1 calentado con vapor (Immuno AG, Viena, Austria), pero no se ha aprobado su uso sistemático en los Estados Unidos[24]. El manejo preoperatorio para aumentar las concentraciones del inhibidor de C1 en el preoperatorio es fundamental. Los tratamientos subagudo y crónico incluyen andrógenos (estanozolol) y antifibrinolíticos.

I. **Embarazo**[25]. La cirugía cardíaca con DCP durante el embarazo implica un alto riesgo de muerte o morbilidad fetal (10%-50%), aunque parece que la mortalidad materna no es mayor que en la paciente no gestante. La duración mayor de la DCP parece aumentar el riesgo para el feto.

1. **Fisiología.** La isquemia placentaria puede deberse a microembolias, a una presión elevada en la VCI debido a una obstrucción en su drenaje o a unos flujos bajos en la bomba (las pacientes embarazadas tienen un mayor gasto cardíaco en reposo y requieren flujos de la DCP mayores de lo habitual). Además, el flujo sanguíneo uterino

no se autorregula, por lo que es probable que la hipotensión de cualquier origen provoque la hipoperfusión placentaria. La DCP puede inducir las contracciones uterinas, posiblemente en relación con el recalentamiento o la dilución de progesterona.

2. **Manejo**
   a. **Monitorización adicional.** Es obligada la monitorización de la frecuencia cardíaca fetal. Debe monitorizarse la actividad uterina contráctil usando un tocodinamómetro aplicado en el abdomen materno.
   b. **Presión y flujo arteriales.** Se aboga por mantener una presión de perfusión adecuada (60-75 mm Hg). Se prefiere el control de incrementos del flujo de la bomba para elevar la presión arterial al empleo de fármacos presores, debido al riesgo de vasoconstricción de la arteria uterina por la estimulación α-adrenérgica. Si es necesario, efedrina es el fármaco vasopresor de elección. Una bradicardia fetal no relacionada con la hipotermia puede indicar la hipoperfusión placentaria y debe tratarse rápidamente aumentando el flujo de la bomba y la presión de perfusión.
   c. **Estado metabólico.** Si es posible, es mejor evitar las alteraciones de la gasometría (incluida la hiperoxia), una hemodilución importante y una hipotermia profunda. Se debe mantener una glucemia adecuada.
   d. Puede ser necesario administrar **fármacos tocolíticos,** como sulfato de magnesio, ritodrina o terbutalina.
   e. Idealmente, los **fármacos inotrópicos** no deben provocar un desequilibrio entre la actividad vasoconstrictora α y la contracción uterina. Amrinona o milrinona, o dosis de adrenalina o dopamina bajas o moderadas, tienen una ventaja teórica.

Bibliografía

1. Wang JS, Lin CY, Hung WT, et al. Monitoring of heparin-induced anticoagulation with kaolin activated clotting time in cardiac surgical patients treated with aprotinin. *Anesthesiology* 1992;77:1080–1084.
2. Gravlee GR, Angert KC, Tucker WY, et al. Early anticoagulation peak and rapid distribution after intravenous heparin. *Anesthesiology* 1988;68:126–129.
3. Aldea GS, O'Gara P, Shapira OM, et al. Effect of anticoagulation protocol on outcome in patients undergoing CABG with heparin-bonded cardiopulmonary bypass circuits. *Ann Thorac Surg* 1998;65:425–433.
4. Nadolney EM, Svennson LG. Carbon dioxide field flooding techniques for open heart surgery: monitoring and minimising potential adverse effects. *Perfusion* 2000;15:151–153.
5. Oka Y, Inoue T, Hong Y, et al. Retained intracardiac air. Transesophageal echocardiography for definition of incidence and monitoring removal by improved techniques. *J Thorac Cardiovasc Surg* 1986;63:329–338.
6. Schwartz DS, Ribakove GH, Grossi EA, et al. Single and multivessel port access coronary artery bypass grafting with cardioplegic arrest: technique and reproducibility. *J Thorac Cardiovasc Surg* 1997;114:46–52.
7. **Kurusz M, Mills NL. Management of unusual problems encountered in initiating and maintaining cardiopulmonary bypass. In: Gravlee GR, Davis RF, Kurusz M, et al., eds. *Cardiopulmonary bypass: principles and practice*. Baltimore: Lippincott Williams & Wilkins, 2000:578–612.**
8. **Mills NL, Ochsner JL. Massive air embolism during cardiopulmonary bypass: causes, prevention, and management. *J Thorac Cardiovasc Surg* 1980;80:708–717.**
9. Moore RA, Geller EA, Gallagher JD, et al. Effect of hypothermic cardiopulmonary bypass on nitroprusside metabolism. *Clin Pharmacol Ther* 1985;37:680–683.
10. Hickey S, Gaylor JDS, Kenny GNC. In vitro uptake and elimination of isoflurane by different membrane oxygenators. *J Cardiothor Vasc Anesth* 1996;10:352–355.
11. Dawson PJ, Bjorksten AR, Blake DW, et al. The effects of cardiopulmonary bypass on total and unbound plasma concentrations of propofol and midazolam. *J Cardiothorac Vasc Anesth* 1997;11:556–561.
12. Murkin JM, Murphy DA, Finlayson DC, et al. Hemodialysis during cardiopulmonary bypass: report of twelve cases. *Anesth Analg* 1987;66:899–901.
13. Sebel PS. Central nervous system monitoring during open heart surgery: an update. *J Cardiothorac Vasc Anesth* 1998;12:3–8.
14. Wickey GS, Martin DE, Larach DR, et al. Combined carotid endarterectomy, coronary revascularization, and hypernephroma excision with hypothermic circulatory arrest. *Anesth Analg* 1988;67:473–476.
15. **Mangano CM, Hill L, Cartwright CR, et al. Cardiopulmonary bypass and the anesthesiologist. In: Kaplan JA, ed. *Cardiac anesthesia*, 4th ed. Philadelphia: WB Saunders, 1999:1061–1110.**
16. Heiner M, Teasdale SJ, David T, et al. Aorto-coronary bypass in a patient with sickle cell trait. *Can Anaesth Soc J* 1979;26:428–434.

17. Kingsley CP, Chronister T, Cohen DJ, et al. Anesthetic management of a patient with hemoglobin SS disease and mitral insufficiency for mitral valve repair. *J Cardiothorac Vasc Anesth* 1996;10:419–424.
18. Koshy M, Weiner SJ, Miller ST, et al. Surgery and anesthesia in sickle cell disease. Cooperative study of sickle cell diseases. *Blood* 1995;86:3676–3684.
19. Bracken CA, Gurkowski MA, Naples JJ, et al. Cardiopulmonary bypass in two patients with previously undetected cold agglutinins. *J Cardiothorac Vasc Anesth* 1993;7:743–749.
20. Johnston WE, Moss J, Philbin DM, et al. Management of cold urticaria during hypothermic cardiopulmonary bypass. *N Engl J Med* 1982;306:219–221.
21. Byrick RJ, Rose DK, Ranganathan N. Management of a malignant hyperthermia patient during cardiopulmonary bypass. *Can Anaesth Soc J* 1982;29:50–54.
22. Larach DR, High KM, Larach MG, et al. Cardiopulmonary bypass interference with dantrolene prophylaxis of malignant hyperthermia. *J Cardiothorac Anesth* 1987;1:448–453.
23. Jaering JM, Comunale ME. Cardiopulmonary bypass in hereditary angioedema. *Anesthesiology* 1993;79:1429–1433.
24. Waytes AT, Rosen FS, Frank MM. Treatment of hereditary angioedema with a vapor-heated C1 inhibitor concentrate. *N Engl J Med* 1996;334:1630–1631.
25. Strickland RA, Oliver WC, Chamtigian RC. Anesthesia, cardiopulmonary bypass, and the pregnant patient. *Mayo Clin Proc* 1991;66:411–429.

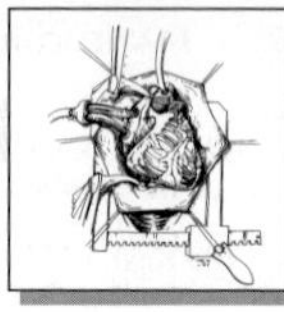

Capítulo 8

Finalización de la derivación cardiopulmonar

Mark E. Romanoff y David R. Larach

Para finalizar la derivación cardiopulmonar (DCP) se requiere que el anestesista aplique los principios básicos de fisiología y farmacología cardiovascular con el objetivo de conseguir un tránsito suave desde la bomba mecánica hacia el corazón como fuente de flujo de sangre. La retirada de la bomba implica la optimización de las variables cardiovasculares incluidas la precarga, la poscarga, la frecuencia cardíaca (FC) y la conducción, la contractilidad y la relación entre aporte y demanda de O_2, igual que en el período pre-DCP. Sin embargo, el tiempo para conseguir la optimización se comprime a minutos o segundos y las decisiones deben tomarse rápidamente para evitar una lesión miocárdica o daños en otros sistemas orgánicos mayores.

I. **Preparación: Regla nemotécnica de la CVP.** Los principales objetivos de la preparación de la finalización de la DCP se pueden recordar con ayuda de la regla nemotécnica de la **CVP:**

C	V	P
Frío (*cold*)	Ventilación	Factores *predictivos*
Conducción	Vaporizador	Protamina
Calcio	Expansores de *volumen*	Presión
Gasto cardíaco	Visualización	Factores *presores*
Células		Marcapasos (*pacer*)
Coagulación		Potasio

A. **Frío.** La temperatura interna (nasofaríngea, membrana timpánica, vejiga) debe ser mayor de 36 °C antes de terminar la DCP. La temperatura superficial o rectal debe ser al menos de 33 °C. La temperatura vesical también puede representar la temperatura superficial. Si se termina la DCP durante la fase fría se causa una hipotermia prolongada debido al equilibrio del grupo peor vascularizado y más frío con el grupo más caliente rico en vasos y mejor perfundido cuando se interrumpe el recalentamiento activo. La temperatura nasofaríngea se correlaciona con la temperatura cerebral, pero puede estar artificialmente elevada durante el recalentamiento rápido (por un gran volumen de sangre caliente de la DCP) y no se debe usar para determinar la temperatura en la que se interrumpe la DCP, a menos que sea estable durante 20-30 minutos. La temperatura del retorno venoso se puede usar de igual forma para confirmar la temperatura interna. La temperatura nasofaríngea no debe superar los 38 °C, ya que ello puede aumentar el riesgo de disfunción del sistema nervioso central en el postoperatorio.

B. **Conducción.** Es necesario controlar la frecuencia y el ritmo cardíacos de la siguiente forma:

1. **Frecuencia**

   a. A menudo es necesaria una FC de 80-100 latidos por minuto para tener un gasto cardíaco (GC) adecuado después de la DCP, por la capacidad potencialmente reducida que tiene el corazón de aumentar el volumen latido. En los procedimientos de injerto de derivación arterial coronaria (IDAC)*, la relación entre aporte y demanda de O_2 es más favorable después de implantar el injerto, por lo que una frecuencia mayor (80-100 latidos por minuto) después de la DCP debe comportar menos riesgo de isquemia que antes de la DCP. Los sujetos que tienen un volumen latido muy limitado (aneurismectomía o tras el remodelado ventricular) pueden requerir frecuencias aún mayores.

b. La bradicardia sinusal se puede tratar con atropina o un fármaco inotrópico, pero es más predecible utilizar la estimulación epicárdica.

c. Una taquicardia sinusal mayor de 120 latidos por minuto debe recibir tratamiento antes de terminar la DCP. A menudo, el acto de «llenar el corazón» y aumentar la precarga disminuirá la FC por un mecanismo reflejo hasta un nivel aceptable. Se deben plantear otras etiologías de una FC aumentada. **Las más frecuentes son:**

1) Hipoxia.

2) Hipercapnia.

3) Medicamentos (inotrópicos, pancuronio, escopolamina).

4) Anestesia superficial, consciencia.

a) Una anestesia para alta precoz con su pauta posológica más baja requiere prestar una atención especial a esta complicación. Se debe administrar una dosis adicional de un narcótico, benzodiacepina o hipnótico (infusión de propofol) durante el período de recalentamiento o en presencia de taquicardia.

5) Anemia.

6) Los cambios del segmento ST y de la onda T indicativos de isquemia deben recibir tratamiento y hay que notificarlos al cirujano. A menudo, la infusión de nitroglicerina (NTG) o el aumento de la presión de perfusión mejora la situación. Las causas refractarias son la presencia del aire residual u oclusiones del injerto.

2. Ritmo

a. Es preferible un ritmo sinusal normal. En los pacientes que tienen mala distensibilidad, ventrículos de pared gruesa (asociada con estenosis aórtica, hipertensión o isquemia), el «impulso» auricular puede contribuir hasta en un 40% al GC, por lo que **es muy importante** conseguir una contracción auricular sincronizada [ritmo sinusal o estimulación auricular o auriculoventricular (AV) secuencial] antes de intentar la finalización de la DCP. La estimulación auricular es aceptable si no hay bloqueo AV, pero a menudo es necesario utilizar electrodos auriculares y ventriculares.

b. Se deben cardiovertir las taquicardias supraventriculares (FC mayor de 120 latidos por minuto), como el flúter auricular regular con QRS estrecho y la fibrilación auricular, utilizando la cardioversión interna sincronizada antes de terminar la DCP.

c. Se puede usar esmolol, antagonistas del calcio o adenosina para la cardioversión química o para controlar la frecuencia de respuesta ventricular. Con algunos fármacos se observa un descenso de la contractilidad. La administración de digoxina puede ser eficaz, pero su inicio es tardío.

d. El bloqueo AV de tercer grado requiere estimulación, aunque la atropina puede ser eficaz en ocasiones.

e. Las arritmias ventriculares se tratan según indicaciones (véase el Capítulo 2).

C. Calcio. Las sales de calcio deben estar siempre disponibles inmediatamente para tratar la hipocalcemia e hiperpotasemia que aparecen habitualmente después de la DCP. Sin embargo, no se recomienda su administración sistemática.

1. Mecanismo de acción. La mayoría de los estudios sugiere que el calcio produce principalmente una elevación de las resistencias vasculares sistémicas (RVS), cuando la concentración de Ca^{2+} ionizado se encuentra en el intervalo normal-bajo o mayor[1]. La contractilidad se mantiene a pesar de este incremento de la poscarga. La administración de calcio aumenta la contractilidad en presencia de concentraciones de calcio ionizado muy bajas. La dosis habitual es de 5-15 mg/kg de CaCl. La administración de calcio está claramente indicada cuando la concentración de Ca^{2+} ionizado es baja y la contractilidad está deprimida tras la DCP. Además, al elevar las concentraciones de calcio se contrarrestarán mejor las acciones arritmógenas e inotropas negativas de la hiperpotasemia.

2. **Medición.** Las concentraciones de Ca^{2+} ionizado deben evaluarse después del recalentamiento para orientar mejor el tratamiento. El intervalo habitual es de 1-1,3 mmol/dl. Las concentraciones de calcio se afectan por el pH: aumentarán ante un pH bajo y disminuirán con un pH elevado. Antes de tratar las concentraciones anormales debe corregirse el pH. Las soluciones de reperfusión de cardioplejía con sangre citrada pueden reducir las concentraciones de Ca^{2+} en sangre en una cuantía sustancial.
3. **Riesgos de la administración de calcio**[1]
   a. Se ha descrito la inhibición de la acción hemodinámica de fármacos inotrópicos (como adrenalina o dobutamina).
   b. Los pacientes que toman digoxina pueden experimentar arritmias potencialmente mortales.
   c. Puede producirse espasmo coronario en los casos raros de pacientes susceptibles.
   d. Es posible un aumento de la lesión por reperfusión. La administración de calcio debe esperar hasta 15 minutos tras liberar la pinza aórtica.

D. **Gasto cardíaco.** La medición del GC ayuda a evaluar la función del corazón después de la DCP. Para ello se puede utilizar el catéter de la arteria pulmonar (AP) o la ecocardiografía transesofágica (ETE). Si se usa un catéter en AP que permite la medición continuada del GC, puede tardarse hasta 3 minutos en obtener la primera medición del GC tras la DCP. La espera es aceptable si el paciente está estable; en caso contrario, debe disponerse de un equipo para la determinación manual.

E. **Células**
1. La concentración de hemoglobina debe ser normalmente mayor de 7 g/dl antes de terminar la DCP. En caso contrario se deben administrar concentrados de hematíes o sangre total durante la DCP para mantener la capacidad de transporte de O_2 después de la DCP. Los enfermos que tienen estenosis coronaria residual, un GC que se espera bajo o un daño de órganos diana pueden beneficiarse de unas concentraciones de hemoglobina aún mayores.
2. El concentrado de hematíes debe estar disponible inmediatamente para su uso cuando se ha agotado el volumen de la bomba de DCP.

F. **Coagulación.** Deben preverse posibles alteraciones de la coagulación que puedan requerir tratamiento. En caso necesario, se deben administrar los siguientes productos hematológicos sólo después de la DCP.
1. Las plaquetas estarán disponibles si están indicadas (trombocitopenia, uso de ácido acetilsalicílico, insuficiencia renal crónica, reintervención, DCP de larga duración).
2. Debe disponerse de plasma fresco congelado o crioprecipitado si está indicado para el tratamiento de las carencias de los factores adecuados.
3. Se puede utilizar acetato de desmopresina (DDAVP) para incrementar la agregación plaquetaria en pacientes con insuficiencia renal crónica, enfermedad de von Willebrand u otras alteraciones plaquetarias. DDAVP tiene poco efecto en la pérdida o reposición de sangre en los sujetos sometidos a un IDAC que no tienen alteraciones plaquetarias previas, pero puede ser eficaz en la cirugía de corazón abierto[2].
4. No se deben administrar estos productos hematológicos ni DDAVP hasta que se haya revertido el efecto de la heparina y se hayan completado todas las reparaciones quirúrgicas. El tratamiento con productos hematológicos debe estar guiado por la situación clínica y por los resultados analíticos (como el tiempo de protrombina, el tiempo de tromboplastina parcial, el tromboelastograma o el recuento de plaquetas).

G. **Ventilación**
1. Se debe garantizar la oxigenación y ventilación adecuadas mientras el paciente esté bajo la DCP comprobando las gasometrías arteriales y venosas a intervalos periódicos. El pH debe encontrarse entre 7,30 y 7,50 en normotermia antes de terminar la DCP.

2. Se deben reexpandir los pulmones con dos o tres respiraciones mantenidas (de 15-20 segundos cada una) hasta alcanzar una presión máxima de 30-40 cm H_2O con la confirmación visual de la expansión pulmonar bilateral y resolución de atelectasias. En los pacientes que tienen injertos de la arteria mamaria interna se debe tener cuidado para prevenir la sobredistensión pulmonar, lo que puede provocar la avulsión del injerto. Se debe estimar la distensibilidad pulmonar (véase la Sección **7** a continuación). En raras ocasiones estará indicada la aspiración traqueal. Se tomarán precauciones en aquellos enfermos anticoagulados. Es posible que haya que evacuar un hemotórax o neumotórax.
3. La fracción de oxígeno inspirado (FIO_2) debe ser de 1. Si se usó aire durante la DCP para prevenir las atelectasias, se deberá interrumpir su administración. Nunca se debe usar óxido nitroso durante o después de la canulación para evitar el aumento de tamaño de la embolia gaseosa.
4. El pulsioxímetro se debe encender; si existe un flujo pulsátil, debe ser funcional.
5. Todos los monitores de las vías respiratorias deben estar encendidos (apnea, FIO_2, CO_2 teleespiratorio).
6. Debe comenzarse la ventilación mecánica antes de intentar terminar la DCP. Terminar una DCP sin ventilación pulmonar puede tener consecuencias desastrosas. El momento de comenzar la ventilación mecánica mientras el paciente se encuentra aún bajo la DCP es controvertido. Algunos médicos creen que la ventilación debe comenzar cuando se reinicia el flujo sanguíneo pulsátil arterial o pulmonar para evitar la hipoxemia. No obstante, puede no ser necesaria en las derivaciones normotérmicas con flujo casi completo[3] y puede provocar una alcalosis respiratoria importante en la sangre venosa pulmonar. También se puede usar el pulsioxímetro o la tensión de oxígeno del circuito venoso de la DCP para evaluar la necesidad de ventilación durante la DCP parcial.
7. La auscultación de los ruidos respiratorios confirmará el movimiento del aire y puede revelar sibilancias, estertores o roncus. Se debe instituir el tratamiento adecuado antes de terminar la DCP.

H. Vaporizador. Lo normal es que los fármacos inhalados que se usan durante la DCP para controlar la presión arterial (PA) se retiren al menos 10 minutos antes de terminar la derivación. Estos fármacos disminuyen la contractilidad y puede tardarse hasta 15-20 minutos en eliminarlos del circuito.

I. Expansores de volumen. Debe disponerse de una solución de albúmina, almidón o cristaloides para incrementar la precarga si no están indicados los productos hematológicos. El almidón (hetastarch) puede estar contraindicado si se espera una hemorragia excesiva o si hay un deterioro de la función renal.

J. La visualización del corazón es importante antes de terminar la DCP. La ETE es útil para permitir una exploración detallada. A simple vista, en el tórax se ven principalmente la aurícula y el ventrículo derechos. La ETE puede evaluar las cuatro cámaras. Es posible evaluar los parámetros siguientes:

1. Contractilidad. El corazón latirá enérgicamente y hará un «chasquido» con cada latido siguiendo un patrón contráctil normal. Las alteraciones de la movilidad de la pared por isquemia o infarto pueden compararse con las observaciones previas a la DCP.
2. Distensión de las cámaras.
3. El aire residual en las estructuras izquierdas [es decir, aurícula izquierda (AI), ventrículo izquierdo (VI) y venas pulmonares].
4. Conducción. El diagnóstico visual directo del ritmo sinusal normal o de las arritmias auriculares puede ser más fácil usando el electrocardiograma (ECG). La visualización de la orejuela de la AI puede ser especialmente útil a este respecto.
5. Se puede identificar la función valvular o las fugas perivalvulares antes de intentar terminar la DCP.

K. Factores predictivos

1. Evaluar el riesgo del paciente de una retirada difícil de la DCP. Los factores de riesgo que se pueden identificar **antes** de terminar la DCP son[4]:
   a. Fracción de eyección en el preoperatorio menor de 0,45 o disfunción diastólica

b. Mujer sometida a un IDAC (tendencia a revascularización incompleta por unas arterias coronarias más pequeñas y enfermas)
c. Paciente anciano
d. Uso de un inhibidor de la enzima conversora de angiotensina (ECA) (vasodilatación excesiva)
e. Isquemia en curso o infarto en evolución en el período previo a la DCP
f. Duración prolongada de la DCP (más de 2-3 horas)
g. Reparación quirúrgica inadecuada
  1) Revascularización coronaria incompleta
    a) Vasos pequeños (no pueden recibir el injerto o hay una mala circulación colateral)
    b) Enfermedad distal (especialmente en sujetos diabéticos)
  2) Enfermedad valvular
    a) Sustitución valvular con válvula muy pequeña (gradiente de presión transvalvular alto tras la DCP)
    b) **Reparación** valvular imperfecta (insuficiencia o estenosis residual)
h. Conservación incompleta del miocardio durante el pinzamiento aórtico
  1) ECG sin asistolia (parada diastólica incompleta)
  2) Fibrilación ventricular prolongada antes del pinzamiento aórtico
  3) Miocardio caliente
    a) Hipertrofia VI (cardioplejía incompleta)
    b) Estenosis coronaria de alto grado (no hay cardioplejía en esa zona del corazón)
    c) Elección del orden del injerto (los injertos deben realizarse primero en la zona del corazón dependiente de una lesión de alto grado en ausencia de cardioplejía retrógrada, por lo que la cardioplejía debe infundirse precozmente)
    d) Cardioplejía de lavado que no afecta al flujo colateral coronario
    e) Mala eliminación del aire del VI

2. Preparados adicionales en enfermos de alto riesgo

a. Una práctica habitual es disponer de una jeringa de efedrina (5 mg/ml) o adrenalina diluida (4-10 μg/ml). Se pueden usar en bolo hasta que se tome una decisión sobre la necesidad de usar una infusión continuada.
b. Comentar la necesidad de la **monitorización invasiva** adicional con el cirujano (p. ej., con un catéter en AI o un catéter aórtico central).
c. Comprobar la disponibilidad inmediata de otros fármacos **inotrópicos o vasoactivos:** adrenalina, dobutamina, milrinona, noradrenalina, prostaglandina E_1 y óxido nítrico.
d. Según proceda en relación con el nivel de dificultad esperado al finalizar la DCP, comprobar la disponibilidad inmediata de un **balón de contrapulsación intraaórtico** (BCIA) y valorar la colocación de un catéter en la arteria femoral para facilitar su rápida inserción y, posiblemente, para mejorar la monitorización de la PA.
e. Valorar el inicio de una infusión inotropa o el uso de una BCIA antes de terminar la DCP en pacientes que tienen una contractilidad mala. Obsérvese que la ley de Frank-Starling implica que un corazón vacío no latirá con potencia. A menudo, un corazón que se contrae lentamente comenzará a latir con «brío» una vez que esté lleno.
f. Una buena norma es que «el primer esfuerzo de finalizar la DCP es el mejor». Se aconseja encarecidamente optimizar todos los parámetros antes de terminar la DCP. En caso de duda, comenzar con un fármaco inotrópico. Se ha demostrado que el uso preventivo de milrinona mejora la función cardíaca durante y después de la cirugía cardíaca[5].

L. Protamina. La dosis de protamina se debe calcular y dejar preparada en una jeringa o en una infusión. **Su uso prematuro es catastrófico,** por lo que se debe etiquetar de forma notoria y no se dejará en la zona de almacenamiento de las medicaciones habituales para evitar su uso accidental. El cirujano, el anestesista y el perfusionista deben coordinarse para usar esta medicación.

M. Presión. Comprobar la calibración y el nivel cero de todos los transductores antes de terminar la DCP.

1. **Presión arterial.** Hay que saber que los catéteres en la arteria radial pueden infraestimar la presión aórtica central después del recalentamiento, limitación que no es compartida por los catéteres de la arteria femoral. Si se usa una vía de aspiración del aire en la raíz aórtica, también debe estar conectada con un transductor. Si el catéter de la arteria radial no está funcionando, puede utilizarse una aguja o una cánula colocada en la aorta durante y después de la terminación de la DCP hasta que se retire la cánula.
2. **Presión en AP.** Comprobar que el catéter no ha migrado distalmente hasta una posición de enclavamiento. A menudo, el catéter en AP debe retirarse otros 3-5 cm, aunque ya se haya hecho así al comenzar la DCP.

N. Fármacos presores e inotrópicos

1. Los medicamentos que es probable que puedan usarse durante la intervención deben encontrarse disponibles, incluidos un vasodilatador (como NTG o nitroprusiato) y un inotrópico potente (como dopamina, dobutamina, adrenalina o milrinona).
2. Siempre se tendrá a mano NTG y fenilefrina o noradrenalina para su infusión después de la DCP, incluso si su uso no es el esperado. Algunos médicos usan la infusión profiláctica de NTG (aproximadamente 50 (μg/min) en todos los procedimientos de revascularización coronaria para prevenir la vasoconstricción coronaria. También se puede usar como venodilatador para permitir la infusión de un volumen adicional en pacientes tras la DCP.
3. Las bombas de infusión volumétrica administran sustancias vasoactivas con la mayor exactitud y reproducibilidad.

O. Marcapasos. En la sala debe haber un marcapaso externo, que el anestesista comprobará y preparará con las configuraciones iniciales. A menudo se necesita un marcapaso para el tratamiento de la bradicardia o asistolia. En los pacientes que tienen bloqueo cardíaco se recomienda utilizar un marcapaso secuencial AV para conservar la contracción auricular sincronizada. Se recomienda usar un estimulador DDD cuando sea posible.

P. Potasio. Se debe comprobar la bioquímica sanguínea antes de terminar la DCP.

1. **La hiperpotasemia** puede alterar la conducción y disminuir la contractilidad. Es más frecuente después de largos períodos de uso de la bomba, cuando se usan y absorben grandes cantidades de la solución de cardioplejía, especialmente en pacientes con disfunción renal.
2. **La hipopotasemia** puede provocar arritmias y se debe tratar cuando la concentración es menor de 3,5 mEq/l y la producción de orina es adecuada tras la DCP.
3. Se deben comprobar las concentraciones de **glucosa** en los enfermos diabéticos y administrar tratamiento si procede. Las concentraciones altas de glucosa en cualquier sujeto pueden contribuir a una disfunción del sistema nervioso central y una mala cicatrización de la herida tras la DCP y deben recibir tratamiento.
4. Las concentraciones de Ca^{2+} ionizado se comentan en la sección **I.C** anterior.
5. Los demás electrólitos deben evaluarse según necesidades. En particular, las concentraciones bajas de magnesio son frecuentes tras la DCP y se han asociado a arritmias.

II. Secuencia de pasos a seguir inmediatamente antes de terminar la DCP. La finalización de la derivación describe el tránsito de una DCP total (la bomba de derivación suministra el 100% del trabajo mecánico necesario) a una situación final en la que el corazón se encarga del 100% de dicho trabajo. La transición debe ser gradual, reconociendo que la función cardíaca no suele ser normal tras la DCP. (A veces, no obstante, la función cardíaca puede haber **mejorado** tras la derivación si se alivia la isquemia o se repara la disfunción ventricular.)

A. Lista de comprobación final antes de terminar la DCP

1. **Confirmar**

   a. **La ventilación**

      1) Los pulmones se ventilan con O_2 al 100%, una confirmación visual.
      2) Se activan las alarmas ventilatorias.

3) Se auscultan los sonidos respiratorios y los tonos cardíacos con el estetoscopio esofágico.
4) Todos los vaporizadores están desconectados.

b. El paciente está suficientemente recalentado.
c. Se ha eliminado correctamente el aire del corazón, los grandes vasos y los injertos.
d. El paciente se encuentra en una situación metabólica óptima.
e. Todos los equipos y fármacos están preparados.

2. **No continuar hasta que estos criterios se hayan cumplido.**
3. La finalización de la DCP requiere la máxima concentración y vigilancia por el anestesista y se eliminarán todas las distracciones.

B. **Qué buscar durante la finalización.** La información clave se obtiene de tres fuentes: la pantalla de presión invasiva, el propio corazón y el ECG.

1. **Pantalla de presión invasiva**

a. Las formas de onda de presión [arterial, presión venosa central (PVC) y AP o AI, si se utilizan] se muestran mejor con trazados de superposición y hay algunas ventajas cuando se usa también una escala idéntica. Las ventajas de este formato de pantalla son las siguientes:

1) La presión de perfusión coronaria se refleja gráficamente como la altura vertical entre la presión arterial diastólica y la presión de llenado (diastólica en AP o media en AI) durante la diástole.
2) La separación vertical entre la media en AP y las formas de onda de PVC sirve para estimar el trabajo en el ventrículo derecho (VD) (véase la Sección **II.B.1.d** siguiente).
3) La pendiente del ascenso de la presión aórtica central durante la sístole puede indicar, de alguna forma, la contractilidad del VI y se aprecia más fácilmente si no se comprime la forma de onda.
4) La insuficiencia valvular se puede diagnosticar examinando la PVC, la presión de enclavamiento capilar pulmonar (PECP) o las formas de onda en AI (p. ej., la insuficiencia mitral puede producir ondas V en los trazados de AI y PCP) y también por la ETE.

b. **Presión arterial.** Las presiones arteriales sistémicas sistólica y media deben comprobarse continuamente.

1) La presión **sistólica** describe la presión generada por la propia contracción del corazón.
2) Antes de finalizar la DCP, la presión **media** describe el trabajo realizado por la bomba de derivación y el tono vascular. Después de la separación, refleja el trabajo cardíaco y el tono vascular.
3) La **presión diastólica** refleja el tono vascular e indica la presión de perfusión coronaria.
4) La **presión de pulso** refleja el trabajo mecánico realizado por el corazón. Esta diferencia de presión aumenta a medida que el corazón asume más trabajo circulatorio. Se sugiere una insuficiencia del VI cuando disminuye la presión de pulso.
5) Las dificultades para terminar la DCP (una mala función del VI) pueden reflejarse por una presión de pulso o una diferencia de presión sistólica-media bajas en presencia de presiones de llenado auricular altas cuando la vía de retorno venoso está parcialmente ocluida.
6) Es importante recordar que el catéter en arteria radial puede no dar una medición exacta tras la DCP. Durante los primeros 30 minutos tras la DCP, la arteria radial tiende a infraestimar las presiones aórticas centrales sistólica y media[6].
La hipotensión en arteria radial clínicamente significativa debe confirmarse con una lectura no invasiva de la PA o con una medición de la presión arterial aórtica central o femoral antes de administrar tratamiento o reiniciar la DCP.

c. **Presión venosa central.** Proporciona un índice de llenado del corazón derecho antes y durante la finalización de la DCP.
d. **Aumento de la presión media PVC-AP.** El trabajo mecánico realizado por el VD se refiere a la diferencia entre la PVC y la presión media en AP.

2. **La inspección del corazón visualmente o con ecocardiografía** proporciona una información valiosa sobre la contractilidad, las alteraciones de la movilidad de la pared, la conducción, la precarga y la función valvular.
3. **Los cambios en el ECG,** como el bloqueo cardíaco, arritmias o isquemia, son frecuentes y obligan a una revisión frecuente.
4. **Ventilación y oxigenación.** No se deben olvidar los aspectos habituales del control de las vías respiratorias ni los problemas relacionados con otros órganos mayores. La presión parcial de dióxido de carbono (P_aCO_2) debe mantenerse en 40 mm Hg o menor en el período post-DCP. Las elevaciones pequeñas de la P_aCO_2 pueden aumentar significativamente la resistencia vascular pulmonar (RVP)[7].

III. Secuencia de pasos durante la finalización de la DCP

A. Paso 1: Retardo del retorno venoso hacia la bomba

1. **Consecuencias de una oclusión venosa parcial.** La vía venosa se ocluye lentamente (por el cirujano o el perfusionista). Este incremento de la resistencia de la vía venosa provoca el aumento de la presión en aurícula derecha y hace que parte de la sangre fluya a través de la válvula tricúspide en el VD y que no toda la sangre drene hacia la bomba. Según la ley de Frank-Starling, el GC aumenta a medida que aumenta la precarga, por lo que el corazón comienza a eyectar sangre con más fuerza a medida que se llena y aumenta de tamaño.
2. **Precarga.** La oclusión de la vía venosa se ajusta cuidadosamente para alcanzar y mantener una precarga óptima o un **volumen telediastólico en VI** (VTDVI) determinados.
   a. **Estimación de la precarga.** Los **volúmenes** de llenado del VI no se pueden medir directamente, a menos que se use la ETE. En su lugar, el VTDVI se estima a partir de la **presión** de llenado [presión diástolica en AP, PECP o presión en AI (PAI)]. La relación entre el VTDVI y la presión en AI y la PCP puede ser muy variable después de la derivación, como consecuencia de los cambios de la distensibilidad diastólica. El descenso de la distensibilidad se debe al edema e isquemia del miocardio. Por tanto, la PCP es un indicador relativamente malo de VTDVI en el período post-DCP[8], pero habitualmente es el mejor indicador disponible.
   b. **La precarga óptima** es el valor **más bajo** que proporciona un GC adecuado. Una precarga mayor que el valor óptimo puede provocar:
      1) Distensión ventricular y aumento de la tensión parietal [aumento del consumo miocárdico de oxígeno (MvO_2)].
      2) Descenso de la presión de perfusión coronaria.
      3) GC excesivo o disminuido.
      4) Edema de pulmón.
   c. **Presiones de llenado habituales durante la finalización.** En los pacientes que tienen una buena función del VI en el preoperatorio, a menudo es suficiente con una PCP de 8-12 mm Hg o una PVC de 6-12 mm Hg. Una contractilidad anormal o una rigidez diastólica pueden necesitar presiones de llenado mucho más altas para conseguir volúmenes de llenado adecuados (20 mm Hg o mayores), pero en ese caso es imperativo monitorizar el llenado del corazón **izquierdo** a través de la vía en AP o AI, o mediante ETE.
   d. **Relación PVC/PAI.** Normalmente, la PVC es menor que la PAI, que habitualmente se estima por la PCP (relación PVC/PAI menor de 1). Si la relación está aumentada (mayor de 1), el tabique intraventricular puede estar forzado hacia la izquierda, limitando el llenado del VI y el GC. Este «desplazamiento septal» se puede diagnosticar también con la ETE. En esta situación, puede ser imposible terminar la DCP hasta que la relación se normalice mejorando la función del VD[9].

B. Paso 2: Disminución del flujo de la bomba hacia la aorta

1. **Conseguir una derivación parcial.** El aumento de la precarga hace que el corazón comience a contribuir al GC. Esta situación se denomina derivación parcial, porque la

sangre venosa que entra en la aurícula derecha se divide en dos vías: parte se dirige hacia la bomba y parte atraviesa el VD y los pulmones y se inyecta en la aorta a través del VI.

a. Algunos centros proponen mantener al enfermo en DCP parcial durante varios minutos para lavar las sustancias vasoactivas de los pulmones antes de terminar la DCP.

2. **Necesidad de reducir el flujo de salida de la bomba**. Como ahora hay dos fuentes de sangre que llenan la aorta, la cantidad de sangre arterial devuelta desde la bomba hacia el paciente se puede reducir a medida que aumenta el GC nativo para mantener el flujo total de sangre aórtica. Por tanto, el perfusionista reduce el flujo de la bomba en decrementos de 0,5 a 1 l/min. Este paso se repite, permitiendo reducciones graduales del flujo de la bomba mientras que se monitorizan estrictamente la función cardíaca y la hemodinámica.

3. **Reajustar la resistencia de la vía venosa**. Puede ser necesario algún ajuste de la resistencia de la vía venosa para mantener una presión de llenado constante a medida que el corazón recibe más trabajo para realizar. Además, para mantener el reservorio venoso sin que se elimine toda la sangre, se necesita menos flujo de entrada venoso a medida que se reduce el flujo de salida de la bomba arterial. Por tanto, la pinza de la vía venosa puede cerrarse progresivamente para conseguir el incremento deseado de la precarga.

C. **Paso 3: Finalización de la derivación.** Si el corazón genera una presión sistólica adecuada (habitualmente, 90-100 mm Hg para un adulto) con una precarga aceptable con flujos de bomba de 1 l/min o menos, el enfermo está listo para ensayar la retirada de la DCP y la derivación ha terminado. La bomba se detiene y se pinzan completamente ambas cánulas de la bomba. Si no se cumplen estos criterios, se reinstaura la DCP y comienza el control de la descompensación cardiovascular (véase la Sección **IV.D.** siguiente).

Hay algunas **variaciones de la técnica.** En algunos centros, la finalización se realiza pinzando bruscamente la vía venosa y reduciendo después el flujo de la bomba a medida que el corazón comienza rápidamente a eyectar sangre en respuesta a un llenado precipitado. Aunque esta técnica puede ser satisfactoria en los sujetos que tienen una buena función cardíaca, requiere disminuir rápidamente el flujo de la bomba porque el reservorio venoso podría, de otra manera, vaciarse en ausencia de retorno venoso. No se recomienda en pacientes que tienen una función cardiovascular comprometida.

IV. **Secuencia de pasos inmediatamente después de finalizar la DCP.**

A. **Precarga: infusión de sangre desde la bomba.** Si el rendimiento cardíaco no es el adecuado, pueden ser beneficiosos pequeños incrementos de la precarga. En cuanto a los pacientes adultos, el volumen se transfiere en incrementos de 50-100 ml desde el reservorio venoso de la bomba hacia el enfermo, a través de la cánula aórtica. Antes de la infusión de volumen debe inspeccionarse la cánula aórtica, por si hay burbujas de aire en su interior. En los pacientes pediátricos se usan incrementos de 10-50 ml. Durante las infusiones de volumen desde la bomba se deben vigilar estrechamente la PA, la presión de llenado y el corazón. La infusión **continua** está contraindicada porque puede producirse la sobredistensión del corazón y el reservorio del oxigenador puede haberse vaciado, enviándose embolias gaseosas hacia el paciente.

1. La infusión casi instantánea de volumen por la bomba permite evaluar la función del VI. Se puede asumir que, durante la infusión, no hay cambios en las RVS. De acuerdo con la fórmula:

$$PA = GC \times RVS$$

Si se toma RVS como una constante, entonces:

$$PA \cong GC,$$

por lo que un incremento de la PA con una pequeña infusión de volumen debe indicar un incremento del GC.

2. **Si la PA y el GC no cambian** cuando aumenta la precarga, es probable que el enfermo se encuentre en la parte alta (parte plana) de la curva de Frank-Starling y no es probable que otra infusión de volumen sea útil.
3. **Si la PA aumenta,** es probable que el aumento se deba a un aumento del GC, y la administración de más volumen puede ser favorable. De esta forma, la precarga óptima puede ajustarse después de la DCP.
4. Es frecuente que tres factores contribuyan a la necesidad de administrar volumen después de la DCP:
   a. El recalentamiento continuado de los lechos vasculares periféricos da lugar a vasodilatación.
   b. Los cambios de la distensibilidad diastólica del VI alteran la presión de llenado óptima.
   c. Hemorragia continuada.

B. **Medición de la función cardíaca**

1. Antes de efectuar pasos **relativamente** irreversibles para extraer la cánula aórtica o administrar protamina, hay que evaluar la función cardíaca. Es importante, en particular en los adultos, porque una PA adecuada puede ser el resultado de un GC bajo y unas resistencias vasculares sistémicas altas. La función cardíaca se puede evaluar midiendo el GC o con ecocardiografía. Se debe calcular el **índice cardíaco** derivado (GC/superficie corporal). En general, debe haber un índice cardíaco de más de 2 $l/min/m^2$ para valorar la terminación permanente de la DCP, aunque un índice mayor de 2,3 se considera habitualmente «normal». Si la FC es alta, puede haber un GC normal a pesar de un volumen latido bajo. Por tanto, puede ser útil calcular el **índice del volumen latido** (índice cardíaco/FC) (lo normal es mayor de 40 $ml/latido/m^2$).
2. **Medición de la perfusión del sujeto.** Se deben buscar signos de una perfusión **tisular** adecuada después de la DCP. En los primeros 5-10 minutos tras terminar la DCP se deben medir la gasometría arterial y el pH, buscando acidosis láctica o anomalías en el intercambio de gas. La Po_2 en sangre venosa mixta indica el equilibrio entre el suministro y la demanda corporal global de O_2. La producción de orina aumenta normalmente tras la DCP y si no se produce este aumento se deberá evaluar y tratar inmediatamente. La presión de perfusión ideal para conseguir la perfusión tisular adecuada debe individualizarse. Los pacientes que tienen insuficiencia renal, enfermedad cerebrovascular o hipertensión pueden requerir presiones de perfusión mayores, aunque el aumento de la PA puede empeorar la hemorragia.
3. **Poscarga e impedancia aórtica.** En presencia de una buena función del VI (y en ausencia de isquemia miocárdica), el anestesista debe evitar la poscarga elevada (reflejada en la PA sistólica) para prevenir el estrés excesivo en las líneas de sutura aórticas y para reducir la hemorragia quirúrgica. En los adultos, el intervalo deseado habitual de PA sistólica es de 100-140 mm Hg.

   En presencia de deterioro de la función del VI o de insuficiencia valvular, se deben reducir las RVS al nivel más bajo posible a la vez que se mantiene una TA adecuada para la perfusión orgánica. Si se reduce la impedancia aórtica mejora la eyección del VI y reduce la tensión parietal sistólica en el VI y la demanda miocárdica de O_2. La impedancia se refiere a la PA y RVS, y un descenso de las RVS puede dar lugar a un aumento de la GC sin cambios de la PA.
4. **FC y ritmo.** Habitualmente, la FC óptima es de 70-100 latidos por minuto.
   a. **Bradicardia** (FC menor de 60 latidos por minuto). **Una FC baja** puede reducir el GC sustancialmente porque la rigidez anormal del VI que, a menudo, está presente después de la DCP evita el aumento normal del volumen latido a medida que cae la FC. La estimulación es el medio ideal de aumentar la FC, en especial la estimulación auricular o secuencial AV por su capacidad de control.
   b. **La taquicardia** (mayor de **120 latidos por minuto**) puede ser perjudicial para el llenado del VI porque aumenta el Mvo_2 y se debe tratar con rapidez.
   c. **Las arritmias** requieren un tratamiento apropiado y oportuno.

C. Extracción de las cánulas

1. **Cánulas venosas.** La presencia de una gran cánula o cánulas en la aurícula derecha o vena cava retrasará el retorno venoso al corazón y, si la función cardíaca es razonable, la cánula venosa debe extraerse en cuanto sea posible. La extracción de la cánula permitirá al perfusionista «reprimir» la bomba y permitir la infusión de volumen a través de la cánula áortica.
2. **Cánula aórtica.** La extracción de la cánula aórtica debe esperar hasta que se haya infundido al menos la mitad de la dosis de protamina.

D. Descompensación cardiovascular

1. Consultar en el Capítulo 2 los fármacos y dosis específicos.
2. La insuficiencia del VI o VD, los cuales se recuperan del daño sufrido durante la DCP, junto a las RVS bajas es la causa más frecuente de insuficiencia cardiovascular durante el proceso de finalización.

a. Insuficiencia del VI

1) El diagnóstico diferencial de la insuficiencia del VI después de la DCP se resume en la Tabla 8.1.

2) El tratamiento de la insuficiencia del VI durante la finalización de la DCP incluye:

a) Administración de fármacos inotrópicos. Se elige principalmente adrenalina o dobutamina como fármaco de primera línea, aunque algunos centros proponen el uso de dopamina o milrinona inicialmente. Independientemente de la elección, a menudo se administra efedrina en dosis de 10-20 mg o un bolo de 4-10 μg de adrenalina para aumentar la contractilidad y la PA mientras comienza la infusión de un inotrópico.

i) La administración de adrenalina o dopamina puede ser apropiada si la FC es normal y la RVS es normal o baja.

ii) Puede ser más apropiado usar dobutamina o milrinona si aumenta la RVS.

iii) Adrenalina o milrinona pueden ser adecuadas si la FC está elevada.

iv) Dobutamina o dopamina pueden ser más apropiadas si la FC es baja y no se usa la estimulación.

v) Noradrenalina o fenilefrina pueden ser apropiadas si la RVS es baja y el GC es normal o elevado.

vi) Milrinona reducirá significativamente la RVS, por lo que a menudo es necesario usar un vasoconstrictor arterial (fenilefrina o noradrenalina).

b) Comenzar la administración de NTG en presencia de isquemia (valorar el uso de betabloqueantes de acción corta o antagonistas del calcio).

b. Insuficiencia del VD

1) Diagnóstico.

a) En una época se pensó que el VD era sólo un conducto hacia la circulación pulmonar, pero no es así. El bombeo activo por el VD es obligado para que la función cardiovascular sea correcta, en particular en presencia de presiones elevadas en AP.

b) Los pacientes de mayor riesgo son aquellos que tienen:

i) Hipertensión pulmonar.

a) Valvulopatía mitral crónica.

b) Cortocircuitos izquierda-derecha (comunicación interauricular, comunicación interventricular).

c) Embolia pulmonar masiva.

d) Embolia gaseosa.

e) Hipertensión pulmonar primaria.

f) Insuficiencia mitral aguda o crónica.

i) Disfunción ventricular.

ii) Rotura del músculo papilar.

g) Disfunción diastólica del VI.

ii) Isquemia o infarto del VD.

Tabla 8.1. Diagnóstico diferencial de la insuficiencia ventricular izquierda después de la derivación cardiopulmonar

- **I.** Isquemia
  - **A.** Insuficiencia del injerto
    - **1.** Trombosis del injerto
    - **2.** La sutura distal provoca una constricción
    - **3.** Acodamiento del injerto
    - **4.** Aire en el injerto
    - **5.** El injerto se ha suturado invertido (sin flujo a través de las válvulas)
    - **6.** Flujo inadecuado a través de la arteria mamaria interna
  - **B.** Flujo sanguíneo coronario inadecuado
    - **1.** Revascularización inadecuada (secundaria a la enfermedad distal o a vasos inoperables)
    - **2.** Presión de perfusión coronaria inadecuada
    - **3.** Embolia de las arterias coronarias nativas, aire o macropartículas (coágulo, placa aterosclerótica)
    - **4.** Espasmo coronario
    - **5.** Taquicardia (descenso del tiempo de llenado diastólico)
    - **6.** Aumento de la demanda miocárdica de O_2
    - **7.** Lesión quirúrgica de una arteria coronaria nativa
  - **C.** Isquemia miocárdica que provoca daño miocárdico
    - **1.** Conservación miocárdica incompleta durante la derivación cardiopulmonar
    - **2.** Infarto de miocardio en evolución
- **II.** Insuficiencia valvular
  - **A.** Válvula protésica
    - **1.** Cosida invertida
    - **2.** Fuga paravalvular
    - **3.** Obstrucción mecánica (disco inmóvil)
  - **B.** Insuficiencia mitral aguda de válvula nativa (isquemia o rotura de músculos papilares)
- **III.** Problemas del intercambio de gas
  - **A.** Hipoxemia
    - **1.** FIO_2 inadecuada
    - **2.** Fallo del ventilador mecánico
    - **3.** Vía respiratoria desconectada
    - **4.** Broncoespasmo importante
    - **5.** Edema de pulmón («pulmón de bomba», síndrome de distrés respiratorio del adulto)
  - **B.** Hipoventilación
- **IV.** Precarga inadecuada
- **V.** Precarga excesiva (puede provocar la distensión de las estructuras cardíacas)
- **VI.** Lesión por reperfusión
- **VII.** Comunicación interventricular
- **VIII.** Otras causas de descenso de la contractilidad
  - **A.** Medicamentos
    - **1.** Betabloqueantes
    - **2.** Antagonistas del calcio
    - **3.** Fármacos inhalados
  - **B.** Acidemia
  - **C.** Alteraciones electrolíticas
    - **1.** Hiperpotasemia
    - **2.** Hipocalcemia
  - **D.** Insuficiencia ventricular izquierda preexistente

iii) Obstrucción en el tracto de salida del VD.
iv) Insuficiencia tricúspide.
c) Hallazgos fisiológicos.
i) Descenso del índice cardíaco (IC).
ii) Elevación inadecuada de la PVC frente a la PCP (a menos que exista una insuficiencia biventricular).
iii) Aumento de RVP (<2,5 unidades Wood o mayor de 200 dinas · s/cm[5]).
iv) Hipertensión pulmonar.
v) Reducción de la PVC hasta la presión media de aumento de la PA (menor de 5 mm Hg) (véase la Sección **II.B.1.d**).
2) Tratamiento.
a) Tratar los signos de isquemia.
i) Comenzar la infusión de NTG si la PA sistémica lo permite.
ii) Aumentar la presión de perfusión coronaria.
b) Habitualmente es necesario aumentar la precarga.
c) Aumentar el soporte inotrópico. Milrinona, dobutamina e isoproterenol son eficaces a menudo, porque cualquiera de ellos aumentará la contractilidad del VD y disminuirá la RVP.
d) Usar adyuvantes para disminuir la RVP.
i) La hiperventilación inducirá hipocapnia y descenso de la RVP. Se debe conseguir a través de una frecuencia respiratoria alta porque un aumento del volumen corriente puede aumentar la RVP.
ii) Evitar la hipoxemia, ya que inducirá vasoconstricción pulmonar.
iii) Evitar la acidemia.
iv) Mantener una temperatura interna normal.
v) Usar vasodilatores pulmonares (nitroglicerina, nitroprusiato).
e) La infusión de prostaglandina E_1 (PgE_1) a través de la vía en aurícula derecha inducirá la vasodilatación pulmonar. Para ello, a menudo se requiere la infusión concomitante de noradrenalina en la circulación sistémica a través del catéter en AI para evitar una reducción importante de la RVS[10].
f) Administrar óxido nítrico (ON) por vía inhalada (4-24 ppm). Algunos estudios sugieren que el ON mejora la hipertensión pulmonar y los parámetros de finalización mejor que la PgE_1[11].
g) Usar un dispositivo de asistencia del VD.

E. **Una vasodilatación inadecuada** puede impedir que se consiga la PA adecuada a pesar de un IC aceptable o elevado.
1. Las causas son:
a. Medicaciones preexistentes (antagonistas del calcio o inhibidores de la ECA).
b. Alteraciones electrolíticas.
c. Trastornos del equilibrio acidobásico.
d. Sepsis.
e. Causa idiopática (factores mal identificados relacionados con la DCP).
f. Hipertermia.
2. La hemodilución excesiva disminuye la viscosidad y reduce la RVS aparente.
3. El manejo incluye vasoconstrictores (como fenilefrina o noradrenalina) y transfusión de hematíes, cuando proceda.

F. **Reinicio de la DCP**
1. La decisión de reiniciar la DCP después de una prueba de circulación natural no debe tomarse precipitadamente, porque esta maniobra tiene algunos peligros (heparinización inadecuada, hemólisis), pero la DCP debe reiniciarse antes de que el daño isquémico sea permanente en el corazón, cerebro y riñones. Si no se puede establecer el diagnóstico y tratamiento de los trastornos cardiovasculares mencionados previamente en 3-5 minutos, está indicado reiniciar la DCP. Mientras el enfermo se mantenga con DCP debe continuar el diagnóstico y tratamiento, pero debe procederse sin aumentar el riesgo de insuficiencia orgánica.

2. Se debe administrar heparina según necesidades, basándose en la última medición del tiempo de coagulación activada que se obtenga mientras el paciente esté bajo la DCP (si se administró protamina, se necesita una **dosis completa** de heparina, 300 unidades/kg, antes de reiniciar la DCP).
3. Se debe buscar y corregir quirúrgicamente cualquier factor mecánico que pudiera comprometer el rendimiento cardíaco.
   a. La isquemia en curso según los cambios en el ECG o las alteraciones de la movilidad de la pared con la ETE pueden indicar la oclusión del injerto y requerir la reevaluación quirúrgica de la permeabilidad del injerto. Para evaluar el flujo se puede usar una sonda Doppler.
   b. Las alteraciones valvulares se pueden deducir a partir del trazado de AP o más específicamente de la ETE. Si está indicado, en este momento se debe proceder a evaluar las insuficiencias perivalvulares, la función de la válvula protésica o la estenosis o insuficiencia residual.
4. La finalización insatisfactoria necesitará añadir un soporte inotrópico más agresivo que se añade al tratamiento de primera línea.
   a. Los fármacos de segunda línea pueden incluir los siguientes (cualquiera de los cuales también puede ser un fármaco de primera línea):
      1) La adrenalina provocará un aumento de la contractilidad, un ligero descenso de la RVS con dosis bajas o moderadas y aumento de la RVS con dosis más altas.
      2) La noradrenalina provocará un importante incremento de la RVS y un aumento de la contractilidad.
      3) Milrinona provocará un aumento de la contractilidad y un descenso moderado de las RVS.
5. **Aumentar la monitorización.** La presión en AI es una estimación de la presión telediastólica en VI mejor que las presiones en AP. Las presiones en aorta o arteria femoral pueden ser más exactas que las presiones radiales. La ecocardiografía transesofágica o epicárdica, usando una sonda envuelta en una vaina estéril, puede proporcionar datos valiosos sobre la funcionalidad y el llenado y se debe valorar si se reinicia la DCP.
6. Si el segundo intento de terminar la DCP tampoco tiene éxito, continuar optimizando la precarga y la poscarga con vasodilatores o infusión de volumen según necesidades.
   a. El BCIA aumentará la PA diastólica y la perfusión coronaria y disminuirá la poscarga, por lo que deberá tenerse en cuenta.
   b. Si el cierre del tórax afecta negativamente a la hemodinámica de un corazón edematoso y con mala funcionalidad, se puede dejar abierto el tórax y cubrirlo con un vendaje. El paciente puede llevarse así a la unidad de cuidados intensivos y cerrarlo en el futuro.
   c. Si se puede, los dispositivos de asistencia ventricular pueden salvar vidas después de varios intentos fallidos de separar al enfermo de la DCP. Habitualmente, estos sistemas se usan para que repose el «miocardio aturdido» o como puente para el trasplante de corazón (véase el Capítulo 21).

Bibliografía

1. Royster RL, Butterworth JF IV, Prielipp RC, et al. A randomized, blinded, placebo-controlled evaluation of calcium chloride and epinephrine for inotropic support after emergence from cardiopulmonary bypass. *Anesth Analg.* 1992;74:3–13.
2. Marquez J, Koehler S, Strelec SR, et al. Repeated dose administration of desmopressin acetate in uncomplicated cardiac surgery: a prospective, blinded, randomized study. *J Cardiothorac Vasc Anesth* 1992;6:674–676.
3. Moore RA, Gallagher JD, Kingsley BP, et al. The effect of ventilation on systemic blood gases in the presence of left ventricular ejection during cardiopulmonary bypass. *J Thorac Cardiovasc Surg* 1985;90:287–290.
4. Bernard F, Denault A, Babin D, et al. Diastolic dysfunction is predictive of difficult weaning from cardiopulmonary bypass. *Anesth Analg* 2001;92:291–298.

5. **Kikura M, Sato S. The efficacy of preemptive milrinone or amrinone therapy in patients undergoing coronary artery bypass grafting. *Anesth Analg* 2002;94: 22–30.**
6. **Mohr R, Lavee J, Goor DA. Inaccuracy of radial artery pressure measurement after cardiac operations. *J Thorac Cardiovasc Surg* 1987;94:286–290.**
7. Salmenpera M, Heinonen J. Pulmonary vascular responses to moderate changes in $PaCO_2$ after cardiopulmonary bypass. *Anesthesiology* 1986;64:311–315.
8. **Hansen RM, Viquerat CE, Matthay MA, et al. Poor correlation between pulmonary arterial wedge pressure and left ventricular end-diastolic volume after coronary artery bypass graft surgery. *Anesthesiology* 1986;64:764–770.**
9. Kopman EA, Ferguson TB. Interaction of right and left ventricular filling pressures at the termination of cardiopulmonary bypass. *J Thorac Cardiovasc Surg* 1985;89:706–708.
10. D'Ambra MN, LaRaia PJ, Philbin DM. Prostaglandin E_1. A new therapy for refractory right heart failure and pulmonary hypertension after mitral valve replacement. *J Thorac Cardiovasc Surg* 1985;89:567–571.
11. **Rajek A, Pernerstorfer T, Kastner J, et al. Inhaled nitric oxide reduces pulmonary vascular resistance more than prostaglandin E1 during heart transplantation. *Anesth Analg* 2000;90:523–530.**

Capítulo 9 Capítulo 9
Capítulo 9
Capítulo 9

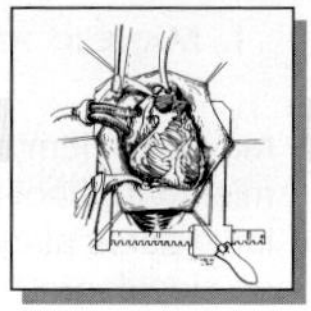

Período posterior a la derivación cardiopulmonar: un abordaje por sistemas

Sibylle A. Ruesch y Jerrold H. Levy

El período posderivación cardiopulmonar abarca el momento en que el miocardio se recupera de la agresión quirúrgica, de la derivación cardiopulmonar (DCP) y de los posibles efectos inflamatorios que se asocian con la circulación extracorpórea. Durante este período se producen cambios fisiológicos importantes que deben ser comprendidos para desarrollar los procedimientos terapéuticos apropiados para el manejo del sujeto. El alcance de estas alteraciones fisiológicas y el tiempo que transcurra hasta la recuperación dependen de numerosos factores propios del paciente y de la cirugía. En este capítulo se identifican estos cambios fisiológicos y se proporciona un abordaje por sistemas para el manejo apropiado de los pacientes en el período post-DCP.

I. Aparato cardiovascular. El aparato cardiovascular es, quizás, el sistema que sufre el mayor estrés fisiológico durante la DCP y necesita la máxima atención en el período inmediato tras la DCP. Por tanto, es importante identificar qué factores pueden afectar negativamente a la evolución cardiovascular en este período.

A. Factores que contribuyen a una evolución cardiovascular negativa en el período posderivación

1. Factores del enfermo

a. Edad. Los pacientes mayores de 70 años padecen una mayor morbilidad y mortalidad cardíacas. Como explicación, se citan la aterosclerosis más extensa, el deterioro de la función ventricular derecha (VD) o ventricular izquierda (VI) y una mayor probabilidad de enfermedades médicas coexistentes, como diabetes, enfermedad pulmonar obstructiva crónica y vasculopatía periférica[1].

b. Sexo femenino. Las mujeres representan un grupo de alto riesgo, en particular en aquellos procedimientos que implican la revascularización miocárdica. La razón es incierta, pero se ha observado que las mujeres son mayores en el momento de su presentación para la cirugía, tienen menos probabilidades de poder ser revascularizadas, tienen unos vasos coronarios más pequeños y tienen diabetes e hipertensión con mayor frecuencia.

c. Insuficiencia cardíaca congestiva. La disfunción ventricular en el preoperatorio representa un factor de riesgo significativo y se asocia con una mortalidad más elevada. Los pacientes que presentan las siguientes afecciones tienen probabilidades de sufrir un procedimiento quirúrgico durante la insuficiencia cardíaca congestiva (ICC): a) disfunción valvular aguda con deterioro hemodinámico, b) infarto de miocardio reciente con isquemia en evolución a pesar del tratamiento médico óptimo y c) ICC secundaria al deterioro significativo de la función del VI o del VD.

d. Cirugía de urgencias. Los sujetos que requieren una revascularización urgente del miocardio debido a una isquemia en curso o al deterioro hemodinámico aparecido después del tratamiento trombolítico o una angioplastia o implantación de una endoprótesis vascular («stent») no satisfactorios también representan un grupo de alto riesgo, por muchas razones. Algunos enfermos tendrán un riesgo mayor de hemorragia tanto antes como después de la derivación, debido al tratamiento trombolítico reciente, a la administración de heparina o al uso reciente de inhibidores plaquetarios, incluidos los antagonistas del receptor IIb/IIIa y bisulfato de clopidogrel.

2. **Factores quirúrgicos**
   a. **Durante la DCP**
      1) **DCP prolongada.** Aunque cada procedimiento de revascularización se asocia con algún grado de deterioro miocárdico transitorio en el período post-DCP precoz, la extensión del daño depende principalmente de la función del VD y del VI antes de la derivación y del grado de disinergia. Con una conservación miocárdica adecuada, no es probable que se produzca un daño miocárdico en la mayoría de los sujetos con un pinzamiento aórtico de menos de 2 horas de duración[2]. Un pinzamiento de duración mayor puede alterar el rendimiento miocárdico. Además, a medida que aumenta la duración de la DCP se incrementan también las alteraciones de la funcionalidad plaquetaria y la posibilidad de hemorragia y coagulopatía.
      2) **Reparación inadecuada**
         a) **Arteria coronaria.** La revascularización miocárdica puede ser inadecuada por varias razones. La causa más frecuente es la enfermedad vascular difusa, distal al lugar de la anastomosis coronaria, que es más probable en los pacientes que tienen unos vasos distales más pequeños, como los ancianos, los diabéticos y las mujeres. Otras causas posibles de revascularización defectuosa son la anastomosis distal técnicamente difícil e injertos venosos o de arteria mamaria interna de mala calidad o, como alternativa, una aorta con aterosclerosis difusa en la cual se modificó la técnica quirúrgica para evitar episodios ateroembólicos.
         b) **Válvulas.** Cuando el paciente está hemodinámicamente inestable en el período post-DCP después de la sustitución valvular, la atención se debe dirigir primero a buscar un problema mecánico. Las posibilidades son a) obstrucción mecánica debido a un mal funcionamiento valvular (valva adherida), b) suturado incorrecto de la válvula (invertida), c) fracaso de una línea de sutura que da lugar a una insuficiencia perivalvular significativa o d) disrupción auriculoventricular (AV) después de la sustitución de una válvula mitral. Los pacientes sometidos a una cirugía valvular también tienen un riesgo de presencia de aire intraventricular, que puede causar embolias hacia la circulación coronaria [preferiblemente hacia la arteria coronaria derecha (ACD) debido a consideraciones anatómicas] o hacia la arteria carótida cuando el corazón comienza a expulsar sangre.
      3) **Protección miocárdica inadecuada**
         a) **Enfriamiento miocárdico y administración de cardioplejía inadecuados.** La protección óptima del miocardio durante la DCP es esencial para la prevención de una disfunción cardíaca prolongada tras la derivación. La pérdida de la contracción cardíaca (asistolia) tiene un impacto máximo en la reducción del metabolismo cardíaco, seguido por hipotermia; por tanto, la mayoría de los cirujanos usan una combinación de cardioplejía fría, hipotermia del enfermo moderada y aplicación tópica de hielo picado para garantizar la protección miocárdica adecuada. La administración de la cardioplejía es más fácil en el VI porque se pueden usar varias vías (anterógrada, retrógrada o combinada). Por el contrario, el VD sólo se puede proteger correctamente con una cardioplejía anterógrada porque la administración retrógrada a través de los senos coronarios no se distribuye homogéneamente por el VD. Los pacientes que tienen una enfermedad significativa en la ACD tienen, por tanto, un mayor riesgo de disfunción del VD tras la derivación como consecuencia de una protección miocárdica que no ha alcanzado su óptimo y deben basarse en el enfriamiento tópico.

b) **Expulsión inadecuada del aire intracardíaco.** Debe evitarse la distensión cardíaca porque provoca un aumento de la tensión parietal miocárdica y un aumento del consumo de O_2. Hay varios factores que pueden promover la distensión, como el aumento del flujo sanguíneo colateral coronario, insuficiencia aórtica, fibrilación ventricular (FV) y administración repetida de la cardioplejía. La descompresión se consigue principalmente utilizando un sistema de aspiración en el VI, que habitualmente se inserta en la unión entre la aurícula derecha y la vena pulmonar superior derecha o a través de la arteria pulmonar (AP). Como alternativa, se puede cortar la orejuela auricular izquierda para permitir la descompresión espontánea. Cuando se utiliza un sistema de aspiración intraventricular, es importante garantizar que se elimina el aire antes de la eyección ventricular.

c) **Deterioro de la perfusión miocárdica.** La presión de perfusión coronaria se define como la presión media en la raíz aórtica durante la diástole menos la presión intracavitaria en el VI. Aunque se mantiene un importante debate sobre cuál es la presión de perfusión coronaria ideal, se cree que una presión entre 50-70 mm Hg es adecuada en la mayoría de los casos durante la DCP. Pueden ser necesarias presiones mayores en caso de que la estenosis coronaria sea importante, haya una gran hipertrofia del VI y cuando hay una distensión ventricular temporal. El flujo miocárdico también puede estar deteriorado en el momento de la reperfusión cuando pueda producirse una embolia gaseosa o por restos ateromatosos.

d) **La fibrilación ventricular** tiene un efecto perjudicial sobre el corazón, provocando un aumento del consumo de O_2, tensión parietal elevada y el consecuente descenso del flujo subendocárdico. El manejo apropiado incluye el aumento de la presión de perfusión, el enfriamiento del sujeto y, si es posible, el pinzamiento inmediato de la aorta, con infusión de un agente de cardioplejía para parar el corazón.

4) **Ventriculotomía.** La ventriculotomía provocará el atrapamiento de aire y detritus dentro del corazón y predispone a la embolia de las circulaciones coronaria y cerebral. Es un tipo de traumatismo miocárdico que puede contribuir al deterioro del rendimiento cardíaco en el período post-DCP.

5) **Lesión por reperfusión.** La lesión por reperfusión describe una serie de alteraciones funcionales, estructurales y metabólicas que son consecuencia de la reperfusión del miocardio después de un período de isquemia transitoria. La posibilidad de este tipo de lesión existe en todos los procedimientos cardíacos en los que se pinza la aorta. El daño se caracteriza por a) la acumulación de calcio en el citosol, b) una importante tumefacción celular (edema miocárdico) que disminuye el flujo de sangre y la distensibilidad ventricular tras la isquemia y c) la generación de radicales libres resultantes de la reintroducción de O_2 durante la reperfusión. Estos radicales libres de oxígeno pueden provocar un daño en la membrana por peroxidación lipídica. Para minimizar esta lesión se usan varias estrategias, incluida la reoxigenación con sangre caliente para comenzar el metabolismo aerobio, así como otras estrategias en desarrollo.

b. Post-DCP

1) **Extracción de la cánula.** Cuando el paciente esté hemodinámicamente estable después de terminar la DCP se retira la cánula o cánulas venosas. La pérdida de sangre y las arritmias auriculares son las principales complicaciones que se presentan durante la reparación de la zona de introducción de la cánula auricular. Después de la infusión del volumen adecuado de sangre desde la bomba, se pinza la cánula aórtica y se extrae. Aunque el momento y la técnica de extracción varían en cada centro, la mayoría lo hace antes de la infusión de protamina. Además, es frecuente reducir la presión arterial para minimizar

la pérdida de sangre y prevenir una posible lesión aórtica al disminuir la presión sobre la pared aórtica. Si durante la extracción de la cánula aórtica se produce una pérdida significativa de sangre que desemboca en un deterioro hemodinámico, se puede reinsertar rápidamente una cánula en la aurícula derecha e infundir un volumen apropiado de sangre hasta estabilizar al enfermo. No obstante, en algunos centros se dejará la cánula aórtica en su lugar durante la infusión inicial de protamina.

2) **Manipulación del corazón.** Es frecuente levantar el corazón una vez terminada la derivación, para poder examinar los lugares de anastomosis distal. Esta acción tiene consecuencias, como son un trastorno del retorno venoso, arritmias auriculares y ventriculares y disminución de la eyección ventricular, todo lo cual redundará en una hipotensión sistémica. Las manipulaciones de este tipo deben limitarse a períodos de tiempo cortos para evitar la isquemia y el deterioro hemodinámico. Además, se debe evitar el «sobretratamiento» de estos episodios hipotensivos con la administración de bolos de catecolaminas, ya que esta acción habitualmente se traduce en una hipertensión mayor cuando se detiene la manipulación mecánica. Una presión arterial muy alta en esta etapa puede provocar la rotura de injerto y un aumento de la hemorragia.

3) **Isquemia miocárdica**

   a) **Espasmo arterial coronario.** La isquemia del período posterior a la derivación puede ser secundaria al espasmo de los vasos coronarios nativos o del injerto de arteria mamaria interna, lo que habitualmente se manifiesta como elevación del segmento ST, aunque también pueden producirse arritmias, hipotensión importante y parada cardíaca como secuelas. Los mecanismos que se han propuesto consisten en una vasoconstricción coronaria intensa por hipotermia, traumatismo local, alcalosis respiratoria, estimulación simpática excesiva de los receptores α de los vasos coronarios, liberación de sustancias vasoconstrictoras de las plaquetas (tromboxano) y lesión del endotelio vascular nativo con pérdida de los factores relajantes vasculares endógenos (como el factor relajante derivado del endotelio y prostaciclina). Como modalidades terapéuticas satisfactorias del espasmo coronario se han utilizado la administración intracoronaria de fármacos como nitroglicerina o papaverina o la administración sistémica de nitroglicerina, antagonistas del calcio (como nicardipino) y otros inhibidores de la fosfodiesterasa (milrinona o inamrinona)[3].

   b) **Obstrucción mecánica.** La compresión de los injertos de vena o de la arteria mamaria interna puede producir isquemia miocárdica y se deberá explorar. La ventilación con un volumen corriente grande puede deteriorar de forma intermitente el flujo en el injerto de arteria mamaria interna y el pulmón distendido puede provocar la rotura del injerto en la zona de anastomosis.

   c) **Revascularización inadecuada.** Véase la Sección **2)** anterior.

4) **Administración de protamina.** Véase la Sección **III.A.4.**

5) **Cierre del tórax.** Durante el cierre del tórax puede aparecer un deterioro hemodinámico. En general, los pacientes que tienen una función del VI normal y un volumen intravascular adecuado toleran el cierre sin problemas. Algunos pacientes desarrollan hipotensión ligera y responderán rápidamente a la administración de volumen. En los sujetos que tienen una mala función ventricular o en los pacientes que reciben actualmente fármacos inotrópicos, puede ser necesaria la administración de un volumen adicional o el soporte inotrópico para mantener una hemodinámica similar. Si estas intervenciones fracasan, el cirujano podría tener que reabrir el tórax. El uso de la ecocardiografía transesofágica (ETE) puede ser especialmente útil para descartar las causas de la inestabilidad hemodinámica, entre las que se encuentran la isquemia miocárdica con alteraciones nuevas de la movilidad de la pared o la hipovolemia.

El cierre del tórax puede provocar el deterioro cardiovascular por los siguientes motivos: a) en enfermos que tienen un edema miocárdico significativo, el cierre alterará la contractilidad del VD y el retorno venoso; b) unos pulmones edematosos y sobredistendidos pueden provocar un efecto similar a un taponamiento después del cierre en un sujeto con una enfermedad (pulmonar) obstructiva crónica (EPOC) importante; c) una fuente no identificada de hemorragia antes de la unión de los bordes esternales puede provocar un taponamiento cardíaco con un cambio significativo de la hemodinámica, y d) por último, el cierre puede provocar el acodamiento del injerto de vena o de arteria mamaria interna, con el desarrollo consecuente de isquemia en la zona de miocardio en peligro. Si estos problemas mecánicos se eliminan y continúa el compromiso hemodinámico, se puede dejar abierto el tórax temporalmente.

B. Manejo de la hemodinámica en el período posderivación. El manejo adecuado de los pacientes en el período posterior a la derivación implica la evaluación continua de cinco variables hemodinámicas, a saber: precarga, frecuencia, ritmo, contractilidad y poscarga. Se debe cardiovertir a los pacientes que tienen una fibrilación auricular de nueva aparición, al igual que los casos de FV o taquicardia ventricular (TV). En cuanto a los pacientes que tienen TV/FV recurrente a pesar de la desfibrilación, se valorará la administración intravenosa de amiodarona según las normas revisadas de soporte cardiopulmonar avanzado (ACLS), con una dosis de carga de 150 mg, una infusión de 1 mg/min y cargas adicionales de 150 mg seguidas por desfibrilación hasta que se establezca el ritmo apropiado.

1. **Precarga.** La evaluación de la situación de volumen se consigue habitualmente midiendo la presión de oclusión en AP (POAP), aunque se extiende rápidamente el uso de la ETE para evaluar los volúmenes ventriculares y la precarga durante la anestesia cardíaca. Los valores ideales varían en cada enfermo, aunque, en general, se puede requerir una POAP mayor para que se genere el mismo volumen latido después de la derivación por el descenso de la distensibilidad miocárdica. También se puede evaluar la precarga mediante la visualización intermitente del corazón hasta el cierre del tórax. Aunque la administración de un volumen adecuado es esencial para optimizar la hemodinámica del paciente, la prevención de la distensión ventricular adquiere una importancia capital.
2. **Frecuencia.** Para alcanzar un índice cardíaco adecuado puede ser necesaria una frecuencia cardíaca más rápida. Aunque no se ha determinado un límite inferior de esta última, en general se acepta una frecuencia mayor de 70 lpm y es fácil de conseguir con estimulación auricular. Una frecuencia cardíaca lenta o la desincronización auriculoventricular son los parámetros que afectan al gasto cardíaco que se pueden corregir con mayor facilidad. La estimulación se tendrá siempre en cuenta para mejorar la hemodinámica si desciende el índice cardíaco del sujeto.
3. **Ritmo.** El ritmo ideal después de la derivación es el ritmo sinusal o la estimulación auricular para mejorar el llenado ventricular del paciente que tiene un VI no distensible después de la cirugía cardíaca, en especial en el paciente que tiene una disfunción ventricular previa. Normalmente, el «impulso auricular» proporciona en torno al 20% del llenado ventricular, pero puede representar una fracción significativamente mayor después de la DCP en presencia de disfunción ventricular y disminución de la distensibilidad. Otros sujetos manifiestan grados variables de bloqueo AV y requieren estimulación AV después de la derivación. En ocasiones, aparecerán ritmos como taquicardia supraventricular o fibrilación auricular, cuyo mejor tratamiento es la cardioversión. Aquellos enfermos que tienen fibrilación auricular suelen ser refractarios a este tratamiento y requieren la estimulación ventricular. Es importante confirmar que ambos electrodos de estimulación auricular y ventricular están funcionantes antes de cerrar el tórax y que los umbrales de estimulación no son excesivamente altos, incluso aunque no se precise una estimulación después de la derivación.
4. **Contractilidad.** La contractilidad se puede evaluar con ETE, pero es un parámetro complejo que a menudo se evalúa indirectamente a partir de distintas mediciones. No

obstante, la ETE es la única exploración que puede distinguir entre el deterioro segmentario o global de la función miocárdica y cuantificar la función del VI. La visualización directa del corazón se puede usar para evaluar la contractilidad y la situación del volumen, pero es el VD lo que se ve predominantemente a través de la esternotomía media. Aunque la determinación del índice cardíaco debe hacerse inicialmente una vez terminada la derivación, es un parámetro que se afecta por muchos factores. Por tanto, se debe medir el índice cardíaco en cualquier momento en que se produzca un cambio significativo de la hemodinámica del paciente, así como después de cerrar el tórax. Aunque se considera aceptable un índice cardíaco de 2,2 l/min/m^2 o mayor, la cifra real depende de la frecuencia, el ritmo y la volemia. Antes de iniciar el tratamiento inotrópico, es importante verificar estos tres parámetros. Es posible que sólo se necesite su optimización para aumentar el índice cardíaco. Si se requiere un inotrópico, habitualmente la elección del fármaco o fármacos se basará en la disfunción ventricular preexistente y en la regulación negativa de los receptores β-adrenérgicos, así como en los problemas esperados de la resistencia vascular sistémica (RVS) y pulmonar (RVP)[4].

5. **Poscarga**. La poscarga es la fuerza que se opone al acortamiento de la fibra ventricular durante la diástole. Está relacionada directamente con las dimensiones de la cámara e inversamente con el grosor de la pared. En la práctica clínica, la RVS es un parámetro que se utiliza para medir la poscarga, pero es sólo uno de los componentes de la poscarga ventricular, y es un parámetro hemodinámico derivado que no se divide habitualmente por la superficie corporal.

   Las alteraciones de la RVS calculada tras la derivación se manifiestan habitualmente como cambios de la presión arterial y el gasto cardíaco. El aumento de la RVS puede estar relacionado con un nivel inadecuado de anestesia, hipotermia, hipertensión preexistente, enfermedad vascular intrínseca o uso de fármacos con propiedades vasoconstrictoras. La reducción de la resistencia vascular puede conseguirse con un vasodilatador (como nitroglicerina, nicardipino o nitroprusiato) o con un fármaco anestésico inhalado en los pacientes que tienen una presión arterial normal o elevada y un índice cardíaco adecuado. Los antagonistas del calcio por vía intravenosa (como nicardipino) son vasodilatadores arteriales, no tienen efecto sobre el lecho de capacitancia venoso y son una mejor elección cuando se trata la hipertensión post-DCP en enfermos que tienen buena función ventricular. No obstante, si disminuye el índice cardíaco puede ser necesaria la administración de catecolaminas solas o en combinación con inhibidores de la fosfodiesterasa específicos del monofosfato cíclico de adenosina (AMP-c) (tipo III).

   La etiología de la RVS baja después de la derivación incluye el shock vasodilatador debido al sobrecalentamiento, el uso de inhibidores de la enzima conversora de la angiotensina (ECA), reacciones a la transfusión y reacciones de tipo anafiláctico o anafilactoide. El tratamiento dependerá de la etiología específica. El manejo incluye con frecuencia el uso de fármacos vasoconstrictores arteriolares para mantener la presión de perfusión coronaria. Los sujetos que tienen un índice cardíaco elevado se beneficiarán de la administración de noradrenalina o fenilefrina, mientras que los que tengan un índice bajo requerirán un fármaco que tenga propiedades estimulantes tanto β como α, como la noradrenalina. La noradrenalina es un fármaco seguro y eficaz para el tratamiento de la hipertensión en el período posterior a la derivación. En cuanto al shock vasodilatador refractario a noradrenalina se valorará el uso de arginina vasopresina con un índice cardíaco alto.

C. **Colapso cardiovascular posderivación.** Aunque no es frecuente encontrar un colapso cardiovascular profundo después de la derivación, es probable que existan un problema técnico (isquemia o disfunción valvular) o alteraciones metabólicas importantes, y se valorará el empleo de la ETE para establecer el diagnóstico correcto. Si el deterioro cardiovascular no responde a un tratamiento inotrópico máximo y no se puede identificar una causa inmediata reversible (Figura 9.1), será necesario reinstaurar la DCP. Cuando se toma esta decisión, se debe interrumpir la administración de protamina si se ha iniciado y el paciente debe recibir una dosis estándar de heparina en bolo. Durante el tiem-

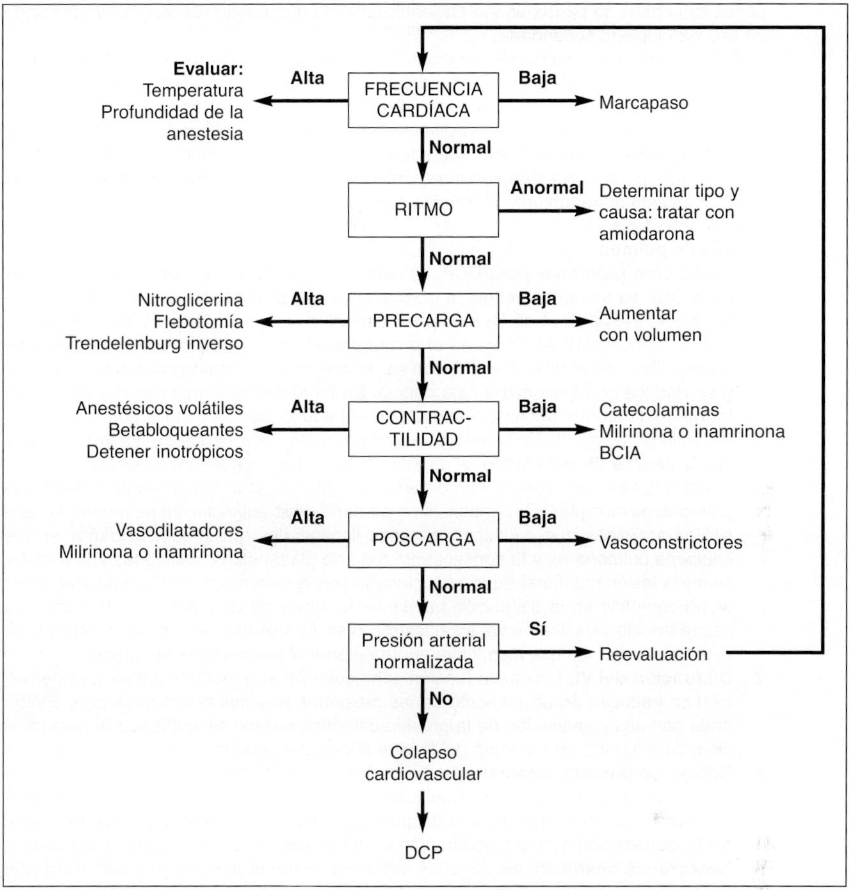

Figura 9.1. Esquema del manejo de la disfunción cardiovascular en el período posterior a la derivación. DCP, derivación cardiopulmonar; BBIA, balón de contrapulsación intraaórtico.

po que se tarda en restablecer la DCP, es importante mantener la perfusión coronaria y cerebral con inotrópicos y vasopresores. En casos extremos puede ser necesario que el cirujano ayudante comience un masaje con tórax abierto, mientras el cirujano coloca las cánulas arterial y venosa.

Cuando se ha iniciado la DCP se detendrá inicialmente la administración de todos los fármacos inotrópicos y vasopresores, porque es frecuente que el enfermo que se encuentra en esta situación esté hipertenso. Si la elevación de la presión arterial es importante, el perfusionista puede reducir brevemente el flujo de la bomba mientras se instaura el tratamiento vasodilatador apropiado. El reinicio de la circulación extracorpórea reducirá significativamente los requerimientos miocárdicos de oxígeno. Es fundamental mantener una presión de perfusión razonable para permitir el aporte de O_2 a las células potencialmente isquémicas. Para ello se puede usar un agente α puro, como fenilefrina. A pesar de las necesidades más bajas y del adecuado aporte de O_2, es posible que la célula isquémica no pueda usarlo eficientemente, lo que puede resultar en la aplicación de una cardioplejía secundaria.

Puede producirse una nueva recuperación y reversión del daño si el corazón se vuelve a parar con una solución de cardioplejía enriquecida con sangre caliente durante un corto período de tiempo. Se decidirá la finalización de la derivación sólo cuando el cirujano compruebe que no subyacen dificultades técnicas tras el rendimiento miocárdico disminuido y que el corazón está «parado» correctamente. En muchos casos, se iniciará una contrapulsación con balón intraaórtico para evitar el aumento de las demandas de O_2 asociado al tratamiento inotrópico máximo.

II. Aparato respiratorio

A. Edema de pulmón

1. **Disfunción pulmonar post-DCP.** La disfunción pulmonar que se produce después de la DCP es un hecho frecuente cuyo alcance y gravedad son variables. El gradiente alveoloarterial (A-a) de O_2 aumenta después de la derivación y es máximo aproximadamente tras 18-48 horas en el postoperatorio. Se cree que la etiología de este desequilibrio de ventilación-perfusión es un aumento del líquido intersticial pulmonar y se traduce en hipoxemia e hipercapnia. En su forma más grave se desarrolla una forma de síndrome de distrés respiratorio del adulto, que se conoce como síndrome del pulmón posperfusión[5]. Se han sugerido numerosos factores etiológicos, como son la pérdida de surfactante, el daño hipóxico del tejido pulmonar y la vasculitis pulmonar causada por sangre hemolizada, desnaturalización de proteínas y embolias pulmonares múltiples. Otro mecanismo de daño es la acumulación pulmonar de neutrófilos activados que contienen enzimas lisosomales que producen daños en los capilares pulmonares y la consecuente fuga de plasma. Las reacciones a la transfusión y la lesión pulmonar aguda relacionada con la transfusión también podrían tener algún cometido en la disfunción pulmonar. El síndrome de pulmón posperfusión ha desaparecido prácticamente en nuestros días con el uso de los oxigenadores de membrana, con los que disminuye enormemente el traumatismo sanguíneo.
2. **Disfunción del VI.** Una mala función ventricular en el período posterior a la derivación se traducirá en un aumento de las presiones venosas pulmonares que, combinado con una disminución de la presión osmótica coloide secundaria a la hemodilución, dará lugar a un aumento del líquido intersticial pulmonar.
3. **Edema de pulmón preexistente.** Los sujetos que acuden a cirugía con edema de pulmón representan un riesgo significativo, ya que su oxigenación o ventilación pueden ser extremadamente difíciles después de la DCP. Las técnicas que pueden mejorar la oxigenación son la ultrafiltración y una diuresis forzada durante la derivación.
4. **Reacciones anafilácticas.** Algunos fármacos, como protamina, y la administración de productos hematológicos o expansores de volumen coloides pueden, en casos aislados, aumentar la permeabilidad capilar pulmonar.

B. Factores mecánicos

1. **El neumotórax** se produce principalmente cuando se penetra en la cavidad pleural durante la disección de la arteria mamaria interna. Otros factores etiológicos son un barotrauma por una ventilación con presión positiva excesiva, en particular en los pacientes que tienen una distensibilidad baja del pulmón o la pared torácica, y la entrada en el espacio pleural como complicación del acceso venoso central. Es posible que el neumotórax sólo se manifieste después del cierre torácico.
2. **Hemotórax.** La acumulación de sangre en la cavidad pleural puede producirse durante la derivación a medida que la sangre del mediastino llena el cabestrillo pericárdico. También puede ocurrir con la disección de la arteria mamaria interna antes de la administración de heparina, lo que da lugar a la acumulación de coágulos en el espacio pleural. Se debe explorar el espacio pleural y es imperativo retirar la sangre y los coágulos antes de terminar la DCP y cerrar el tórax.
3. **Movimiento del tubo endotraqueal.** El vendaje del paciente sometido a procedimientos cardíacos hará que, a menudo, parte de la cabeza y del tubo endotraqueal queden ocultos a simple vista. Aunque se visualice, el cirujano puede empujar el tubo traqueal, lo que puede desplazarlo, intentando tener una mejor exposición del campo

quirúrgico. Por tanto, es importante confirmar intermitentemente la posición adecuada comprobando para ello todas las conexiones, observando la movilidad bilateral del tórax y visualizando uno o ambos campos pulmonares si las cavidades pleurales están expuestas.

4. **Obstrucción del árbol traqueobronquial**
   a. **Tapón de moco.** Las secreciones espesas y secas pueden acumularse en el árbol traqueobronquial o en el tubo endotraqueal, obstruyendo parcial o completamente la vía respiratoria. En la mayoría de los casos se puede diagnosticar y tratar aspirando la vía respiratoria con un catéter de pequeño calibre.
   b. **Sangre.** La lesión de la vía respiratoria alta o de la tráquea con el laringoscopio, la colocación del tubo endotraqueal o por una lesión preexistente desconocida en la vía respiratoria seguida de heparinización puede provocar la aspiración de sangre. Si es significativa, puede producir un grado variable de obstrucción de la vía respiratoria, aunque lo más probable es que se aspire la sangre hacia las vías respiratorias distales y los alvéolos, provocando un importante desequilibrio de ventilación-perfusión. La sangre también puede aparecer en la vía respiratoria debido a la perforación de la AP secundaria a un manejo inadecuado del catéter de AP. La manipulación frecuente del corazón y los cambios continuos del volumen intravascular darán lugar al desplazamiento del catéter hasta una posición de enclavamiento, situación en la que el inflado posterior del balón podría perforar la AP. Los factores de riesgo de desplazamiento inadvertido del catéter en arteria pulmonar (CAP) son una edad avanzada del enfermo, anticoagulación, hipotermia e hipertensión pulmonar.

C. **Administración de protamina.** Véase la Sección **III.A.4.**

D. **Cortocircuito intrapulmonar**

1. **Atelectasias.** Quizás la causa más habitual de disminución de la oxigenación arterial tras la derivación es la atelectasia. Aunque difusamente, las radiografías de tórax en el postoperatorio revelan con frecuencia un patrón de infiltrado y atelectasias en el lóbulo inferior izquierdo. La explicación más probable es que la aplicación de hielo provoca una lesión temporal del nervio frénico con la parálisis consecuente del hemidiafragma izquierdo. La prevención o atenuación de las atelectasias con la ventilación de los pulmones no perfundidos durante la derivación no ha tenido éxito.
2. **Inhibición de la vasoconstricción pulmonar hipóxica.** La vasoconstricción pulmonar hipóxica es el mecanismo que se cree responsable del aumento de la RVP en las regiones de atelectasia. Este incremento selectivo de la resistencia aleja la sangre de las zonas hipóxicas hacia los segmentos pulmonares normoxémicos ventilados, minimizando con ello el cortocircuito. Este mecanismo protector se puede atenuar o inhibir utilizando vasodilatadores (nitroprusiato o nitroglicerina) e inotrópicos.

E. **Cortocircuito intracardíaco.** Cuando se evalúa la hipoxemia después de la DCP se debe tener siempre en cuenta la posibilidad de un cortocircuito derecha-izquierda. El descenso de la contractilidad y distensibilidad del VD tras la DCP en presencia de una RVP aumentada asociada con una presión teleespiratoria positiva (PEEP) elevará las presiones en aurícula derecha por encima de las encontradas en el lado izquierdo. Esta equiparación o reversión de la presión es el mecanismo por el cual se abre un foramen permeable. La ETE es una herramienta diagnóstica útil para la detección del cortocircuito derecha-izquierda a nivel auricular.

III. **Hematología.**

A. **Protamina**

1. **Farmacología.** La protamina es una proteína policatiónica muy alcalina derivada del esperma de salmón, que contiene predominantemente arginina. La protamina se une al glucosaminoglicano polianiónico heparina y, al hacerlo, neutraliza su efecto. Las aplicaciones clínicas de la protamina incluyen la neutralización de los efectos de la heparina y el retardo de la absorción de la insulina administrada por vía subcutánea.
2. **Dosis.** Se han usado varios métodos para determinar la dosis apropiada de protamina necesaria para revertir los efectos de la heparina. A continuación se describen algunos de ellos.

Bull y cols. recomendaron en 1975 una neutralización cuantitativa de heparina[6]. Al utilizar la curva dosis-respuesta de heparina según el tiempo de coagulación activado (TCA) inmediatamente antes de finalizar la DCP se podría determinar la cantidad de heparina circulante residual. Esta relación asumía que sólo era la heparina la responsable de la prolongación del TCA. Bull y cols. recomendaron que 1,3 mg de protamina neutralizarían adecuadamente 100 unidades de heparina circulante en la mayoría de los casos, aunque esta técnica sobreestima en gran manera la cantidad de protamina necesaria al terminar la DCP.

La prueba de titulación de protamina-heparina automatizada representa un método más preciso para determinar la concentración residual de heparina al terminar una derivación, realizando para ello una neutralización in vitro de la heparina basada en dosis diferentes de protamina (Medtronic-HemoTec Heparin Monitoring System-HMS, Englewood, CO, EE.UU.). El equipo calcula automáticamente la dosis requerida de protamina. Con esta técnica, la dosis total de protamina administrada es menor que cuando se utiliza una pauta fija de protamina-heparina.

La mayoría de los médicos usan una dosis fija de protamina para neutralizar la heparina, basándose en una relación fija protamina/heparina determinada a partir de la cantidad total de heparina administrada al comenzar la DCP[7]. La relación utilizada es de 0,5-1 mg de protamina por cada 100 unidades de heparina administradas al paciente. A menudo se necesitan dosis menores para revertir la heparina, porque sus concentraciones disminuyen con el tiempo.

3. **Vía y velocidad de administración.** La protamina se puede administrar de forma segura por una vía central o periférica. El factor más importante para mantener los cambios hemodinámicos en su nivel más bajo posible es la velocidad de administración. Aunque esta velocidad varía considerablemente en cada centro, se sugiere un intervalo para la dosis inicial de protamina en una infusión durante 10-15 minutos pero no mayor de 25-50 mg/min. La infusión de protamina durante 30 minutos puede reducir la incidencia de rebote del efecto de heparina comparada con la administración durante 5 minutos.
4. **Clasificación de las reacciones de protamina.** Se han descrito muchas reacciones a protamina. Las que más amenazan la vida del paciente son las reacciones anafilácticas[8]. Las reacciones anafilácticas están mediadas por anticuerpo inmunoglobulina E, que se une a la superficie de mastocitos y basófilos. Para producir esta sensibilización es necesaria la exposición previa a protamina o a un antígeno similar. Con la reexposición, estas células liberarán histamina, prostaglandinas y factores quimiotácticos, iniciando con ello una respuesta anafiláctica caracterizada por el colapso vascular. Las reacciones anafilactoides no tienen un mecanismo inmunológico y, por tanto, no requieren la exposición previa al antígeno. Los anticuerpos de inmunoglobulina G (IgG) frente a protamina y frente a los complejos heparina-protamina pueden activar el sistema de complemento con la generación de fragmentos denominados anafilotoxinas. Las reacciones mediadas por el complemento pueden variar desde cambios leves a un colapso cardiovascular agudo, vasoconstricción pulmonar e insuficiencia del VD. Las consecuencias hemodinámicas de la vasoconstricción pulmonar catastrófica incluyen un incremento de la PA de varias veces, seguido por la distensión del VD e hipocinesia. Esta obstrucción del tracto de salida del VD se traduce en una hipotensión sistémica importante que requiere soporte con inotrópicos para restaurar la estabilidad circulatoria. El presunto mecanismo es la activación del complemento, que da lugar a la generación de tromboxano que causa a su vez vasoconstricción pulmonar aguda. Esta reacción puede representar una reacción anafiláctica mediada por anticuerpos IgG que fijan el complemento. El tratamiento de estas reacciones a protamina se expone en la Tabla 9.1
5. **Alternativas a la protamina.** Por desgracia, no existen alternativas disponibles a la protamina actualmente, aunque se han utilizado algunas en los sujetos potencialmente alérgicos a este fármaco. Se ha utilizado factor 4 plaquetario o heparinasa en estudios clínicos para revertir el efecto de la heparina en la cirugía cardíaca[9]. Ya no se puede disponer de hexadimetrina (polibreno) para su uso clínico.

Tabla 9.1. Tratamiento de las reacciones idiosincrásicas a heparina

Tratamiento inicial

1. Detener la administración de protamina
2. Mantener la vía respiratoria con O_2 al 100%
3. Interrumpir la administración de todos los fármacos anestésicos
4. Comenzar la expansión intravascular de volumen (2-4 litros de cristaloides si hipotensión)
5. Administrar adrenalina (5-10 μg en bolo IV si hipotensión, ajustar según necesidades; 0,1-1 mg IV si colapso cardiovascular)
6. Reinstaurar la derivación cardiopulmonar si la reacción es grave, para dar tiempo a que el tratamiento farmacológico haga efecto

Tratamiento secundario

1. Antihistamínicos (0,5-1 mg/kg de difenhidramina)
2. Infusiones de catecolaminas (dosis iniciales: adrenalina, 5-10 μg/min; noradrenalina, 5-10 μg/min en infusión, ajustando según los efectos deseados), arginina vasopresina (0,1 unidades/min)
3. Aminofilina (5-6 mg/kg durante 20 minutos si persiste el broncoespasmo) seguida por una infusión
4. Corticosteroides (0,25-1 g de hidrocortisona; como alternativa, 1-2 g de metilprednisolona)[a]
5. Bicarbonato sódico (0,5-1 mEq/kg si persiste la hipotensión o hay acidosis)

Tratamiento específico de la vasoconstricción pulmonar catastrófica

El tratamiento anterior; una vez diagnosticados, el tratamiento de la hipertensión pulmonar, de la insuficiencia ventricular derecha y de la broncoconstricción incluirá la hiperventilación inmediata y uno o más de los fármacos siguientes: milrinona o inamrinona; prostaglandina E_1 y noradrenalina en aurícula izquierda; óxido nítrico inhalado.

[a] Metilprednisolona puede ser el fármaco de elección si se sospecha que la reacción está mediada por complemento.
IV, vía intravenosa.
Modificado de Levy JH. Anaphylactic reactions in anesthesia and intesive care, 2.ª ed. Boston: Butterworth-Heinemann, 1992:162.

Una alternativa es la retirada de un componente principal de la cascada de la coagulación. La desfibrinogenemia se ha conseguido con ancrod, una enzima encontrada en la víbora mocasín de Malasia. Esta forma de anticoagulación durante la derivación se ha utilizado únicamente en un pequeño grupo de sujetos. Para garantizar su eficacia como anticoagulante es necesario monitorizar las concentraciones de fibrinógeno.

Se puede evitar el uso de protamina si se permite la terminación espontánea de la acción de la heparina. Aunque este método se ha usado en sujetos que tienen riesgo de reacción a la protamina, es una técnica que provoca una administración mayor de productos hematológicos.

B. Conservación de la sangre

1. Transfusiones autólogas

a. Donación en el preoperatorio. Aunque se han utilizado las donaciones de sangre autóloga en el preoperatorio de pacientes que se someten a cirugía cardíaca, no resulta práctico en la mayoría de los enfermos de este grupo y puede no ser coste-efectivo.

b. Flebotomía previa a la derivación o hemodilución normovolémica autóloga. La hemodilución en el intraoperatorio con una flebotomía puede reducir la necesidad de transfusión de hematíes homólogos[10]. Los pacientes deben tener un hematocrito mayor de 0,35 antes de extraer la sangre, cuya cantidad varía de 1 a 3 unidades (500-1.500 ml) dependiendo del hematocrito basal y de la edad del paciente, de su superficie corporal y de la presencia de enfermedades asociadas[11]. Se puede practicar la flebotomía previa a la DCP antes de la heparinaización y dejar la sangre en bolsas de sangre con dextrosa fosfato citrato (CPD) o puede hacerse inmediatamente antes de comenzar la derivación, cuando se extrae la sangre de la vía venosa del circuito de DCP.

c. **Rescate de sangre en el intraoperatorio.** La sangre que se pierde antes de la heparinización sistémica o después de la administración de protamina se puede recuperar con un sistema que añada heparina u otros anticoagulantes. Esta sangre se lava y se filtra, de manera que el producto resultante consiste en un concentrado de hematíes. A tal fin, se dispone de varios sistemas comerciales.

d. **Sangre derramada.** La sangre extraída del mediastino y la cavidad pleural en el postoperatorio puede reinfundirse al paciente, pero el producto obtenido de estos lugares no coagula debido a la eliminación de la fibrina, tiene un contenido elevado de hemoglobina libre y contiene varios productos de activación de la hemostasia que pueden no ser los ideales para la reinfusión, a menos que sea urgente su administración o que se laven y centrifugue.

2. **Aceptación de un hematocrito más bajo.** La cifra que constituye un hematocrito aceptable después de la derivación en los sujetos sometidos a cirugía cardíaca sigue siendo controvertida y varía en cada centro. Los enfermos que están sanos y demuestran una buena función ventricular después de la derivación toleran, en general, un hematocrito entre el 23%-25%, mientras que aquellos en los que la capacidad de aumentar el gasto cardíaco es reducida, que siguen teniendo un flujo sanguíneo coronario escaso o que tienen unas demandas metabólicas aumentadas requerirán una mayor capacidad de transporte de O_2 mediante un hematocrito más alto. Por tanto, en los pacientes que tienen disfunción ventricular y revascularización incompleta, y también en los pacientes ancianos, se debe valorar el empleo de concentrados de hematíes como tratamiento de la hipovolemia.

3. **Tratamiento farmacológico**

a. **Eritropoyetina.** La eritropoyetina recombinante humana estimula la médula ósea para que produzca hematíes. El uso actual de este producto requiere una cantidad considerable de tiempo del que, a menudo, no se dispone en la cirugía cardíaca y requiere la administración concomitante de hierro.

b. **Aprotinina.** Cuando se administra antes y durante la DCP, aprotinina disminuye significativamente la hemorragia en el postoperatorio y reduce la necesidad de transfusiones alogénicas en los pacientes quirúrgicos cardíacos que requieren DCP[12]. Se ha demostrado que aprotinina es segura y eficaz para reducir las transfusiones en pacientes de alto riesgo y es el único fármaco aprobado por la Food and Drug Administration de los EE.UU. con tal fin. Es probable que haya varios mecanismos implicados, incluidos efectos antiinflamatorios, inhibición de varias proteasas y efectos antifibrinolíticos[13]. El tratamiento con aprotinina debe comenzar antes de la incisión y esternotomía.

c. **Ácido E-aminocaproico o ácido tranexámico.** Tanto el ácido E-aminocaproico (AEAC) como el ácido tranexámico son inhibidores sintéticos de la fibrinólisis que actúan ocupando los lugares de unión de la lisina en el plasminógeno y plasmina. Estos dos últimos, a su vez, desplazan a estas proteínas de los residuos lisina del fibrinógeno y fibrina e interfieren con la capacidad de la plasmina de escindir el fibrinógeno. Aunque el uso sistemático de inhibidores de la fibrinólisis en la cirugía de corazón abierto es controvertido, se ha demostrado que produce reducciones modestas de la hemorragia después de los procedimientos primarios de derivación coronaria.

d. **Acetato de desmopresina.** Se cree que el acetato de desmopresina (DDAVP) ejerce sus efectos aumentando la liberación del factor VIII(C) y del factor von Willebrand. Los polímeros del factor von Willebrand potencian la adhesividad plaquetaria. Se demostró que el uso profiláctico de DDAVP (0,3 μg/kg administrados después de la derivación) en enfermos sometidos a un procedimiento programado con injerto de derivación arterial coronaria no disminuía la pérdida de sangre ni la administración de productos hematológicos. El DDAVP puede ser beneficioso en algunos subgrupos de sujetos, como aquellos que tienen uremia previamente.

IV. **Aparato renal**

A. **Efecto de la DCP en los riñones.** Muchas de las variables introducidas cuando comienza la DCP afectan al aparato renal. La hemodilución, por ejemplo, reduce las resistencias vasculares periféricas, dando lugar a un aumento de flujo hacia la corteza renal externa y el consiguiente aumento del flujo de orina. Si se usa hipotermia sistémica como forma de protección miocárdica, aumenta la resistencia vascular renal mientras que disminuyen el flujo sanguíneo renal, la tasa de filtración glomerular y el aclaramiento de agua libre. Otras variables que pueden deteriorar significativamente la función renal en el postoperatorio son la formación de microembolias y la hemólisis de los hematíes.

B. **Disfunción renal posderivación.** Se han identificado algunos factores que suponen un riesgo de disfunción renal para el paciente durante el período posterior a la derivación, como son el aumento de creatinina sérica en el preoperatorio, procedimientos combinados de válvulas y revascularización y la edad avanzada. Los tiempos de derivación prolongados también suponen un riesgo para el enfermo. Aunque el tema es objeto de un cierto debate, no parece que la forma de perfusión (pulsátil o no pulsátil) influya en la función renal en el perioperatorio.

C. **Manejo.** El tratamiento farmacológico puede ser favorable en pacientes con disfunción renal importante o incluso insuficiencia renal. Una observación frecuente es que el flujo de orina disminuye durante la derivación comparado con sujetos que tienen una función renal normal. Esta disminución puede traducirse en una hiperpotasemia significativa y acumulación de líquido extracelular. Se ha demostrado que la administración de furosemida (dosis inicial de 5 mg) o manitol (0,5-1 mg/kg) aumenta la producción de orina en estos enfermos. La administración de fenoldopam en dosis bajas (0,05-0,1 μg/kg/min) aumentará el flujo sanguíneo renal y puede ser una opción terapéutica importante. A pesar de estas intervenciones, algunos pacientes necesitarán la ultrafiltración durante la derivación o incluso la diálisis en el período postoperatorio precoz.

V. **Sistema nervioso central**

A. **Profundidad de la anestesia.** La evaluación moderna de la profundidad anestésica con la monitorización del índice biespectral es una importante información para el manejo adecuado del paciente. En el período posderivación hay varios niveles de estimulación quirúrgica, siendo los más altos la colocación de las grapas esternales y el cierre del tórax. Si se necesita aumentar la profundidad de la anestesia, el fármaco o fármacos de elección dependerán principalmente del estado hemodinámico del sujeto.

Se pueden ajustar pequeñas dosis crecientes de opiáceos o benzodiacepinas en enfermos con hemodinámica estable. Además, se debe valorar el uso sensato de un fármaco volátil, en particular en los pacientes hipertensos.

Se evitará el uso de óxido nitroso después de la derivación, por varias razones. El óxido nitroso puede aumentar la embolia gaseosa que puede haberse generado durante la derivación. Muchos pacientes necesitan una concentración alta de O_2 inspirado durante este período, por los motivos que se han expuesto anteriormente. Por último, el óxido nitroso puede aumentar las presiones en AP en los casos en que exista hipertensión pulmonar previa, y puede disminuir la función del VD.

Se debe recordar que todos los pacientes tienen un cierto grado de disfunción ventricular después de la derivación. Incluso las dosis pequeñas de narcóticos pueden provocar consecuencias hemodinámicas negativas.

B. **Bloqueo neuromuscular.** Es frecuente que los pacientes necesiten una relajación neuromuscular adicional en el período posterior a la derivación. Su principal objetivo es prevenir los escalofríos, que en algunos casos pueden aumentar el consumo de O_2 hasta en un 500%. Para garantizar la liberación adecuada de O_2 en los tejidos en estas circunstancias, se necesitaría un aumento del gasto cardíaco que puede no ser posible sin soporte inotrópico. El relajante muscular puede seleccionarse según sus características hemodinámicas específicas y la duración de su efecto.

VI. **Aspectos metabólicos.**

A. **Trastornos electrolíticos**

1. **La hipopotasemia** es una alteración electrolítica relativamente frecuente en el período posterior a la derivación. Aunque hay numerosos factores etiológicos, sólo se

mencionarán a continuación aquellos relacionados exclusivamente con la derivación. El riñón representa una fuente principal de pérdida de potasio. El uso de diuréticos en el preoperatorio e intraoperatorio, como la administración de manitol durante la derivación, favorece un derroche significativo de potasio. Se puede administrar glucosa como sustrato miocárdico durante la derivación. Si se produce una hiperglucemia significativa, aparecerá una diuresis osmótica con pérdida de potasio. La hipopotasemia también puede ser el resultado del desplazamiento de potasio hacia el espacio intracelular. Este desplazamiento puede ocurrir si hay alcalosis, ya sea por hiperventilación o por un exceso de administración de bicarbonato, y por la administración concomitante de insulina en un enfermo diabético. Además, el uso de fármacos inotrópicos capaces de estimular los receptores β_2 promoverá el desplazamiento intracelular de potasio. El tratamiento variará dependiendo de la intensidad de la hipopotasemia. En la mayoría de los casos, la administración intravenosa de hasta 10 mEq/h será eficaz (en los adultos). En situaciones de riesgo vital se puede administrar potasio a una velocidad de 20 mEq/h con monitorización cardíaca continuada.

2. **La hiperpotasemia** es infrecuente después de la derivación. En la mayoría de los casos la hiperpotasemia se produce cuando se administran grandes dosis de sustancias cardiopléjicas, particularmente en sujetos con deterioro de la función renal. La hiperpotasemia puede persistir en el período posterior a la derivación pero, en general, se resuelve espontáneamente sin tener que intervenir. Dependiendo del ritmo cardíaco, una hiperpotasemia moderada (concentraciones de potasio entre 6 mEq/l y 7 mEq/l) pueden requerir tratamiento con alguna de las modalidades que se exponen en la Tabla 9.2. En caso de una hiperpotasemia importante (concentraciones de potasio mayores de 7 mEq/l) pueden ser necesarias todas ellas.
3. **La hipocalcemia** puede aparecer después de la derivación, aunque se desconoce su incidencia. Los factores etiológicos frecuentes son la hemodilución por el cebado de la bomba, en particular en los niños, una alcalosis aguda y secuestro de calcio. La alcalosis que se produce con hiperventilación o por la administración rápida de bicarbonato parenteral da lugar a un aumento de la unión de calcio a proteínas. El secuestro de calcio ocurre con la administración de un gran volumen de sangre que contiene el quelante citrato. La hipocalcemia intensa provoca depresión miocárdica y vasodilatación.

   La administración de calcio después de la DCP está indicada en presencia de hiperpotasemia importante o cuando hay hipotensión asociada con un calcio ionizado bajo en suero. El calcio se puede administrar como cloruro cálcico al 10% (272 mg de calcio elemental) en dosis de 5-10 mg/kg.

   La administración sistemática de calcio después de la DCP es controvertida por sus potenciales efectos secundarios. Durante el período de isquemia hay un descenso de la producción de fosfatos de alta energía, lo que da lugar a la acumulación de calcio en el citosol. Este incremento de calcio durante la reperfusión reduce la distensibilidad diastólica y deteriora la relajación. Este hecho se debe tener en cuenta cuando se administra calcio en el período posterior a la derivación; no obstante, aún

Tabla 9.2. Tratamiento de la hiperpotasemia

1. Diuresis
2. Bicarbonato sódico, 1-2 mEq/kg en niños y una ampolla (44,6 mEq) en adultos
3. Infusión de dextrosa e insulina, 1-2 g de glucosa por kg de peso con 0,3 unidades de insulina regular por gramo de glucosa en los niños; 25 g (1 ampolla de D50) de glucosa y 10 unidades de insulina regular en los adultos
4. Calcio, 20 mg/kg de gluconato cálcico durante 5 minutos en niños y 500-1.000 mg de cloruro cálcico en los adultos

queda por determinar la relación exacta entre el calcio administrado exógenamente y su acumulación intracelular.

4. **La hipomagnesemia** se presenta habitualmente en pacientes sometidos a cirugía cardíaca. England y cols.[14] sugirieron que lo más probable es que se deba a la administración de grandes cantidades de líquidos sin magnesio, con la consecuente hemodilución. Otros factores etiológicos son la pérdida del catión en el circuito extracorpóreo y la redistribución de magnesio hacia otras reservas corporales. Estos autores efectuaron un ensayo aleatorizado y controlado con pacientes que recibieron 2 g de cloruro de magnesio en el grupo de tratamiento al finalizar la DCP. Los pacientes tratados con magnesio tuvieron una incidencia menor de arritmias ventriculares en el postoperatorio y un índice cardíaco aumentado en el período postoperatorio precoz.

B. **Hiperglucemia.** Algunos grupos de enfermos tienen riesgo de desarrollar hiperglucemia durante la cirugía cardíaca. Los sujetos diabéticos, en particular los insulinodependientes, requieren habitualmente una infusión de insulina en el intraoperatorio para mantener la homeostasis de glucosa. En algunos centros se usan soluciones glucosadas como única solución de cebado para el circuito de DCP. Puede aparecer una hiperglucemia importante durante la derivación, que puede persistir en el postoperatorio. Los beneficios descritos de este tipo de soluciones consisten en una necesidad menor de líquidos en el perioperatorio y descenso de retención de líquidos en el postoperatorio. El uso de inotrópicos después de la derivación, en particular adrenalina, puede contribuir a la hiperglucemia estimulando la glucogenólisis y gluconeogénesis hepáticas. Los efectos negativos que se asocian con la hiperglucemia consisten en una diuresis osmótica y las consecuentes alteraciones electrolíticas, la posibilidad de aumentar las lesiones neurológicas isquémicas focales y globales y, si es importante, coma. Ya no se recomienda el uso de soluciones glucosadas.

VII. Regulación de la temperatura post-DCP

A. **Efectos de la hipotermia.** Todos los pacientes que se someten a una DCP hipotérmica experimentan grados variables de hipotermia en el período posterior a la derivación. Este efecto puede afectar profundamente al aparato cardiovascular, en particular en los sujetos que tienen una reserva cardíaca en el límite. A medida que disminuye la temperatura aumentará el tono arteriolar, desembocando en unas RVS elevadas. Las consecuencias hemodinámicas incluyen hipertensión, descenso del gasto cardíaco y aumento del consumo miocárdico de O_2. El consumo total de O_2 del cuerpo puede estar aumentado por la presencia de escalofríos.

B. **Etiología de la hipotermia post-DCP.** La DCP hipotérmica da lugar a un estado de vasoconstricción. Durante el recalentamiento, muchos de estos lechos vasculares periféricos (como el músculo o la grasa subcutánea) no se dilatan adecuadamente y, por tanto, actúan como una reserva de sangre fría que, finalmente, se equilibrará con la circulación central. La apertura y recalentamiento de estos lechos vasculares con la vasodilatación farmacológica disminuirá el descenso posterior de la temperatura central. La caída de la temperatura habitualmente alcanza su nadir a los 80-90 minutos tras la derivación.

C. **Prevención y tratamiento de la hipotermia.** La forma más eficaz de atenuar la hipotermia posterior a la derivación es asegurarse de que se produce un recalentamiento eficaz durante la DCP. En muchos casos, la nasofaringe es el lugar de medición de la temperatura que se usa para determinar la adecuación del recalentamiento. No obstante, la nasofaringe refleja la temperatura central, que recibe un gran porcentaje del gasto cardíaco y no es un indicador de la temperatura de los tejidos periféricos. Por tanto, el recto o la vejiga son lugares más apropiados para la monitorización de la temperatura periférica o superficial. La caída posterior puede reducirse finalizando la DCP con una temperatura rectal mayor de 36 °C.

Se han sugerido otras técnicas para atenuar la hipotermia, como son el calentamiento de los gases inspirados, el aumento de la temperatura ambiente y usar líquidos de lavado calientes en la cavidad torácica y sábanas de calentamiento. Es probable que la contribución de estas técnicas en la prevención de la hipotermia posterior a la derivación sea mínima en el proceso de recalentamiento, pero sí son importantes para mantener la temperatura del sujeto hasta que el paciente abandone el quirófano.

Páginas útiles en Internet
AmiodaroneIV.com
DocMD.com
BleedingWeb.com
CTSnet.org
Milrinone.com

Bibliografía

1. Bailey JM, Levy JH, Hug CC. Cardiac surgical pharmacology. In: Edmunds H, ed. *Adult cardiac surgery*. New York: McGraw-Hill, 1997:225–254.
2. Verrier ED. Cardiac surgery. *J Am Coll Surg* 1999;188:104–110.
3. Huraux C, Makita T, Montes F, et al. A comparative evaluation of the effects of multiple vasodilators on human internal mammary artery. *Anesthesiology* 1998;88:1654–1659.
4. **Levy JH, Bailey JM, Deeb M. Intravenous milrinone in cardiac surgery. *Ann Thorac Surg*** 2002;73:325–330.
5. Byrick RJ, Kolton M, Hart JT, et al. Hypoxemia following cardiopulmonary bypass. *Anesthesiology* 1980;53:172–174.
6. Bull BS, Huse WM, Brauer FS, et al. Heparin therapy during extracorporeal circulation. *J Thorac Cardiovasc Surg* 1975;69:685–689.
7. **Despotis GJ, Filos K, Gravlee G, et al. Anticoagulation monitoring during cardiac surgery: a survey of current practice and review of current and emerging techniques. *Anesthesiology* 1999;91:1122–1151.**
8. Levy JH. *Anaphylactic reactions in anesthesia and intensive care*, 2nd ed. Boston: Butterworth-Heinemann, 1992.
9. Mochizuki T, Olson PJ, Ramsay JG, et al. Protamine reversal of heparin affects platelet aggregation and activated clotting time after cardiopulmonary bypass. *Anesth Analg* 1998;87:781–785.
10. Owings DV, Kruskall MS, Thurer RL, et al. Autologous blood donations prior to elective cardiac surgery. *JAMA* 1989;262:1963–1968.
11. **Levy JH. Blood conservation strategies. In: Cameron DE, Yang P, eds. *Current therapy in thoracic and cardiovascular surgery*. St. Louis: Mosby** *(in press)*.
12. Levy JH, Pifarre R, Schaff H, et al. A multicenter, placebo-controlled, double-blind trial of aprotinin to reduce blood loss and the requirement of donor blood transfusion in patients undergoing repeat coronary artery bypass grafting. *Circulation* 1995;92:2236–2244.
13. **Mojcik C, Levy JH. Systemic inflammatory response syndrome and anti-inflammatory strategies. *Ann Thorac Surg* 2001;71:745–754.**
14. England MR, Gordon G, Salem M, et al. Magnesium administration and dysrhythmias after cardiac surgery. *JAMA* 1992;268:2395–2402.

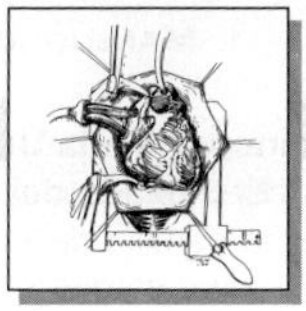

Tratamiento postoperatorio del paciente sometido a cirugía cardíaca

Russell P. Woda y Robert E. Michler

La planificación del manejo postoperatorio del sujeto sometido a cirugía cardíaca comienza en el preoperatorio, período que es cada vez más importante en la era de la corta estancia y el ahorro de costes. El desarrollo de estrategias que mejoran al máximo los recursos en el postoperatorio supone un reto en continuo crecimiento. El objetivo de este capítulo es describir muchos de los aspectos del postoperatorio que deben tenerse en cuenta a la hora de asistir al paciente quirúrgico cardíaco.

I. Traslado del quirófano a la unidad de cuidados intensivos

A. Principios generales

1. La finalización del procedimiento quirúrgico comienza con el proceso de preparación para el traslado del quirófano a la sala de recuperación. Puede tratarse del traslado a una unidad de cuidados intensivos (UCI) o a una sala de recuperación intermedia para enfermos agudos, dependiendo de la práctica local. El período de traslado es el momento en que el anestesista debe prestar la mayor atención a los detalles, ya que se pueden plantear muchos factores simultáneamente.
2. La monitorización hemodinámica debe aplicarse continuamente y se debe prestar una atención cuidadosa a la presión arterial sistémica y al volumen intravascular.
3. El manejo de la vía respiratoria debe ocupar la primera prioridad, ya que se debe prestar una atención cuidadosa a la permeabilidad y seguridad del tubo endotraqueal si el paciente se mantiene intubado. Si el paciente se extuba al final de la cirugía, se debe mantener una estrecha vigilancia de anatomía de la vía respiratoria propia de cada paciente.
4. También se debe evaluar la adecuación de la ventilación, lo que puede hacerse proporcionando una ventilación adecuada con presión positiva o garantizando que el enfermo pueda mantener espontáneamente un volumen corriente y una frecuencia respiratoria adecuados. Asimismo, se debe prestar atención al estado de los tubos torácicos para garantizar una posición adecuada y evitar un neumotórax, y hay que estar atento ante cualquier hemorragia en curso.

B. El proceso de traslado

1. El **proceso de traslado** comienza planificando un sistema que permita el transporte seguro y eficaz a la vez que se mantiene un estado constante de monitorización y vigilancia. El transporte no se hará al azar o de forma caprichosa, sino que debe desarrollarse un sistema sistemático eficiente. Petre y cols.[1] describieron un método de transporte eficaz y bien organizado que requería la modificación del quirófano y de la UCI para crear una técnica de transporte que permitiese la monitorización hemodinámica sin interrupciones y las infusiones intravenosas continuadas. Los autores señalaron que los períodos de transporte podrían variar entre unos minutos y mucho más tiempo, dependiendo de la proximidad entre los quirófanos y la sala de recuperación.

2. Transporte a la UCI

a. El **traslado del sujeto** comienza con el cambio desde la mesa de quirófano hasta la camilla de transporte. El movimiento puede provocar inestabilidad hemodinámica, ya que pueden aparecer el desplazamiento de líquidos o arritmias. Para el manejo seguro de este período y permitir una respuesta rápida es fundamental tener acceso a una vía intravenosa de gran calibre y a cualquier medicación que se esté infundiendo de forma continua.

b. El anestesista debe garantizar la administración adecuada de **oxígeno suplementario** y ventilación durante el transporte. Smith y Crul[2] demostraron que los pacientes transportados en el postoperatorio sin oxígeno suplementario tenían una incidencia mayor de hipoxia en el período postoperatorio precoz durante el transporte y atribuyeron los episodios hipóxicos al desequilibrio de ventilación-perfusión que puede producirse como consecuencia de las atelectasias creadas. En caso de extubación antes del traslado también se debe tener en cuenta la posibilidad de hipoventilación por los efectos residuales de los fármacos anestésicos o bloqueantes neuromusculares.

c. La **ventilación** se debe garantizar durante el traslado de un paciente intubado usando un dispositivo de mascarilla con bolsa y válvula o un ventilador para el transporte. Varias compañías han desarrollado ventiladores compactos que se pueden usar durante ese trayecto para garantizar una ventilación adecuada con presión positiva y la presión teleespiratoria positiva (PEEP) pertinente, si es necesaria. Otros ventiladores diseñados para su uso en el postoperatorio tienen sistemas de reserva con batería que se pueden usar durante el traslado. Los ventiladores portátiles pueden ser muy eficaces pero pueden ser engorrosos, en vista de todos los componentes que intervienen en el proceso de transporte. Si se usa una mascarilla con bolsa y válvula durante el transporte, debe garantizarse que está conectada a una fuente de oxígeno para proporcionar una concentración porcentual aumentada de oxígeno en el aire inspirado (FIO_2) para prevenir la posibilidad de un episodio de hipoxia. Muchos sistemas con bolsa y válvula también se pueden modificar para proporcionar una PEEP durante el traslado, pero se debe prestar una cuidadosa atención porque la PEEP afecta a la precarga y puede deprimir la función cardíaca. Los pacientes cardíacos extubados deben recibir oxígeno suplementario con una mascarilla o una cánula nasal durante el transporte. La adecuación de la ventilación se puede monitorizar usando un estetoscopio precordial o esofágico y por la observación directa de una elevación adecuada del tórax y una vía respiratoria permeable. La adecuación de la oxigenación debe monitorizarse con un pulsioxímetro portátil, idealmente uno que sea relativamente resistente a los artefactos del movimiento.

d. La **monitorización hemodinámica** debe ser continua y visible para el equipo responsable del traslado y el anestesista. Se han diseñado sistemas cuyos cables y transductores se pueden transferir a la camilla de transporte y permitir que la monitorización no se interrumpa. Algunos sistemas comerciales permiten cambiar los cables y transductores a los monitores de la sala de recuperación, con lo cual se tiene la ventaja de una monitorización continua durante todo el proceso de transporte.

e. Las **infusiones continuas** de medicamentos y líquidos deben mantenerse durante el transporte. Debido a los tiempos de traslado entre las salas, a menudo variables, no parece prudente interrumpir las infusiones de líquidos. Es esencial identificar y adquirir dispositivos de infusión que sean compactos y que dispongan de una vida de la batería adecuada, ya que la cantidad de equipos que puede ser necesaria para el traslado del enfermo cardíaco puede ser excesiva. Si el paciente está estable, parece razonable desconectar una o más infusiones intravenosas después de purgar las vías para reducir la cantidad de equipos que se deben trasladar, garantizando a la vez un acceso ininterrumpido al menos a una cánula o acceso intravenoso de gran calibre.

Las demás variables que se deben tener en cuenta durante el traslado dependen del tipo de cirugía. Los sujetos pueden estar conectados a marcapasos, balón de contrapulsación intraaórtico (BCIA), dispositivos de asistencia ventricular, óxido nítrico y múltiples tubos en tórax, lo que requiere una atención diligente de cada dispositivo para garantizar su funcionamiento y accesibilidad. La planificación adecuada requiere asignar tareas al equipo de traslado para determinar quién es el responsable de cada dispositivo para que no se obvie ninguno y se garantice que ninguna persona tiene que controlar más de lo que sería viable. La cooperación entre cirujanos, perfusionistas, fisioterapeutas respiratorios y enfermeras, dirigidos por el anestesista, facilita este proceso y se traduce en un proceso de transporte sin complicaciones.

C. **Transferencia del tratamiento al personal de la UCI.** La transferencia del tratamiento de un paciente cardíaco al personal de la UCI debe hacerse de una manera ordenada y metódica. Al llegar a la sala de recuperación es importante que el anestesista identifique a la enfermera que asumirá la responsabilidad del paciente y que dirigirá la transferencia del equipo y de la información. Cuando se desarrolla un sistema sin interrupciones, la transferencia puede ser tranquila y sin complicaciones. Si se deben desconectar todos los monitores e infusiones para volver a conectarlos después, este período puede provocar una cierta desestabilización. Se debe prestar una atención cuidadosa al establecimiento de prioridades, como la conexión del ventilador y un electrocardiograma (ECG) continuo y la monitorización de la presión arterial mientras se retrasan otros aspectos personales y clínicos extemporáneos (como la extracción de sangre para analítica) hasta un momento más apropiado. El equipo quirúrgico debe proporcionar la información del traslado relativa al enfermo.

II. **Período inicial en la unidad de cuidados intensivos**

A. **Revisión inicial del paciente**

1. **La revisión inicial** del sujeto a su llegada a la sala de recuperación incluye la revisión de la historia del paciente, con información sobre la edad, talla, peso, afecciones médicas preexistentes, una lista de las medicaciones recibidas en el preoperatorio y la revisión de los hallazgos analíticos más recientes (con un énfasis especial en el potasio y el hematocrito). El informe debe incluir una revisión detallada del estado cardíaco del paciente que incluya la disfunción ventricular, enfermedad valvular, anatomía coronaria y los detalles del procedimiento quirúrgico.
2. **Se debe presentar una revisión del procedimiento anestésico** que incluiría los tipos y localización de los catéteres intravenosos y monitores invasivos, junto con cualquier complicación que haya ocurrido durante su colocación. Se comentará una breve descripción de la técnica anestésica para facilitar la planificación de una urgencia sin problemas. Se debe elaborar un resumen sobre el proceso seguido tras la derivación cardiopulmonar que incluya los fármacos vasoactivos, inotrópicos y antiarrítmicos empleados, así como cualquier episodio no deseado acaecido, como arritmias y posibles reacciones a fármacos.
3. Al llegar a la UCI se deben determinar **la frecuencia y el ritmo cardíaco** del paciente. Si éste está siendo estimulado con marcapasos deben revisarse las configuraciones e identificar y asegurar todos los electrodos, ya que el paciente puede seguir dependiendo de este dispositivo.

B. **Cambio a los monitores de la UCI.** Se debe monitorizar la hemodinámica del enfermo durante todo el período del informe. Si es necesario desconectar al paciente de la monitorización hemodinámica para volverlo a conectar al sistema de la UCI se debe aplicar un procedimiento cuidadoso para garantizar un cambio sin problemas, ya que los datos hemodinámicos pueden fluctuar en el período postoperatorio precoz. Debe obtenerse enseguida la determinación invasiva de la presión arterial y de las presiones de llenado centrales para dirigir el tratamiento mejor hacia los cambios hemodinámicos. Si hay un catéter en arteria pulmonar debe conectarse y establecer el valor basal del gasto cardíaco. Debe comprobarse el funcionamiento adecuado de los dispositivos de soporte circulatorio, como el BCIA y los dispositivos de asistencia ventricular.

C. **Analítica. Se necesitan algunas analíticas al comienzo del período postoperatorio.** Se debe extraer sangre para una gasometría arterial (GA) inicial para garantizar la adecuación de la oxigenación y ventilación, tanto si el paciente se encuentra bajo un ventilador mecánico como si respira espontáneamente. También se debe determinar el potasio y el hematocrito basales. Se revisará el equilibrio acidobásico a partir de la GA y se corregirá según proceda. Si el sujeto sangra en exceso deben determinarse los parámetros basales de la coagulación, incluidos el tiempo de protrombina (TP), el tiempo de tromboplastina parcial activado (TPPa) y el recuento de plaquetas.

D. **Configuración inicial del ventilador.** Se debe evaluar la permeabilidad, seguridad y posición del tubo endotraqueal de los enfermos intubados. Los pacientes que no realizan un esfuerzo respiratorio deben ponerse en el modo de ventilación con soporte completo, por ejemplo, en control de asistencia o ventilación obligatoria intermitente sincronizada (SIMV) con una frecuencia y volumen corriente adecuados y una PEEP pequeña (p. ej., 5 cm H_2O) para prevenir las atelectasias en el postoperatorio. Los pacientes que han recuperado el esfuerzo ventilador espontáneo pueden dejarse en un modo de ventilación de retirada, como una SIMV con una frecuencia más baja y añadiendo un cierto grado de **ventilación con soporte de presión (VSP).** La VSP se usa con dos fines fisiológicos:

1. Superar la resistencia del sistema ventilatorio, que está formado por el ventilador, el conducto y el tubo endotraqueal.
2. Reducir el trabajo respiratorio del paciente durante la retirada del ventilador.

Una ventaja de la VSP es su capacidad de ajuste para adaptarse al trabajo respiratorio del enfermo, mientras que la SIMV es un modo de funcionamiento «todo o nada» con cualquier respiración dada. La VSP constituye en sí misma un auténtico modo de retirada en el que el sujeto debe «disparar» el ventilador con un esfuerzo respiratorio y que no se acompaña de un modo de reserva para los períodos de apnea. Los modos VSP y SIMV se pueden combinar. La PEEP se puede usar en cualquiera de los modos mencionados para prevenir las atelectasias, pero se deben tomar precauciones porque su uso impide el retorno venoso y puede afectar al rendimiento cardíaco. Se ha sugerido que es posible que la aplicación de la PEEP disminuya la hemorragia mediastínica[3]. La bibliografía sobre este tema es contradictoria y la técnica debe usarse con cautela, ya que los efectos negativos de la PEEP sobre la hemodinámica son bien conocidos[4].

III. Ventilación mecánica después de la cirugía cardíaca

A. **Respuesta hemodinámica a la ventilación con presión positiva.** La fisiología normal que se asocia con la respiración espontánea deriva del desarrollo de una presión negativa dentro de la caja torácica con el flujo de aire resultante hacia los pulmones. Si se somete al paciente a un ventilador con presión positiva se induce un grado variable de cambios fisiológicos y hemodinámicos. Woda y cols.[5] demostraron que algunos patrones de respiración con presión positiva en pacientes con enfermedad pulmonar previa pueden inducir la PEEP intrínseca. Esta PEEP intrínseca, también conocida como auto-PEEP o PEEP oculta, es consecuencia de unos pulmones que previamente tienen una mala distensibilidad, como sucede en la enfermedad (pulmonar) obstructiva crónica (EPOC). Esta tendencia al desarrollo de una PEEP intrínseca es mayor en presencia de la resistencia aumentada de las vías respiratorias como consecuencia de problemas como el broncospasmo, una vía respiratoria artificial de pequeño calibre o cantidades importantes de secreciones o detritus en la vía respiratoria. Muchos pacientes que acuden a una cirugía cardíaca tienen una EPOC de una intensidad variable. Las frecuencias respiratorias rápidas y unos cocientes inspiratorios/espiratorios (I/E) más bajos favorecen el desarrollo de una PEEP intrínseca. Esta PEEP intrínseca tiene los mismos efectos fisiológicos que se aplican a la PEEP. Lambermont y cols.[6] demostraron que la aplicación de la PEEP disminuía los volúmenes telediastólicos ventriculares derecho e izquierdo debido a la reducción de la distensibilidad venosa y el aumento del estasis sanguíneo en la periferia (con aumento de la capacitancia venosa). Este estasis venoso reduce el gasto cardíaco por un descenso de la precarga cardíaca.

Se ha demostrado con ecocardiografía transesofágica (ETE) que la PEEP puede provocar el desplazamiento hacia la izquierda del tabique interventricular y una restricción acompañante del llenado ventricular izquierdo. Jardin y cols.[7] demostraron que **una PEEP creciente se asociaba con un descenso progresivo del gasto cardíaco, de la presión arterial media y de las dimensiones del ventrículo izquierdo y con la equiparación de las presiones de llenado ventriculares derecha e izquierda.** Estos hallazgos sugieren una aplicación cuidadosa de la PEEP en el postoperatorio de los enfermos cardíacos.

B. Cambios pulmonares después de la esternotomía y toracotomía. La realización de la cirugía cardíaca requiere una esternotomía media o una toracotomía para acceder al corazón y las estructuras anatómicas circundantes. Ambos abordajes comprometen temporalmente la función de la caja torácica, que actúa como una bomba respiratoria. Van Belle y cols.[8] demostraron una reducción significativa de la capacidad pulmonar total, de la capacidad vital inspiratoria, de los volúmenes espiratorios forzados y de la capacidad residual funcional tras 1 semana del postoperatorio en comparación con los valores del preoperatorio. Estos hallazgos sugieren una importante tendencia al desarrollo de atelectasias en el postoperatorio y la posibilidad consecuente de hipoxemia por un aumento del cortocircuito fisiológico. Estos cambios de la funcionalidad de la pared torácica pueden aumentar el cortocircuito fisiológico hasta en un 13% (comparado con un valor basal normal del 5%).

La alteración de la función pulmonar después de la cirugía cardíaca puede ser consecuencia del aumento del agua pulmonar total y de un movimiento diafragmático disfuncionante. Las soluciones de cardioplejía en frío pueden lesionar el nervio frénico izquierdo, lo que altera el movimiento diafragmático de ese lado. Lo normal es que este fenómeno sea transitorio (días o semanas), pero el descenso del movimiento diafragmático favorece la propensión de atelectasias.

C. Elección del modo de ventilación

1. **Paciente extubado.** La situación del sujeto a su llegada a la UCI o a la sala de recuperación influye mucho en la selección del modo de ventilación. Si el paciente fue **extubado en el quirófano,** es posible que en el postoperatorio sólo se necesite oxígeno suplementario. No obstante, debe realizarse una limpieza pulmonar exhaustiva y espirometrías incentivadoras frecuentes para prevenir las atelectasias y la hipoxemia que pueden desarrollarse por los cambios de la función de la pared torácica. Si se desarrolla hipoxemia se puede aplicar presión positiva continua en las vías respiratorias (CPAP) con una mascarilla para mejorar el cortocircuito fisiológico que se produce como consecuencia de las atelectasias progresivas. Si se altera la ventilación, como se demuestra por el aumento de P_aCO_2, se puede usar una ventilación con presión positiva con mascarilla si se dispone de ella, para ganar tiempo y evitar potencialmente la reintubación traqueal. Esta técnica utiliza un aparato similar al que se usa en la CPAP con mascarilla y se puede seleccionar una frecuencia de ventilación que permite liberar volúmenes corrientes con presión positiva. El uso de una ventilación con mascarilla requiere que el paciente esté despierto y que tenga una vía respiratoria permeable, la seguridad de que el estómago está vacío para evitar la aspiración y la presencia de una sonda nasogástrica funcionante para extraer el aire que entre en el tracto gastrointestinal.
2. **Enfermo intubado**
   a. Si el paciente llega del quirófano con **el tubo traqueal aún introducido,** la elección del modo de ventilación mecánica se basa en el esfuerzo respiratorio propio del sujeto. Si puede realizar el esfuerzo inspiratorio es posible seleccionar un modo de retirada. El método más frecuente de retirada que se usa es la SIMV o la VSP. La SIMV permite seleccionar una frecuencia respiratoria basal garantizada con respiraciones espontáneas intermitentes realizadas por el paciente. Las respiraciones realizadas se sincronizan para evitar el inicio de la respiración durante la exhalación espontánea, con lo que se evita la acumulación de respiraciones y se reduce la posibilidad del barotrauma. El número de respiraciones obligadas por minuto puede ir disminuyendo a medida que el enfermo se recupera y se van produciendo respiraciones espontáneas más frecuentes o profundas. Las respiraciones espontáneas pueden apoyarse añadiendo VSP y CPAP para ayu-

dar al trabajo respiratorio y evitar las atelectasias. **El proceso de retirada progresa hasta que el sujeto sincroniza espontáneamente todas las respiraciones del ciclo respiratorio y recibe cantidades mínimas de CPAP y VSP.**

Si el paciente llega del quirófano con el tubo endotraqueal aún introducido y no se demuestra un esfuerzo respiratorio se debe seleccionar un modo de soporte completo como el control asistido (CA) o la SIMV. El CA es un modo de ventilación con soporte completo en el cual se administra una frecuencia respiratoria determinada independientemente del esfuerzo respiratorio del paciente. Si se inicia la respiración espontánea, el ventilador detecta la sincronización y administra una respiración con un volumen corriente establecido. La retirada no puede realizarse durante este modo, a menos que se desconecte intermitentemente y el enfermo se conecte a un aparato con conexión en T.

b. Los pacientes que tienen una gran dificultad para oxigenarse después de la cirugía cardíaca pueden recibir un modo de ventilación con soporte completo con cantidades crecientes de PEEP. A menudo, en estos pacientes se requiere continuar con la sedación y la parálisis muscular para tolerar este tipo de pauta ventilatoria. Si se necesitan cantidades crecientes de PEEP puede ser útil instaurar un catéter en arteria pulmonar (si no hay ya uno) para evaluar los efectos hemodinámicos de la presión positiva.

c. La retirada de la ventilación mecánica es un proceso multifactorial que requiere ser diligente en muchos aspectos. En muchos postoperatorios se consigue mejor con un algoritmo que permite que la retirada pueda ser metódica y sin interrupciones. La Figura 10.1 muestra un algoritmo que podría facilitar una retirada eficiente.

1) Se debe verificar que los pacientes sometidos a cirugía cardíaca están calientes después de la cirugía, ya que se usa un entorno frío en el quirófano. Puede presentarse una **hipotermia en el postoperatorio,** lo que da lugar a escalofríos, consumo alto de oxígeno y aumento del estrés cardíaco. Se deben identificar y corregir los trastornos acidobásicos según la causa subyacente y retirar los restos de anestésicos y se planificará la sedación y analgesia mientras se establece la retirada. Muchos centros han adoptado el uso sistemático de propofol para la sedación durante la retirada de la ventilación mecánica por su duración de acción corta y predecible. Para conseguir una retirada satisfactoria de la ventilación mecánica deben corregirse las alteraciones analíticas de los electrólitos y del hematocrito. Se deben identificar la frecuencia y el ritmo cardíacos apropiados y tratar cualquier arritmia. El sangrado por los tubos torácicos debe evaluarse y documentarse para evitar la retirada prematura en un enfermo inestable que pueda requerir una reintervención exploradora.

2) La retirada comienza habitualmente con un modo de ventilación de volumen como la SIMV, disminuyendo el número de respiraciones garantizadas por el ventilador. El ventilador va funcionando menos a medida que el paciente puede trabajar más. Durante la retirada con SIMV se pueden añadir algunas CPAP a las respiraciones espontáneas para prevenir las atelectasias y se puede añadir VSP a las respiraciones espontáneas para superar la resistencia creada por el circuito respiratorio y el tubo endotraqueal. Una vez que el paciente respira espontáneamente con una CPAP y VSP mínimas, se puede evaluar la posibilidad de extubación. La retirada puede efectuarse sin extraer una GA después de cada cambio ventilatorio si se utilizan sistemas de monitorización no invasivos, como la pulsioximetría y la medición teleespiratoria del dióxido de carbono. Lo habitual es comprobar la GA antes de la extubación con unas configuraciones mínimas en el ventilador y una FIO_2 baja para evaluar la adecuación de la oxigenación y la ventilación en estas condiciones.

3) La extubación puede realizarse una vez evaluados los mecanismos protectores de las vías respiratorias, la oxigenación, la ventilación y la fuerza muscular. Algunos criterios tradicionales de retirada, como es una fuerza

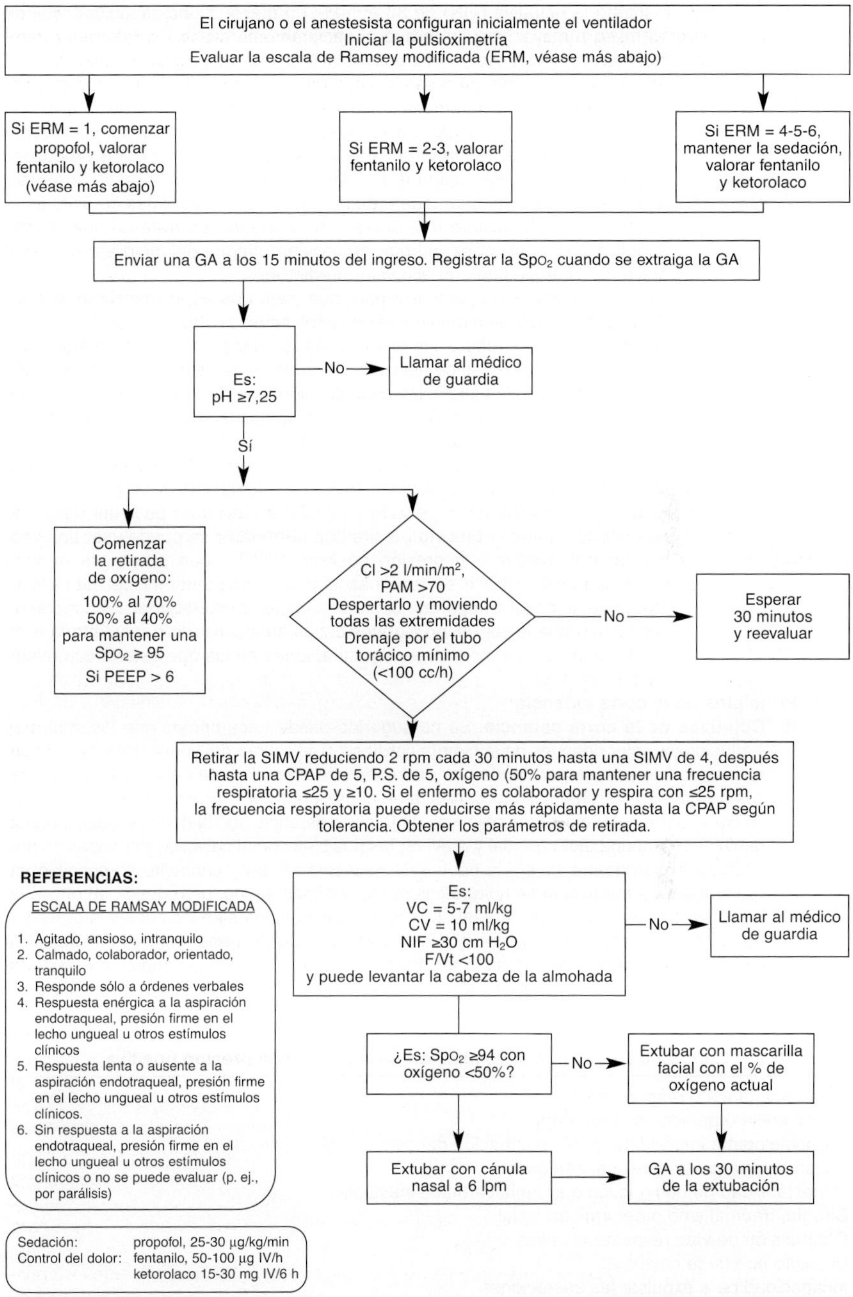

Figura 10.1. Ejemplo de protocolo de retirada del ventilador en cirugía cardíaca.

inspiratoria negativa (FIN) de 30 mm H_2O o mayor o una capacidad vital de 15 ml/kg o mayor, requieren que el paciente esté alerta y colaborador. También es útil establecer una frecuencia respiratoria y un volumen corriente basales del enfermo, pero estos parámetros se pueden alterar interrumpiendo la sedación inmediatamente antes de la extubación. Un método que permite predecir la posibilidad de extubación consiste en evaluar el cociente entre la frecuencia respiratoria (f) y el volumen corriente (VC) o prueba de respiración superficial rápida (f/V_C). Yang y Tobin[9] evaluaron este parámetro de retirada y determinaron que había un 80% de posibilidades de éxito en la extubación si el cociente f/V_C era de 100 o menor. Se trata de una prueba atractiva por su sencillez, porque no requiere ningún esfuerzo por parte del paciente y porque tiene un alto valor predictivo.

4) Se debe alentar a los pacientes para que usen una **espirometría incentivadora** y para que hagan maniobras de **respiración profunda** y tos después de la extubación para reducir las atelectasias. Se debe tener en cuenta que hay otras causas fisiológicas de hipoxemia cuando se maneja a un sujeto después de la extubación. Una alteración de la difusión, una F_{IO_2} baja, hipoventilación y un desequilibrio V/Q junto a un cortocircuito completan la lista de posibilidades, siendo las atelectasias la causa más frecuente. Si la hipoxemia persiste y se presume que la causa reside en estas últimas, se puede usar una mascarilla con CPAP para mejorar la oxigenación y disminuir el cortocircuito.

5) **Si hay hipercarbia** en el período postextubación en un paciente despierto que puede mantener una vía respiratoria permeable se puede usar una ventilación no invasiva con presión positiva (VNIPP) con mascarilla durante algún tiempo. La VNIPP se puede asociar con una menor incidencia de neumonía nosocomial comparada con la intubación endotraqueal. Este modo de ventilación puede ser útil en algunos casos de insuficiencia respiratoria leve. En la Tabla 10.1 se mencionan las situaciones en las que estaría contraindicada la VNIPP.

IV. Principios de la corta estancia

A. Objetivos de la corta estancia. Se ha sugerido desde hace tiempo que los enfermos evolucionan mejor después de la cirugía cardíaca si se retiran del ventilador y se extuban en cuanto sea posible para poder ser dados de alta precozmente de la UCI y comenzar sus programas de rehabilitación cardíaca en el postoperatorio, una técnica que se conoce como corta estancia. Otros objetivos de la corta estancia son la deambulación precoz, reiniciar pronto una dieta normal y prevenir las posibles complicaciones derivadas de una intubación prolongada (p. ej., la neumonía nosocomial). Este concepto se concibió inicialmente para los pacientes quirúrgicos cardíacos más sanos, pero desde entonces se ha convertido en el objetivo para muchos grupos de pacientes en los cuales la gravedad de la enfermedad es muy variable[10-12]. La combinación de unos mejores cuidados del paciente como consecuencia de la extubación precoz junto a la contención del gasto ha

Tabla 10.1. Contraindicaciones a la ventilación no invasiva con presión positiva

Parada cardíaca o respiratoria
Insuficiencia orgánica no respiratoria
Encefalopatía importante (p. ej., puntuación del coma de Glasgow <10)
Hemorragia gastrointestinal alta grave
Inestabilidad hemodinámica o arritmia cardíaca inestable
Cirugía, traumatismo o deformidad facial
Obstrucción de vías respiratorias altas
El sujeto no puede colaborar
Incapacidad para expulsar las secreciones
Alto riesgo de aspiración

dado lugar al desarrollo de técnicas de cirugía cardíaca de corta estancia. La contención del gasto se puede separar en varios componentes. Los terapeutas respiratorios y las enfermeras emplean menos tiempo en atender a los enfermos que se extuban antes, lo que reduciría las necesidades de personal. Al reducir la duración de las estancias en el hospital y en la UCI se reducen los costes de los pacientes quirúrgicos cardíacos. Hace ya tiempo que se pensaba que la extubación precoz en el postoperatorio podría ser beneficiosa para los sujetos al restaurar antes el reflejo de la tos, con lo que se reducen las atelectasias. La extubación precoz también puede mejorar la hemodinámica al restaurar la fisiología normal de las presiones intratorácicas negativas. La comodidad del paciente puede mejorar, siendo necesaria menos medicación para el dolor después de la extubación precoz, aunque los enfermos ancianos, los casos de urgencia, los pacientes con BCIA y aquellos que reciben un soporte inotrópico pueden no ser buenos candidatos para la extubación precoz[13]. Además, los protocolos de extubación precoz pueden fracasar en los casos inestables en el postoperatorio y con complicaciones como accidentes cerebrovasculares, hemorragias o arritmias.

Algunos investigadores dudan del valor de la extubación precoz al encontrar que la extubación precoz no reduce la duración de la estancia en la UCI y que puede dar lugar a más complicaciones. Montes y cols.[14] mostraron que había más reintubaciones en un grupo de extubación precoz que en un grupo extubado en la UCI, sin diferencias en la duración de la estancia en dicha unidad o en la estancia hospitalaria total.

B. Métodos de corta estancia. Se pueden usar varias técnicas de anestesia para facilitar la corta estancia. Los narcóticos de acción más corta, como alfentanilo y remifentanilo, permiten una retirada más rápida del ventilador. Estos narcóticos de acción más corta y administración por vía intravenosa se pueden combinar con opiáceos por vía intratecal para potenciar la analgesia en el postoperatorio[15,16]. Se han añadido infusiones de propofol al repertorio de anestesia por su perfil predecible y rápida recuperación, independiente en su mayor parte de la duración de la infusión. Esta propiedad hace que esta técnica sea deseable no sólo como componente de una anestesia general, sino también como fármaco sedante en el manejo del postoperatorio precoz de los pacientes quirúrgicos cardíacos de corta estancia. Se deben tomar precauciones al establecer la etapa de extubación precoz cuando se usan fármacos de acción corta, ya que la incidencia de consciencia en el intraoperatorio puede alcanzar el 0,3%[17].

C. Corta estancia en la unidad de cuidados postanestesia. Muchos centros preparan el manejo postoperatorio de los pacientes quirúrgicos cardíacos desarrollando unidades de cuidados intermedios o de cuidados postanestesia (UCPA), en las que el manejo postoperatorio puede ser seguro y eficaz. Estas unidades requieren enfermeras que entiendan las técnicas de corta estancia para que los sujetos sometidos a cirugía cardíaca puedan ser extubados precozmente sin problemas y prepararse para el traslado precoz a una unidad de enfermería normal. Estas unidades especializadas de cuidados postanestesia pueden ser muy eficaces en la provisión de técnicas de corta estancia porque se centran en la asistencia de este tipo de enfermos quirúrgicos cardíacos.

D. Uso de protocolos. El desarrollo y utilización de protocolos de corta estancia específicos de cada centro gira en torno a la planificación sistemática para retirar a los pacientes de los ventiladores y el manejo de los aspectos habituales del postoperatorio para facilitar la progresión hacia el alta precoz de la UCI y el hospital. Lo ideal es que los protocolos planteen la mayoría de los temas antes de que se presenten. El desarrollo del protocolo debe ser conjunto entre todos los miembros del equipo de asistencia durante el perioperatorio antes de iniciar el programa de seguimiento rápido.

V. Manejo hemodinámico en el período postoperatorio

A. Monitorización de la isquemia. La monitorización de la isquemia miocárdica en el paciente quirúrgico cardíaco en el postoperatorio es esencial y es importante tratar los cambios clínicamente significativos de la presión arterial, el ritmo cardíaco y el gasto cardíaco tanto si son el resultado de la isquemia cardíaca como si son su causa. La isquemia también se puede detectar utilizando un ECG continuo con elevación del segmento ST, aunque esta técnica produce un ligero retraso del diagnóstico. Muchos sistemas de monitorización del ECG en la cama del enfermo disponen del análisis incorporado del segmento ST en sus algoritmos informáticos, lo cual es un método rentable de monitorización de los episodios de isquemia. Otros indicadores de isquemia miocárdica son la presión en arteria pulmonar y el gasto cardíaco, que tienden a ser menos fiables y, a menudo, marcadores tardíos de la isquemia miocárdica. La demostración de las alteraciones regionales de la movilidad de la pared con la ETE representa el método de detección precoz más sensible de isquemia miocárdica, pero la monitorización continua es habitualmente inviable porque la sonda de ETE (si se utiliza) se suele extraer al final de la cirugía[18].

La isquemia del intraoperatorio y la que continúa en el postoperatorio se pueden detectar hasta 6 horas después de comenzar el episodio, examinando algunos de los marcadores cardíacos específicos. El marcador cardíaco que se usa más precozmente y es más útil es la troponina cardíaca I (cTnI)[19]. La capacidad de medir la cTnI es particularmente útil cuando es difícil interpretar la monitorización del ECG, como en el bloqueo de rama izquierda o en la hipertrofia ventricular izquierda. Este marcador biológico aporta datos evidentes del episodio de isquemia.

B. Disfunción ventricular después de la cirugía cardíaca. La disfunción ventricular que aparece después de la cirugía cardíaca tiene un origen multifactorial. **Una protección miocárdica inadecuada, la hipertermia del miocardio, vasos sanguíneos pequeños, una revascularización incompleta y la lesión por reperfusión pueden contribuir a la disfunción ventricular en el postoperatorio.** Los factores del preoperatorio que resultan ser predictivos de la disfunción ventricular en el postoperatorio son el aumento de tamaño del corazón, la edad avanzada, la diabetes mellitus, el sexo femenino, las presiones telediastólicas elevadas en el ventrículo izquierdo en el cateterismo cardíaco, las arterias coronarias pequeñas y una fracción de eyección menor de 0,40. Los factores predictivos intraoperatorios son una derivación cardiopulmonar (DCP) y un tiempo de pinzamiento aórtico más prolongados. Estos factores aumentan la probabilidad de necesitar soporte inotrópico en el postoperatorio. Cuando los pacientes llegan al quirófano con una fracción de eyección anormal y se prolonga la duración de la DCP hay una alta incidencia de necesidad de soporte inotrópico en el postoperatorio. Los pacientes que tienen una función cardíaca normal y una DCP de corta duración tienen una probabilidad mucho menor de necesitar soporte inotrópico en el postoperatorio.

La mayoría de los médicos usan agonistas β-adrenérgicos (agonistas β) cuando es necesario mejorar la función ventricular después de la DCP. La depleción de las catecolaminas endógenas y la regulación negativa resultante del receptor β pueden bloquear la respuesta a los agonistas β. El aumento de las proteínas G inhibidoras, la lesión de reperfusión, la taquicardia, la revascularización incompleta y un miocardio no viable también pueden atenuar la respuesta inotrópica a los agonistas β.

Los fármacos elegidos para tratar la disfunción ventricular después de la cirugía cardíaca utilizan habitualmente el agonismo β_1 como el principal método para mejorar la función cardíaca. Se pueden usar otros fármacos disponibles, como los inhibidores de la fosfodiesterasa, como amrinona y milrinona, que actúan aumentando la estimulación β-adrenérgica al inhibir la fragmentación del monofosfato cíclico de adenosina (AMPc). Los fármacos más utilizados para provocar un agonismo β_1 son dobutamina, dopamina y adrenalina, cada uno de los cuales tiene su perfil hemodinámico y efectos secundarios propios.

C. Manejo hídrico. El manejo de los líquidos en el postoperatorio después de la cirugía cardíaca puede suponer un reto. Los procedimientos quirúrgicos cardíacos, en especial los relacionados con la DCP, se traducen habitualmente en un secuestro de líquidos al crear un «tercer espacio». Por tanto, la mayoría de los pacientes quirúrgicos cardíacos llegan a la sala de recuperación con un exceso de líquidos que debe ser movilizado. Los enfermos sanos que tienen una función cardíaca y renal adecuada eliminan normalmente estos líquidos por diuresis en los 2 primeros días del postoperatorio sin necesidad de asistencia. Otros sujetos quirúrgicos cardíacos, como los ancianos o los que tienen una disfunción renal o cardíaca, pueden necesitar diuréticos para eliminar el exceso de agua corporal.

Es frecuente que los pacientes quirúrgicos cardíacos requieran productos hematológicos alogénicos. Las soluciones de cebado de la DCP provocan hemodilución, haciendo que los pacientes lleguen a la UCI con unas concentraciones de hemoglobina y un hematocrito relativamente bajos. Muchas veces, la movilización del agua libre por la diuresis devuelve la masa de hematíes a un nivel aceptable. Algunos pacientes requieren la administración de concentrado de hematíes para llegar a los valores de hematocrito adecuados, debido a una hemorragia excesiva en el intraoperatorio o postoperatorio o a una anemia preexistente. Hay una polémica en torno a cuál es el hematocrito menor aceptable en los enfermos quirúrgicos cardíacos. Aunque no se ha demostrado ningún valor en términos absolutos, se debe tener en cuenta que hay que mantener una capacidad adecuada de transporte de oxígeno de cara a la capacidad potencialmente limitada de aumentar el gasto cardíaco o el flujo sanguíneo coronario. **En los pacientes que tienen una reserva limitada, puede ser necesario mantener una concentración de hemoglobina más alta, por ejemplo, de 9-10 g/dl, que en los sujetos que pueden compensar la anemia por procedimientos normales.** En la mayoría de los pacientes quirúrgicos cardíacos se considera adecuada una concentración de hemoglobina de 8-9 g/dl durante la recuperación en el postoperatorio.

Se debe plantear la administración de factores de la coagulación. Los pacientes que dejan el quirófano y llegan a la sala de recuperación con una coagulopatía pueden requerir la administración de plasma fresco congelado o concentrados de hematíes para mejorar la formación del coágulo. Muchos enfermos tienen una propensión a la hemorragia en el postoperatorio debido a los efectos residuales de la administración en el preoperatorio de algunos inhibidores plaquetarios (como ácido acetilsalicílico o clopidogrel). Para revertir esta situación puede ser necesario administrar concentrados de plaquetas e incluso desmopresina. Se debe tener en cuenta la posibilidad de que haya un efecto residual o un efecto rebote de heparina, lo que puede requerir su neutralización con protamina.

D. Manejo de la hipotensión. Es frecuente que los pacientes quirúrgicos cardíacos tengan hipotensión en el postoperatorio, cuya etiología debe evaluarse para optimizar el tratamiento. Si la precarga es adecuada y el ritmo cardíaco es normal, la hipotensión representa una función cardíaca inadecuada o vasodilatación. En ocasiones, la función cardíaca inadecuada puede manejarse administrando líquidos para aumentar la precarga cardíaca. Sin embargo, es fundamental saber que la función ventricular o la isquemia miocárdica pueden empeorar en caso de una administración excesiva de líquidos. La vasodilatación requiere descartar la contribución de fármacos como vancomicina, nitroglicerina o diltiazem.

E. Manejo de arritmias. La monitorización continua del ECG puede identificar las arritmias en pacientes quirúrgicos cardíacos en el postoperatorio. Pueden aparecer varias arritmias de origen auricular o ventricular. Es probable que los sujetos que tiene isquemia miocárdica continuada, posiblemente por una revascularización incompleta o el aturdimiento cardíaco, tengan una cierta predisposición a desarrollar arritmias. El manejo de las arritmias en el postoperatorio es una parte importante de la asistencia de los pacientes quirúrgicos cardíacos en la UCI. La fibrilación auricular es la arritmia de mayor trascendencia clínica que aparece después de la cirugía cardíaca, y puede presentarse hasta en un tercio de los enfermos que se someten a una cirugía de revascularización miocárdica con DCP. Los fármacos útiles para el tratamiento de la fibrilación auricular son procainamida, digoxina, diltiazem, esmolol y amiodarona. **Se ha demostrado que hay varias estrategias profilácticas farmacológicas para el preoperatorio o postoperatorio que pueden reducir la incidencia de fibrilación auricular u otras arritmias auriculares**[20]. El uso de la profilaxis de la fibrilación auricular puede ser beneficioso para los pacientes al descender el número de días pasados en la UCI y la duración total de la estancia hospitalaria.

F. Hipertensión en el perioperatorio. La hipertensión del perioperatorio puede ser el resultado de varias causas.

1. Uno de los mecanismos más importantes y precoces es la salida de la anestesia, lo que puede suponer un reto para el manejo de la hipertensión a medida que se eliminan los fármacos anestésicos.
2. Otra causa de hipertensión en el postoperatorio es la retirada de los medicamentos antihipertensivos en el preoperatorio. Se sabe que los betabloqueantes y los agonistas α_2 de acción central provocan una hipertensión de rebote cuando se retiran.

3. **La hipercarbia, la hipoxemia, una analgesia deficiente, el exceso de volumen intravascular y la hipotermia son algunas de las causas de hipertensión en el postoperatorio.** Se deben tener en cuenta las causas yatrogénicas, como la administración de la medicación equivocada o el uso de vasoconstrictores que no eran necesarios.
4. Causas infrecuentes son la hipertensión intracraneal (por edema cerebral o por un accidente cerebrovascular masivo) y la distensión vesical. Hay otras causas poco frecuentes a tener en cuenta, como son los trastornos endocrinos o metabólicos como hipertiroidismo, feocromocitoma, trastornos del sistema renina-angiotensina e hipertermia maligna.

G. **Hipertensión pulmonar.** La hipertensión pulmonar puede aparecer después de la cirugía cardíaca; las causas pueden dividirse entre las de una hipertensión pulmonar aguda de nuevo inicio y las de la continuación de un estado hipertenso pulmonar más crónico.

1. La hipertensión pulmonar crónica responde mal a las intervenciones terapéuticas tradicionales. La elevación crónica de la resistencia vascular pulmonar (RVP) crea un escenario desafiante en cuanto a la capacidad del ventrículo derecho de funcionar de forma adecuada frente al aumento de resistencias. La hipertensión pulmonar crónica se trata continuando la administración de las medicaciones que el paciente estuviese ya tomando, como antagonistas del calcio, junto con los fármacos mencionados más adelante (véase la sección **V.G.2**) para el tratamiento de la hipertensión pulmonar aguda.
2. La hipertensión pulmonar aguda debe tratarse agresivamente para evitar la insuficiencia ventricular derecha. Ante todo, se deben descartar y tratar la hipoxemia e hipercarbia como causas de la hipertensión pulmonar aguda susceptibles de tratamiento. La acidosis continuada (metabólica o respiratoria) que no ha recibido tratamiento también contribuye al desarrollo de hipertensión pulmonar. También se deben tener en cuenta la insuficiencia ventricular izquierda, la estenosis o insuficiencia mitral y la trombosis venosa pulmonar. Las intervenciones terapéuticas que pueden ser útiles para tratar la hipertensión pulmonar son el óxido nítrico inhalado, nitroglicerina, nitroprusiato sódico, prostaciclina e inhibidores de la fosfodiesterasa III. Excepto el óxido nítrico, los demás fármacos pueden reducir también las resistencias vasculares sistémicas (RVS) hasta provocar hipotensión arterial. El equilibrio del tratamiento de la hipertensión pulmonar y la hipotensión sistémica puede constituir todo un reto que a menudo requiere una combinación de fármacos. Puede ser necesario infundir un fármaco vasoconstrictor para aumentar las RVS a la vez que se administra otro fármaco para reducir la RVP. Esta maniobra puede ser muy complicada y contradictoria, ya que la mayoría de los fármacos que aumentan las RVS también aumentan la RVP. Se valorará el empleo de vasopresina como fármaco que puede aumentar las RVS sin aumentar proporcionalmente la RVP.

VI. **Técnicas de manejo del dolor y sedación en el postoperatorio.** El manejo del dolor y la agitación en el postoperatorio tiene una importancia capital en la asistencia del paciente quirúrgico cardíaco en el postoperatorio. El dolor representa la respuesta del estímulo del receptor nociceptor producido por la intervención quirúrgica. Los sujetos pueden mostrarse agitados después de la cirugía cardíaca por varias razones. En la Tabla 10.2 se exponen algunas causas posibles de agitación que no se deben obviar, ya que pueden ser incorrectamente «enmascaradas» por la administración de un fármaco sedante.

A. **Opiáceos sistémicos.** Se pueden usar varias técnicas para manejar el dolor en el postoperatorio. Resulta muy útil discernir inicialmente el tipo, calidad y localización del dolor antes de administrar un fármaco analgésico. Los opiáceos usados más frecuentemente son fentanilo, morfina, hidromorfona y meperidina. Todos ellos son agonistas narcóticos que utilizan el receptor μ para proporcionar la analgesia. Butorfanol y nalbufina son agonistas-antagonistas narcóticos que se pueden usar para proporcionar analgesia a la vez que se minimiza la posibilidad de depresión respiratoria. En la Tabla 10.3 se exponen los fármacos analgésicos de uso frecuente para el dolor postoperatorio, junto a sus dosis de carga y de mantenimiento.

B. **Opiáceos intratecales.** En la era de los enfermos de corta estancia durante el postoperatorio se han buscado varias técnicas de analgesia regional para mejorar el bienestar

Tabla 10.2. Causas de agitación en el postoperatorio

Hipoxemia
Hipercapnia
Anestésicos residuales y salida de la anestesia
Retención gástrica o urinaria
Alteraciones electrolíticas (hiponatremia)
Restos de la premedicación (escopolamina, fenotiazinas)
Agravamiento de afecciones psicológicas en el preoperatorio (ansiedad)
Otras medicaciones (atropina, cimetidina, propranolol)
Isquemia o hemorragia del sistema nervioso central
Delirium tremens
Encefalopatía de Wernicke

del paciente. Los opiáceos sistémicos (por vía intravenosa, intramuscular, transcutánea u oral) pueden provocar depresión respiratoria y somnolencia, haciendo que no sean fármacos preferidos para la corta estancia. Los narcóticos intratecales constituyen una alternativa a los opiáceos sistémicos. Esta vía se ha explorado intentando mejorar la comodidad del paciente con menos depresión respiratoria y otros efectos secundarios. Los opiáceos administrados por vía intratecal pueden facilitar la extubación precoz y el alta de la UCI sin comprometer el control del dolor ni aumentar la probabilidad de isquemia miocárdica[21]. La administración de morfina intratecal puede ser útil para atenuar la respuesta posquirúrgica al estrés en los pacientes sometidos a un injerto de derivación arterial coronaria (IDAC), como se puede comprobar por las concentraciones plasmáticas de cortisol y adrenalina[22]. **Estos datos sugieren que la administración de opiáceos intratecales puede ser una elección excelente para el manejo del dolor al preparar al paciente quirúrgico cardíaco para la extubación precoz y una corta estancia en la UCI.**

C. **Fármacos antiinflamatorios no esteroideos.** Los fármacos antiinflamatorios no esteroideos (AINE) pueden ser útiles en el tratamiento del dolor postoperatorio en cirugía cardíaca. Una pequeña cantidad del fármaco puede proporcionar analgesia sin sedación excesiva ni las demás complicaciones asociadas con el uso de narcóticos. Una preocupación que plantean los AINE es la inhibición de la función plaquetaria y el potencial aumento de hemorragias. También se ha considerado que estos fármacos son una mala elección después de la cirugía cardíaca, por su tendencia a inducir úlceras gástricas y alterar la función renal. Una insuficiencia renal, la enfermedad ulcerosa péptica activa, antecedentes de hemorragia gastrointestinal y diátesis hemorrágica impiden el uso de AINE en el postoperatorio de los enfermos quirúrgicos cardíacos[23].

D. **Bloqueo nervioso.** Se han revisado varias técnicas analgésicas por vía sistémica e intratecal. Aunque estas técnicas son útiles, cada una tiene sus riesgos y complicaciones propios. Los bloqueos nerviosos constituyen una alternativa potencial para estos métodos. Los bloqueos de los nervios intercostales pueden efectuarse fácilmente en los procedimientos de cirugía torácica, ya que son nervios fácilmente accesibles a través del campo quirúrgico. El anestesista puede realizar estos bloqueos por vía percutánea en el preoperatorio o postoperatorio. Los bloqueos intercostales no consiguen una analgesia satisfactoria en la esternotomía media. Algunos médicos consideran aceptable la analgesia epidural torácica en los procedimientos de cirugía cardíaca que requieren una DCP, mientras que otros consideran que el riesgo de hematoma epidural, aunque pequeño, disuade ante el estado hipocoagulable que existe durante y después de la DCP.

VII. **Alteraciones metabólicas.** Pueden aparecer muchas alteraciones metabólicas en el perioperatorio. Estas irregularidades son consecuencia de los grandes desplazamientos de líquidos y electrólitos que se pueden producir por las infusiones intravenosas o por las soluciones de cebado de la DCP o de protección miocárdica.

Tabla 10.3. Analgésicos

	Dosis de carga intravenosa	Dosis de mantenimiento	Consideraciones especiales
Fentanilo	0,5-3 μg/kg	1-4 μg/kg/h	Puede provocar bradicardia o taquifilaxia ante la infusión
Morfina	0,08-0,12 mg/kg	0,03 mg/kg cada 10 minutos	Liberación de histamina Los metabolitos se acumulan en la insuficiencia renal
Ketorolaco	15-30 mg	15 mg IV cada 6 h	Precaución en insuficiencia renal o coagulopatía
Hidromorfona	0,02 mg/kg	25-50 μg/kg cada 10 minutos	No se metaboliza en la insuficiencia renal
Meperidina	1-1,5 mg/kg	0,30 mg/kg cada 10 minutos	Puede provocar taquicardia Evitar con inhibidores de la monoaminooxidasa Los metabolitos se pueden acumular en la insuficiencia renal y pueden reducir el umbral de convulsiones
Butorfanol	0,02-0,04 mg/kg	0,01 mg/kg cada 10 minutos	Agonista/antagonista mixto
Nalbufina	0,08-0,15 mg/kg	0,03 mg/kg cada 10 minutos	Agonista/antagonista mixto
Codeína	0,5-1 mg/kg	1/3 de la dosis total en bolo cada 15 minutos	Náuseas

A. Alteraciones electrolíticas

1. La **hiperpotasemia** puede aparecer por la cardioplejía, una reposición demasiado intensa o por los movimientos extracelulares secundarios asociados con la acidosis respiratoria o metabólica. La hipopotasemia es más frecuente que la hiperpotasemia y se asocia habitualmente con dilución o cambios iónicos asociados con hiperventilación y pérdidas por la orina. El suplemento de potasio se puede infundir despacio, a una velocidad máxima de 20 mEq/h a través de un catéter venoso central, ya que la infusión rápida puede provocar arritmias letales.
2. Puede haber **hipocalcemia,** que puede estar relacionada con la transfusión rápida de grandes cantidades de sangre de banco con citrato como conservante. La hipocalcemia se puede tratar con una dosis de 250-1.000 mg de cloruro cálcico o gluconato cálcico por vía intravenosa, prestando especial atención al desarrollo de arritmias. Cuando se vigila el estado del calcio es importante medir el calcio iónico y no el calcio total, porque este último puede bajar si hay concentraciones bajas de albúmina mientras que el calcio iónico se mantiene normal.
3. La **hipomagnesemia** es una alteración electrolítica frecuente en el perioperatorio. Puede aparecer como consecuencia de la dilución por grandes cantidades de cebado de la DCP y por la excreción urinaria. Si se necesita un suplemento de magnesio, se puede administrar en cantidades de 2-4 g por vía intravenosa durante 30-45 minutos. Se puede usar una infusión de 1 g/hora de sulfato de magnesio, garantizando también la infusión lenta y continua de esta sustancia. Si se administra demasiado rápido se puede provocar hipotensión. En las arritmias refractarias, en particular del tipo ventricular, la concentración normal de magnesio sérico no excluye la posibilidad de un descenso de sus reservas corporales totales.

B. **Escalofríos.** Muchos sujetos llegan a la UCI con tendencia a presentar escalofríos cuyo mecanismo exacto es difícil de precisar, pero se cree que se asocia con un recalentamiento inadecuado y con la fluctuación de la temperatura. Muchos pacientes están hipotérmicos cuando llegan a la UCI y presentan escalofríos cuando salen de la anestesia. Los escalofríos pueden producir un incremento del 300%-600% de la demanda de oxígeno, lo que supone potencialmente una demanda inalcanzable del aporte de oxígeno para un miocardio comprometido. El incremento asociado de la producción de CO_2 puede provocar acidosis respiratoria. Los tratamientos eficaces de primera línea consisten en el recalentamiento y la prevención de una nueva pérdida de temperatura o meperidina y sedación. Si persisten los escalofríos puede ser necesaria la ventilación mecánica.

C. **Trastornos acidobásicos.** Los trastornos acidobásicos pueden aparecer como consecuencia de un flujo sanguíneo inadecuado durante un período de demanda metabólica aumentada. Lo más frecuente es que la acidosis respiratoria sea consecuencia de hipoventilación o aumento de la producción de CO_2. Se puede inducir hipoventilación por los residuos de los anestésicos o un paciente que se despierta con una analgesia inadecuada junto a una mecánica respiratoria deteriorada. La acidosis metabólica, cuando aparece, se suele asociar con una perfusión sistémica inadecuada por una función cardíaca comprometida. En presencia de trastornos acido-básicos será necesario repetir la GA en el período postoperatorio precoz. La acidosis metabólica del paciente quirúrgico cardíaco puede requerir la administración de bicarbonato sódico para corregir la acidosis subyacente. Deberá hacerse con precaución, ya que también habrá que determinar la etiología de la acidosis metabólica y tratarla en consecuencia. La acidosis láctica, un hallazgo frecuente en los pacientes quirúrgicos cardíacos, necesita tratamiento garantizando que el gasto cardíaco, el volumen intravascular y el manejo de los escalofríos son los adecuados.

D. **Manejo de la glucosa.** Muchos enfermos que acuden con cirugía cardíaca tienen antecedentes de diabetes de inicio en el adulto o de diabetes juvenil. Muchos de ellos no reciben la medicación, con insulina o diabéticos orales, el día de la cirugía, lo que puede provocar amplias oscilaciones de la glucemia que se deberán analizar y controlar pronto en el postoperatorio del sujeto. En estos pacientes es importante mantener un control cuidadoso de la glucemia, preferiblemente con una concentración de glucosa de menos de 200 mg/dl con monitorización frecuente. **Una hiperglucemia no diagnosticada puede dar lugar a una diuresis excesiva y la posibilidad de un estado hiperosmolar o cetoacidótico.** La glucemia sérica alta puede controlarse usando una infusión continua de insulina regular y una solución glucosada, comenzando a menudo con una dosis de 0,1 unidades/kg/hora o menos y ajustando según la glucemia deseada.

La hiperglucemia del perioperatorio puede ser especialmente prevalente en programas en los que se usan vías clínicas de corta estancia[24]. En un centro se examinó esta posibilidad y se descubrió que la diabetes preoperatoria, la administración de glucocorticoides antes de la DCP, el volumen administrado de soluciones de cardioplejía que contiene glucosa y el uso de infusiones de adrenalina se asociaron con el desarrollo de hiperglucemia durante el perioperatorio. Estas situaciones son frecuentes y pueden precipitar la necesidad de un manejo intensivo de la hiperglucemia durante el postoperatorio utilizando insulina.

VIII. **Complicaciones en las primeras 24 horas del postoperatorio.** En las primeras 24 horas tras la cirugía cardíaca o torácica pueden presentarse varias complicaciones potencialmente mortales. Debido a la inestabilidad relativa de estos pacientes en el postoperatorio precoz, es esencial que el personal sanitario identifique y responda rápidamente al desarrollo de las complicaciones más frecuentes del postoperatorio.

A. **Insuficiencia respiratoria.** La insuficiencia respiratoria puede ser la complicación más frecuente en el postoperatorio de la cirugía cardíaca o torácica. La disfunción pulmonar se desarrolla por la incisión quirúrgica y la alteración que provoca en la caja torácica. El dolor incontrolado en el postoperatorio exacerba este efecto. La insuficiencia respiratoria puede aparecer como hipoxemia, hipercarbia o ambos. La identificación rápida y el tratamiento apropiado de la insuficiencia respiratoria son esenciales para el manejo del postoperatorio de los pacientes quirúrgicos cardíacos y torácicos. Se deben descartar las causas de la insuficiencia respiratoria para evitar pasar por alto complicaciones graves como el neumotórax, la insuficiencia cardíaca congestiva y la disfunción de una válvula protésica.

B. **Sangrado.** Algunos enfermos experimentan un sangrado persistente tras la cirugía cardíaca o torácica. Habitualmente, el sangrado se monitoriza por la cantidad de sangre que drena hacia los tubos torácicos después de la cirugía. El sangrado persistente en el postoperatorio debe manejarse proporcionando el tratamiento adecuado según la etiología de la pérdida de sangre. Es fundamental diferenciar una diátesis hemorrágica de una hemorragia quirúrgica que requiere la reintervención; por tanto, es esencial determinar el estado de la coagulación, lo que se hace tradicionalmente analizando (como mínimo) el TP, el tiempo de tromboplastina parcial activado (TTPa) y el recuento de plaquetas. Este panel de pruebas no indica en modo alguno la situación funcional de las plaquetas, lo que es particularmente importante cuando se manejan pacientes cardíacos que han recibido tratamiento en el preoperatorio con ácido acetilsalicílico o con otros inhibidores plaquetarios para prevenir la trombosis durante el período que transcurre hasta la cirugía correctora. La transfusión de concentrados de plaquetas puede ser adecuada cuando se sospecha que la hemorragia es consecuencia de una disfunción plaquetaria, que puede deberse a los inhibidores plaquetarios utilizados en el preoperatorio o a la DCP.

Durante este proceso se debe tener en cuenta el sangrado quirúrgico como causa de pérdidas sanguíneas importantes. Es frecuente valorar la posibilidad del sangrado quirúrgico una vez que se ha descartado la coagulopatía, y puede requerir la vuelta al quirófano para la exploración mediastínica o torácica para identificar y cauterizar o ligar el origen de la hemorragia. El traslado de estos sujetos puede ser difícil por su inestabilidad hemodinámica.

La hemorragia súbita procedente de una línea de sutura o el lugar de la canulación puede provocar una hipotensión profunda debido a hipovolemia o taponamiento. Es necesaria la infusión rápida de volumen o de productos hematológicos, coloides o cristaloides para mantener el volumen intravascular. Los pacientes que se estabilizan rápidamente se transfieren al quirófano para la esternotomía o toracotomía para reparar el origen de la hemorragia. En algunos casos, se debe realizar una esternotomía de urgencia en la UCI para detener la hemorragia que ha provocado una inestabilidad relativa. En general, un drenaje del tubo torácico mayor de 500 ml/h o un drenaje mantenido que supere los 200 ml/h justifica una nueva exploración quirúrgica.

C. **Taponamiento cardíaco.** El sangrado mediastínico excesivo con un drenaje inadecuado o una hemorragia masiva súbita pueden desembocar en un taponamiento cardíaco. El taponamiento cardíaco que aparece después de la cirugía cardíaca puede ser confuso si se ha abierto el pericardio, lo que sugiere a un observador sin experiencia que no puede haber taponamiento. Sin embargo, no es cierto porque el taponamiento puede aparecer en zonas loculadas. El diagnóstico diferencial incluye habitualmente la insuficiencia biventricular y puede requerirse una ecocardiografía transtorácica o ETE para establecer el diagnóstico definitivo.

D. **Neumotórax.** Puede producirse un neumotórax en pacientes que se han sometido a una esternotomía o toracotomía. Con mayor frecuencia, esta población de enfermos llega a la sala de recuperación o la UCI con uno o más tubos torácicos implantados. Es esencial que los pacientes tengan una radiografía de tórax basal para confirmar que la colocación de los tubos es correcta y la ausencia de neumotórax. El neumotórax puede convertirse en un neumotórax a tensión cuando hay una válvula unidireccional, provocando la elevación de la presión intrapleural. El resultado puede desplazar las estructuras mediastínicas, provocando la obstrucción mecánica de la vena cava o del propio corazón para desembocar en un estado de bajo gasto cardíaco e hipotensión.

E. **Hemotórax.** El hemotórax puede aparecer después de una cirugía de derivación arterial coronaria y se debe sospechar en todos los pacientes que se han sometido a una disección de la arteria mamaria interna, que implica habitualmente la apertura del espacio intrapleural izquierdo. Es posible que estos sujetos vuelvan al quirófano para el tratamiento quirúrgico.

F. **Oclusión aguda del injerto.** La oclusión aguda del injerto coronario es infrecuente y puede dar lugar a isquemia o infarto de miocardio. Si aparece una descompensación cardíaca y se sospecha que la causa es la oclusión del injerto, se efectuará una reexploración quirúrgica para evaluar su permeabilidad; no obstante, este procedimiento es infrecuente porque habitualmente es difícil saber si el injerto se ha ocluido. Se puede trasladar a los pacientes al laboratorio de cateterismo cardíaco, donde se realizará un cateterismo de urgencia para descartar la presencia de un injerto ocluido.

G. **Disfunción de una válvula protésica.** Se sospechará una disfunción de una válvula protésica cuando se produzcan cambios hemodinámicos súbitos después de una cirugía de corazón abierto, en particular si el ritmo no cambia y se aprecian pérdidas intermitentes de la forma de onda arterial en la pantalla del monitor. Es necesaria la corrección quirúrgica inmediata. No es frecuente que se presente en el postoperatorio precoz una dehiscencia valvular con fuga perivalvular.

H. **Disfunción neurológica en el postoperatorio.** En el período postoperatorio pueden presentarse complicaciones neurológicas, que se pueden dividir en tres grupos: lesión isquémica focal (accidente cerebrovascular), encefalopatía difusa (síndrome de hipoperfusión global) y lesión en el sistema nervioso periférico. La DCP normotérmica y la cardioplejía continua con sangre se han hecho populares. Esta técnica, a la vez que preserva el miocardio, puede asociarse con un aumento de riesgo de complicaciones neurológicas. Existen algunas pruebas de laboratorio que permiten predecir y monitorizar las complicaciones neurológicas que se producen tras la derivación. Se ha demostrado que la concentración de la proteína sérica S100β se correlaciona con los tiempos de perfusión de la DCP y con la disfunción del sistema nervioso central en el postoperatorio.

IX. **Alta de la unidad de cuidados intensivos.** Históricamente, el alta de la unidad de cuidados intensivos se produce 1-3 días después de la cirugía cardiotorácica. Recientemente, reducir el tiempo de permanencia en la UCI después de la cirugía cardíaca se ha convertido en una prioridad. Ahora, muchos enfermos se dan de alta de la UCI en la mañana siguiente a las operaciones de IDAC habituales sin que ello suponga un compromiso para su tratamiento o seguridad. Las complicaciones, como las mencionadas anteriormente, retrasan el alta de la UCI. Algunos centros dejan a los pacientes sometidos a un IDAC normal en una sala de recuperación similar a la UCI durante varias horas antes de ser dados de alta hacia una unidad de cuidados escalonados o cuidados intermedios o incluso a una unidad de enfermería de postoperatorio con «cama monitorizada».

El criterio para ser dado de alta de la UCI varía según el tipo de cirugía. Se puede predecir qué pacientes pueden dejar la UCI en un proceso de corta estancia revisando varios factores de riesgo del preoperatorio. La fracción de eyección puede ser un factor predictivo de la mortalidad, morbilidad y utilización de recursos cuando se aplican estadísticamente a una población de pacientes quirúrgicos cardíacos[25]. Otros factores predictivos preoperatorios de estancias prolongadas en la UCI son el shock cardiogénico, la edad mayor de 80 años, la insuficiencia renal dependiente de diálisis y una cirugía realizada de urgencias[26]. Estos factores y otros más se pueden usar para predecir la duración de la estancia del sujeto y planificar la utilización de recursos.

X. **Aspectos económicos de la planificación y estrategias del postoperatorio.** Con el creciente interés por el manejo de los enfermos con estrategias de corta estancia en la UCI o la sala de reanimación han surgido oportunidades para reducir los costes de la cirugía cardíaca y torácica. La reducción de costes en el postoperatorio puede dividirse en varias categorías. Al adoptar un programa de corta estancia se podría percibir la reducción de costes al disminuir la estancia en la UCI, disminuir las analíticas, el tiempo de uso del ventilador y la duración total de la estancia hospitalaria. Las estrategias de corta estancia pueden reducir la duración de la estancia en la UCI, aunque esta reducción no se ha traducido siempre en un descenso de la duración de la estancia hospitalaria. El hallazgo de técnicas y métodos que permiten acortar la duración global de la estancia y reducir los costes continúa siendo motivo de gran interés e investigación.

La cirugía de derivación arterial coronaria sin bomba (CDACSB) constituye otro intento de disminuir las complicaciones y la utilización de recursos en el postoperatorio. Los aspectos económicos de este tipo de cirugía, en la que los pacientes no se someten a una DCP, se han evaluado en algunos estudios que han sugerido que la CDACSB reduce los costes al reducir la estancia en la UCI, pero el ahorro queda compensado por el aumento de los costes intraoperatorios (dependiendo de las técnicas y equipo utilizados) o por una mayor incidencia de necesidad de intervenciones cardíacas después del alta hospitalaria. En este momento no es posible afirmar con certeza que la CDACSB reduzca los costes a largo plazo ni que mejore la evolución clínica a largo plazo. La técnica de CDACSB se ha demostrado segura en muchos tipos diferentes de pacientes, incluidos los ancianos[27]. La mejoría continuada del alivio del dolor y la extubación precoz debe potenciar los ahorros económicos.

XI. El paciente trasplantado. Los pacientes trasplantados cardíacos han pasado largos períodos de tiempo en el postoperatorio unidos a la ventilación mecánica, con las correspondientes estancias prolongadas en la UCI. La aplicación reciente de las estrategias de corta estancia ha acortado los tiempos de extubación y permite la movilización más precoz en el postoperatorio de estos sujetos.

XII. Enfermos con dispositivos mecánicos de asistencia. Los últimos avances han facilitado el desarrollo de dispositivos mecánicos de asistencia para pacientes quirúrgicos cardíacos con una función ventricular izquierda o derecha muy deteriorada. El número de este tipo de dispositivos de asistencia sigue en aumento, dando lugar a diversas opciones para la asistencia mecánica ventricular izquierda, ventricular derecha o biventricular. El manejo postoperatorio de los pacientes que utilizan este tipo de dispositivos requiere una buena comprensión de la tecnología que usa cada dispositivo que se puede elegir. A menudo, los perfusionistas participan continuamente en la UCI para manejar estos dispositivos de asistencia ventricular.

La lista de consideraciones clínicas a tener en cuenta en un paciente que usa un dispositivo mecánico de asistencia es larga. Entre las específicas del dispositivo se encuentra el mantenimiento de una frecuencia cardíaca y estado de llenado apropiados, ya que muchos dispositivos dependen de la precarga. Las alteraciones de la coagulación son un problema frecuente cuando los pacientes llegan a la UCI con un dispositivo mecánico implantado. Estos enfermos tienen una clara tendencia a la coagulopatía y necesitan un tratamiento cuidadoso con los productos hematológicos apropiados para conseguir un estado de coagulación deseado.

Durante la estancia en la UCI se deben cumplir otras consideraciones, como es la oxigenación y ventilación adecuadas usando un ventilador mecánico junto al mantenimiento de la temperatura, nutrición, equilibrio acidobásico y equilibrio electrolítico. Los sujetos que utilizan dispositivos mecánicos de asistencia pueden retirarse del ventilador usando los protocolos de retirada estándar, dependiendo de su hemodinámica, intercambio de gases en sangre y estabilidad neurológica. A menudo, se puede implantar el dispositivo mecánico como una técnica a corto plazo para manejar un estado hemodinámico inestable del paciente, teniendo previsto un plan para volver al quirófano en una fecha posterior para extraer el dispositivo. Esta conducta influye en la decisión sobre la retirada del enfermo de la ventilación mecánica, realizando posiblemente el proceso de retirada sin extraer realmente el tubo endotraqueal debido al viaje de vuelta al quirófano que está pendiente. En otras circunstancias, los dispositivos mecánicos de asistencia se usan como puentes para el trasplante cardíaco o cardiopulmonar cuando no se puede mantener la estabilidad hemodinámica del paciente sin esta intervención. En estas situaciones, la estabilidad cardiopulmonar de cada paciente dicta el plan de retirada de la ventilación mecánica.

XIII. Aspectos de la familia en el período postoperatorio. La interacción con las familias es importante para comunicar el estado del paciente y dar las esperanzas apropiadas sobre su recuperación. Los cirujanos cardíacos consideran que la comunicación con los miembros de la familia constituye una parte fundamental de la planificación quirúrgica y hacer que la información sea accesible en varios lugares.

A. Conversaciones en el preoperatorio. Las conversaciones en el preoperatorio son importantes porque el cirujano y el anestesista pueden dar una descripción detallada de lo que se puede esperar en el período postoperatorio. Esta información se puede confiar a los pacientes, ya sea en las visitas del preoperatorio o a través de un vídeo o por el acceso a la página de Internet en la que se describan los fenómenos típicos del postoperatorio. La visita del preoperatorio da a los enfermos la oportunidad de hacer preguntas y entender el plan operativo durante el postoperatorio. La visita de anestesia en el preoperatorio puede complicarse o anularse a menudo por la política de ingresos en el día de la intervención, según la cual los sujetos quirúrgicos cardíacos llegan al hospital el mismo día de la intervención. En estas circunstancias se limitan las posibilidades de comentar el tema con el personal de anestesia y se puede esperar a la visita en el preoperatorio con el cirujano, cuando la información puede ser dada y se pueden contestar las preguntas.

B. Visita de la familia. Muchos pacientes quirúrgicos cardíacos y torácicos reciben la visita de la familia en la UCI o en la sala de recuperación en el postoperatorio. El hecho de que el paciente pueda recibir la visita de un miembro de su familia permite tranquilizarle sobre su evolución y alentarle sobre la asistencia en el postoperatorio. Los miembros de la familia pueden ser muy importantes para animar al enfermo sobre su correcta higiene pulmonar, tos, respiración profunda y deambulación precoz para mejorar la evolución en el postoperatorio. La mayoría de los programas de cirugía cardíaca designan personal que va a actuar como enlace entre el personal sanitario que atiende a los pacientes quirúrgicos cardíacos y los miembros de la familia que necesitan educación, aliento y la oportunidad de ayudar en el postoperatorio.

C. Papel del apoyo familiar. El apoyo familiar constituye un vínculo fundamental para el éxito inicial del programa de corta estancia. Es necesario que los cirujanos y anestesistas eduquen convenientemente a los miembros de la familia, destacando los sucesos que se esperan en el postoperatorio precoz. El papel del apoyo familiar es mayor cuando los pacientes pasan períodos de tiempo muy cortos en las salas de postoperatorio, como en la sala de recuperación o la UCI. Los miembros de la familia que conocen la evolución esperada en el postoperatorio pueden facilitar la asistencia en ese período y facilitar el traslado desde la UCI a una sala de enfermería normal y, finalmente, al domicilio del paciente.

Bibliografía

1. Petre JH, Bazaral MG, Estafanous FG. Patient transport: an organized method with direct clinical benefits. Biomedical instrumentation and technology. *Biomed Instrument Technol* 1989;23:100–107.
2. **Smith DC, Crul JF. Early postoperative hypoxia during transport. *Br J Anaesth* 1988;61:625–627.**
3. Ilabaca PA, Ochsner JL, Mills NL. Positive end-expiratory pressure in the management of the patient with a postoperative bleeding heart. *Ann Thorac Surg* 1980;30:281–284.
4. Zurick AM, Urzua J, Ghattas M, et al. Failure of positive end-expiratory pressure to decrease postoperative bleeding after cardiac surgery. *Ann Thorac Surg* 1982;34:608–611.
5. **Woda RP, Dzwonczyk R, Bernacki BL, et al. The ventilatory effects of auto-positive and end-expiratory pressure development during cardiopulmonary resuscitation. *Crit Care Med* 1999;27:2212–2217.**
6. Lambermont B, Detry O, D'Orio V, et al. Effects of PEEP on systemic venous capacitance. *Arch Physiol Biochem* 1997;105:373–378.
7. Jardin F, Farcot JC, Boisante L, et al. Influence of positive end-expiratory pressure on left ventricular performance. *N Engl J Med* 1981;304:387–392.
8. **van Belle AF, Wesseling GJ, Penn OC, et al. Postoperative pulmonary function abnormalities after coronary artery bypass surgery. *Respir Med* 1992;86:195–199.**
9. Yang KL, Tobin MJ. A prospective study of indexes predicting the outcome of trials of weaning from mechanical ventilation. *N Engl J Med* 1991;324:1445–1450.
10. Royse CF, Royse AG, Soeding PF. Routine immediate extubation after cardiac operation: a review of our first 100 patients. *Ann Thorac Surg* 1999;68:1326–1329.
11. Marianeschi SM, Seddio F, McElhinney DB, et al. Fast-track congenital heart operations: a less invasive technique and early extubation. *Ann Thorac Surg* 2000;69:872–876.
12. Walji S, Peterson RJ, Neis P, et al. Ultra-fast track hospital discharge using conventional cardiac surgical techniques. *Ann Thorac Surg* 1999;67:363–370.
13. **Wong DT, Cheng DCH, Kustra R, et al. Risk factors of delayed extubation, prolonged length of stay in the intensive care unit, and mortality in patients undergoing coronary artery bypass graft with fast-track cardiac anesthesia. *Anesthesiology* 1999;91:936–944.**
14. Montes FR, Sanchez SI, Girlado JC, et al. The lack of benefit of tracheal extubation in the operating room after coronary artery bypass surgery. *Anesth Analg* 2000;91:776–780.
15. Zarate E, Latham P, White PF, et al. Fast-track cardiac anesthesia: use of remifentanil combined with intrathecal morphine as an alternative to sufentanil during desflurane anesthesia. *Anesth Analg* 2000;91:283–287.
16. Latham P, Zarate E, White PF, et al. Fast-track cardiac anesthesia: a comparison of remifentanil plus intrathecal morphine with sufentanil in a desflurane-based anesthetic. *J Cardiothorac Vasc Anesth* 2000;14:645–651.
17. Dowd NP, Cheng DCH, Karski JM, et al. Intraoperative awareness in fast-track cardiac anesthesia. *Anesthesiology* 1998;89:1068–1073.

18. Owall A, Ehrenberg J, Brodin LA. Myocardial ischaemia as judged from transesophageal echocardiography and ECG in the early phase after coronary artery bypass surgery. *Acta Anaesthesiol Scand* 1993;37:92–96.
19. Jacquet L, Noirhomme P, Khoury GE, et al. Cardiac troponin I as an early marker of myocardial damage after coronary bypass surgery. *Eur J Cardiothorac Surg* 1998;13: 378–384.
20. Daoud EG, Strickberger A, Man C, et al. Preoperative amiodarone as prophylaxis against atrial fibrillation after heart surgery. *N Engl J Med* 1997;337:1785–1791.
21. **Shroff A, Rooke GA, Bishop MJ. Effects of intrathecal opioid on extubation time, analgesia, and intensive care unit stay following coronary artery bypass grafting. *J Clin Anesth* 1997;9:415–419.**
22. Hall R, MacLaren C, Barker R, et al. Does intrathecal morphine alter the stress response following coronary artery bypass grafting surgery? *Can J Anesth* 2000;47:463–466.
23. Hynninen MS, Cheng DCH, Hossain I, et al. Nonsteroidal anti-inflammatory drugs in treatment of postoperative pain after cardiac surgery. *Can J Anesth* 2000;47:1182–1187.
24. London MJ, Grunwald GK, Shroyer LW, et al. Association of fast-track cardiac management and low-dose to moderate-dose glucocorticoids administration with perioperative hyperglycemia. *J Cardiothorac Vasc Anesth* 2000;14:627–630.
25. Kay GL, Sun GW, Aoki A, et al. Influence of ejection fraction on hospital mortality, morbidity, and costs for CABG patients. *Ann Thorac Surg* 1995;60:1640–1651.
26. **Doering LV, Esmailian F, Laks H. Perioperative predictors of ICU and hospital costs in coronary artery bypass graft surgery. *Chest* 2000;118:736–743.**
27. Boyd WD, Desai AND, Del Rizzo DF, et al. Off-pump surgery decreases postoperative complications and resource utilization in the elderly. *Ann Thorac Surg* 1999;68: 1490–1493.

Sección II Sección II Sección II

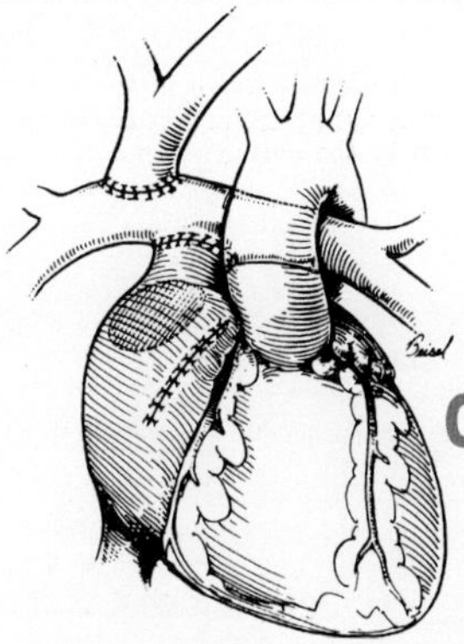

Manejo anestésico de trastornos cardíacos específicos

 Capítulo 11 Capítulo 11

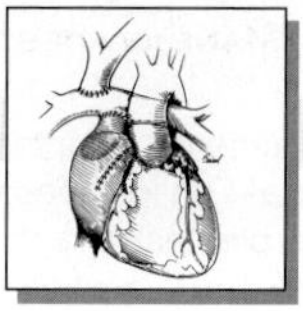

Capítulo 11

Manejo anestésico de la revascularización miocárdica

Alann Solina, Steven H. Ginsberg, Jay C. Horrow y Frederick A. Hensley, Jr.

I. Introducción

A. Prevalencia e impacto económico de la enfermedad arterial coronaria. Aunque la tasa de muerte por cardiopatía coronaria ha disminuido en las últimas décadas, todavía sigue siendo la principal causa de muerte en los Estados Unidos. En ese país hay más de 12 millones de personas con antecedentes de angina de pecho, infarto de miocardio o ambos[1]. Cada año se realizan más de 500.000 procedimientos de revascularización con injerto de derivación arterial coronaria (IDAC)[1].

Las consecuencias económicas de la cardiopatía coronaria son enormes. Se estima que el coste anual total de la enfermedad cardiovascular en los Estados Unidos se acerca a los 300.000 millones de dólares, lo que representa casi el 17% de los costes sanitarios totales debidos a una afección mayor[2]. Además, la cardiopatía coronaria explica casi una quinta parte de los gastos por discapacidad de la Administración de la Seguridad Social[1].

B. Síntomas y progresión de la arteriopatía coronaria. En el Capítulo 1 se incluye una descripción completa de la angina de pecho y otros síntomas relacionados con la arteriopatía coronaria. A pesar de una evolución y progresión habitualmente predecibles de los síntomas en los pacientes que tienen una cardiopatía valvular, los síntomas pueden tener un inicio variable en los pacientes con arteriopatía coronaria y la progresión de la enfermedad se caracteriza por episodios diferenciados como angina o infarto de miocardio. Muchos sujetos presentan isquemia sin síntomas; estos episodios «silentes» de isquemia requieren diligencia para su detección y un rápido tratamiento antes y después de la cirugía. Sólo el 20% de los infartos de miocardio viene precedido por una angina de larga evolución[1]. Todos los aspectos de la evaluación preoperatoria de estos pacientes (por ejemplo, la prueba de esfuerzo y el cateterismo cardíaco) se comentan en el Capítulo 1.

C. Perspectiva histórica del IDAC. Los primeros intentos fallidos de revascularización miocárdica mediante la creación de adherencias pericárdicas se produjeron antes de los años cincuenta. En 1951 Vineburg implantó la arteria mamaria interna (AMI) directamente en el miocardio. La investigación posterior demostró que, aunque el flujo sanguíneo miocárdico había mejorado con este procedimiento, el flujo sanguíneo añadido no era suficiente para mejorar los síntomas de la angina de pecho. En 1967 Favalaro y Effler, en la Cleveland Clinic, comenzaron a implantar injertos de derivación con vena safena invertida, tal como los conocemos hoy en día. En 1968 Green realizó una anastomosis de la AMI directamente en una arteria coronaria. A finales de los setenta y principios de los ochenta resurgió el interés por el injerto de AMI, después de que varios estudios mostrasen unas tasas de permeabilidad del injerto de AMI bastante mayores comparadas con las del injerto de vena safena. Además, la supervivencia a largo plazo fue evidente en enfermos que recibían el injerto de AMI, independientemente de la función ventricular.

Inicialmente, el interés por mejorar la recuperación de la cirugía cardíaca («corta estancia») en los años noventa quizás fuese consecuencia de la preocupación económica que planteaba la utilización eficiente de los recursos, en especial ante la mayor penetración de la gestión asistencial, pero posteriormente siguió creciendo al reconocerse la mejoría alcanzada en los resultados clínicos. Los años noventa también dieron paso a las técnicas de revascularización mínimanente invasivas que permiten la revascularización a través de pequeñas incisiones o mediante el empleo de dispositivos que permiten la utilización de accesos periféricos. Además, en algunos casos la llegada de nuevos dispositivos de estabilización miocárdica obvió la necesidad de utilizar la derivación cardiopulmonar para la revascularización miocárdica. La revascularización transmiocárdica con láser, introducida a finales de los años noventa, intenta promover la angiogénesis y crear físicamente nuevos canales para el flujo sanguíneo. Este procedimiento se realiza habitualmente en pacientes que tienen malos vasos para la revascularización coronaria. Estas técnicas y los problemas de anestesia que suponen se comentan con más detalle en otro lugar de esta obra (véase el Capítulo 13). El uso de la ecocardiografía transesofágica (ETE) en el intraoperatorio fue uno de los desarrollos clínicos más importantes que afectaron a la calidad de la asistencia durante la cirugía de revascularización coronaria en los años noventa (véase el Capítulo 4).

El carácter agudo del cuadro clínico de los pacientes sometidos a una cirugía cardíaca ha continuado creciendo en la última década. La angioplastia de alto riesgo sobre varios vasos y el uso de los stent intracoronarios se asocian con el riesgo de fracaso de la permeabilidad del vaso. Una población de individuos de mayor edad y el aumento del número de reintervenciones también ha aumentado el riesgo que afrontan los sujetos sometidos a un IDAC. El perfil de riesgo aumentado de los enfermos, el desarrollo de nuevas técnicas quirúrgicas y el uso creciente de la ecocardiografía en el intraoperatorio han aumentado la complejidad y sofisticación del manejo anestésico perioperatorio y han ayudado a orientar el desarrollo de la subespecialidad de anestesia cardíaca.

D. Evaluación del riesgo de morbilidad y mortalidad de la cirugía de IDAC

1. **Introducción.** La evaluación del riesgo de morbilidad y mortalidad perioperatorias es importante porque a) es fundamental para el análisis de la mejoría de los datos de resultado y evolución, b) sirve de base para comparar los distintos abordajes terapéuticos dentro y entre sistemas sanitarios, c) forma parte necesaria del proceso de consentimiento informado y d) puede ayudar a determinar la utilización óptima de los recursos. La revisión exhaustiva del esquema de estratificación de los muchos riesgos existentes cae fuera del ámbito de esta obra, aunque a continuación se expone un breve comentario sobre algunas de las herramientas de estratificación del riesgo más populares.
2. **Modelos de factores de riesgo.** Aunque las herramientas de estratificación del riesgo pueden diferir en cuanto a los pesos específicos que asignan a ciertos factores de riesgo, se coincide en señalar que algunos factores se asocian con un aumento del riesgo de morbilidad y mortalidad. Estos factores son una mala función ventricular izquierda (VI) (antecedentes de insuficiencia cardíaca congestiva o fracción de eyección del VI menor del 30%), edad avanzada, obesidad, cirugía de urgencia, cirugía valvular concomitante, cirugía cardíaca previa, antecedentes de diabetes y antecedentes de insuficiencia renal[3,4].

   La puntuación compuesta de los factores de riesgo ponderados individualmente se asocia con un cierto riesgo predicho de morbilidad y mortalidad a corto y largo plazo, de la duración de la estancia y de los costes hospitalarios. Algunas herramientas de estratificación del riesgo más reconocidas son el Society of Thoracic Surgeons (STS) Model, el Parsonnet Model, la Cleveland Clinic Preoperative Cardiac Surgical Severity Score, el New York State Model y el Northern New England Model (Tabla 11.1).
3. **Evaluación del modelo.** Cada modelo de estratificación del riesgo ha sido evaluado de forma rudimentaria para determinar la relación entre la morbilidad y mortalidad predichas y observadas. Es frecuente que los médicos y los administradores hospitalarios estén preocupados porque algunos modelos no captan completamente el riesgo en los pacientes más graves. Otros modelos no permiten la flexibilidad ade-

Tabla 11.1. Inclusión de factores de riesgo en los distintos modelos de estratificación del riesgo en el injerto de derivación arterial coronaria

	Montreal	Cleveland	Newark	Nueva York	Northern New England	Society of Thoracic Surgery
Urgencia	+	+	+	+	+	+
Mala función ventricular izquierda o insuficiencia cardíaca congestiva	+	+	+	+	+	+
Reintervención	+	+	+	+	+	+
Sexo o pequeño tamaño	–	+	+	+	+	+
Valvulopatía	–	+	+	+	–	–
Edad avanzada	+	+	+	+	+	+
Nefropatía	–	+	+	+	+	–
Obesidad	+	–	+	–	–	–

cuada ante la naturaleza dinámica de la fisiología del paciente en el preoperatorio. Por ejemplo, en el proceso de evaluación se usará la fracción de eyección del VI que tenga el paciente en el momento del cateterismo cardíaco y no la obtenida en la ETE en el momento de la cirugía.

II. Aporte miocárdico de oxígeno

A. Introducción. La viabilidad y funcionamiento del corazón se basan en el equilibrio, relativamente delicado, entre el aporte y la demanda de oxígeno. Tiene una importancia capital que el anestesiólogo cardíaco entienda las complejidades de esta relación. En las dos secciones siguientes se trazan los componentes y regulación de la igualdad entre aporte y demanda de oxígeno en el miocardio. Este músculo extrae el máximo de O_2 de la sangre arterial en reposo. La única forma que tiene el aporte de O_2 de aumentar de forma aguda para cubrir la demanda de energía miocárdica ante el ejercicio o durante el estrés hemodinámico es aumentando el flujo sanguíneo coronario (FSC). La isquemia se produce cuando dicho FSC no aumenta hasta un nivel suficiente para cubrir la demanda miocárdica y se deteriora el metabolismo aerobio. El siguiente procedimiento consigue el objetivo clínico de garantizar el aporte de O_2 que iguale la demanda mínima:

- Optimizar los determinantes del aporte y la demanda miocárdica de O_2.
- Seleccionar los anestésicos y fármacos y técnicas adyuvantes según sus efectos sobre el aporte y la demanda de O_2.
- Monitorizar la isquemia para detectar su ocurrencia precozmente e intervenir rápidamente.

B. Anatomía coronaria

1. **Introducción.** Se debe tener una perspectiva detallada de la anatomía y distribución del flujo sanguíneo arterial coronario en el miocardio para entender el procedimiento quirúrgico, así como la extensión y grado de isquemia del miocardio en riesgo de isquemia e infarto durante la anestesia y cirugía. El aporte de sangre al miocardio procede de la aorta a través de dos arterias coronarias principales (véase la Figura 1.2), las arterias coronarias izquierda y derecha. La arteria coronaria principal izquierda o tronco coronario principal izquierdo transcurre por un corto trayecto (entre 0 y 40 mm) antes de dividirse en la arteria descendente anterior izquierda y la arteria coronaria circunfleja.
2. **Arteria coronaria descendente anterior izquierda.** La arteria descendente anterior izquierda comienza como continuación de la arteria coronaria principal izquierda y se

dirige hacia abajo por el surco interventricular, dando origen a las ramas diagonales y septales. Las ramas septales varían en número y tamaño, surgen en una dirección casi perpendicular a la arteria descendente anterior izquierda y proporcionan el flujo sanguíneo coronario predominante al tabique interventricular. Las ramas septales también nutren a las ramas del haz y el sistema de Purkinje. Hay entre una y tres ramas diagonales de tamaño variable que distribuyen la sangre hacia la cara anterolateral del corazón. La arteria descendente anterior izquierda continúa hacia abajo por el surco interventricular y habitualmente rodea el ápex del VI.

3. **Arteria coronaria circunfleja.** La arteria circunfleja surge de la arteria coronaria principal izquierda en un ángulo prácticamente de 90° y discurre hacia abajo por el surco auriculoventricular. Sus vasos principales son las ramas obtusas marginales, cuyo número oscila entre uno y tres. Nutren la pared lateral libre del VI. La arteria circunfleja da origen a la arteria coronaria descendente posterior en un 15% de los sujetos (véase la Sección **II.B.4**). En el 45% de los casos la arteria del nódulo sinusal nace del territorio de la arteria circunfleja.
4. **Arteria coronaria derecha.** La arteria coronaria derecha desciende por el surco auriculoventricular derecho. Da origen a las ramas agudas marginales que nutren la pared anterior derecha del ventrículo derecho. La arteria coronaria derecha da origen a la arteria descendente posterior aproximadamente en el 85% de los sujetos, nutriendo la cara posteroinferior del VI. Este patrón de aporte de sangre se clasifica como sistema dominante derecho. En la mayoría de la población, la arteria coronaria derecha suministra una porción significativa del flujo de sangre hacia el VI. En el 15% restante, la cara posteroinferior del VI se nutre desde la arteria coronaria circunfleja (sistema dominante izquierdo) o desde la arteria coronaria derecha y las arterias circunflejas (sistema codominante). La arteria del nódulo sinusal surge de la arteria coronaria derecha en el 55% de los enfermos y la arteria del nódulo sinusal deriva de la arteria coronaria derecha, siendo responsable del aporte de sangre hacia el nódulo, el haz de His y la parte proximal de las ramas del haz.

C. **Determinantes del aporte miocárdico de oxígeno.** En términos amplios, el aporte de oxígeno hacia el miocardio está determinado por el contenido arterial de oxígeno y por el flujo de sangre en las arterias coronarias.

1. **Contenido de O_2 = (hemoglobina) (1,34) (% de saturación) + (0,003) (Po_2)**

   Por tanto, la garantía del contenido máximo de O_2 implica tener una concentración alta de hemoglobina, una sangre muy saturada y una Po_2 alta. El calor, un pH normal y concentraciones elevadas de ácido 2,3-difosfoglicérico favorecen la liberación de O_2 a los tejidos.
2. **Determinantes del flujo sanguíneo en las arterias coronarias normales.** El FSC varía directamente con la **presión diferencial** existente en el lecho coronario [presión de perfusión coronaria (PPC)] e inversamente con la resistencia vascular coronaria (RVC): **FSC = PPC/RVC.** No obstante, el flujo arterial coronario se autorregula (es decir, su resistencia varía directamente con la presión de perfusión) de forma que el flujo es relativamente independiente de la PPC entre 50 y 150 mm Hg pero depende de la presión fuera de ese intervalo. La estenosis coronaria también aumenta la RVC.

   a. **Control de la RVC.** Los factores que afectan a la RVC se exponen en la Tabla 11.2.

      1) **Factores metabólicos.** Cuando se requiere un aumento del flujo coronario secundariamente al aumento de la carga de trabajo miocárdica, los factores de control metabólicos son los principales responsables. El ion hidrógeno, el CO_2 y el lactato pueden actuar en la regulación metabólica del FSC induciendo cambios en la RVC y es probable que la adenosina sea un factor metabólico regulador importante del flujo sanguíneo[5]. Cuando se supera el aporte miocárdico de O_2, la adenosina procedente de la escisión del trifosfato de adenosina provoca vasodilatación coronaria y aumenta el flujo sanguíneo.

      2) **Sistema nervioso autónomo.** Las arterias y arteriolas coronarias poseen receptores α y β. En general, los receptores α_1 son los responsables de la vasoconstricción coronaria, mientras que los receptores β median un efecto

Tabla 11.2. Control de la resistencia vascular coronaria

	RVC aumentada	RVC disminuida
Metabólico	↑O_2, ↓CO_2, ↓H^+	↓O_2, ↑CO_2, ↑H^+ Lactato Adenosina
Sistema nervioso autónomo	↑ Tono α-adrenérgico ↑ Tono colinérgico	↑ Tono β-adrenérgico
Hormonal	↑ Vasopresina (hormona antidiurética) ↑ Angiotensina ↑ Tromboxano	↑ Prostaciclina
Modulación endotelial		↑ Óxido nítrico ↑ Factor hiperpolarizante derivado del endotelio ↑ Prostaglandina I_2

↑, aumentado; ↓, disminuido; RVC, resistencia vascular coronaria.

vasodilatador. Parece que los receptores α_2 de las células endoteliales participan en el descenso del tono vascular coronario mediado por óxido nítrico[6], aunque la señalización muscarínica también puede estar implicada en el control del tono vascular coronario mediado por óxido nítrico. Una población aumentada de receptores α puede provocar episodios de espasmo coronario en los sujetos que no tienen sus arterias coronarias obstruidas. La constricción mediada por los receptores α_1 en la circulación coronaria puede contrarrestar parte de la vasodilatación metabólica, en especial en el estado basal en reposo. No obstante, en la mayoría de los casos, como, por ejemplo, una demanda aumentada o isquemia, los factores de control metabólico anularán la vasoconstricción mediada por receptores α.

3) **Factores hormonales.** Se sabe que dos hormonas de estrés, la vasopresina (hormona antidiurética) y la angiotensina, son vasoconstrictoras coronarias potentes. Aún no está claro si las concentraciones sanguíneas de estas hormonas que aparecen en situaciones de estrés importante son lo suficientemente altas como para producir una vasoconstricción coronaria de traducción clínica.

   El tromboxano puede provocar trombosis y vasoespasmo coronario durante el infarto de miocardio. La prostaglandina $I_2(PgI_2)$ disminuye el tono vascular coronario.

4) **Modulación endotelial.** El óxido nítrico, que se libera en el endotelio en respuesta a los estímulos químicos y al estrés mecánico del vaso, es responsable de un efecto vasodilatador sobre el músculo liso mediado por el monofosfato cíclico de guanosina (GMPc). El óxido nítrico también puede contribuir a la permeabilidad del vaso y al flujo sanguíneo inhibiendo la adhesión plaquetaria. La PgI_2 y el factor hiperpolarizante derivado del endotelio, liberados por el endotelio vascular, también provocan la relajación del músculo liso vascular. No parece que la endotelina, un vasoconstrictor muy potente que también libera el endotelio vascular, tenga una participación significativa en la regulación del flujo sanguíneo miocárdico en condiciones fisiológicas normales[6].

5) **Factores anatómicos**

   a) **Índice capilar/miocito.** En el miocardio humano hay una relación casi de 1:1 entre los capilares y los miocitos, aunque sólo tres o cuatro quintas partes de los capilares están funcionantes en condiciones normales. Durante el ejercicio, episodios de hipoxia o demanda miocárdica de O_2

extrema se reclutan los capilares que no están abiertos y se incrementa el flujo sanguíneo, provocando el descenso de la RVC. Con ello, se disminuye la distancia intercapilar y, en consecuencia, la distancia de difusión del O_2 hasta un miocito dado. Esta adaptación, junto a la vasodilatación coronaria, contribuye a formar la reserva vascular coronaria.

b) **Colaterales coronarias.** En el miocardio humano existen canales colaterales coronarios que, en la mayoría de las circunstancias, no están funcionantes pero pueden aumentar de tamaño en el tiempo y cambiar su situación cuando hay obstáculos para el FSC.

6) **Otros factores que afectan a la RVC.** El control miogénico del diámetro del vaso puede controlar parte de la RVC con una respuesta dinámica a la presión que distiende el interior del vaso. La RVC varía linealmente con la viscosidad de la sangre. Un hematocrito alto y la hipotermia aumentan de forma espectacular la viscosidad y, con ello, la RVC. Por estos motivos, es necesaria la hipodilución cuando se induce hipotermia. Obsérvese que hay un gradiente transmural del tono vascular, siendo la resistencia vascular más baja en el subendocardio que en el subepicardio[5].

b. **Factores hidráulicos y flujo sanguíneo subendocárdico**

1) **Flujo sanguíneo subendocárdico en el VI.** A diferencia de lo que sucede con el FSC en el sistema ventricular derecho, de baja presión, el flujo sanguíneo subendocárdico del VI es intermitente y se produce sólo durante la porción diastólica del ciclo cardíaco. Debido al aumento de la presión intracavitaria y el acortamiento excesivo de los miocitos en el subendocardio, las arteriolas subendocárdicas están esencialmente cerradas durante la sístole. Del flujo coronario total en el VI, un 85% se produce durante la diástole y un 15% durante la sístole (principalmente en la región epicárdica). Por tanto, la mayoría del flujo sanguíneo que se dirige hacia el epicardio y las capas medias del VI y **todo** el flujo sanguíneo del endocardio se produce durante la diástole.

2) **Presión de perfusión coronaria.** La PPC es igual a la presión arterial que impulsa el flujo menos la presión retrógrada que se opone al flujo por el lecho coronario. En cuanto al VI, la presión que lo impulsa es igual a la presión aórtica durante la diástole. La presión retrógrada que se opone al flujo depende de la zona del miocardio que se valora. La mayoría de la sangre retorna a través del seno coronario y la correspondiente presión retrógrada es la de la aurícula derecha, aunque el drenaje del endocardio se produce a través de las venas de Tebesio directamente hacia las cavidades ventriculares. Como el endocardio es la zona de mayor riesgo, la atención se centra en su flujo. Por tanto, la PPC subendocárdica usa la presión telediastólica en el VI (PTDVI) como la presión retrógrada:

PPC = Presión aórtica en diástole – PTDVI

Como la diástole se acorta en relación con la sístole cuando aumenta la frecuencia cardíaca, el flujo sanguíneo subendocárdico disminuye cuando la frecuencia cardíaca es demasiado rápida. En la Figura 11.1 se demuestra el tiempo total por minuto que pasa el corazón en diástole en función de la frecuencia cardíaca. La elevación de la PTDVI (p. ej., en caso de insuficiencia cardíaca o isquemia) también impedirá el flujo sanguíneo subendocárdico. **Por tanto, para optimizar la PPC se debe buscar una presión diastólica normal o alta, una PTDVI baja y una frecuencia cardíaca baja.**

3. **Determinantes del flujo sanguíneo miocárdico en las arterias coronarias estenóticas.** Además de los determinantes fisiológicos del flujo sanguíneo miocárdico que existen en las arterias coronarias normales, los vasos estenóticos añaden otros determinantes anatomopatológicos. Las estenosis aumentan la RVC y disminuyen el FSC.

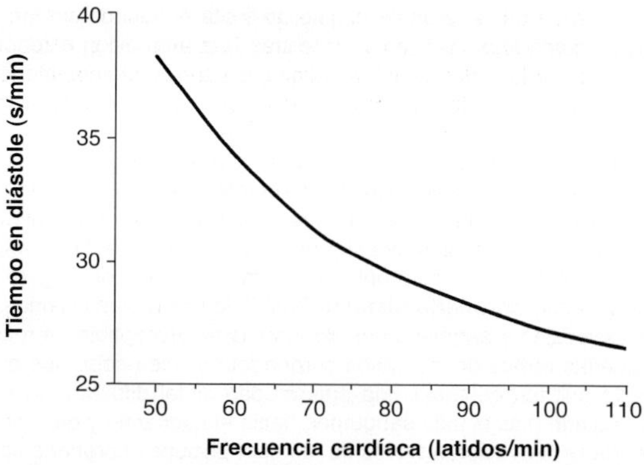

Figura 11.1. Trazado del tiempo total pasado en diástole en cada minuto en función de la frecuencia cardíaca en latidos por minuto (latidos/minuto). La reducción del intervalo diastólico provoca la disminución del flujo sanguíneo ventricular izquierdo a medida que aumenta la frecuencia cardíaca.

a. **Tipos de estenosis coronaria**
   1) **Fija o dinámica.** Una estenosis fija depende de una placa aterosclerótica, mientras que la estenosis dinámica puede aparecer en una zona arterial coronaria normal como ocurre en la angina variante de Prinzmetal o en la angina vasoespástica. También puede producirse la combinación de la estenosis dinámica superpuesta con una lesión obstructiva, en particular en los pacientes que tienen angina de pecho inestable.
   2) **Focal o segmentaria.** La longitud de la lesión arterial coronaria puede ser corta (focal) o larga (segmentaria). Dado el mismo descenso del área transversal, una estenosis segmentaria más larga de una arteria coronaria aumenta más la RVC y reduce el flujo sanguíneo coronario más de lo que haría una estenosis coronaria focal corta (ley de Poiseuille).

b. **Grado de estenosis.** El FSC se reduce proporcionalmente a la cuarta potencia del diámetro del vaso. En la angiografía, un descenso del 50% del diámetro del lumen se corresponde con una reducción del 75% del área transversal, lo que hemodinámicamente es compatible con los síntomas de angina de esfuerzo. Un descenso del 75% del diámetro en la angiografía corresponde a una reducción del 94% del área transversal, lo que se traduce en síntomas clínicos de angina en reposo. Dos lesiones localizadas de la misma arteria coronaria darán lugar a dos caídas de presión sucesivas, provocando un impacto aditivo sobre el flujo coronario.

c. **Canales colaterales.** Si la lesión estenótica coronaria se desarrolla lentamente, los canales colaterales aumentarán de tamaño para aportar el suministro de sangre adicional a la región del miocardio que está en peligro. Estos canales conectan directamente una arteria coronaria con otra o con distintos segmentos de la misma arteria coronaria sin que exista un lecho capilar intermedio. A menudo, estos canales suministran suficiente flujo de sangre para prevenir la isquemia en presencia de una lesión obstructiva de bajo grado. No obstante, **los canales colaterales pueden ser inadecuados a medida que aumenta la estenosis coronaria.**

d. **Patrones de estenosis.** Algunos patrones de estenosis tienen importantes implicaciones clínicas en relación con la cantidad de miocardio que nutren y ponen en riesgo las lesiones estenóticas. Una estenosis coronaria en la arteria principal izquierda o tronco coronario izquierdo limita el flujo de sangre a una gran cantidad de masa muscular del VI, mientras que una lesión estenótica de alto grado muy proximal de los sistemas circunflejos y descendente anterior izquierdo tienen las mismas implicaciones **fisiológicas** que la estenosis de la arteria principal izquierda. No obstante, desde un punto de vista **pronóstico,** una estenosis de la arteria principal izquierda es más grave porque sólo se necesita que se obstruya completamente un vaso para comprometer una gran cantidad de músculo miocárdico. Además, pueden existir otras situaciones «equivalentes de tronco» cuando la arteria coronaria muy estenosada proporciona el flujo sanguíneo colateral a una región que tiene su propio vaso totalmente ocluido (Figura 11.2).

e. **Enfermedad coronaria distal difusa.** Además de las lesiones coronarias localizadas focales y segmentarias de los vasos susceptibles a recibir un injerto, las pequeñas ramas de los vasos coronarios distales sobre los que se colocaría el injerto pueden contener una enfermedad distal difusa. Esta enfermedad difusa reduce aún más el flujo sanguíneo hacia el miocardio y disminuye la eficacia que tendría la derivación a través de las obstrucciones coronarias principales.

f. **Procesos morbosos asociados**

1) **Individuos diabéticos.** Se ha demostrado que los pacientes diabéticos tienen una microvasculatura coronaria anormal consistente en unas membranas basales engrosadas en los capilares, lo que limita la difusión de O_2 hacia los miocitos.

2) **Pacientes hipertensos.** Los enfermos hipertensos tienen un mayor riesgo de isquemia subendocárdica. La hipertensión se asocia con hipertrofia del VI, por lo que las fuerzas compresivas sobre la arteriola coronaria y la demanda de O_2 en los sujetos hipertensos son aún mayores en el subendocardio comparadas con las de sujetos normales, debido al aumento del grosor de la pared. La combinación de la hipertrofia del VI con una estenosis coronaria importante supone un mayor riesgo de desarrollo de isquemia subendocárdica para el paciente.

III. **Demanda miocárdica de oxígeno.** La medición directa de la demanda miocárdica de oxígeno no es factible en el entorno clínico. Es habitual utilizar el producto de la frecuencia cardíaca por la presión sistólica (producto-presión-frecuencia) como un indicador clínico de la demanda miocárdica de oxígeno de fácil obtención. Los tres principales determinantes de la demanda miocárdica de O_2 son la frecuencia cardíaca, la contractilidad y la presión parietal.

A. **Frecuencia cardíaca.** Si se consume una cantidad relativamente fija de O_2 en cada latido cardíaco, sería de esperar que la demanda de O_2 por minuto aumentase linealmente

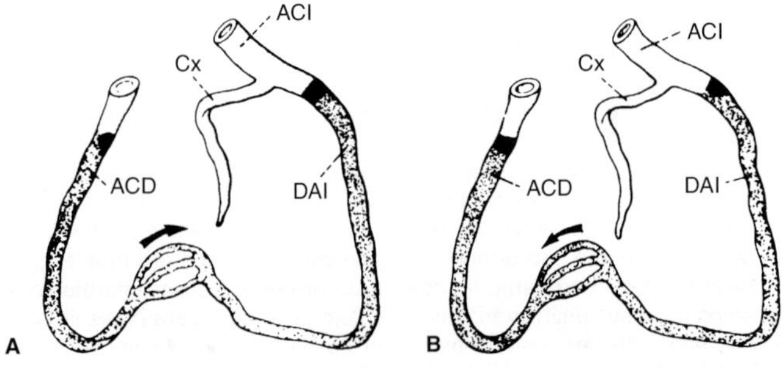

Figura 11.2. Dos ejemplos de posible «equivalencia» de la arteria principal izquierda o tronco. Enfermedad coronaria de dos vasos con una arteria coronaria descendente anterior izquierda (DAI) ocluida y miocardio en riesgo por estenosis de la arteria coronaria derecha (ACD) **(A)** o una ACD ocluida y miocardio en riesgo por una DAI estenótica **(B).** Cx, arteria circunfleja; ACI, arteria coronaria izquierda. (Tomado de Hutter AM Jr. Is there a left main equivalent? Circulation 1980;62:209, con autorización.)

con la frecuencia cardíaca. Por tanto, si se dobla la frecuencia cardíaca se encontraría que la demanda de O_2 también se habría doblado. En realidad, la demanda aumenta más del doble cuando la frecuencia cardíaca aumenta en dos veces. El origen de esta demanda de O_2 añadida se conoce como el fenómeno de la escalera, en el cual una frecuencia cardíaca aumentada provoca un pequeño incremento de la contractilidad que significa que se consumirá más O_2 (véase la Sección **B** a continuación).

B. Contractilidad. Un corazón que se contrae más usa más O_2 en comparación con un corazón más relajado.

1. **Evaluación cuantitativa.** Estrictamente, el estado contráctil del corazón es una característica intrínseca dinámica que no depende de la precarga ni de la poscarga. Se ha utilizado la velocidad de aumento de la presión en VI, dP/dt, como medición cuantitativa de la contractilidad. Clínicamente, es posible cuantificar esa dP/dt en la ecocardiografía, midiendo la velocidad de aumento de la velocidad del chorro de la insuficiencia mitral utilizando la tecnología Doppler. Por desgracia, las condiciones de carga y la distensibilidad de la cámara afectan significativamente a la aceleración del chorro de insuficiencia mitral. Además, aunque es frecuente observar la insuficiencia mitral en la ecocardiografía, no siempre está presente. Se puede obtener una aproximación de la contractilidad con un patrón independiente de la carga si se utiliza la pendiente de las relaciones presión telesistólica-volumen en una familia de curvas cíclicas de presión-volumen en el VI. Este método no suele estar disponible para su uso en el entorno clínico.
2. **Medidas cualitativas.** Es fácil observar el estado contráctil del corazón cuando se abre el pericardio. Recuérdese, no obstante, que es más fácil y más frecuente ver el ventrículo derecho en esta situación, mientras que el ventrículo izquierdo queda más escondido. La ETE proporciona un método de estimación cualitativa de la contractilidad del VI. En la clínica, deducimos que la contractilidad es buena cuando hay un ascenso rápido en el trazado de presión arterial. Sin embargo, la forma del trazado en la arteria radial depende en gran medida de factores de confusión (p. ej., la frecuencia resonante del sistema, la amortiguación por burbujas de aire, la distensibilidad del árbol arterial y los reflejos de las ondas de presión de los territorios arteriolares).
3. **Aumento del acortamiento de miocitos subendocárdicos.** Además del descenso intermitente del flujo sanguíneo subendocárdico, esta región tiene tasas mayores de metabolismo oxidativo como consecuencia del mayor acortamiento de los miocitos en esta región. En el subendocardio existe poca reserva para el aumento de vasodilatación coronaria debido a que la mayoría de los vasos ya han alcanzado su dilatación máxima. La tensión miocárdica de O_2 cae primero en este territorio como consecuencia del aumento de la demanda y de las limitaciones intermitentes del flujo sanguíneo en el subendocardio (Figura 11.3), por lo que esta región es más sensible al daño isquémico.

C. Tensión de la pared. La tensión de la pared ventricular depende de la presión existente en el ventrículo durante la contracción (poscarga), del tamaño de la cámara (precarga) y del grosor de la pared. El cálculo para una esfera (que asumiremos como la forma del ventrículo, para simplificar) es el siguiente:

$$\text{Tensión de la pared} = \text{Presión} \times \frac{\text{Radio}}{2\ (\text{grosor de la pared})}$$

1. **Presión en la cámara.** La demanda de oxígeno aumenta cuando aumenta la presión de la cámara. Si la presión se dobla, la demanda de O_2 también se doblará. La presión arterial refleja habitualmente la presión de la cámara, por lo que se iguala la presión arterial sistémica con la poscarga del VI. La verdadera poscarga del corazón es más compleja debido a que hay componentes elásticos y de inercia que afectan a la eyección. Es la tensión sistólica media, y no la tensión sistólica máxima, la que se correlaciona con la demanda de O_2. Sin embargo, en la estenosis aórtica el VI sufre presiones muy altas dentro de la cámara a pesar de que las presiones sistémicas son

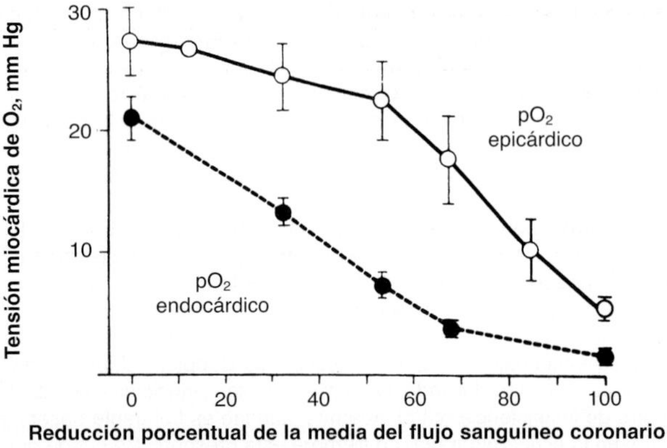

Figura 11.3. Relación entre el aporte subendocárdico de O_2 (representado por la tensión miocárdica de O_2) y la reducción del flujo sanguíneo coronario. Se demuestra el aumento de la vulnerabilidad de la zona subendocárdica comparada con la zona epicárdica. (Modificado de Winbury MM, Howe BB. Stenosis: regional myocardial ischemia and reserve. En: Winbury MM, Abiko Y, eds. Ischemic myocardium and antianginal drugs. Nueva York: Raven, 1979:59.)

más moderadas, con el objetivo clínico de mantener la poscarga baja (y, con ello, una tensión parietal baja).

2. **Tamaño de la cámara.** Si se dobla el volumen ventricular, el radio aumenta sólo un 26% (el volumen varía en relación con el cubo del radio). Por tanto, el aumento del tamaño de la cámara se asocia con un incremento modesto de la demanda de O_2. No obstante, como la precarga determina el tamaño ventricular, se desea que la precarga sea baja para mantener una tensión baja de la pared (y, con ello, una demanda de O_2 también baja). Por ejemplo, gran parte del efecto favorable que tiene la nitroglicerina deriva de la dilatación venosa y el descenso consecuente de la precarga que consigue.
3. **Grosor de la pared.** Una pared más gruesa significa menos tensión sobre cualquier zona de la misma. La hipertrofia ventricular sirve para disminuir la tensión parietal, aunque el tejido añadido requiere más O_2 en total. La hipertrofia se produce en respuesta a la poscarga elevada que, a su vez, aparece en la hipertensión sistémica crónica o en la estenosis aórtica. Aunque el grosor de la pared es esencialmente incontrolable desde el punto de vista clínico, habría que tener en cuenta sus efectos. Los aneurismas del VI, que se ven después de un infarto transmural, aumentan la tensión parietal debido a su efecto sobre el volumen del VI (radio) y por la reducción del grosor parietal.

D. **Resumen. Los factores que aumentan la demanda de O_2 son el aumento de la frecuencia cardíaca, del tamaño de la cámara, de la presión en la cámara y de la contractilidad.** En la Tabla 11.3 y en la Figura 11.4 se resume la relación existente entre aporte y demanda miocárdica. **Obsérvese que tanto la taquicardia como el incremento de la PTDVI aumentan la demanda y disminuyen el aporte de oxígeno.**

IV. Monitorización de la isquemia miocárdica

A. **Introducción.** La monitorización necesaria para la cirugía cardíaca se comenta en el Capítulo 3. En una cirugía de IDAC, la monitorización habitual consiste en utilizar los monitores estándar de la American Society of Anesthesiology (ASA) y la monitorización invasiva de la presión arterial. Aunque en la actualidad es más frecuente el uso de la ETE, no se considera el procedimiento estándar en situaciones habituales. El uso de los catéteres en AP en un IDAC normal también es muy variable. La detección y tratamiento de la isquemia que se desarrolla en el postoperatorio son muy importantes, ya que la

Tabla 11.3. Regulación del aporte y la demanda de O_2

Parámetro	Demanda	Aporte	Balance de O_2
Frecuencia cardíaca baja	↓	↑	Positivo
PAD o PCP bajas	↓	↑[a]	Positivo
Frecuencia cardíaca alta	↑	↓	Negativo
PAD o PCP altas	↑	↓	Negativo
Temperatura alta	↑	0	Negativo
Temperatura baja	↑↓	↓	Variable
PAM baja	↓	↓	Variable
PAM alta	↑	↑	Variable
Hemoglobina baja	↓	↓↑	Variable
Hemoglobina alta	↑	↑↓	Variable

[a] Sin embargo, un descenso drástico de la presión de llenado disminuirá el gasto cardíaco.
↑, aumentado; ↓, disminuido; ↑↓, puede aumentar o disminuir; 0, sin cambios; PAM, presión arterial media; PCP, presión de enclavamiento capilar pulmonar; PAD, presión en aurícula derecha.

isquemia en el intraoperatorio es un factor predictivo independiente de infarto de miocardio en el postoperatorio[7]. Sólo la mitad de los episodios de isquemia que se producen en el intraoperatorio se pueden relacionar con una alteración hemodinámica (taquicardia, hipotensión o hipertensión). Como los pacientes que desarrollan isquemia en el intraoperatorio tienen más probabilidades de sufrir un infarto de miocardio transmural perioperatorio, debemos monitorizarlos estrechamente para detectar y tratar cada episodio de isquemia. La angina es un síntoma y no un signo, por lo que es necesario que el individuo esté despierto y comunicativo y con un sistema de alerta intacto. El diagnóstico de certeza de la isquemia se basa en el descenso de la extracción de lactato en un lecho circulatorio miocárdico regional. Esta técnica no es viable en la clínica habitual, por lo que volvemos a recoger las claves que la isquemia deja en su proceso de desarrollo: cambios en el electrocardiograma (ECG), cambios de presión en arteria pulmonar (AP) y alteraciones de la movilidad de la pared miocárdica.

B. Monitorización con ECG

1. **Introducción.** A pesar del creciente uso de la ETE en el intraoperatorio para detectar nuevas alteraciones isquémicas de la movilidad de la pared, la monitorización continuada con un ECG de varias derivaciones sigue siendo el método estándar de monitorización de la isquemia intraoperatoria. La monitorización con ECG es relativamente barata, fácil de usar y leer y se puede automatizar. Una ventaja particular de la monitorización de la isquemia miocárdica con ECG es que puede realizarse antes y durante la inducción de la anestesia, cuando es imposible utilizar la ETE. Evidentemente, la monitorización con el ECG es fácil en el entorno postoperatorio en la unidad de cuidados intensivos (UCI), cuando es más difícil, o imposible desde un punto de vista organizativo, usar la ETE continua para monitorizar la isquemia. Los cambios en el ECG tienden a aparecer más tarde en la cascada de episodios que siguen a la isquemia miocárdica, lo que es especialmente cierto cuando la desigualdad entre el aporte y la demanda coronaria no es tan importante.
2. **Análisis del segmento ST.** El segmento ST del ECG cambia cuando hay isquemia. El descenso marca la isquemia miocárdica y la elevación indica la isquemia transmural. Los cambios del segmento ST se producen al menos 60-120 segundos después del inicio de la isquemia. La referencia del segmento ST se toma habitualmente 80 ms después del punto J, punto que marca el final de la onda QRS (Figura 11.5). Los cambios significativos se definen habitualmente como elevación o descenso del segmento ST de 0,1 mV o 1 mm en un trazado normal. Los sistemas de monitorización ECG incluyen análisis automático del ST en tiempo real. Aunque esta característica constituye un avance definitivo en los aspectos de «ingeniería humana» de la monitorización de la isquemia, la máquina es sólo tan inteligente como la persona

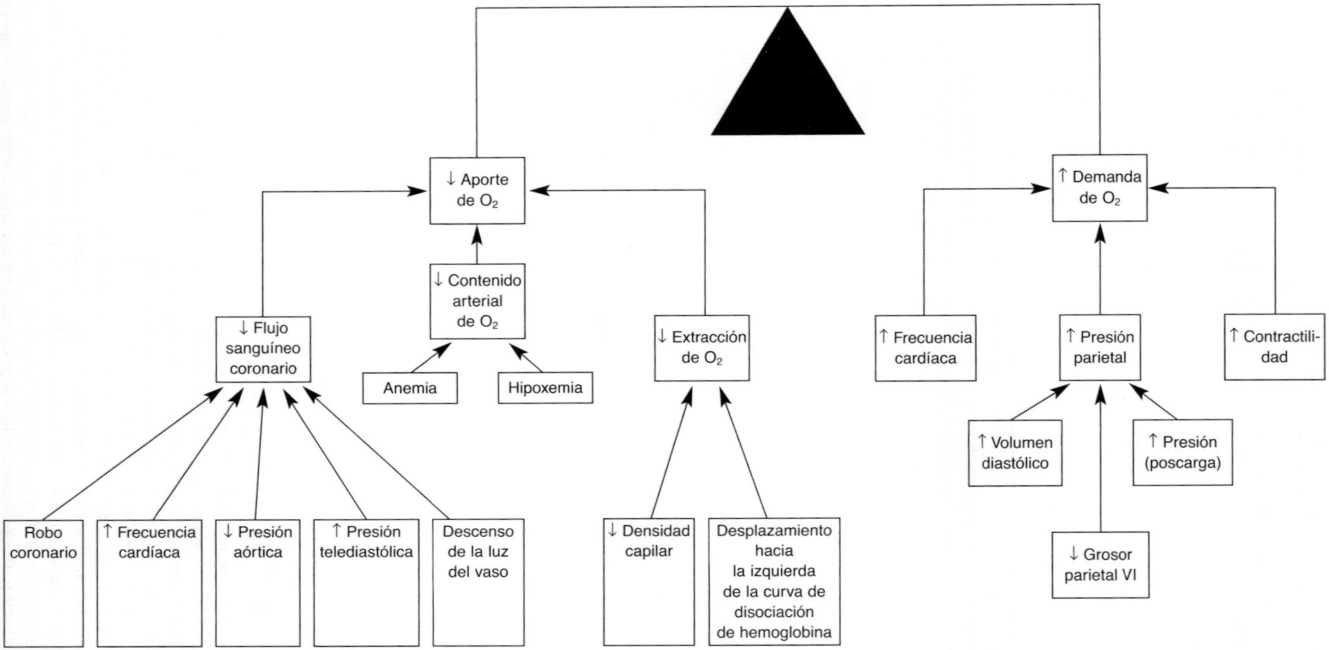

Figura 11.4. Resumen de factores que afectan al aporte y la demanda de oxígeno miocárdico. (Adaptado de Crystal GJ. Cardiovascular physiology. En: Miller RD, ed. Atlas of anesthesia: vol. VIII. Cardiothoracic anesthesia. Filadelfia: Churchill Livingstone, 1999;1:1, con autorización.)

A

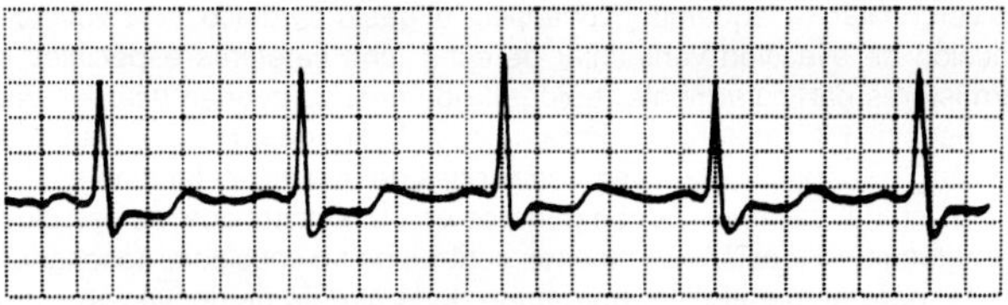

B

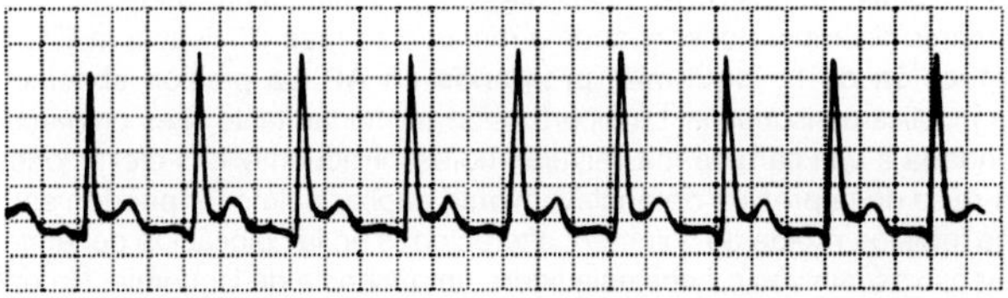

Figura 11.5. A: Descenso del segmento ST, un indicador de la isquemia subendocárdica. **B:** La isquemia transmural, una causa de elevación del segmento ST, produce el patrón que se muestra en el trazado inferior.

que interpreta sus datos. Hay que estar pendiente de los retrasos de conducción intraventricular, bloqueos de rama y estimulación ventricular con marcapasos, todo lo cual puede hacer que el análisis del segmento ST no sea válido. Se debe comprobar la determinación de la máquina en el punto en que aparece el segmento ST, ya que no siempre es adecuado medir 80 ms después del punto J.

a. **Diagnóstico diferencial de los cambios del segmento ST.** El diagnóstico diferencial de la elevación del segmento ST incluye las distintas causas de isquemia transmural (enfermedad aterosclerótica, vasoespasmo coronario o presencia de aire intracoronario), pericarditis y aneurisma ventricular (Figura 11.5). También se debe valorar una colocación inadecuada del electrodo, en particular la inversión de los electrodos en la extremidad y la pierna, y una selección inadecuada del filtro electrónico. **El modo diagnóstico debe elegirse siempre en máquinas equipadas con interruptor de selección del modo diagnóstico-monitorización.**

3. **Cambios en la onda T.** Las alteraciones de la onda T (picuda o aplanada) pueden indicar isquemia, pero los cambios pueden no detectarse por el mero análisis visual del segmento ST. Asimismo, la pseudonormalización del segmento ST o de la onda T (un trazado de aspecto isquémico en un enfermo que no tiene isquemia, que revierte a un trazado de aspecto normal) puede indicar una isquemia de nuevo inicio y debe tratarse adecuadamente.

4. **Monitorización del ECG con varias derivaciones.** La observación simultánea de una derivación inferior (II, III o aVF) y una derivación anterior (V_5) proporciona una detección superior a la monitorización con un solo electrodo. Se piensa que un sistema de monitorización de 5 derivaciones detecta aproximadamente el 90% de las alteraciones isquémicas. La isquemia que se limita a la cara posterior del corazón es difícil de detectar con la monitorización estándar del ECG. Puede ser necesario utilizar derivaciones torácicas modificadas cuando la incisión quirúrgica impide su colocación habitual.

C. **Monitorización de la presión en AP**

1. **Indicaciones generales de implantación de un catéter en AP para procedimientos de revascularización.** Se debe colocar un catéter en AP cuando los riesgos quedan compensados por las ventajas. La utilidad clínica de los catéteres en AP tiene una base amplia. Algunas de sus muchas funciones incluyen la disposición de un conducto para infusiones y para monitorizar la temperatura sanguínea, la precar-

ga ventricular, la isquemia miocárdica, el gasto cardíaco, la resistencia vascular y la fracción de eyección ventricular derecha (con catéteres especiales equipados con termistores particularmente rápidos). Además, se pueden usar las capacidades oximétricas de los catéteres especiales en AP para determinar la saturación de oxígeno en sangre venosa mixta. Las afirmaciones de que el cateterismo en AP no afecta a la evolución del paciente[8,9] debe ponerse en duda hasta que los estudios aleatorizados permitan su validación. En muchos centros no se considera necesario usar catéteres en AP para el manejo intraoperatorio de la cirugía de derivación coronaria habitual. No obstante, en ocasiones el anestesiólogo implanta un catéter en AP para usarlo en el marco postoperatorio, cuando a menudo es más difícil usar la ETE.

2. **Detección de la isquemia: presiones en AP.** La presión absoluta en AP no es diagnóstica de isquemia. La hipertensión pulmonar, tanto si es primaria como si es secundaria a una cardiopatía valvular, no es infrecuente. Las elevaciones de la presión en AP o de la presión de enclavamiento capilar pulmonar pueden ser secundarias a una infusión rápida de volumen, alteraciones en la colocación de la mesa, uso de fármacos vasoactivos o anestesia ligera en ausencia de isquemia. No obstante, la morfología de la forma de onda es más predictiva. La aparición de una nueva onda V en la forma de onda de presión de enclavamiento capilar pulmonar indica insuficiencia mitral funcional, secundaria a un proceso anatomopatológico valvular o a disfunción de músculos papilares por la isquemia (véase la Figura 3.13). Una nueva onda V sugestiva de isquemia puede producirse antes de los cambios en el ECG o en su ausencia. No obstante, la detección de los cambios en la forma de onda de la presión de enclavamiento capilar pulmonar requiere el enclavamiento frecuente del catéter en AP, una práctica cuestionable en sujetos heparinizados debido a la posibilidad de rotura de esta arteria. A menudo, la morfología del trazado de presión en AP cambiará cuando aparezca una nueva onda V en el trazado de enclavamiento. Comprobar el enclavamiento ante una nueva onda V cuando la presión en AP cambia de forma.

D. **Ecocardiografía transesofágica**

1. **Indicaciones generales de ETE durante los procedimientos de revascularización.** La ETE se usa para evaluar la precarga y la contractilidad ventricular, detectar las alteraciones regionales de la movilidad de la pared (ARMP) inducidas por la isquemia, evaluar la zona de canulación aórtica, detectar una patología valvular concomitante, detectar la presencia y efecto fisiopatológico de un derrame pericárdico, facilitar la colocación de los catéteres intraaórticos con balón y de los catéteres en el seno coronario y detectar la presencia de aneurismas ventriculares y defectos del tabique ventricular. La ETE se ha convertido en una herramienta clínica de incalculable valor y son muchos los centros que la utilizan habitualmente en la mayoría de cirugías de IDAC. Se ha encontrado que las ARMP de nueva aparición en el período posderivación están relacionadas con el pronóstico de episodios adversos. Véase en el Capítulo 4 un comentario detallado sobre la ETE en el intraoperatorio.

2. **Detección de la isquemia miocárdica con ETE**

   a. **Alteraciones regionales de la movilidad de la pared**

      1) **Introducción.** El corazón desarrolla ARMP de forma rápida y fiable como consecuencia de la isquemia miocárdica. En ese caso, las ARMP preceden en el tiempo a los cambios en el ECG y la PAP. La movilidad normal de la pared consiste en un acortamiento radial circunferencial y engrosamiento sistólico simétricos y sus alteraciones consisten en hipocinesia (alteración del acortamiento y engrosamiento), acinesia (sin acortamiento ni engrosamiento) y discinesia (alargamiento y adelgazamiento sistólicos). Una ventaja de utilizar las ARMP para la detección de la isquemia es que es posible interrogar simultáneamente a las regiones del corazón que son representativas de las tres arterias coronarias principales (incluida la pared posterior, que no se monitoriza fácilmente con el ECG). Ésta se consigue, quizás con mayor facilidad, con la proyección del eje corto del músculo papilar. No obstante, se debe apreciar que no se detectará la isquemia confinada a las regiones que no

están siendo interrogadas. El interrogatorio adecuado del corazón implica realizar una exploración exhaustiva con múltiples planos tomográficos.

2) **Limitaciones de las ARMP**
   a) **Anclaje.** El tejido no isquémico adyacente al tejido isquémico puede moverse de forma anormal simplemente porque está adherido al tejido que muestra una ARMP, lo que exagera la ARMP.
   b) **Estimulación y bloqueos de rama.** En presencia de un bloqueo de rama o de estimulación miocárdica con marcapasos existe una heterogeneidad temporal en el inicio de una contracción ventricular que puede imitar una ARMP.
   c) **Tabique interventricular.** La movilidad del tabique depende de las condiciones de carga ventricular, de la presencia o ausencia de pericardio y de las alteraciones de conducción.
   d) **Miocardio aturdido.** El miocardio que actualmente está bien perfundido puede mostrar ARMP basada en una isquemia precedente. Finalmente, podría ser causa de una intervención terapéutica que ya no sería necesaria ni apropiada.
   e) **Inducción/UCI.** El uso de la ETE para la detección de la isquemia no es posible durante la inducción de la anestesia y no es viable en la UCI desde el punto de vista logístico.

b. **Patrones de llenado diastólico del VI.** Se puede usar la ecocardiografía con Doppler para evaluar el patrón de llenado del VI. Normalmente, el patrón de la velocidad de llenado transmitral es bifásico. El componente inicial, conocido como onda E, se debe al vaciamiento pasivo de la aurícula izquierda (AI) y el segundo componente, la onda A, se debe a la contracción auricular. Como el gradiente de presión AI-VI es mayor al comienzo de la diástole ventricular, la onda E es normalmente mayor que la onda A. Cuando se reduce la distensibilidad del VI como consecuencia de la isquemia hay un incremento de presión en la AI que da lugar a un mayor gradiente de presión AI-VI al comienzo de la diástole. Con ello se consigue un aumento de la velocidad de la onda E (es decir, un aumento de la relación E/A). Además, el gradiente de presión AI-VI disminuye más rápidamente cuando desciende la distensibilidad ventricular, por lo que la desaceleración de la onda E es más rápida. Por desgracia, es difícil usar los patrones de llenado ventricular como indicador de la isquemia porque se afectan por situaciones de carga ventricular y fundamentalmente por el lugar de interrogación del Doppler en el interior del tracto de entrada ventricular.

c. **ETE de esfuerzo en el intraoperatorio.** La administración de dobutamina en dosis bajas (2,5 μg/kg/min), cuando se hace en 3-5 minutos, mejorará el flujo sanguíneo coronario sin afectar significativamente a la demanda, con lo que se provocará un mejor consumo energético miocárdico y pueden mejorar las alteraciones existentes de la movilidad de la pared. Una demostración de la reserva contráctil de esta clase es una indicación de la viabilidad del tejido y puede ayudar a determinar si vale la pena intentar la revascularización de una región en particular.

d. **Ecocardiografía con contraste.** Cuando se introduce en la circulación coronaria, la albúmina sonicada se distribuirá en el miocardio en función de la perfusión tisular. La capacidad de identificar la perfusión cuantitativa del miocardio puede tener, finalmente, una utilidad clínica significativa. Por ejemplo, puede ser posible demostrar el flujo en una zona de miocardio aturdido que actualmente esté demostrando una ARMP, obviando con ello la necesidad de tener que aplicar una intervención terapéutica. En estos momentos, no hay medios de contraste aprobados por la Food and Drug Administration de los EE.UU. En esta indicación. Además, hay algunos aspectos técnicos de la toma de imágenes que deben resolverse antes de que esta técnica se pueda convertir en una herramienta clínica real.

e. **Detección de las complicaciones del infarto.** La ETE se puede usar para detectar las complicaciones de la isquemia o el infarto, como son la insuficiencia mitral aguda, la comunicación interventricular y el derrame pericárdico.

V. **Efectos de la anestesia en el aporte y la demanda miocárdicos de oxígeno.** Varios estudios bien diseñados no han podido revelar una relación entre la selección del fármaco anestésico y la evolución clínica en caso de cirugía cardíaca[10,11]. Este resultado se basa, al menos en parte, en el hecho de que los anestesiólogos cardíacos son profundamente conscientes de los efectos que los fármacos anestésicos tienen en la dinámica del aporte o la demanda miocárdica de oxígeno y pueden monitorizar eficazmente y tratar la isquemia miocárdica.

A. **Fármacos no opiáceos por vía intravenosa**

1. **Tiopental y tiamilal.** Las dosis de inducción de los barbitúricos de acción corta **disminuyen la resistencia vascular sistémica (RVS) y la contractilidad cardíaca y aumentan la frecuencia cardíaca.** La demanda de O_2 resulta disminuida por los dos primeros efectos y aumentada por el tercero. Estas tres perturbaciones hemodinámicas disminuyen el aporte de oxígeno, pero el efecto neto del balance miocárdico de O_2 no es fácil de predecir. Depende de las condiciones iniciales; por ejemplo, el paciente hipertenso hiperdinámico puede beneficiarse de la restauración de situaciones más apropiadas de presión arterial y contractilidad, mientras que un paciente cuyo balance de O_2 depende de una frecuencia cardíaca normal puede responder a la taquicardia resultante con isquemia.
2. **Ketamina.** El sello distintivo de la administración de ketamina es el aumento del tono simpático que produce un **aumento de la RVS, de las presiones de llenado, de la contractilidad y de la frecuencia cardíaca.** La demanda miocárdica de O_2 está muy aumentada, mientras que el aporte de O_2 puede estarlo sólo ligeramente, con lo que se produce isquemia. El enfermo que ya mantiene la estimulación simpática al máximo puede responder con un descenso de la contractilidad y vasodilatación. No se recomienda el uso sistemático de ketamina en pacientes con cardiopatía isquémica, aunque se usa en ocasiones en caso de taponamiento por su capacidad de preservar la frecuencia cardíaca, la contractilidad y la RVS.
3. **Etomidato.** Las dosis de inducción de etomidato (0,2-0,3 mg/kg) **no alteran la frecuencia cardíaca o el gasto cardíaco,** aunque la vasodilatación periférica leve puede reducir ligeramente la presión arterial. En tal caso, es un fármaco ideal para la inducción rápida de anestesia en individuos con cardiopatía isquémica. La protección de etomidato frente al incremento de la frecuencia cardíaca y de la presión arterial que acompañan a la intubación es escasa. Habitualmente, es necesario complementar sus efectos con otros fármacos (como opiáceos, benzodiacepinas, fármacos volátiles, betabloqueantes y nitroglicerina) para controlar el perfil hemodinámico y prevenir la desigualdad entre el aporte y la demanda miocárdica de oxígeno. Una dosis de inducción bloqueará la esteroidogénesis suprarrenal durante 6-8 horas.
4. **Benzodiacepinas.** Para inducir la anestesia se puede usar midazolam (0,2 mg/kg) o diazepam (0,5 mg/kg). Aunque ambos fármacos son compatibles con el objetivo de mantener la estabilidad hemodinámica, la presión arterial puede descender más con midazolam debido a una vasodilatación periférica más potente. Los efectos inotrópicos negativos son intrascendentes. La presión arterial y las presiones de llenado disminuyen con la inducción, mientras que la frecuencia cardíaca se mantiene esencialmente sin cambios. Sin embargo, si se añaden dosis de inducción de una benzodiacepina a una técnica de opiáceos en dosis moderadas se puede provocar una vasodilatación periférica e hipotensión importantes.
5. **Propofol.** Los efectos cardiovasculares de las dosis de inducción de propofol son similares a los de los tiobarbitúricos: **descenso de la presión arterial sistémica, de la RVS y de la contractilidad cardíaca.** La frecuencia cardíaca puede aumentar menos con propofol que con tiopental.
6. **Agonista α_2-adrenérgicos.** Los agonistas α_2-adrenérgicos de acción central provocan una respuesta neurohumoral mediada por el estrés y, por tanto, se asocian con el descenso de la frecuencia cardíaca y de la presión arterial. Estos fármacos se usan habitualmente para el mantenimiento de la anestesia o en el postoperatorio. Hay ciertos datos que sugieren que el uso de clonidina oral se puede asociar con una incidencia menor de isquemia miocárdica perioperatoria en sujetos sometidos a ciru-

gía de IDAC. La administración de dexmedetomidina se asocia con una selectividad relativa α_2 mayor que con clonidina. Ambos fármacos tienen características sedantes y antinoceptivas. El uso de agonistas α_2-adrenérgicos se asocia con una menor necesidad de opiáceos y, además, no provocan depresión respiratoria.

B. Fármacos volátiles. En general, **los anestésicos volátiles disminuyen el aporte y la demanda de O_2. El efecto neto sobre el balance de aporte y demanda miocárdica depende del perfil hemodinámico que prevalece en el momento de la administración.** Aunque halotano y enflurano no se usan mucho actualmente, se han incluido en esta sección para completarla.

1. **Frecuencia cardíaca.** La administración de halotano disminuye la frecuencia cardíaca si es alta, pero no la afecta mucho cuando es baja. Sevoflurano se asocia con un efecto mínimo sobre la frecuencia cardíaca, mientras que enflurano, desflurano e isoflurano la aumentan a menudo. La administración de isoflurano también puede disminuir la frecuencia cardíaca si el descenso de la RVS no es importante, si hay una alteración de la función de los barorreceptores carotídeos o si se induce un bloqueo beta completo en el paciente. Los ritmos de la unión pueden aparecer con cualquier fármaco volátil, aunque se asocian con mayor frecuencia con la administración de enflurano. Los ritmos de la unión privan al corazón del beneficio de la contracción auricular y provocan un descenso del volumen latido, el gasto cardíaco y el FSC, lo que puede contrarrestar el efecto favorable de la frecuencia cardíaca baja.
2. **Contractilidad.** Todos los anestésicos volátiles disminuyen la contractilidad, lo que reduce la demanda de O_2. Aunque isoflurano y, probablemente, desflurano y sevoflurano son menos depresores que halotano o enflurano, todos los anestésicos volátiles pueden disminuir la función ventricular en los corazones descompensados.
3. **Poscarga.** Los anestésicos volátiles provocan descensos del gasto cardíaco y la RVS que disminuyen la presión arterial sistémica, mientras que la venodilatación y la disminución de la contractilidad explican el descenso del gasto cardíaco. La RVS disminuye con isoflurano y desflurano, y quizás con enflurano y sevoflurano, pero no se modifica esencialmente con la administración de halotano. El descenso de la presión arterial diastólica reduce el aporte miocárdico de O_2, mientras que la demanda disminuye con el descenso de la poscarga. Las acciones cardiovasculares de desflurano son similares a las de isoflurano en condiciones de equilibrio; sin embargo, la frecuencia cardíaca y la presión arterial sistémica y en AP pueden aumentar durante la inducción sin opiáceos y necesitar entonces una intervención terapéutica.
4. **Precarga.** La anestesia con fármacos volátiles se caracteriza por el mantenimiento de las presiones de llenado. Por tanto, la PPC (presión diastólica en aorta menos PTDVI) puede disminuir durante la anestesia con fármacos volátiles.
5. **Robo coronario.** Se ha descrito un fenómeno de «robo» coronario en el cual la dilatación de los lechos vasculares normales aleja la sangre de otros lechos que están isquémicos y, por tanto, con dilatación máxima (Figura 11.6). Se cree que existe una anatomía propensa al robo en el 23% de los pacientes que se someten a un IDAC[12]. Se ha observado robo coronario en modelos caninos de anatomía coronaria propensa al robo con administración de isoflurano en circunstancias que hacían que el flujo coronario dependiese de la presión. Es dudoso que el robo coronario inducido por isoflurano tenga trascendencia clínica en los enfermos sometidos a cirugía de revascularización coronaria, siempre que se eviten la hipotensión y la perfusión arterial coronaria dependiente de la presión. No se ha observado robo coronario con halotano, enflurano o desflurano.
6. **Precondicionamiento.** Los anestésicos volátiles pueden aportar un cierto efecto protector similar a un precondicionamiento frente a la lesión por isquemia-reperfusión en el tejido miocárdico humano[13] (véase la Sección **VII.D.6**).

C. Óxido nitroso. Los efectos inotrópicos negativos leves del óxido nitroso inducen un descenso de la contractilidad, reduciendo tanto el aporte como la demanda de O_2. La RVS disminuirá si se añade óxido nitroso a una anestesia con opiáceos y oxígeno, debido, en parte, a la eliminación de los efectos vasoconstrictores del O_2 al 100%. Los efectos simpaticomiméticos del óxido nitroso contrarrestan cualquier efecto depresor directo de la

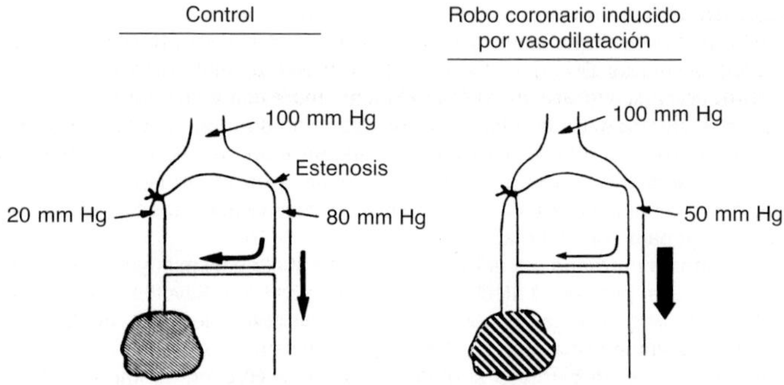

Figura 11.6. Bases teóricas del robo coronario. La zona sombreada, ligeramente isquémica, recibe normalmente un flujo apenas suficiente (izquierda). Un vasodilatador potente mejora el flujo hacia el miocardio normal pero no afecta a la zona ya dilatada al máximo, en peligro. Este proceso disminuye el flujo a través de la colateral desde el lecho no isquémico. Este nuevo empobrecimiento de la zona ligeramente isquémica produce una isquemia franca (derecha). (Modificado de Becker LC. Conditions for vasodilator-induced coronary steal in experimental myocardial ischemia. Circulation 1978;57:1108.)

contractilidad, excepto en pacientes que tienen una mala función del VI, en los cuales el miocardio ya tiene una alta estimulación intrínseca.

Si se usa el óxido nitroso en una técnica que utiliza un anestésico «ligero» que no sea adecuado para cubrir la estimulación asociada es probable que se produzca una aumento de la RVS y de la poscarga. No parece que el óxido nitroso cause isquemia miocárdica en los pacientes que tienen enfermedad arterial coronaria.

D. Opiáceos

1. **Frecuencia cardíaca.** Todos los opiáceos, excepto meperidina, disminuyen la frecuencia cardíaca por un efecto vagotónico de mecanismo central (meperidina tiene un efecto similar a atropina). La dosis de fármaco y la velocidad de inyección afectan al grado de bradicardia y, como consecuencia, aumenta la demanda de O_2. Morfina o meperidina pueden provocar una taquicardia refleja al liberar histamina, disminuyendo el aporte y aumentando la demanda de O_2.
2. **Contractilidad.** Aparte de meperidina, que disminuye la contractilidad, los demás opiáceos tienen poco efecto sobre la contractilidad en dosis clínicas.
3. **Poscarga.** En los sujetos comprometidos que, a menudo, dependen de un tono simpático elevado para mantener el gasto cardíaco y la resistencia sistémica, la pérdida del tono simpático que se asocia con la inducción de la anestesia con opiáceos puede provocar una caída brusca de la presión arterial y, en consecuencia, un descenso del aporte y la demanda de O_2.
4. **Precarga.** A pesar de no inducir la liberación de histamina, fentanilo y sufentanilo reducirán la precarga cuando se administran en dosis moderadas (25 μg/kg de fentanilo) o dosis mayores, al disminuir el tono simpático intrínseco. La demanda de oxígeno disminuye.
5. **Estado hiperdinámico.** Con las técnicas anestésicas que utilizan opiáceos puros y oxígeno es frecuente la elevación de la frecuencia cardíaca, de la presión arterial y del gasto cardíaco con o sin descenso de las presiones de llenado en individuos que tienen una buena función ventricular. Se trata de un estado de aporte alto y demanda alta que puede no ser mejor que el estado de baja demanda que se consigue con la anestesia con fármacos volátiles. La adición de otros opiáceos, que a menudo no pueden tratar la hipertensión asociada con el estado cardíaco hiperdinámico, disminuye excesivamente la presión arterial sistémica cuando la hipertensión deriva únicamente del aumento de la RVS.

E. **Relajantes musculares**
   1. **Succinilcolina.** Este fármaco puede provocar varias **arritmias** (bradicardia, taquicardia o extrasístoles) que afectan negativamente al equilibrio de O_2.
   2. **Tubocurarina, yoduro de metocurina y besilato de atracurio.** Estos fármacos **liberan histamina** con una, dos o tres veces la dosis DE_{95} que induce el 95% del cambio depresor, respectivamente. Ninguno es fármaco de elección en enfermos con cardiopatía isquémica.
   3. **Pancuronio.** La frecuencia cardíaca aumenta un 20% cuando se combina pancuronio con un anestésico volátil. La frecuencia cardíaca se mantiene habitualmente estable durante la anestesia con opiáceos en dosis altas. En ocasiones, un paciente desarrollará taquicardia e isquemia durante la inducción o intubación. También se sabe que pancuronio aumentará la presión arterial sistémica, aunque los efectos sobre el balance cardíaco de O_2 no son predecibles.
   4. **Vecuronio.** Vecuronio tiene un **perfil cardiovascular plano** que es ideal con una anestesia con opiáceos en dosis bajas o moderadas complementada con fármacos volátiles. Puede aparecer bradicardia cuando se administra junto a la inyección **rápida** de dosis altas de opiáceos muy liposolubles.
   5. **Doxacuronio.** Aunque no provoca alteraciones cardiovasculares cuando se inyecta lentamente en una vena periférica, este fármaco de acción prolongada puede liberar suficiente histamina para inducir una taquicardia refleja cuando se administra rápidamente por una vena central.
   6. **Mivacuronio.** Libera histamina en dosis mayores que el doble de la DE_{95} y su corta duración de acción hacen que este fármaco no sea apropiado para los procedimientos habituales de revascularización miocárdica.
   7. **Rocuronio.** Aunque el fármaco es un bloqueante vagal más potente que vecuronio, es menos potente que pancuronio. En consecuencia, es posible la aparición de taquicardia, aunque menos probable que con este último. La administración de rocuronio no se traduce en perturbaciones significativas de otros parámetros hemodinámicos.

F. **Resumen.** La anestesia con fármacos volátiles proporciona un entorno de **bajo aporte y baja demanda,** mientras que la técnica que usa opiáceos y oxígeno proporciona un entorno de **alto aporte y alta demanda.** El éxito de ambas técnicas depende de que se mantenga un equilibrio adecuado y que el aporte de O_2 supere a la demanda.

VI. **Abordaje anestésico de los procedimientos de revascularización miocárdica**

A. **Anestesia cardíaca para corta estancia**
   1. **Perspectiva histórica**
      a. **Técnica con narcóticos en dosis altas.** Hasta los años noventa, la anestesia para cirugía cardíaca se basaba en el uso de narcóticos en dosis altas, que se consideraba compatible con un deterioro mínimo de la función cardíaca y, por tanto, propiciaba el mantenimiento de la estabilidad hemodinámica en el perioperatorio. Además, se creía que el retraso en el despertar que se asociaba con el uso de narcóticos en dosis altas daba tiempo al corazón para recuperarse de la isquemia obligada sufrida durante la derivación cardiopulmonar, disminuía la liberación de hormona de estrés y la isquemia miocárdica consecuente en el período postoperatorio inmediato, y también daba tiempo para recuperar la homeostasis de temperatura y hemostasia[14].
         1) **Manejo anestésico de la técnica con narcóticos en dosis altas.** La premedicación habitual consiste en morfina [0,1 mg/kg administrados por vía intramuscular (IM)] y escopolamina (0,3-0,4 mg, IM). La inducción de la anestesia se consigue con fentanilo (25-100 μg/kg) y la anestesia se mantiene con este mismo fármaco (dosis total acumulada en torno a los 100 μg/kg), fármacos volátiles, benzodiacepinas y relajantes musculares de acción prolongada.
         2) **Indicaciones de la técnica con narcóticos en dosis altas.** En el clima económico actual ya no se considera tan necesaria o apropiada la técnica con narcóticos en dosis altas que, sin embargo, puede usarse cuando la extubación precoz no se considera un objetivo realista. Además, esta técnica se puede usar cuando sea absolutamente necesaria para evitar cambios preci-

pitados de las condiciones hemodinámicas, como cuando hay problemas quirúrgicos sobre la integridad de los territorios de anastomosis o canulación aórtica.

b. **Motivos para el cambio.** A finales de los ochenta y comienzos de los noventa hubo un cierto interés por alternar las estrategias de manejo clínico que se centraban en estancias hospitalarias más cortas y menores costes, debido al aumento de la presión económica derivada de la mayor penetración de la gestión clínica en los Estados Unidos y al crecimiento de los costes sanitarios. Se hizo evidente que, con el uso sensato de narcóticos complementados con fármacos volátiles o fármacos intravenosos (IV) de acción corta, era posible integrar simultáneamente las prioridades clínicas y económicas[15]. En contradicción con los trabajos anteriores, los últimos estudios han sugerido que la sedación postoperatoria no es necesaria para evitar la isquemia miocárdica[16]. En la última década, la aparición de nuevas técnicas quirúrgicas, la mejor protección miocárdica, las temperaturas de derivación más cálidas (32 °C a 34 °C), las mejoras de la técnica anestésica, el manejo de la coagulopatía perioperatoria y la homeostasis de temperatura (es decir, unas temperaturas más cálidas en el quirófano y el uso de dispositivos activos de calentamiento) han permitido un mayor desarrollo de la anestesia cardíaca para la corta estancia.

2. **Definición y objetivos.** La anestesia cardíaca para la corta estancia es un método de manejo anestésico que favorece una recuperación rápida. Se puede asociar con unos menores costes sanitarios y una mejor evolución clínica.

3. **Normas de inclusión.** Los primeros criterios de exclusión para el procedimiento de corta estancia incluían obesidad, neumopatía moderada o importante, cirugía de urgencia, mala función ventricular, procedimientos combinados, reintervenciones y edad avanzada. Las primeras publicaciones indicaron que, con estos criterios de exclusión, era posible un procedimiento rápido en el 40% al 60% de los pacientes sometidos a una revascularización quirúrgica. En consecuencia, los criterios de inclusión se han liberalizado significativamente. En estos momentos, se hace un intento de anestesia que es compatible con una recuperación acelerada en la mayoría de los pacientes, a menos que exista un compromiso hemodinámico o unas vías respiratorias difíciles. La mala función del VI no se considera necesariamente una contraindicación absoluta a la corta estancia, siempre y cuando se mantenga la estabilidad hemodinámica. Es imperativo evaluar continuamente que el sujeto sigue siendo apropiado para una recuperación acelerada a medida que avanza la intervención.

4. **Manejo anestésico (Tabla 11.4)**

a. **Premedicación.** Preferentemente se evitan los fármacos de acción prolongada, como escopolamina. Los enfermos que ingresan el mismo día de la cirugía pueden no tener el tiempo suficiente para alcanzar una sedación adecuada con fármacos de inicio lento. En este caso, puede ser útil disipar la ansiedad con un fármaco de acción rápida como midazolam (0,03-0,07 mg/kg IV).

b. **Manejo con fármacos anestésicos en el intraoperatorio**

1) **Inducción de la anestesia.** Para limitar la dosis total de opiáceos (p. ej., 10-15 µg/kg de fentanilo) es necesario complementar estos fármacos con fármacos anestésicos por vía IV o volátiles. Habitualmente, para conseguir la inducción de la anestesia se usa etomidato, propofol o tiopental. Si se usa etomidato (0,3 mg/kg), a menudo es necesario usar un fármaco añadido, como un narcótico en dosis bajas, para evitar la taquicardia e hipertensión. Además, puede ser necesario el uso sensato de betabloqueantes de acción corta (como esmolol) o nitroglicerina para mantener la estabilidad hemodinámica durante la inducción con una técnica narcótica en dosis bajas.

2) **Mantenimiento de la anestesia.** La anestesia se mantiene con una combinación variable de fármacos volátiles, narcóticos en dosis bajas y fármacos hipnóticos por vía IV. El opiáceo de acción ultracorta remifentanilo se asocia con una buena estabilidad hemodinámica, una atenuación adecuada de la respuesta neurohumoral al estrés y un despertar precoz. No obstante, y debi-

Tabla 11.4. Típico procedimiento anestésico para corta estancia en la Facultad de Medicina Robert Wood Johnson

Inducción	Etomidato[a]	0,3 mg/kg
	Fentanilo	0-10 μg/kg
	Midazolam	0-0,05 mg/kg
	Pentotal[a]	5 mg/kg
	Propofol[a]	2-3 mg/kg
	Succinilcolina	1,5-2 mg/kg
Mantenimiento	Fentanilo	5-10 μg/kg
	Midazolam	0,05 mg/kg
	Rocuronio	Según necesidades por la monitorización de las tandas de cuatro
	Propofol	0-30 μg/kg/min
	Fármaco volátil	0,5-1 concentración mínima alveolar
Unidad de cuidados intensivos	Propofol	0-30 μg/kg/min

[a] Es habitual usar uno de estos tres fármacos de inducción, dependiendo del estado hemodinámico y de la función ventricular.

do a su corta semivida, requiere analgesia complementaria postoperatoria. Cuando se usan fármacos volátiles es importante reducir la dependencia en el fármaco volátil antes del transporte del paciente a la UCI ya que, de lo contrario, el individuo puede desarrollar un estado hiperdinámico agudo a su llegada a la unidad, lo que favorece el uso de sedantes de acción prolongada por parte del personal.

Los agonistas α_2 (como dexmedetomidina y clonidina) se usan como adyuvantes debido a su capacidad para reducir la respuesta de estrés neurohumoral, además de sus propiedades sedantes y antinociceptivas. Estos fármacos pueden reducir los requerimientos de anestesia y, por tanto, facilitar una salida más rápida de la anestesia. Se ha aprobado el uso de dexmedetomidina como sedante en el postoperatorio y se administra en forma de infusión (0,2-0,7 μg/kg/hora).

La analgesia intratecal y epidural puede facilitar la recuperación al disminuir los requerimientos perioperatorios de opiáceos [17]. La aplicación clínica de la anestesia regional está limitada por la preocupación de que se forme un hematoma neuroaxial en presencia de anticoagulación sistémica.

c. **Consciencia en el intraoperatorio.** Cuando se evita el empleo de narcóticos en dosis altas, es imperativo equilibrar el nivel de anestesia con el estrés operatorio en los distintos tiempos durante el procedimiento para evitar una respuesta hemodinámica perjudicial ante la estimulación. También es importante ser consciente de la posibilidad de recuerdo en el intraoperatorio, aunque los últimos trabajos indican que puede aparecer una consciencia significativa en el intraoperatorio sólo en el 0,3% de los pacientes sometidos a un procedimiento de corta estancia, cifra similar a la observada en cirugía general[18]. Con frecuencia, se administran los fármacos volátiles mientras el paciente se encuentra bajo la derivación con un vaporizador conectado al circuito de derivación cardiopulmonar. Recientemente se ha usado el monitor del índice biespectral (BIS) (Aspect Medical Systems, Napick, MA, EE.UU.) durante la cirugía cardíaca para evitar la consciencia en el intraoperatorio. Aunque se ha descrito esporádicamente el recuerdo intraoperatorio con puntuaciones de BIS relativamente bajas, puede que esta técnica tenga una función, en particular cuando se use una anestesia que sea compatible con el despertar precoz.

d. **Homeostasis de la temperatura.** Es fundamental prestar atención a la conservación del calor cuando se espera una extubación precoz, ya que la hipotermia se produce con retraso tras la retirada del respirador y puede asociarse con arritmias y coagulopatía en el postoperatorio[19]. Además, la hipotermia puede precipitar los escalofríos, lo que aumenta significativamente el consumo miocárdico de oxígeno. Las sábanas de calentamiento con líquido y los circuitos respiradores con calor húmedo son mecanismos de conservación del calor en el intraoperatorio relativamente ineficaces, porque su capacidad nominal de conservar el calor queda compensada sobradamente por el gran déficit de calor corporal que experimentan estos enfermos. Los calentadores con líquido por vía IV pueden tener una utilidad clínica mayor, en especial cuando hay grandes necesidades de transfusión[20]. El intercambiador de calor del circuito de derivación cardiopulmonar es el mejor medio de restaurar la temperatura corporal. Se debe plantear como objetivo una temperatura sanguínea en la AP mayor de 37 C° y una temperatura vesical mayor de 34 C°. El calentamiento convectivo con aire caliente forzado es el mejor medio de preservar la temperatura corporal durante la revascularización sin bomba.

e. **Homeostasis de la hemostasia.** La escrupulosa atención quirúrgica a la hemostasia se puede complementar con el uso de fármacos hemostáticos como el ácido aminocaproico y aprotinina (véase el Capítulo 18). En general, el uso de estos fármacos se restringe a la revascularización que implica el uso de la derivación. Ambos fármacos se asocian con una menor hemorragia y la menor necesidad consecuente de transfusión de productos hematológicos en el postoperatorio.

f. **Extubación en el intraoperatorio.** En ausencia del deterioro ventricular, inestabilidad hemodinámica, hipotermia o coagulopatía significativa se puede valorar la extubación traqueal en el intraoperatorio, aunque es posible que la extubación en el propio quirófano no suponga ninguna ventaja clínica o económica para el sujeto[21].

5. **Manejo en la UCI.** Es primordial que el personal de la UCI aprecie el objetivo de la corta estancia y el mecanismo por el cual se consigue para que puedan ayudar a administrar los cuidados compatibles con una recuperación acelerada. El objetivo es mantener el grado de sedación con un fármaco de acción relativamente corta que no posea un efecto hemodinámico significativo hasta el momento en que se considere que el paciente está listo para terminar la ventilación mecánica. En el paciente no complicado es razonable adaptar el nivel de sedación para conseguir la extubación entre 4 y 8 horas de postoperatorio. Este tiempo permite al individuo recuperarse de una protección miocárdica inadecuada durante la derivación cardiopulmonar, para conseguir la homeostasis de temperatura y para recibir tratamiento para la coagulopatía en el perioperatorio (Figura 11.7).

   Es frecuente usar propofol para conseguir una transición suave entre la anestesia del intraoperatorio y la sedación en el postoperatorio. Se trata de un fármaco cuya dosis es fácil de ajustar, tiene un inicio de acción corto, una duración de acción predecible y unos efectos manejables sobre el perfil hemodinámico. Puede ser aconsejable tener nitroglicerina siempre a mano en forma de goteo IV para el ajuste rápido de la presión arterial.

   Hay protocolos de sedación y retirada del ventilador diseñados e implantados específicamente para los enfermos de corta estancia (véase el Capítulo 10). La monitorización de la gasometría arterial en la cabecera del enfermo puede facilitar la retirada de la ventilación mecánica. Muchos centros vigilan el efecto del programa de anestesia de corta estancia en relación con la utilización de recursos, los costes hospitalarios y la evolución clínica dentro de un proyecto continuado de mejora del rendimiento.

6. **Ventajas clínicas y económicas**

   a. **Ventajas clínicas de acelerar la recuperación.** La extubación precoz se puede asociar con menos atelectasias pulmonares en el postoperatorio y una mejor fracción de cortocircuito pulmonar[22,23]. La ventilación con presión positiva tiene efectos negativos sobre el gasto cardíaco y la perfusión de órganos que se pueden minimizar con la extubación precoz. La extracción precoz del tubo torácico

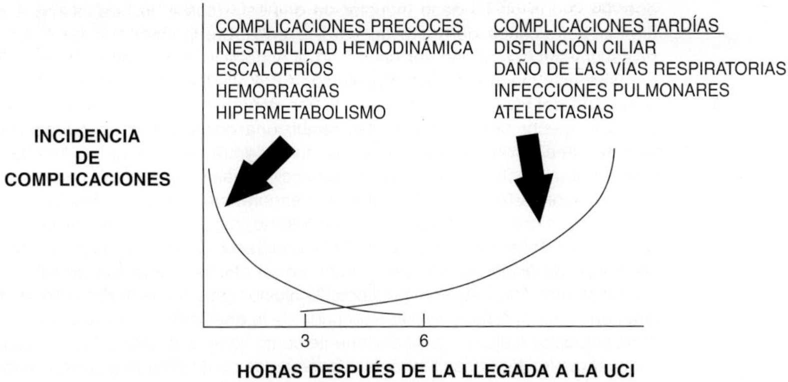

Figura 11.7. Complicaciones precoces y tardías en pacientes sometidos a revascularización coronaria en el período postoperatorio inmediato. (Adaptado de Higgins T. Pro: early endotracheal extubation is preferable to late extubation in patients following coronary artery surgery. J Cardiothorac Vasc Anesth 1992; 6:488-493.)

facilita la movilización del paciente, provocando una mayor satisfacción en el sujeto mientras se mantiene una analgesia apropiada.

b. **Beneficios económicos.** El protocolo de extubación precoz reduce la estancia en la UCI y la estancia hospitalaria, y puede reducir el coste total de la cirugía hasta en un 25%[24,25].

B. **Circunstancias especiales**

1. **La revascularización sin bomba** se asocia con los riesgos y beneficios exclusivos que se describen en el Capítulo 13.
2. **IDAC de urgencia**

a. **Introducción.** Los pacientes acuden a una cirugía de derivación arterial coronaria de urgencia como tratamiento de una angina refractaria al tratamiento no quirúrgico máximo o como indicación ante un percance clínico presentado en la sala de cateterismos o durante la angioplastia. Estos pacientes tienen con frecuencia una isquemia activa o pueden estar desarrollando un infarto de miocardio agudo y, a menudo, se encuentran en un estado hemodinámicamente inestable y deben ser transportados por médicos que conozcan la situación médica actual del enfermo, con monitorización completa, oxígeno y medicaciones de urgencia.

b. **Monitorización y acceso IV.** A su llegada al quirófano es esencial establecer la monitorización y el acceso IV adecuado de forma rápida y segura. Con frecuencia, es posible usar catéteres preexistentes en arteria y vena femorales para comenzar la intervención. Aunque es difícil determinar el gasto cardíaco en el intraoperatorio por termodilución y la presión de oclusión capilar pulmonar con un catéter insertado en AP a través de la vena femoral, es habitual comenzar la operación sin el retraso que pudiera derivarse del establecimiento de un acceso venoso central alternativo.

c. **Manejo anestésico.** La inducción de la anestesia se consigue preferentemente con fármacos de acción corta (como etomidato) que no comprometen el estado hemodinámico. Para la inducción de la anestesia son preferibles los fármacos de acción corta en previsión de que la atenuación del tono simpático dé lugar al colapso hemodinámico. Se hará todo lo posible para poner al paciente bajo una derivación cardiopulmonar sin retraso. En caso de que el individuo no pueda tolerar la anestesia adecuada, se intentará proteger frente a la consciencia del intraoperatorio con un fármaco inductor de amnesia (como escopolamina). Dependiendo del alcance del daño miocárdico en el preoperatorio y del éxito de la revascularización, puede ser necesario el soporte con inotrópicos o dispositivos de asistencia mecánica para separar con éxito al sujeto de la derivación.

3. **Mala función del VI.** Los pacientes que tienen una mala función ventricular (fracción de eyección menor del 35%) deberían recibir una dosis menor de premedicación. Cuando sea necesario, lo habitual es administrar entre un 0% y un 50% de la dosis habitual de premedicación de fármacos de acción más rápida (como midazolam) en condiciones monitorizadas en la zona de preoperatorio. Cuando existe un compromiso ventricular importante puede ser necesario iniciar el tratamiento con fármacos inotrópicos antes de la inducción de la anestesia. Dicha inducción se consigue con fármacos de acción corta que carecen de un efecto hemodinámico significativo (como etomidato). Habitualmente, es posible ajustar lentamente la dosis de opiáceos IV para conseguir una profundidad adecuada de la anestesia. Si no se espera que la función ventricular mejore significativamente como consecuencia de la revascularización, se usarán los fármacos inotrópicos adecuados para retirar al enfermo de la derivación cardiopulmonar.
4. **Pacientes con enfermedad arterial coronaria crítica.** Los pacientes que tienen una enfermedad arterial coronaria importante (enfermedad de tronco izquierdo o equivalente) pueden no tolerar aún los episodios más breves de desequilibrio entre el aporte y la demanda miocárdica de oxígeno. Es necesario evitar diligentemente el aumento de la frecuencia cardíaca, de la contractilidad o de la presión parietal y también es imperativo mantener la PPC. Si se usa nitroglicerina, debe continuarse su administración hasta aplicar el pinzamiento (es decir, la abolición del flujo coronario). En general, estos pacientes se comportan mejor con una técnica de anestesia de alto aporte y alta demanda que con una de bajo aporte y baja demanda (véase la Sección **V.F**).
5. **IDAC en enfermos tratados previamente con fármacos antiagregantes.** Los sujetos tratados con fármacos antiagregantes tienen un riesgo de coagulopatía significativa y hemorragia consecuente. A menudo, es necesario tratar a esos individuos empíricamente con infusiones de plaquetas para evitar una hemorragia catastrófica y requerimientos importantes de plaquetas.
6. **IDAC en pacientes con trombocitopenia inducida por heparina.** El manejo de la derivación cardiopulmonar en pacientes que tienen trombocitopenia inducida por heparina se comenta en el Capítulo 18.
7. **Reintervención de procedimientos con IDAC.** El aumento de incidencia de hemorragia, isquemia en el preoperatorio, infarto y fallo de bomba son las principales complicaciones que aumentan la morbilidad y mortalidad en este subgrupo de enfermos que se someten a una revascularización miocárdica. En la Tabla 11.5 se resumen estas preocupaciones especiales, así como sus causas y el manejo anestésico apropiado en el preoperatorio.
8. **Sujetos con insuficiencia mitral isquémica aguda.** Los pacientes que tienen insuficiencia mitral aguda como consecuencia de una disfunción isquémica de músculos papilares o rotura de las cuerdas tendinosas muestran a menudo una hemodinámica inestable y pueden acudir para la reparación y revascularización quirúrgicas sin el beneficio de una preparación máxima en el preoperatorio. La fisiopatología de la insuficiencia mitral se comenta en otro lugar de esta obra (véase el Capítulo 12). En resumen, la insuficiencia mitral aguda se asocia con taquicardia, PTDVI alta y aumento de la contractilidad, todo lo cual puede empeorar aún más el ya comprometido equilibrio entre el aporte y la demanda miocárdica de oxígeno. Como es frecuente que el balón de contrapulsación intraaórtico estabilice estos pacientes suficientemente para permitir la supervivencia hasta la operación, es esencial su uso continuado hasta el establecimiento de la derivación.

VII. **Causas y tratamiento de la isquemia miocárdica en el perioperatorio.** Hay múltiples factores que pueden provocar el desarrollo de isquemia en el período perioperatorio. A menudo, aparecen varias causas simultáneamente. Para una mejor comprensión, las causas de

Tabla 11.5. Manejo perioperatorio del paciente reintervenido tras una revascularización miocárdica

Problema en el perioperatorio	Causa	Manejo
Hemorragia	Adherencias pericárdicas Medicación antiagregante o anticoagulante en el preoperatorio	Acceso IV de gran calibre Sangre disponible y comprobada en el quirófano Cuidadosa disección al reabrir el tórax Zona femoral expuesta y lista para una canulación de urgencia Necesidad esperada de factores de la coagulación y plaquetas en el período posderivación Disponibilidad de equipo de rescate de sangre (salvador de células) Terapia antifibrinolítica profiláctica
Isquemia o infarto	Aumento de incidencia de angina inestable Período prolongado antes de instituir la derivación Trombo de injertos venosos que embolizan hacia vasos nativos Interrupción del flujo del injerto venoso (asociado con mortalidad 50-60%) Tiempos de derivación y pinzamiento más prolongados Aumento flujo colateral no coronario	Estrecha monitorización de la isquemia (ECG, catéter en AP, ETE bidimensional) Tratamiento rápido de la isquemia tras su detección Cuidadosa manipulación de injertos venosos; cardioplejía retrógrada Cuidadosa disección alrededor de los injertos venosos Tiempo de pinzamiento mínimo Presión de perfusión media <60 mm Hg cuando se aplica el pinzamiento al flujo límite no coronario
Fallo de bomba después de la derivación	Isquemia e infarto en el perioperatorio	Igual que arriba Tratar la isquemia agresivamente después de la derivación para mejorar la función miocárdica Necesidad esperada de soporte inotrópico intravenoso y mecánico

ECG, electrocardiograma; IV, vía intravenosa; AP, arteria pulmonar; ETE, ecocardiografía transesofágica.

isquemia se dividirán en las que son más frecuentes antes, durante y después de la derivación (Tabla 11.6). Los factores que provocan isquemia durante uno de estos períodos de tiempo pueden mejorar o empeorar la isquemia en los períodos sucesivos.

Cualquiera de las alteraciones hemodinámicas (taquicardia, hipertensión, hipotensión o distensión ventricular) que se exponen en los capítulos iniciales del manejo anestésico de la cirugía cardíaca puede ser la responsable de la isquemia en cualquier momento del perioperato-

Tabla 11.6. Causas de isquemia perioperatoria en el paciente sometido a revascularización coronaria

Prederivación	Derivación	Posderivación
Alteraciones hemodinámicas[a]	Alteraciones hemodinámicas[a]	Alteraciones hemodinámicas[a]
Espasmo coronario	Espasmo coronario Parada cardiopléjica	Espasmo coronario
Formación de trombos	Embolia (aérea, trombo, macropartículas)	Trombos (vaso nativo, injerto)
Episodios anestésicos-quirúrgicos de alto riesgo[b]	Fibrilación ventricular Distensión ventricular	
	Complicaciones quirúrgicas[b]	Complicaciones quirúrgicas[b] Revascularización incompleta Uso excesivo de inotrópicos Distensión pulmonar que provoca la oclusión del injerto de arteria mamaria interna

[a] Consistentes en taquicardia, hipotensión, hipertensión y distensión ventricular.
[b] Véanse los detalles en el texto.

rio. Además, durante el procedimiento quirúrgico pueden sumarse al episodio isquémico los factores que disminuyen el contenido y aporte de O_2, como una mala oxigenación o anemia.

A. Causas de isquemia en el período previo a la derivación

1. **Isquemia asociada con episodios anestésicos-quirúrgicos específicos de alto riesgo.** Los episodios que precipitan la isquemia en el período previo a la derivación son la intubación endotraqueal, el estrés quirúrgico (incisión en piel o división del esternón), canulación e inicio de la derivación[7]. Los episodios de isquemia pueden aparecer durante estos episodios de alto riesgo incluso en ausencia de cambios hemodinámicos[7].
2. **Isquemia asociada con alteraciones hemodinámicas.** Algunos episodios de isquemia que se producen durante los períodos de alto riesgo se asocian con alteraciones hemodinámicas, en especial con taquicardia (mayor de 100 latidos/minuto). Se hará todo lo posible para minimizar las alteraciones hemodinámicas para prevenir la isquemia miocárdica. La isquemia triplica la probabilidad de infarto en el perioperatorio.
3. **Espasmo coronario.** El espasmo coronario de un vaso coronario normal o alrededor de una lesión aterosclerótica puede provocar isquemia miocárdica en el período previo a la derivación. La estimulación simpática intensa o una anestesia ligera podría, en teoría, desencadenar el vasoespasmo coronario. Además, la manipulación del corazón y los vasos coronarios por el cirujano puede inducir el espasmo coronario.
4. **Formación espontánea del trombo.** La formación espontánea del trombo en la placa aterosclerótica que produce la oclusión del vaso coronario puede ser responsable de un infarto de miocardio. Aunque infrecuente, no hay nada que impida que suceda esto en el quirófano antes de la derivación.

B. Causas de isquemia durante la derivación

1. **Períodos sin pinzamiento aórtico.** Las alteraciones hemodinámicas, los factores mecánicos observados durante la derivación y la fibrilación ventricular pueden influir en la aparición de isquemia antes de aplicar o después de retirar el pinzamiento aórtico. Además, en todos los circuitos de derivación se producen microembolias de partículas (trombos, plástico y otros cuerpos extraños) y pueden provocar isquemia cuando se perfunden las coronarias durante la derivación. La embolia coronaria de aire puede producirse cuando la eliminación de aire no es perfecta en los injertos

venosos. La embolia gaseosa en la circulación coronaria nativa es un problema potencial siempre que se abre el corazón o la aorta.

2. **Durante el pinzamiento aórtico.** Una vez que se aplica la pinza aórtica, la isquemia es inevitable independientemente de la técnica de conservación utilizada. A medida que aumenta el tiempo de pinzamiento, también aumenta la posibilidad de lesión isquémica e infarto consecuente. El purgado de la solución de cardioplejía fría debido a un flujo colateral excesivo puede ser responsable de la isquemia durante este período. Por desgracia, una vez que se ha pinzado la aorta y se ha administrado la solución de cardioplejía, la quiescencia eléctrica y mecánica impide la monitorización de la isquemia.
3. **Después de la retirada del pinzamiento aórtico**
   a. **Complicaciones quirúrgicas y técnicas.** Las complicaciones quirúrgicas son las siguientes:
      1) Incisión inadvertida de la pared coronaria posterior, provocando disección coronaria.
      2) Manipulación inadecuada del injerto venoso con pérdida de las células endoteliales, provocando trombosis del injerto.
      3) Rotación de los injertos venosos.
      4) Anastomosis del injerto venoso en la vena coronaria.
      5) Sutura de la arteria cerrada durante el injerto o anastomosis de mala calidad.
      6) Longitud inadecuada del injerto venoso, provocando el estiramiento de la vena cuando se llena el corazón.
      7) Longitud excesiva del injerto venoso, provocando el acodamiento de la vena.

   b. **Etiología de la elevación del segmento ST después de la retirada del pinzamiento.** Después de la retirada del pinzamiento aórtico puede producirse la elevación del segmento ST. La duración de la parada cardiopléjica, los efectos electrofisiológicos residuales de la cardioplejía, la embolia coronaria por aire o restos de ateroma o el espasmo arterial coronario contribuyen a causar esta alteración en el ECG. A menudo, la elevación del segmento ST se localiza en las derivaciones inferiores (es decir, en el territorio de la coronaria derecha), lo que implica la embolia gaseosa como causa (el aire busca la localización alta del ostium de la arteria coronaria). La persistencia de los cambios en el segmento ST después de retirar el pinzamiento aórtico puede indicar una isquemia continuada secundaria al espasmo arterial coronario o una embolia gaseosa en el lecho coronario, y se precisa el tratamiento adecuado. Recuérdese que el aneurisma ventricular y la pericarditis también provocan elevaciones del segmento ST.

C. **Causas de isquemia en el período posterior a la derivación**

1. **Revascularización incompleta.** Es importante que el anestesiólogo sepa si la revascularización ha sido completa antes de terminar la derivación cardiopulmonar.
   a. **Vasos no susceptibles de injerto.** En ocasiones, se considera que los vasos no son susceptibles de aceptar el injerto una vez que el cirujano palpa y examina el calibre del vaso. La región del miocardio nutrida por el vaso estenótico no revascularizado puede tener más posibilidades de desarrollar isquemia en el período posterior a la derivación que en el período previo, ya que se añade el daño de la parada cardiopléjica.
   b. **Enfermedad distal difusa y diabetes.** La enfermedad distal difusa, a menudo presente en los individuos diabéticos, aumenta el riesgo de isquemia en el período posderivación. La enfermedad distal importante también es un factor de riesgo de cierre precoz del injerto venoso debido a que los vasos distales pequeños permiten una mala salida distal al flujo del injerto venoso.
   c. **Estrés.** Históricamente, se ha pensado que los enfermos que recibían analgesia intensiva tenían una incidencia menor de isquemia después de la operación[14]. Los últimos trabajos sugieren que la incidencia de isquemia en los pacientes que reciben una sedación más ligera es similar a la de los sujetos tratados con planos más profundos de sedación, siempre y cuando se mantenga correctamente el aporte y la demanda coronarios[16].

2. **Espasmo coronario.** El espasmo coronario puede presentarse en el período posderivación, principalmente en las arterias coronarias derechas que no están enfermas. La manipulación quirúrgica y las catecolaminas tanto exógenas como endógenas pueden contribuir a este problema.
3. **Factores mecánicos.** Los factores mecánicos, como el acodamiento o estiramiento del injerto venoso o la oclusión del flujo de la AMI secundaria al sobreinflado de los pulmones, pueden provocar isquemia en el período posderivación.
4. **Complicaciones quirúrgicas y técnicas** (véase la Sección **B**).
5. **Formación del trombo.** La formación de un trombo en el vaso nativo o en el injerto de derivación puede producirse tras la cirugía, provocando isquemia importante e infarto. El vasoespasmo coronario o la hipercoagulabilidad derivados de la manipulación del sistema de coagulación o por la enfermedad del paciente pueden contribuir a la formación de coágulos intravasculares.
6. **Inotrópicos.** El uso incorrecto de inotrópicos, como el calcio, durante la retirada de la derivación o en un período posterior puede aumentar el riesgo de isquemia o potenciar la isquemia durante este período.

D. Tratamiento de la isquemia miocárdica. En la Tabla 11.7 se exponen los tratamientos convencionales de la isquemia en pacientes sometidos a revascularización miocárdica.

1. **Tratamiento de la isquemia secundaria a alteraciones hemodinámicas**
   a. Aumentar o disminuir la profundidad de la anestesia.
   b. Administrar vasodilatadores o vasopresores cuando la RVS es alta o baja, respectivamente.
   c. Administrar un betabloqueante, específicamente esmolol, para tratar la taquicardia.
   d. Usar estimulación auriculoventricular secuencial (específicamente, puede ser muy beneficioso en el período posterior a la derivación para mejorar la frecuencia, el ritmo y la estabilidad hemodinámica).
   e. Usar inotrópicos cuando el fracaso de la función ventricular se diagnostica por la disminución del gasto cardíaco y el aumento de las presiones de llenado ventricular (el fallo de bomba provoca un importante descenso de la PPC porque la presión diastólica está disminuida y la PTDVI está aumentada). **Nota:** El uso indiscriminado de inotrópicos puede agravar la isquemia. Por tanto, antes de usar este tipo de fármacos se deben mejorar al máximo la precarga, la frecuencia y el ritmo cardíacos y la poscarga.
2. **Corrección de las complicaciones quirúrgicas y problemas mecánicos**
   a. Cualquier factor quirúrgico susceptible de corrección que provoque isquemia debe ser corregido en el período posterior a la derivación.
   b. Se debe evitar el sobreinflado de los pulmones cuando haya un injerto de AMI.

Tabla 11.7. Tratamiento de la isquemia

Oxigenación adecuada
Estabilidad hemodinámica (p. ej., profundidad adecuada de la anestesia)
Corrección quirúrgica
Tratamiento farmacológico específico
Nitroglicerina
Antagonistas del calcio
Betabloqueantes (esmolol)
Heparina
Soporte inotrópico (isquemia secundaria a ventrículo insuficiente)
Soporte mecánico
Balón de contrapulsación intraaórtico
Dispositivo de asistencia ventricular izquierdo
Dispositivo de asistencia ventricular derecho

c. Si se sospecha la presencia de restos de aire en las arterias coronarias, la elevación farmacológica de la presión arterial sistémica o la contracción miocárdica manual pueden facilitar el desprendimiento del aire de la circulación coronaria.

3. **Tratamiento del espasmo coronario.** La administración IV o sublingual de nifedipino y la administración IV de nitroglicerina, diltiazem y nicardipino son las opciones terapéuticas para el tratamiento del espasmo coronario. Consultar las dosis específicas de cada uno de estos fármacos en esta indicación en el Capítulo 2.
4. **Tratamiento farmacológico específico de la isquemia.** Este tratamiento incluye a) nitroglicerina, b) betabloqueantes y c) antagonistas del calcio. Consultar en el Capítulo 2 los mecanismos de acción y posología de estos fármacos. Es probable que el tratamiento farmacológico de la isquemia de uso más frecuente sea la administración IV de nitroglicerina en el quirófano durante el perioperatorio. El uso profiláctico específico incluye la administración posderivación de nitroglicerina en los enfermos sometidos a una revascularización incompleta, pacientes con cardiopatía coronaria distal importante e individuos diabéticos.

   Como la isquemia es frecuente como consecuencia de la formación de un trombo sobre el ateroma, muchos sujetos no quirúrgicos reciben heparina como tratamiento agudo y fármacos antiagregantes (principalmente, ácido acetilsalicílico) como profilaxis a largo plazo. Estos fármacos se deben retirar después de la derivación hasta que desaparezca la hemorragia quirúrgica.
5. **Soporte mecánico.** Consultar un comentario más completo sobre los dispositivos de asistencia circulatoria en el Capítulo 21.
   a. **Balón de contrapulsación intraaórtico.** Estos balones se han usado durante muchos años como tratamiento de la isquemia al aumentar la PPC y disminuir la poscarga al disminuir la eyección del VI. La inserción de un balón de contrapulsación en pacientes con angina alivia los síntomas en presencia de una función ventricular normal. La elevación de la PPC y la mejoría de la eyección ventricular en los enfermos que tienen deteriorada la función ventricular puede aliviar la isquemia y mejorar el rendimiento de la bomba.
   b. **Dispositivos de asistencia derechos y en VI.** Estos dispositivos pueden ser útiles en el tratamiento de la isquemia importante provocada por la insuficiencia miocárdica o por una isquemia que provoque insuficiencia miocárdica. Los datos sobre su uso en el tratamiento de la isquemia son aún dudosos.
6. **Precondicionamiento isquémico.** La lesión tisular resultante de la isquemia y la reperfusión tisular consecuente pueden implicar una reducción de las concentraciones de trifosfato de adenosina (ATP), de los radicales libres de oxígeno y de la lesión mediada por calcio. Un período breve de isquemia tisular («precondicionamiento isquémico») puede proteger frente al daño provocado por la isquemia prolongada y reperfusión tisular consecuentes. La adenosina producida endógenamente puede mediar en el precondicionamiento isquémico aumentando la conservación del ATP, la inhibición del daño tisular inflamatorio mediado por plaquetas y neutrófilos, la vasodilatación y las necesidades de energía celulares basales disminuidas relacionados con la hiperpolarización intracelular[13]. Adenosina y algunos fármacos anestésicos volátiles pueden conferir un cierto efecto protector similar al precondicionamiento.

Bibliografía

1. American Heart Association. *National Vital Statistics Reports, Volume 48, No. 11. Heart and Stroke Statistical Update, American Heart Association.*
2. National Institutes of Health. *Disease Statistics, Fact Book, Fiscal Year 2000, National Heart, Lung, and Blood Institute.*
3. **Higgins T. Quantifying risk and assessing outcome in cardiac surgery. *J Cardiothorac Vasc Anesth* 1998;12:330–340.**
4. Dupuis J, Feng W, Nathan H, et al. The cardiac anesthesia risk evaluation score. *Anesthesiology* 2001;94:194–204.
5. Dole W. Autoregulation of the coronary circulation. *Prog Cardiovasc Dis* 1987;XXIX: 293–323.
6. Berkowitz DE. Vascular function: from human physiology to molecular biology. In: Schwinn DA, ed. *New advances in vascular biology and molecular cardiovascular medicine.* Baltimore: Williams & Wilkins, 1998:25–47.

7. **Slogoff S, Keats A. Does perioperative ischemia lead to postoperative myocardial infarction? *Anesthesiology* 1985;62:107–114.**
8. Tuman KJ, McCarthy RJ, Spiess BD, et al. Effect of pulmonary artery catheterization on outcome in patients undergoing coronary artery surgery. *Anesthesiology* 1989;70: 199–206.
9. Connors A, Speroff T, Dawson NV, et al. The effectiveness of right heart catheterization in the initial care of critically ill patients. *JAMA* 1996;276:889–896.
10. **Slogoff S, Keats A. Randomized trial of primary anesthetic agents on outcome of coronary artery bypass operations. *Anesthesiology* 1989;70:179–188.**
11. **Tuman K, McCarthy R, Spiess B, et al. Does choice of anesthetic agent significantly affect outcome after coronary artery surgery? *Anesthesiology* 1989;70: 189–198.**
12. Buffington CW, Davis KB, Gillispie S, et al. The prevalence of steal-prone anatomy in patients with coronary artery disease: an analysis of the Coronary Artery Surgery Study Registry. *Anesthesiology* 1988;69:721–727.
13. Lee T. Mechanisms of ischemic preconditioning and clinical implications for multiorgan-reperfusion injury. *J Cardiothorac Vasc Anesth* 1999;13:78–91.
14. **Mangano DT, Siliciano D, Hollenberg M, et al. Postoperative myocardial ischemia: therapeutic trials using intensive analgesia following surgery. *Anesthesiology* 1992;76:342–353.**
15. Prakash O, Johson B, Meij S, et al. Criteria for early extubation after intracardiac surgery in adults. *Anesth Analg* 1977;56:703–708.
16. **Hall R, MacLaren C, Smith M, et al. Light versus heavy sedation after cardiac surgery: myocardial ischemia and the stress response. *Anesth Analg* 1997;85: 971–978.**
17. **Scott NB, Turfrey DJ, Ray D, et al. A prospective randomized study of the potential benefits of thoracic epidural anesthesia and analgesia in patients undergoing coronary artery bypass grafting. *Anesth Analg* 2001;93:528–535.**
18. Dowd N, Cheng D, Karski J, et al. Intraoperative awareness in fast track cardiac anesthesia. *Anesthesiology* 1998;89:1068–1073.
19. **Leslie K, Sessler D. The implications of hypothermia for early extubation following cardiac surgery. *J Cardiothorac Vasc Anesth* 1998;12[6 Suppl 2]:30–34.**
20. Ginsberg S, Solina A, Papp D, et al. A prospective comparison of three heat preservation methods for patients undergoing hypothermic cardiopulmonary bypass. *J Cardiothorac Vasc Anesth* 2000;14:501–505.
21. Montes F, Sanchez S, Giraldo J, et al. The lack of benefit of tracheal extubation in the operating room after coronary artery bypass surgery. *Anesth Analg* 2000;91:776–780.
22. **Cheng D, Karski J, Peniston C, et al. Morbidity outcome in early versus conventional tracheal extubation after coronary artery bypass grafting: a prospective randomized trial. *J Thorac Cardiovasc Surg* 1996;112:755–764.**
23. Johnson D, Thomson D, Mycyk T, et al. Respiratory outcomes with early extubation after coronary artery bypass surgery. *J Cardiothorac Vasc Anesth* 1997;11:474–480.
24. **Cheng D, Karski J, Peniston C, et al. Early tracheal extubation after coronary artery bypass graft surgery reduces costs and improves resource use. *Anesthesiology* 1996;85:1300–1310.**
25. **Cheng D. Fast-track cardiac surgery: economic implications in postoperative care. *J Cardiothorac Vasc Anesth* 1998;12:72–79.**

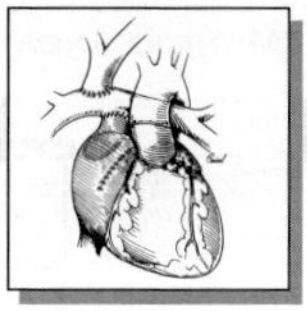

Manejo anestésico del tratamiento de las cardiopatías valvulares

Roger A. Moore y Donald E. Martin

I. **Respuesta cardíaca a la cardiopatía valvular.** El manejo anestésico de los pacientes que se someten a una cirugía valvular requiere una comprensión exhaustiva de los siguientes aspectos:

- Las cargas anormales de presión y el volumen impuestas por las válvulas anormales.
- Los mecanismos estructurales y funcionales por los cuales el corazón intenta compensarlos.
- Los episodios que pueden señalar los límites de la compensación, como arritmias, isquemia e insuficiencia cardíaca.
- Las complicaciones secundarias, como endocarditis o embolias.

A. **Función ventricular.** Para anticiparse al efecto que las lesiones valvulares tienen sobre la función valvular, es útil separar la función ventricular en sus dos componentes principales[1].

1. **La función sistólica** representa la capacidad del ventrículo de contraerse y expulsar sangre frente a una poscarga. La función sistólica permite que el ventrículo responda a una carga de presión y se describe mejor por la relación entre la presión telesistólica y el volumen telesistólico. A medida que aumenta la presión telesistólica (poscarga), el ventrículo no se puede vaciar completamente y el volumen telesistólico aumenta. No obstante, la relación entre la presión y el volumen telesistólicos se mantiene casi constante en la mayoría de las circunstancias y está relacionada directamente con la **contractilidad** ventricular.
2. **La función diastólica** representa la capacidad del ventrículo de relajarse y aceptar la sangre entrante, o precarga. La función diastólica es necesaria para que el ventrículo responda a una carga de volumen y se describe mejor por la relación entre la presión y el volumen telediastólicos, o **distensibilidad** ventricular.

Tanto la función sistólica como la diastólica requieren energía y pueden verse comprometidas por la isquemia ventricular.

B. **Hipertrofia ventricular.** Las sobrecargas crónicas de presión y volumen evocan una respuesta ventricular característica. Las sobrecargas de presión dan lugar habitualmente a una hipertrofia ventricular **concéntrica** con el incremento del grosor de la pared ventricular que permita que el corazón mantenga su posición normal, o concéntrica, en el interior de la cavidad torácica. Por otro lado, la sobrecarga de volumen produce una hipertrofia **excéntrica**. En este contexto, la palabra excéntrica significa que el corazón se dilata y que, debido a un aumento de tamaño de la cámara, asume una posición excéntrica dentro del tórax.

C. **Relación presión-volumen.** Ambos componentes sistólico y diastólico de la función ventricular, junto con las sobrecargas correspondientes de presión y volumen, pueden representarse gráficamente por un asa de presión-volumen que muestra la relación entre presión y volumen en cada instante durante un único ciclo cardíaco[2]. En la Figura 12.1 se muestra un asa de presión-volumen representativo en circunstancias normales. La función diastólica está representada por una línea de puntos e incluye una fase 1, de relajación isovolumétrica, y una fase 2, de llenado ventricular. La función sistólica está representada por una línea continua e incluye una fase 3, de contracción isovolumétrica, y una fase 4, de eyección ventricular. El área que queda dentro del bucle proporciona un

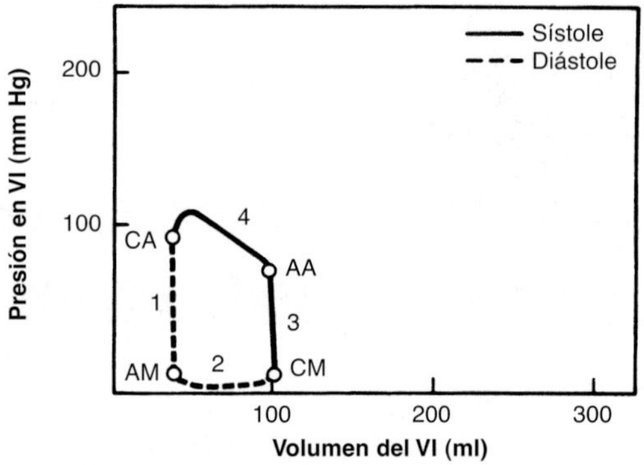

Figura 12.1. Asa de presión-volumen para el ventrículo normal. CA, cierre de la válvula aórtica; AA, apertura de la válvula aórtica; CM, cierre de la válvula mitral; AM, apertura de la válvula mitral; fase 1, relajación isovolumétrica; fase 2, llenado ventricular; fase 3, contracción isovolumétrica; fase 4, eyección ventricular. (Modificado de Jackson JM, Thomas SJ, Lowenstein E. Anesthetic management of patients with valvular heart disease. Semin Anesth 1982;1:240.)

índice grosero de la energía usada para expulsar la sangre, o trabajo sistólico. La forma de este bucle cambia con las variaciones de la carga, distensibilidad y contractilidad ventriculares. Cada lesión valvular impone su propio juego de estreses sobre el ventrículo izquierdo (VI) y el ventrículo derecho (VD). Estas variaciones provocan perfiles hemodinámicos específicos de cada lesión que sugieren las prioridades anestésicas y terapéuticas en los pacientes que tienen cada tipo de cardiopatía valvular.

II. Estenosis aórtica

A. Historia natural

1. **Etiología.** La estenosis aórtica se clasifica como valvular, subvalvular o supravalvular según la localización anatómica de la lesión estenótica. La estenosis valvular aórtica pura es la más frecuente, apareciendo en el 75% de los pacientes. En el pasado, la principal causa de la estenosis valvular aórtica era la degeneración valvular **reumática.** Debido al mejor reconocimiento y tratamiento de las infecciones estreptocócicas, la carditis reumática es ahora menos frecuente. La degeneración calcificada de una **válvula aórtica bicúspide congénita** es ahora la causa más frecuente. Este tipo de válvula aparece aproximadamente en el 1%-2% de la población general, haciendo que sea una de las malformaciones congénitas más frecuentes. También se puede producir la **degeneración senil** de las válvulas aórticas. El 30% de los pacientes mayores de 85 años tiene cambios degenerativos significativos de la válvula aórtica en la autopsia. Un hallazgo característico de la degeneración valvular senil es la progresión de la calcificación desde la base de la válvula hacia el borde, al contrario de lo que sucede con la degeneración reumática, en la cual la calcificación se produce desde el borde hacia la base.
2. **Sintomatología.** Los enfermos que tienen estenosis aórtica reumática pueden mantenerse asintomáticos durante 40 años o más, mientras los que tienen válvulas aórticas bicúspides congénitas pueden desarrollar estenosis aórtica sintomática en cualquier momento entre los 15 y los 65 años de edad, aunque la calcificación de la válvula es más frecuente después de los 30 años y habitualmente se produce en la séptima u octava décadas de la vida. El inicio de cualquiera de los síntomas de esta tríada es un signo de mal pronóstico que indica una esperanza de vida menor de 5 años:
   a. **Angina de pecho.** La angina es el síntoma inicial en el 50%-70% de los individuos que tienen estenosis aórtica severa. La angina secundaria a una estenosis aórtica sola es más frecuente durante el ejercicio, mientras que la angina en reposo indica habitualmente una enfermedad arterial coronaria asociada.

b. **Síncope.** El síncope es el primer síntoma en el 15%-30% de los sujetos. Una vez que aparece, la media de la esperanza de vida es de 3-4 años.

c. **Insuficiencia cardíaca congestiva.** La media de la esperanza de vida es de sólo 1-2 años una vez que aparecen los signos de fracaso del VI. Todos los pacientes que tienen estenosis aórtica presentan un mayor riesgo de muerte súbita. Sólo el 18% de los pacientes vive a los 5 años tras la progresión de la estenosis hasta el punto de un gradiente de presión sistólica máxima mayor de 50 mm Hg o un orificio valvular aórtico efectivo menor de 0,7 cm^2 (índice valvular aórtico menor de 0,5 cm^2/m^2).

B. Fisiopatología

1. Progresión natural

a. **Estadio 1: estenosis aórtica leve: asintomática con compensación fisiológica.** El área valvular aórtica en un adulto normal es de 2,6-3,5 cm^2, lo que representa un índice valvular aórtico normal de 2 cm^2/m^2. A medida que progresa la estenosis, cuando se mantiene el volumen latido normal se asocia con un aumento del gradiente de presión sistólico entre el VI y la aorta. La presión sistólica en VI aumenta hasta los 300 mm Hg, mientras que la presión sistólica en aorta y el volumen latido se mantienen relativamente normales. Este gradiente más alto da lugar a una **hipertrofia concéntrica del VI** (aumento de la masa muscular de la pared del VI sin dilatación de la cámara ventricular). El aumento resultante de la presión telediastólica del VI (PTDVI) no es un signo de disfunción o fracaso sistólico, sino un indicador del descenso de la función diastólica del VI o de la menor distensibilidad.

b. **Estadio 2: estenosis aórtica moderada: deterioro sintomático.** A medida que progresa la estenosis hacia el tamaño crítico del orificio de 0,7-0,9 cm^2 (índice valvular aórtico de 0,5 cm^2/m^2) puede aparecer **dilatación** además de hipertrofia en el VI, provocando un aumento tanto del volumen telediastólico del VI (VTDVI) como de la PTDVI. Se puede observar un descenso de la fracción de eyección, indicando el compromiso de la contractilidad del VI. La contractilidad ventricular disminuye más rápidamente en algunos enfermos que en otros, pero finalmente se reduce en todos los pacientes no tratados.

El aumento de VTDVI y PTDVI provoca un aumento del trabajo y de la demanda miocárdicos de O_2. En esta situación, dos de los principales determinantes de la demanda miocárdica de O_2 (tensión desarrollada por el miocardio y duración de la sístole) están aumentados. Al mismo tiempo, el aporte miocárdico de O_2 está dificultado por la elevación de la PTDVI, provocando el descenso de la presión de perfusión coronaria. Por último, el efecto Venturi del chorro de sangre que fluye a través de la válvula aórtica y atraviesa las arterias coronarias puede disminuir la presión en el ostium coronario lo suficiente para revertir el flujo sanguíneo coronario sistólico. Estos factores dan lugar a un corazón particularmente en riesgo de isquemia y muerte súbita, aun en ausencia de una enfermedad coronaria aterosclerótica concurrente.

La aparición inicial de síntomas en pacientes con estenosis aórtica se asocia a menudo con el desarrollo de fibrilación auricular. Los sujetos normales dependen de la contracción auricular aproximadamente en el 20% del volumen latido, pero el llenado ventricular pasivo se reduce ante la menor distensibilidad ventricular y el aumento de la PTDVI que hay en los individuos que tienen estenosis aórtica, y la contracción auricular puede suministrar hasta el 40% del llenado ventricular durante la diástole. Por tanto, la pérdida del ritmo sinusal y la contribución auricular al gasto cardíaco pueden provocar un deterioro clínico rápido.

c. **Estadio 3: estenosis aórtica crítica: insuficiencia terminal.** La continuación del proceso morboso con la reducción del índice valvular aórtico a menos de 0,5 cm^2/m^2 provoca un mayor descenso de la fracción de eyección y un aumento de la PTDVI. La presión se acumula en el circuito venoso pulmonar, provocando edema de pulmón cuando la presión en la aurícula izquierda aumenta hasta más de 25-30 mm Hg. Normalmente, se producirá la muerte súbita, pero la hipertensión pulmonar creciente finalmente producirá insuficiencia del VD si el paciente sobrevive.

2. **Relación presión-volumen** (Figura 12.2). A medida que aparece el gradiente de presión transvalvular aórtico, el volumen latido queda conservado por el aumento de la presión sistólica en el VI. Durante las primeras etapas de la compensación del VI, la hipertrofia de este ventrículo provoca una menor distensibilidad del mismo con elevación de la PTDVI, mientras que el volumen telesistólico del VI se mantiene relativamente normal. En etapas posteriores de la enfermedad, la isquemia miocárdica y el compromiso de la función del VI pueden provocar primero importantes elevaciones de la PTDVI y VTDVI y, finalmente, la elevación del volumen telesistólico del VI y la caída del volumen latido. Cada uno de estos cambios, pero especialmente el aumento de las presiones ventriculares, aumenta el coste del O_2 hasta un miocardio ya comprometido.
3. **Cálculo de la estenosis.** La determinación del área valvular aórtica se realiza usando la modificación de Gorlin de las fórmulas hidráulicas estándar[3]. La fórmula para calcular la superficie valvular aórtica es la siguiente:

$$\text{Área valvular aórtica (cm}^2\text{)} = \frac{\dfrac{\text{Gasto cardíaco}}{(\text{período de eyección sistólica} \times \text{FC})}}{1 \times 44{,}5 \times \sqrt{\text{media del gradiente de presión aórtico}}}$$

donde 1 es la constante del orificio aórtico y FC es la frecuencia cardíaca.

Una versión simplificada de la fórmula de Gorlin que es lo suficientemente exacta como para ser clínicamente útil con frecuencias cardíacas normales es la siguiente:

$$\text{Área valvular aórtica (cm}^2\text{)} = \frac{\text{Gasto cardíaco (l/min)}}{\sqrt{\text{Media del gradiente de presión}}}$$

Esta versión simplificada de la fórmula es válida sólo porque el producto de la frecuencia cardíaca, el período de eyección sistólica y la constante se aproximan a la unidad.

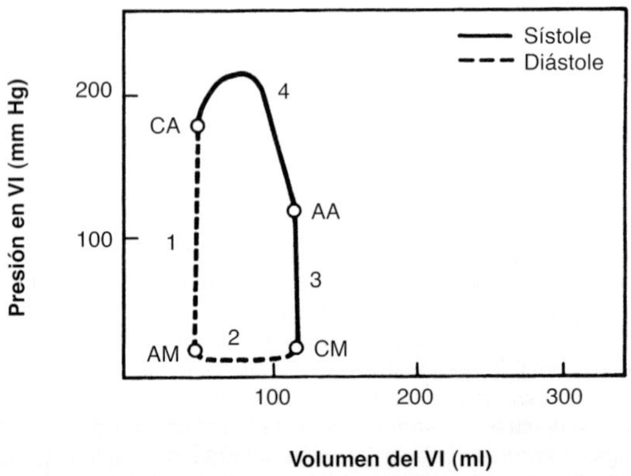

Figura 12.2. Asa de presión-volumen en un paciente que tiene una estenosis aórtica moderada y compensación ventricular izquierda, mostrando una presión sistólica ventricular izquierda elevada, volúmenes telesistólico y telediastólico aumentados y presión diastólica aumentada. CA, cierre de la válvula aórtica; AA, apertura de la válvula aórtica; CM, cierre de la válvula mitral; AM, apertura de la válvula mitral; fase 1, relajación isovolumétrica; fase 2, llenado ventricular; fase 3, contracción isovolumétrica; fase 4, eyección volumétrica. (Modificado de Jackson JM, Thomas SJ, Lowenstein E. Anesthetic management of patients with valvular heart disease. Semin Anesth 1982;1:241.)

Hay una relación directa entre la superficie valvular aórtica y el flujo que atraviesa la válvula. Se puede establecer una serie de relaciones entre la velocidad del flujo sanguíneo valvular aórtico y la media del gradiente de presión sistólico para cualquier superficie valvular aórtica (Figura 12.3). El flujo sanguíneo no está significativamente obstruido hasta que la superficie valvular aórtica cae por debajo de un nivel crítico de 0,5-0,7 cm^2.

4. **Alteraciones de la onda de presión**
   a. **Presión arterial.** Habitualmente, la presión de pulso arterial se reduce a menos de 50 mm Hg en la estenosis aórtica severa. El aumento de la presión sistólica se retrasa con un pico tardío y una muesca anacrótica prominente. A medida que aumenta la importancia de la estenosis, la muesca anacrótica aparece más abajo en el trazado de presión arterial ascendente. La muesca dícrota es relativamente pequeña o ausente.
   b. **Presión de enclavamiento arterial pulmonar.** Debido a la elevación de la PTDVI, que distiende el anillo de la válvula mitral, se puede observar una onda V prominente pero, cuando progresa la enfermedad y se desarrolla la hipertrofia de la aurícula izquierda, la onda A prominente se convierte en la característica dominante.

C. **Objetivos del manejo perioperatorio**

1. **Manejo hemodinámico**

	Precarga VI	**Frecuencia cardíaca**	**Estado contráctil**	**Resistencia vascular sistémica**	**Resistencia vascular pulmonar**
Estenosis aórtica	↑	↓ (sinusal)	Se mantiene constante	↑	Se mantiene constante

   a. **Precarga del VI.** Debido a la disminución de la distensibilidad del VI, así como al aumento de PTDVI y VTDVI, es necesario **un aumento de la precarga** para mantener un volumen sistólico normal. El uso de nitroglicerina puede reducir peligrosamente el gasto cardíaco.

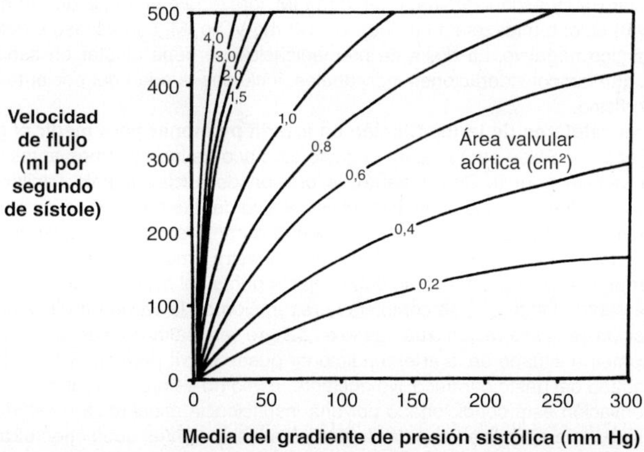

Figura 12.3. Comparación entre la velocidad del flujo de sangre y la media del gradiente de presión sistólica transvalvular aórtico en sujetos con distintas áreas valvulares aórticas, determinadas por la fórmula de Gorlin. (Tomado de Schlant RC. Altered cardiovascular function of rheumatic heart disease and other acquired valvular disease. En: Hurst JW, Logue RB, Schlant RC y cols., eds. The heart, 4.ª ed., Nueva York: McGraw-Hill, 1978:968, con autorización.)

b. **Frecuencia cardíaca.** Las frecuencias cardíacas extremas no son bien toleradas. Una frecuencia cardíaca alta puede provocar el descenso de la perfusión coronaria, mientras que una frecuencia cardíaca baja puede limitar el gasto cardíaco en enfermos que tienen un volumen sistólico fijo. No obstante, si se debe elegir **se prefieren las frecuencias cardíacas bajas (50-70 latidos/minuto) a las rápidas (mayores de 90 latidos/minuto)** para dar tiempo a la eyección sistólica a través de una válvula aórtica estenótica. Debido a la importancia que tiene la contracción auricular para el llenado VI, es **esencial mantener un ritmo sinusal.**

c. **Contractilidad.** El volumen latido se mantiene conservando un estado contráctil potenciado. **El bloqueo beta no es bien tolerado** y puede provocar un aumento del VTDVI y un descenso del gasto cardíaco lo suficientemente significativo como para inducir el deterioro clínico.

d. **Resistencia vascular sistémica.** La mayoría de la poscarga secundaria a la eyección del VI se debe a la propia válvula aórtica estenótica y, por tanto, es fija. La reducción de la presión arterial sistémica colabora poco para descender la poscarga del VI, pero el miocardio hipertrofiado de un paciente que tiene estenosis aórtica tiene un riesgo mayor de desarrollar isquemia subendocárdica. La perfusión coronaria depende del mantenimiento de una presión de perfusión diastólica sistémica adecuada. Por tanto, **está indicado el uso precoz de agonistas α-adrenérgicos para prevenir la caída de la presión arterial** que puede provocar rápidamente una muerte súbita[4]. Como la impedancia primaria a la eyección ventricular se produce en la válvula aórtica, el aumento de presión arterial que se obtiene con los agonistas α-adrenérgicos colabora poco en la disminución del flujo total anterógrado.

e. **Resistencia vascular pulmonar. Las presiones arteriales pulmonares se mantienen relativamente normales,** excepto en la estenosis aórtica terminal. No es necesaria una intervención especial para estabilizar la resistencia vascular pulmonar.

2. **Técnicas de anestesia**

a. **Es necesaria una premedicación ligera** para conseguir que el sujeto esté tranquilo sin taquicardia. Sin embargo, se debe evitar el uso de una premedicación intensa con fármacos que reducen mucho la precarga o la poscarga. Se puede usar una combinación de morfina en dosis de 0,05-0,10 mg/kg por vía intramuscular (IM) y escopolamina, 0,2-0,3 mg IM; lorazepam en dosis de 1-2 mg vía oral (VO) solo, o midazolam en dosis de 1-3 mg VO o IM, con escaso efecto hemodinámico negativo. La dosis de premedicación se debe ajustar en cada paciente según las consideraciones individuales, incluidos la edad del paciente y su estado físico.

b. **Los catéteres de termodilución en arteria pulmonar para medir el gasto cardíaco** son útiles para evaluar el gasto cardíaco de los enfermos antes de reparar la válvula aórtica. Sin embargo, la presión de enclavamiento capilar pulmonar puede infraestimar la presión telediastólica verdadera en un VI no distensible. También hay un pequeño riesgo arritmógeno durante el paso transventricular de un catéter arterial pulmonar. Si el individuo muestra arritmias cuando avanza el catéter en la arteria pulmonar, se debe dejar la punta del mismo en una posición venosa central hasta que se complete la reparación de la válvula aórtica. La monitorización de la saturación de oxígeno en sangre venosa mixta mediante un catéter de oximetría situado en la arteria pulmonar puede servir para obtener un índice continuado del gasto cardíaco. No obstante, como no es probable que el manejo posderivación esté condicionado por una insuficiencia miocárdica o estados de bajo gasto, es mejor reservar esta técnica para los pacientes que tienen otras lesiones valvulares.

c. **Cualquier fármaco anestésico** que provoque depresión miocárdica, disminución de la presión arterial, taquicardia u otras arritmias debe usarse con cautela. Cada uno de estos cambios fisiológicos puede provocar un deterioro rápido, motivo por el que se elige habitualmente un anestésico de tipo narcótico.

d. Durante la inducción y mantenimiento de la anestesia se tendrá siempre a mano un **fármaco α-adrenérgico** potente como fenilefrina para el tratamiento precoz e intensivo de la reducción de la presión arterial sistólica o diastólica.
e. Si el sujeto desarrolla signos o síntomas de isquemia, se debe usar **nitroglicerina** con cautela porque su efecto sobre la precarga o la presión arterial puede empeorar la situación del enfermo.
f. **Las arritmias supraventriculares deben tratarse de forma intensiva** con un choque de corriente directa **sincronizada,** ya que la taquicardia y la pérdida de la contracción auricular eficaz pueden provocar una reducción rápida del gasto cardíaco y el deterioro hemodinámico. La ectopia ventricular también debe recibir un tratamiento intensivo porque, a menudo, no se puede reanimar a los pacientes cuya arritmia se deteriora hacia la fibrilación ventricular.
g. Debe estar presente un cirujano cardíaco con experiencia y el perfusionista debe estar preparado antes de la inducción de la anestesia en caso de que un deterioro cardiovascular rápido necesite el uso urgente de la derivación cardiopulmonar.
h. En presencia de hipertrofia miocárdica es esencial la preservación miocárdica adecuada con **solución de cardioplejía** para evitar la «contractura» miocárdica o «corazón de piedra». La solución tradicional de cardioplejía fría con potasio, que se debe administrar a través de catéteres situados en el orificio coronario durante la sustitución valvular, puede no ser la adecuada. La administración retrógrada de cardioplejía caliente con sangre a través del seno coronario puede tener una función importante en la conservación de la integridad miocárdica.
i. A menudo no es necesario el soporte inotrópico después de la derivación cardiopulmonar en ausencia de disfunción ventricular y de enfermedad arterial coronaria asociada en el preoperatorio, ya que la sustitución valvular disminuye la poscarga ventricular.
j. **Se sugiere el uso de la ecocardiografía transesofágica (ETE) omniplanar** para la monitorización intraoperatoria de la función del VI y detección de trombos intracavitarios. Si se realiza una comisurotomía en lugar de la sustitución valvular, la ETE es un método muy eficaz para cuantificar la insuficiencia aórtica residual. En caso de sustitución valvular total, la ETE identificará fácilmente las insuficiencias perivalvulares.

3. **Intervención quirúrgica.** Debido al riesgo elevado de muerte súbita, todos los pacientes sintomáticos deben ser intervenidos quirúrgicamente. Los pacientes asintomáticos con un gradiente transvalvular mayor de 50 mm Hg o un índice valvular menor de 0,5 cm^2/m^2 también deben ser operados. A menudo, el procedimiento quirúrgico inicial consiste en la comisurotomía valvular realizada bajo visión directa, lo que se traduce con frecuencia en una cierta estenosis aórtica e insuficiencia aórtica residuales. Finalmente, la mayoría de los sujetos requiere la sustitución valvular protésica. La intervención quirúrgica no debe denegarse a los enfermos sin importar la intensidad de la sintomatología, porque la insuficiencia del VI irreparable se produce sólo tardíamente en el proceso morboso. La mortalidad hospitalaria es del 3%-5% después de la sustitución valvular aórtica aislada. De los individuos que dejan el hospital, el 85% tiene una esperanza de vida al menos de 5 años.
4. **Cuidados postoperatorios.** La presión de enclavamiento capilar pulmonar y la PTDVI disminuyen inmediatamente después de la comisurotomía aórtica o de la sustitución valvular, mientras que el volumen latido aumenta. **La función miocárdica mejora rápidamente, aunque el ventrículo hipertrofiado puede necesitar aún una precarga elevada para funcionar normalmente. La hipertrofia VI regresa durante un período de varios meses.** Se debe recordar que si se ha usado una válvula protésica, puede quedar un gradiente residual de 7-19 mm Hg y, si se ha realizado una comisurotomía, puede quedar una insuficiencia aórtica concurrente. La mayoría de los pacientes evolucionan muy bien después de la cirugía de la estenosis aórtica, siempre que la conservación miocárdica usada en el intraoperatorio sea la adecuada.

D. **Estenosis subaórtica hipertrófica idiopática (miocardiopatía hipertrófica).** Este proceso morboso representa una **estenosis dinámica** del tracto de salida aórtico, a diferencia de la estenosis valvular aórtica, que es fija. En este caso, la respuesta del miocardio es similar a la observada en la estenosis valvular aórtica, pero el aumento de la masa muscular de la zona subaórtica finalmente provoca una obstrucción importante del tracto de salida del VI. En esta situación especial, el bloqueo beta puede ser beneficioso. Estos pacientes **también se benefician del aumento de la precarga para mantener el volumen del VI, del aumento de la poscarga para aumentar la perfusión diastólica a través de la masa muscular hipertrofiada y de las frecuencias cardíacas bajas.** Los pacientes que tienen una miocardiopatía hipertrófica tienen un mayor riesgo de arritmias, en particular de taquiarritmias, durante la cirugía.

III. Insuficiencia aórtica

A. Historia natural

1. **Etiología.** La fiebre reumática y la aortitis sifilítica fueron las causas principales de insuficiencia aórtica en el pasado, pero con la identificación precoz y el éxito del tratamiento de ambas entidades, ahora son causas infrecuentes de esta afección. Cada vez más se encuentran como etiología primaria la **endocarditis bacteriana, traumatismos, disección aórtica** y varias enfermedades congénitas con formación de colágeno anormal, como **el síndrome de Marfan** o la **necrosis quística de la media.**
2. **Sintomatología.** Los enfermos que tienen **insuficiencia aórtica crónica** pueden mantenerse asintomáticos durante 20 años. La mortalidad a 10 años de la insuficiencia aórtica asintomática varía entre el 5% y el 15%, pero el sujeto se deteriora progresivamente una vez que aparecen los síntomas, con una tasa de supervivencia esperada de 5-10 años. Los síntomas iniciales son disnea, cansancio y palpitaciones. La angina de pecho es normalmente un síntoma tardío y un signo de mal pronóstico. Por otro lado, los pacientes que tienen **insuficiencia aórtica aguda** pueden deteriorarse rápidamente, y el pronóstico es reservado.

B. Fisiopatología

1. **Progresión natural**
   a. **Insuficiencia aórtica aguda.** La aparición súbita de la insuficiencia aórtica aguda supone una importante sobrecarga de volumen para el VI. El mecanismo compensador inmediato que mantiene el flujo anterógrado adecuado consiste en aumentar el tono simpático, producir taquicardia y aumentar el estado contráctil. La retención de líquidos aumenta la precarga, pero la combinación de un VTDVI aumentado con un volumen latido total y una frecuencia cardíaca aumentada puede no ser suficiente para mantener el gasto cardíaco normal. Puede presentarse un deterioro rápido de la función del VI que necesitará una cirugía de urgencia.
   b. **Insuficiencia aórtica crónica**
      1) **Etapa 1: insuficiencia aórtica leve: asintomática con compensación fisiológica.** El inicio de la insuficiencia aórtica provoca una sobrecarga de volumen sistólico y diastólico en el VI. El aumento de la carga de volumen provoca la hipertrofia excéntrica del VI, con aumento del grosor de la pared del VI y también del tamaño de la cavidad ventricular. Como el VTDVI aumenta lentamente, la PTDVI se mantiene relativamente normal. Como el trabajo de volumen es relativamente más barato, metabólicamente hablando, que el trabajo de presión, no se produce un incremento importante de la demanda miocárdica de O_2 a pesar del aumento de la fracción de eyección. El flujo anterógrado se facilita por la presencia de la vasodilatación periférica crónica que se produce junto a un volumen latido aumentado en pacientes que tienen insuficiencia aórtica leve. Hay una sintomatología mínima mientras la fracción regurgitante se mantenga por debajo del 40% del volumen latido.
      2) **Etapa 2: insuficiencia aórtica moderada: deterioro sintomático.** A medida que la insuficiencia aórtica progresa para ocupar más del 60% del volumen latido, se produce una dilatación e hipertrofia continuadas del VI que finalmente provocarán un daño irreversible en el tejido miocárdico del VI. Un signo precoz de estos cambios es el aumento de la PTDVI por encima de los 20 mm Hg, indicando la disfunción del VI. El inicio de la disfunción del VI viene seguido

por el aumento de la presión arterial pulmonar con síntomas de disnea e insuficiencia cardíaca congestiva.

3) **Etapa 3: insuficiencia aórtica grave: insuficiencia terminal.** Después del inicio de la sintomatología, la disfunción del VI continúa progresando y, finalmente, se hará irreversible; la sintomatología es rápidamente progresiva y la intervención quirúrgica no siempre tiene éxito en este momento. La angina de pecho puede aparecer debido a la reducción de la presión aórtica en diástole con un descenso de la perfusión coronaria en diástole, dilatación ventricular con aumento de la tensión parietal y presencia de un VI hipertrofiado. Como mecanismo compensador de un gasto cardíaco inadecuado y de una mala perfusión coronaria se produce la vasoconstricción simpática periférica, provocando un mayor descenso del gasto cardíaco.

2. **Relación presión-volumen** (Figura 12.4). En la insuficiencia aórtica aguda se ejerce una sobrecarga de volumen súbita sobre un VI que se distiende normalmente, lo que provoca el aumento de los volúmenes tanto telediastólico como telesistólico en el VI. Como el VI no tiene tiempo para compensarlo mediante una hipertrofia excéntrica, el resultado es un aumento brusco de la PTDVI. El mecanismo compensador de la estimulación simpática puede no ser suficiente para mantener un volumen sistólico adecuado.

   En la insuficiencia aórtica crónica se produce una hipertrofia excéntrica que provoca el incremento masivo de los volúmenes telediastólico y telesistólico en el VI. El aumento de la distensibilidad del VI en el tiempo permite que la PTDVI se mantenga sólo moderadamente elevada. Con este mecanismo compensador se puede mantener el volumen sistólico durante algún tiempo. La fracción de eyección no es un índice fiable de la función del VI en individuos que tienen insuficiencia aórtica.

3. **Determinación de la severidad**

   a. **Estimación cualitativa.** La cuantía de la insuficiencia aórtica se estima habitualmente sobre la base de la eliminación del contraste inyectado en la raíz aórtica durante la angiocardiografía[5].

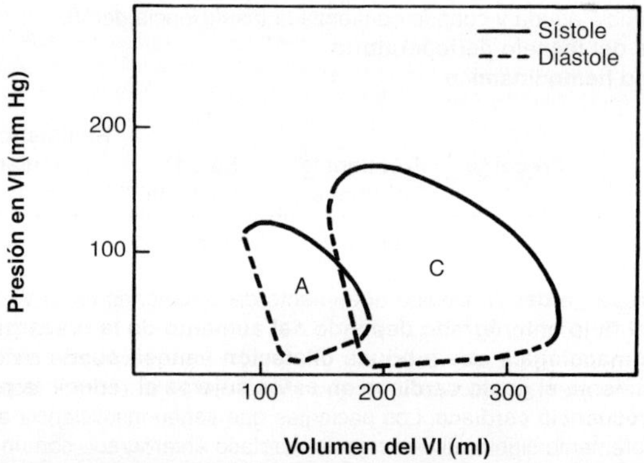

Figura 12.4. Asas de presión-volumen en insuficiencia aórtica. El bucle **A,** de un paciente que tiene una insuficiencia aórtica aguda, muestra unos volúmenes ventriculares izquierdos sistólico y diastólico moderadamente elevados, así como el aumento del volumen ventricular durante la relajación ventricular. El bucle **C,** de un paciente que tiene una insuficiencia aórtica crónica, muestra unos volúmenes sistólico y diastólico muy elevados, pero una presión telediastólica más baja. (Modificado de Jackson JM, Thomas SJ, Lowenstein E. Anesthetic management of patients with valvular heart disease. Semin Anesth 1982;1:247.)

+1	Ligero reflujo de contraste en el VI durante la diástole del mismo, limitándose la opacificación al tracto de salida VI; el contraste se elimina completamente en la siguiente sístole
+2	Reflujo moderado del contraste en el VI durante la diástole; el contraste no se elimina completamente en la siguiente sístole
+3	Opacificación completa del VI durante varias sístoles
+4	Opacificación completa del VI al final de la primera diástole, manteniéndose durante varias sístoles; la densidad del contraste en el VI es mayor que en la aorta

b. **Cálculo de la fracción regurgitante.** Se puede obtener una estimación más cuantitativa de la severidad de la insuficiencia aórtica si se compara el flujo anterógrado (gasto cardíaco por termodilución) con el volumen total de la sangre eyectada por el VI (gasto cardíaco en la angiografía). La fracción regurgitante, o fracción de cada volumen sistólico que vuelve hacia el VI, se puede calcular usando la siguiente fórmula:

$$\text{Fracción regurgitante} = \frac{[(VTD - VTS) \times FC] - GC}{(VTD - VTS) \times FC}$$

en la que VTD es el volumen telediastólico, VTS es el volumen telesistólico, FC es la frecuencia cardíaca y GC es el gasto cardíaco por termodilución (flujo anterógrado).

4. **Alteraciones de la onda de presión**
   a. **Presión arterial.** Los enfermos que tienen insuficiencia aórtica muestran una presión de pulso amplia con una velocidad de ascenso rápida, un pico sistólico alto y una presión diastólica baja. La presión de pulso puede alcanzar hasta los 80-100 mm Hg. La velocidad de ascenso rápida se debe al gran volumen latido y la velocidad de descenso rápida se debe al flujo rápido de sangre que vuelve desde la aorta hacia el ventrículo y que se dirige hacia los vasos periféricos dilatados. La ocurrencia de un trazado de pulso con doble pico o bisferiens no es infrecuente, debido a la aparición de una onda «de marea» o retrógrada.
   b. **Trazado de enclavamiento capilar pulmonar.** Normalmente, el estiramiento del anillo de la válvula mitral provoca una insuficiencia mitral funcional, una onda V prominente y un descenso Y rápido. La onda V es más prominente en la insuficiencia aguda y cuando comienza la insuficiencia del VI.

C. **Objetivos del manejo perioperatorio**
   1. **Manejo hemodinámico**

	Precarga VI	**Frecuencia cardíaca**	**Estado contráctil**	**Resistencia vascular sistémica**	**Resistencia vascular pulmonar**
Insuficiencia aórtica	↑	↑	Se mantiene	↓	Se mantiene

a. **Precarga del VI.** Debido al aumento de volúmenes en el VI, **el mantenimiento del flujo anterógrado depende del aumento de la precarga. La intervención farmacológica que produce dilatación venosa puede deteriorar significativamente el gasto cardíaco en estos sujetos al reducir la precarga.**

b. **Frecuencia cardíaca.** Los pacientes que tienen insuficiencia aórtica muestran un incremento significativo del gasto cardíaco anterógrado con un aumento de la frecuencia cardíaca. El tiempo que se pierde en la diástole durante la taquicardia provoca el descenso de la fracción regurgitante. Durante la taquicardia se observa una mejora real del flujo sanguíneo subendocárdico, debido a la presión diastólica sistémica más elevada y una PTDVI más baja, lo que explica por qué un paciente que está sintomático en reposo puede mostrar la mejoría de la sintomatología con el ejercicio. **Parece que el óptimo es una frecuencia cardíaca de 90 latidos/minu-**

to, que mejora el gasto cardíaco a la vez que no induce isquemia. El mantenimiento del ritmo sinusal no es tan importante como en los pacientes que tienen lesiones estenóticas y es frecuente la presencia de fibrilación auricular.

c. **Contractilidad.** La contractilidad del VI debe mantenerse. El uso de fármacos beta puros puede aumentar el volumen latido en los enfermos que tienen una alteración de la función del VI, al combinar la dilatación periférica con un aumento de la contractilidad.

d. **Resistencia vascular sistémica.** Normalmente, los pacientes que tienen insuficiencia aórtica crónica compensan inicialmente la limitación del gasto cardíaco dilatando las arteriolas periféricas. El flujo anterógrado puede mejorar aún más al reducirse la poscarga. El aumento de la poscarga se traduce en un aumento del trabajo sistólico y puede aumentar significativamente la PTDVI. El sujeto que tiene una insuficiencia aórtica terminal con deterioro del VI se beneficiará más del tratamiento con fármacos que reducen la poscarga.

e. **Resistencia vascular pulmonar.** La presión vascular pulmonar sigue siendo relativamente normal, excepto en pacientes que tienen insuficiencia aórtica terminal junto a la disfunción importante del VI.

2. **Técnicas de anestesia**

a. **Se debe evitar la premedicación** que dilate los vasos de capacitancia y se recomienda una **premedicación ligera** para mantener la contractilidad miocárdica y la frecuencia cardíaca porque la taquicardia puede ser útil, en realidad, en estos individuos. Sin embargo, el aumento de la resistencia vascular sistémica que puede surgir en caso de ansiedad puede ser perjudicial.

b. Es esencial disponer de un catéter en arteria pulmonar para mantener el gasto cardíaco y las presiones de llenado en el VI, en particular cuando se necesitan vasodilatadores para mantener el flujo anterógrado.

c. El fármaco de elección para la **inducción** y mantenimiento de la anestesia debe conservar la precarga del enfermo, mantener la dilatación arterial periférica, mejorar la contractilidad y mantener su frecuencia cardíaca cercana a los 90 latidos/minuto. Se considera aceptable el uso de isoflurano y pancuronio junto al aumento de líquidos, excepto en los pacientes que tienen una enfermedad terminal con reducción de la función ventricular en los que se tolera mejor un narcótico sintético combinado con pancuronio.

d. En los sujetos que tienen insuficiencia aórtica aguda asociada a una mala distensibilidad ventricular, la presión en el VI puede aumentar con suficiente rapidez para cerrar la válvula mitral antes de que termine la diástole. En esta situación, la regurgitación continua de la sangre eleva la PTDVI por encima de la presión en aurícula izquierda, y la **presión de enclavamiento capilar pulmonar** puede infraestimar significativamente la verdadera PTDVI.

e. **El uso de un balón de contrapulsación intraaórtico está contraindicado** en presencia de una insuficiencia aórtica, porque el aumento de la presión diastólica aumentará la cantidad de flujo insuficiente.

f. La ETE omniplanar es beneficiosa para la monitorización de la función del VI y la cuantificación de la insuficiencia antes de la reparación valvular. Si se realiza una anuloplastia o plicatura, la ETE es útil para proporcionar una información inmediata sobre la integridad de la función valvular. La ETE permite la evaluación de las insuficiencias perivalvulares en la sustitución valvular total.

3. **Intervención quirúrgica.** La reparación quirúrgica puede realizarse con una anuloplastia o plicatura valvular, pero se consigue con mayor frecuencia utilizando la sustitución valvular con válvula protésica. La cirugía está indicada si el paciente tiene síntomas o, preferiblemente, cuando existan datos ecocardiográficos de disfunción del VI en el paciente asintomático. Es importante intervenir quirúrgicamente antes de que progrese la disfunción del VI.

4. **Cuidados postoperatorios.** La PTDVI y VTDVI disminuyen inmediatamente después de la sustitución valvular aórtica. Sin embargo, persisten la hipertrofia y dilatación del VI. En el período posderivación inmediato debe continuar el **aumento de la precarga**

para mantener el llenado del VI dilatado. Al comienzo del período postoperatorio precoz, el descenso de la función del VI puede necesitar el **soporte inotrópico o con un balón de contrapulsación intraaórtico.** Si la intervención quirúrgica se retrasa hasta que se produzca una disfunción mayor del VI, el pronóstico de supervivencia a largo plazo no es bueno. La tasa de supervivencia a 5 años en los enfermos cuyos corazones no recuperan un tamaño relativamente normal antes de 6 meses tras la reparación quirúrgica es sólo del 43%. Si la cirugía se realiza con suficiente rapidez, el corazón volverá a unas dimensiones relativamente normales y se puede esperar una tasa de supervivencia a largo plazo del 85%-90% después de 6 años.

IV. Estenosis mitral

A. Historia natural

1. **Etiología.** En los adultos, la estenosis mitral es casi siempre secundaria a una cardiopatía reumática, lo que provoca la cicatrización y fibrosis de los bordes libres de las valvas de la válvula mitral. La fusión de las comisuras valvulares, la cicatrización progresiva de las valvas y la contracción de las cuerdas tendinosas provoca el desarrollo de un aparato mitral con forma de embudo que puede calcificarse secundariamente. La frecuencia de afectación de las mujeres es doble que en los varones. La estenosis mitral, o de origen reumático, a menudo se produce junto a una insuficiencia mitral o insuficiencia aórtica.
2. **Sintomatología.** Los pacientes se encuentran normalmente asintomáticos durante 20 años o más después del episodio agudo de fiebre reumática. No obstante, los síntomas aparecen a medida que se desarrolla la estenosis, asociados primero con el ejercicio o con situaciones de alto gasto. El 20% de los individuos en los que se establece el diagnóstico de estenosis mitral sintomática fallece en el primer año y el 50% fallece en los primeros 10 años tras el diagnóstico sin intervención quirúrgica. La historia natural es la de un curso descendente lentamente progresivo con episodios repetidos de **edema de pulmón, disnea, disnea paroxística nocturna, cansancio, dolor torácico, palpitaciones y hemoptisis,** así como ronquera por compresión del nervio laríngeo recurrente izquierdo por la aurícula izquierda distendida y la arteria pulmonar aumentada de tamaño. A menudo, los síntomas son evidentes cuando comienza la fibrilación auricular y los sujetos que la desarrollan tienen un riesgo aumentado de formación de trombos en la aurícula izquierda y la consecuente embolia cerebral o sistémica. El tratamiento médico puede tener éxito si se inicia precozmente. El dolor torácico puede aparecer en el 10%-20% de los pacientes con estenosis mitral, pero es un mal factor predictivo de la existencia asociada de una enfermedad arterial coronaria, que puede aparecer aproximadamente en el 25% de los enfermos.

B. Fisiopatología

1. **Progresión natural**
   a. **Etapa 1: estenosis mitral leve: asintomática con compensación fisiológica.** El área normal de la válvula mitral es de 4-6 cm^2 (índice de válvula mitral: 4-4,5 cm^2/m^2). El paciente puede mantenerse esencialmente asintomático durante un período de 20-30 años de progresión lenta de la estenosis hasta que se alcanza un área valvular de 1,5-2,5 cm^2 (o un índice valvular de 1-2 cm^2/m^2). En ese momento, el ejercicio moderado puede inducir disnea. La prueba de esfuerzo en el laboratorio de cateterismo cardíaco puede identificar esta etapa de la enfermedad al detectar el aumento de las presiones de llenado durante el ejercicio. Una progresión mayor de la estenosis mitral provoca el aumento de la presión y el volumen en aurícula izquierda que se refleja retrógradamente en el circuito pulmonar.
   b. **Etapa 2: estenosis mitral moderada: deterioro sintomático.** Los síntomas aumentan sólo durante el ejercicio leve o moderado cuando el área valvular es de 1-1,5 cm^2. La insuficiencia cardíaca congestiva grave puede deberse al inicio de la fibrilación auricular o por varios procesos morbosos que provocan estados de alto gasto cardíaco, como tirotoxicosis, embarazo, anemia o fiebre. En todas estas situaciones, las presiones en aurícula izquierda y en arteria

pulmonar aumentan bruscamente como consecuencia del aumento de la demanda cardíaca. El aumento de la resistencia vascular pulmonar en respuesta a la presión alta en aurícula izquierda provocará finalmente una insuficiencia del VD. La constricción de la arteria pulmonar, la hiperplasia de la íntima en ese territorio y la hipertrofia de la media pulmonar darán lugar finalmente a un cuadro de hipertensión pulmonar crónica asociada con una neumopatía restrictiva. Como la contracción auricular contribuye al 30% del llenado del VI en la estenosis mitral, el inicio de la fibrilación auricular puede provocar un deterioro significativo del gasto cardíaco.

c. **Etapa 3: estenosis mitral crítica: insuficiencia terminal.** Cuando el área valvular es menor de 1 cm^2 se considera que el paciente tiene una estenosis mitral crítica y los síntomas aparecen aún en reposo. No sólo hay presiones en aurícula izquierda en el límite de producir insuficiencia cardíaca congestiva, sino que también puede reducirse el gasto cardíaco. La hipertensión pulmonar crónica provocará finalmente la dilatación del VD, lo cual, a su vez, provocará un desplazamiento hacia la izquierda del tabique interventricular, limitando el tamaño ya reducido del VI y deteriorando aún más la eyección del VI. Cuando el VD se dilata aún más se produce insuficiencia mitral, provocando signos de congestión periférica. El área valvular mitral menor compatible con la vida es de 0,3-0,4 cm^2.

2. **Relación presión-volumen** (Figura 12.5). Los pacientes que tienen una estenosis mitral significativa tienen un VTDVI y una PTDVI disminuidos, debido a la restricción de flujo desde la aurícula izquierda hacia el ventrículo izquierdo. El volumen latido también está disminuido. El rendimiento real del VI es relativamente normal. La limitación del volumen latido en estos sujetos se debe totalmente a un llenado inadecuado del VI.
3. **Cálculo del área de la válvula mitral.** La evaluación cuantitativa de la estenosis mitral basada sólo en el gradiente de presión diastólico transvalvular mitral no es exacta, como sucede en la válvula aórtica, ya que no tiene en cuenta el factor impor-

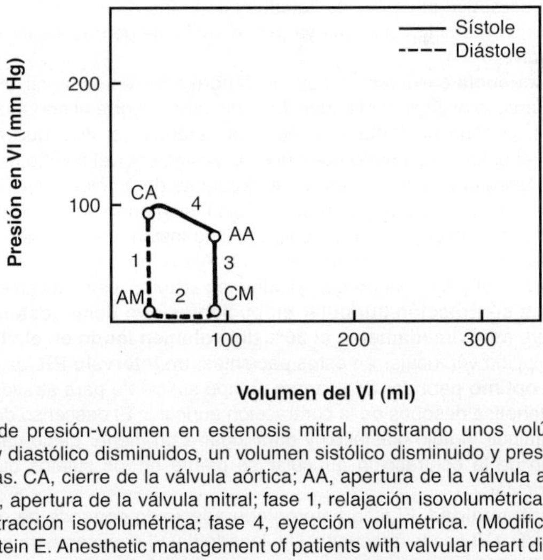

Figura 12.5. Asa de presión-volumen en estenosis mitral, mostrando unos volúmenes ventriculares izquierdos sistólico y diastólico disminuidos, un volumen sistólico disminuido y presiones sistólica y telediastólica disminuidas. CA, cierre de la válvula aórtica; AA, apertura de la válvula aórtica; CM, cierre de la válvula mitral; AM, apertura de la válvula mitral; fase 1, relajación isovolumétrica; fase 2, llenado ventricular; fase 3, contracción isovolumétrica; fase 4, eyección volumétrica. (Modificado de Jackson JM, Thomas SJ, Lowenstein E. Anesthetic management of patients with valvular heart disease. Semin Anesth 1982;1:244.)

tante, **el flujo.** La fórmula de Gorlin para determinar el área de la válvula mitral es la siguiente:

$$\text{Área valvular mitral (cm}^2\text{)} = \frac{\text{Flujo en válvula mitral (ml/s)}}{0{,}85 \times 44{,}5 \times \sqrt{\text{media del gradiente mitral}}}$$

donde 0,85 es la constante del orificio mitral y el flujo valvular mitral (ml/s) es el gasto cardíaco (ml/min)/período de llenado diastólico (s/latido) × FC (latidos/minuto).

Como la taquicardia acorta el período de llenado diastólico, compromete el llenado del VI y provoca el deterioro clínico. La comparación entre la velocidad del flujo sanguíneo y la media de la presión diastólica se puede representar gráficamente (Figura 12.6). Es evidente que, cuando el área valvular mitral es de 1 cm^2 o menor, se puede obtener un escaso flujo añadido cuando se aumenta el gradiente de presión transvalvular.

4. **Alteraciones de la onda de presión**
   a. **Presión de enclavamiento capilar pulmonar.** La estenosis mitral produce una onda A grande y, si se asocia con un componente de insuficiencia mitral, una onda V prominente. Cuando aumenta el deterioro de la contractilidad auricular izquierda como consecuencia de una obstrucción mitral grave, la onda A puede ser pequeña. En presencia de fibrilación auricular, la onda A está ausente, evidentemente.

C. **Objetivos del manejo perioperatorio**
   1. **Manejo hemodinámico**

	Precarga VI	Frecuencia cardíaca	Estado contráctil	Resistencia vascular sistémica	Resistencia vascular pulmonar
Estenosis mitral	↑	↓	Se mantiene	Se mantiene	↓

   a. **Precarga del VI. El flujo anterógrado a través de la válvula mitral estenótica depende de que la precarga sea adecuada.** Por otro lado, los enfermos que tienen una estenosis mitral ya tienen una presión elevada en aurícula izquierda, por lo que el uso intensivo de líquidos puede fácilmente inducir un edema pulmonar florido en un individuo que ya esté en el límite de una insuficiencia cardíaca congestiva.
   b. **Frecuencia cardíaca.** El flujo de sangre a través de la válvula mitral se produce durante la diástole ventricular. La taquicardia acorta el período diastólico de forma que, cuando aumenta la frecuencia cardíaca, el flujo que atraviesa la válvula mitral estenótica puede aumentar para mantener el mismo nivel de gasto cardíaco. Según la ley de Poiseuille, el gradiente de presión auriculoventricular es proporcional a la cuarta potencia del flujo instantáneo que atraviesa la válvula mitral, por lo que cualquier incremento del flujo instantáneo requiere un gran incremento de la presión en aurícula izquierda. Al mismo tiempo, una bradicardia excesiva puede ser peligrosa porque el volumen sistólico es relativamente fijo.

      La contracción auricular en pacientes que tienen estenosis mitral contribuye aproximadamente al 30% del volumen latido en el VI. Si se inicia la estimulación ventricular en estos pacientes, **un intervalo PR largo de 0,15-0,20 ms es óptimo** para dar a la sangre tiempo suficiente para atravesar la válvula mitral estenótica después de la contracción auricular. El descenso del intervalo PR hará disminuir el flujo diastólico y dará lugar a un menor gasto cardíaco. La contribución de la contracción auricular se pierde en los sujetos que tienen fibrilación auricular.
   c. **Contractilidad.** El flujo anterógrado adecuado depende de que la contractilidad de VD y VI sea la adecuada. Un llenado del VI crónicamente por debajo de lo normal provoca, sin embargo, una miocardiopatía con descenso de la contractilidad

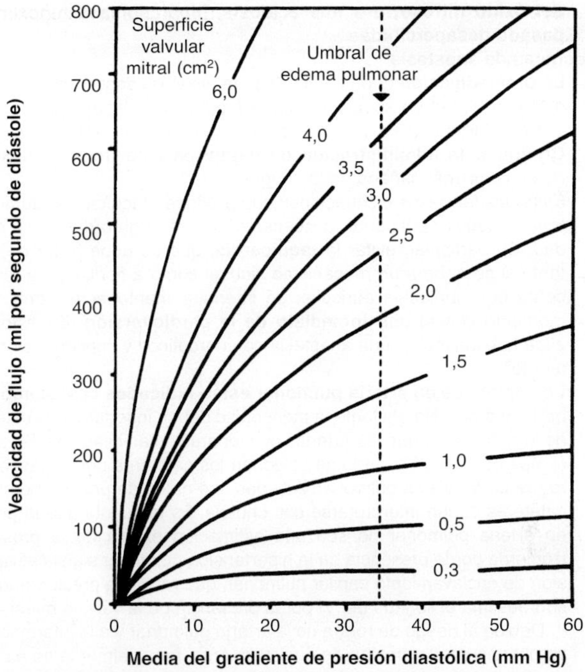

Figura 12.6. Comparación entre la velocidad del flujo de sangre transvalvular mitral y la media del gradiente de presión sistólica transvalvular mitral en sujetos con distintas áreas valvulares mitrales, determinadas por la fórmula de Gorlin. Por debajo del área valvular mitral crítica de 1 cm^2, un gran aumento de la media del gradiente de presión diastólica transvalvular mitral produce un incremento mínimo del flujo sanguíneo. En el punto en el que la presión capilar pulmonar excede la presión oncótica plasmática normal se provoca un trasudado de fluido y el desarrollo de edema pulmonar, como se indica en el gráfico. (Tomado de Schlant RC. Altered cardiovascular function of rheumatic heart disease and other acquired valvular disease. En: Hurst JW, Logue RB, Schlant RC y cols., eds. The heart, 4.ª ed. Nueva York: McGraw-Hill,1978:972, con autorización.)

ventricular, incluso cuando se ha restaurado el llenado. En la estenosis mitral terminal la depresión de la contractilidad del VI puede provocar una insuficiencia cardíaca congestiva grave. El descenso de la contractilidad del VD limita el llenado auricular izquierdo y, en una etapa posterior, el gasto cardíaco. Muchos pacientes necesitarán soporte inotrópico antes y, especialmente, después de la derivación cardiopulmonar.

d. **Resistencia vascular sistémica.** Para mantener la presión arterial en presencia de un gasto cardíaco limitado, normalmente aumentará la resistencia vascular sistémica en los enfermos que tienen estenosis mitral. **La reducción de la poscarga no es útil para mejorar el flujo anterógrado** porque el factor limitante del gasto cardíaco es una válvula mitral estenótica. Se recomienda mantener la poscarga en niveles normales en estos pacientes.

e. **Resistencia vascular pulmonar.** Es frecuente que estos pacientes tengan **resistencias vasculares pulmonares elevadas** y que sean propensos a una vasoconstricción pulmonar exagerada en presencia de hipoxia. **Se prestará una atención especial a evitar cualquier incremento de la presión en arteria pulmonar debido al uso irracional de los fármacos anestésicos, en particular**

del óxido nitroso, o a una acidosis, hipercapnia o hipoxemia que hayan pasado desapercibidas.

2. **Técnicas de anestesia**
   a. **La premedicación** debe ser ligera para evitar un descenso agudo de la precarga o la posibilidad de sedación, con la hipoxemia e hipercapnia consecuentes. Se evitarán fármacos anticolinérgicos para minimizar la taquicardia.
   b. **Continuar la administración de digital** para controlar la frecuencia cardíaca hasta la misma mañana de la cirugía.
   c. Evitar los fármacos o situaciones que producen taquicardia, aumento de la resistencia vascular pulmonar, descenso de la precarga o descenso de la contractilidad. En particular, evitar la **taquicardia,** que se debe tratar de forma intensiva tanto si se debe a un mecanismo sinusal como a fibrilación auricular. Si se presenta otra fibrilación auricular, se intentará mantener el ritmo sinusal en todo momento con el **uso inmediato de la cardioversión.** En estos individuos se elige habitualmente una anestesia con narcóticos y concentración alta de O_2 inspirado[6].
   d. **Los catéteres en arteria pulmonar están indicados casi siempre** en el manejo perioperatorio. No obstante, a menudo se deben insertar estos catéteres más lejos de lo habitual porque las arterias pulmonares están dilatadas. Se tomarán precauciones especiales cuando se coloquen los catéteres por el riesgo aumentado de rotura de la arteria pulmonar. Además, los datos de presión obtenidos con estos catéteres deben interpretarse con cautela. Es frecuente que la presión diastólica en arteria pulmonar no sea una estimación exacta de la presión en aurícula izquierda por la presencia de la hipertensión pulmonar significativa. Incluso la presión de enclavamiento capilar pulmonar, que refleja la presión auricular izquierda, sobreestima el llenado del VI por la presencia de la válvula mitral estenótica.

      Debido al riesgo de rotura de la arteria pulmonar y a la información dudosa que se obtiene con la presión de enclavamiento, habitualmente no es necesario colocar finalmente el catéter en arteria pulmonar en una posición de enclavamiento.
   e. **La evaluación de la ETE resulta particularmente útil** para monitorizar la reparación adecuada de la válvula mitral. La comisurotomía mitral puede dar lugar a una insuficiencia mitral significativa que puede identificarse en el período posderivación inmediato, de forma que se pueda realizar rápidamente una nueva intervención quirúrgica. Además, mientras el sujeto está en el quirófano se pueden identificar y reparar con celeridad las complicaciones asociadas con la sustitución de la válvula mitral, como la insuficiencia paravalvular que, de otra manera, requerirían la repetición del procedimiento.
3. **Intervención quirúrgica.** La intervención quirúrgica debe realizarse antes de que aparezca una sintomatología importante, ya que puede aparecer una disfunción ventricular irreversible si la cirugía se retrasa demasiado. No se recomienda la intervención en el enfermo asintomático a menos que haya signos de embolia sistémica o hipertensión pulmonar progresiva. La comisurotomía mitral es la cirugía de elección si la válvula no está significativamente calcificada ni muestra una fibrosis importante. La comisurotomía no alivia totalmente la estenosis, sino que disminuye su intensidad. La reestenosis de la válvula mitral se producirá hasta en el 30% de los pacientes en los 5 años siguientes a la comisurotomía y en el 60% después de 9 años. No obstante, el paciente no necesita tratamiento anticoagulante durante ese tiempo y el riesgo de morbilidad es menor que si se implanta una válvula protésica. Si la válvula no es susceptible de comisurotomía, se realizará la sustitución valvular. El 95% de los pacientes sobrevive hasta el alta hospitalaria después de la sustitución aislada de una válvula mitral y el 80% de estos supervivientes hospitalarios sobrevivirá 5 años. La técnica de dilatación con balón puede usarse en el momento del cateterismo, aliviando la obstrucción mitral para retrasar la necesidad de una cirugía a corazón abierto, pero con el riesgo de una insuficiencia mitral posdilatación significativa.
4. **Cuidados postoperatorios.** El éxito de la intervención quirúrgica provoca una caída de la resistencia vascular pulmonar, de la presión en arteria pulmonar y de la presión

en aurícula izquierda, mientras aumenta el gasto cardíaco en el primer día del postoperatorio. No obstante, inmediatamente después de la derivación puede producirse una depresión mayor de la contractilidad cardíaca, ya que la miocardiopatía subyacente se exacerba por la parada isquémica durante la derivación cardiopulmonar, aun en los pacientes que tienen una función del VI aparentemente normal en el preoperatorio. Es frecuente que estos sujetos requieran soporte inotrópico y con un balón de contrapulsación intraaórtico.

En la mayoría de los enfermos, la resistencia vascular pulmonar continuará disminuyendo con el tiempo después de la cirugía. Cuando la presión en arteria pulmonar no puede disminuir, suele ser indicativo de hipertensión pulmonar irreversible y, probablemente, también de una disfunción del VI irreversible, lo que pone al individuo en el grupo de mal pronóstico.

En el período posderivación inmediato debe conseguirse el aumento de la precarga y la reducción de la poscarga para mejorar el flujo sanguíneo anterógrado. En ocasiones, los pacientes que se encontraban previamente en fibrilación auricular pueden convertirse a ritmo sinusal con el tratamiento profiláctico con un bolo de procainamida (500 mg a 1 g) o amiodarona (150 mg) durante la derivación. Si el paciente se convierte al ritmo sinusal, este ritmo se puede mantener, al menos durante un corto período de tiempo, con la infusión continua de procainamida (2 mg/min) o amiodarona (33 mg/min) y sobreestimulación auricular con una frecuencia aproximada de 110 latidos/minuto. Recuérdese que aún queda un gradiente valvular mitral residual de 4-7 mm Hg después de la implantación de una válvula protésica.

Una complicación catastrófica que puede ocurrir en los primeros días tras la sustitución valvular es la rotura auriculoventricular. Para evitar esta complicación, uno de los métodos que se han sugerido consiste en **reducir la PTDVI hasta el nivel más bajo posible** a la vez que se mantiene el gasto cardíaco adecuado. La rotura auriculoventricular es un riesgo particularmente en ancianos que tienen un VI relativamente no distensible y que sufren un aumento de presión diastólica sobre la pared del VI después de la cirugía. Por tanto, los fármacos inotrópicos administrados en el período posderivación pueden cumplir dos funciones, a) incrementar la contractilidad y b) reducir el tamaño del VI y la tensión parietal.

V. Insuficiencia mitral

A. Historia natural. El espectro de la insuficiencia mitral varía desde las formas agudas, en las que se puede producir un deterioro rápido de la función miocárdica, hasta las formas crónicas, que tienen una evolución lenta e indolente. La insuficiencia mitral puede ser primaria o secundaria a la dilatación o isquemia del VI.

1. **Etiología. Insuficiencia mitral crónica.** Probablemente, la causa más frecuente de insuficiencia mitral en los Estados Unidos es el prolapso de la válvula mitral, una afección frecuente que provoca una insuficiencia significativa en el 10%-15% de los casos. La enfermedad **reumática** es una causa infrecuente de insuficiencia mitral. Cuando se presenta, raramente lo hace en forma pura y habitualmente coexiste con una estenosis mitral. La insuficiencia mitral reumática es un proceso lento e indolente que tiene un período asintomático que dura entre 20 y 40 años. Hay cansancio y disnea creciente de inicio gradual. Aunque la insuficiencia mitral puede tolerarse durante muchos años sin efectos patológicos, el inicio de una sintomatología significativa (cansancio, disnea u ortopnea) anuncia habitualmente un deterioro evolutivo relativamente rápido, produciéndose la muerte en un plazo de 5 años. Las secuelas como endocarditis bacteriana, fibrilación auricular, hipertensión pulmonar reactiva o embolia sistémica provoca un deterioro clínico rápido. **La fibrilación auricular** se presenta casi en el 75% de los casos. Las tasas de supervivencia son mejores en los sujetos en los que se realiza la cirugía antes de que aparezca la disfunción del VI irreversible.
2. **Etiología. Insuficiencia mitral aguda.** La insuficiencia mitral aguda se ve cada día con mayor frecuencia, especialmente por una **disfunción de músculos papilares** debida a isquemia miocárdica. Esta disfunción de músculos papilares aparece aproxi-

madamente en el 40% de los pacientes que sufren un infarto de miocardio septal posterior y en un 20% cuando es septal anterior. La **endocarditis bacteriana** es otra causa frecuente de insuficiencia mitral no reumática.

B. **Fisiopatología**

1. **Progresión natural**

   a. **Aguda.** El desarrollo súbito de una insuficiencia mitral provoca una sobrecarga de volumen importante para la aurícula izquierda. Debido a la distensibilidad normal de esta cámara, la sobrecarga brusca de volumen produce un incremento significativo de la presión auricular izquierda que se transmite hacia el circuito pulmonar. A medida que se produce la compensación inmediata del descenso del gasto cardíaco, la estimulación simpática aumenta la contractilidad y produce taquicardia. Además, el VI funciona en la parte alta de la curva de Frank-Starling debido al aumento de volúmenes en esta cámara. El aumento agudo de las presiones de la aurícula izquierda y la arteria pulmonar puede producir congestión y edema pulmonar. Es de preocupar que la estimulación simpática compensada puede producir un incremento del consumo de O_2 del miocardio, en un miocardio que ya es isquémico por el aumento de la PTDVI y la disminución del flujo subendocárdico, y vasoconstricción periférica, lo cual produce un mayor compromiso del flujo sanguíneo. Debido a que la isquemia del VI es una causa frecuente, la insuficiencia mitral aguda a menudo se manifiesta como insuficiencia biventricular.

   b. **Crónica**

      1) **Etapa 1. Insuficiencia mitral leve: asintomática con compensación fisiológica.** Durante el desarrollo lento de la insuficiencia mitral crónica se produce una hipertrofia excéntrica del VI, desplazándose excéntricamente el corazón hacia el lado izquierdo del tórax, tanto con dilatación como con hipertrofia del VI. La dilatación del VI permite conservar una PTDVI relativamente normal a pesar de un aumento importante del VTDVI. El gasto cardíaco anterógrado está conservado por el aumento global del volumen latido total del VI (combinación del volumen latido anterógrado con el volumen latido regurgitante). Además, la aurícula izquierda aumenta de tamaño y se hace distensible. Una aurícula izquierda distensible y grande puede mantener unas presiones casi normales en la aurícula izquierda, a pesar de volúmenes regurgitantes importantes, lo que facilita la protección del lecho vascular pulmonar. La mayoría de estos enfermos finalmente desarrollan una fibrilación auricular.

      2) **Etapa 2. Insuficiencia mitral moderada: deterioro asintomático.** La dilatación e hipertrofia del VI continúan para compensar el aumento de la insuficiencia hasta que, finalmente, se compromete el volumen latido anterógrado. La dilatación auricular izquierda continuada puede provocar un mayor incremento de la insuficiencia debido al estiramiento del anillo mitral. En ese punto, pueden aparecer los síntomas de insuficiencia cardíaca anterógrada, incluidos el aumento del cansando y debilidad generalizada. La insuficiencia cardíaca congestiva aparece una vez que la fracción regurgitante es mayor del 60%. La fracción de eyección del VI está habitualmente elevada en pacientes con insuficiencia mitral debido a la facilidad de eyección de la sangre en dirección retrógrada hacia el circuito pulmonar de baja presión. Una fracción de eyección del 50% o menor indica la presencia de una disfunción ventricular significativa en estos individuos.

      3) **Etapa 3. Insuficiencia mitral severa: insuficiencia terminal.** El compromiso importante continuado del gasto cardíaco anterógrado provoca el aumento de la presión en arteria pulmonar y, finalmente, la insuficiencia del VD. Además, la función del VI continúa deteriorándose y el descenso de la función ventricular se hace irreversible, incluso después de la sustitución valvular.

2. **Relación presión-volumen** (Figura 12.7). La PTDVI puede mantenerse relativamente normal en la insuficiencia mitral crónica hasta que la enfermedad esté bastante avanzada, a pesar del incremento importante de los volúmenes telediastólico y telesistólico del VI. La hipertrofia excéntrica del ventrículo permite conservar el volumen

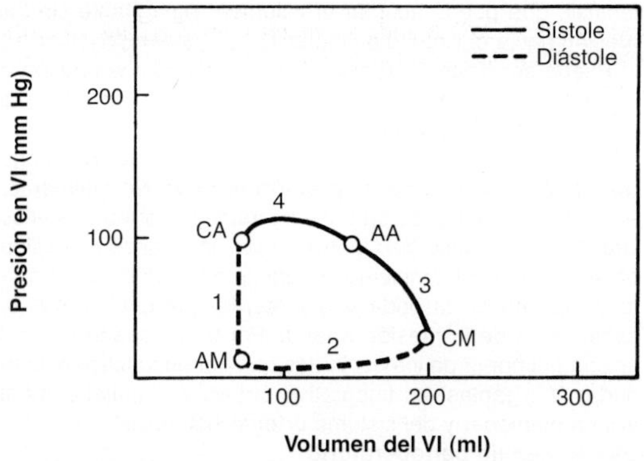

Figura 12.7. Asa de presión-volumen en insuficiencia mitral moderada, mostrando unos volúmenes ventriculares izquierdos telesistólico y telediastólico muy aumentados, junto con un cierto incremento de la presión telediastólica ventricular izquierda. CA, cierre de la válvula aórtica; AA, apertura de la válvula aórtica; CM, cierre de la válvula mitral; AM, apertura de la válvula mitral; fase 1, relajación isovolumétrica; fase 2, llenado ventricular; fase 3, contracción isovolumétrica; fase 4, eyección volumétrica. (Modificado de Jackson JM, Thomas SJ, Lowenstein E. Anesthetic management of patients with valvular heart disease. Semin Anesth 1982;1:248.)

latido anterógrado al aumentar el volumen latido total. La amortiguación del incremento de la presión del VI durante la contracción ventricular izquierda es secundario al desalojo rápido y precoz del volumen de esa cavidad hacia la aurícula izquierda, de baja presión. Por el contrario, el incremento compensador de los volúmenes telediastólico y telesistólico que se produce en la insuficiencia mitral se atenúa por el incremento agudo de la PTDVI hasta que puede intervenir la dilatación compensadora.

3. **Cálculo de la severidad.** La fracción regurgitante, que indica la intensidad de la insuficiencia mitral, se puede calcular cuantitativamente del mismo modo que en los pacientes con insuficiencia aórtica (véase la Sección **III.B.3.b**).

   La insuficiencia mitral que afecta a menos del 30% del volumen latido del VI se considera leve, entre el 30% y el 60% se considera moderada y severa cuando afecta a más del 60%.

   Normalmente, la determinación del volumen regurgitante se establece sólo cualitativamente utilizando una inyección de contraste angiográfico en el VI:

   1+ La opacificación mínima de la aurícula izquierda se elimina rápidamente
   2+ La opacificación moderada de la aurícula izquierda se elimina rápidamente
   3+ La opacificación de la aurícula izquierda es tan intensa como la del VI y aorta
   4+ La opacificación de la aurícula izquierda es más intensa que la de VI y aorta

4. **Alteraciones de la onda de presión**
   a. **Trazado de presión capilar pulmonar de enclavamiento.** El tamaño de la onda regurgitante no depende directamente de la severidad de la insuficiencia mitral. El tamaño de la onda regurgitante, u «**onda V gigante**», depende de la distensibilidad de la aurícula izquierda, de la distensibilidad de la vasculatura pulmonar, de la cantidad de retorno venoso pulmonar y del volumen regurgitante. En los sujetos en los que la insuficiencia mitral se instaura rápidamente, una auricular izquierda relativamente no distensible provoca ondas V grandes. Los pacientes que tienen insuficiencia mitral crónica tienen una aurícula izquierda grande y dis-

tensible que puede aceptar el volumen regurgitante sin hacer llegar la onda de presión hacia el circuito pulmonar[7].

Puede ser difícil diferenciar entre el trazado de presión de la arteria pulmonar y el trazado de la presión de enclavamiento capilar pulmonar en los enfermos que tienen ondas V gigantes u ondas regurgitantes (Figura 12.8). No obstante, una forma fácil de diferenciar ambos trazados es **superponiendo el trazado arterial pulmonar y el trazado de presión arterial.** Normalmente, la curva ascendente en arteria pulmonar se produce ligeramente antes que la curva ascendente en el circuito arterial sistémico, pero cuando se alcanza la presión de enclavamiento se observa un desplazamiento inmediato hacia la derecha en la posición ascendente y máxima en la onda V gigante, lo que ocurre más tarde que en la curva ascendente de la presión arterial. Por tanto, cuando se colocan catéteres en la arteria pulmonar de los pacientes que tienen insuficiencia mitral o riesgo de tener ondas V gigantes, es imperativo observar simultáneamente los trazados de la arteria pulmonar y del sistema arterial sistémico[8].

C. Objetivos del manejo perioperatorio

1. Manejo hemodinámico

	Precarga VI	Frecuencia cardíaca	Estado contráctil	Resistencia vascular sistémica	Resistencia vascular pulmonar
Insuficiencia mitral	↑,↓	↑Se mantiene	Se mantiene	↓	↓

a. Precarga del VI. El aumento y **mantenimiento de la precarga** suele ser útil para garantizar el volumen latido anterógrado adecuado. Por desgracia, no se puede hacer una recomendación universal para aumentar la precarga porque, en algunos pacientes, la dilatación de los compartimientos de aurícula izquierda y VI dilata el anillo de la válvula mitral y aumenta la fracción regurgitante. **El aumento de la precarga debe basarse en la respuesta clínica de cada individuo a la sobrecarga de líquidos.**

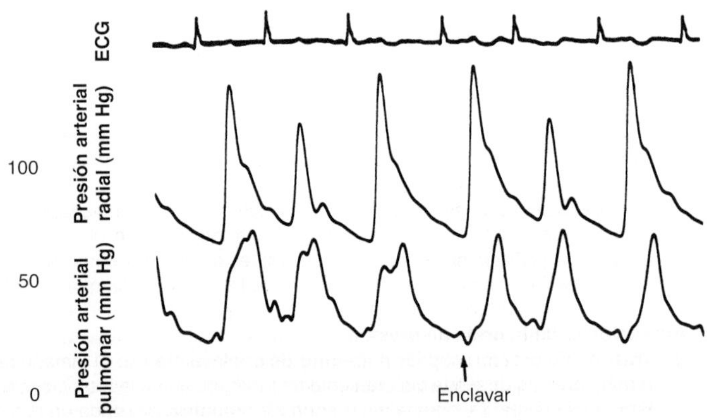

Figura 12.8. Electrocardiograma y trazados en arteria radial y en arteria pulmonar en posiciones no enclavadas y enclavadas de un paciente que tiene una insuficiencia mitral severa. La amplitud de la «onda V gigante» u onda regurgitante es mayor que la presión máxima en arteria pulmonar. (Tomado de Moore RA, Neary MJ, Gallagher JD y cols. Determination of the pulmonary capillary wedge position in patients with giant left atrial V waves. J Cardiothorac Anesth 1987;1:110, con autorización.)

b. **Frecuencia cardíaca.** La bradicardia es perjudicial en sujetos que tienen insuficiencia mitral, porque aumenta el volumen VI, reduce el gasto cardíaco anterógrado y aumenta la fracción regurgitante. En estos enfermos, **la frecuencia cardíaca se debe mantener en un intervalo normal o alto.** La contribución auricular a la precarga no es tan importante en estos pacientes como lo es en los casos de lesiones estenóticas, y muchos de ellos, en particular los que tienen una insuficiencia mitral crónica, llegan al quirófano con fibrilación auricular.

c. **Contractilidad.** El mantenimiento del volumen latido anterógrado depende de la función máxima de un VI hipertrofiado excéntricamente. La depresión de la contractilidad miocárdica puede provocar una disfunción del VI y un deterioro clínico importantes. **Los fármacos inotrópicos que aumentan la contractilidad tienden a proporcionar un mayor flujo anterógrado y, en realidad, pueden disminuir la insuficiencia por la constricción del anillo mitral.**

d. **Resistencia vascular sistémica.** El aumento de la postcarga provoca el aumento de la fracción regurgitante y la disminución del gasto cardíaco sistémico. Por tal motivo, **normalmente se desea la reducción de la poscarga y se debe evitar el uso de fármacos α-adrenérgicos.** Habitualmente, la administración de nitroprusiato sódico disminuirá la presión de llenado ventricular izquierda y provocará el incremento significativo del índice cardíaco anterógrado. Sin embargo, la elección más lógica como fármaco vasodilatador sería nitroglicerina en los pacientes que tienen una insuficiencia mitral secundaria a la disfunción de músculos papilares de causa isquémica.

e. **Resistencia vascular pulmonar.** La mayoría de los pacientes que tienen una insuficiencia mitral severa desarrollará una mayor presión vascular pulmonar e incluso pueden acudir con una insuficiencia cardíaca derecha. **Se deben tomar todas las medidas para evitar la hipercapnia, la hipoxia, el óxido nitroso y otras intervenciones farmacológicas o de otro tipo que pudieran inducir respuestas constrictoras pulmonares.**

2. **Técnicas de anestesia**

a. **La premedicación** debe usarse con **sensatez** porque la sedación excesiva puede provocar hipercapnia y un importante incremento de la resistencia vascular pulmonar.

b. **Los catéteres en arteria pulmonar** son muy útiles para orientar el manejo hídrico. También pueden ayudar a evaluar los cambios del estado clínico y la significación de la insuficiencia de un enfermo dado, a partir de los cambios de la altura de la onda V gigante.

c. Deben evitarse **los fármacos anestésicos** que disminuyen la contractilidad. Se usan con frecuencia los anestésicos relajantes narcóticos a dosis altas.

d. Es frecuente que la inserción en el preoperatorio de un **balón de contrapulsación intraaórtico** sea útil en los pacientes que tienen disfunción del músculo papilar secundaria a isquemia. También se precisa con frecuencia el soporte inotrópico en el período posderivación[9].

e. La evaluación de la fracción regurgitante del sujeto se facilita con el uso de la ETE. Además, la ETE puede tener un gran valor para evaluar que la reparación valvular es correcta si se elige la anuloplastia o la plicatura. Cuando se ha sustituido la válvula completa, la ETE es importante para detectar la presencia de una regurgitación perivalvular en el período posderivación inmediato, de forma que se pueda efectuar inmediatamente su reparación.

f. El óxido nítrico, como dilatador específico de las arterias pulmonares, puede tener una función importante en el manejo de los individuos que tienen hipertensión pulmonar reversible. La hiperventilación es una segunda modalidad terapéutica que se puede usar para dilatar selectivamente la vasculatura pulmonar sin afectar a la presión arterial sistémica del paciente. También se ha usado la prostaglandina E_1, pero su uso se acompaña de un descenso de la presión arterial sistémica.

3. No se recomienda la **intervención quirúrgica** si el tratamiento médico del paciente consigue un alivio adecuado de los síntomas. Sin embargo, la cirugía debe realizar-

se en cuanto sea posible una vez que se presenta una disfunción del VI significativa, antes de que la insuficiencia del VI sea irreversible. El procedimiento quirúrgico que se realiza habitualmente es la sustitución valvular con válvula mecánica o biológica aunque, en ocasiones, se puede realizar la anuloplastia con buenos resultados.

4. **Cuidados postoperatorios.** La principal preocupación a atender después de la sustitución valvular es mantener el rendimiento del VI. Una vez que la válvula está en su lugar, el VI debe eyectar un volumen latido pleno hacia la aorta sin la protección del escape de baja presión en la aurícula izquierda. El resultado es un aumento de la tensión parietal en el VI que puede comprometer la fracción de eyección. Por tanto, **el comportamiento del VI debe aumentarse en el período posderivación utilizando la contrapulsación aórtica con balón o el soporte inotrópico hasta que el VI pueda adaptarse al nuevo estado hemodinámico.** Las presiones en aurícula izquierda y arteria pulmonar deben descender después de la sustitución valvular. Los enfermos que tienen una insuficiencia mitral de larga evolución continuarán necesitando una presión elevada en aurícula izquierda para mantener el flujo anterógrado adecuado. Inmediatamente después de terminar la derivación cardiopulmonar, los sujetos que han tenido fibrilación auricular pueden revertirse en ocasiones a ritmo sinusal durante un corto período de tiempo. Se intentará mantener al paciente en ritmo sinusal utilizando sobreestimulación auricular directa y tratamiento con procainamida o amiodarona.

VI. Estenosis tricúspide

A. Historia natural

1. **Etiología.** La causa principal de estenosis tricúspide adquirida es la **valvulitis reumática.** Otras causas de estenosis tricúspide son **el lupus eritematoso sistémico, la fibroelastosis endomiocárdica y el síndrome carcinoide.**
2. **Sintomatología.** La estenosis tricúspide aislada se manifiesta por los signos y síntomas de insuficiencia cardíaca derecha, con hepatomegalia, disfunción hepática, ascitis, edema y distensión venosa yugular con ondas A gigantes en el registro de presión venosa central. A medida que progresa la estenosis se puede limitar el gasto cardíaco, al menos durante el ejercicio. Sin embargo, es frecuente que los pacientes que tienen estenosis tricúspide tengan también una estenosis mitral asociada, que es la causa principal de los síntomas y del deterioro clínico.

B. Fisiopatología

1. **Progresión natural.** El área valvular tricúspide es de 7-9 cm^2 en el adulto normal. El deterioro significativo del flujo sanguíneo anterógrado no se produce hasta que el orificio de la válvula disminuye a menos de 1,5 cm^2. Por tanto, hay un gran período asintomático mientras se desarrolla la estenosis. Cuando progresa, la presión en aurícula derecha aumenta y disminuye el flujo sanguíneo anterógrado. La conservación del ritmo sinusal es importante para mantener el flujo a través de la válvula tricúspide y puede producirse un deterioro clínico rápido si se pierde el ritmo sinusal.
2. **Cálculo de la severidad.** Normalmente, el gradiente transvalvular tricúspide es de sólo 1 mm Hg. Un gradiente medio de 3 mm Hg indica una estenosis tricúspide significativa y corresponde habitualmente a una superficie valvular de 1,5 cm^2, mientras que un gradiente de 5 mm Hg indica estenosis severa y corresponde a una superficie valvular de 1 cm^2.

C. Objetivos del manejo perioperatorio

1. **Manejo hemodinámico**

	Precarga VI	Frecuencia cardíaca	Estado contráctil	Resistencia vascular sistémica	Resistencia vascular pulmonar
Estenosis tricúspide	↑	↓Se mantiene	Se mantiene	↑	Se mantiene

a. **Precarga del VI.** El flujo sanguíneo anterógrado a través de la válvula tricúspide depende de que se mantenga una precarga adecuada.

b. **Frecuencia cardíaca.** Los enfermos que tienen estenosis tricúspide dependen del mantenimiento del ritmo sinusal. **Las taquiarritmias supraventriculares pueden provocar un deterioro clínico rápido y se deben controlar con una cardioversión inmediata o con un tratamiento farmacológico.** Al mismo tiempo, la bradicardia puede ser perjudicial porque reduce el flujo anterógrado total.
c. **Contractilidad.** La estenosis tricúspide impide el llenado del VD, pero el gasto cardíaco adecuado se mantiene por el aumento de la contractilidad del VD. Un descenso brusco de la contractilidad ventricular puede limitar gravemente el gasto cardíaco y elevar la presión en aurícula derecha.
d. **Resistencia vascular sistémica. Los cambios de la poscarga sistémica tienen poco efecto** sobre la situación hemodinámica de los individuos con estenosis tricúspide, a menos que se asocie con la afectación de la válvula mitral, principalmente la insuficiencia mitral. No obstante, la vasodilatación sistémica puede provocar hipotensión en los pacientes que tienen limitación del flujo sanguíneo a través de la válvula tricúspide.
e. **Resistencia vascular pulmonar.** Como la limitación del flujo anterógrado se encuentra en la válvula tricúspide, la reducción de la resistencia vascular pulmonar tiene poco efecto sobre la mejoría del flujo anterógrado. Es adecuado mantener la resistencia vascular pulmonar en los límites normales.

2. **Técnicas de anestesia**
a. Una preparación exhaustiva en el preoperatorio que incluya restricción de sal, digitalización y diuréticos puede reducir la congestión hepática, mejorar la función cardíaca y reducir los riesgos quirúrgicos.
b. En sujetos que tengan asociada una valvulopatía mitral, la técnica anestésica dependerá de ésta última, como ya se ha mencionado. En los pacientes que tienen estenosis tricúspide aislada, la necesidad de mantener una precarga alta, una poscarga alta y una contractilidad adecuada favorece el uso de una técnica anestésica con narcóticos.
c. El paso de un catéter en arteria pulmonar a través de la válvula tricúspide estenótica puede ser imposible y el catéter deberá ser retirado durante la derivación, en caso de que pueda colocarse. Por tanto, el uso de un catéter de presión venosa central con colocación quirúrgica de un catéter en aurícula izquierda y, posiblemente, un termistor colocado en arteria pulmonar durante la cirugía para la determinación del gasto cardíaco, pueden ser la mejor monitorización posible en esta indicación. Como alternativa, otro método consiste en colocar un catéter de Swan-Ganz en la vena cava superior hasta que termine la derivación y después hacerlo enclavar en arteria pulmonar.

3. **Intervención quirúrgica. Habitualmente, el procedimiento de elección es la comisurotomía de la válvula tricúspide. No obstante, puede ser necesaria la sustitución valvular con una válvula protésica de bajo perfil en casos de calcificación extensa. El aumento de la precarga puede continuar en el período posderivación cardiopulmonar.**

VII. Insuficiencia tricúspide

A. **Historia natural.** La insuficiencia tricúspide aislada se ve con más frecuencia en relación con el abuso de drogas, endocarditis o traumatismo torácico. Más frecuentemente, la insuficiencia tricúspide se asocia con otras anomalías cardíacas, como la valvulopatía aórtica o mitral terminal, principalmente estenosis mitral. Cuando la valvulopatía aórtica o mitral es severa, la presión elevada en arteria pulmonar provoca tensión sobre el VD y, finalmente, insuficiencia ventrícular derecha con insuficiencia tricúspide. El síndrome carcinoide puede producir insuficiencia tricúspide aislada. La principal causa congénita de insuficiencia tricúspide es la anomalía de Ebstein.

B. **Fisiopatología**

1. **Progresión natural.** La insuficiencia tricúspide aislada es bien tolerada porque el VD puede compensar la sobrecarga de volumen, aunque no tolera bien la sobrecarga de presión. La mayoría de los síntomas asociados con la insuficiencia tricúspide están relacionados directamente con el aumento de la poscarga del VD. Por tanto, la impe-

dancia ante la eyección del VD produce un deterioro clínico significativo cuando la insuficiencia tricúspide se asocia con hipertensión vascular pulmonar, como consecuencia del descenso del gasto cardíaco. La mayoría de los enfermos que tienen insuficiencia tricúspide asocian fibrilación auricular debido a la distensión de la aurícula derecha.

2. **Alteraciones de la onda de presión.** Los trazados de presión venosa central pueden demostrar la presencia de **ondas V gigantes.** Sin embargo, la distensibilidad de la aurícula derecha, el llenado de la misma y el volumen insuficiente ayudan a determinar el tamaño de la onda insuficiente, como sucede en la insuficiencia mitral.

C. **Objetivos del manejo perioperatorio**

1. **Manejo hemodinámico**

	Precarga VD	Frecuencia cardíaca	Estado contráctil	Resistencia vascular sistémica	Resistencia vascular pulmonar
Insuficiencia tricúspide	↑	↑Se mantiene	Se mantiene	Se mantiene	↓

a. **Precarga del VD.** Para proporcionar el flujo anterógrado adecuado es deseable un **aumento de la precarga.** El descenso de la presión venosa central puede limitar gravemente el volumen latido del VD.

b. **Frecuencia cardíaca. Las frecuencias cardíacas normales o altas** son favorables para que estos pacientes mantengan el flujo anterógrado y se prevenga la congestión periférica. La mayoría de los casos se encuentran en **fibrilación auricular,** por lo que raramente es posible mantener el mecanismo sinusal.

c. **Contractilidad.** La insuficiencia del VD es la causa principal de deterioro clínico en pacientes que tienen insuficiencia tricúspide. Como el VD se ha diseñado geométricamente para acomodar las sobrecargas de volumen pero no las de presión, puede requerir un soporte inotrópico en el perioperatorio, especialmente en el marco de una ventilación con presión positiva o resistencia vascular pulmonar elevada. Cualquier supresión de la contractilidad con depresores miocárdicos puede inducir una insuficiencia del VD importante.

d. **Resistencia vascular sistémica.** Las variaciones de la poscarga sistémica tienen **poco efecto** sobre la insuficiencia tricúspide, a menos que haya una disfunción valvular aórtica o mitral asociada.

e. **Resistencia vascular pulmonar.** Como el VD no tolera las cargas de presión, la función del VD y el flujo sanguíneo anterógrado mejoran cuando disminuye la resistencia vascular pulmonar. **La hiperventilación es útil** para reducir la resistencia vascular pulmonar al producir hipocapnia, pero **se deben evitar las presiones altas en las vías respiratorias que se producen durante la ventilación pulmonar y los fármacos como el óxido nitroso, que pueden aumentar la presión en arteria pulmonar. Si es necesario un soporte inotrópico, se deben usar dobutamina, isoproterenol o milrinona, que dilatan la vasculatura pulmonar.** La inhalación de óxido nítrico puede tener un papel importante para reducir selectivamente la resistencia vascular pulmonar de estos individuos.

2. **Intervención quirúrgica.** Muchos sujetos se pueden tratar con éxito mediante una plicatura o anuloplastia de la válvula tricúspide, pero si la válvula se ha deteriorado puede ser necesaria la sustitución valvular. Si se coloca una válvula protésica, aparecerá una estenosis tricúspide residual porque la válvula protésica es más pequeña que la válvula nativa y será necesario el aumento de la precarga posderivación. Además, en el período posderivación inmediato el VD se encontrará bajo una tensión aumentada, ya que se deberá eyectar todo el volumen latido frente a una resistencia vascular pulmonar más alta sin que haya un escape de baja presión hacia la aurícu-

la derecha. Por tanto, puede presentarse una insuficiencia del VD que requiera soporte inotrópico.

VIII. Estenosis pulmonar

A. Historia natural

1. **Etiología.** La estenosis pulmonar puede ser valvular, infundibular o situarse en una rama de la arteria pulmonar (distal a la arteria pulmonar). Casi todos los casos de estenosis pulmonar son congénitos, aunque raramente una cardiopatía reumática puede provocar estenosis pulmonar.
2. **Sintomatología.** Los enfermos que tienen estenosis pulmonar pueden vivir largos períodos de tiempo sin síntomas y con frecuencia sobreviven hasta sobrepasar los 70 años de edad sin una intervención quirúrgica. Los síntomas, cuando aparecen, consisten en taquipnea, síncope, angina o hepatomegalia y edema periférico. Una endocarditis bacteriana o una insuficiencia del VD debida a estenosis severa asociada pueden provocar la muerte.

B. Fisiopatología

1. **Progresión natural.** El gradiente de presión transvalvular pulmonar normal oscila habitualmente entre 5 mm Hg y 10 mm Hg. El diagnóstico de estenosis pulmonar se puede establecer cuando el gradiente en la válvula pulmonar alcanza los 15 mm Hg y la presión sistólica en el VD alcanza los 30 mm Hg en ausencia de un cortocircuito intracardíaco. Puede producirse una estenosis de la válvula mayor del 60% antes de que se genere una obstrucción significativa del flujo. Un gradiente sistólico máximo de 50 mm Hg o menor se considera estenosis pulmonar leve, entre 50 y 100 mm Hg se considera estenosis moderada y por encima de los 100 mm Hg se considera una estenosis valvular severa. A medida que progresa la estenosis pulmonar entre leve y moderada, se produce la hipertrofia concéntrica del VD. El aumento de la hipertrofia y de la presión en el interior del VD provoca una situación en la cual el flujo sanguíneo subendocárdico ya no se produce en el VD durante todo el ciclo cardíaco, sino sólo durante la diástole, como ocurre en el VI. **La presión de perfusión coronaria debe mantenerse para proporcionar un suministro de sangre coronario adecuado en el subendocardio del VD.**
2. **Alteraciones de la onda de presión**
   a. **Trazado de presión en arteria pulmonar.** La porción ascendente de la presión en arteria pulmonar está retrasada y hay un pico sistólico tardío debido al impulso del flujo de sangre a través de la válvula pulmonar estenótica.
   b. **Trazado de presión venosa central.** Es frecuente encontrar una onda A prominente en el trazado de presión venosa central.

C. Objetivos del manejo perioperatorio

1. **Manejo hemodinámico**

	Precarga VD	Frecuencia cardíaca	Estado contráctil	Resistencia vascular sistémica	Resistencia vascular pulmonar
Estenosis pulmonar	↑	↑	Se mantiene	Se mantiene	↓Se mantiene

   a. **Precarga del VD. El rendimiento del VD depende de una precarga adecuada** en el mismo. El descenso de la presión venosa central provocará el llenado inadecuado del VD y un descenso de su volumen latido.
   b. **Frecuencia cardíaca.** A medida que progresa la estenosis pulmonar, el paciente depende cada vez más de la **contracción auricular** para proporcionar un llenado adecuado del VD. Por desgracia, en la estenosis pulmonar severa se puede desarrollar una insuficiencia tricúspide, lo que provoca la distensión de la aurícula derecha y fibrilación auricular. Como el flujo que atraviesa la válvula pulmonar estenótica se produce principalmente durante la sístole ventricular, **el aumento de la frecuencia cardíaca provocará habitualmente el aumento del flujo.** Más

raramente, la hipertrofia del VD combinada con los síntomas de angina dicta la necesidad de una frecuencia cardíaca más lenta para tener el tiempo adecuado en diástole para permitir el flujo sanguíneo coronario pulmonar.

c. **Contractilidad.** En caso de estenosis pulmonar severa, el VD se **hipertrofia** en respuesta a la sobrecarga de presión. La depresión del estado contráctil puede provocar insuficiencia del VD y deterioro clínico. Debe evitarse la intervención farmacológica que deprime la función del VD.

d. **Resistencia vascular sistémica. La poscarga debe mantenerse para proporcionar la perfusión coronaria adecuada en el VD hipertrofiado.**

e. **Resistencia vascular pulmonar.** Como la impedancia principal del flujo anterógrado es la válvula pulmonar, la reducción de la resistencia vascular pulmonar tendrá poco efecto sobre el aumento del flujo sanguíneo anterógrado. Sin embargo, el incremento principal de la resistencia vascular pulmonar podría perjudicar el flujo sanguíneo anterógrado y provocar la disfunción del VD, especialmente en pacientes que tienen estenosis pulmonar leve o moderada. Por tanto, **la resistencia vascular pulmonar debe mantenerse en niveles bajos o normales.**

2. **Intervención quirúrgica**. Cualquier paciente que desarrolle una sintomatología significativa, un gradiente de presión sistólica máxima transvalvular pulmonar mayor de 80 mm Hg o una presión sistólica máxima en el VD de 100 mm Hg debería ser sometido a una intervención quirúrgica. Normalmente, sólo se necesita una valvulotomía y más raramente se debe reemplazar la válvula pulmonar. Una alternativa atractiva a la cirugía de corazón abierto es el uso de una valvuloplastia transluminal con balón, que se usa con frecuencia en las estenosis congénitas de la válvula pulmonar.

IX. **Lesiones valvulares mixtas**. En todas las lesiones valvulares mixtas, las decisiones de tratamiento se centran en la lesión más severa o hemodinámicamente más significativa.

A. **Estenosis aórtica y estenosis mitral.** Fisiopatológicamente, la progresión de la enfermedad sigue un curso similar al que se ve en los pacientes que tienen una estenosis valvular pura con desarrollo de hipertensión pulmonar y, finalmente, insuficiencia del VD. La sintomatología se remite principalmente al circuito pulmonar, con disnea, hemoptisis y fibrilación auricular. Esta combinación de cardiopatía valvular puede provocar la infraestimación de la severidad de la estenosis aórtica porque el gradiente valvular aórtico puede ser relativamente bajo, debido a un flujo valvular aórtico bajo. Tal combinación de lesiones puede ser muy grave, debido a las **limitaciones del flujo de sangre en dos puntos.**

1. **Manejo hemodinámico**

	Precarga del VI	Frecuencia cardíaca	Estado contráctil	Resistencia vascular sistémica	Resistencia vascular pulmonar
Estenosis mitral aislada	↑	↓	Se mantiene	↑	↓
Estenosis aórtica aislada	↑	↓	Se mantiene	↑	Se mantiene
Tratamiento habitual de la lesión combinada	↑	↓	Se mantiene	↑	↓

a. El mejor manejo hemodinámico para un enfermo que tiene estenosis tanto aórtica como mitral incluye **el aumento de la precarga, frecuencias cardíacas normales o bajas y conservación de la contractilidad.** Debido al riesgo elevado que tienen de descenso de la perfusión coronaria, la resistencia vascular sistémica debe estar aumentada siempre que cae la presión de perfusión diastólica. Todos los fármacos o situaciones que pudieran aumentar la resistencia vascular pulmonar deben evitarse por todos los medios. La P_{CO_2} debe mantenerse en el intervalo bajo o normal y debe suministrarse una concentración inspirada de O_2 alta para minimizar la vasoconstricción pulmonar.

B. Estenosis aórtica e insuficiencia mitral. Esa combinación es relativamente poco frecuente, pero se debe sospechar en sujetos que tienen estenosis aórtica que también tienen aumento de tamaño de la aurícula izquierda con fibrilación auricular. La insuficiencia mitral se puede exacerbar por la disfunción del VI debido a una estenosis aórtica severa. En esta situación, no se requiere la sustitución de la válvula mitral y la insuficiencia mitral regresa después de la sustitución de la válvula aórtica.

1. Manejo hemodinámico

	Precarga del VI	Frecuencia cardíaca	Estado contráctil	Resistencia vascular sistémica	Resistencia vascular pulmonar
Estenosis aórtica aislada	↑	↓	Se mantiene	↑	Se mantiene
Insuficiencia mitral aislada	↑,↓	↑	Se mantiene	↓	↓
Tratamiento habitual de la lesión combinada	↑	Se mantiene	Se mantiene	Se mantiene	↓

En el manejo de estos individuos, los requisitos hemodinámicos de la estenosis aórtica y la insuficiencia mitral son contradictorios. **Como es la estenosis aórtica la que llevará con mayor frecuencia a estos pacientes a situaciones intraoperatorias mortales, se debe dar prioridad a esta entidad cuando se manejen las variables hemodinámicas.**

El aumento de la precarga normalmente es beneficioso y, para la perfusión coronaria, es deseable el mantenimiento de una poscarga como mínimo normal. Evidentemente, el aumento de la resistencia vascular sistémica puede perjudicar al flujo anterógrado, pero la válvula aórtica estenótica proporciona la impedancia primaria para el flujo anterógrado, sin importar cuál sea la resistencia vascular sistémica. La frecuencia cardíaca se debe mantener al menos en intervalos normales y se evitará la taquicardia a toda costa. La contractilidad no se debe deprimir y se evitarán las situaciones y fármacos que aumenten la resistencia vascular pulmonar.

C. Estenosis aórtica e insuficiencia aórtica. La combinación de insuficiencia aórtica y estenosis aórtica no es bien tolerada porque supone para el VI una sobrecarga importante tanto de presión como de volumen. Estas tensiones provocan un incremento importante del consumo miocárdico de O_2 (MVO_2) y, como sería de esperar, la angina de pecho es un síntoma precoz de esta combinación. Una vez que aparece la sintomatología, el pronóstico es similar al de la estenosis aórtica pura.

1. Manejo hemodinámico

	Precarga del VI	Frecuencia cardíaca	Estado contráctil	Resistencia vascular sistémica	Resistencia vascular pulmonar
Estenosis aórtica aislada	↑	↓	Se mantiene	↑	Se mantiene
Insuficiencia aórtica aislada	↑	↑	Se mantiene	↓	Se mantiene
Manejo habitual de la lesión combinada	↑	Se mantiene	Se mantiene	Se mantiene	Se mantiene

Normalmente, el aumento de la precarga es favorable tanto para la estenosis aórtica como para la insuficiencia aórtica. Sin embargo, los requisitos hemodinámicos de la poscarga y de la frecuencia cardíaca de ambas lesiones son contradictorios. En general, es lógico **mantener un perfil hemodinámico compatible con la estenosis aórtica,** porque el compromiso de esta lesión en el intraoperatorio es potencialmente más mortal que si se aumenta la insuficiencia aórtica. A pesar del riesgo que tiene disminuir el gasto cardíaco, la resistencia vascular sistémica debe aumentarse siempre que las presiones sistémicas comiencen a descender para conservar el flujo sanguíneo coronario. El mantenimiento de una frecuencia cardíaca, una contractilidad y una resistencia vascular pulmonar normales ayudará a estabilizar al paciente.

D. Insuficiencia aórtica e insuficiencia mitral. La combinación de insuficiencia aórtica e insuficiencia mitral es frecuente y esta combinación puede provocar un deterioro clínico rápido.

1. Manejo hemodinámico

	Precarga del VI	Frecuencia cardíaca	Estado contráctil	Resistencia vascular sistémica	Resistencia vascular pulmonar
Insuficiencia mitral aislada	↑,↓	↑	Se mantiene	↓	↓
Insuficiencia aórtica aislada	↑	↑	Se mantiene	↓	Se mantiene
Manejo habitual de la lesión combinada	↑	↑	Se mantiene	↓	Se mantiene

Los requerimientos hemodinámicos de la insuficiencia aórtica y la insuficiencia mitral son similares. El problema principal consiste en proporcionar un flujo anterógrado y una circulación periférica adecuados. El desarrollo de acidosis, que provoca vasoconstricción periférica y un aumento de la impedancia al flujo de salida del VI, puede inducir un deterioro clínico rápido. Por tanto, mantener la resistencia vascular sistémica relativamente baja mientras se mantiene una presión de perfusión adecuada es el delicado equilibrio clínico que se necesita hasta que se pueda iniciar la derivación cardiopulmonar.

E. Estenosis mitral e insuficiencia mitral. La estenosis mitral reumática raramente es pura y habitualmente coexiste con la insuficiencia mitral. Cuando se trata a un enfermo que presenta combinadas ambas alteraciones, las decisiones relacionadas con el manejo hemodinámico deben tener en cuenta cuál es la lesión predominante. Como regla general, la estabilización hemodinámica óptima se consigue con **la normalización de la poscarga, de la frecuencia cardíaca y de la contractilidad** mientras se evitan los fármacos y situaciones que provocan una constricción pulmonar reactiva y se proporciona una precarga adecuada.

1. Manejo hemodinámico

	Precarga del VI	Frecuencia cardíaca	Estado contráctil	Resistencia vascular sistémica	Resistencia vascular pulmonar
Estenosis mitral aislada	↑	↓	Se mantiene	Se mantiene	↓
Insuficiencia mitral aislada	↑,↓	↑	Se mantiene	↓	↓
Manejo habitual de la lesión combinada	↑	Se mantiene	Se mantiene	↓Se mantiene	↓

X. Válvulas cardíacas protésicas. Charles Hufnagel colocó la primera prótesis cardíaca en la aorta descendente en 1952 en un sujeto que tenía una insuficiencia aórtica severa. En los últimos 50 años, la familia de las válvulas protésicas existentes ha aumentado para incluir prótesis biológicas porcinas sin stent, prótesis biológicas porcinas y de pericardio con stent, aloinjertos y una amplia variedad de prótesis mecánicas. La decisión sobre qué válvula protésica se debe usar en cada paciente en particular se basa en distintos factores, como son la esperanza de vida del paciente (las prótesis mecánicas duran más), la capacidad que tiene el individuo para cumplir con el tratamiento anticoagulante (las prótesis mecánicas requieren la anticoagulación continuada), la anatomía y anatomía patológica de la valvulopatía existente y la experiencia del cirujano[10,11].

A. Características esenciales de las válvulas cardíacas protésicas

Una válvula cardíaca protésica ideal no es trombogénica, es químicamente inerte, conserva los elementos sanguíneos y permite un flujo sanguíneo fisiológico. El gran número de válvulas protésicas distintas que se han desarrollado indica que aún no se ha encontrado la válvula ideal.

B. Tipos de válvulas protésicas

1. **Mecánicas.** Las válvulas protésicas mecánicas actuales son duraderas, pero trombogénicas. En estos momentos, todos los enfermos portadores de una válvula protésica mecánica requieren tratamiento anticoagulante durante el resto de su vida. Normalmente, la anticoagulación se consigue con warfarina sódica administrada en una dosis que eleve el tiempo de protrombina hasta 1,5-2 veces el del control. Hay cuatro tipos básicos de válvulas protésicas mecánicas.

   a. **Prótesis valvulares con bola en jaula** (Figura 12.9). La prótesis valvular inicial de Starr-Edwards con jaula provocaba una alta tasa de fenómenos tromboembólicos. No obstante, se hicieron algunas mejoras de la válvula, como el recubrimiento de todos los componentes metálicos con tejido, para estimular el crecimiento del tejido circundante y permitir que la válvula desarrolle su neoíntima para disminuir la formación de trombos. La válvula de Starr-Edwards se ha usado en posiciones aórtica, mitral y tricúspide. Otras válvulas de este tipo son las de Smeloff-Cutter, Braunwald-Cutter, Magovern-Cromie y DeBakey-Surgitool. Como estas válvulas son voluminosas y las más trombogénicas de las válvulas actuales, y como la bola tiende a interferir con el flujo sanguíneo laminar central, actualmente no son muy utilizadas.

   b. **Prótesis valvulares con disco en jaula** (Figura 12.10). Intentando superar la obstrucción al flujo sanguíneo presentado por una válvula voluminosa con bola en jaula, especialmente durante las taquiarritmias cardíacas, se desarrolló una válvula de disco en jaula. Debido a la rápida fragmentación del disco, que incluía la formación de una muesca en él e incluso su embolización, las prótesis valvulares con disco en jaula ya no se usan en la clínica. Sin embargo, el amplio uso que se hizo de ellas en los años setenta ha dado lugar a un reservorio de pacientes que tienen implantadas estas válvulas, que aún se pueden encontrar. Otras prótesis valvulares con disco en jaula que se han usado alguna vez son las de Starr-Edwards serie 6500, Kay-Shiley, Cross-Jones, Harken y Cooley-Bloodwell-Cutter.

   c. **Prótesis valvulares con disco pivotante de una sola valva** (Figura 12.11). En un intento de disminusir el gradiente de presión transvalvular en el postoperatorio, en el cual una bola o disco ocluye el centro del trayecto de la sangre (es decir, la bola en jaula o el disco en jaula), se desarrolló la válvula de disco pivotante

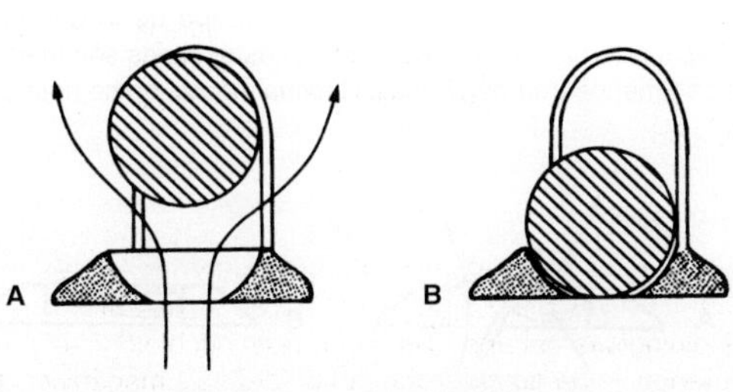

Figura 12.9. Prótesis valvular de bola en jaula mostrando el movimiento de la bola en posición abierta **(A)** y cerrada **(B)**.

A B
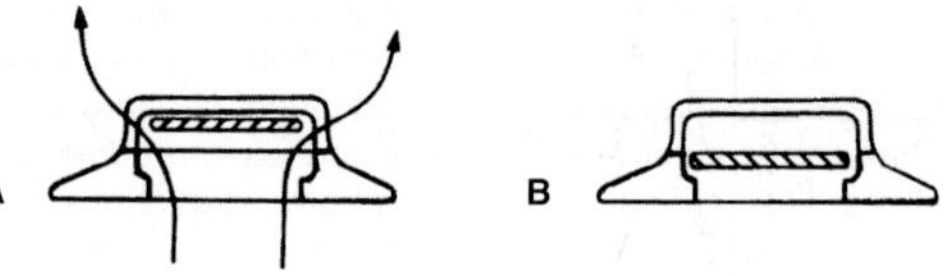

Figura 12.10. Prótesis valvular de disco en jaula mostrando el disco en posición abierta **(A)** y cerrada **(B)**.

monocúspide de flujo central. Aunque las características de flujo eran mejores que las relacionadas con las válvulas oclusoras centrales, las complicaciones tromboembólicas se siguieron produciendo incluso con la anticoagulación adecuada. Las válvulas de disco pivotante monocúspide que se pueden encontrar en uso clínico en este momento son las de Sorin Allcarbon (alojamiento de una aleación de cromo recubierta con carbono pirolítico con monovalva de carbono pirolítico), Medtronic Hall (alojamiento de titanio con valva de carbono pirolítico), Omnicarbon (alojamiento de titanio con monovalva de carbono pirolítico) y Bjork-Shiley Monostrut (alojamiento de aleación de cobalto-cromo con monovalva de carbono pirolítico).

d. **Prótesis valvulares con disco pivotante bivalvo** (Figura 12.12). En 1997 se introdujo la válvula cardíaca bivalva de St. Jude como un dispositivo de bajo perfil que permite el flujo sanguíneo central a través de dos discos semicirculares que pivotan sobre puntales de soporte. La válvula de St. Jude puede ponerse en posiciones aórtica, mitral o tricúspide. Estas válvulas producen una baja resistencia al flujo sanguíneo y tienen una incidencia menor de complicaciones tromboembólicas, aunque la anticoagulación aún es necesaria. Los estudios indican pocas diferencias en los perfiles hemodinámicos o en los resultados tras la implantación de las prótesis monocúspide de Medtronic-Hall o bicúspide de St. Jude. Las prótesis valvulares mecánicas bivalvas que se pueden encontrar en uso actualmente son las de St. Jude Medical (alojamiento de grafito recubierto de carbono pirolítico y valvas de pirolita con tungsteno para hacerlas radioopacas), CarboMedics (alojamiento de pirolita sólida con grafito recubierto de carbono pirolítico y valvas con una base de tungsteno), Edwards Tekna (alojamiento de pirolita sólida con valvas de grafito recubierto con carbono pirolítico y tungsteno), Bicarbon (aleación de titanio recubierta con pirolita con valvas de grafito recubierto con carbono pirolítico y una base de tungsteno) y Advancing the Standard (alojamiento de pirolita con valvas de una base de grafito recubiertas de carbono pirolítico).

2. **Biológicas.** Las válvulas biológicas se pueden clasificar en dos grupos: con stent y sin stent. La prótesis biológica porcina de Hancock se introdujo en 1970, seguida por la prótesis pericárdica bovina Ionescu-Shiley en 1974 y la válvula biológica aórtica porcina de Carpentier-Edwards en 1975. Al contrario de lo que sucede con las prótesis mecánicas modernas, las prótesis biológicas actuales son menos duraderas pero también mucho menos trombogénicas. Habitualmente, no se necesita una anticoagulación

A B
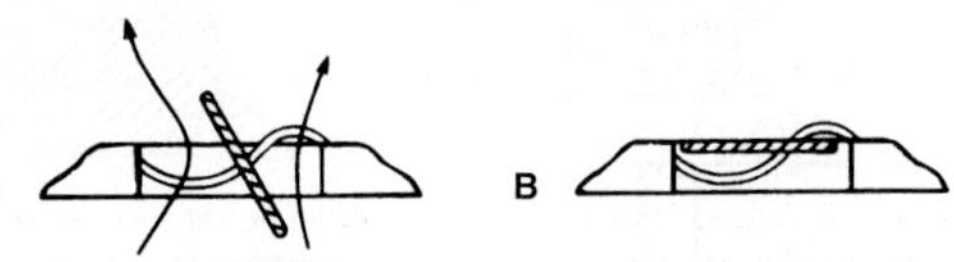

Figura 12.11. Prótesis valvular de disco pivotante monocúspide mostrando el disco en posición abierta **(A)** y cerrada **(B)**.

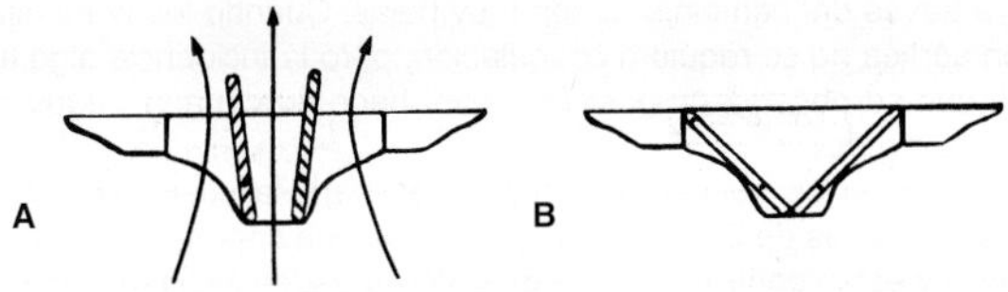

Figura 12.12. Prótesis valvular de disco pivotante bivalva mostrando los discos en posición abierta **(A)** y cerrada **(B)**.

a largo plazo ante una prótesis biológica implantada en posición aórtica, aunque se usa a menudo ácido acetilsalicílico, dipiridamol u otros fármacos antiagregantes. Por desgracia, las prótesis biológicas implantadas en posición mitral aún suponen un riesgo de tromboembolia para los sujetos y requieren la anticoagulación con warfarina.

Los resultados globales a 11 años de los pacientes tratados con prótesis mecánicas y prótesis biológicas fueron similares, lo que hizo que se recomendara que se usaran las prótesis biológicas en pacientes mayores de 60 años que se someten a una sustitución valvular aórtica debido al alto riesgo de hemorragia y al riesgo más bajo de insuficiencia valvular mecánica durante el resto de la vida de estos pacientes. Por el contrario, las prótesis mecánicas se deben usar en enfermos entre los 35 y los 60 años y en los que se implanta una sustitución valvular mitral por el mayor riesgo de insuficiencia estructural de la prótesis biológica en posición mitral y la mayor probabilidad que tienen los individuos más jóvenes de sobrevivir a su prótesis biológica. Debido a los efectos teratógenos de warfarina, en las mujeres jóvenes que desean quedarse embarazadas se debe implantar una prótesis biológica.

a. **Prótesis biológicas con stent.** Las prótesis biológicas construidas con válvulas aórticas porcinas o pericardio bovino se colocan sobre un stent de polipropileno acoplado en un anillo de suturado de silicona cubierto de Dacron. Estas válvulas permiten un mejor flujo anular central y menos turbulencias, pero el stent provoca una cierta obstrucción al flujo anterógrado, provocando con ello un gradiente de presión transvalvular residual.

   La calcificación de las prótesis biológicas es un problema importante a largo plazo con las válvulas porcinas, que se calcifican en las comisuras, mientras que las de pericardio bovino se calcifican en las regiones de flexión.

   Las válvulas con stent que se usan actualmente son las de Carpentier-Edwards Supra-annular Porcine, Hancock II Porcine, Medtronic Intact Porcine, Medtronic Mosaic Porcine, Hancock Modified Orifice Porcine, Biocor Porcine, St. Jude Medical Bioimplant Porcine, St. Jude Medical X-Cell Porcine, Carpentier-Edwards Pericardial, Mitroflow Pericardial, Sorin Pericarbon Pericardial y Pericarbon Pericardial.

b. **Prótesis biológicas sin stent.** Las válvulas porcinas fijadas en una solución de glutaraldehído sin presión pero sin usar el stent pertenecen a la categoría de prótesis biológicas sin stent. Los tipos principales de válvulas utilizadas en clínica dentro de esta categoría son las de St. Jude Medical-Toronto SPV Stentless Porcine, Medtronic Freestyle Stentless Porcine, Cryolife Bravo Stentless Porcine, Baxter Prima Stentless Porcine y Biocor Stentless Porcine.

3. **Humanas.** El primer uso que se hizo de una prótesis biológica procedente de un cadáver fue en 1962. Sin embargo, las técnicas como la radiación o el tratamiento químico, que se usaron para esterilizar y preservar los primeros homoinjertos para su implantación, provocaron una durabilidad más corta. Más recientemente se han usado soluciones de antibióticos para esterilizar las válvulas humanas, que a continuación se congelan en nitrógeno líquido hasta su implantación. Con estas técnicas es infrecuente el debilitamiento de las prótesis para provocar la rotura de la cúpula, durando el 75% de las prótesis más de 10 años, independientemente de la edad del sujeto. La incidencia de la endocarditis valvular protésica y la hemólisis resultante del flujo de

sangre a través del homoinjerto son muy bajas. Cuando los homonijertos se usan en posición aórtica no se requiere coagulación, pero la incidencia algo mayor de tromboembolia que se observa en posición mitral hace que la anticoagulación sea un tema más controvertido.

Los homoinjertos pueden ser más útiles para la sustitución valvular aórtica en pacientes menores de 35 años y en pacientes que tienen una endocarditis sobre válvula nativa y están contraindicados en enfermedades asociadas con la dilatación progresiva de la raíz aórtica, que estirarían la prótesis valvular y provocarían una insuficiencia precoz, así como en enfermos que tienen hipertensión mal controlada, que supondría un aumento de estrés sobre las valvas de la válvula.

XI. Profilaxis de la endocarditis bacteriana subaguda. Las válvulas cardíacas protésicas, así como las válvulas nativas anormales, suponen un nido para la infección. Las defensas inmunes del cuerpo no pueden proteger bien estas válvulas como lo hacen con el corazón normal. Cuando un procedimiento invasivo supone un riesgo de bacteriemia para un paciente que tiene una cardiopatía valvular, se deben tomar precauciones para prevenir la siembra de una válvula anormal o artificial con bacterias que, una vez presentes, son muy difíciles de erradicar. En la práctica, esta preocupación se traduce en:

1. Una técnica estrictamente aséptica en todos los procedimientos realizados en pacientes que tienen una cardiopatía valvular.
2. Eliminación de las fuentes de infección existentes antes de implantar una válvula protésica.
3. La profilaxis antibiótica antes, durante y después de los procedimientos invasivos.

Las normas de la profilaxis antibiótica en los sujetos que tienen una cardiopatía valvular se exponen en la Tabla 12.1.

XII. Manejo anticoagulante

A. Manejo crónico

Como las válvulas cardíacas protésicas están elaboradas con materiales extraños, suponen un riesgo de trombosis y embolización sistémica. El alcance de este riesgo depende del tipo de válvula protésica, de su localización en el corazón y de los demás factores de riesgo asociados de trombosis. En general, las válvulas mecánicas son mucho más trombogénicas que las biológicas, y las implantadas en posición mitral tienen un riesgo mayor que las que se encuentran en posición aórtica.

Warfarina sódica es el fármaco usado con mayor frecuencia para prevenir crónicamente la formación del trombo sobre las válvulas protésicas. Sin embargo, en situaciones especiales se usa heparina no fraccionada, heparina de bajo peso molecular o antiagregantes plaquetarios como ácido acetilsalicílico.

Aún existen polémicas sobre la dosis óptima de warfarina y el consecuente índice internacional normalizado (INR) diana que se debe usar en muchas situaciones y el lugar que los fármacos antiagregantes deben ocupar en el tratamiento. Las normas más recientes propuestas por el American College of Chest Physicians se exponen en la Tabla 12.2.

B. Manejo perioperatorio

Aunque hay un acuerdo universal de que la presencia de una válvula cardíaca mecánica requiere la anticoagulación sistémica crónica, el acuerdo no es tan completo sobre el manejo anticoagulante inmediatamente antes y después de la cirugía[12,13]. Kearon y Hirsh[14] describieron que la tasa de tromboembolia asociada con una válvula cardíaca mecánica, aunque sea sin tratamiento, alcanza una media de sólo ocho episodios por año o 0,02 episodios por día. Según estos estudios, y el gasto y complicaciones asociadas con el uso de heparina intravenosa, estos autores recomendaron que se debía interrumpir la administración de warfarina varios días antes de la cirugía programada para dejar que el INR cayese a 1,5 o menos y después reiniciarla lo antes posible en el postoperatorio, pero sin la introducción del tratamiento con heparina. Otros autores sugieren el uso de heparina cuando el INR sea menor de 2 al menos en los individuos que tienen válvulas protésicas mitrales u otros factores de riesgo. Las recomendaciones sobre el manejo perioperatorio de los anticoagulantes en enfermos que tienen válvulas cardíacas mecánicas que se someten a una cirugía cardíaca se exponen en la tabla 12.3.

Tabla 12.1. Pautas sugeridas de prevención de la endocarditis bacteriana en pacientes con válvulas cardíacas protésicas (definida como pacientes de alto riesgo de endocarditis bacteriana subaguda)

	Fármaco	Dosis en adultos	Dosis en pediatría[a]
Procedimientos dentales y en vías respiratorias altas			
Profilaxis general estándar	Amoxicilina	2 g VO a menos de una hora del procedimiento	50 mg/kg VO
Pacientes que no pueden tomar mediación por vía oral	Ampicilina	2 g IM o IV a menos de 30 minutos del procedimiento	50 mg/kg IM o IV
Pacientes alérgicos a penicilina y amoxicilina	Cefalexina o Cefadroxilo[b]	2 g VO a menos de una hora del procedimiento	50 mg/kg VO
	o		
	Clindamicina	600 mg VO a menos de una hora del procedimiento	20 mg/kg VO
	o		
	Azitromicina o Claritromicina	500 mg VO a menos de una hora del procedimiento	15 mg/kg VO
Pacientes alérgicos a penicilina y amoxicilina que no pueden tomar medicación por vía oral	Clindamicina	300 mg IV a menos de 30 minutos del procedimiento	10 mg/kg
	o		
	Cefazolina[b]	1 g IM o IV a menos de 30 minutos del procedimiento	25 mg/kg IM o IV
Procedimientos genitourinarios y gastrointestinales			
Profilaxis general estándar	Ampicilina	2 g IM o IV a menos de 30 minutos del procedimiento	50 mg/kg
	más		
	Gentamicina[c]	1,5 mg/kg (sin superar los 120 mg) a menos de 30 minutos del procedimiento	1,5 mg/kg
	seguidas por		
	Amoxicilina	1 g VO 6 horas tras la dosis inicial	25 mg/kg VO
	o		
	Ampicilina	1 g IM o IV 6 horas tras la dosis inicial	25 mg/kg IM o IV
Pacientes alérgicos a penicilina	Vancomicina[c]	1 g IV durante 1-2 horas a menos de 30 minutos del procedimiento	20 mg/kg
	más		
	Gentamicina[c]	1,5 mg/kg IM o IV (sin superar los 120 mg) a menos de 30 minutos del procedimiento	1,5 mg/kg

[a] La dosis total en pediatría no debe superar la dosis del adulto.
[b] Las cefalosporinas no deben usarse en pacientes con reacción de hipersensibilidad de tipo inmediato (urticaria, angioedema o anafilaxia) por penicilinas.
[c] No se recomienda una segunda dosis de vancomicina o gentamicina.
IM, intramuscular; IV, intravenoso; VO, vía oral.
Adaptado de Dajani AS, Taubert KA, Wilson W y cols. Prevention of bacterial endocarditis. JAMA 1997;277:1794-1800, con autorización.

Tabla 12.2. Recomendaciones para la anticoagulación crónica de pacientes con válvulas cardíacas protésicas. American College of Chest Physicians

Válvulas cardíacas mecánicas	Válvulas cardíacas bioprotésicas
1. Todos los pacientes deben recibir anticoagulantes orales	1. Todos los pacientes reciben anticoagulantes orales en los primeros 3 meses tras la implantación valvular, con un INR diana de 2,5 (intervalo 2-3)
2. Se debe usar heparina no fraccionada o de bajo peso molecular hasta que el INR alcance un nivel terapéutico durante 2 días	2. Se debe usar heparina no fraccionada o de bajo peso molecular hasta que el INR alcance un nivel terapéutico durante 2 días
3. El INR diana es de 2,5 (intervalo 2-3) para la válvula bivalva de St. Jude Medical, válvula bivalva de Carbomedics, válvula de disco pivotante de Medtronic-Hall en posición aórtica, con aurícula de tamaño normal y ritmo sinusal	3. Tratamiento crónico con ácido acetilsalicílico en dosis de 80 mg/d para los pacientes en ritmo sinusal
4. INR diana de 3 (intervalo de 2,5-3,5) para válvulas mitrales con disco pivotante y mecánicas bivalvas	4. Anticoagulantes orales con un INR diana de 2,5 (intervalo 2-3) en pacientes con fibrilación auricular o trombos en aurícula izquierda en el momento de la cirugía
5. INR diana de 3 (intervalo de 2,5-3,5) para válvulas bivalvas aórticas con fibrilación auricular	5. Los anticoagulantes orales son óptimos para pacientes que también llevan un marcapasos permanente (INR 2,5, intervalo 2-3)
6. Como alternativa, INR diana de 2,5 (intervalo 2-3) junto con ácido acetilsalicílico en dosis de 80-100 mg/d en pacientes con válvulas mitrales con disco pivotante o válvulas aórticas bivalvas con fibrilación auricular	6. Anticoagulantes orales con un INR diana de 2,5 (intervalo 2-3) durante 3-12 meses en pacientes con embolia sistémica
7. INR diana de 3 (intervalo de 2,5-3,5) junto con ácido acetilsalicílico en dosis de 80-100 mg/d para pacientes con válvulas de bola en jaula o de disco en jaula	
8. INR diana de 3 (intervalo 2,5-3,5) junto con ácido acetilsalicílico en dosis de 80-100 mg/d en pacientes con válvulas mecánicas y factores de riesgo añadidos	
9. INR diana de 3 (intervalo 2,5-3,5) junto con ácido acetilsalicílico en dosis de 80-100 mg/d en pacientes con embolia sistémica a pesar de un tratamiento anticoagulante adecuado	

INR, índice internacional normalizado.
Adaptado de Stein PD, Alpert JS, Bussey HI y cols. Antithrombotic therapy in patients with mechanical and biological prosthetic heart valves. Chest 2001;119:220S-227S.

Tabla 12.3. Tratamiento anticoagulante preoperatorio y postoperatorio en cirugía no cardíaca

En pacientes que tienen válvulas aórticas mecánicas sin ningún otro factor de riesgo:

- Interrumpir la administración de warfarina 4 días antes del preoperatorio
- Realizar la cirugía cuando el INR sea <1,5
- Reiniciar la warfarina en cuanto sea posible en el postoperatorio
- Administrar heparina sólo si el INR es <2 durante ≥5 días

En cuanto a los pacientes con válvulas mitrales mecánicas o válvulas aórticas y otros factores de riesgo de tromboembolia:

- Interrumpir la administración de warfarina 4 días antes del preoperatorio
- Administrar heparina IV o heparina de bajo peso molecular SC cuando el INR sea <2
- Interrumpir la administración de heparina IV 12 horas antes de la cirugía, o la heparina de bajo peso molecular 24 horas antes de la cirugía
- Realizar la cirugía cuando el INR sea <1,5
- Reiniciar la warfarina y la heparina en cuanto sea posible en el postoperatorio
- Interrumpir la administración de heparina cuando el INR sea ≥2

INR, índice internacional normalizado; IV, intravenoso; SC, subcutáneo.
Adaptado de Teide DJ, Nishimura RA, Gastineau DA y cols. Modern management of prosthetic valve anticoagulation. Mayo Clin Proc 1998;73:665-680.

Bibliografía

1. **Jackson JM, Thomas SJ. Valvular heart disease. In: Kaplan JA, Reich DL, Konstadt SN, eds. *Cardiac anesthesia*, 4th ed. Philadelphia: WB Saunders, 1999:727–785.**
2. **Jackson JM, Thomas SJ, Lowenstein E. Anesthetic management of patients with valvular heart disease. *Semin Anesth* 1982;1:239–252.**
3. Gorlin R, McMillan IKR, Medd WE, et al. Dynamics of the circulation in aortic valvular disease. *Am J Med* 1955;18:855–870.
4. Goertz AW, Lindner KH, Schutz W, et al. Influence of phenylephrine bolus administration on left ventricular filling dynamics in patients with coronary artery disease and patients with valvular aortic stenosis. *Anesthesiology* 1994;81:49–58.
5. Yang SS, Bentivoglia LG, Maranhao V, et al. Assessment of valvular regurgitation. In: Yang SS, Bentivoglia LG, Maranhao V, et al., eds. *From cardiac catheterization data to hemodynamic parameters,* 2nd ed. Philadelphia: FA Davis, 1988:152–165.
6. Howie MB, Black HA, Romanelli VA, et al. A comparison of isoflurane versus fentanyl as primary anesthetics for mitral valve surgery. *Anesth Analg* 1996;83:941–948.
7. Fuchs RM, Heuser RR, Yin FCP, et al. Limitations of pulmonary wedge V waves in diagnosing mitral regurgitation. *Am J Cardiol* 1982;49:849–854.
8. Moore RA, Neary M, Gallagher J, et al. Determination of pulmonary capillary wedge position in patients with giant v-waves. *J Cardiothorac Anesth* 1987;1:108–113.
9. Butterworth JF, Legault C, Royster RL, et al. Factors that predict the use of positive inotropic drug support after cardiac valve surgery. *Anesth Analg* 1998;86:461–467.
10. **Edmunds L. Evolution of prosthetic heart valves. *Am Heart J* 2001;141:849–855.**
11. Birkmeyer NJ, Birkmeyer JD, Tosteson AN, et al. Prosthetic valve type for patients undergoing aortic valve replacement: a decision analysis. *Ann Thorac Surg* 2000;70:1946–1952.
12. Tiede DJ, Nishimura RA, Gastineau DA, et al. Modern management of prosthetic valve anticoagulation. *Mayo Clin Proc* 1998;73:665–680.
13. **Stein PD, Alpert JS, Bussey HI, et al. Antithrombotic therapy in patients with mechanical and biological prosthetic heart valves. *Chest* 2001;119:220S–227S.**
14. **Kearon C, Hirsh J. Management of anticoagulation before and after elective surgery. *N Engl J Med* 1997;336:1506–1511.**

 Capítulo 13

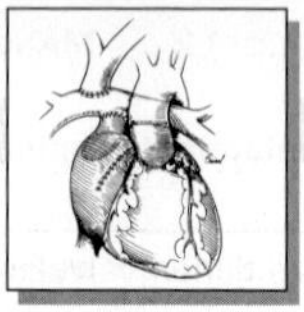

Capítulo 13

Abordajes alternativos de la cirugía cardíaca con y sin derivación cardiopulmonar

James G. Ramsay, Michael G. Licina, Hamdy Awad, Charles J. Hearn,
Lee K. Wallace y Randall K. Wolf

Los últimos 10 años han sido testigos de la gran evolución de la cirugía cardíaca, paralela a los avances en cirugía «mínimamente invasiva» y laparoscópica que han aparecido en otros campos de la cirugía[1]. Las dos metas principales han sido reducir el uso de la derivación cardiopulmonar (DCP) durante la revascularización y reducir el carácter invasivo del procedimiento quirúrgico, con los objetivos generales de preservar y mejorar la calidad del procedimiento, a la vez que se obtiene una recuperación más rápida, una reducción de costes del procedimiento y una menor morbilidad y mortalidad. El equipo de anestesia facilita una recuperación precoz más rentable a la vez que proporciona unas condiciones quirúrgicas seguras y excelentes tanto para el paciente como para el cirujano. Las técnicas de anestesia y las modalidades de monitorización han evolucionado a la vez que se han producido cambios en la práctica quirúrgica. Los anestesistas han aprendido más sobre cómo apoyar la circulación durante la manipulación cardíaca y los períodos de oclusión coronaria. Nos hemos visto cargados con la tarea de proporcionar la monitorización y el soporte mientras que opera el cirujano con una exposición mínima y mientras que al mismo tiempo facilitamos la recuperación y el alta más precoces. Las técnicas quirúrgicas y los aspectos anestésicos que se comentan en este capítulo son el injerto de derivación arterial coronaria (IDAC) sin DCP [IDAC sin DCP (OPCAB, por sus siglas en inglés] y la derivación arterial coronaria directa mínimamente invasiva (MIDCAB, por sus siglas en inglés], la cirugía valvular mínimamente invasiva (CVMI), el IDAC por endoscopia controlado por robótica y asistido por ordenador y la revascularización transmiocárdica por láser (RTML), como técnicas alternativas de revascularización.

I. Derivación arterial coronaria sin bomba y derivación arterial coronaria directa por procedimientos mínimamente invasivos

A. Perspectiva histórica

1. Cirugía de revascularización precoz

a. Los primeros intentos de realizar una cirugía arterial coronaria sin usar la DCP consistieron en el procedimiento de Vineberg en Canadá [tunelización de la arteria mamaria interna (AMI) en el miocardio isquémico] en los años cincuenta y la anastomosis entre arteria mamaria interna y arteria coronaria en los años sesenta realizada por Kolessov en Rusia.

b. Sabiston en los Estados Unidos y Favaloro en Sudamérica publicaron el uso de la vena safena en los injertos de derivación arterial entre aorta y coronarias (IDAC), realizada sin DCP en el mismo período de tiempo.

c. La introducción del IDAC a finales de los años sesenta amplió las indicaciones de la DCP, que ya había permitido la reparación de las cardiopatías congénitas y la cirugía valvular desde los años cincuenta. El uso de DCP con cardioplejía se convirtió en el estándar de asistencia en los años setenta, creando un campo quirúrgico inmóvil y la «protección» miocárdica con asistolia e hipotermia.

2. Publicaciones de principios de los noventa

a. Los cirujanos sudamericanos, que tenían unos recursos más bien escasos, continuaron desarrollando técnicas quirúrgicas sin DCP y publicaron sus resultados en las revistas norteamericanas de los años ochenta y principios de los noventa.

En 1991 Benetti y cols.[2] describieron los resultados de 700 IDAC sin DCP realizados durante un período de 12 años, con una morbilidad y mortalidad bajas.

b. El interés en Norteamérica y Europa creció en los años noventa, alimentado por el deseo de hacer una cirugía que fuera más atractiva (frente a la angioplastia), así como la necesidad de reducir los costes y la duración de la estancia. Se exploraron otras incisiones alternativas, se desarrollaron técnicas y dispositivos que facilitaron la cirugía sobre el corazón con latido y se acuñaron los términos «OPCAB» y «MIDCAB».

3. Cirugía cardíaca a través de accesos periféricos

a. A la vez que se intentaba realizar un IDAC sin DCP, un grupo de la Universidad de Stanford introdujo una técnica que permitía realizar la cirugía con instrumental endoscópico a través de unos accesos pequeños (1-2 cm) y una pequeña toracotomía. Es lo que se denomina cirugía a través de accesos periféricos o Heartport (Johnson y Johnson, Inc., New Brunswick, NJ, EE.UU.). Se requería un campo quirúrgico inmóvil, por lo que necesitaba DCP. Además, es necesario el uso amplio de la ecocardiografía transesofágica (ETE) para facilitar la colocación del equipo y monitorizar la posición de las distintas cánulas.

b. La Heartport contribuyó al conocimiento de dos áreas importantes: la instrumentación endovascular percutánea para la DCP y la instrumentación que permite realizar esta cirugía a través de la pequeña toracotomía. Estas últimas técnicas continúan desarrollándose para permitir la cirugía valvular «mínimamente invasiva» a través de incisiones parciales de esternotomía o toracotomía.

4. MIDCAB. Varias **incisiones alternativas** a la esternotomía de la línea media han permitido acceder a los territorios específicos de la arteria coronaria y realizar el IDAC sin DCP. **El abordaje más popular y apoyado es la toracotomía anterior izquierda, que permite disecar la AMI e injertarla en el territorio de la arteria descendente anterior izquierda (DA). Éste es el procedimiento que habitualmente se conoce como MIDCAB.**

5. Experiencia norteamericana y europea después de 1998

a. Inicialmente contempladas como experimentales, las técnicas sin bomba están ahora bien establecidas como una alternativa aceptable al IDAC con DCP. Aproximadamente el 10%-20% de todas las cirugías de IDAC se realizan usando estas técnicas, pero las variaciones son amplias en la práctica. Algunos cirujanos realizan prácticamente todos los procedimientos de revascularización como OPCAB y en la mayoría de las cirugías cardíacas mayores hay al menos un cirujano que realiza un número significativo de procedimientos sin bomba.

b. Los procedimientos de MIDCAB exigen un mayor nivel técnico porque requieren una instrumentación y técnica operatoria especializadas a través de una pequeña incisión. Estos procedimientos se realizan en un número de centros menor que los procedimientos de OPCAB.

B. Justificación de obviar la esternotomía y la DCP en la cirugía arterial coronaria

1. Reducción de las complicaciones

a. Un cambio en la práctica quirúrgica debería dar resultados mejores o equivalentes con un coste menor. Cuando los procedimientos OPCAB y MIDCAB se realizan por cirujanos con experiencia, usando técnicas modernas con estabilizador epicárdico, la permeabilidad del vaso a corto plazo parece ser equivalente en la OPCAB y en el IDAC con bomba en los injertos tanto arteriales como venosos. Actualmente, hay algunos datos que sugieren una permeabilidad inferior a largo plazo, pero estos datos no reflejan las recientes mejoras introducidas en los estabilizadores de arteria coronaria.

b. Al evitarse la manipulación y canulación aórtica se podrían reducir las complicaciones embólicas, como el accidente cerebrovascular. En la OPCAB de varios vasos puede ser necesario utilizar una pinza parcial o lateral para realizar la anastomosis venosa proximal, lo que se puede evitar si se usa la AMI como el único vaso proximal, dejando su origen intacto.

c. Las técnicas de MIDCAB y OPCAB reducen la «respuesta inflamatoria» global del cuerpo inducida por la cirugía y, especialmente, por la circulación extracorpórea, lo que sería de esperar para reducir las necesidades de líquido y la coagulopatía.
d. La mayoría de los artículos publicados indican una menor necesidad de transfusión, lo que es, probablemente, un efecto multifactorial que se debe a que no hay hemodilución (al evitarse el cebado de la bomba) ni hipotermia, así como tampoco hay exposición de la sangre a las superficies extracorpóreas ni dosis de heparina y protamina.

2. **Competencia con la angioplastia.** El refinamiento de la cardiología intervencionista y la reducción de las reestenosis posprocedimiento han permitido que una población de pacientes cada vez mayor reciba tratamiento de sus lesiones coronarias en el laboratorio de cateterismo. No es probable que los pacientes elijan una cirugía si los resultados no quirúrgicos son casi equivalentes. Será necesaria la evolución de las técnicas quirúrgicas hasta ofrecer los mismos resultados excelentes (o mejores) con menos invasión fisiológica si la cirugía arterial coronaria quiere sobrevivir.
3. **Evolución hacia una cirugía «mínimamente invasiva» auténtica**
   a. **Evitar la DCP tiene una importancia fisiológica mayor que evitar la esternotomía,** pero es la recuperación de la esternotomía en el postoperatorio lo que prevalece en la mente de los pacientes. Desde su perspectiva, cuanto menor sea la cicatriz quirúrgica, mejor. La MIDCAB planea este tema, pero sólo puede acceder al territorio de la arteria coronaria DA.
   b. La cirugía cardíaca ha sido lenta para adoptar las técnicas de endoscopia, en parte porque, hace poco, la tecnología no proporcionó el grado de movilidad o control requeridos para las anastomosis vasculares.
   c. La técnica Heartport supuso el primer uso publicado de las técnicas endoscópicas. Los cirujanos trabajan actualmente con instrumentos asistidos por ordenador para realizar la cirugía sobre el corazón con latido (véase más adelante). Es probable que las técnicas desarrolladas para la cirugía con bomba contribuyan a la capacidad de realizar estos procedimientos por endoscopia.

C. **Mejora del abordaje quirúrgico**
1. **Desarrollo de estabilizadores epicárdicos modernos**
   a. En las primeras publicaciones se usaron los dispositivos compresivos (como las extensiones de metal acopladas rígidamente al retractor esternal) para reducir el movimiento del vaso coronario durante los ciclos cardíacos y respiratorios. Estos dispositivos interferían con frecuencia con la función cardíaca y no se podían utilizar en las lesiones del territorio de la arteria circunfleja.
   b. **Los dispositivos modernos aplican habitualmente una suave presión o una succión sobre el epicardio, reduciendo el efecto sobre la función miocárdica a la vez que proporcionan una mayor fijación espacial.** Estos dispositivos también permiten una mayor flexibilidad para acceder a los vasos de las caras inferior y posterior del corazón (Figura 13.1).
2. **Técnicas que permiten posicionar el corazón (a través de la esternotomía media)**
   a. La cirugía sobre la pared anterior del corazón (DA y ramas diagonales) requiere habitualmente sólo una reposición leve, como la colocación de una almohadilla de laparotomía bajo el vértice cardíaco, lo que tiene un impacto mínimo sobre la función cardíaca.
   b. La cirugía sobre la arteria coronaria derecha o la arteria circunfleja izquierda o ramas marginales requiere girar o retorcer el corazón. Si se hace a mano (p. ej., por el ayudante), es una tarea problemática y, a menudo, produce compromiso hemodinámico. El uso de unas puntadas pericárdicas posteriores y una «media» de retracción suave (una gasa enrollada y envuelta que rodea el ápex en un «suspensorio» que permite tirar del corazón hacia ambos lados) facilita en gran medida la tolerancia hemodinámica ante esta posición anormal.
   c. En cuanto a la cirugía del territorio de la arteria circunfleja, la disección de la cara derecha del pericardio para prevenir la compresión del ventrículo derecho cuando se gira permite conservar su funcionalidad.

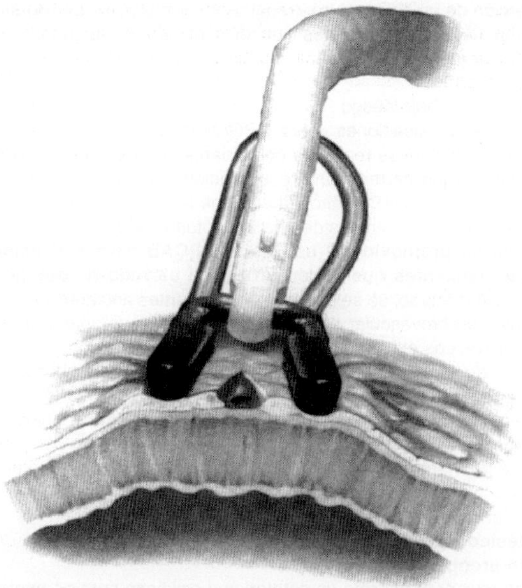

Figura 13.1. Estabilizador tisular Octopus 2 (Medtronic Inc., Minneapolis, MN, EE.UU.). El dispositivo eleva y tira firmemente del tejido mediante una suave succión, inmovilizando la zona deseada. (Cortesía de Medtronic Inc.)

3. Procedimientos auxiliares que reducen la isquemia

a. Para realizar la cirugía de IDAC sobre el corazón con latido se requiere un período obligado de oclusión coronaria para cada anastomosis distal.

b. Los cortocircuitos intracoronarios pueden mantener el flujo coronario con el posible coste de un traumatismo sobre el endotelio.

c. El «preacondicionamiento isquémico» implica una oclusión breve (en períodos de uno a 4-5 minutos, por ejemplo) seguidos por un período equivalente de reperfusión antes de realizar la anastomosis. En los modelos animales de infarto de miocardio esta técnica reduce la superficie de necrosis. Un efecto fisiológico equivalente puede obtenerse con isoflurano telespiratorio 1 MAC[3]. Es probable que un solo período de preacondicionamiento de 5 minutos antes de la OPCAB o MIDCAB no proporcione los mismos beneficios que se ven en los modelos animales que utilizan más períodos de oclusión, pero algunos cirujanos utilizan así la técnica.

d. La derivación arterial coronaria directa asistida con perfusión (PADCAB, por sus siglas en inglés) permite la perfusión inmediata del injerto venoso una vez que se realiza la anastomosis distal, lo que preserva la práctica habitual de realizar primero la anastomosis distal en la arteria coronaria y después la anastomosis proximal del injerto venoso en aorta con el corazón en su posición fisiológica. Para realizar esta técnica, se coloca una pequeña cánula arterial en la aorta o la arteria femoral, desde donde la sangre se extrae pasivamente y se bombea después en el injerto venoso con la presión y flujo deseados[4].

e. La anastomosis proximal del injerto venoso se puede realizar primero para permitir la perfusión inmediata una vez que se completa la anastomosis distal.

f. Se han descrito técnicas de hipotermia regional que se utilizan durante la oclusión arterial coronaria.

g. La inserción de un balón de contrapulsación intraaórtico (BCIA) en el preoperatorio se ha usado en pacientes con disminución de la función ventricular que requieren una OPCAB de varios vasos.

D. Selección de pacientes

1. Alto riesgo frente a bajo riesgo

a. Las primeras publicaciones sobre OPCAB describían a menudo una derivación sobre uno o dos vasos realizada en pacientes de bajo riesgo, técnica que se vio favorecida porque permitía una recuperación y un alta precoces. Algunos cirujanos realizan la MIDCAB cuando la enfermedad está limitada al territorio de la DA y se puede acceder a través de una toracotomía pequeña.

b. Ahora se ha promovido el uso de la OPCAB para derivaciones de varios vasos en pacientes que tienen un riesgo elevado de que la evolución sea negativa. A menudo, se seleccionan los pacientes ancianos que tienen riesgo de accidente cerebrovascular o los que tienen una neumopatía grave o una vasculopatía grave. Los estudios prospectivos aleatorizados aún no han demostrado la reducción de evoluciones negativas con OPCAB en estas poblaciones.

c. Zenati y cols.[5] han descrito la combinación de la MIDCAB (es decir, la implantación de la AMI en la DA) con una angioplastia o un stent sobre otros vasos en los pacientes de alto riesgo.

d. Como se ha mencionado anteriormente, un pequeño número de cirujanos intenta realizar prácticamente todos los procedimientos de IDAC como OPCAB, independientemente del estado de riesgo en el preoperatorio.

E. Manejo anestésico

1. Evaluación preoperatoria

a. Se debe revisar el informe de cateterismo cardíaco para comentarlo a continuación con el cirujano, lo cual permite al anestesiólogo predecir el efecto de cada oclusión coronaria y comentar con el cirujano la secuencia prevista de la implantación del injerto, así como el uso potencial de procedimientos adyuvantes específicos (p. ej., cortocircuitos o PADCAB). Para ello se requiere conocer la anatomía coronaria y su nomenclatura habitual (Figura 13.2).

b. El vaso y la localización y grado de la estenosis determinan la respuesta funcional a la oclusión coronaria en el intraoperatorio. Incluso cuando hay una estenosis proximal, un vaso importante (p. ej., la DA) puede suministrar adecuado flujo en reposo a una gran superficie del miocardio. La pérdida aguda de flujo en esta gran superficie (con la oclusión quirúrgica) puede provocar insuficiencia ventricular. Una estenosis más abajo en el trayecto del vaso puede ser menos importante para el rendimiento ventricular global.

c. Es probable que una estenosis de alto grado (p. ej., del 90%) se asocie con algún flujo colateral de las regiones adyacentes, ya que el flujo puede ser inadecuado a través de la estenosis incluso en reposo. Una oclusión de 10 minutos de tal vaso puede tener, sorprendentemente, poco efecto sobre la función y la hemodinámica regional debido al flujo colateral. Un grado menor de estenosis (p. ej., un 75%-80%) puede no afectar al flujo en reposo y, por tanto, puede haber poco o ningún flujo sanguíneo colateral. La oclusión de este tipo de vaso puede provocar una disfunción miocárdica grave en el territorio de ese vaso.

d. Si se va a utilizar una incisión distinta de la esternotomía para acceder a regiones coronarias específicas, es necesario comentar el posicionamiento de los brazos y del cuerpo, la necesidad potencial de anestesia en un pulmón y los lugares de acceso vascular.

2. Medidas que evitan la hipotermia

a. A diferencia del IDAC con bomba, es difícil restaurar el calor en un paciente hipotérmico tras la OPCAB. Para mantener la hemostasia y facilitar la recuperación precoz **se debe planear la prevención de las pérdidas de calor antes de que el paciente entre en el quirófano.**

b. Mientras esté en la zona preoperatoria, el paciente debe mantenerse caliente con mantas.

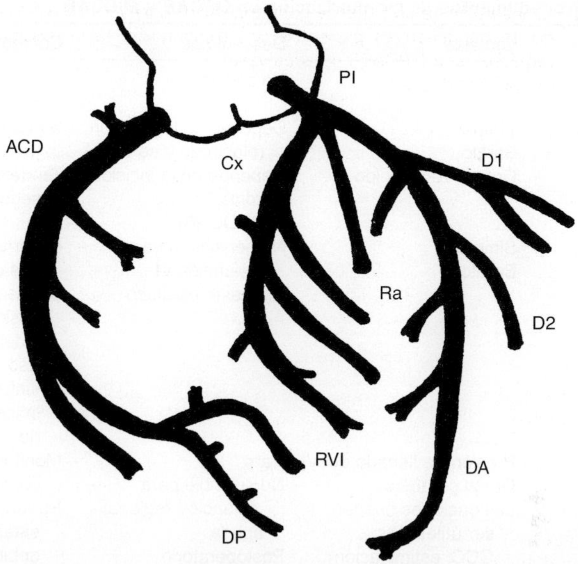

Figura 13.2. Anatomía coronaria. Las ramas principales de la arteria circunfleja (Cx) se denominan vasos «marginales» u «obtusas marginales». D1, diagonal primera; D2, diagonal segunda; DA, arteria descendente anterior izquierda; PI, principal izquierda; DP, arteria descendente posterior; ADC, arteria coronaria derecha; RVI, rama ventricular izquierda; Ra, ramos intermedios (en <40% de los sujetos).

c. El quirófano debe calentarse hasta el máximo posible tolerado por el equipo quirúrgico. La temperatura se puede reducir una vez que se han colocado los dispositivos de calentamiento y el paciente está totalmente vestido.

d. Se deben minimizar el período de tiempo y el grado en que el paciente queda sin cubrir durante los procedimientos preoperatorios y la preparación y vestido de la piel para la cirugía, para lo cual se requiere la vigilancia por parte del equipo de anestesiología y frecuentes recordatorios para el equipo de cirugía.

e. Hay varios procedimientos adyuvantes que permiten preservar el calor, como son una cubierta o inserto calentado en el colchón, sábanas de calentamiento con aire forzado, incluidas las sábanas estériles de la parte inferior del cuerpo, colocadas después de haber obtenido la vena, y los tubos de calentamiento circunferencial.

f. Los calentadores de líquido se deben usar en todas las infusiones intravenosas de volumen alto.

g. Los flujos bajos de gas nuevo con circuitos en círculo o de reabsorción de CO_2 ayudarán a prevenir la pérdida de calor.

3. Monitorización (Tabla 13.1)

a. Evaluación preoperatoria de la función ventricular

1) Uno de los determinantes de la necesidad de extender la monitorización es la función ventricular en el preoperatorio. **Los pacientes que tienen una función ventricular normal o casi normal tienen menos probabilidades de necesitar el diagnóstico y tratamiento guiado por la monitorización invasiva.**

2) Un paciente que tenga una presión telediastólica ventricular izquierda elevada (en el cateterismo cardíaco) puede tener un ventrículo «rígido» o disfunción diastólica, lo que habitualmente se debe a hipertrofia o isquemia. Las

Tabla 13.1. Procedimientos de monitorización en OPCAB y MIDCAB

Monitor	Ventajas	Desventajas	Comentario
ECG	Universal	No sensible	Mejor con múltiples derivaciones
	Simple Barato	Depende de la posición (electrodo y corazón)	Se debe calibrar
	Criterio reconocido	Depende de la incisión Pérdida de V_{4-5} (MIDCAB)	Tendencia del segmento ST útil
Presión venosa central	Simple Barato	No sensible para disfunción VI Sin gasto cardíaco	Importante para infusiones de fármacos Se afecta por la posición del corazón y del paciente El uso de un «introductor» facilita la inserción rápida del CAP
Catéter en arteria pulmonar	Presión de llenado del VI Gasto cardíaco Las opciones pueden ser útiles (Svo_2, GCC, estimulación)	Caro No sensible para disfunción regional aguda Postoperatorio molesto	Monitor controvertido Puede prolongar la estancia en la UCI debido a «números anormales»
Ecocardiografía transesofágica	Estándar en la isquemia aguda Verificar que se restaura la función Guiar la colocación de la cánula quirúrgica	Caro Depende del usuario Distrae Puede no tener una buena visión del corazón	Requiere experiencia Puede dar una falsa sensación de seguridad
Gasto cardíaco (bioimpedancia, flujo aórtico, CO_2 reespirado)	Menos caro que el CAP Puede informar del flujo latido a latido	Caro No mide el llenado VI Puede depender del usuario	Bioimpedancia cuestionable cuando el tórax está abierto No puede obtener lecturas en todos los pacientes

GCC, gasto cardíaco continuado; UCI, unidad de cuidados intensivos; VI, ventricular izquierdo; MIDCAB, injerto de derivación arterial coronaria directo mínimamente invasivo; OPCAB, injerto de derivación arterial coronaria sin bomba; CAP, catéter en arteria pulmonar; Svo_2, saturación de oxígeno en sangre venosa mixta.

presiones de llenado ventriculares izquierdas que se obtienen en el intraoperatorio deben interpretarse en este contexto. La evaluación volumétrica de la precarga (por ETE) puede tener más valor en este tipo de pacientes.

3) Los pacientes que tienen una mala función ventricular pueden tolerar mal las oclusiones coronarias. La respuesta apropiada puede estar guiada por los monitores del gasto cardíaco y las presiones de llenado o por la ETE[6,7].

4) Es probable que las oclusiones repetidas en varias regiones del miocardio (p. ej., en una OPCAB de varios vasos) den lugar a un efecto acumulativo. Puede haber un período de disfunción miocárdica que requiere soporte inotrópico, incluso en pacientes que tienen una buena función subyacente. También es probable que la combinación de una función ventricular reducida y la necesidad de varios injertos de derivación provoquen la necesidad de infusiones inotrópicas o vasopresoras. Estos pacientes se beneficiarían de la monitorización con un catéter en arteria pulmonar (CAP) o ETE.

5) En la mayoría de los casos, implantar en el preoperatorio un introductor venoso central de gran calibre pero con un obturador de alguna clase, mejor que un CAP, puede ser un primer abordaje razonable. Con ello se evita el uso del CAP en pacientes no complicados a la vez que permite la colocación rápida de un CAP en caso de que fuera necesario en cualquier momento en el período perioperatorio.

b. Monitores específicos

1) La derivación V_5 del electrocardiograma (ECG) detecta el 75% de la isquemia encontrada en las 12 derivaciones. Esta derivación deberá monitorizarse en todos los pacientes que se someten a una OPCAB o MIDCAB, según permita la incisión quirúrgica. La derivación II da ondas P claras pero aumenta la detección de la isquemia sólo en un 5%-10%.

2) El CAP tiene una utilidad variable durante la OPCAB. En las derivaciones de uno o dos vasos en pacientes con una función ventricular izquierda preservada es poco necesaria una monitorización de este tipo. **Cuanto peor sea la función ventricular y mayor sea el número de injertos de derivación previstos, más probable es que la información obtenida con el CAP sea útil.**

3) El gasto cardíaco continuo obtenido con el CAP o con otros dispositivos y la oximetría continua en sangre venosa mixta puede suponer un beneficio añadido para evaluar la adecuación de la función cardíaca, en especial en los sujetos de alto riesgo. El uso de patrones para estos dispositivos puede ser específico de cada centro o incluso del cirujano o del anestesiólogo.

4) **La monitorización con ETE puede proporcionar una información detallada sobre los efectos de la oclusión y recuperación coronarias y también proporciona la información más precoz y específica sobre el deterioro agudo que se produce durante las intervenciones.** Con esta monitorización se detecta inmediatamente el desarrollo de la dilatación ventricular aguda y de la insuficiencia mitral que puede producirse cuando una gran región del miocardio se queda isquémica. La obtención de imágenes adecuadas puede ser causa de distracción frente a los cuidados clínicos. Es difícil, o imposible, obtener imágenes estando el corazón en una posición fuera de lo corriente (es decir, el ápex hacia arriba en caso de injerto sobre la arteria marginal, rama de la circunfleja). Una alteración reversible de la motilidad de la pared que se resuelve al restaurar el flujo es tranquilizadora, aunque ello no garantiza un injerto o anastomosis de buena calidad.

5) La eliminación de dióxido de carbono depende del gasto cardíaco. Si la ventilación es constante, el descenso agudo del gasto cardíaco provocará un descenso agudo de la concentración teleespiratoria de dióxido de carbono.

c. Monitorización de procedimientos específicos

1) En la MIDCAB u otros procedimientos de acceso reducido se debe tener prevista la desfibrilación y estimulación transcutáneas.

2) En cuanto a la cirugía a través de accesos periféricos (Heartport o procedimientos relacionados), se requiere una ETE para guiar y monitorizar la colocación y funcionamiento de la cánula.

4. Técnica de anestesia

a. Habitualmente se desea una recuperación precoz. El objetivo debe ser la extubación inmediatamente o poco después de la cirugía.

b. Una técnica de anestesia basada en vapor facilita la recuperación precoz. Las claves de la prevención del retraso del despertar consisten en evitar el uso de escopolamina, minimizar la dosis de benzodiacepinas, usar una dosis modesta de opiáceos (u opiáceos de acción corta) y evitar la parálisis residual al terminar la cirugía. El uso de la monitorización con el índice biespectral (BIS) puede guiar la administración de los fármacos hipnóticos.

c. La transferencia de un paciente intubado, aunque despierto, a la unidad de cuidados intensivos (UCI) y la asistencia precoz en dicha unidad son más fáciles si se usan fármacos sedantes de acción corta como propofol o dexmedetomidina.
d. Algunos autores han propuesto el empleo de técnicas de anestesia y analgesia epidurales torácicas o en la columna lumbar como técnicas adyuvantes adecuadas a los procedimientos sin bomba. Hay publicaciones sobre procedimientos OPCAB realizados sin anestesia general. La mayoría de los centros son remisos a utilizar las técnicas neuroaxiales mayores de riesgo poco antes de la heparinización completa para la DCP, que es una posibilidad en la OPCAB o MIDCAB. Parece improbable que el uso de este tipo de técnicas acorte la duración de la estancia en el postoperatorio y aún no ha sido objeto de los rigores de un ensayo clínico prospectivo.
e. En cuanto a la MIDCAB (toracotomía), puede ser útil en el postoperatorio el empleo de analgesia epidural[8], bloqueos paravertebrales o bloqueo intercostal para el control del dolor.

5. **Previsión y manejo de la isquemia**
a. Es esencial conocer la anatomía coronaria y el plan quirúrgico. Con ello se consigue la administración adecuada en el tiempo de las intervenciones farmacológicas y de otro tipo antes de inducir la isquemia. **El uso de la anestesia con isoflurano puede proporcionar un «preacondicionamiento» farmacológico,** como ya se ha mencionado. Se deben evitar las alteraciones hemodinámicas asociadas con la isquemia, como la taquicardia (especialmente en presencia de hipotensión), mientras que el bloqueo β-adrenérgico por vía intravenosa puede ser beneficioso. Sin embargo, dicho bloqueo debe equilibrarse con la posibilidad de que el rendimiento miocárdico esté afectado durante la oclusión coronaria.
b. El mantenimiento de la adecuada perfusión coronaria tiene gran importancia al permitir el flujo sanguíneo colateral en las regiones isquémicas. Puede estar indicada la sobrecarga de volumen intravascular, la posición de Trendelenburg (véase más adelante), la reducción de la profundidad de la anestesia y el uso de agonistas α-adrenérgicos.
c. Aunque las primeras experiencias que no utilizaban estabilizadores modernos sugirieron que una bradicardia (para reducir el movimiento) era favorable para el cirujano, ya no es así. El injerto en el territorio coronario derecho (que nutre los nódulos sinusal y auriculoventricular) se puede asociar con bradicardia. Por tanto, se puede necesitar la estimulación epicárdica en caso de bradicardia inducida por la isquemia, aunque el bloqueo beta puede ser útil para el tratamiento de la taquicardia.

6. **Sobrecarga de volumen intravascular**
a. **Al colocar el corazón se puede acodar u obstruir parcialmente el retorno venoso o comprimir el ventrículo derecho. Este efecto se puede reducir con la sobrecarga de volumen intravascular y poniendo la cabeza hacia abajo (Trendelenburg)** (Figura 13.3)[9]. Es esencial mantener una vigilancia estrecha del corazón, de la presión de llenado y de la presión arterial para que el cirujano esté bien informado en todo momento.
b. La administración de vasodilatadores intravenosos (como nitratos) puede exacerbar la reducción del llenado cardíaco. Lo más normal es que se requieran fármacos vasoconstrictores (fenilefrina o noradrenalina) cuando se pone el corazón en una posición anormal.

7. **Interacción cirugía-anestesia.** Teniendo en cuenta todas las observaciones expuestas anteriormente, queda claro que debe haber una comunicación excelente entre el cirujano y el anestesista durante una OPCAB o una MIDCAB. La previsión y planificación de los problemas permite que el anestesiólogo intervenga oportunamente. El cirujano debe decir con antelación lo que está planeando hacer. De igual modo, se deben ir comunicando continuamente al cirujano los cambios del comportamiento cardíaco y si es necesaria una intervención. El anestesiólogo debe observar el campo quirúrgico, vigilando el procedimiento y la posición, tamaño y funcionalidad del corazón. Es probable que un equipo comunicativo y vigilante que utiliza una monitorización básica

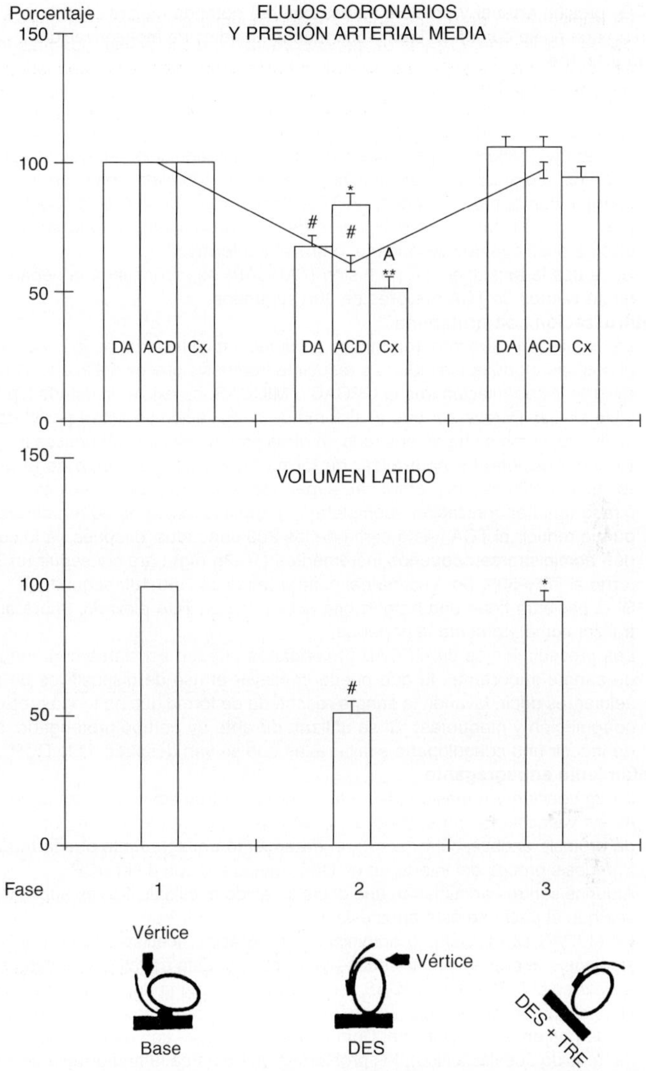

Figura 13.3. Cambios relativos de los parámetros hemodinámicos durante el desplazamiento vertical del corazón porcino con latido con el estabilizador de tejidos Octopus de Medtronic y el efecto de bascular con la cabeza hacia abajo. BASE, posición de control pericárdico; Cx, arteria coronaria circunfleja; DES, desplazamiento del corazón con el Octopus; DES + TREND, maniobra de Trendelenburg (bascular en 20° con la cabeza hacia abajo mientras el corazón se mantiene retraído 90°); DA, arteria descendente anterior izquierda; ACD, arteria coronaria derecha; x = presión arterial media. Comparación estadística con los valores de control: *p < 0,05; **p < 0,01; #p < 0,001; ^p = 0,046 frente al valor relativo combinado de flujos en DA y ACD. (Tomado de Grundeman PF, Borst C, van Herwaarden JA y cols. Vertical displacement of the beating heart by the Octopus tissue stabilizer: influence on coronary flow. Ann Thorac Surg 1998;65:1348-1352, con autorización.)

(ECG, presión arterial y presión venosa central) obtenga mejores resultados que un equipo que no se comunica bien y usa muchos medios de monitorización.

F. Anticoagulación

1. Manejo de la heparina

a. Los protocolos de anticoagulación con heparina son específicos de cada centro. Al igual que sucede con la cirugía con bomba, hay pocos datos que recomienden buscar unos valores específicos del tiempo de coagulación activado (TCA).

b. Algunos cirujanos solicitan una heparinización completa como en los procedimientos con bomba (es decir, un TCA diana mayor de 400 segundos), mientras que otros solicitan dosis más bajas de heparina, como las que se usarían en otros procedimientos vasculares, o un valor intermedio.

c. Si se usa la asistencia de perfusión (PADCAB) se recomienda la heparinización hasta valores de TCA mayores de 300 segundos.

2. Neutralización con protamina

a. La circulación extracorpórea induce un defecto multifactorial de la coagulación en el postoperatorio que ayudaría a reducir la trombosis precoz del injerto. Cuando se revierte la coagulación tras la OPCAB o MIDCAB, no existe un estado hipocoagulable similar. Parece ser que el sistema de coagulación se activa por el estrés de la cirugía, como se ha demostrado en otros procedimientos quirúrgicos mayores[10].

b. En lugar de intentar neutralizar de forma aguda todo el efecto de la heparina (p. ej., con 200 mg de protamina), a menudo se utilizan dosis crecientes. Si se ha usado una heparinización «completa», la administración de 50 mg de protamina puede reducir el TCA hasta cerca de los 200 segundos, después de lo cual pueden administrarse pequeños incrementos (10-25 mg) para conseguir un TCA en torno al 25%-50% por encima del control (es decir, 150-180 segundos).

c. Si el paciente tiene una hemorragia activa con un TCA elevado, habrá que neutralizar completamente la heparina.

d. Los procedimientos de OPCAB prolongados pueden asociarse con una pérdida de sangre importante, lo que puede conllevar el uso de dispositivos de rescate celular (es decir, lavando la sangre rescatada de forma que no tenga proteínas de coagulación y plaquetas). Si se utilizan durante un tiempo prolongado, se puede inducir una coagulopatía similar a las que se ven después de la DCP.

3. Tratamiento antiagregante

a. La agregación y adhesión plaquetaria inician la trombosis en la zona de anastomosis vascular. Como sucede en la angioplastia coronaria y en procedimientos de prótesis endovascular (stent), el tratamiento antiagregante puede reducir una trombosis precoz del injerto en el IDAC, efectuado con o sin DCP.

b. Algunos centros administran una dosis de ácido acetilsalicílico en supositorio una vez que el paciente está anestesiado.

c. En el IDAC con bomba, la administración de ácido acetilsalicílico en las 4 horas siguientes al procedimiento reduce la trombosis. Esta estrategia también se debe aplicar en el OPCAB y MIDCAB si no se administra una dosis en el preoperatorio.

d. No hay datos publicados sobre el uso de los fármacos antiagregantes más modernos en esta indicación. Como sucede con este tipo de tratamientos (incluida la ácido acetilsalicílico), los problemas que plantea la hemorragia deben equilibrarse con el deseo de prevenir la trombosis del injerto.

4. Tratamiento antifibrinolítico

a. El uso de aprotinina y análogos de lisina para inhibir la fibrinólisis se ha convertido en una práctica habitual en el IDAC con bomba, ya que se ha demostrado que ambos tipos de tratamiento reducen la pérdida de sangre en el perioperatorio.

b. No hay datos que indiquen que el OPCAB o MIDCAB se asocien con una fibrinólisis clínicamente significativa. Por tanto, no hay datos que apoyen el uso profiláctico de los fármacos antifibrinolíticos si no se usa circulación extracorpórea.

c. La mayoría de los estudios retrospectivos y los escasos estudios prospectivos aleatorizados que se han publicado documentan una reducción significativa de la necesidad de utilizar derivados hematológicos después del OPCAB en comparación con el IDAC con bomba (sin usar fármacos antifibrinolíticos en los procedimientos de OPCAB).

G. **Recuperación**

1. **Extubación en el quirófano**
   a. En los procedimientos no complicados, la recuperación del OPCAB o MIDCAB puede ser rápida sin necesitar ventilación o sedación en el postoperatorio.
   b. Se deben garantizar la normotermia, la hemostasia y la estabilidad hemodinámica.
   c. Se debe evitar la anestesia o parálisis residual como consecuencia de los fármacos de acción prolongada.
   d. El tiempo extra que se utilice en el quirófano para conseguir la extubación puede ser más costoso que unas pocas horas de ventilación o sedación en el postoperatorio.
2. **Manejo en la UCI**
   a. **En la mayoría de los pacientes, el manejo postoperatorio precoz puede usar la técnica de «corta estancia», en la que se retira la ventilación mecánica en 1-2 horas tras la cirugía, y los pacientes se cambian a la silla a lo largo del día o la tarde de la cirugía.**
   b. La estancia en la UCI depende de la práctica de cada centro, pero es posible que no esté indicada una duración mayor de algunas horas en una zona de alta vigilancia (como una unidad de postanestesia o la UCI) en los pacientes que se someten a procedimientos sencillos no complicados.
3. **Evolución a corto plazo**
   a. Como se ha mencionado anteriormente, las publicaciones más recientes indican que la permeabilidad a corto plazo del vaso es equivalente con las técnicas con bomba y sin bomba[11]. Los datos a largo plazo, más escasos, sugieren unas tasas de permeabilidad mejores con las técnicas con bomba, pero estos datos no reflejan aún las últimas mejoras alcanzadas en los dispositivos de estabilización arterial coronaria. Parece que la recurrencia precoz de los síntomas, la calidad de vida y la supervivencia libre de episodios son al menos equivalentes en el OPCAB de varios vasos frente al IDAC con bomba[12,13].
   b. La mayoría de los artículos indican unas necesidades menores de transfusión, así como una menor estancia hospitalaria tras el MIDCAB u OPCAB . Los resultados de los ensayos aleatorizados de OPCAB frente a IDAC con bomba sugieren que puede tratarse de ventajas auténticas.
   c. Si se reduce la duración de la estancia, los costes disminuirán casi con toda seguridad. Si no hay una reducción significativa de la estancia, el coste de los sistemas especializados de retractores puede exceder los costes de material desechable de la DCP.
   d. Hasta la fecha, no se han demostrado las reducciones esperadas de los episodios neurológicos, la disfunción renal, las complicaciones pulmonares, las arritmias y otros episodios adversos.

II. **Cirugía valvular mínimamente invasiva**

A. **Introducción.** Al igual que sucede en el MIDCAB, la premisa de la CVMI es que «cuanto menor, mejor» también en la cirugía valvular: una esternotomía parcial o una toracotomía pequeña con incisiones de acceso puede suponer algunas ventajas cuando se compara con la esternotomía media estándar. Al igual que en el OPCAB, los abordajes alternativos se exploraron ya a finales de los años noventa, publicándose por primera vez en 1998. Las ventajas propuestas[15,16], aunque no demostradas, de estos abordajes son las siguientes:

1. Menor duración de la estancia y costes hospitalarios.
2. Retorno más rápido a la actividad plena.
3. Menor fibrilación auricular (un 26% frente a un 38% en una publicación[17]).
4. Menos transfusiones de sangre.
5. Resultados funcionales equivalentes (mortalidad, función valvular, calidad de vida).
6. Menos dolor.
7. Deambulación más precoz.

Además, los cirujanos opinan que la reintervención sería más fácil después de la CVMI, ya que no se ha abierto el pericardio sobre el tracto de salida del ventrículo derecho. Estas ventajas propuestas puede observarse con cirujanos determinados en determinados centros, pero no hay estudios rigurosos o aleatorizados. Los escasos datos disponibles sugieren que la función pulmonar no se afecta por el uso de una incisión limitada. Como todas las cirugías de reparación o reemplazo valvular deben hacerse con DCP, puede no haber diferencias en la repuesta inflamatoria sistémica cuando se utilizan incisiones quirúrgicas más pequeñas o mayores.

B. Abordajes quirúrgicos (Figura 13.4)

1. **Los accesos periféricos (Heartport) describen una visualización quirúrgica directa y la operación a través de pequeñas aperturas (accesos) con una pequeña incisión de toracotomía horizontal derecha.** Para evitar la esternotomía, el sistema Heartport usa lugares de acceso y cánulas en posiciones alternativas. La aorta se canula a través de un catéter femoral largo o un catéter transtorácico más corto. Estos dispositivos avanzan hacia la aorta ascendente y contienen una «pinza endoaórtica» o un balón inflable que consigue la oclusión aórtica («pinzamiento total») desde el interior. Incluyen un acceso para la administración de cardioplejía. La canulación venosa también se realiza con un catéter largo introducido a través de la vena femoral, suplementada con un conducto de aspiración arterial pulmonar. Un catéter en seno coronario se usa para administrar la solución de cardioplejía. La colocación de estos catéteres puede llevar tiempo y requiere técnicas de imagen con fluoroscopia o ETE. Algunos centros todavía usan este abordaje para CVMI.
2. Cirugía por accesos asistida por vídeo (usando cánulas de Heartport y pequeñas incisiones con un equipo de vídeo que permite visualizar y realizar la cirugía valvular). Actualmente se realiza en un pequeño número de centros en todo el mundo.
3. Robótica (véase más adelante). Esta técnica se realiza actualmente en Europa pero no está aprobada para CVMI en los EE.UU.
4. Acceso directo (incisión pequeña; hay muchos tipos, minitoracotomía lateral anterior, esternotomía parcial superior o inferior, paraesternal derecha y otras). La elección de la incisión depende en cierto grado de la válvula cardíaca que se va a reparar o reemplazar. Algunos cirujanos prefieren el abordaje paraesternal derecho (especial-

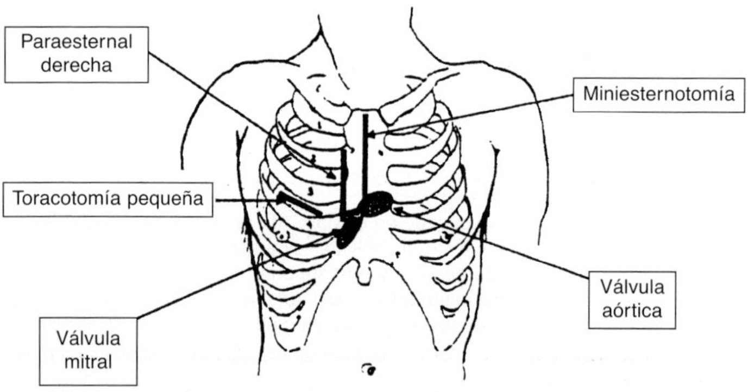

Figura 13.4. Incisiones para cirugía valvular mínimamente invasiva. El abordaje más habitual es la miniesternotomía, que se extiende desde la muesca esternal alejándose del manubrio xifoides hacia la derecha a la altura del tercer o cuarto espacio intercostal (para la válvula aórtica), dejando la parte inferior del esternón intacta. Se puede acceder a la válvula mitral a través de una pequeña toracotomía derecha. (Tomado de Clements F, Glower DD. Minimally invasive valve surgery. En: Clements F, Shanewise J, eds. Minimally invasive cardiac and vascular surgical techniques. Society of Cardiovascular Anesthesiologists monograph. Filadelfia: Lippincott Williams & Wilkins, 2001:30, con autorización.)

mente, para acceder a la válvula aórtica) porque no se toca el esternón y es estéticamente agradable. Al evitar la hemorragia de la esternotomía en el saco pericárdico se consigue una hemorragia menor en el perioperatorio. Un problema que se puede asociar es el sacrificio de la AMI derecha.

5. La menor longitud de la incisión con respecto a la esternotomía media completa puede dar un resultado más estético.

C. **Evaluación preoperatoria**. Además de entender la afección valvular y la cardiopatía asociada, el anestesiólogo debe conocer correctamente el plan quirúrgico. Los métodos con accesos periféricos que no usan esternotomía requieren una colocación específica, que incluye poner los brazos extendidos o en posición cefálica, lo que afectará a la colocación de catéteres en venas periféricas, venas centrales y arterias. Los procedimientos que usan accesos periféricos requerirán la planificación de la asistencia con fluoroscopia y ETE para guiar y monitorizar la colocación de los catéteres.

D. **Monitorización**

1. Catéter venoso central frente a CAP. Las presiones registradas en los catéteres de presión venosa central o en arteria pulmonar pueden no reflejar exactamente el volumen de la cámara, debido a la tracción pericárdica o a la compresión de la aurícula derecha, de la arteria pulmonar o del tracto de salida ventricular derecho. Además, debido a la limitación de la capacidad de palpar alrededor del corazón hay un mayor riesgo de incluir inadvertidamente el catéter en arteria pulmonar dentro de las suturas quirúrgicas. Estas consideraciones se deben equilibrar con la necesidad de orientar el tratamiento con líquidos e inotrópicos en el perioperatorio.
2. **ETE. Quedan pocas dudas de que la monitorización con ETE forme una parte integral de la CVMI[18]. Con el acceso tan limitado, el cirujano no puede fiarse en los datos visuales sobre la distensión cardíaca o el estado de volumen.** Por tanto, la ETE se usa de las formas siguientes:
   a. Antes de la bomba, para determinar:

      1. La disfunción valvular
      2. El volumen y la función cardíacos
      3. La zona de canulación arterial
      4. La colocación especializada de la cánula, en especial en el Heartport
      5. La función ventricular y alteraciones de la movilidad segmentaria de la pared

   b. Durante la DCP en la técnica Heartport, la ETE se usa para monitorizar la colocación apropiada de la «pinza» endoaórtica y detectar la presencia de aire intracardíaco, que puede ser importante en más del 50% de los casos de CVMI.
   c. Después de la DCP, la ETE se usa de la forma habitual para asistir al manejo de la disfunción ventricular en el postoperatorio, lo que es más frecuente en pacientes que tienen una cantidad importante de aire en el interior de su corazón. También se usa para evaluar la función valvular y para buscar una disección aórtica.

E. **Problemas específicos de la anestesia.** Independientemente del tipo de acceso quirúrgico que se va a usar en la CVMI, hay varios problemas frecuentes que requieren una mayor atención:

1. Curva de aprendizaje quirúrgico larga. Se puede esperar de todo durante este período.
2. Acceso quirúrgico escaso (pequeña incisión)
   a. Es posible que haya que realizar la estimulación cardíaca urgente y la cardioversión con corriente directa por vía transtorácica. Antes de comenzar la cirugía habrá que colocar los electrodos o parches cutáneos adecuados.
   b. Unos dedos grandes, esponjas o instrumentos pueden comprimir las estructuras vasculares y provocar grandes oscilaciones en los parámetros hemodinámicos.
   c. La colocación de suturas «a ciegas» puede provocar hemorragia de las estructuras posteriores, que pueden ser muy difíciles de controlar y que, en ocasiones, requerirán una esternotomía media completa.
   d. Reparación o reemplazo valvular inadecuado. Pueden producirse regurgitaciones paravalvulares o disfunción valvular por la adherencia de la válvula por las suturas.

e. La colocación errante de la sutura puede provocar el compromiso arterial coronario, desencadenando isquemia miocárdica, o puede afectar al sistema de conducción, provocando un bloqueo cardíaco o arritmias.
f. Las maniobras de eliminación del aire son muy difíciles, incluso si se guían por la ETE. El aire residual puede embolizar hacia las arterias coronarias y dar lugar a una descompensación cardíaca aguda.
g. Taponamiento. Después del cierre del tórax, incluso una cantidad pequeña de hemorragia puede provocar una fisiología de taponamiento en una zona de incisión mínima.

F. **Manejo postoperatorio**. El objetivo es la recuperación y extubación precoces. Como en el MIDCAB y OPCAB, este objetivo depende de varios factores, como la estabilidad y temperatura del paciente, la duración del procedimiento y el uso de fármacos de acción corta. No es frecuente proceder a la extubación en el quirófano. Ciertas incisiones (como la toracotomía) pueden servir a la vez para usar bloqueos intercostales para el alivio del dolor en el postoperatorio.

III. Cirugía cardíaca asistida por robótica

A. Perspectiva histórica

1. El uso de la robótica en cirugía se planteó inicialmente para transferir la experiencia quirúrgica a una zona remota para el cirujano (p. ej., en el campo de batalla o en países subdesarrollados).
2. La mejora de la destreza mediante robótica se ha aplicado a los instrumentos endoscópicos, permitiendo que se realicen in situ las tareas complejas que, de otro modo, son imposibles.
3. La cirugía cardíaca robótica asistida por ordenador en pacientes fue descrita por primera vez por Loulmet y cols.[19] y Reichenspurner y cols.[20] en 1999.

B. Introducción

1. Taylor y cols.[21] describieron las capacidades complementarias que existen entre el cirujano y la máquina.
   a. Los cirujanos son hábiles, adaptativos y rápidos y pueden ejecutar movimientos a lo largo de una gran escala geométrica. Desarrollan su juicio y experiencia. Hay factores limitantes, como son la inexactitud geométrica y la falta de exactitud en la aplicación de la fuerza direccional. El rendimiento se ve comprometido por los espacios estrechos o por una mala exposición. Los cirujanos se cansan y con la edad disminuyen sus habilidades y su visión.
   b. **Las máquinas son precisas y no se cansan. Los instrumentos controlados por ordenador pueden desplazarse en una trayectoria definida exactamente con fuerzas controladas, lo que facilita el trabajo en los espacios estrechos.**
2. La cirugía endoscópica, al evitar el estrés, el dolor y el daño estético de los procedimientos abiertos, mejora algunos resultados y aumenta la satisfacción del paciente. La colecistectomía laparoscópica ilustra la adaptación rápida de la práctica quirúrgica a las técnicas endoscópicas. En 1999, el 85% de la cirugía de vesícula biliar (aproximadamente 1.100.000 cirugías) se realizó a través de este abordaje mínimamente invasivo[22].
3. Muchos procedimientos de escisión o ablación son aptos por sí mismos para la instrumentación endoscópica actual. Los procedimientos de reconstrucción (p. ej., las anastomosis vasculares) son más difíciles porque requieren varios planos para conseguir una actividad motora fina.
4. La asistencia robótica de la destreza puede permitir el uso de técnicas endoscópicas en cirugías complejas. En cuanto a la cirugía de derivación coronaria, el objetivo es evitar la esternotomía y la DCP. Los dispositivos robóticos permiten construir injertos en arterias coronarias a través de accesos endoscópicos en el corazón con latido[23].

C. Avances tecnológicos que han dado paso a la cirugía robótica

1. El desarrollo del dispositivo de acoplamiento de carga (DAC) permitió transmitir imágenes de vídeo de alta resolución a través de los medios ópticos hasta el cirujano.

2. Las fuentes de luz de xenón y halógenas de alta intensidad mejoraron la visualización del campo quirúrgico.
3. La mejor instrumentación manual permitió que procedimientos que previamente se podían haber realizado sólo a través de incisiones abiertas se pudieran efectuar con métodos menos invasivos[24].
4. El cirujano puede ahora ver imágenes digitalizadas que proporcionan una mejor visualización que en la visualización directa, permitiendo su amplificación e iluminación.
5. Las principales limitaciones de los instrumentos endoscópicos son el control de la actividad motora fina y la cirugía en un espacio limitado.
6. La colocación de un microprocesador entre la mano del cirujano y la punta del instrumento quirúrgico mejora espectacularmente el control y el movimiento fino. En la Tabla 13.2 se enumeran las formas en que la mejoría informatizada de la destreza supera las limitaciones de la endoscopia convencional.

D. Sistemas de endoscopia asistidos por robótica

1. Los sistemas robóticos consisten en tres componentes principales (Figura 13.5):
   a. Consola del cirujano. El cirujano se sienta en la consola y sujeta unos mangos del instrumental diseñados especialmente. Los movimientos del cirujano se transmiten a un procesador informático que los digitaliza.
   b. Sistema de control informático. La información digitalizada del sistema de control informático se relaciona en tiempo real con los manipuladores robóticos, que están conectados con la mesa de quirófano.
   c. Manipuladores robóticos. Estos manipuladores sujetan las puntas del instrumento endoscópico, que se insertan en el paciente a través de pequeños accesos.
2. Actualmente hay comercializados dos sistemas robóticos: el sistema da Vinci (Intuitive Surgical, Mountain View, CA, EE.UU.) y el sistema Zeus (Computer Motion, Goleta, CA, EE.UU.). Falk y cols.[25] resumieron las características operativas clave de estos sistemas robóticos, que se basan en tecnologías diferentes del manipulador.

Tabla 13.2. Sistemas de endoscopia frente a instrumentos asistidos por ordenador

	Instrumentos endoscópicos convencionales	Sistemas asistidos por ordenador
Grados de libertad	4	6
Filtro de temblor	No	Sí
Transmisión del movimiento	1:1	1:1 a 5:1
Alineación mano-ojo	Mala	Natural
Efecto fulcro	Movimiento invertido	No es eficaz
Índice de fuerzas (mano/punta)	Grande/anormal/no lineal	Programable/lineal
Índices	No es posible	Posible
Ergonomía	Desfavorable	Favorable

Grados de libertad, número de direcciones distintas de movimiento. Por ejemplo, si algo es capaz de desplazarse en las direcciones x, y y z, tiene tres grados de libertad. El da Vinci se puede desplazar en las direcciones x, y y z y además puede rotar y actuar como pinzas.
Filtro de temblor, filtro de imagen que elimina las vibraciones de la cámara o los temblores del cirujano en la estación de control.
Transmisión del movimiento, amplifica el desplazamiento para hacer posible los movimientos más finos. En la configuración 5:1 el robot se desplaza 1 cm por cada 5 cm que se desplaza el cirujano en la estación de control.
Alineación mano-ojo, evalúa la coordinación mano-ojo.
Efecto fulcro, fulcro es el punto o soporte sobre el que gira la palanca. Se dice que el instrumento convencional tiene movimiento invertido, lo que significa que si el cirujano se desplaza en una dirección, el movimiento real del instrumento se realiza en dirección contraria.
Índice de fuerzas, fuerza física de retorno que percibe el cirujano en la estación de control cuando está operando.

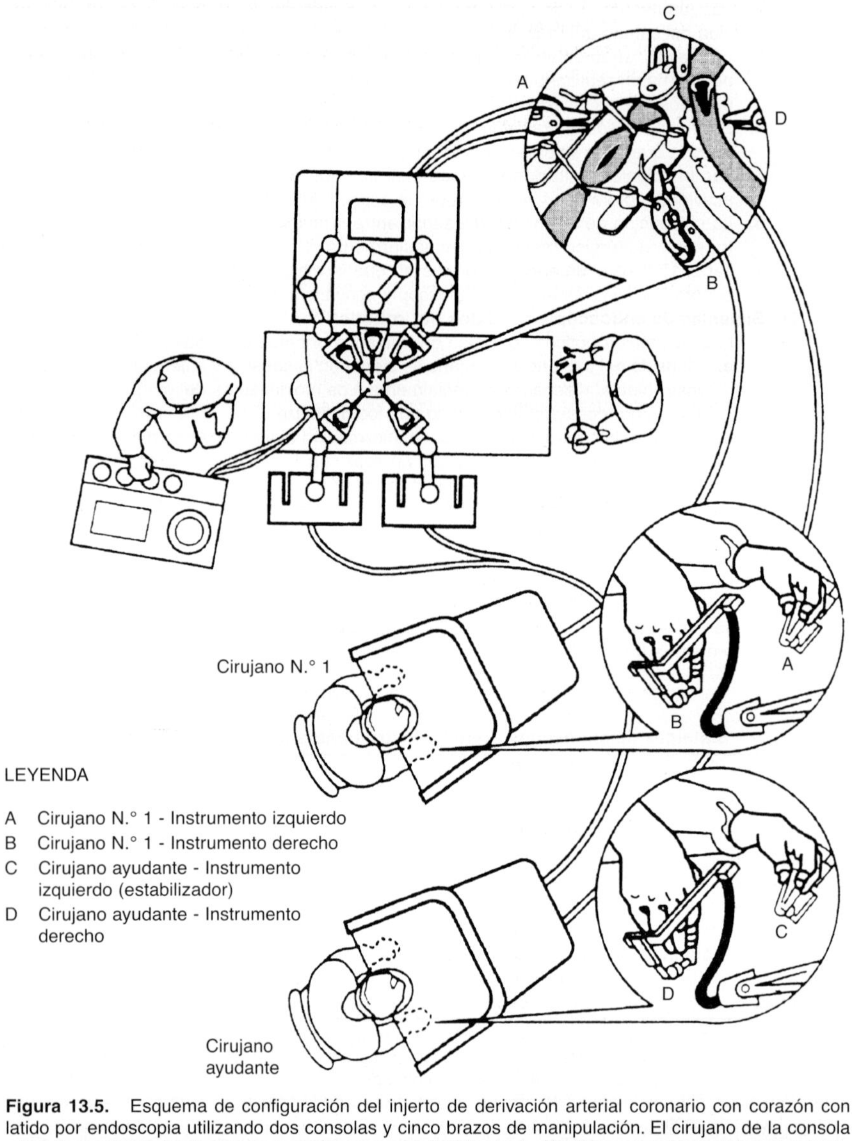

Figura 13.5. Esquema de configuración del injerto de derivación arterial coronario con corazón con latido por endoscopia utilizando dos consolas y cinco brazos de manipulación. El cirujano de la consola primaria manipula dos instrumentos y navega con el endoscopio. El cirujano ayudante dirige el estabilizador y una herramienta de asistencia desde la segunda consola. **A:** herramienta izquierda (cirujano primario); **B,** herramienta derecha (cirujano primario); **C,** estabilizador (cirujano ayudante de la izquierda); **D,** herramienta del ayudante (cirujano ayudante de la derecha). (Tomado de Falk V, Fann JI, Grunenfelder J y cols. Endoscopic computer-enhanced beating heart coronary artery bypass surgery. Ann Thorac Surg 2000;70:2029-2033, con autorización.)

3. Para que los sistemas robóticos sean más aceptados se requieren varias mejoras.
   a. El desarrollo de la ecografía endoscópica Doppler puede facilitar la obtención de la arteria torácica (mamaria) interna, en especial cuando el vaso está cubierto por grasa o músculo.
   b. Aunque permiten la articulación, los estabilizadores endoscópicos disponibles para accesos periféricos deben refinarse para permitir una colocación más sencilla.
   c. La visualización de una imagen tridimensional multimodal y los sistemas de manipulación pueden permitir el modelado del arco de movimientos de los brazos del robot para cada grupo de datos propio del paciente (escáner tomográfico computarizado, resonancia magnética sincronizada con el ECG). Con ello, se puede optimizar la colocación de los accesos y minimizar los riesgos de colisión en el futuro.
   d. Las plataformas «virtuales» de planificación de la cirugía cardíaca permitirán al cirujano examinar la topología del tórax del paciente para planear la colocación de los accesos y el procedimiento endoscópico.

E. **Aspectos de la anestesia relacionados con la cirugía robótica.** La cirugía robótica requiere que el anestesiólogo interactúe con el cirujano y la máquina para mantener las condiciones operatorias ideales, así como una hemodinámica y un ritmo estables en un entorno que puede cambiar rápidamente debido a la isquemia regional y a la manipulación cardíaca. Cuando se ha completado la inserción de instrumentos en el paciente y la cirugía robótica está en marcha, el acceso directo al campo quirúrgico está limitado y es probable que se deba retrasar. La previsión y una comunicación excelentes son especialmente importantes en situaciones en las que las intervenciones quirúrgicas rápidas son casi imposibles.

1. Preparación en el preoperatorio
   a. Al igual que en el OPCAB o en el MIDCAB, el anestesiólogo debe comentar el procedimiento con el cirujano para entender la anatomía coronaria, qué está previsto hacer y qué consideraciones especiales podrían estar implicadas (véase más arriba).
   b. Específicamente relacionadas con la cirugía robótica son las consideraciones que se pueden aplicar al robot seleccionado (es decir, lugares de acceso, localización de los manipuladores o interferencias eléctricas).
2. Monitorización. La monitorización debe tener en cuenta el proceso patológico del paciente, la familiaridad del cirujano con la técnica robótica, los problemas esperados y la duración del procedimiento. Como los procedimientos robóticos se encuentran aún en sus primeras etapas de desarrollo, en la mayoría de los pacientes estará justificada una monitorización muy intensa (p. ej., con CAP o ETE).
3. Inducción y mantenimiento de la anestesia
   a. Las técnicas específicas de anestesia son similares a las de otras cirugías cardíacas en las que se desea una salida rápida de la anestesia («corta estancia»).
   b. La posición es fundamental para la localización apropiada de accesos y entradas de los manipuladores robóticos. Habitualmente, la posición consiste en colocar el brazo izquierdo a lo largo del cuerpo y el brazo derecho hacia arriba (suspendido en un cabestrillo). Hay un caso publicado de parestesia transitoria que se atribuye a la posición del brazo.
   c. Para la visualización se requiere desinsuflar el pulmón izquierdo. Para ello se puede utilizar un tubo endobronquial de doble luz o un bloqueante bronquial.
   d. En el hemitórax izquierdo se insufla dióxido de carbono cuando la anestesia afecta sólo a un pulmón, tras lo cual se puede producir el deterioro mecánico de la contractilidad y el llenado cardíacos. La presión de insuflado deberá ser de 6-8 mm Hg. La absorción de CO_2 puede provocar acidosis respiratoria, taquicardia, arritmias e hipertensión pulmonar. El deterioro de la función cardíaca es rápidamente reversible después de liberarse el CO_2 de la cavidad torácica[26].
   e. Las almohadillas del desfibrilador/estimulador externo se deben sujetar al paciente porque el acceso quirúrgico al corazón para realizar cualquiera de esas funciones está limitado y retrasado.
   f. Al igual que en el OPCAB y MIDCAB, se debe emprender un abordaje multimodal para prevenir la pérdida de calor, especialmente en vista de que los procedi-

mientos robóticos se pueden alargar. Todas las técnicas mencionadas anteriormente se pueden usar también en la cirugía robótica.

4. Anticoagulación y reversión. Véase la discusión en «OPCAB y MIDCAB» en la Sección **I.F**.
5. Evitar el compromiso hemodinámico. Como en la OPCAB, el corazón se puede colocar en el interior del tórax de forma que comprometa el retorno venoso o la función ventricular.
   - **a.** Mantener una precarga cardíaca alta. Valorar una sobrecarga de volumen intravascular y poner la cabeza hacia abajo (Trendelenburg).
   - **b.** Bascular la mesa de quirófano hacia un lado, para facilitar la exposición quirúrgica.
   - **c.** Mantener la presión de perfusión coronaria con agonistas α-adrenérgicos si es necesario.
   - **d.** Usar estimulación epicárdica si aparece bradicardia.
   - **e.** Vigilar estrechamente la presión de insuflación y monitorizar la concentración teleespiratoria de CO_2, así como la gasometría arterial periódicamente.
6. Manejo en el postoperatorio
   - **a.** La extubación en el quirófano puede ser posible (véase más arriba en caso de OPCAB y MIDCAB).
   - **b.** Si se espera usar la ventilación en el postoperatorio, planear un cambio del tubo de doble luz por un tubo endotraqueal de una sola luz.
   - **c.** El manejo del dolor en el postoperatorio dependerá del tamaño y número de las incisiones de acceso. Si se hizo una incisión de toracotomía, se debe valorar la analgesia intercostal o epidural.

IV. Revascularización transmiocárdica con láser

A. Perspectiva histórica

1. La RTML es un procedimiento para el tratamiento de la angina de pecho refractaria que utiliza la energía láser para crear una serie de canales en el miocardio isquémico (Figura 13.6).
2. El concepto data de 1933, cuando Wearn y cols.[27] demostraron una comunicación vascular directa entre las arterias coronarias y las cámaras del corazón a través de una red sinusoidal en el corazón humano. El uso de la omentopexia por Beck[28] en 1935 y la implantación de la AMI directamente en el miocardio que hizo Vineberg[29] en 1954 fueron intentos de perfusión miocárdica indirecta basados en la descripción de Wearn.
3. En 1965, Sen y cols.[30] usaron la acupuntura con aguja para crear canales transmurales a través del miocardio isquémico para dirigir la sangre hacia el miocardio desde el ventrículo. Este concepto se basó en el corazón del reptil, en el cual el ventrículo izquierdo se perfunde directamente a través de los canales que irradian desde el ventrículo izquierdo.
4. Mirhoseini y Clayton[31] usaron la energía del láser de dióxido de carbono para crear los canales transmiocárdicos en los años ochenta.
5. Los informes de los ensayos clínicos aleatorizados prospectivos[32,33] provocaron la aprobación de los láser de dióxido de carbono y de holmio para el tratamiento de la angina de pecho refractaria. Además, se ha evaluado la seguridad y eficacia de ambos láser usados como adyuvantes del IDAC[34].

B. Mecanismo de la lesión por láser

1. Se usan tres tipos de láser para la RTML: dióxido de carbono (CO_2), holmio (YAG) y XeCl excímer. Los láser de CO_2 y holmio funcionan en la región del infrarrojo, mientras que el láser excímer se sitúa en la región ultravioleta.
2. **Para crear un canal a través del miocardio, se ablaciona el tejido (se rompen los enlaces químicos entre los átomos). Los láser de infrarrojos consiguen la ablación por vaporización del miocardio, que se ve seguida por un depósito intenso de colágeno y cicatrización.**
3. El ventrículo se debe llenar con sangre para actuar como freno para el haz y prevenir la perforación de la pared ventricular posterior o el daño de las cuerdas tendinosas de la válvula mitral.

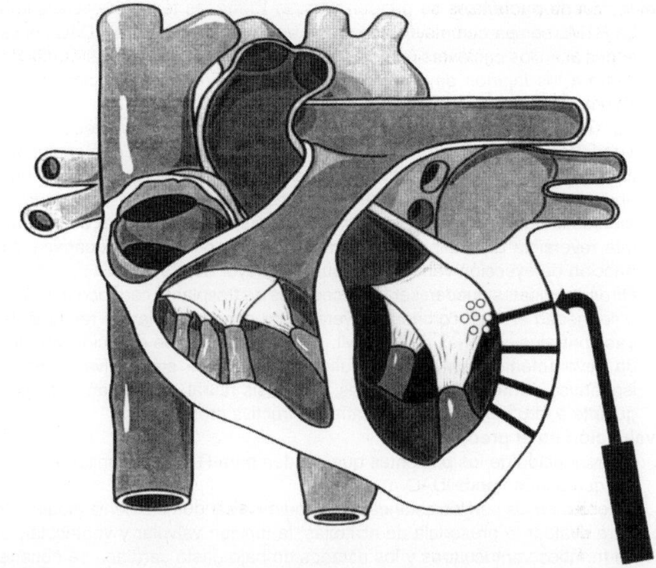

Figura 13.6. Imagen de la posición transmiocárdica y epicárdica del dispositivo de láser para crear canales. El dispositivo se puede colocar a través de una toracotomía izquierda (procedimiento aislado) o a través de una esternotomía habitual (como suplemento al injerto de derivación arterial coronario). La penetración en todo el grosor se confirma por la visualización mediante ecocardiografía transesofágica de las microburbujas en la cavidad ventricular izquierda.

4. Los láser ultravioleta consiguen la ablación por la absorción de la radiación con enlaces covalentes dentro de las proteínas tisulares. Tiende a producirse un mayor daño térmico con el láser de infrarrojos que con el láser ultravioleta sobre los tejidos que rodean los canales. Además del daño térmico, se produce una lesión mecánica por la producción de burbujas de vapor y la presencia de las ondas de choque. La producción de moléculas de radicales libres también provoca una lesión celular[35,36].

C. **Mecanismos responsables del beneficio clínico**
   1. **El mecanismo exacto que contribuye a un mejor resultado clínico de la RTML sigue siendo motivo de controversia.**
   2. Se ha propuesto la permeabilidad precoz del canal directo con la endotelización consecuente de estos canales, pero los estudios anatomopatológicos no han podido confirmar esta hipótesis.
   3. **Otra teoría propuesta implica la neovascularización** en respuesta a la lesión tisular inducida por láser. La RTML puede estimular la aparición de las moléculas similares al factor de crecimiento angiogénico vascular que inducen la neovascularización y un mejor flujo sanguíneo colateral regional.
   4. Se ha postulado un efecto placebo, pero no es probable que explique el alivio mantenido de la angina en los pacientes en estudio.
   5. Se ha postulado una denervación simpática, en especial para explicar el alivio inmediato de la angina que experimentan algunos pacientes[37]. Dicha denervación dañaría la función nerviosa aferente cardíaca y la sensación del dolor anginoso. Aunque se necesitan más estudios, la neovascularización y denervación simpática son los mecanismos de acción probables que pueden ocurrir simultáneamente.

D. Selección de pacientes

1. La RTML se usa con mayor frecuencia en combinación con el IDAC convencional, en especial en los pacientes reintervenidos. La RTML se puede usar también como adyuvante a los injertos de derivación en zonas de revascularización arterial coronaria incompleta.
2. La RTML está indicada en un grupo selecto de pacientes que tienen una enfermedad arterial coronaria difusa severa que son malos candidatos a la angioplastia convencional o a la revascularización coronaria. Estos pacientes experimentan síntomas anginosos refractarios al tratamiento médico o no pueden abandonar los medicamentos antianginosos por vía intravenosa. Estos casos deben demostrar una isquemia reversible determinada por un escáner de perfusión miocárdica y poseer una fracción de eyección ventricular izquierda mayor del 25%.
3. Otros candidatos pueden ser los receptores de trasplante cardíaco que desarrollan una enfermedad arterial coronaria severa como consecuencia del rechazo del aloinjerto.
4. Las contraindicaciones de la RTML son una fracción de eyección ventricular izquierda severamente disminuida, insuficiencia cardíaca congestiva, insuficiencia mitral isquémica, arritmias preexistentes, trombosis mural ventricular, tratamiento anticoagulante a largo plazo y neumopatía obstructiva crónica.

E. Evaluación en el preoperatorio

1. La evaluación de los pacientes que acuden para RTML es similar a la de los pacientes que acuden para IDAC.
2. Se obtienen los perfiles estándar de bioquímica sanguínea, hematología y coagulación.
3. Para evaluar la presencia de arritmias, la función valvular y ventricular, la presencia de trombos ventriculares y los estados de bajo gasto cardíaco se obtienen un ECG, una prueba de esfuerzo y una ecocardiografía transtorácica (con o sin estrés con dobutamina). Para evaluar la función ventricular se puede usar la angiografía gammagráfica con escáner de adquisición multisincronizada (MUGA).
4. La angiografía coronaria se puede realizar para determinar si los vasos pueden recibir el injerto y decidir si la RTML se realizará como un procedimiento aislado o como un adyuvante al IDAC.
5. Las técnicas de escáner de perfusión miocárdica, como la gammagrafía con talio y la tomografía por emisión de positrones, se realizan para identificar zonas de miocardio viable pero isquémico. Estas pruebas también servirán como estudio basal para comparar los resultados en el postoperatorio.

F. Aspectos de la anestesia

1. **Seguridad del láser**
   a. Las ventanas y puertas exteriores del quirófano deben estar marcadas con los signos que indican que se está desarrollando un procedimiento con láser.
   b. Los ojos del paciente deben estar protegidos con una gasa húmeda. Todo el personal de quirófano debe llevar gafas protectoras.
2. **RTML aislada**
   a. **Preparación en el preoperatorio**
      1) Los pacientes seleccionados para RTML aislada acuden con una enfermedad arterial coronaria severa e inoperable. Además, hay una alta incidencia de enfermedades asociadas, como diabetes, neumopatías, hipertensión, infarto de miocardio previo e IDAC previo. Requieren un control hemodinámico estrecho que se centrará en optimizar el aporte y consumo miocárdicos de oxígeno.
      2) El tratamiento anticoagulante se deberá retirar antes de la cirugía. Las medicaciones antianginosas, antiarrítmicas y pulmonares deben continuar en la mañana de la cirugía.
      3) La sedación en el preoperatorio puede consistir en una benzodiacepina para aliviar la ansiedad. También se valorará la adición de un antisialogogo si se planea ventilar un solo pulmón.
      4) En el quirófano es esencial mantener un acceso venoso adecuado porque muchos pacientes se han sometido a la cirugía cardíaca previa y la hemorragia es un riesgo significativo.

5) Estos pacientes son propensos a desarrollar episodios isquémicos agudos en el perioperatorio. Para detectar la isquemia se usa un ECG con análisis y tendencia computarizados del segmento ST. Habitualmente se implantan catéteres en arteria pulmonar porque estos pacientes tienen una mala función ventricular.
6) Se valorará la inserción de un catéter epidural torácico para facilitar la extubación precoz y proporcionar la analgesia en el postoperatorio.
7) El quirófano se encontrará en una temperatura templada, y se hará todo lo posible para mantener la normotermia del paciente.

b. Inducción y mantenimiento de la anestesia

1) Los objetivos son mantener la estabilidad hemodinámica, facilitar la extubación precoz y proporcionar analgesia fiable en el postoperatorio.
2) Después de la inducción se coloca un tubo de doble luz izquierdo o un bloqueante bronquial izquierdo para permitir el colapso del pulmón izquierdo.
3) Después de la inducción se inserta una sonda de ETE para monitorizar la función ventricular, la competencia de la válvula mitral y las burbujas gaseosas del ventrículo izquierdo generadas por los golpes de láser en el miocardio.
4) Deben colocarse en el paciente los parches externos de desfibrilación.
5) El paciente se pone en una posición de decúbito lateral derecho a 45°, manteniendo la ingle expuesta en caso de que se necesite una DCP de urgencia o la inserción de un BCIA.
6) Se realiza una toracotomía anterior a través del quinto espacio intercostal izquierdo, se abre el pericardio en su cara anterior y se expone la zona de miocardio isquémico.
7) **La sonda de láser se coloca a través de la pared torácica y se posiciona sobre el epicardio. El láser se sincroniza con la señal del ECG y se descarga cuando la onda R alcanza su máximo. La sangre del ventrículo izquierdo absorbe energía del láser.**
8) Los canales transmiocárdicos de láser se confirman por la detección de las burbujas ventriculares en la ETE y la aparición de la sangre rojo brillante a través de los canales.
9) Puede ser beneficioso evitar la administración de óxido nitroso porque las burbujas pueden expandirse durante la creación del canal con el láser.

c. Recuperación

1) Después de alcanzar la hemostasia, se cierra la incisión y se intenta extubar al paciente en el quirófano.
2) Después de la extubación se transporta el paciente a una sala de telemetría para su monitorización en el postoperatorio[38,39].

3. RTML e IDAC combinados

a. Preparación en el preoperatorio

1) La preparación en el preoperatorio es similar a la que se aplica en la RTML aislada.

b. Inducción y mantenimiento de la anestesia

1) La inducción y mantenimiento son similares a los que se aplican en el IDAC con bomba.
2) El procedimiento se realiza a través de una esternotomía media y utiliza una DCP con heparinización completa.
3) Después de iniciar la DCP, el cirujano inspecciona el corazón. Se identifica para RTML el miocardio viable que no se puede revascularizar con IDAC.
4) La RTML se realiza inicialmente sobre el corazón con latido (es decir, al principio de la DCP), intentando minimizar el sangrado del canal de láser, ya que la función plaquetaria y los niveles de factores de coagulación son relativamente normales. La RTML realizada con el corazón con latido puede provocar arritmias y distensión ventricular, en cuyo caso se puede realizar el procedimiento después de la administración de cardioplejía.
5) El resto de la operación se realiza de la forma habitual.

c. **Recuperación**
   1) La recuperación es similar a la del IDAC sin bomba.

4. Complicaciones
   a. Los pacientes que acuden para una RTML aislada sufren una isquemia miocárdica continuada. El procedimiento no aporta un beneficio fisiológico inmediato, sino que, al contrario, puede producirse una insuficiencia ventricular, infarto, hipotensión, arritmias o hipoxemia relacionados con la anestesia o la manipulación del miocardio. La vaporización con láser puede dañar directamente al miocardio y contribuir aún más a la insuficiencia miocárdica.
   b. Durante todo el perioperatorio deben estar disponibles fármacos vasopresores, inotrópicos, un BCIA y un soporte de DCP para tratar una insuficiencia miocárdica imprevista.
   c. **La RTML puede inducir arritmias auriculares y ventriculares,** lo que es frecuente durante la manipulación quirúrgica del corazón por el cirujano o por la sonda de láser. Las arritmias ventriculares son frecuentes durante la creación de los canales transmiocárdicos. La sincronización del láser con el ciclo cardíaco ha disminuido la incidencia de arritmias ventriculares. La lesión directa del sistema de conducción de Purkinje puede complicar aún más estas arritmias.
   d. **La lesión directa por láser del aparato de la válvula mitral con insuficiencia mitral aguda puede precipitar una insuficiencia cardíaca.** Este riesgo se reduce con el empleo del láser de holmio. Después del procedimiento con láser (pero antes del cierre del tórax) se debe realizar una exploración detallada con ETE para diagnosticar esta complicación.
   e. La vaporización del miocardio genera burbujas en la cavidad ventricular izquierda, con riesgo de embolia gaseosa.
   f. Puede producirse una hemorragia secundaria a la disección quirúrgica en los pacientes que se han sometido a una derivación coronaria previa o por los canales transmiocárdicos creados por el láser. La hemorragia de estos canales de láser se puede controlar con una presión digital en caso de RTML aislada, ya que no se utiliza la heparinización sistémica. No obstante, el riesgo de hemorragia desde los canales de láser puede aumentar si se realiza una RTML durante la DCP, cuando la RTML se hace después del injerto de derivación y antes de terminar la DCP.

5. Resultado
   a. Los estudios en curso continúan examinando el beneficio e indicaciones de la RTML aislada y combinada con IDAC[40,41].
   b. La bibliografía actual indica la mejoría sintomática y funcional 12 meses después de la RTML aislada en pacientes con angina refractaria al tratamiento médico en presencia de una enfermedad arterial coronaria inoperable frente al tratamiento médico continuado solamente.
   c. Serán necesarios estudios con gran número de pacientes para determinar el beneficio a largo plazo de RTML combinada con IDAC frente a IDAC sola.

6. **Direcciones futuras**
   a. La mejoría de la técnica de RTML y la posibilidad de evitar la toracotomía están ya en el horizonte.
   b. Se han descrito técnicas de revascularización con láser endocárdico por vía percutánea con creación de canales con láser desde el interior del corazón[42].
   c. Se está investigando si los beneficios clínicos de la RTML aumentan con la administración simultánea de factores de crecimiento o terapia génica.

Bibliografía

OPCAB y MIDCAB

1. **Clements F, Shanewise J, eds. *Minimally invasive cardiac and vascular surgical techniques. Society of Cardiovascular Anesthesiologists monograph.* Philadelphia: Lippincott Williams & Wilkins, 2001.**
2. **Benetti FJ, Naselli G, Wood M, et al. Direct myocardial revascularization without extracorporeal circulation. *Chest* 1991;100:312–316.**

3. Cason BA, Gamperl AK, Slocum RE, et al. Anesthetic-induced preconditioning. *Anesthesiology* 1997;87:1182–1190.
4. Guyton RA, Thourani VH, Puskas JD, et al. Perfusion-assisted direct coronary artery bypass: selective graft perfusion in off-pump cases. *Ann Thorac Surg* 2000;69:171–175.
5. Zenati M, Cohen HA, Griffith BP. Alternative approach to multivessel coronary disease with integrated coronary revascularization. *J Thorac Cardiovasc Surg* 1999;117:439–446.
6. **Resano FG, Stamou SC, Lowery RC, et al. Complete myocardial revascularization on the beating heart with epicardial stabilization: anesthetic considerations. *J Cardiothorac Vasc Anesth* 2000;14:534–539.**
7. Moises VA, Mesquita CB, Campos O, et al. Importance of intraoperative transesophageal echocardiography during coronary surgery without cardiopulmonary bypass. *J Am Soc Echocardiogr* 1998;11:1139–1144.
8. Dhole S, Mehta Y, Saxena H, et al. Comparison of continuous thoracic epidural and paravertebral blocks for postoperative analgesia after minimally invasive direct coronary artery bypass surgery. *J Cardiothorac Vasc Anesth* 2001;15:288–292.
9. Grundeman PF, Borst C, van Herwaarden JA, et al. Vertical displacement of the beating heart by the Octopus tissue stabilizer: influence on coronary flow. *Ann Thorac Surg* 1998;65:1348–1352.
10. Mariani MA, Gu J, Boonstra P, et al. Procoagulant activity after off-pump coronary operation: is the current anticoagulation adequate? *Ann Thorac Surg* 1999;67:1370–1375.
11. Puskas JD, Thourani VH, Marshall J, et al. Clinical outcomes, angiographic patency, and resource utilization in 200 consecutive off-pump coronary bypass patients. *Ann Thorac Surg* 2001;71:1477–1484.
12. Cleveland JC Jr, Shroyer ALW, Chen AY, et al. Off-pump coronary artery bypass grafting decreases risk-adjusted mortality and morbidity. *Ann Thorac Surg* 2001;72:1282–1289.
13. **Van Dijk D, Nierich AP, Jansen EWL, et al., for the Octopus Study Group. Early outcome after off-pump versus on-pump coronary bypass surgery: results from a randomized study. *Circulation* 2001;104:1761–1766.**
14. Ascione R, Williams S, Lloyd CT, et al. Reduced postoperative blood loss and transfusion requirement after beating-heart coronary operations: a prospective randomized study. *J Thorac Cardiovasc Surg* 2001;212:689–696.

Cirugía valvular mínimamente invasiva

15. **Cosgrove DM, Sabik JF, Navia JL. Minimally invasive valve operations. *Ann Thorac Surg* 1998;65:1535–1539.**
16. Swerc MF, Benckart DH, Savage EB, et al. Partial versus full sternotomy for aortic valve replacement. *Ann Thorac Surg* 1999;68:2209–2213.
17. Asher CR, DiMengo JM, Weber MM, et al. Atrial fibrillation early postoperatively following minimally invasive cardiac valvular surgery. *Am J Cardiol* 1999;84:744–747.
18. **Secknus MA, Asher CR, Scalia GM, et al. Intraoperative transesophageal echocardiography in minimally invasive cardiac valve surgery. *J Am Soc Echocardiogr* 1999;12:231–236.**

Cirugía robótica

19. **Loulmet D, Carpentier A, d'Attellis N, et al. Endoscopic coronary artery bypass grafting with the aid of robotic assisted instruments. *J Thorac Cardiovasc Surg* 1999;118:4–10.**
20. **Reichenspurner H, Damiano RJ, Mack MJ, et al. Use of the voice-controlled and computer-assisted surgical system ZEUS for endoscopic coronary artery bypass grafting. *J Thorac Cardiovasc Surg* 1999;118:11–16.**
21. Taylor, RH, Lavallee S, Burdea GC, et al. *Computer-integrated surgery: technology and clinical applications.* Cambridge: The MIT Press, 1996.
22. **Mack MJ. Minimally invasive and robotic surgery. *JAMA* 2001;285:568–572.**
23. Damiano RJ. Endoscopic coronary artery bypass grafting—the first steps on a long journey [Editorial]. *J Thorac Cardiovasc Surg* 2000;120:806–807.
24. **Mohr FW, Falk V, Digeler A, et al. Computer-enhanced "robotic" cardiac surgery: experience in 148 patients. *J Thorac Cardiovasc Surg* 2001;121:842–853.**
25. Falk V, Diegler A, Mohr FW. Developments in robotic cardiac surgery. *Curr Opin Cardiol* 2000;15:378–387.
26. Ohtsuka T, Imanaka K, Endsh M. Hemodynamic effects of carbon dioxide insufflation under single-lung ventilation during thoroscopy. *Ann Thorac Surg* 1999;68:29–33.

Revascularización transmiocárdica con láser

27. Wearn JT, Mettier SR, Klump TG, et al. The nature of the vascular communications between the coronary arteries and the chambers of the heart. *Am Heart J* 1933;9:143–170.
28. Beck CS. The development of a new blood supply to the heart by operation. *Ann Surg* 1935;102:801–813.
29. Vineberg AM. Development of an anastomosis between the coronary vessels and a transplanted internal mammary artery. *Can Med Assoc J* 1946;55:117–119.
30. Sen PK, Udwadia TE, Kinaire SG, et al. Transmyocardial acupuncture. *J Thorac Cardiovasc Surg* 1950;50:181–189.

30. Sen PK, Udwadia TE, Kinaire SG, et al. Transmyocardial acupuncture. *J Thorac Cardiovasc Surg* 1950;50:181–189.
31. Mirhoseini M, Clayton MM. Revascularization of the heart by laser. *J Microsurg* 1981; 2:253–260.
32. **Frazier OH, March RJ, Horvath KA. Transmyocardial revascularization with a carbon dioxide laser in patients with end stage coronary artery disease. *N Engl J Med* 1999;341:1021–1028.**
33. **Allen KB, Dowling RD, Fudge TL, et al. Comparison of transmyocardial revascularization with medical therapy in patients with refractory angina. *N Engl J Med* 1999;341:1029–1036.**
34. **Allen KB, Dowling RD, DelRossi AJ, et al. Transmyocardial laser revascularization combined with coronary artery bypass grafting: a multicenter, blinded, prospective, randomized, controlled trial. *J Thorac Cardiovasc Surg* 2000;119: 540–549.**
35. Hartman RA, Whittaker P. The physics of transmyocardial laser revascularization. *J Clin Laser Med Surg* 1997;15:255–259.
36. Shehada RE, Mansour HN, Grundfest WS. Laser tissue interaction in direct myocardial revascularization. *Semin Interv Cardiol* 2000;5:63–70.
37. Sola OM, Shi Q, Vernon RB, et al. Cardiac denervation after transmyocardial laser. *Ann Thorac Surg* 2001;71:732.
38. **Grocott HP, Newman MF, Lowe JE, et al. Transmyocardial laser revascularization: an anesthetic perspective. *J Cardiothorac Vasc Anesth* 1997;11:206–210.**
39. Thrush DN. Anesthesia for laser transmyocardial revascularization. *J Cardiothorac Vasc Anesth* 1997;11:481–484.
40. **Allen KB, Shaar CJ. Transmyocardial laser revascularization: surgical experience overview. *Semin Interv Cardiol* 2000;5:75–81.**
41. Kraatz EG, Misfeld M, Jungbluth B, et al. Survival after transmyocardial laser revascularization in relation to nonlasered perfused myocardial zones. *Ann Thorac Surg* 2001;71:532–536.
42. Lauer B, Junghans U, Stahl F, et al. Catheter-based percutaneous myocardial laser revascularization in patients with end-stage coronary artery disease. *J Am Coll Cardiol* 1999;34:1663–1670.

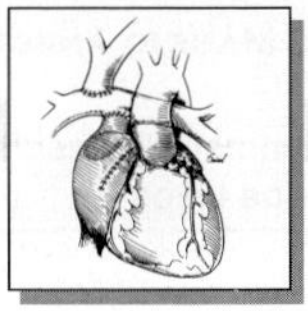

Manejo anestésico de los pacientes con cardiopatías congénitas

Laurie K. Davies y Daniel G. Knauf

I. Introducción

La asistencia de los niños que se someten a una cirugía cardiovascular constituye un reto notable para el anestesiólogo. En la última década, las mejoras de la capacidad diagnóstica, las técnicas de derivación cardiopulmonar (DCP), la monitorización y la asistencia en el perioperatorio han permitido que se realicen los procedimientos más complicados en los niños más pequeños y enfermos, con un éxito notable. El entorno es dinámico, porque los procedimientos quirúrgicos y la tecnología se están modificando constantemente, intentando mejorar aún más la seguridad y resultados en estos niños especiales.

Cada niño representa un cúmulo exclusivo de circunstancias y preocupaciones fisiopatológicas. Gran parte del conocimiento que tenemos sobre el manejo apropiado de los adultos que se someten a cirugía cardíaca no se podrá aplicar a los niños. Los anestesiólogos que cuidan a estos pacientes deben ser flexibles e innovadores. Los protocolos rígidos son apropiados sólo en raras ocasiones, y en su lugar es obligado aplicar un plan individualizado para cada paciente. El esfuerzo del equipo y una buena comunicación son esenciales para el éxito de un programa quirúrgico cardiovascular en pediatría. Formar parte de un esfuerzo quirúrgico satisfactorio y cuidar de estos pacientes son una de las experiencias más emocionantes y gratificantes de la medicina actual.

A. Incidencia. La cardiopatía congénita (CC) es una entidad relativamente infrecuente. Se estima que aparece en menos del 1% de todos los nacidos vivos (Tabla 14.1), aunque es probable que la incidencia verdadera sea bastante mayor. Se cree que gran parte de las pérdidas fetales se produce debido a la presencia de defectos cardíacos congénitos que son incompatibles con la vida. Además, algunas lesiones cardíacas [como, por ejemplo, la válvula aórtica bicúspide y el ductus arteriosus persistente (DAP)] pueden ser relativamente asintomáticas al principio, por lo que la incidencia verdadera de CC es desconocida.

Algunas lesiones tienen más probabilidades de manifestarse al principio de la vida que otras. Haciendo esta salvedad, las lesiones que pueden encontrarse con mayor frecuencia en el primer año de vida son la comunicación interventricular (CIV), la transposición de los grandes vasos (TGV), la tetralogía de Fallot, la coartación aórtica y el síndrome del corazón izquierdo hipoplásico.

La CC puede adoptar distintos patrones en poblaciones de referencia diferentes. Por ejemplo, los recién nacidos prematuros y pequeños para su edad gestacional tienen una mayor prevalencia de CC (en especial, CIV y DAP) comparados con los recién nacidos a término. Los defectos cardíacos congénitos son más frecuentes entre los recién nacidos de madres diabéticas que entre los nacidos de madres no diabéticas. Los recién nacidos que tienen alteraciones cromosómicas tienen una frecuencia aumentada de defectos cardíacos congénitos, por ejemplo, en torno al 23%-56% de los niños con trisomía 21 tienen una CC[1]. Los defectos más frecuentes en niños con síndrome de Down parecen ser la CIV, la comunicación iterauricular (CIA), el DAP y los defectos del canal auriculoventricular (AV).

Tabla 14.1. Estimación descrita de la prevalencia de defectos cardíacos congénitos por 1.000 nacidos vivos

Defecto	Prevalencia
Comunicación interventricular	0,38
Transposición	0,21
Tetralogía de Fallot	0,21
Coartación aórtica	0,18
Síndrome del corazón izquierdo hipoplásico	0,16
Ductus arteriosus persistente	0,14
Defecto del tabique auriculoventricular	0,12
Estenosis pulmonar	0,19
Atresia pulmonar	0,07
Comunicación interauricular tipo ostium secundum	0,07
Drenaje venoso pulmonar anómalo total	0,06
Atresia tricúspide	0,06
Estenosis aórtica	0,04
Ventrículo derecho de doble salida	0,03
Truncus arteriosus	0,03
Otros	0,18

Modificado de Daniels SR. Epidemiology. En: Long WA, ed. Fetal and neonatal cardiology. Filadelfia: WB Saunders, 1990:430.

B. Pronóstico. Las perspectivas de estos niños han mejorado hoy día considerablemente con respecto a los años anteriores. La mejor comprensión de la fisiopatología de cada lesión permite el desarrollo de un plan de tratamiento racional. Además, las reparaciones completas precoces se están realizando con éxito, lo cual evita con frecuencia las secuelas a largo plazo que tiene una CC no reparada. Por otro lado, el trasplante cardíaco se ha convertido en una opción viable en algunos niños cuyas lesiones no tienen reparación quirúrgica posible. Para que cualquiera de estas opciones tenga éxito, la asistencia del paciente debe individualizarse a conciencia con vigilancia, previsión y atención meticulosa a los detalles.

II. Consideraciones fisiológicas

A. ¿Cuáles son las diferencias entre la circulación fetal y la del adulto?

Para llegar a entender las implicaciones clínicas y anestésicas de la CC hay que estar familiarizado con las circulaciones del feto y del adulto. Hay tres canales importantes característicos de la circulación intrauterina que permiten que se forme un cortocircuito preferente de la sangre: el ductus venosus, el foramen ovale y el ductus arteriosus (Figura 14.1).

1. **Ductus venosus.** La sangre bien oxigenada que llega de la placenta, con una presión parcial de oxígeno en torno a los 33 mm Hg, viaja a través de la vena umbilical para entrar en el hígado. El ductus venosus permite que la mitad de esta sangre se desvíe desde el hígado directamente hacia la vena cava inferior.
2. **Foramen ovale.** En torno a una tercera parte de la sangre que entra en la aurícula derecha desde la vena cava inferior se desvía preferentemente a través del foramen ovale hacia la aurícula izquierda. Por otro lado, la sangre de la vena cava superior (que está mal oxigenada) entra principalmente en el ventrículo derecho (VD), con un 2%-3% que atraviesa el foramen ovale.
3. **Ductus arteriosus.** La sangre del VD se desvía en gran medida a través del ductus arteriosus hacia la aorta descendente (y no para perfundir la circulación pulmonar de alta resistencia).
4. **Implicaciones.** La estructura de la circulación fetal permite que la sangre bien oxigenada (que tiene un contenido alto de glucosa) de la vena cava inferior perfunda preferentemente el cerebro, la circulación coronaria y las extremidades superiores.

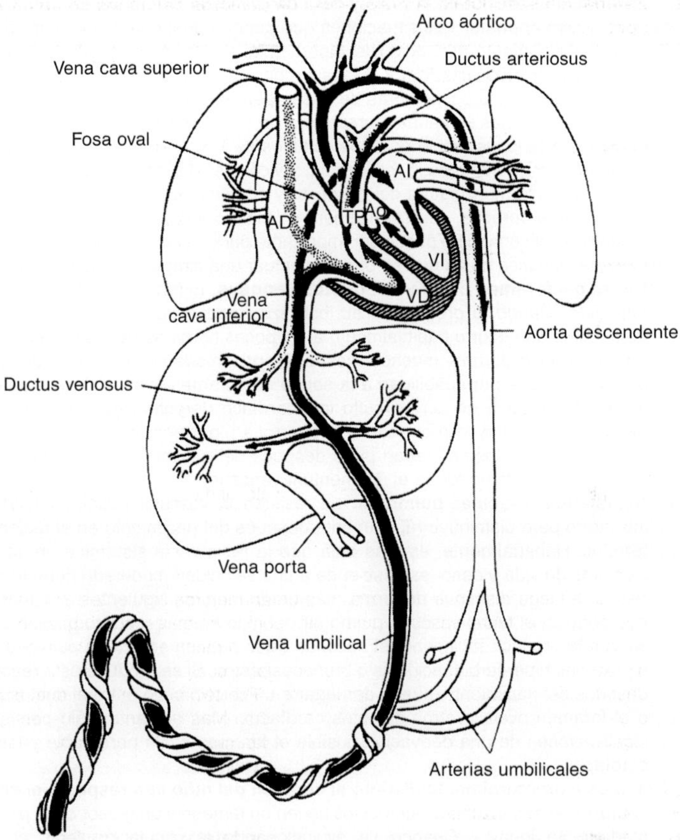

Figura 14.1. Circuito de circulación fetal. Véase la descripción en el texto. Ao, aorta; DA, ductus arteriosus; DV, ductus venosus; AI, aurícula izquierda; VI, ventrículo izquierdo; AP, arteria pulmonar; TP, tronco pulmonar; AD, aurícula derecha; VD, ventrículo derecho. (Tomado de Hoffman JIE. The circulatory system. En: Rudolph AM, ed. Pediatrics, 17.ª ed. Norwalk, CT: Appleton & Lange, 1982:1232, con autorización.)

La porción inferior del cuerpo recibe la sangre con un bajo contenido de oxígeno desde el ductus arteriosus. Por tanto, las circulaciones sistémica y pulmonar del feto funcionan en paralelo, recibiendo cada ventrículo sólo una porción del gasto cardíaco sistémico. Por el contrario, la situación en el adulto requiere que las dos circulaciones trabajen en serie, procesando cada una el gasto cardíaco completo.

B. ¿Cuál es la circulación de transición?

Al nacer se producen cambios notables en la circulación con una gran rapidez, permitiendo que el recién nacido se adapte al estrés de la vida extrauterina. Antes de que se produzca la adaptación permanente al patrón normal del adulto se desarrolla un período de transición en la circulación neonatal. Esta etapa de transición es inestable y puede existir durante algunas horas o muchas semanas, dependiendo del estrés impuesto. Los factores que contribuyen a la inestabilidad de la circulación transicional son el estado del ductus arteriosus, del foramen ovale y del lecho vascular pulmonar, así como la inmadurez del corazón neonatal. Las situaciones que pueden prolongar la circulación de transición son hipoxia, hipotermia, acidosis, hipercarbia, sepsis, prematuridad y CC.

1. **Cierre del ductus arteriosus.** El cierre funcional del ductus arteriosus se produce habitualmente a las pocas horas de nacer, pero el cierre anatómico puede no producirse durante varias semanas. Durante ese tiempo, la resistencia al flujo de sangre por el ductus arteriosus responde a los cambios de Po_2 arterial (P_aO_2), es decir, cuando aumenta la P_aO_2 aumenta la resistencia, y viceversa. La infusión de prostaglandina E_1 (PgE_1) relaja la musculatura del conducto y aumenta el flujo en el mismo, que puede ser izquierda-derecha, derecha-izquierda o bidireccional. El mantenimiento de la permeabilidad del conducto puede ser importante para el recién nacido que tiene una cardiopatía cianótica hasta que se pueda efectuar una cirugía reparadora o paliativa.
2. **Cierre del foramen ovale y del ductus venosus.** El foramen ovale se cierra funcionalmente cuando la presión en aurícula izquierda supera a la presión en aurícula derecha, lo que ocurre habitualmente a las pocas horas de nacer. El cierre anatómico no se produce durante muchos meses, y aproximadamente el 30% de los adultos demuestran una permeabilidad a la sonda del foramen ovale. A través de esta zona se puede producir un cortocircuito intracardíaco derecha-izquierda con la tos o la maniobra de Valsalva o cuando se desarrolla hipertensión pulmonar. Las arterias y venas umbilicales se cierran poco después del nacimiento, al igual que el ductus venosus. Este último forma el ligamentum venosum.
3. **Resistencia vascular pulmonar.** La resistencia vascular pulmonar (RVP) es alta intraútero pero disminuye rápidamente después del nacimiento en el recién nacido a término. Habitualmente, es más baja que la resistencia sistémica en las primeras 24 horas de vida y después desciende a una velocidad moderada durante 5-6 semanas para luego disminuir de forma más gradual en los siguientes 2-3 años. Durante ese período, el lecho vascular pulmonar del niño es más reactivo que en el adulto, y se puede producir fácilmente el ascenso de la presión en arteria pulmonar (AP) por hipoxemia, hipercarbia, acidosis o broncoespasmo. Si se produce esta reacción poco después del nacimiento, puede dar lugar a un cortocircuito entre el ductus arteriosus o el foramen ovale u otros defectos cardíacos. Más adelante, sólo persisten como localizaciones de una derivación posible el foramen ovale permeable y los defectos cardíacos.

C. ¿Cómo es estructuralmente distinto el corazón del niño con respecto al del adulto?

1. **Tamaño.** Al nacer, ambos ventrículos tienen un tamaño y un grosor de la pared aproximadamente iguales. Cuando va evolucionando la circulación fetal, el ventrículo izquierdo (VI) debe acomodarse a una gran sobrecarga de presión y volumen mientras que, por el contrario, la carga de presión en el VD se reduce y su trabajo de volumen sólo aumenta ligeramente. El VI se hipertrofia en respuesta al aumento de trabajo y adquiere una importancia aproximadamente doble que el VD en torno a los 6 meses de edad.
2. **Ultraestructura.** El corazón del recién nacido tiene una ultraestructura inmadura. Las miofibrillas están dispuestas en un patrón desordenado y tienen un porcentaje menor de proteínas contráctiles que en el adulto (un 30% frente a un 60%). La inervación anatómica es incompleta al nacimiento, con una inervación simpática disminuida al igual que los depósitos cardíacos de catecolaminas. Por el contrario, la inervación parasimpática del corazón neonatal es comparable a la que se encuentra en el corazón del adulto. Estas observaciones se citan a menudo para explicar el predominio vagal que ocurre con frecuencia en los recién nacidos comparados con los adultos. La inervación simpática también es inmadura en la vasculatura periférica, por lo que el control del tono vascular y la contractilidad miocárdica de los recién nacidos depende, en gran medida, de la función suprarrenal y de las catecolaminas circulantes o administradas desde el exterior. Hay diferencias en el metabolismo cardíaco del calcio. En el miocardio maduro, el retículo sarcoplásmico es la fuente predominante de ion calcio para el acoplamiento de excitación-contracción, pero está mal desarrollado en el corazón inmaduro. Como la célula miocárdica neonatal es deficitaria en

túbulos T, que son los que en el miocardio maduro permiten el acoplamiento eléctrico entre la membrana celular y el retículo sarcoplásmico, es incapaz de liberar y recaptar internamente el calcio para la contracción y, en su lugar, depende del transporte de calcio transmembrana para el desarrollo de la tensión. Estas diferencias en el manejo del calcio por la célula pueden explicar en parte la observación clínica de que los recién nacidos requieren concentraciones mayores de calcio sérico ionizado para alcanzar la contractilidad miocárdica óptima.

3. **Distensibilidad.** El corazón inmaduro tiene una distensibilidad funcionalmente disminuida comparada con el corazón adulto. Esta diferencia refleja, en parte, la ultraestructura del corazón y el aumento de la carga de volumen que cada ventrículo debe manejar durante la transición desde una circulación fetal en paralelo a una circulación en serie en el adulto. El VD y el VI están más íntimamente interrelacionados como consecuencia de esta distensibilidad disminuida y su tamaño similar. La disfunción de un ventrículo provoca rápidamente la insuficiencia biventricular. La disminución de la distensibilidad también significa que el corazón inmaduro es más sensible a la sobrecarga de volumen. La curva de función ventricular del neonato se desplaza hacia la derecha y hacia abajo comparada con la del adulto. De hecho, los cambios de volumen sistólico son pequeños en el intervalo fisiológico de presiones de llenado ventricular.

   Este volumen latido relativamente fijo hace que el neonato dependa en gran medida de la frecuencia cardíaca y del ritmo sinusal para mantener el gasto cardíaco óptimo. En comparación, el corazón adulto responde mucho más a los cambios de la precarga con cambios en el volumen latido y, por tanto, cambios en el gasto cardíaco. Los incrementos del trabajo de presión se toleran mal en ambos lados, derecho e izquierdo, del corazón inmaduro. Por tanto, el recién nacido responde mal a las cargas de volumen o de presión, porque la función cardíaca en reposo se encuentra en la meseta de la curva de función cardíaca, o cerca de ella.

D. ¿Cómo se caracterizan significativamente las lesiones cardíacas congénitas?

1. **Patrón del flujo.** Los pacientes que tienen defectos cardíacos congénitos forman un grupo muy variado. En lugar de memorizar un abordaje a cada lesión, se deben agrupar las muchas variables anatómicas en pocas categorías comprensibles (Tabla 14.2). La mayoría de los defectos se pueden incluir en uno de estos tres grupos: i) los que dan lugar a un aumento del flujo sanguíneo pulmonar; ii) los que dan lugar a un descenso del flujo sanguíneo pulmonar, y iii) los que dan lugar a una obstrucción del flujo sanguíneo. Los primeros dos grupos implican un cortocircuito anormal, mientras que el tercer grupo no tiene cortocircuito. Un cuarto grupo podría incluir las lesiones en las cuales no se produce ningún intercambio de sangre pulmonar-sistémica (p. ej., la TGV). Sin embargo, los neonatos que tienen TGV presentan una mezcla de los retornos venosos sistémico y pulmonar de forma natural o inducida por métodos artificiales y, a menudo, se puede clasificar en uno de los dos primeros grupos, dependiendo de si hay o no una obstrucción al flujo sanguíneo pulmonar.
2. **Situación clínica: cianosis frente a insuficiencia cardíaca.** La cianosis e insuficiencia cardíaca congestiva (ICC) son las principales manifestaciones de la CC. Por tanto, la clasificación fisiopatológica debe estar relacionada con la situación clínica. La cianosis es más frecuente en las lesiones en las que el flujo sanguíneo pulmonar está anatómicamente o funcionalmente disminuido, ya que se produce una mezcla de sangre venosa sistémica y pulmonar.

   La ICC es más frecuente en las lesiones con cortocircuito que tienen un flujo sanguíneo pulmonar excesivamente aumentado o lesiones obstructivas que someten al ventrículo a una tensión por encima de su capacidad de bombeo eficaz. Obsérvese que el niño puede estar cianótico pero aún dentro de la categoría de lesión con aumento del flujo sanguíneo pulmonar y puede manifestar incluso una ICC. Dos ejemplos de esta situación son un lactante con TGV y una gran CIV, o un niño que tienen un troncus arteriosus. Incluso las lesiones más complejas se pueden clasificar en una de las tres categorías, incluso en presencia de características mixtas (Tabla 14.2)

Tabla 14.2. Características de flujo de varias lesiones cardíacas congénitas

Lesiones con aumento del flujo sanguíneo pulmonar	Comunicación interauricular Comunicación interventricular Ductus arteriosus persistente Defecto del cojín endocárdico (anomalía del canal auriculoventricular) Origen anómalo de las arterias coronarias Transposición de grandes arterias[a] Drenaje venoso pulmonar anómalo[a] Truncus arteriosus[a] Ventrículo único[a]
Lesiones con disminución del flujo sanguíneo pulmonar	Tetralogía de Fallot Atresia pulmonar Atresia tricúspide Anomalía de Ebstein Truncus arteriosus[a] Transposición de grandes arterias[a] Ventrículo único[a]
Lesiones obstructivas	Estenosis aórtica Estenosis pulmonar Coartación aórtica Hipertrofia asimétrica del tabique

[a] Aparece hipoxemia sistémica como consecuencia de la mezcla de los retornos venosos sistémico y pulmonar.
La clasificación como lesiones con aumento o descenso del flujo sanguíneo pulmonar depende de la ausencia o presencia de una obstrucción al flujo sanguíneo pulmonar dentro de la variación anatómica.
Modificado de Schwartz AJ, Campbell FW. Pathophysiological approach to congenital heart disease. En: Lake CL, ed. Pediatric cardiac anesthesia. Norwalk, CT: Appleton & Lange, 1988:9.

E. ¿Cuándo y por qué se hacen sintomáticos los pacientes?

Muchos tipos de CC pueden no detectarse inmediatamente tras el nacimiento. La edad en la que los defectos cardíacos se manifiestan depende, evidentemente, del tipo de lesión, de su gravedad y del estado de la circulación de transición del lactante. Habitualmente, las lesiones de flujo sanguíneo pulmonar aumentado se hacen sintomáticas cuando disminuye la RVP y aumenta el flujo de cortocircuito hacia los pulmones. Estos cambios pueden tardar días o semanas en producirse. Además, si el defecto es pequeño, puede mantenerse asintomático.

A menudo, las lesiones con flujo sanguíneo pulmonar se detectan antes porque dan lugar a una cianosis significativa. Si la obstrucción al flujo sanguíneo pulmonar es importante, los pacientes que tienen este tipo de lesiones pueden depender del flujo izquierda-derecha a través de su DAP. Como el DAP se cierra en los primeros días de vida, la hipoxemia se hace aún más pronunciada y puede ser incompatible con la supervivencia.

Los recién nacidos que tienen TGV y una comunicación intracardíaca inadecuada desarrollan una cianosis extrema cuando se cierra el DAP. Por otro lado, estos pacientes pueden desarrollar un flujo sanguíneo pulmonar excesivo en presencia de un CIV o DAP, ya que la RVP disminuye durante las primeras semanas de vida extrauterina. No obstante, la cianosis persistirá. Si se deja sin tratar, se producirán cambios vasculares hipertróficos e hipertensión pulmonar.

Las lesiones obstructivas del lado izquierdo provocan congestión pulmonar sin sobrecarga de volumen pulmonar. Impiden el flujo desde el sistema venoso pulmonar hacia el sistema arterial sistémico y pueden precipitar la ICC. La sintomatología y la edad en el momento de la presentación dependen de la severidad de la lesión. Si el ductus arteriosus está permeable, permite el cortocircuito de sangre derecha-izquierda rodeando la lesión, mejorando la perfusión sistémica pero provocando cianosis.

III. Evaluación en el preoperatorio

A. ¿Qué debe buscar el anestesiólogo?

Cuando se desarrolla el plan de anestesia para estos niños, se debe entender la fisiopatología de cada lesión y apreciar el grado de la sintomatología clínica. Como en cualquier otra evaluación, obtener una historia y exploración física detalladas es probablemente el componente más importante de la evaluación en el preoperatorio. Se debe recordar que el recién nacido no puede referir los síntomas que sufre y los padres, a menudo, no pueden entender el significado de algunas de sus observaciones.

1. **Edad en el momento de la presentación.** La edad en el momento de la presentación a menudo da pistas sobre la gravedad de la lesión. Los recién nacidos con disminución del flujo sanguíneo pulmonar o mezcla inadecuada de sangre pueden manifestar una cianosis persistente o pueden haber tenido episodios intermitentes que, a menudo, se asocian con la agitación, el llanto o el ejercicio. Si el niño es mayor, los episodios de cianosis se pueden asociar con una postura «en cuclillas» [en la cual aumenta la resistencia vascular sistémica (RVS) y favorece el aumento del flujo sanguíneo pulmonar]. Este cambio de la dinámica del flujo sanguíneo pulmonar puede aliviar en parte la cianosis, pero los episodios particularmente graves pueden dar lugar a una pérdida de conciencia o convulsiones.
2. **Frecuencia de los episodios.** La frecuencia de los episodios sugiere la gravedad de la lesión. Si los episodios de cianosis son intermitentes, se confirma la naturaleza dinámica del cortocircuito y debería alertar sobre el hecho de que es probable que se reproduzca la misma situación durante la anestesia y las manipulaciones quirúrgicas. Las alteraciones de la RVS y RVP pueden dar lugar a cambios importantes de la magnitud del cortocircuito derecha-izquierda.
3. **Cianosis.** Durante la exploración física se debe tener en cuenta que la cianosis clínica depende de la concentración absoluta de hemoglobina desoxigenada en sangre, más que de la saturación de oxígeno. La cianosis central se puede reconocer cuando hay más de 3 g/dl de hemoglobina en sangre arterial desoxigenada. La saturación de oxihemoglobina en la cual la cianosis central es clínicamente evidente oscila entre el 62% cuando la concentración de hemoglobina es de 8 g/l hasta aproximadamente el 88% en el lactante policitémico cuya concentración de hemoglobina es de 24 g/dl. Por tanto, la cianosis se detecta más fácilmente cuando el hematocrito del lactante es alto, pero es más difícil detectarla si el recién nacido tiene una proporción significativa de hemoglobina fetal, debido a que está más saturada ante una Po_2 dada (Figura 14.2). Por tanto, el recién nacido que tiene una proporción alta de hemoglobina fetal puede tener una gran reducción de la Po_2 antes de que la cianosis central sea clínicamente evidente.

   Los recién nacidos con coartación aórtica preductal pueden mostrar una cianosis limitada a la mitad inferior del cuerpo, porque el VD abastece a la aorta descendente con sangre desoxigenada a través del DAP.
4. **Respiración.** Los recién nacidos con cardiopatía cianótica tienen a menudo un aumento del volumen corriente. Los dedos en palillo de tambor pueden aparecer, pero no son evidentes en los primeros meses de vida. Los niños que tienen un descenso del flujo sanguíneo pulmonar manifestarán habitualmente una intolerancia al ejercicio y también tienen una respuesta ventilatoria bloqueada ante la hipoxia.
5. **Insuficiencia cardíaca congestiva.** Los recién nacidos que tienen un flujo sanguíneo pulmonar excesivo acuden con ICC al comienzo de su infancia cuando disminuye la PVR. Los antecedentes de problemas para alimentarse y fracaso del crecimiento son característicos de la CC en la infancia. Otras características son taquipnea, taquicardia, irritabilidad, sudoración inapropiada (a menudo durante la alimentación), enrojecimiento nasal, retracciones esternales e intercostales, cardiomegalia y hepatomegalia. Es frecuente encontrar antecedentes de sibilancias, infecciones respiratorias frecuentes y neumonía. La distinción entre insuficiencia cardíaca izquierda o derecha en el recién nacido es menos evidente que en el adulto. En el

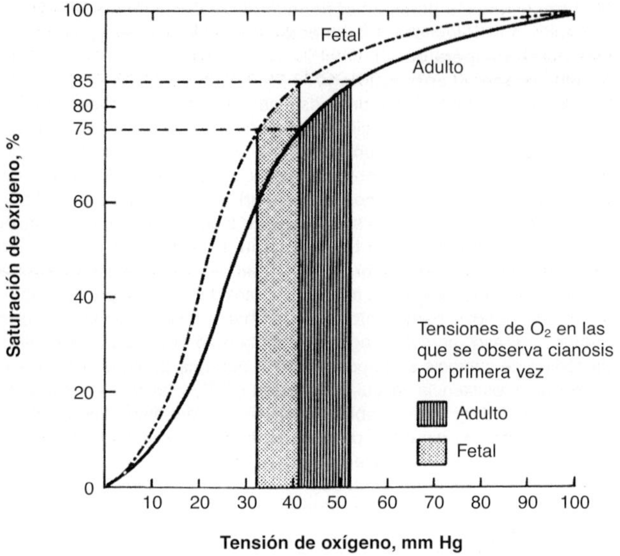

Figura 14.2. Curvas de disociación de hemoglobina-oxígeno de la hemoglobina fetal y adulta. Obsérvese que un recién nacido con una proporción alta de hemoglobina fetal tendrá una P_aO_2 baja (33-42 mm Hg) antes de observarse cianosis. (Tomado de Lees MH, King DH. Heart disease in the newborn. En: Adams FH, Emmanouilides GC, Riemenschneider TA, eds. Heart disease in infants, children and adolescents. Baltimore: Williams & Wilkins, 1989:844, con autorización.)

lactante pequeño raramente se encuentran edema periférico y crepitantes. Puede haber compromiso de la perfusión sistémica, como se pone de manifiesto por el descenso de pulsos, palidez y mal relleno capilar. El lactante con compromiso grave puede mostrarse apático, con llanto débil y pocos movimientos espontáneos.

Las lesiones obstructivas del lado izquierdo pueden provocar una ICC de manifestaciones clínicas similares a las de la sobrecarga de volumen pulmonar. No obstante, obsérvese que los síntomas son el resultado de la congestión venosa pulmonar sin un cortocircuito anormal. Si la lesión se localiza de forma que se obstruye el tracto de salida del VI, se desarrollará hipertrofia ventricular izquierda, que no aparecerá si afecta al tracto de entrada del VI, manteniéndose normal la presión telediastólica en esa cámara.

6. **Anomalías asociadas.** Se deben buscar anomalías congénitas asociadas porque son frecuentes en los recién nacidos con cardiopatía. Otros problemas que son exclusivos del recién nacido o lactante prematuro son la dificultad para regular la temperatura, alteraciones de la nutrición, sensibilidad a la deshidratación e hipoglucemia, problemas respiratorios, alteraciones de la coagulación y trastornos del sistema nervioso central.

B. ¿Qué estudios de laboratorio son útiles?

Los estudios de laboratorio que tienen un interés particular son el hematocrito, el recuento de leucocitos, el perfil de coagulación y las determinaciones de electrólitos y glucosa sérica. Cuando proceda, se incluirán el despistaje de la anemia de células falciformes y la determinación de las concentraciones de digoxina.

1. **Hematocrito.** El hematocrito aumenta progresivamente cuando la hipoxemia va siendo mayor. De hecho, comprobar periódicamente el hematocrito es un método sencillo de vigilar el nivel de hipoxemia del paciente. Cuando aumenta, puede servir como clave

para establecer el momento adecuado de la cirugía en los pacientes que tienen lesiones cianóticas complejas. Sin embargo, una mala nutrición y el déficit de hierro pueden impedir el aumento del hematocrito en el niño hipoxémico y confundir al clínico, haciéndole pensar que la hipoxemia es menos grave de lo que es en realidad. Un hematocrito alto puede dar lugar a un aumento de la viscosidad de la sangre, lo que puede provocar trombosis espontánea con infartos cerebrales, renales o pulmonar consecuentes. Este proceso se puede agravar por la deshidratación relativa producida por un período de tiempo prolongado sin ingestión oral. Si la policitemia es suficientemente importante (p. ej., cuando el hematocrito es mayor del 60%-65%) puede ser necesaria una flebotomía. Los pacientes con CC cianótica son propensos a desarrollar coagulopatías por disfunción plaquetaria e hipofibrinogenemia.

2. **Recuento de leucocitos.** La elevación del recuento de leucocitos con desviación izquierda en la fórmula es motivo de sospecha de una infección sistémica y se debe descartar la presencia de fiebre y una infección respiratoria de vías altas. Los niños con recuentos leucocitarios altos no se deben anestesiar de forma programada, porque la DCP compromete la función inmune. Además, con frecuencia se usa material protésico en la reparación quirúrgica; si este material se contamina inadvertidamente por una bacteriemia, las consecuencias pueden ser desastrosas.
3. **Estudios de coagulación.** Los resultados de los estudios de coagulación deben ser normales para poder realizar la DCP. Se deben buscar antecedentes familiares de tendencia hemorrágica. Las carencias no sospechadas de factores de coagulación se manifiestan y provocan una hemorragia incontrolable después de la cirugía, cuando puede ser difícil identificar el origen del problema.
4. **Electrólitos.** Los problemas electrolíticos pueden estar ya presentes en el recién nacido, especialmente si el niño recibe medicación o nutrición parenteral total. Se deben descartar la hipopotasemia, hipomagnesemia, hipocalcemia e hipoglucemia. La hipocalcemia es frecuente en los niños con síndrome de DiGeorge (un trastorno congénito del tercer y cuarto arco branquial que se asocia con hipoplasia tímica y defectos cardíacos congénitos, especialmente alteraciones del arco aórtico o lesiones obstructivas izquierdas).
5. **Glucosa.** La hipoglucemia es especialmente frecuente en recién nacidos con síndrome del corazón izquierdo hipoplásico. El miocardio del recién nacido tiene una dependencia mayor de la glucosa comparado con el miocardio del adulto, por lo que la hipoglucemia puede agravar la insuficiencia miocárdica. Como comentario, los corazones para trasplante de donante lactante se mantienen mejor en un medio rico en glucosa, antes y después de su obtención. La hipoglucemia puede producirse por la reducción de la función de síntesis, descenso de las reservas de glucógeno o descenso de la perfusión sistémica, que da lugar a un compromiso de la función hepática. La hipoglucemia puede enmascararse durante la anestesia y pasarse por alto hasta que el médico la busque expresamente. Y a la inversa, estos niños llegan a menudo al quirófano con glucosa concentrada en su solución de hiperalimentación. Es frecuente administrar esteroides durante la DCP, y esta combinación puede desembocar en una hiperglucemia significativa. Hay muchos trabajos importantes publicados que demuestran el efecto perjudicial de la hiperglucemia durante la isquemia cerebral completa, incompleta y focal en animales y el hombre adulto. No hay datos específicos en niños, aunque Steward y cols.[2] sugirieron una evolución neurológica peor con hiperglucemia en una revisión retrospectiva de 34 niños que se sometieron a una parada circulatoria con hipotermia profunda (DHCA). No obstante, el estudio Boston Circulatory Arrest sugirió que las concentraciones normales de glucosa en sangre durante la reperfusión se asociaron a una peor evolución neurológica, mientras que las concentraciones hiperglucémicas parecieron asociarse con una evolución mejor[3]. Se ha especulado que la carencia de sustrato en el cerebro inmaduro puede ser uno de los problemas y que la glucemia normal durante la reperfusión consiguiente a la isquemia cerebral en los lactantes puede ser insuficiente para alcanzar la recuperación cerebral completa.
6. **Digoxina.** Muchos niños que acuden para una cirugía cardíaca programada están recibiendo tratamiento con digoxina. Después de la DCP se han descrito tanto el

incremento de rebote de la concentración de digoxina como el aumento de la sensibilidad al fármaco. Las arritmias son frecuentes en el perioperatorio y pueden estar relacionadas con la toxicidad por digoxina. Otros factores pueden influir también en este aumento de toxicidad, como son la hipopotasemia, los flujos de calcio, la hipomagnesemia y el descenso del aclaramiento de creatinina. Por tanto, se debe verificar que la concentración de digoxina se encuentra dentro del intervalo normal y no se administrará en el preoperatorio.

7. **Prueba de formación de hematíes falciformes.** Esta prueba se debe realizar en los niños apropiados. La hipotermia, acidosis y anemia, que también se inducen por la DCP, disminuyen la perfusión y el propio circuito de derivación también potencia la formación de hematíes falciformes en presencia de hemoglobina S. Si la prueba resulta positiva, se realizará una electroforesis de hemoglobina para determinar el tipo de hemoglobinopatía. Dependiendo del tipo de defecto, puede estar indicada la transfusión con intercambio antes o al comenzar la DCP.
8. **Electrocardiografía.** El electrocardiograma muestra una gran variabilidad, en especial en las primeras 24 horas de vida. En algunos casos, el electrocardiograma resulta útil para el diagnóstico. Por ejemplo, una desviación importante izquierda o derecha del eje con un vector frontal antihorario e hipertrofia del VD sugiere una forma de defecto del cojín endocárdico.
9. **Ecocardiografía y cateterismo cardíaco.** La ecocardiografía bidimensional con Doppler cuantitativo y Doppler color han revolucionado el diagnóstico de la CC. En muchos centros, la tecnología se ha refinado hasta tal punto que la mayoría de los procedimientos quirúrgicos se realizan a partir de este estudio sólo. El cateterismo cardíaco se usa para confirmar el diagnóstico y proporcionar información sobre la resistencia vascular, la magnitud de los cortocircuitos y la anatomía coronaria.
10. **Radiografía de tórax.** La radiografía de tórax sirve para evaluar el tipo y gravedad de la cardiopatía. También se usa para identificar a los simuladores de cardiopatías (p. ej., aspirado de meconio, masas mediastínicas, neumotórax, enfermedad de membranas hialinas y hernia diafragmática) y descartar una patología pulmonar significativa.

C. **¿Qué debe decir el anestesiólogo a la familia sobre el riesgo?**

1. **Secuelas neurológicas.** La morbilidad y mortalidad varían con la lesión que se está reparando o paliando y con el centro implicado. Irónicamente, a medida que ha disminuido la mortalidad se han hecho más prominentes algunas morbilidades importantes. Las secuelas neurológicas siguen siendo una de las complicaciones más frecuentes y potencialmente devastadoras de la CC y su reparación. La disfunción neurológica en el postoperatorio precoz puede producirse hasta en el 25% de estos niños, apareciendo convulsiones aproximadamente en el 20% de los neonatos tras la DCP. En general, las convulsiones son autolimitadas y algunas de las primeras series publicaban la ausencia de secuelas a largo plazo. No obstante, el grupo de Boston fue el primero en estudiar prospectivamente a un grupo relativamente homogéneo de recién nacidos con TGV sometidos a la reparación con una DCP predominantemente de bajo flujo o una DHCA y demostraron que las convulsiones son un indicador pronóstico importante del resultado del desarrollo neurológico[4]. El estudio también demostró la incidencia significativamente mayor de convulsiones entre los recién nacidos asignados aleatoriamente a la parada circulatoria comparados con los asignados a la derivación de bajo flujo. El seguimiento de estos niños ha demostrado una importante asociación continuada entre las convulsiones en el postoperatorio y la evolución, con un descenso importante de las evaluaciones de las habilidades cognitivas y verbales, así como de las habilidades motoras[5]. Sin embargo, evitar la parada circulatoria no es toda la solución del problema, ya que el grupo de Boston demostró que había riesgo de convulsiones y un desarrollo neurológico inadecuado incluso cuando se usó la derivación continuada.

   Hay muchos factores que contribuyen al riesgo de secuelas neurológicas. Una interacción compleja de factores preoperatorios, perioperatorios y postoperatorios puede conspirar para producir una lesión cerebral. Muchos niños con CC tienen malformaciones cerebrales preexistentes. Se han descrito múltiples anomalías cromosómicas con características cardíacas y neurológicas combinadas, siendo el síndrome de Down (trisomía 21) y el espectro de afecciones catch-22 asociadas a microdelecciones de la región 22q11 del cromosoma 22 los mejor conocidos. Las manifestaciones neurológicas del espectro catch-22 pueden ser sutiles en los primeros días de vida, pero se hacen más evidentes con el tiempo. El impacto potencial de esta anomalía cromosómica es enorme, porque se ha estimado que la prevalencia de la monosomía 22q11 oscila entre el 5% y el 10% en la población de niños con CC. La lesión cerebral también puede adquirirse durante el preoperatorio. La función cardiovascular anormal se puede asociar a un mal crecimiento cerebral, un infarto de origen embólico, trombosis cerebrovascular y formación de abscesos. Es de esperar que la reparación precoz de los niños con CC limite este mecanismo de lesión cerebral. Se cree que las lesiones hipóxicas-isquémicas o por reperfusión o embólicas son los mecanismos principales de la lesión cerebral que se produce en el intraoperatorio[6]. La lesión también se puede producir en el postoperatorio, durante el cual la hemodinámica inestable y el aumento de las necesidades cerebrales de energía pueden desembocar en un desequilibrio entre el aporte y la demanda de oxígeno en el cerebro. En este campo de la lesión cerebral se está desarrollando una investigación intensa, para intentar prevenir este problema devastador.

D. ¿Cuándo se debe detener la ingestión oral?

En general, las normas de nada por boca que se usan en otros lactantes y niños pequeños se pueden usar también en los pacientes con CC. Los últimos datos sugieren que se puede continuar la administración de líquidos claros hasta 2-4 horas antes de la cirugía. En los niños con cardiopatía **cianótica** se prestará una atención meticulosa a su estado de hidratación. Específicamente, se darán instrucciones por escrito para despertar al niño 2 horas antes de la cirugía para ofrecerle líquidos claros. Si no se conoce con certeza la hora exacta de la intervención, implantar un catéter intravenoso y comenzar una infusión para prevenir la deshidratación de los pacientes con cardiopatía cianótica.

E. ¿Qué sedación es la apropiada?

La necesidad de sedación debe individualizarse, aunque se pueden dar algunas normas. Es imperativo dar una explicación detallada al paciente y a sus familiares, porque la ansiedad de los padres se transmite a menudo al niño. Los recién nacidos y los lactantes mayores de 6 meses no suelen requerir sedación, porque la ansiedad de separación no es un problema. Para los niños mayores, la sedación puede ser innecesaria si ya se ha establecido el acceso intravenoso y se permite a los padres del niño que le acompañen a la zona preoperatoria, porque las dosis crecientes de fármacos intravenosos se pueden ajustar antes de su traslado al quirófano.

Los niños entre 1 y 5 años se benefician de una sedación más sensata. Se pueden usar varios fármacos y vías. Personalmente, el autor prefiere evitar las inyecciones intramusculares y usar midazolam por vía intravenosa u oral; en el primer caso, se ajusta la dosis en incrementos de 0,1-0,25 mg y en dosis de 0,5 mg/kg si se usa la vía oral. La aceptación del paciente mejora si el fármaco se ofrece con zumo de manzana azucarado. La dosis oral de 0,5 mg/kg facilita la separación de los padres tras 15-30 minutos. Si se administra por vía intranasal, será eficaz una dosis de 0,2 mg/kg aproximadamente en 10-15 minutos. Estos pacientes se deben monitorizar cuando se administra la sedación. La pulsioximetría y la observación cuidadosa son obligadas, porque el estado hemodinámico se puede afectar negativa e imprevisiblemente si aparecen hipercarbia o hipoxemia.

Algunos médicos administran anticolinérgicos en el preoperatorio de forma habitual. Otros usan atropina en el quirófano sólo cuando así lo indica la clínica. Hay que tener en cuenta que los lactantes cuyo volumen latido es relativamente fijo no toleran bien las frecuencias cardíacas lentas.

F. ¿Cuándo necesita el paciente infusiones intravenosas?

Los niños que requieren infusiones de productos vasoactivos en el preoperatorio llegan al quirófano con uno de estos accesos ya preparados. En los demás, el momento en que se establece el acceso intravenoso depende estrictamente del anestesiólogo implicado. En muchos casos, procede una inducción suave por inhalación con la posterior colocación rápida del catéter venoso antes de intubar. De nuevo es deseable evitar la deshidratación si no se conoce exactamente la hora de la cirugía, especialmente en niños con cardiopatía cianótica.

G. ¿Cuándo está indicada la administración de prostaglandina E_1?

La administración de PgE_1 está indicada siempre que se piense que mantener, reabrir o agrandar un ductus arteriosus beneficiará al neonato. Las situaciones habituales en las que se usará incluyen la presencia de a) lesiones con descenso del flujo sanguíneo pulmonar, b) una TGV o c) una obstrucción al flujo de salida del corazón izquierdo.

La respuesta a PgE_1 es variable en la TGV, pero en algunos niños la mezcla de la circulación sistémica y pulmonar mejora lo suficiente como para reducir la hipoxemia y aliviar la acidosis. Cuando hay obstrucción en el tracto de salida del corazón izquierdo (p. ej., en el síndrome de corazón izquierdo hipoplásico o en una coartación), la PgE_1 abrirá el conducto y permitirá el flujo derecha-izquierda a su través, mejorando la perfusión sistémica y quizás incluso el flujo sanguíneo coronario. También puede dilatar el lecho vascular pulmonar.

La infusión de PgE_1 a menudo da lugar a la estabilización del lactante antes de la intervención quirúrgica y la mejoría de los resultados. Los efectos secundarios consisten en crisis de apnea, convulsiones, hipotensión sistémica, inhibición de la agregación plaquetaria, edema periférico y fiebre de origen inexplicado. Con su uso crónico puede producirse la proliferación cortical de los huesos largos. Como la PgE_1 se metaboliza rápidamente, se debe administrar en infusión continua, habitualmente en una dosis de 0,05-0,1 μg/kg/min. Hasta el 80% de la PgE_1 circulante se metaboliza en el primer paso pulmonar, por lo que la respuesta del conducto disminuye minutos después de interrumpir su administración.

IV. Equipo e infusiones

A. ¿Qué se necesita?

La asistencia de un lactante que se somete a una cirugía cardíaca demanda una atención meticulosa a los detalles y una vigilancia extrema. Antes de la inducción se debe desarrollar un plan bien trazado, de forma que todo el equipo necesario esté disponible y en correcto funcionamiento (Tabla 14.3).

1. **Consideraciones anestésicas y quirúrgicas.** La máquina y el circuito de anestesia se deben comprobar, como en todos los procedimientos. Se deben tener disponibles varios tamaños de tubos endotraqueales, mascarillas y palas de laringoscopio. Puede necesitarse un equipo apropiado para mantener caliente al lactante, incluida una sábana de calentamiento y enfriamiento, luces de calor radiante, un calentador de líquidos y un humidificador calentador. Se requiere una mesa de quirófano en perfecto estado que permita una colocación óptima del paciente para facilitar su exposición quirúrgica. Asimismo, deben encontrarse operativos un desfibrilador con palas no estériles (externas) y estériles (internas), un generador de marcapasos bicameral,

Tabla 14.3. Equipo usado durante la cirugía cardíaca pediátrica

Sábana de calentamiento y enfriamiento
Luces de calor radiante
Calentador de líquidos
Humidificador calentador
Desfibrilador (externo, interno)
Generador de marcapasos
Ordenador de gasto cardíaco
Analizador de coagulación
Fibrilador
Bombas de infusión
Ecocardiografía transesofágica

Tomado de Davies LK. Anesthesia for pediatric cardiovascular surgery. En: Kirby RR, Gravenstein N, Lobato EB y cols., eds. Clinical anesthesia practice. Filadelfia: WB Saunders, 2002:1219, con autorización.

un ordenador para cálculo del gasto cardíaco y un analizador de coagulación. Con frecuencia, durante la intervención se precisa de un fibrilador para inducir la fibrilación ventricular durante los procedimientos con cámara abierta.

2. **Monitorización.** El equipo necesario para monitorizar al paciente incluye un pulsioxímetro, un monitor hemodinámico, catéteres apropiados para la canulación arterial y venosa, transductores (con el cero ajustado y calibrados frente a mercurio), un manguito de presión arterial, un estetoscopio, termistores y un monitor de saturación de oxígeno en sangre venosa mixta. El equipo utilizado para monitorizar el funcionamiento del sistema nervioso central puede incluir un electroencefalograma (EEG), un Doppler transcraneal (TCD), monitorización de la saturación venosa yugular y espectroscopia del infrarrojo cercano. La ecocardiografía transesofágica se ha convertido en una herramienta extraordinariamente valiosa con fines diagnósticos (confirmación y descripción de la anatomía, detección de defectos no sospechados o de defectos residuales después de la reparación) y para la monitorización de la función y el volumen ventricular.
3. **Líquidos intravenosos.** Se deben preparar dos sistemas para administración de líquidos intravenosos y se eliminarán todas las burbujas de aire de los tubos. Esta tarea es más fácil si se comienza con un líquido templado; parece que la formación de microburbujas es menos frecuente que si se deja que el líquido frío se caliente cuando aumenta la temperatura ambiente. Todos los tubos del sistema intravenoso y de monitorización deben estar libres de burbujas siempre que haya un posible cortocircuito, porque los cortocircuitos intracardíacos pueden ser bidireccionales y convertirse en derecha-izquierda durante la cirugía. Se pueden usar filtros para aire, pero en ese caso se empleará el mismo tiempo en eliminar el aire del tubo del sistema intravenoso, porque no se puede confiar en que los filtros de aire eliminen todo el aire atrapado. Otro inconveniente de los filtros de aire es que disminuyen significativamente la velocidad de infusión intravenosa y dificultan el mantenimiento del ritmo de la reposición de volumen.

   Es importante mantener un método que permita el control cuidadoso y limitar el aporte de fluidos intravenosos, porque muchos pacientes apenas han compensado el exceso de flujo sanguíneo pulmonar y volumen. Para limitar el aporte se pueden usar métodos como la infusión con una cantidad limitada en una cámara con bureta y un minigotero, el uso de bombas de infusión con volúmenes prefijados o la administración de líquidos con una jeringa mediante bolos crecientes. Al menos se dispondrá de tres bombas de infusión para permitir un ajuste exacto de los fármacos vasoactivos.
4. **Preparación de infusiones.** Se deben dejar a mano soluciones intravenosas apropiadas para mezclar las infusiones (p. ej., solución salina normal y solución glucosada al 5% en agua) y casetes para las bombas. Las infusiones normales estarán a mano en un corto espacio de tiempo, con nitroprusiato sódico, adrenalina, isoproterenol, dopamina y amrinona o milrinona.

   Algunos autores opinan que los fármacos se deben administrar en las concentraciones apropiadas según el tamaño del paciente, para minimizar la sobrecarga de líquidos. En general, los autores de este capítulo opinan que es útil mezclar las infusiones de forma que en la dosis inicial se infunda a una velocidad aproximada de 2-3 ml/h. En el ejemplo siguiente, se disuelve nitroprusiato sódico en una «concentración» tal que la velocidad de la bomba de infusión sea aproximadamente de 2-3 ml/h.

$$\text{Velocidad (2-3 ml/h)} = \frac{\mu\text{g/kg/min} \times \text{peso (kg)} \times 60\ \text{min/h}}{\text{Concentración } (\mu\text{g/ml})}$$

   Si el paciente pesa 10 kg y se desea una dosis inicial de 1 μg/(kg · min), la fórmula es:

$$3\ \text{ml/h} = \frac{1\ \mu\text{g/kg/min} \times 10\ \text{kg} \times 60\ \text{min/h}}{200\ \mu\text{g/ml}}$$

Por tanto, se mezclan 50 mg de nitroprusiato sódico en 250 ml de diluyente hasta una concentración final de 200 µg/ml y se comenzará la infusión con 3 ml/h. En la Tabla 14.4 se enumeran los fármacos de uso habitual y las dosis en bolo o las velocidades iniciales de infusión.

En general, las infusiones no se preparan a menos que se vayan a necesitar. En su lugar, los fármacos de uso habitual se mezclan en jeringas de manera que se puede administrar un pequeño bolo si es necesario. Si se reitera la necesidad, se mezcla una infusión. En la Tabla 14.5 se exponen los fármacos que deben estar disponibles en jeringas al comienzo de cada intervención de cirugía cardíaca pediátrica. Asimismo, se tendrán a mano y listos para su uso un narcótico, una benzodiacepina y un relajante muscular.

Tabla 14.4. Fármacos no anestésicos y dosis[a]

	Fármaco	Dosis
Infusiones inotrópicas	Adrenalina	0,01-0,1 µg/kg/min
	Isoproterenol	0,01-0,1 µg/kg/min
	Noradrenalina	0,01-0,1 µg/kg/min
	Dopamina	2-10 µg/kg/min
	Dobutamina	2-10 µg/kg/min
	Amrinona[b]	2-2,5 mg/kg en bolo dividido en 30-60 min, seguido por 5-20 µg/kg/min en infusión
	Milrinona	50 µg/kg en bolo, seguido por 0,4-0,8 µg/kg/min en infusión
Infusiones de vasodilatadores	Nitroglicerina	1-2 µg/kg/min
	Nitroprusiato	1-5 µg/kg/min
	Aminofilina	0,5 mg/kg lentamente, seguido por 0,5-1 mg/kg/h en infusión[c]
	Prostaglandina E_1	0,05-0,1 µg/kg/min
	Labetalol	10-100 mg/h
Fármacos antiarrítmicos	Lidocaína	1 mg/kg en bolo 0,03 mg/kg/min en infusión
	Adenosina	0,15 mg/kg en bolo
	Procainamida	2 mg/kg durante 5 min
	Dilantina	2-4 mg/kg durante 5 min
	Bretilio	5 mg/kg en bolo
	Amiodarona	5 mg/kg en 1 h, después 5 mg/kg durante 12 horas. Repetir según necesidades
Fármacos betabloqueantes	Propranolol	0,01-0,1 mg/kg
	Esmolol	0,5-1 mg/kg en bolo 100-300 µg/kg/min en infusión
Otros	Cloruro cálcico	10-20 mg/kg
	Bicarbonato sódico	1 mEq/kg (o según se determine por el déficit de bases)
	Fenilefrina	1-10 µg/kg
	Efedrina	0,05-0,2 mg/kg
	Heparina	≥3 mg/kg (300 U/kg)
	Protamina	≥3 mg/kg

[a] La dosis de cada fármaco varía según el contexto clínico.
[b] No se puede mezclar en soluciones con glucosa.
[c] Tasa de mantenimiento determinada por las concentraciones plasmáticas.
Tomado de Davies LK. Anesthesia for pediatric cardiovascular surgery. En: Kirby RR, Gravenstein N, Lobato EB y cols., eds. Clinical anesthesia practice. Filadelfia: WB Saunders, 2002:1220, con autorización.

Tabla 14.5. Fármacos en bolo disponibles en jeringas

Fármaco	Concentración en la jeringa	Dosis en bolo
Cloruro cálcico	100 mg/ml	10-20 mg/kg
Adrenalina	10 μg/ml	0,2-1 μg/kg (inotropismo)
	100 μg/ml	10-100 μg/kg (parada cardíaca)
Isoproterenol	20 μg/ml	1-10 μg
Fenilefrina	100 μg/ml	1-10 μg/kg
Lidocaína	20 mg/ml	1 mg/kg
Esmolol[a]	10 mg/ml	0,5-1 mg/kg
Heparina	1.000 U/ml	300 U/kg (derivación cardiopulmonar)
		100 U/kg (sin bomba vascular)
Atropina	0,4 mg/ml	0,01-0,02 mg/kg
Succinilcolina	20 mg/ml	1-2 mg/kg
Efedrina	5 mg/ml	0,05-0,2 mg/kg
Tiopental sódico	25 mg/ml	3-5 mg/kg
Pancuronio	1 mg/ml	0,1-0,15 mg/kg (intubación)

[a]Disponible para el tratamiento de las crisis hipercianóticas en pacientes con tetralogía de Fallot.
Tomado de Davies LK. Anesthesia for pediatric cardiovascular surgery. En: Kirby RR, Gravenstein N, Lobato EB y cols., eds. Clinical anesthesia practice. Filadelfia: WB Saunders, 2002:1220, con autorización.

5. **Sangre y derivados.** Estarán listos los productos hematológicos apropiados para cada procedimiento en particular y para el tamaño del paciente. La preparación puede variar desde el tipado y procedimientos de despistaje de procedimientos sencillos hasta el tipado y pruebas cruzadas de varias unidades de sangre o de plaquetas (o de ambos) y de plasma fresco congelado en los casos complejos con bomba. En la Universidad de Florida se procede al tipado y despistaje de los lactantes menores de 4 meses y después se les administra preferentemente sangre del tipo O sin pruebas cruzadas porque el riesgo de reacción a la transfusión es bajo.

   La infección por citomegalovirus adquirida con la transfusión es, en general, una afección benigna en los pacientes inmunocompetentes que reciben sangre. No obstante, los pacientes inmunológicamente inmaduros (en especial, los lactantes de bajo peso al nacer) pueden manifestar síntomas si se infectan. Por tanto, el procedimiento habitual que usan los autores consiste en usar productos hematológicos negativos a citomegalovirus en niños menores de 4 meses. En cuanto a los lactantes que tienen alteraciones del arco aórtico, los productos hematológicos se irradiarán porque estas lesiones cardíacas se pueden asociar con un síndrome de DiGeorge. Dichos pacientes pueden tener ausencia de timo y una sensibilidad aumentada a la enfermedad injerto contra huésped después de la transfusión.

V. Inducción y mantenimiento de la anestesia

A. ¿Qué monitores se necesitan antes de la inducción?

No existe una regla absoluta que permita determinar la cantidad de monitorización necesaria antes de la inducción. En algunos pacientes, en particular cuando la inducción de «robo» es la ideal, la anestesia puede comenzar sólo con un pulsioxímetro y un estetoscopio precordial. Después, a medida que avanza la inducción, se puede establecer rápidamente la electrocardiografía y la monitorización de la presión arterial. En otros casos, puede ser preferible comenzar con todos los monitores (incluso los invasivos) ya implantados. En general, se colocan los catéteres arteriales y venosos centrales después de la inducción, aunque, en ocasiones, puede ser necesaria su implantación antes del procedimiento.

B. ¿Cuándo necesita el paciente un acceso intravenoso antes de la inducción?

A menudo, el momento de establecer el acceso intravenoso es cuestión de preferencias personales, como se ha mencionado anteriormente. No obstante, los pacientes policitémicos deben estar bien hidratados ya sea por vía oral o intravenosa. Es posible que los niños que tengan una función cardíaca muy mala y que requieran fármacos inotrópicos no toleren la inducción por vía inhalada, por lo que se prefiere la inducción intravenosa. La mayoría de los demás pacientes pediátricos toleran una inducción sensata por vía inhalada con la colocación posterior de catéteres intravenosos.

Si hay deterioro de la reserva miocárdica, no se puede usar durante mucho tiempo una técnica inhalada con dosis altas; una vez que se han implantado los catéteres, se hace una transición hacia una técnica narcótica completamente intravenosa o hacia una combinación de técnicas intravenosa e inhalada. Si el anestesiólogo tiene dudas sobre su capacidad para implantar un catéter intravenoso rápidamente durante una inducción por vía inhalada, se deberá insertar antes de la misma.

C. ¿Cómo afecta la enfermedad cardíaca a la frecuencia de inducción?

1. **Fármacos inhalados.** El cortocircuito intracardíaco puede alterar la captación de los anestésicos inhalados. El efecto final sobre la velocidad de inducción depende del tamaño y dirección del cortocircuito y del gasto cardíaco del paciente. Un cortocircuito intracardíaco derecha-izquierda prolonga la inducción porque la captación del anestésico por la sangre es más lenta. Si se usan concentraciones altas de los fármacos para acelerar la inducción y se produce una sobredosis relativa del anestésico, es una situación difícil de remediar porque los fármacos inhalados se eliminan con lentitud. Un cortocircuito izquierda-derecha tiene, en general, un efecto insignificante sobre la velocidad de inducción si la perfusión sistémica se conserva en niveles normales.
2. **Fármacos intravenosos.** La respuesta a los fármacos administrados por vía intravenosa es más rápida ante un cortocircuito derecha-izquierda porque el efecto de dilución y el tiempo de tránsito pulmonar están reducidos en proporción a la magnitud del cortocircuito. Un cortocircuito izquierda-derecha tiene un efecto mínimo sobre la respuesta a los fármacos intravenosos si se conserva la perfusión sistémica.

D. ¿Qué problemas son probables durante la inducción?

Durante la inducción de la anestesia en pacientes pediátricos con una cardiopatía pueden producirse una serie de episodios no deseados.

1. **Obstrucción de las vías respiratorias.** La obstrucción de las vías respiratorias es mal tolerada en estos pacientes, en especial en los lactantes de pequeño tamaño o en los que tienen una cardiopatía cianótica. El margen de error es extremadamente pequeño y los problemas leves pueden convertirse rápidamente en potencialmente mortales. La obstrucción de las vías respiratorias que provoca hipoxemia o hipercarbia aumenta la RVP. Se puede producir la reversión de un cortocircuito intracardíaco izquierda-derecha o el agravamiento de un cortocircuito derecha-izquierda, exacerbándose el problema y creando un círculo vicioso.
2. **Arritmias.** El paciente puede entrar en bradicardia o desarrollar un ritmo nodal con la inducción. Como el volumen latido es relativamente fijo, el gasto cardíaco sufre en este contexto. La acidosis puede aparecer con rapidez cuando la perfusión es mínima, lo que disminuye aún más la contractilidad miocárdica, aumentando la RVP y disminuyendo la RVS.

   Las arritmias pueden producirse por varias causas, que incluyen una anestesia ligera, hipoxemia, hipercarbia, fármacos y alteraciones electrolíticas.

   Pueden producirse problemas significativos cuando se prepara el acceso venoso central. Los paños o la posición del paciente pueden acodar el tubo endotraqueal cuando se calienta a la temperatura corporal. Las arritmias que se producen durante esta fase se inducen mecánicamente por el catéter o una guía. Si se conocen las longitudes de los componentes del kit del catéter, es menos probable la inserción hasta una profundidad excesiva. Las arritmias inducidas por causas mecánicas responden mejor a la eliminación del estímulo que al tratamiento farmacológico.

E. ¿Qué técnica anestésica debe usar el anestesiólogo?

La elección del fármaco no es tan importante como entender la fisiopatología de la lesión, a lo que colabora el desarrollo de objetivos hemodinámicos de frecuencia cardíaca, contractilidad, precarga, RVS y RVP para cada paciente (Tabla 14.6). En varias lesiones predominan las consideraciones preponderantes. Un abordaje apropiado para

Tabla 14.6. Esquema cardíaco de las cardiopatías congénitas frecuentes (cambios hemodinámicos deseados)

	Precarga	RVP	RVS	FC	Contractilidad
Defecto septal auricular	↑	↑	↓	N	N
Comunicación interventricular (derecha-izquierda)	N	↓	↑	N	N
Comunicación interventricular (izquierda-derecha)	↑	↑	↓	N	N
Estenosis subaórtica hipertrófica idiopática	↑	N	N–↑	↓[a]	↓[a]
Ductus arteriosus persistente	↑	↑	↓	N	N
Coartación	↑	N	↓	N	N
Estenosis valvular pulmonar	↑	↓	N	↓	↑
Estenosis pulmonar infundibular	↑	↓	N	↓	↓[a]
Estenosis aórtica	↑	N	↑[a]	↓[a]	N–↑
Estenosis mitral	↑	N–↓	N	↓[a]	N–↑
Insuficiencia aórtica	↑	N	↓	N–↑	N–↑
Insuficiencia mitral	↑	N–↓	↓	N–↑	N–↑

[a] Una consideración preponderante.

FC, frecuencia cardíaca; N, normal o sin cambios; RVP, resistencia vascular pulmonar; RVS, resistencia vascular sistémica.

Tomado de Moore RA. Anesthesia for the pediatric congenital heart patient for noncardiac surgery. Anesthesiol Rev 1981;8:27, con autorización.

un paciente con insuficiencia aórtica puede ser totalmente distinto del que se usa en un paciente con tetralogía de Fallot. Una vez definidos los objetivos, se pueden seleccionar los fármacos, posologías y vías de administración más apropiados. Se pueden usar muchos fármacos, mientras se administren de forma sensata.

F. ¿Cómo se debe colocar al paciente?

Los datos relacionados con la forma más segura de colocar al paciente para cirugía cardíaca son escasos, aunque los principales problemas que se plantean son la prevención de la lesión del plexo braquial y el acceso óptimo al paciente. Es útil colocar al paciente en posición supina sobre una sábana de calentamiento cubierta con una lámina fina y abducir los brazos 90° con las manos por encima de la cabeza para permitir un fácil acceso e inspección de las zonas de canulación arterial y venosa. Los hombros y codos se apoyan en un ángulo de aproximadamente 30° por encima de la mesa usando un cojín en cuña para reducir el peligro de estiramiento del plexo braquial.

Es fundamental tener un buen acceso a la cabeza del paciente para descartar un síndrome de vena cava superior, evaluar las pupilas y manipular las vías respiratorias. Se puede colocar una pieza de espuma recortada en cartón de huevos debajo de la cabeza para minimizar las posibilidades de inducir una necrosis por presión; muchos casos de cirugía cardíaca duran mucho tiempo y se producen presiones de perfusión bajas durante la DCP. No obstante, como los lactantes tienen un occipucio tan grande, la elevación de la cabeza con este método puede dar lugar, en ocasiones, a la invasión del campo quirúrgico.

VI. Monitorización

En general, la inducción anestésica se realiza con monitores no invasivos. Se utiliza un electrocardiógrafo de cinco derivaciones para facilitar la detección de trastornos del ritmo e isquemia miocárdica. También se puede usar un electrodo esofágico para diagnosticar más fácilmente las arritmias, en especial en presencia de taquicardia. El electrodo V_5 se puede colocar en su posición normal y cubrirse con un vendaje adhesivo para protegerlo de las soluciones de lavado quirúrgico. El modo monitor del electrocardiógrafo tendrá minimizada la desviación basal, mientras que el modo diagnóstico permite una mejor resolución de las ondas P y T.

A. ¿Cuándo está indicado un catéter arterial?

Es necesario mantener un catéter arterial permanente siempre que sea necesaria la monitorización continuada de la presión arterial o una toma de muestras de sangre frecuente. Todos los procedimientos que usan la DCP requieren la colocación de un catéter arterial, porque los métodos no invasivos no son útiles si no hay flujo pulsátil. La mayoría de los procedimientos que se desarrollan con corazón cerrado también se benefician de la monitorización de la presión arterial latido a latido.

A menudo, el catéter arterial se coloca después de la intubación, preferiblemente por vía percutánea en la arteria radial no dominante. Otros lugares que se usan habitualmente son la arteria dorsal del pie, la tibial posterior, la femoral y, en ocasiones, las arterias temporales. Se usa una incisión quirúrgica sólo como último recurso, por la incidencia desproporcionadamente alta de trombosis e infección. En cuanto a la reparación de las coartaciones, el catéter arterial se debe colocar en la arteria radial derecha; si no se tiene éxito, el catéter puede situarse en una arteria temporal. En los pacientes con cortocircuito de Blalock-Taussig el catéter se debe colocar en el lado opuesto al que se encuentre el cortocircuito o en una arteria de las extremidades inferiores. Se usa un catéter de calibre 22-24, dependiendo del tamaño del niño.

B. ¿Cuándo se necesita el acceso venoso central?

1. **Catéteres venosos centrales.** El acceso venoso central se establece sistemáticamente cuando es deseable conocer la tendencia de la presión de llenado del corazón derecho o es necesario administrar fármacos vasoactivos con rapidez. El acceso a la circulación central también permite colocar catéteres en AP o de estimulación. La decisión sobre el tipo y tamaño del catéter que se va a usar depende del tipo de operación que se realiza y del tamaño y situación clínica del paciente.

   El catéter venoso central se usa sistemáticamente en los pacientes en los que se usa una DCP. La monitorización de la presión en vena cava superior durante la circulación extracorpórea es útil para evaluar si el drenaje venoso es el adecuado, en particular cuando se usan dos cánulas venosas. Un catéter central que tenga al menos dos lúmenes permite la administración de fármacos y líquidos por una vía y la medición continuada de la presión venosa central por la otra.

   Las normas de los autores para determinar la longitud y tamaño del catéter se recogen en la Tabla 14.7. La verificación de la posición apropiada del catéter se produce cuando se revisa la radiografía de tórax en el postoperatorio.

2. **Catéteres en AP.** La monitorización de la presión en AP es útil cuando la RVP es un problema. La colocación del catéter en AP se puede realizar por vía percutánea o cuando el cirujano usa un abordaje transtorácico directo. Si el tamaño del paciente es

Tabla 14.7. Normas para determinar el tamaño y longitud del catéter de presión venosa central en relación con el tamaño del paciente

Peso del paciente (kg)	Tamaño del catéter para yugular interna[a]	Longitud del catéter de PVC (cm)
<2,5	3 Fr SL o 4 Fr DL	5
2,5-5	4 Fr DL o 5 Fr DL	5
5-10	5 Fr DL o introductor 5 Fr	8
10-20	5 Fr DL o introductor 6 Fr	8-12
>20	5-7 Fr DL o introductor 6 Fr	12-15

[a] El tamaño del catéter también depende del procedimiento quirúrgico. Si se espera una pérdida de sangre significativa y el acceso venoso periférico está limitado, se puede preferir un catéter de presión venosa central (PVC) de mayor tamaño.

DL, doble luz; Fr, French; SL, una sola luz.

Tomado de Davies LK. Anesthesia for pediatric cardiovascular surgery. En: Kirby RR, Gravenstein N, Lobato EB y cols., eds. Clinical anesthesia practice. Filadelfia: WB Saunders, 2002:1222, con autorización.

demasiado pequeño para aceptar un catéter de flotación con balón, se puede usar un abordaje intraoperatorio combinado por vía percutánea y directa. En esta situación, el catéter se coloca a través de una vaina estéril en el introductor y se hace avanzar hacia la vena cava superior. Cuando se abre el tórax y el corazón, el cirujano puede avanzar el catéter hasta la zona proximal de la AP. En las anomalías cardíacas complejas con cortocircuitos, al final del procedimiento quirúrgico el cirujano suturará en su posición el catéter en AP colocado por vía percutánea ya que, a menudo, se encuentra en el campo de reparación.

La oximetría venosa mixta continuada se puede conseguir con algunos catéteres en AP y puede ser útil para ajustar las infusiones de fármacos vasoactivos, para obtener una alerta precoz del deterioro del gasto cardíaco y para evaluar los cortocircuitos residuales. El tamaño del paciente debe ser suficientemente grande como para acomodar un introductor de 5-6 Fr para facilitar la colocación percutánea de un catéter en AP.

En los lactantes más pequeños que necesitan la monitorización de la presión en AP se colocará el catéter en AP por vía transtorácica cuando se cierre la cirugía. El catéter en AP también es útil en el postoperatorio para evaluar los gradientes de presión al medir detenidamente las presiones de retirada durante su extracción. Algunos catéteres en AP permiten medir el gasto cardíaco por termodilución, aunque no es frecuente utilizar este método en niños pequeños por la sobrecarga de líquidos significativa que su uso supone para el paciente.

3. **Catéteres en aurícula izquierda.** La monitorización de la presión en aurícula izquierda se usa habitualmente en los casos con CC porque es frecuente la existencia de disparidades en la función cardíaca izquierda y derecha. El cirujano inserta este catéter al terminar la reparación, habitualmente por la vena pulmonar superior derecha. Se debe tener cuidado con su uso por el riesgo real de embolización sistémica de coágulos o aire, ya que el catéter se encuentra en el corazón izquierdo. También hay riesgo de hemorragia y tamponamiento cardíaco cuando se extrae el catéter.

C. ¿Dónde se debe medir la temperatura?

El lugar óptimo de monitorización de la temperatura durante la cirugía cardíaca es controvertido; recuérdese que existen gradientes entre varios lugares (Figura 14.3). Los lugares usados habitualmente son el esófago, nasofaringe, recto, membrana timpánica, sangre y vejiga. La monitorización de la temperatura es importante porque la velocidad de enfriamiento y recalentamiento es importante en la inducción de la lesión cerebral. Es aconsejable la monitorización al menos en dos puntos para garantizar que el gradiente de temperatura entre la sangre entrante (temperatura de la sangre) y la temperatura en vejiga o recto no supera los 10 °C y que se ha conseguido un enfriamiento y calentamiento uniforme.

D. ¿Cómo es la correlación entre las presiones de dióxido de carbono teleespiratorio y arterial?

La monitorización de la presión parcial teleespiratoria de dióxido de carbono ($P_{TE}CO_2$) es útil para corroborar la intubación traqueal. La diferencia de la presión parcial de dióxido de carbono arterial y teleespiratorio [$P_{(a\text{-}TE)}CO_2$] puede aumentar en pacientes con enfermedad cardiopulmonar. También puede estar aumentada en niños pequeños, dependiendo del lugar en que se tome la muestra y del patrón de ventilación. Los pacientes con CC tienen unos índices de ventilación/perfusión alterados, lo que produce anomalías tanto en la relación fisiológica entre espacio muerto y volumen corriente (EM/VC) como en la mezcla venosa (Qs/Qt).

En los pacientes que tienen cardiopatía cianótica, en los que Qs/Qt puede ser grande, la $P_{TE}CO_2$ infraestima significativamente la P_aCO_2. Como el cortocircuito intracardíaco es, a menudo, dinámico, la $P_{(a\text{-}TE)}CO_2$ es siempre cambiante, por lo que aunque las tendencias de $P_{TE}CO_2$ no son fiables en estos pacientes, es necesario medir periódicamente la P_aCO_2 para documentar que la ventilación es la adecuada. La monitorización de la $P_{TE}CO_2$ cuando se encinta (»banding») la AP refleja el descenso del flujo sanguíneo pulmonar. El gradiente $P_{(a\text{-}TE)}CO_2$ aumenta a medida que se aprieta la cinta.

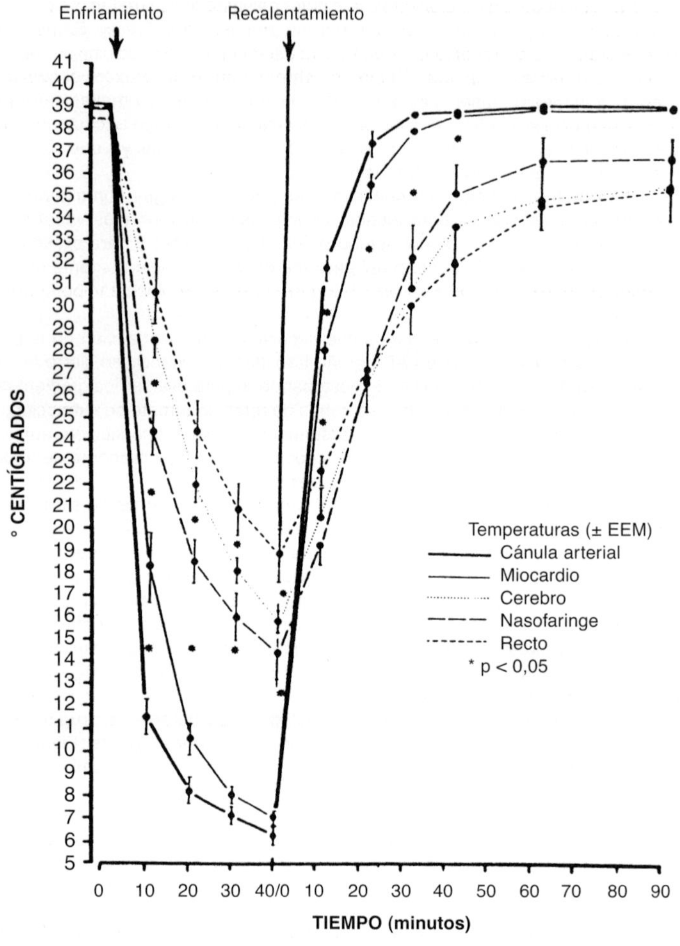

Figura 14.3. Temperatura media (±EEM) en la cánula arterial, miocardio, corteza cerebral, nasofaringe y recto durante 40 minutos de enfriamiento y 90 minutos de recalentamiento durante la derivación cardiopulmonar en seis cerdos. (Tomado de Stefaniszyn HJ, Novick RJ, Keith FM y cols. Is the brain adequately cooled during deep hypothermic cardiopulmonary bypass? Curr Surg 1983;40:294, con autorización.)

E. ¿Cómo se debe manejar la gasometría arterial durante la derivación cardiopulmonar?

La estrategia de manejo del pH ha recibido una atención considerable en los últimos años. La forma en que se maneja la gasometría puede ser más importante en los niños porque se usan grados mayores de hipotermia, lo que da lugar a diferencias más marcadas en las concentraciones sanguíneas de dióxido de carbono. Brevemente, podemos decir que hay dos escuelas sobre el manejo del dióxido de carbono. En la estrategia alfa-stat no se añade dióxido de carbono al circuito y la neutralidad electroquímica se mantiene sin corregir la gasometría según la temperatura (es decir, se refiere a 37 °C). En estas condiciones, la función enzimática está bien mantenida. Por el contrario, con la estrategia pH-stat se añade dióxido de carbono al sistema para mantener un pH constante con distintas temperaturas. La gasometría se corrige según la temperatura y se refiere a la temperatura corporal actual. En esta situación se acumulan los iones hidrógeno, se elevan los depósitos totales de dióxido de carbono y el pH de la microcirculación se va haciendo cada vez más acidótico con temperaturas muy hipotérmicas. Inicialmente, se pensó que el pH intracelular también se hacía acidótico, pero los últimos datos demuestran que cambia sólo ligeramente[7].

Los datos obtenidos en adultos sugieren que no hay diferencias en el manejo del dióxido de carbono durante la DCP con las estrategias alfa-stat y pH-stat. Recientemente, los estudios prospectivos aleatorizados realizados en adultos usando una hipotermia moderada demostraron que el resultado neurológico o neuropsicológico postoperatorio es ligera, pero coherentemente, mejor con el manejo alfa-stat[8].

Aunque probablemente el manejo acidobásico no es tan importante cuando se usa una hipotermia moderada, puede ser fundamental cuando la hipotermia es profunda. Se ha investigado para intentar entender el manejo correcto del equilibrio acidobásico en los niños, pero el tema sigue siendo controvertido. Quienes proponen el método alfa-stat sugieren que los flujos sanguíneos lujosamente elevados que se ven durante el manejo pH-stat pueden suponer un riesgo de daño cerebral debido a microembolias, edema cerebral o presión intracraneal alta, o pueden predisponer a una redistribución negativa del flujo sanguíneo («robo») lejos de las zonas débilmente perfundidas en pacientes con enfermedad cerebrovascular. Por otro lado, quienes proponen la estrategia pH-stat sugieren que el aumento del FSC puede ser útil para mejorar el enfriamiento antes de comenzar la parada circulatoria. En efecto, durante el manejo pH-stat el FSC total aumentado mejora el enfriamiento cerebral global y la redistribución del flujo sanguíneo cerebral y, además, una mayor proporción del FSC se distribuye hacia las estructuras profundas del cerebro (tálamo, tronco cerebral y cerebelo)[9]. No obstante, otros datos sugieren que la recuperación metabólica cerebral que se produce después de la parada circulatoria puede ser mejor con el método alfa-stat que con el método pH-stat. Esta variación de los resultados ha hecho que algunos autores defiendan una estrategia mixta, es decir, usar el método pH-stat durante los 10 primeros minutos de enfriamiento para proporcionar la máxima supresión del metabolismo cerebral seguido por un cambio a la estrategia alfa-stat para eliminar la acidosis importante que se acumula durante la hipotermia profunda con el uso de pH-stat. Parece que este método permite la recuperación metabólica máxima en animales (Figura 14.4)[10]. La elección del manejo acidobásico puede ser particularmente importante en el subgrupo de pacientes con colaterales aortopulmonares en las que el enfriamiento cerebral es problemático. Parece que la adición de dióxido de carbono durante el enfriamiento mejora la perfusión cerebral y mejora la recuperación metabólica cerebral[11]. En un reciente estudio monocéntrico aleatorizado realizado con lactantes menores de 9 meses se encontró que los casos tratados con el método pH-stat tuvieron, en general, una evolución mejor que los del grupo alfa-stat[12]. Los lactantes del grupo pH-stat tuvieron un tiempo de recuperación significativamente más corto hasta la primera actividad en el EEG y una tendencia a menos convulsiones manifestadas en el EEG. En el subgrupo de bebés con transposición, los asignados al método pH-stat tendieron a mostrar un índice cardíaco mayor a pesar de requerimientos menores de fármacos inotrópicos, acidosis e hipotensión menos frecuentes y una duración más corta de la ventilación mecánica y de la estancia en la unidad de cuidados intensivos. Los datos sugieren que el manejo pH-stat puede mejorar la protección sistémica y cerebral en este grupo de pacientes.

¿Por qué hay diferencias aparentes entre los adultos y los niños en relación con el manejo de pH? Pueden estar relacionadas con el mecanismo de lesión cerebral de la DCP. En los adultos, parece que la embolia tiene una función prominente en el desarrollo neurológico negativo. Se ha propuesto que el descenso del FSC que se asocia con el manejo alfa-stat podría ser protector por limitar las microembolias cerebrales. Por otro lado, el mecanismo del daño en los niños puede estar más relacionado con la hipoperfusión o con la activación de las vías excitotóxicas[13]. Si se usa el método pH-stat, el incremento del FSC puede ser beneficioso para garantizar el enfriamiento cerebral completo y reducir el consumo de oxígeno, con lo que aumenta la tolerancia cerebral a la DHCA.

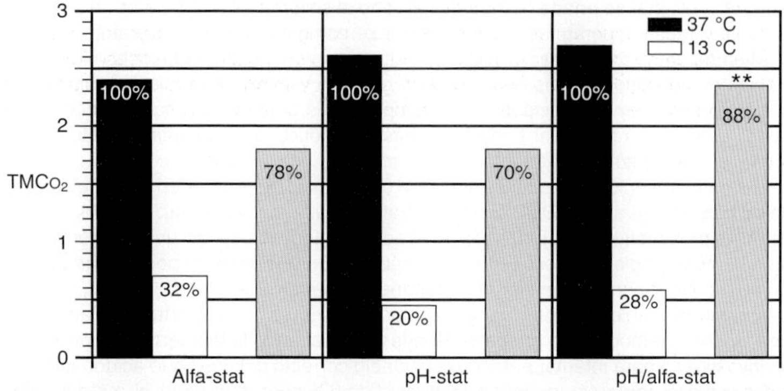

Figura 14.4. Efecto de tres estrategias diferentes de enfriamiento: alfa-stat, pH-stat y una combinación de pH-stat seguida por alfa-stat, sobre la supresión del metabolismo cerebral antes de la hipotermia profunda con parada circulatoria (DHCA) y recuperación del metabolismo cerebral después de la DHCA. El método pH-stat proporciona una mejor supresión metabólica antes de la DHCA que el método alfa-stat, pero la recuperación del metabolismo cerebral es mala después de la DHCA. El enfriamiento inicial con el método pH-stat seguido por la conversión a alfa-stat antes de la DHCA da lugar a la mayor recuperación del metabolismo cerebral después de la DHCA. Barra negra, 37 °C; barra blanca, 13 °C; barra gris, después de la DHCA. (Tomado de Kern FH, Greeley WJ. pH-stat management of blood gases is not preferable to pH-stat in patients undergoing brain cooling for cardiac surgery. J Cardiothorac Vasc Anesth 1995;9:215, con autorización).

F. ¿Cómo se debe monitorizar el sistema nervioso central?

Las lesiones que se producen en el sistema nervioso central en relación con la cirugía cardíaca siguen siendo un problema sin resolver. El daño cerebral puede producirse como consecuencia de una hipoxia-isquemia global o embolias focales. Se ha usado el EEG para intentar obtener una medición de la actividad eléctrica y funcionalidad cerebrales durante la cirugía cardíaca. Por desgracia, no se puede confiar en el EEG para predecir o prevenir la isquemia cerebral durante la DCP debido a los efectos de la hipotermia y de los fármacos anestésicos, y por la probabilidad de producirse una lesión embólica focal. Los monitores de EEG más modernos, informatizados, son menos engorrosos y permiten un reconocimiento más sencillo de las tendencias y de los cambios bruscos. La ventaja del EEG es que se puede obtener en pacientes de cualquier edad o tamaño sin riesgos y que puede detectar eficazmente los episodios catastróficos que provocan una isquemia global. El EEG también puede ser útil para evaluar si el enfriamiento cerebral es adecuado, garantizando un silencio de la actividad eléctrica cerebral antes de la parada circulatoria.

El FSC se ha medido usando el principio de Fick y la eliminación de ^{133}Xe. Por desgracia, esta técnica no permite la medición continuada del FSC y es más aplicable al entorno investigador que a la asistencia clínica. La sonografía con TCD usa el principio Doppler para detectar los cambios de frecuencia de las señales reflejadas desde la sangre en movimiento para calcular la velocidad de flujo. Como se cree que los diámetros de las grandes arterias cerebrales que reciben la onda son relativamente constantes, las tendencias de la velocidad de flujo deberían delinear las del FSC. Por tanto, aunque no se puede hacer una medición cuantitativa del FSC con el TCD, las inferencias cualitativas sí pueden ser apropiadas. El TCD puede proporcionar una medición indirecta de la resistencia vascular cerebral (que aumenta cuando aumenta la presión intracraneal o cuando la presión venosa central está muy elevada). El TCD puede ser útil para detectar las cánulas que no están bien colocadas porque la distorsión de la vena cava superior puede ser un obstáculo para el drenaje venoso cerebral. El TCD también es útil para detectar embolias cerebrales. En estos momentos, la tecnología no permite determinar el tipo o el tamaño de la embolia (no distingue el aire frente a macropartículas).

El metabolismo cerebral se ha estimado por la monitorización de la saturación en el bulbo venoso yugular, el equivalente cerebral de la «sangre venosa mixta». Una saturación baja sugiere una elevación del metabolismo cerebral que es superior al oxígeno cerebral que se ha aportado. No obstante, esta sangre es el efluente de muchas zonas del cerebro y las zonas de hipoperfusión cerebral pueden fácilmente pasarse por alto. La espectroscopia del infrarrojo cercano es un método no invasivo que permite monitorizar la saturación de oxígeno cerebral (oximetría cerebral). El no ser una prueba invasiva le otorga cierto atractivo, pero también adolece del inconveniente de que sólo refleja la perfusión global.

Como la morbilidad neurológica es un aspecto tan importante, la monitorización neurológica se convertirá, en opinión de los autores, en una actividad cada vez más prevalente y se refinarán las técnicas correspondientes en la próxima década. Los anestesiólogos adquirirán más experiencia en el «reconocimiento de patrones» de las situaciones que requieran una intervención.

G. ¿Cuál es el papel de la ecocardiografía?

La ecocardiografía perioperatoria se usa cada vez más en muchos centros durante la cirugía cardíaca pediátrica. Se han realizado estudios epicárdicos y, más recientemente, transesofágicos para definir mejor la anatomía cardíaca y evaluar la reparación quirúrgica. Las mejoras técnicas permiten la obtención de una mejor imagen, un tamaño de la sonda más pequeño y una capacidad multiplano, con lo que se aumenta sustancialmente la información que proporciona esta modalidad. Varios estudios han demostrado que las imágenes de flujo bidimensionales y Doppler color pueden demostrar detalles anatómicos que previamente no se habían apreciado y permiten evaluar la calidad de la reparación y la función ventricular después de la derivación. El papel último de la ecocardiografía en el quirófano y en la unidad de cuidados intensivos está aún en plena evolución y girará en torno a la demostración de la mejoría de la evolución de estos pacientes.

VII. Derivación cardiopulmonar

A. ¿En qué es diferente en los niños?

La fisiología de la circulación extracorpórea es similar en adultos y niños. No obstante, se aplican diferencias técnicas significativas en recién nacidos y niños pequeños (Tabla 14.8). En los niños se usan cánulas más pequeñas, pero proporcionalmente pueden ser tan grandes que obstruyen el drenaje venoso hacia el corazón o la salida del flujo arterial antes de instituir la derivación o después de su interrupción. Casi todas las reparaciones cardíacas que se efectúan en niños necesitan el uso de las cánulas venosas duales, por lo que todo el flujo venoso se puede desviar hacia el circuito de derivación y el corazón se puede abrir para permitir la reparación del defecto intracardíaco.

1. **Hipotermia profunda y parada circulatoria total.** Un método alternativo que se usa en los niños muy pequeños que tienen una cardiopatía compleja es la hipotermia profunda con parada circulatoria total. Esta técnica usa una sola cánula de drenaje venoso durante el período de enfriamiento. Cuando se alcanza una temperatura interior de 15 °C-20 °C, se detiene la bomba y se extrae la cánula venosa. La principal ventaja de esta técnica es que proporciona una exposición excelente sin cánulas o sangre en el campo quirúrgico. La hipotermia profunda también mejora la protección miocárdica, disminuye el tiempo de DCP y disminuye el traumatismo sobre la sangre. El Boston Circulatory Arrest Study demostró que el uso de la parada circulatoria se asocia a un riesgo más alto de convulsiones, con una importante correlación entre la duración de la parada circulatoria y la aparición de las mismas. Las convulsiones en el período perioperatorio aumentaron significativamente el riesgo de puntuaciones más bajas del CI y de alteraciones neurológicas[14]. A partir de este estudio, la mayoría de los centros han minimizado el uso de la DHCA; cuando se debe usar, se hace todo lo posible para limitar su duración a menos de 35-40 minutos.
2. **Drenaje venoso.** Los problemas que plantea el drenaje venoso son más frecuentes en los niños que en los adultos. La vena cava inferior es bastante corta y es posible la canulación inadvertida de las venas hepáticas. En ese caso, la dilatación impor-

Tabla 14.8. Diferencias en la derivación cardiopulmonar del adulto con respecto a la del niño

Parámetro	Adulto	Pediatría
Temperatura hipotérmica	Raramente por debajo de 25 °C-32 °C	Habitualmente, 15 °C-20 °C
Uso de parada circulatoria total	Raramente	Frecuente
Cebado de la bomba		
Efectos de la dilución sobre el volumen de sangre	25%-33%	200%-300%
Aditivos adicionales en los cebados pediátricos		Sangre, albúmina
Presiones de perfusión	Habitualmente, 50-80 mm Hg	20-50 mm Hg
Influencia del manejo del pH	Mínima con hipotermia moderada	Importante con hipotermia profunda
Diferencias medidas de la P_aCO_2	30-45 mm Hg	20-80 mm Hg
Regulación de la glucosa		
Hipoglucemia	Raramente; requiere una lesión hepática significativa	Frecuente; depósitos de glucógeno hepático reducidos
Hiperglucemia	Frecuente; en general se controla fácilmente con insulina	Menos frecuente; puede producirse hipoglucemia de rebote

Modificado de Kern FH, Schulman SR, Lawson DS y cols. Extracorporeal circulation and circulatory assist devices in the pediatric patient. En: Lake C, ed. Pediatric cardiac anesthesia, 3.ª ed. Stamford, CT; Appleton & Lange, 1998;219-257.

tante de los vasos esplácnicos puede dar lugar a isquemia mesentérica. Pueden aparecer problemas con el drenaje de la vena cava superior, en especial si hay una vena cava superior izquierda. La oclusión de este vaso provoca una hipertensión venosa significativa; se debe canular o se producirá una isquemia cerebral. Se prestará una gran atención a la presión de la vena cava superior con la inspección frecuente de la cabeza. La cánula venosa superior se puede acodar fácilmente y el drenaje se puede alterar también con la retracción del corazón.

3. **Oclusión de la derivación sistémica-AP.** Cuando la DCP comienza por primera vez, el cirujano debe ocluir rápidamente cualquier cortocircuito sistémico-AP que exista (p. ej., DAP o cortocircuito de Blalock-Taussig). De lo contrario, la perfusión continuada de estos cortocircuitos provocará una perfusión insuficiente de la circulación sistémica, un posible edema hemorrágico de los pulmones y un retorno venoso continuado con la posible sobredistensión del lado izquierdo del corazón.
4. **Flujo y presión de perfusión.** Las tasas de flujo de la DCP son proporcionalmente mayores en los recién nacidos y niños que en los adultos, oscilando en los niños entre 80-150 ml/(kg · min), mientras que en el adulto son de 1,8-2,2 l/(min · m^2) o 50 ml/(kg · min), aproximadamente. Las presiones de perfusión tienden a ser menores en los niños (20-50 mm Hg) cuando es evidente una oxigenación y perfusión adecuadas. No está claro cuáles son la presión y el flujo óptimos, y existe una importante variación entre centros.
5. **Hipotermia moderada y fibrilación ventricular.** A menudo se usa una hipotermia moderada combinada con fibrilación ventricular en la reaparición cardíaca pediátrica. Con esta técnica, el paciente se enfría aproximadamente a 28 °C-30 °C y el corazón fibrila pero continúa perfundiéndose debido a que no se ha colocado una pinza aórtica. El cirujano puede abrir las cámaras cardíacas sin el riesgo de atrapar aire en el lado izquierdo del corazón y su posterior inyección a la circulación arterial.

La fibrilación deliberada se usa a menudo cuando se trabaja sobre el lado derecho del corazón o en las reparaciones relativamente simples como el cierre de la CIA. Las ventajas de la fibrilación deliberada con hipotermia moderada consisten en un índice aporte/demanda miocárdica favorable, un descenso del riesgo de embolia gaseosa hacia el cerebro y en que se evita el pinzamiento aórtico y la cardioplejía. No obstante, la exposición quirúrgica está limitada por la cantidad significativa de sangre en su interior y por el movimiento continuado del corazón. Por tanto, en las reparaciones intracardíacas más complejas son necesarios el pinzamiento aórtico y la protección cardiopléjica del corazón, especialmente en los niños pequeños.

6. **Volumen del circuito de derivación.** El volumen del circuito de derivación es grande en comparación con el volumen sanguíneo de los lactantes. El volumen de cebado de los circuitos pediátricos de DCP puede alcanzar hasta los 700 ml, mientras que el volumen de sangre estimado de un neonato de 3 kg es de 250-300 ml. En consecuencia, el hematocrito se reduce aproximadamente en un 70%. Por el contrario, el circuito de DCP del adulto se ceba con 1.500 ml en un paciente que tiene un volumen de sangre estimado de 5 litros, con lo que se produce una caída del hematocrito de menos del 25%. Es frecuente que los niños pequeños que sufren reparaciones complejas requieran transfusiones de hematíes, plaquetas y plasma fresco congelado para anular la reducción del hematocrito y factores de coagulación que se produce como consecuencia de la dilución. Más recientemente, las mejoras tecnológicas han permitido la miniaturización del circuito con volúmenes de cebado de aproximadamente 150-200 ml. Aunque estos valores representan una mejoría, todavía se produce un grado significativo de hemodilución en estos niños pequeños.

B. ¿Cuándo se debe añadir sangre al circuito de derivación?

En general, la hemodilución que se produce durante la derivación es deseable y tolerada, porque la perfusión microcirculatoria mejora y las necesidades metabólicas se reducen por la hipotermia. No obstante, si el hematocrito se reduce demasiado, disminuye también la capacidad de transporte de oxígeno y se produce un metabolismo anaerobio. Se desconoce el hematocrito ideal que debe mantenerse durante la DCP. No obstante, en las reparaciones más complejas se usa un hematocrito del 20%-25% durante la DCP.

El circuito de DCP se debe cebar. Cada circuito tiene un volumen obligado que es necesario para llenar los tubos, filtros, bombas y el oxigenador. Por tanto, puede ser necesario añadir hematíes a la solución de cebado para alcanzar el hematocrito deseado. El cálculo del hematocrito durante la derivación es bastante sencillo, como se indica a continuación.

1. Determinar el volumen de sangre estimado del paciente.
2. Multiplicar el volumen de sangre estimado por el hematocrito medido (Hct) para obtener la masa de hematíes del paciente (MH).
3. Preguntar al perfusionista cuál es el volumen de cebado del circuito.
4. Añadir el volumen de sangre estimado al volumen de cebado para obtener el volumen total que hay en la derivación (VDCP).
5. El Hct predicho en la derivación es igual a MH/VDCP.
6. Si el Hct predicho en la derivación es menor del deseado, la cantidad de hematíes que se deben añadir se calculan con la fórmula siguiente:

VDCP × hematocrito deseado = MH requerida
MH requerida – MH del paciente = MH a añadir

C. ¿Cómo se maneja la anticoagulación?

Se administra heparina para prevenir el inicio de la cascada de la coagulación por el contacto de la sangre con el circuito de derivación. En general, es suficiente con una dosis de 300 unidades/kg, aunque en ocasiones se recomienda una dosis de 400 unidades/kg en los recién nacidos. Esta dosis se administra a través de un catéter central después de aspirar para comprobar el retorno de sangre.

1. **Tiempo de coagulación activado.** La medición del tiempo de coagulación activado aproximadamente 3-5 minutos después de administrar la heparina permite documentar su efecto. Parece que un valor en torno a los 400 segundos es adecuado para prevenir

la coagulación en la derivación. El tiempo de coagulación activado es relativamente sencillo de determinar y su monitorización es razonable, porque en ocasiones el paciente tiene una resistencia importante a la heparina. El tiempo de coagulación activado también puede indicar un error de administración de fármacos potencialmente catastrófico cuando se ha inyectado otro fármaco que no es heparina. Si el paciente se mantiene normotérmico, el tiempo de coagulación activado se volverá a comprobar cada 20-30 minutos. El efecto de la heparina se prolonga ante una hipotermia significativa.

D. ¿Deben usarse antifibrinolíticos?

En un intento de minimizar las necesidades de transfusión, muchos grupos se han centrado en la conservación de la función plaquetaria y la prevención de fibrinólisis, usando fármacos como el ácido ε-aminocaproico y aprotinina. Aunque los datos que apoyan el descenso de las necesidades de transfusión en las reintervenciones de los adultos son bastante convincentes, los datos no están tan claros con respecto a los lactantes. Algunos grupos han descrito un descenso espectacular de la pérdida de sangre, mientras que otros no han demostrado diferencias en las exposiciones de donantes a la sangre de banco[15,16]. Muchos de los estudios referidos al uso de aprotinina en los niños son difíciles de interpretar por las amplias variaciones de las pautas posológicas, la edad del paciente, el tipo de operación y otros factores. Cuando la aprotinina se dosifica según el peso o la superficie corporal del paciente se encuentran concentraciones plasmáticas mucho más bajas que las que se encuentran en las poblaciones adultas[17]. Parece que el gran volumen de cebado de la bomba en relación con la pequeña volemia del paciente provoca una mayor dilución del fármaco durante la derivación. Para compensar la hemodilución, puede necesitarse más aprotinina en la solución de cebado para alcanzar niveles plasmáticos suficientes para inhibir la activación de la cascada de la coagulación.

E. ¿Cómo se retiran los pacientes de la derivación?

El éxito de la retirada de la derivación depende fundamentalmente de la capacidad del cirujano para completar la reparación del defecto. Después de la derivación se tolera mal la presencia residual de cortocircuitos, obstrucción o disfunción valvular.

1. **Preparación.** Comprobar que el paciente está perfectamente preparado antes de intentar la interrupción de la derivación (Tabla 14.9). Cerca del final de la reparación quirúrgica comienza el recalentamiento gradual. Los gradientes de temperatura son los habituales; compruébese que el paciente se recalienta completa y homogéneamente. La velocidad y el método de recalentamiento pueden ser críticos. La hipertermia postisquemia es particularmente perjudicial en el entorno de un metabolismo energético cerebral alterado. Por otro lado, se ha demostrado que los grados leves de hipotermia son protectores. La infusión de fármacos reductores de la poscarga, como nitroprusiato sódico, durante el recalentamiento puede ayudar a dilatar el lecho vascular y favorecer el recalentamiento uniforme. Si de deja tiempo para la reperfusión del corazón después de retirar el pinzamiento aórtico, es posible disipar los «humores diabólicos» (solución de cardioplejía) y restablecer el metabolismo aerobio.

Tabla 14.9. Lista de comprobación para la interrupción de la derivación

1. Recalentamiento completo (temperatura central (≥35 °C)
2. Reperfusión completa del corazón después de la cardioplejía
3. Ritmo sinusal con frecuencia cardíaca apropiada
4. Evaluar los cambios del segmento ST
5. Comprobar electrólitos, gasometría y hematocrito
6. Optimizar la función pulmonar
7. Comprobar los monitores hemodinámicos
8. Preparar fármacos vasodilatadores o inotrópicos, si está indicado
9. Preparar plaquetas y plasma fresco congelado, si está indicado

Tomado de Davies LK. Anesthesia for pediatric cardiovascular surgery. En: Kirby RR, Gravenstein N, Lobato EB y cols., eds. Clinical anesthesia practice. Filadelfia: WB Saunders, 2002:1227, con autorización.

2. **Frecuencia y ritmo cardíacos.** El ritmo sinusal es esencial, porque la función ventricular está típicamente deteriorada después de la derivación e isquemia. La frecuencia cardíaca óptima también es importante para mejorar el gasto cardíaco, porque el volumen latido puede ser menor de lo ideal. Es deseable alcanzar una frecuencia cardíaca de 120-160 latidos por minuto. Se puede estimular la aurícula si el paciente tiene una frecuencia sinusal más lenta, o puede necesitarse una estimulación AV secuencial en presencia de un ritmo que no sea sinusal. La aparición de cambios nuevos del segmento ST en el electrocardiograma puede indicar la presencia de aire en las arterias coronarias o una isquemia miocárdica en curso. El incremento transitorio de la presión de perfusión coronaria (como sucede cuando se aplica una pinza de oclusión parcial en la aorta distal a la cánula aórtica) permite la eliminación de este aire.
3. **Otros parámetros monitorizados.** Los monitores hemodinámicos se deben volver a comprobar y reajustar el cero de los transductores. El cirujano puede decidir insertar un catéter de presión en aurícula izquierda para evaluar el llenado y la funcionalidad ventriculares. Se debe verificar la analítica, con hematocrito, potasio, calcio iónico, presiones parciales de gas en sangre arterial y pH, después de liberar el pinzamiento aórtico y antes de intentar la interrupción de la derivación.
4. **Fármacos vasoactivos.** Los fármacos vasodilatadores e inotrópicos estarán disponibles para su infusión mediante bombas calibradas, especialmente después de la reparación intracardíaca. Puede producirse un compromiso hemodinámico significativo como consecuencia de la lesión de reperfusión hipóxica-isquémica que se superpone a una función ventricular basal ya en el límite. El rendimiento ventricular suele mejorar fácilmente con soporte inotrópico o inotrópico y vasodilatador combinado. El deterioro del rendimiento cardíaco en el postoperatorio se asocia claramente con una morbilidad y mortalidad mayores.
5. **Cambios cardiovasculares.** La presión arterial puede ser normal o por encima de lo normal cuando el gasto cardíaco es alto, normal o bajo; por tanto, no es útil conocer la presión arterial en relación con el diagnóstico de disfunción cardíaca. Después de la DCP, la RVS es alta tanto en adultos como en niños por el efecto de las catecolaminas circulantes y de la hormona antidiurética, así como de otras influencias. En el neonato, esta respuesta puede estar amplificada y producir una vasoconstricción no inhibida.
6. **Reducción de la poscarga.** Los niños toleran mal el aumento de la sobrecarga de presión. Por tanto, puede ser útil reducir la poscarga (en general, con nitroprusiato sódico) para mejorar el gasto cardíaco. Cuando el gasto está aún deteriorado después del tratamiento con vasodilatadores, está justificado usar una combinación de la reducción de la poscarga con expansión de volumen y soporte inotrópico.

F. **Medición de la presión arterial.** Si la presión arterial es baja durante el intento de retirada de la derivación, debe estar disponible otro método de medición de la presión arterial para comprobar la exactitud de los datos periféricos. El cirujano puede fácilmente colocar una aguja exploradora en la aorta ascendente (a menudo, en la zona previa de la infusión de cardioplejía) y conectarla a un transductor de presión. También se puede obtener una medición no invasiva (con manguito) de la presión arterial.

En los niños pequeños es frecuente encontrar diferencias significativas en las mediciones de la presión arterial entre la aorta central y las arterias periféricas. La razón de esta discrepancia no está clara, pero se resuelve habitualmente con el tiempo. Antes de comenzar la administración de inotrópicos o vasopresores, se comprobará que la medición de la presión es exacta. Si persiste la discrepancia, la colocación de un catéter en arteria femoral ayuda a guiar el tratamiento.

G. **¿Cómo se maneja el aumento de la resistencia vascular pulmonar?**

La función pulmonar se debe optimizar antes de intentar interrumpir la derivación. El aumento de la RVP es consecuencia del aumento de agua pulmonar, de la activación del complemento, de las catecolaminas y de las atelectasias.

1. **Expansión y oxigenación pulmonar.** Los pulmones deben reexpandirse enérgicamente para aumentar la capacidad residual funcional (Figura 14.5). El tubo endotraqueal no se aspira rutinariamente, ya que el aspirado puede precipitar la hemorragia

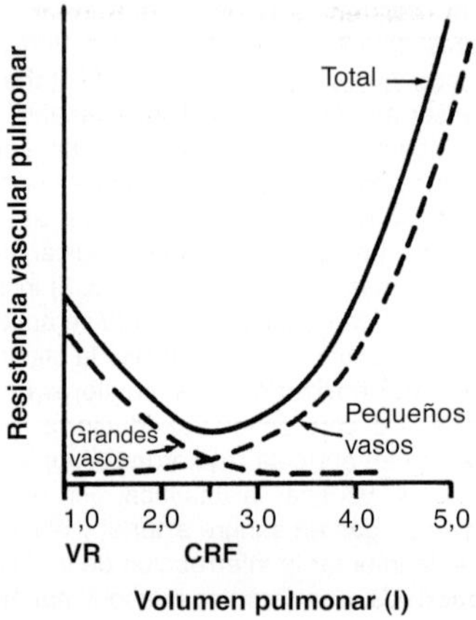

Figura 14.5. Curva asimétrica en U que relaciona la resistencia vascular pulmonar total con el volumen pulmonar. El valle de la curva se produce cuando el volumen pulmonar es igual a la capacidad residual funcional (CRF). La resistencia pulmonar total es la suma de la resistencia de los pequeños vasos (aumentada cuando aumenta el volumen pulmonar) y de los grandes vasos (aumentada cuando disminuye el volumen pulmonar). VR, volumen residual. (Tomado de Benumof JL. Respiratory physiology and respiratory function during anesthesia. En: Miller RD, ed. Anesthesia, 2.ª ed. Nueva York: Churchill Livingstone, 1986:1122, con autorización.)

en los pacientes anticoagulados. Cualquier sibilancia se trata enérgicamente con broncodilatadores inhalados. Se recomienda utilizar albuterol en dosis de 2,5 mg, administrado mediante un nebulizador acoplado entre el tubo endotraqueal y el sistema del circuito. Si las secreciones impiden que el pulmón se retraiga, está indicado aspirar cuidadosamente con un catéter blando de caucho rojo.

La hiperventilación enérgica sin presión positiva teleespiratoria (PEEP) es una de las herramientas más potentes disponibles para aumentar la RVP. La respuesta vascular pulmonar a la hipercarbia se acentúa en el período posderivación, por lo que incluso los incrementos pequeños de la P_aCO_2 se asocian a un incremento significativo de la resistencia. Se deben usar concentraciones altas de oxígeno inspirado y evitar la acidosis metabólica.

2. **Intervenciones farmacológicas.** La estimulación alfa provoca vasoconstricción pulmonar, mientras que la estimulación beta provoca vasodilatación. Se han usado muchos fármacos, sólo con un éxito dudoso, para intentar disminuir selectivamente la RVP. Los fármacos que se usan con mayor frecuencia son nitroprusiato sódico, nitroglicerina, isoproterenol, aminofilina, amrinona, milrinona, PgE_1 y, quizás, adenosina. El óxido nítrico inhalado es prometedor como verdadero vasodilatador pulmonar selectivo, pero su uso es prohibitivamente caro y no está disponible habitualmente.

   Los factores que aumentan o disminuyen la RVP se resumen en la Tabla 14.10.

VIII. Aspectos posderivación

A. ¿Qué es la ultrafiltración modificada y cuándo se usa?

La respuesta inflamatoria que se desarrolla durante la inflamación es significativa y puede ser la responsable de gran parte de la morbilidad que se observa en estos niños. La lesión endotelial puede provocar un aumento del agua corporal total y aumento de la permeabilidad capilar, con el consecuente fallo multiorgánico. Se ha utilizado una ultrafiltración convencional durante la DCP para intentar prevenir el edema tisular, pero su eficacia ha sido escasa. Es difícil eliminar mucho agua durante la derivación y mantener todavía un volumen aceptable del reservorio. En 1993 se describió la técnica de ultrafiltración modificada (MUF), que se realiza en el período posderivación inmediato[18]. La cánula aórtica se deja

Tabla 14.10. Alteración de la resistencia vascular pulmonar

Aumentan la resistencia	Disminuyen la resistencia
Hipoxia	Oxígeno
Hipercarbia	Hipocarbia
Acidosis	Alcalosis
Hiperinsuflado	Capacidad residual funcional normal
Atelectasias	Bloqueo de la estimulación simpática
Estimulación simpática	Hematocrito bajo
Constricción quirúrgica	Ultrafiltración modificada
Hematocrito alto	Óxido nítrico
	Inhibidores de la fosfodiesterasa

Modificado de Hickey PR, Wessel DL. Anesthesia for treatment of congenital heart disease. En: Kaplan JA, ed. Cardiac Anesthesia, 2.ª ed. Orlando: Grune & Stratton, 1987:656.

en su lugar y se extraen aproximadamente 10-30 ml/kg/min de sangre desde la aorta, se bombea a través de un hemoconcentrador (con membrana de diálisis) y se devuelve a la aurícula derecha (Figura 14.6). El volumen se infunde desde el reservorio según necesidades para mantener la estabilidad hemodinámica. Muchos estudios han documentado la eficacia de la MUF para mejorar muchos de los acontecimientos adversos de la DCP, mejorando la hemodinámica, reduciendo el agua corporal total y disminuyendo la necesidad de transfusiones de sangre, comparado con los controles en los que no se usa la filtración[19]. Se asocia con un aumento significativo del hematocrito, del fibrinógeno y de las concentraciones totales de proteínas plasmáticas, pero sin cambio en el recuento de plaquetas[20]. Por otra parte, se ha demostrado que la MUF mejora la función sistólica

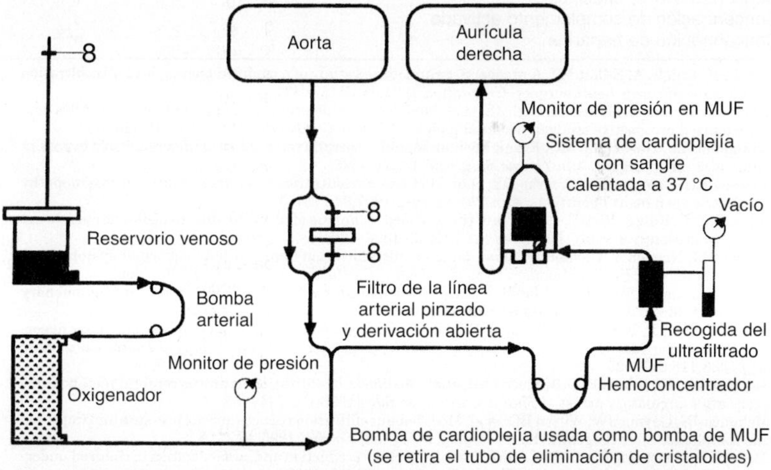

Figura 14.6. Diagrama de un sistema de ultrafiltración modificado. Después de la derivación cardiopulmonar (DCP), se realiza la ultrafiltración con una bomba de rodillo para la sangre de cardioplejía procedente del circuito de DCP. La sangre se bombea desde la cánula aórtica a través del ultrafiltro y del intercambiador de calor y se reinfunde al paciente a través de la cánula venosa. (Modificado de Kern FH, Shulman SR, Lawson DS y cols. Extracorporeal circulation and circulatory assist devices in the pediatric patient. En: Lake CL, ed. Pediatric cardiac anesthesia, 3.ª ed. Stamford, CT: Appleton & Lange, 1998;219, con autorización.)

intrínseca del VI, mejora la distensibilidad diastólica, aumenta la presión arterial y disminuye el uso de fármacos inotrópicos en el período postoperatorio precoz[21]. Se ha demostrado que disminuye las concentraciones de endotelina 1, un vasoconstrictor pulmonar, disminuye significativamente el índice de presión pulmonar/sistémica después de la DCP y puede prevenir las crisis de hipertensión pulmonar[22]. Mejora la distensibilidad pulmonar, reduce las concentraciones de citocinas y elimina el complemento activado (C3a y C5a)[23]. Después de la DHCA, la MUF también mejora la capacidad cerebral para usar el oxígeno[24]. Los datos que resumen sus efectos favorables se enumeran en la Tabla 14.11.

Tabla 14.11. Resumen de los efectos de la ultrafiltración modificada

Característica	Efecto	Publicaciones
Acumulación de agua corporal total	⇓	a
Hematocrito	⇑	a, b, c
Pérdida de sangre	⇓	a, c, d
Necesidad de transfusión de sangre	⇓	a, c, d
Presión osmótica coloide	⇑	b, e
Gasto cardíaco	⇑	a, f
Frecuencia cardíaca	⇓	f
Presión arterial	⇑	a, f
Resistencia vascular sistémica	⇔	g
Resistencia vascular pulmonar	⇓	g, h
Distensibilidad diastólica	⇑	f
Uso de fármacos inotrópicos	⇓	f
Función renal	⇔	a
Recuperación de Parada circulatoria con hipotermia profunda	⇑	b, i
Endotelina 1 plasmática	⇓	h
Distensibilidad pulmonar	⇑	j
Concentración de citocinas	⇓	k
Concentración de complemento activado	⇓	l
Concentración de heparina	⇑	m

[a] Naik SK, Knight A, Elliott MJ. A prospective randomized study of a modified technique of ultrafiltration during pediatric open-heart surgery. *Circulation* 1991;84:III422–431.
[b] Daggett CW, Lodge AJ, Scarborough JE, et al. Modified ultrafiltration versus conventional ultrafiltration: a randomized prospective study in neonatal piglets. *J Thorac Cardiovasc Surg* 1998;115:336–341.
[c] Draaisma AM, Hazekamp MG, Frank M, et al. Modified ultrafiltration after cardiopulmonary bypass in pediatric cardiac surgery. *Ann Thorac Surg* 1997;64:521–525.
[d] Friesen RH, Campbell DN, Clarke DR, et al. Modified ultrafiltration attenuates dilutional coagulopathy in pediatric open heart operations. *Ann Thorac Surg* 1997;64:1787–1789.
[e] Ad N, Snir E, Katz J, Birk E, et al. Use of the modified technique of ultrafiltration in pediatric open-heart surgery: a prospective study. *Isr J Med Sci* 1996;32:1326–1331.
[f] Davies MJ, Nguyen K, Gaynor JW, et al. Modified ultrafiltration improves left ventricular systolic function in infants after cardiopulmonary bypass. *J Thorac Cardiovasc Surg* 1998;115:361–369.
[g] Naik SK, Balaji S, Elliott MJ. Modified ultrafiltration improves haemodynamics after cardiopulmonary bypass in children. *J Am Coll Cardiol* 1992;19:37A.
[h] Bando K, Vijay P, Turrentine MW, et al. Dilutional and modified ultrafiltration reduces pulmonary hypertension after operations for congenital heart disease: a prospective randomized study. *J Thorac Cardiovasc Surg* 1998;115:517–525.
[i] Skaryak LA, Kirshbom P, DiBernardo LR, et al. Modified ultrafiltration improves cerebral metabolic recovery after circulatory arrest. *J Thorac Cardiovasc Surg* 1995;109:744–752.
[j] Meliones JN, Gaynor JW, Wilson BG, et al. Modified ultrafiltration reduces airway pressure and improves lung compliance after congenital heart surgery. *J Am Coll Cardiol* 1995;25:271A.
[k] Millar AB, Armstrong L, van der Linden J, et al. Cytokine production and hemofiltration in children undergoing cardiopulmonary bypass. *Ann Thorac Surg* 1993;56:1499–1502.
[l] Andreasson S, Gothberg S, Berggren H, et al. Hemofiltration modifies complement activation after extracorporeal circulation in infants. *Ann Thorac Surg* 1993;56:1515–1517.
[m] Williams GD, Ramamoorthy C, Totzek FR, et al. Comparison of the effects of red cell separation and ultrafiltration on heparin concentration during pediatric cardiac surgery. *J Cardiothorac Vasc Anesth* 1997;11:840–844.
Modified from Elliott MJ. Recent advances in paediatric cardiopulmonary bypass. *Perfusion* 1999;14:237–246.
Modificado de Elliot MJ. Recent advances in pediatric cardiopulmonary bypass. *Perfusion* 1999;14:237-246.

B. ¿Cómo se debe administrar la protamina?

Después de terminar la DCP se administra protamina para neutralizar los efectos de la heparina, pero no antes de terminar la MUF y de haber retirado la cánula venosa. En general, se administra una dosis de 3-4,5 mg/kg (1-1,5 mg por cada 100 unidades de heparina). La reversión satisfactoria de la heparina se sugiere porque el tiempo de coagulación activado vuelve a sus valores basales. La administración de protamina puede provocar acontecimientos adversos graves en algunos pacientes, como son hipotensión sistémica, hipertensión pulmonar y reacciones alérgicas. El mecanismo de estos episodios no se conoce con detalle, pero pueden estar implicadas las respuestas inmunes mediadas por anticuerpos, la activación del complemento y la liberación de histamina.

La liberación de histamina se debe a la administración rápida de dosis grandes de protamina, y su administración lenta mediante una infusión controlada mejora eficazmente este efecto secundario. También se ha propuesto el tratamiento previo con antihistamínicos o la administración en la aurícula izquierda. La hipertensión pulmonar catastrófica es menos frecuente y aparece, probablemente, por la activación del complemento y la liberación de tromboxano. Pueden aparecer reacciones alérgicas a protamina, habitualmente en pacientes que han estado expuestos previamente a los preparados de insulina que contienen protamina.

Por fortuna, parece que las reacciones graves a protamina son menos frecuentes en neonatos y niños que en adultos. Si el fármaco se administra lentamente después de retirar la cánula venosa, pero mientras la cánula aórtica está aún en su lugar, se puede reinstaurar la DCP rápidamente en caso de que se produzca una reacción catastrófica.

C. ¿Cuáles son las causas del bajo gasto cardíaco?

El bajo gasto cardíaco puede tener muchas causas, pero se clasifica de acuerdo a sus principales determinantes: frecuencia cardíaca, ritmo, contractilidad, precarga y poscarga.

1. **Frecuencia cardíaca.** Los recién nacidos y niños tienen un volumen latido cardíaco relativamente fijo y, por tanto, su gasto cardíaco se modifica con los cambios en la frecuencia cardíaca. En consecuencia, se considera que el gasto cardíaco depende de la frecuencia. Se deben buscar frecuencias cardíacas que alcancen al menos los 120 lpm para intentar optimizar el gasto cardíaco. Una frecuencia cardíaca más baja se debe tratar con fármacos o con estimulación. Se prefiere esta última porque tiene unos efectos secundarios mínimos.
2. **Arritmias.** Las arritmias que se presentan después de la DCP se toleran mal y pueden requerir una conversión eléctrica. Es crucial mantener un ritmo sinusal con una frecuencia razonable para maximizar el gasto cardíaco. No hay que dudar en emplear la estimulación eléctrica para optimizar el rendimiento miocárdico. Por desgracia, pueden presentarse arritmias causadas por un automatismo anormal que son difíciles de tratar. La taquicardia ectópica de la unión (TEU) es una arritmia poco frecuente, pero potencialmente mortal, que se encuentra casi exclusivamente en neonatos y lactantes después de la cirugía de una cardiopatía congénita[25]. La TEU tiene un especial significado para los anestesiólogos porque se manifiesta en el intraoperatorio o en el postoperatorio inmediato. La TEU sigue siendo una de las taquicardias más difíciles de controlar, provocando una inestabilidad hemodinámica grave y la muerte. Se cree que es consecuencia de un automatismo anormal, estando situado el foco de descarga activa en el nódulo AV o en la zona proximal del haz de His; de forma que el tejido auricular no está directamente implicado en el mecanismo de la arritmia. Por tanto, una característica importante de esta taquiarritmia es la ausencia de respuesta a la cardioversión, a la sobreestimulación y a los medicamentos convencionales.

   La TEU se reconoce clásicamente como una taquicardia con QRS estrecho y disociación AV con una frecuencia auricular más lenta que la frecuencia ventricular. Típicamente, la frecuencia máxima de la TEU oscila entre 170 y 300 lpm. El inicio («calentamiento») y terminación son graduales (Figura 14.7). En el ECG se pueden ver conducción retrógrada y ondas P también retrógradas. Es interesante observar que puede aparecer un QRS ancho si se asocia un bloqueo de rama como aberrancia dependiente de la frecuencia o como anomalía fija debido al daño quirúrgico de la rama del haz.

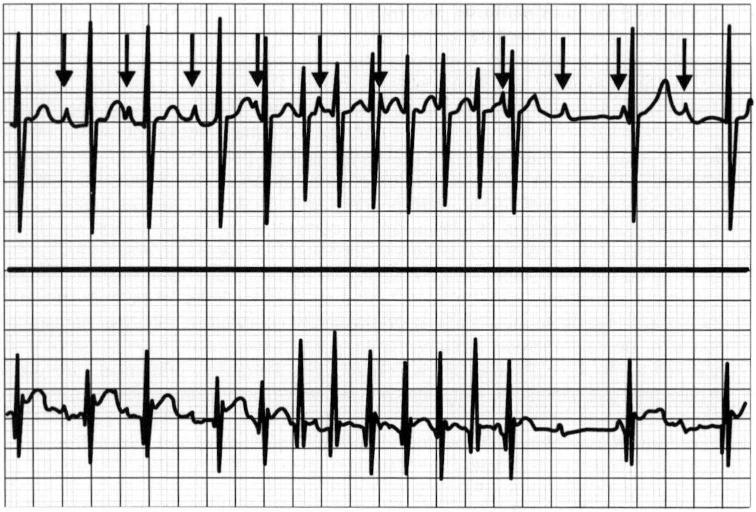

Figura 14.7. Taquicardia ectópica de la unión (TEU) a 280 latidos/min. Obsérvese la disociación auriculoventricular a medida que la TEU aumenta su frecuencia («calentamiento») sin cambios en la frecuencia auricular (flechas).

En el postoperatorio, la TEU ha sido refractaria, en general, a la mayoría de los fármacos antiarrítmicos. Si el tórax está aún abierto, el enfriamiento tópico con solución salina puede ser útil. Sorprendentemente, se resuelve por sí sola en los 3 primeros días de su aparición. El tratamiento deberá disminuir la frecuencia de la unión para permitir la estimulación auricular con sincronía AV, para restablecer la estabilidad hemodinámica.

3. **Descenso de la contractilidad.** Puede producirse una mala contractilidad debida al traumatismo quirúrgico (como sucede en la ventriculotomía), a un estado de sobrecarga de volumen o presión preexistente, una lesión o mala perfusión de una arteria coronaria, efectos residuales de la isquemia y reperfusión miocárdicas, trastornos metabólicos y acidobásicos, hipoxemia y efectos de fármacos.
4. **Disminución de la precarga.** La disminución de la precarga puede aparecer como consecuencia de hipovolemia, taponamiento cardíaco, presión positiva de las vías aéreas y aumento de la RVP que provoca una disminución del retorno hacia el lado izquierdo del corazón.
5. **Aumento de la poscarga.** El aumento de la poscarga puede ser un problema importante tanto para el lado derecho como para el lado izquierdo del corazón. Muchas lesiones congénitas se asocian con cambios de la vasculatura pulmonar e hipertensión en ese territorio, por lo que el control de la función del VD y de la poscarga es esencial para mantener un gasto cardíaco adecuado.

D. ¿Cuáles son las causas y tratamiento de un sangrado excesivo?

1. **Causas.** Lo más frecuente es que los pacientes sangren en el postoperatorio como consecuencia de una hemostasia quirúrgica inadecuada. La neutralización inadecuada de la heparina también puede contribuir. A continuación, la trombopenia o disfunción plaquetaria es la siguiente causa más frecuente. Las plaquetas quedan secuestradas en el circuito de la derivación y pierden su funcionalidad por la exposición a la superficie de la máquina y la hipotermia.

   Los pacientes que tienen una cardiopatía cianótica y policitemia significativa tienen una alteración basal de la función plaquetaria y de los factores de coagulación.

Muestran un incremento de los factores II, V, VII, VIII y IX, hipofibrinogenemia y aumento de los productos de degradación de la fibrina, colaborando todos ellos a una hemorragia excesiva.

2. **Tratamiento.** Mientras se busca la fuente de la hemorragia, el paciente debe recibir un tratamiento intensivo con reposición de volumen. Las soluciones de cristaloides conforman el pilar del tratamiento, pero su administración se debe atenuar hasta saber si una respuesta inflamatoria corporal total después de la derivación provoca problemas por el aumento de la permeabilidad vascular y edema. El descenso de la presión oncótica coloide puede ser un problema después de la DCP, por la hemodilución y destrucción de proteínas séricas. Puede estar justificado un uso sensato de soluciones con albúmina.

   Si la pérdida continuada de hematíes es un problema, está indicado proceder a una transfusión de concentrado de hematíes. Parece razonable alcanzar un hematocrito del 25%-30% en los niños sin cianosis y del 30%-40% en los niños cianóticos. En los niños que tienen una buena reserva cardíaca después de reparaciones simples se puede tolerar bien un hematocrito más bajo, incluso del 18%-20%. Si no se encuentra una fuente quirúrgica del sangrado y el tiempo de coagulación activado es normal, se usa a menudo una transfusión empírica de plaquetas. Sólo sería necesaria la transfusión de plasma fresco congelado después de una hipotermia prolongada y profunda en lactantes pequeños.

E. ¿Qué problemas metabólicos son probables?

1. **Trastornos del potasio.** Las perturbaciones metabólicas son relativamente frecuentes. La hiperpotasemia e hipopotasemia son las alteraciones electrolíticas más frecuentes. La hiperpotasemia se observa inmediatamente después de retirar la pinza aórtica, si se han usado grandes cantidades de solución de cardioplejía. Si el gasto cardíaco es malo, la hiperpotasemia puede ser un problema. La hipopotasemia aparece porque los pacientes muestran una importante potasiuria después de la derivación. A menos que el potasio sérico sea al menos de 4,5 mEq/l o que haya una alteración renal, los autores comienzan habitualmente con una infusión de cloruro potásico de aproximadamente 0,25 mEq/kg/h después de la DCP. Recuérdese que las arritmias que se asocian con intoxicación digitálica se potencian en presencia de hipopotasemia.
2. **Alteraciones del calcio.** La hipocalcemia es frecuente, en especial después de la transfusión rápida de productos sanguíneos. Un descenso de la fracción ionizada puede producir el descenso de la contractilidad miocárdica y un descenso del tono vascular liso.
3. **Otros problemas.** La hipomagnesemia puede presentarse y aumentar la irritabilidad ventricular. La hiperglucemia es frecuente después de la DCP y es relativamente resistente al tratamiento con insulina. Aunque la hiperglucemia se produce con una frecuencia algo menor en los niños que en los adultos, el mantenimiento de la normoglucemia es difícil. Los cambios de sodio no representan un problema mayor después de la derivación, aunque la hipernatremia puede aparecer cuando se han administrado grandes cantidades de bicarbonato sódico.

F. ¿Cuándo se debe extubar al paciente?

La mayoría de los pacientes que se someten a reparaciones complejas se mantienen intubados y con respiración mecánica durante varias horas o días después de la cirugía. Este método permite la sedación importante, la recuperación de la función miocárdica y la estabilización del estado hemodinámica. En el caso de las reparaciones simples (p. ej., CIA, CIV simple y coartación) se puede valorar la extubación al final del procedimiento si el paciente se mantiene estable y despierto y si se controla la hemorragia. Evidentemente, deben cumplirse todos los criterios normales de extubación, como es la reversión de la relajación muscular, una buena ventilación espontánea y la capacidad de mantener y proteger la vía aérea.

IX. Lesiones específicas

En la sección siguiente se revisan algunas de las lesiones más frecuentes que se encuentran en la práctica. Aunque se han separado en categorías según la manifestación de cianosis o ICC, es importante recordar que estas divisiones son arbitrarias. En algunas lesiones [la transposición de grandes arterias (TGA) es un buen ejemplo], el paciente puede estar cianótico, puede encontrarse en ICC o ambos, dependiendo de las demás lesiones asociadas. Las consecuencias de estas lesiones varían en cada caso, por lo que se debe estar atento e individualizar la asistencia de cada niño.

A. Lesiones que pueden provocar cianosis

1. Tetralogía de Fallot

a. Consideraciones generales

1) Las cuatro alteraciones básicas son la estenosis pulmonar infundibular, CIV, hipertrofia del VD y cabalgamiento aórtico (Figura 14.8).

2) El espectro de enfermedades varía desde una «tetralogía rosa» (estenosis leve, CIV grande con cortocircuito predominante izquierda a derecha) hasta una atresia pulmonar con obliteración del tracto de salida y cianosis importante.

3) En la tetralogía clásica hay un descenso del flujo sanguíneo pulmonar y aumento del flujo sanguíneo hacia el resto del cuerpo. Las variaciones de la fisiología dependen del grado de la estenosis infundibular.

4) Se presenta por igual en ambos sexos.

5) En el 10% de los pacientes con tetralogía de Fallot, la arteria coronaria descendente anterior izquierda (DA) surge de la arteria coronaria derecha y no de la izquierda.

6) Raramente es claramente cianótica al nacimiento, a menos que haya atresia del tracto de salida del VD (TSVD). La cianosis puede no desarrollarse durante varios meses, pero entonces se hace progresivamente más importante.

7) La radiografía de tórax muestra disminución de las marcas pulmonares.

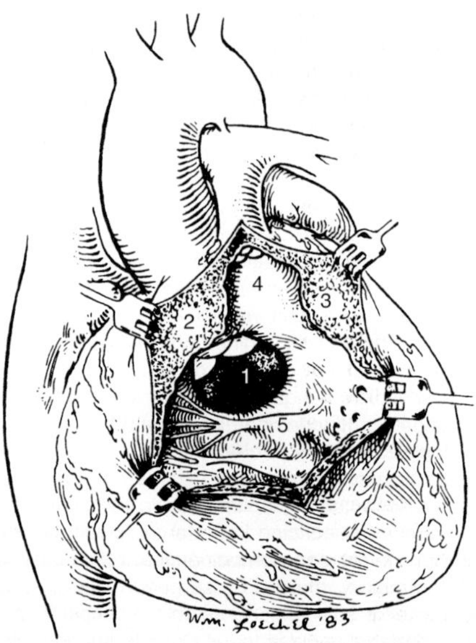

Figura 14.8. Tetralogía de Fallot que muestra la comunicación interventricular (CIV) con una aorta acabalgada (1) y bandas parietales (2) y septales (3) de hipertrofia miocárdica en el ventrículo derecho. El tabique infundibular (4) es hipoplásico y desviado anteriormente. El músculo papilar del cono (5) se inserta a lo largo del borde inferior de la CIV. (Tomado de Arciniegas E, ed., Pediatric cardiac surgery. Chicago: Year Book, 1985:240, con autorización.)

Se observa un arco aórtico derecho en aproximadamente el 25% de los casos.

8) La RVS aumenta cuando el sujeto se pone de cuclillas, ayudando a derivar más sangre hacia los pulmones.

9) Las crisis de tetralogía son crisis o episodios de hiperpnea paroxística que aparecen en el 20%-70% de los pacientes, con un pico de frecuencia en los 2-3 meses. Las crisis comienzan con el llanto, la alimentación o la defecación. Aunque la etiología es incierta, es probable que la causa sean episodios que aumentan la demanda de oxígeno asociada con un descenso de la P_aO_2 y pH y aumento de la P_aCO_2 en sangre arterial. Si continúa la hipoxia, las RVS disminuyen aún más y aumenta el cortocircuito derecha-izquierda. Algunos autores sugieren que las crisis pueden iniciarse o exacerbarse en caso de una hipercontractilidad o «espasmo» infundibular. Puede producirse una isquemia cerebral transitoria que provoca palidez, flaccidez y pérdida de conciencia.

b. Procedimientos quirúrgicos

1) Reparación completa
   a) Ligar el cortocircuito de Blalock-Taussig (BT), si existe.
   b) Resección infundibular del músculo en exceso en el TSVD.
   c) Cierre con parche del CIV.
   d) Parche en el TSVD (subanular o transanular) para aumentar la zona.
   e) Puede ser necesario crear un conducto de VD a AP si el paciente tiene atresia pulmonar o un trayecto anómalo de la DA a través del TSVD.

2) Cortocircuitos pulmonares sistémicos. Estos procedimientos pueden estar indicados para paliar el cuadro en los niños cianóticos que no son candidatos a una reparación completa, como son los que tienen una AP o anillo pequeños, atresia pulmonar o trayecto anómalo de la DA a través del tracto de salida pulmonar. Se cree que el aumento resultante del flujo de sangre pulmonar estimula el crecimiento de AP pequeñas, permitiendo la reparación completa posterior.
   a) Anastomosis entre arteria subclavia y AP (cortocircuito de Blalock-Taussig), nativa o modificada.
   b) Cortocircuito central: anastomosis entre aorta y AP con un injerto tubular.
   c) Waterston: aorta ascendente a AP; ya no se utiliza por el acodamiento de la AP derecha y la dificultad para controlar la cantidad de flujo sanguíneo pulmonar.
   d) Potts: aorta descendente a AP izquierda; ya no se realiza porque es difícil de deshacer en una cirugía posterior y la dificultad para controlar el tamaño del cortocircuito.

c. Consideraciones anestésicas. Es crucial conocer la anatomía del paciente para desarrollar un plan anestésico racional. Es particularmente importante conocer si hay flujo anterógrado a través del TSVD o si el paciente depende totalmente de un cortocircuito de BT para la circulación pulmonar. Los pacientes que tienen flujo anterógrado a través del TSVD pueden desarrollar una obstrucción dinámica y es posible que las intervenciones terapéuticas cambien el calibre del tracto de salida.

1) Preoperatorio. La evaluación en el preoperatorio debería centrarse alrededor de la evaluación del grado de cianosis. Se deben buscar signos de crisis hipercianóticas y analizar su frecuencia. Puede ser útil obtener una muestra aleatoria de la saturación de O_2. También es útil vigilar el hematocrito en el tiempo, ya que una cianosis que aumenta provocará el incremento de hematíes intentando mantener la capacidad de transporte del O_2. Otros valores analíticos que pueden ser útiles son los estudios de coagulación, ya que los pacientes hipercianóticos tienen una coagulopatía asociada.
   a) Estado alimentario. Es importante mantener al paciente con tetralogía de Fallot bien hidratado por dos motivos: en primer lugar, si el paciente tiene policitemia, un período prolongado de ayunas puede suponer un riesgo de deshidratación con aumento de la viscosidad y sedimentación. Si el grado de policitemia es demasiado importante, puede estar indicada incluso una

flebotomía en el preoperatorio. En segundo lugar, la hipovolemia puede exacerbar la obstrucción del tracto de salida del VD si el paciente tiene una estenosis infundibular. Los autores tienden a pensar que la tetralogía de Fallot es una versión en el lado derecho de la extensa subaórtica hipertrófica idiopática. Si se mantiene el paciente euvolémico o incluso un poco hipervolémico ayudará a mantener el «stent abierto» en el TSVD y mejorar el flujo sanguíneo pulmonar.

b) Premedicación. El objetivo del abordaje anestésico es mantener al niño tranquilo y relajado. Es crucial una buena interacción con los padres y el niño en el preoperatorio. La premedicación puede ser una valiosa ayuda, pero es importante que el paciente no esté sedado hasta el punto de manifestar una hipercarbia que puede aumentar la RVP y precipitar el aumento del cortocircuito derecha-izquierda. Es mejor evitar las inyecciones intramusculares, ya que la ansiedad y el estrés que provocan pueden inducir una crisis de «tetralogía». Está indicada una monitorización cuidadosa de la S_pO_2 después de la premedicación porque la respuesta puede ser variable.

c) La profilaxis de la endocarditis bacteriana subaguda (EBS) es esencial. Véanse los fármacos y tiempos apropiados en las normas de la American Heart Association[26].

2) Intraoperatorio. La elección del anestésico debe ser individualizada. Se han utilizado con éxito muchos fármacos. Es imperativo mantener o incluso aumentar el volumen intravascular. Los objetivos hemodinámicos consisten en lograr una anestesia profunda (para evitar los aumentos del tono simpático) manteniendo unas RVS normales o altas con una RVP baja. Se debe prestar una atención meticulosa al manejo de las vías respiratorias, puesto que su obstrucción puede desencadenar rápidamente una crisis de tetralogía. La hipercarbia con un aumento posterior de la oxigenación provocará el aumento de la RVP, poniendo en marcha un círculo vicioso de mayor insaturación y descenso del flujo sanguíneo pulmonar. La inducción por inhalación se ha usado con éxito en los niños con tetralogía de Fallot. Halotano es un fármaco ideal porque mantiene la RVS y relaja el infundíbulo del VD, aumentando el flujo sanguíneo pulmonar. Sin embargo, se debe tener precaución con la inducción por vía inhalada puesto que el descenso del flujo sanguíneo pulmonar en situación basal da lugar a un cambio lento de la presión sanguínea anestésica. La inducción de la anestesia puede hacerse más despacio pero puede producirse una sobredosis relativa de halotano, lo que es más importante porque es difícil de eliminar el fármaco del cuerpo debido, precisamente, al escaso flujo sanguíneo pulmonar. Si se prefiere la inducción por vía intravenosa, se debe elegir una técnica que mantenga la RVS y minimice la RVP.

Se debe estar expectante ante problemas derivados de la disfunción del VD después de la reparación. La reparación quirúrgica implica una ventriculotomía derecha significativa y la implantación de un parche a través del TSVD. El cirujano intenta conservar la válvula pulmonar, pero entonces se puede provocar una cierta obstrucción residual en esa zona. Y a la inversa, si se debe sacrificar la válvula, el paciente quedará con una insuficiencia pulmonar significativa. Por fortuna, no es habitual que estos pacientes tengan una RVP elevada en el momento basal, porque su situación preoperatorio se caracteriza por el descenso del flujo sanguíneo pulmonar. No obstante, el paciente puede tener unas AP pequeñas, lo que exacerbará cualquier disfunción del VD. Por este motivo, si se prolonga el tiempo de pinzamiento aórtico, se podría esperar una disfunción miocárdica. Las intervenciones terapéuticas deberían girar en torno al soporte de la función del VD y la disminución de la RVP. La reducción de la poscarga o la administración de un fármaco inotrópico puede ser beneficiosa, especialmente si se ha realizado la ventriculotomía.

a) Problemas y complicaciones
   i) Hemorragia
   ii) Obstrucción residual del TSVD
   iii) Insuficiencia del VD (especialmente si la presión máxima en VD/VI es mayor de 0,7 después de la reparación)
   iv) Bloqueo cardíaco
   v) CIV residual
   vi) Arritmias tardías y muerte súbita

2. **Transposición de grandes arterias**

a. **Consideraciones generales**

1) La TGA es la anomalía cardíaca congénita grave más frecuente que se diagnostica durante la infancia. Predomina en los varones con respecto a las mujeres en una relación de casi 3:1. Es poco frecuente encontrar anomalías cardíacas o no cardíacas añadidas. Estos lactantes tienen un peso normal al nacer.

2) Las circulaciones derecha e izquierda se distribuyen en circuitos paralelos independientes y no en la configuración habitual en serie (Figura 14.9). Por tanto, la aorta surge del lado derecho del corazón y bombea sangre desoxigenada hacia el cuerpo, que después vuelve a la aurícula derecha. La AP surge del VI y bombea la sangre oxigenada de nuevo hacia los pulmones. Después del nacimiento, el paciente debe conservar algún procedimiento que permita la mezcla de las circulaciones pulmonar y sistémica para mantenerse con vida, lo que se consigue con una CIA, una CIV o un DAP. Si el paciente no tiene una mezcla adecuada, se realiza una septostomía auricular con balón de Rashkind en el laboratorio de cateterismo cardíaco para mejorar el estado clínico del paciente.

3) Presentación clínica. El diagnóstico de TGA se establece generalmente poco después del parto. El niño se mostrará cianótico y, si la mezcla es inadecuada, desarrollará una importante acidosis metabólica. La cianosis no será tan intensa si el paciente tiene una CIV asociada. Se puede desarrollar una sobrecarga pulmonar y signos de ICC si la CIV es grande. Si el paciente tiene un DAP, se puede observar una cianosis diferencial entre la mitad superior e inferior del cuerpo, lo que ocurre porque la sangre oxigenada se bombea desde el VI hacia la AP y el ductus arteriosus la lleva hacia la aorta descendente. En esta situación, la parte superior del cuerpo estará más cianótica que el tronco y las extremidades inferiores.

b. **Procedimientos quirúrgicos**

1) Las operaciones de cambio auricular (procedimientos de Senning y Mustard) están diseñadas para redirigir la sangre que entra en la aurícula usando un parche intraauricular. Por tanto, la sangre venosa sistémica (desoxigenada) entra en el VI (y después hacia la AP y los pulmones), mientras que el retorno venoso pulmonar oxigenado se redirige hacia el VD (y después hacia la aorta y la circulación sistémica). En el caso del procedimiento de Senning, el parche se configura usando un colgajo de aurícula derecha, mientras que en el procedimiento de Mustard se usa un parche pericárdico. Ambos procedimientos dan lugar a una corrección fisiológica del problema pero no a una corrección anatómica, porque el VD sigue siendo el ventrículo que bombea la sangre hacia la circulación sistémica.

2) Operación de cambio arterial (Jatene). La operación de cambio arterial se ha convertido en el procedimiento de elección, ya que proporciona una corrección tanto fisiológica como anatómica del problema (Figura 14.10). Básicamente, se seccionan los grandes vasos por encima de las válvulas y se desplazan hacia los ventrículos opuestos. Los orígenes de las arterias coronarias derecha e izquierda se disecan como botones individuales que se giran en su posición y se reimplantan en la neoaorta. La nueva AP se reconstruye donde se retiran los botones de las arterias coronarias. Cuando se completa el pro-

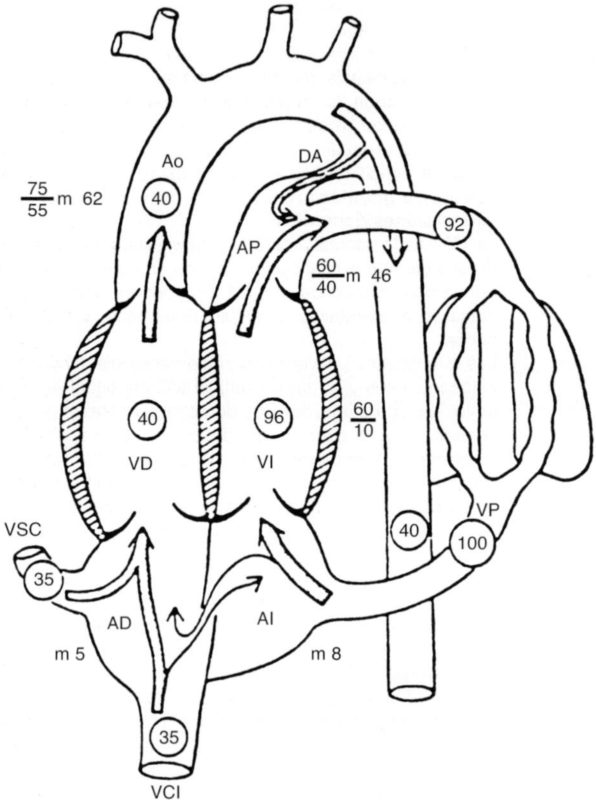

Figura 14.9. Transposición de las grandes arterias. La sangre venosa sistémica vuelve al corazón derecho y se bombea hacia el cuerpo a través de la aorta transpuesta. De igual modo, el corazón izquierdo bombea hacia los pulmones. La supervivencia después del nacimiento sólo es posible si se produce una mezcla entre ambas circulaciones (p. ej., una comunicación interauricular, un foramen ovale permeable, comunicación interventricular o ductus arterioso persistente). Ao, aorta; DA, ductus arteriosus; VCI, vena cava inferior; VI, ventrículo izquierdo; AP, arteria pulmonar; VP, vena pulmonar; AD, aurícula derecha; VD, ventrículo derecho; VSC, vena cava superior. (Tomado de Rudolph AM. Aortopulmonary transposition. En: Congenital diseases of the heart. Chicago: Year Book, 1974:475, con autorización.)

cedimiento, el VI recibe la sangre oxigenada de los pulmones y después la bombea hacia el cuerpo. El VD bombea el retorno venoso sistémico hacia los pulmones de la forma habitual.

3) El procedimiento de Rastelli puede ser una elección apropiada en los pacientes con TGA, CIV y obstrucción del tracto de salida del VI. En esa situación, la CIV se cierra de forma que la sangre del VI se dirige hacia la aorta y se crea un conducto entre el VD y las AP.

c. Consideraciones anestésicas

1) Preoperatorio. Inicialmente se aplica el manejo médico para estabilizar al paciente y mejorar la perfusión. Si la mezcla es inadecuada, el paciente desarrollará una acidosis metabólica profunda. Se puede infundir PgE_1 para mantener o reabrir el ductus arteriosus. El paciente puede requerir una septostomía auricular de Rashkind emergente para facilitar la mezcla adecuada de la sangre. El cateterismo cardíaco puede ser útil si hay dudas sobre las variaciones de la anatomía arterial coronaria normal.

El momento de la intervención quirúrgica depende de la anatomía de cada paciente en particular. Si el niño tiene una TGA con un tabique ventricular intacto, es importante realizar el procedimiento de Jatene durante el primer mes de vida, mientras la masa del VI aún es adecuada. Si la cirugía se retrasa demasiado, el VI perderá su buen estado físico porque está trabajando frente a un circuito pulmonar que tiene una resistencia relativamente baja. Por otro lado, si el paciente tiene una TGA con CIV, el VI se mantendrá «sobrecargado» y la masa ventricular no disminuirá. Por tanto, si es necesario, la cirugía se puede retrasar durante algunos meses para optimizar la situación del paciente.

2) Intraoperatorio. Es habitual que estos pacientes acudan al quirófano para la operación de cambio arterial con un catéter intravenoso en posición e infusión de PgE_1. Es fundamental que esta infusión no se interrumpa para mantener la permeabilidad del ductus arteriosus. No es necesario premedicar. La inducción intravenosa se usa con una técnica de predominio narcótico. Como la mezcla se produce a nivel auricular, hay pocas estrategias que puedan mejorar la mezcla si aumenta aún más la hipoxemia del paciente. La sobrecarga de volumen puede mejorar la situación a veces, y garantizar la anestesia profunda puede ser útil para disminuir el consumo de oxígeno. Los neonatos que se someten al procedimiento de Jatene pueden manifestar una disfunción cardíaca tanto izquierda como derecha. La disfunción del VI puede aparecer secundaria a la insuficiencia arterial coronaria o a un tiempo de pinzamiento prolongado. Durante el procedimiento de Jatene las arterias coronarias sufren una disección y manipulación importantes. Se debe prestar una atención cuidadosa a los patrones del segmento ST, ya que puede producirse isquemia miocárdica en estos niños. La infusión de nitroglicerina a una velocidad aproximada de 1-2 μg/kg/min puede facilitar la relajación de estos vasos. En ocasiones, puede ser necesaria la revisión quirúrgica de una de las arterias coronarias implantadas si el vaso queda demasiado tirante o acodado. La disfunción del corazón derecho también puede ser un problema porque estos niños se intervienen habitualmente en las primeras semanas de vida. La RVP durante este tiempo suelen ser altas y dinámicas. La DCP aplicada en este marco de tiempo aumenta la RVP, lo que supone una sobrecarga de trabajo para el corazón derecho. Si el paciente ha estado recibiendo PgE_1 durante un período de tiempo prolongado (más de 2 semanas) puede ser aconsejable mantener una infusión con dosis bajas después de la reparación para irla retirando en unos 3 días. La interrupción brusca del fármaco puede dar lugar a la exacerbación de la hipertensión pulmonar.

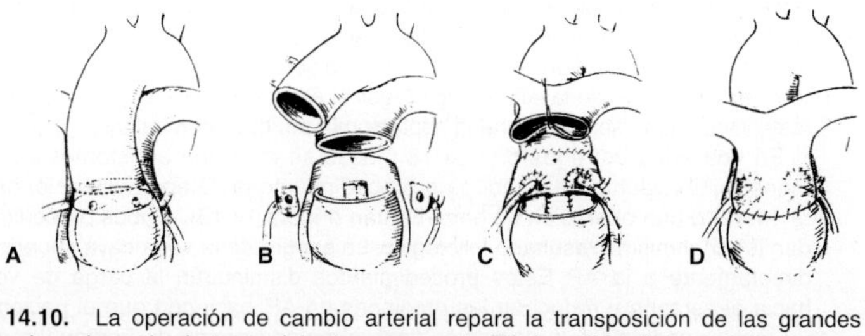

Figura 14.10. La operación de cambio arterial repara la transposición de las grandes arterias **(A)** escindiendo ambas y los botones del origen coronario **(B),** transfiriendo las arterias coronarias desde la neoaorta ascendente y anastomosando esta neoaorta a la aorta ascendente distal **(C, D)** y la neoarteria pulmonar principal a la arteria pulmonar principal distal. (Tomado de Arciniegas E, ed., Pediatric cardiac surgery. Chicago: Year Book, 1985:275, con autorización.)

d. **Problemas y complicaciones**
   1) Operación de Mustard o de Senning
      a) Arritmias, especialmente relacionadas con la disfunción del nódulo sinusal
      b) Obstrucción de las cavas, en particular en la vena cava superior
      c) Obstrucción de las venas pulmonares
      d) Insuficiencia tricúspide
      e) Insuficiencia del VD (sistémica)
      f) Cortocircuito auricular residual
   2) Operación de cambio arterial (Jatene)
      a) Hemorragia
      b) Insuficiencia coronaria
      c) Infarto de miocardio e insuficiencia del VI
      d) Estenosis de la AP reconstruida (tardía)
   3) Rastelli
      a) Estenosis u obstrucción del conducto
      b) Cortocircuito auricular residual

3. **Atresia tricúspide**

a. **Consideraciones generales.** La atresia tricúspide es la tercera lesión cianótica más frecuente después de la tetralogía de Fallot y la TGA. Hay una ausencia de la válvula tricúspide sin comunicación directa entre la aurícula derecha y el VD. La aurícula derecha está aumentada de tamaño y engrosada y es esencial la existencia de un cortocircuito derecha-izquierda a nivel auricular para mantener el llenado del corazón izquierdo. Con frecuencia se trata de una CIA de tipo ostium secundum o un foramen ovale distendido. El lado izquierdo del corazón sufre una sobrecarga de volumen porque debe aceptar el flujo sanguíneo sistémico y el pulmonar. En general, el VD es muy hipoplásico y hay una CIV. También hay alteraciones extracardíacas en el 20% de los pacientes que tienen atresia tricúspide.

La presentación clínica depende del tipo de atresia tricúspide (Figura 14.11). En la forma más frecuente de atresia tricúspide, la relación entre las grandes arterias es normal y hay un cierto grado de obstrucción al flujo sanguíneo pulmonar. Con el tiempo, la cianosis aumentará y la CIV se cierra o aumenta la obstrucción infundibular. Aproximadamente en un tercio de los casos existe transposición de las grandes arterias. En esta situación, el paciente puede tener un flujo sanguíneo pulmonar y signos manifiestos de ICC. Además, la CIV puede hacerse restrictiva y provocar una obstrucción subaórtica significativa.

b. **Procedimientos quirúrgicos.** El objetivo de la asistencia a estos pacientes consiste en optimizar su estado fisiológico de forma que se pueda realizar una operación de Fontan aproximadamente entre los 2 y los 4 años. Para ello, estos pacientes requieren un abordaje en varias etapas. Los recién nacidos sintomáticos requerirán un tratamiento paliativo de su cianosis o ICC graves. Con mayor frecuencia, el lactante tendrá un flujo sanguíneo pulmonar disminuido y requerirá un cortocircuito sistémico-AP. Por otro lado, aproximadamente el 10% al 15% de los pacientes con atresia tricúspide tiene un importante aumento del flujo sanguíneo pulmonar y puede requerir el cerclaje de la AP para proteger el árbol vascular pulmonar. Si la CIA es restrictiva, puede ser necesaria la septostomía auricular con balón.

En una edad entre los 6 y los 18 meses se crea una anastomosis cavopulmonar bidireccional, realizando un procedimiento de Glenn bidireccional (Figura 14.12) o una operación de hemi-Fontan (Figura 14.13). Ambos procedimientos dan lugar al mismo resultado fisiológico. La sangre de la vena cava superior pasa directamente a la AP. Estos procedimientos disminuirán la carga de volumen hacia el corazón y reducirán las presiones en AP, haciendo que el paciente sea un mejor candidato a la operación final, el procedimiento de Fontan. La anastomosis cavopulmonar no puede realizarse en el período neonatal porque la RVP es demasiado alta. Como el flujo sanguíneo hacia el pulmón se hace de forma pasiva, la resistencia debe ser mínima o no habrá flujo.

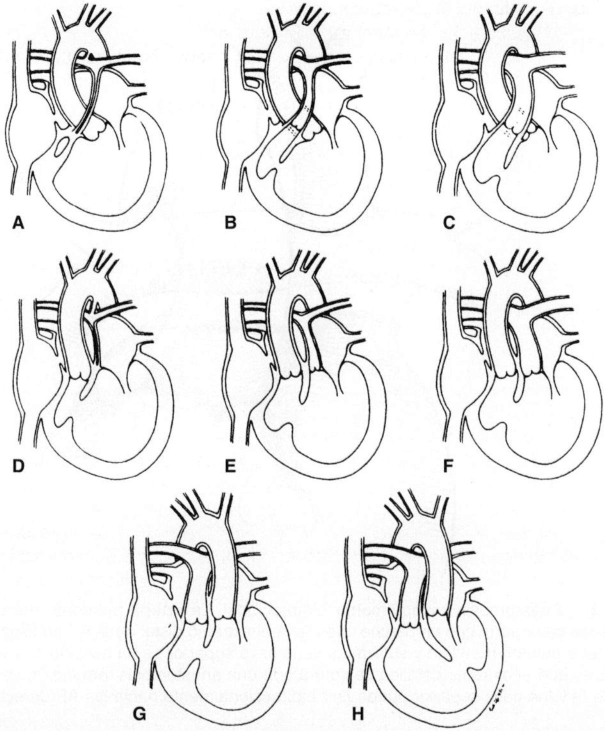

Figura 14.11. Atresia tricúspide de tipo I sin transposición de grandes arterias. **A:** Tipo Ia, atresia pulmonar con ausencia virtual del ventrículo derecho. **B:** Tipo Ib, hipoplasia pulmonar con estenosis subpulmonar, ventrículo derecho minúsculo y comunicación interventricular pequeña. **C:** Tipo Ic, sin hipoplasia pulmonar. Hay un ventrículo derecho minúsculo. El tipo II tiene atresia tricúspide con D-transposición de las grandes arterias. **D:** Tipo IIa, atresia pulmonar, la aorta surge del ventrículo derecho. **E:** Tipo IIb, estenosis pulmonar o subpulmonar. **F:** Tipo IIc, arteria pulmonar normal o aumentada de tamaño. Atresia tricúspide de tipo III con L-transposición de las grandes arterias. **G:** Tipo IIIa, estenosis pulmonar o subpulmonar. **H:** Tipo IIIb, estenosis subaórtica. Hay inversión ventricular. (Tomado de Arciniegas E, ed., Pediatric cardiac surgery. Chicago: Year Book, 1985:298-300, con autorización.)

Aproximadamente entre los 2 y 4 años de edad se realiza el procedimiento de Fontan completo (Figura 14.14). Para ello, se canaliza el retorno venoso sistémico residual de la vena cava inferior hacia la AP, usando una técnica de túnel lateral con un injerto tubular de Gore-Tex. También se coloca una fenestración en este rodete, lo que permite que parte de la sangre venosa se derive hacia la aurícula izquierda y mejora el llenado cardíaco izquierdo. No obstante, esta sangre desoxigenada puede provocar una insaturación leve. Lo habitual es que la fenestración se cierre espontáneamente en el primer año tras el postoperatorio. Si no sucede o la hipoxemia causa problemas, el paciente puede ser llevado al laboratorio de cateterismo, donde se usará un dispositivo de cierre de CIA para resolver la situación.

La selección del paciente es muy importante a la hora de determinar el éxito del procedimiento de Fontan. Lo ideal es que la RVP sea baja (menor de 4 unidades Woods) y que la presión media en AP sea menor de 15 mm Hg. También es importante mantener unas AP de tamaño adecuado, la ausencia de disfunción valvular AV, un ritmo sinusal fiable y la conservación de la función del VI.

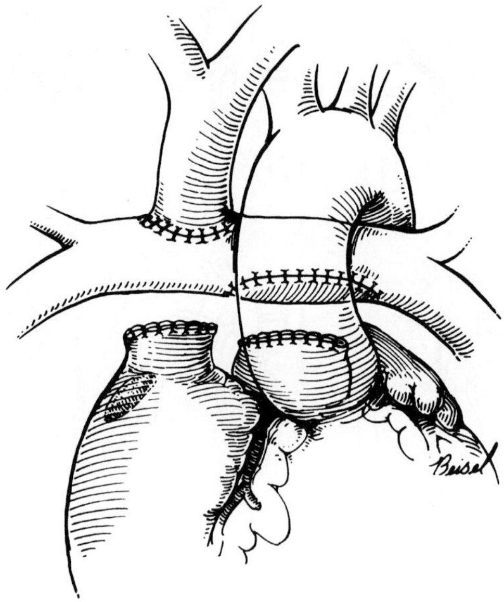

Figura 14.12. Anastomosis cavopulmonar bidireccional. La arteria pulmonar principal dividida (AP) se ve por detrás de la aorta con un parche que cierra el extremo distal de la AP principal; el extremo proximal de la arteria pulmonar se liga y sutura. La vena cava superior se ha dividido. El extremo cardíaco se cierra, mientras que el extremo cefálico se sutura con una anastomosis término-lateral a la AP derecha. La sangre de la vena cava superior puede fluir bidireccionalmente hacia las AP derecha e izquierda.

c. Consideraciones anestésicas

1) Preoperatorio. Es imperativo determinar el deterioro fisiológico primario del paciente examinando la radiografía de tórax, el ecocardiograma y los datos del cateterismo cardíaco. Si el neonato tiene un flujo sanguíneo pulmonar disminuido se administra PgE_1 para mantener la permeabilidad ductal. Puede ser necesaria la septostomía auricular con balón si la CIA es pequeña. Si el paciente tiene una disfunción ventricular debida a la sobrecarga de volumen crónica, puede ser necesario el soporte inotrópico. En el paciente de mayor edad que se somete a un procedimiento de Fontan completo, el uso sensato de la premedicación puede ser beneficioso mientras se evite la hipoventilación. Si el paciente tiene una policitemia debida a la hipoxemia, se tomarán precauciones para evitar una situación prolongada de ausencia de ingesta.

2) Intraoperatorio. La asistencia del paciente sometido a un cortocircuito sistémico-AP o un cerclaje de AP se comenta en otros trabajos. En general, el objetivo de la asistencia de los niños que se someten a un procedimiento de Glenn bidireccional, de hemi-Fontan o de Fontan es optimizar la RVP para promover el flujo sanguíneo pulmonar. Se puede usar una inducción por inhalación mientras se procede al tratamiento para mantener la permeabilidad de la vía respiratoria y minimizar la RVP. Si el flujo sanguíneo pulmonar del paciente depende del ductus se debe evitar la hipotensión porque el flujo ductal depende de la presión arterial. Si la disfunción ventricular es un problema, puede ser preferible la inducción intravenosa cuidadosa con fármacos que tengan efectos depresores mínimos.

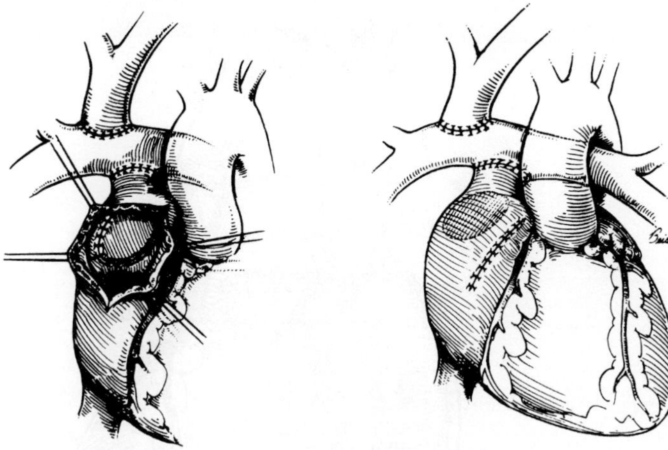

Figura 14.13. Operación de hemi-Fontan. La vena cava superior se divide y cada extremo se anastomosa con la arteria pulmonar derecha. Se abre la aurícula derecha y se sutura un parche de Gore-Tex sobre el orificio de la vena cava superior a su entrada en la aurícula derecha. Fisiológicamente, esta reparación es la misma que en la anastomosis cavopulmonar bidireccional (véase la Figura 14.12). El procedimiento de hemi-Fontan simplifica la cirugía posterior para completar la operación de Fontan. Para ello, se escinde el parche de Gore-Tex y se usa una pieza rectangular de Gore-Tex para modelar un túnel desde el orificio de la vena cava inferior hasta el de la vena cava superior (no presentado).

Después de la reparación, el flujo sanguíneo pulmonar se convierte en pasivo y depende de la presión en la cava para poder superar la RVP. La medición de las presiones de llenado sobre los lados derecho e izquierdo del corazón puede ser útil para optimizar el tratamiento de los pacientes después del procedimiento de Fontan. Una presión en aurícula derecha mayor de 10 mm Hg con respecto a la presión en aurícula izquierda sugiere la obstrucción al flujo sanguíneo pulmonar y el tratamiento debe dirigirse al descenso de la RVP. Estas maniobras incluyen la optimización de la capacidad residual funcional, hiperventilar, aumentar la FIO_2 y evitar la acidosis. Si el paciente muestra broncoespasmo, puede ser beneficioso el tratamiento con agonistas beta inhalados. Se puede administrar óxido nítrico en dosis de 10-40 ppm. Será necesario mantener una PVC en torno a 12-15 mm Hg para conducir la sangre a través de los pulmones. Si es necesario mantener una PVC mayor de 20 mm Hg, el pronóstico de supervivencia es malo. La fenestración de Fontan ha sido la norma, porque la sangre que atraviesa el cortocircuito derecha-izquierda ayuda a cargar el VI y a conservar el gasto cardíaco. En general, los pacientes toleran la hipoxemia leve resultante bien, mientras que se mantenga el gasto cardíaco.

El procedimiento de Glenn bidireccional o de hemi-Fontan se tolera bien porque la sangre de la vena cava inferior continúa conectada al ventrículo sistémico. Esta sangre, aunque sea insaturada, permite el llenado adecuado del ventrículo, manteniendo el gasto cardíaco. Se debe minimizar la RVP y garantizar que el flujo sanguíneo pulmonar y la oxigenación son los adecuados.

El aumento de la presión intratorácica limitará el flujo sanguíneo pulmonar después del procedimiento de Fontan. Para conseguir un flujo óptimo es preferible la ventilación espontánea. No obstante, la hipercarbia aumentará la RVP y contrarrestará cualquier efecto positivo de la ventilación espontánea. Idealmente, es mejor mantener una ventilación con presión positiva durante un

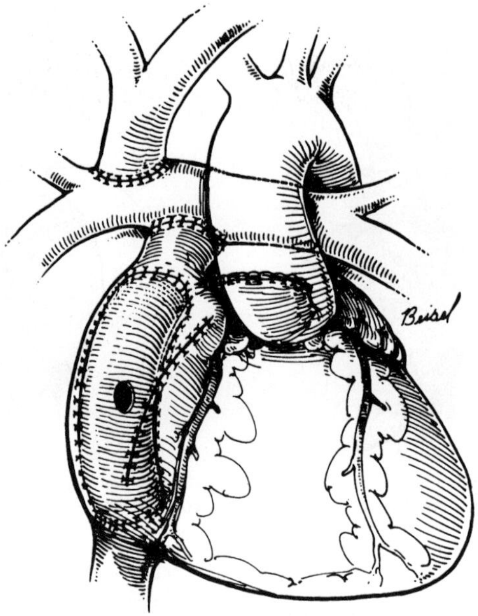

Figura 14.14. Operación de Fontan fenestrada. La vena cava superior se divide y cada extremo se sutura en la arteria pulmonar derecha. La aurícula derecha se abre y se usa una pieza rectangular de Gore-Tex para modelar un túnel (parche lateral) para dirigir todo el flujo de sangre de la vena cava inferior hacia el orificio de la vena cava superior y hacia las arterias pulmonares. Se realiza una fenestración (de 3-4 mm de diámetro) en la porción media del parche de Gore-Tex.

tiempo limitado y adaptar la anestesia para que el paciente pueda comenzar a ventilar espontáneamente y extubarse en cuanto sea posible. La infusión de un narcótico de acción corta después de la derivación puede facilitar ese objetivo.

d. Problemas y complicaciones

1) Hipertensión venosa sistémica (con derrames pleurales o pericárdicos consecuentes, hepatomegalia, ascitis y edema periférico).
2) Descenso del gasto cardíaco.
3) Arritmias auriculares.
4) Hipoxemia secundaria al cortocircuito derecha-izquierda residual.
5) Trombosis a lo largo del conducto.
6) Fístulas arteriovenosas pulmonares.

4. Retorno venoso pulmonar anómalo total

a. Consideraciones generales. En esta lesión, toda la sangre venosa pulmonar drena hacia la aurícula derecha, ya sea directa o indirectamente. Hay una comunicación interauricular obligatoria por la cual la sangre venosa pulmonar entra en la aurícula izquierda y después en el VI y en la aorta. Hay cuatro tipos básicos de retorno venoso pulmonar anómalo total (RVPAT) (Figura 14.15): i) supracardíaco, en el que la vena pulmonar común drena a través de una vena vertical hacia la vena cava superior izquierda o derecha; ii) intracardíaco, en el que la vena pulmonar común drena hacia el seno coronario y después hacia la aurícula derecha; iii) infracardíaco, en el que la sangre venosa pulmonar drena hacia una vena descendente que atraviesa el diafragma y entra en la vena cava inferior, la vena porta o el conducto venoso, y iv) el tipo mixto, los diferentes segmentos de la vena pul-

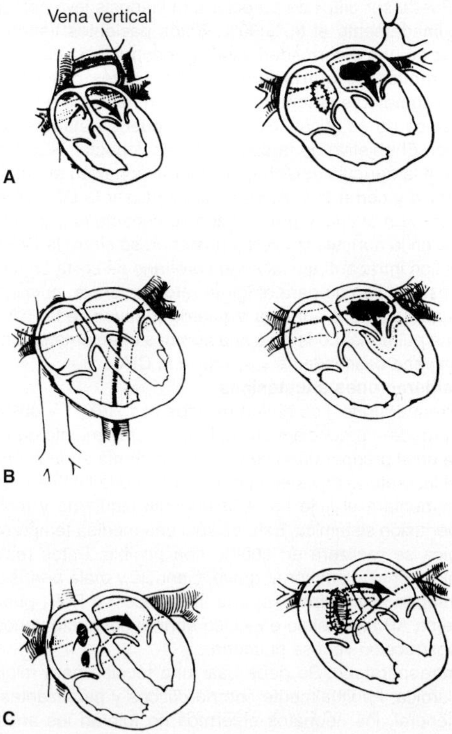

Figura 14.15. Retorno venoso anómalo total. **A:** Tipo supracardíaco (izquierda) y corrección quirúrgica (derecha). **B:** Tipo infracardíaco (izquierda) y corrección quirúrgica (derecha). **C:** Tipo intracardíaco **(izquierda)** y corrección quirúrgica (derecha). (Tomado de Waldhausen JA, Pierce WS, eds. Johnson's surgery of the chest, 5.ª ed. Chicago: Year Book, 1985:355, 357, 359, con autorización.)

monar drenan en lugares distintos del sistema venoso sistémico. El factor más importante en la evaluación de estos pacientes es si hay alguna obstrucción en el drenaje venoso pulmonar. La presencia o ausencia de obstrucción es el principal determinante de la presentación clínica y del pronóstico del paciente. Obsérvese que la RVPAT se asocia con otras lesiones cardíacas complejas en un porcentaje significativo de pacientes.

El paciente que tiene una obstrucción al drenaje manifestará síntomas graves en la primera semana de vida. Estará profundamente cianótico con dificultad respiratoria. La radiografía de tórax es importante porque muestra un corazón de tamaño casi normal pero un patrón intersticial pulmonar característico de la obstrucción venosa pulmonar. La obstrucción grave es más probable en pacientes que tienen el tipo infracardíaco, pero ocurre también en cualquiera de los demás tipos de RVPAT. Los recién nacidos con obstrucción grave tienen hipertensión pulmonar grave y requieren una intervención quirúrgica en los primeros días de vida.

Los pacientes que no tienen una obstrucción venosa pulmonar tendrán una presentación clínica mucho más sutil. En esta situación, el paciente puede mostrarse relativamente asintomático al principio pero tiene una sobrecarga pulmonar. Puede ser difícil de apreciar una cianosis leve con saturación de oxígeno de aproximadamente el 85%-90%. Estos pacientes tienen un riesgo de desarrollo precoz de una enfermedad vascular obstructiva pulmonar.

b. **Procedimientos quirúrgicos.** Los pacientes que tienen RVPAT y obstrucción deben someterse urgentemente a una reparación quirúrgica porque el tratamiento médico no es eficaz. Su situación puede deteriorarse rápidamente y pueden fallecer. El objetivo de la corrección es conectar el sistema venoso pulmonar de vuelta a la aurícula derecha, eliminar la conexión anómala con el sistema venoso sistémico y cerrar la CIA. Es habitual utilizar la DCP hipotérmica con parada circulatoria. En el tipo supracardíaco se conecta el tronco pulmonar común directamente en la aurícula izquierda posterior, se cierra la CIA y se liga la vena vertical. En el tipo intracardíaco, el seno coronario se corta en su porción superior (techo) y se usa un parche para dirigir el retorno venoso pulmonar (y la sangre del seno coronario) hacia la aurícula izquierda a través de la CIA. En el tipo infracardíaco, la vena pulmonar común se anastomosa directamente en la aurícula izquierda, se liga la vena descendente y se cierra la CIA.

c. **Consideraciones anestésicas**

1) Preoperatorio. Los recién nacidos con RVPAT y obstrucción representan una verdadera urgencia médica. El único tratamiento que se puede tener en cuenta en el preoperatorio sería la septostomía auricular con balón con cuchilla en el laboratorio de cateterismo cardíaco si la CIA es restrictiva. Esta intervención aumentará el flujo hacia la aurícula izquierda y mejorará potencialmente la perfusión sistémica. Ésta es sólo una medida temporal y la intervención quirúrgica se realizará en cuanto sea posible. Estos recién nacidos acuden con hipertensión pulmonar grave, cianosis y mala perfusión, y a menudo están ya intubados y reciben soporte inotrópico. La PgE_1 puede descomprimir un sistema AP hipertenso e incluso abrir el conducto venoso, aliviando el grado de obstrucción venosa pulmonar.

2) Intraoperatorio. Se debe usar una técnica para minimizar la depresión miocárdica, habitualmente con narcóticos y paralizantes por vía intravenosa. En general, los neonatos enfermos no toleran los anestésicos inhalados, pero estos fármacos pueden ser aceptables en el niño mayor que no tenga obstrucción y sí síntomas mínimos.

   Dos aspectos surgen a la hora de planificar el tratamiento para separar el niño de la DCP. En primer lugar, estos niños tienen unos lechos vasculares reactivos y los esfuerzos se deben centrar en disminuir la RVP y mejorar la función del corazón derecho. Por tanto, se debe valorar el empleo de una concentración alta de oxígeno, hiperventilación, alcalosis, nitratos, isoproterenol, PgE_1 y óxido nítrico. En segundo lugar, como el corazón izquierdo ha sido objeto de una carga insuficiente crónicamente, puede estar relativamente hipoplásico, no distensible y con una mala funcionalidad. Los fármacos inotrópicos y los vasodilatadores pueden ser útiles para mejorar la perfusión sistémica. Por tanto, estos pacientes tienen un riesgo de desarrollar una disfunción significativa tanto del VI como del VD.

d. **Problemas y complicaciones**

1) Obstrucción venosa pulmonar
2) Hipertensión pulmonar y aumento de la reactividad
3) Insuficiencia del VD
4) Insuficiencia del VI
5) Arritmias, predominantemente supraventriculares

5. **Truncus arteriosus**

a. **Consideraciones generales.** Estos pacientes tienen un único vaso arterial, el tronco, que surge desde la base del corazón (Figura 14.16). Invariablemente se encuentra una CIV bajo la válvula truncal. Las AP surgen desde un tronco común (90% de las veces) o separadas del tronco. Se aprecia un arco aórtico derecho en aproximadamente el 25% de los casos. La válvula truncal suele consistir en tres o cuatro val-

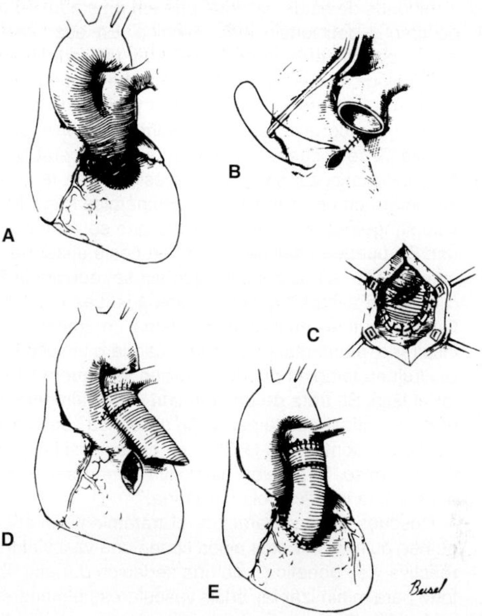

Figura 14.16. A: Truncus arteriosus. **B:** Se separa el tronco pulmonar. **C:** Se cierra la comunicación interventricular. **D:** Se usa un conducto con válvula (un aloinjerto pulmonar) para establecer la continuidad entre el ventrículo derecho y la arteria pulmonar. **E:** Reparación completa. (Tomado de Waldhausen JA, Pierce WS, eds. Johnson's surgery of the chest, 5.ª ed. Chicago: Year Book, 1985:397, con autorización.)

vas, aunque puede variar entre dos y seis valvas. Aproximadamente en la mitad de los pacientes se trata de una valva displásica e insuficiente. Las alteraciones extracardíacas son frecuentes. Por fortuna, este defecto es relativamente infrecuente.

Estos pacientes se muestran sintomáticos al comienzo de su infancia, con un cuadro de ICC. Los lactantes tienen un flujo sanguíneo pulmonar muy aumentado y la saturación arterial depende de la relación entre el flujo sanguíneo pulmonar y el flujo sanguíneo sistémico. Aunque se produce la mezcla de ambas circulaciones, la cianosis puede ser sólo mínima. Debido al alto flujo y las presiones que se dirigen hacia los pulmones, el daño en el lecho vascular pulmonar es precoz. Si se deja sin tratamiento, los niños morirán en los primeros 6 meses de vida.

b. Procedimientos quirúrgicos. Se puede efectuar un tratamiento paliativo con un cerclaje de la AP, pero no es eficaz y se asocia con una mortalidad elevada. Más frecuentemente se realiza una reparación completa en los niños menores de 6 meses. En este procedimiento se coloca un parche en la CIV de forma que la sangre se dirige desde el VI hacia la aorta (truncus). Las AP se desconectan del tronco y se coloca un conducto entre ellas y el VD. Si la válvula truncal es muy insuficiente, debe repararse o reemplazarse.

c. Consideraciones anestésicas

1) Preoperatorio. La asistencia de estos pacientes es similar a la de cualquier otro recién nacido gravemente enfermo. La sedación no es necesaria en el preoperatorio. Estos pacientes pueden estar ya intubados con una ventilación con presión positiva. Si la ICC es importante, pueden estar recibiendo fármacos inotrópicos.

Algunos de estos pacientes tienen un síndrome de DiGeorge con ausencia de timo y deficiencia inmunológica. En ese caso, pueden desarrollar una enfermedad injerto contra huésped y requerir la administración de productos hematológicos irradiados. También son propensos a presentar infecciones y requieren una profilaxis antibiótica periódica. Hasta que se conozca el diagnóstico con certeza, se debe asumir lo peor y tomar las precauciones apropiadas. Si se encuentra el timo durante la operación, se excluye el diagnóstico.

2) Intraoperatorio. La técnica anestésica debe tener en cuenta que el niño se encuentra en una situación hemodinámica frágil. El objetivo sería preservar el flujo sanguíneo sistémico a la vez que se minimiza el flujo sanguíneo pulmonar. Se pueden usar narcóticos en dosis altas. Se debe tener cuidado de no hiperventilar al paciente, porque así se reducirá la RVP y aumentará el cortocircuito de sangre hacia los pulmones. Las maniobras que intentan limitar el flujo sanguíneo pulmonar consisten en limitar la concentración de oxígeno inspirado, manteniendo la normocarbia o incluso la hipercarbia, y usar PEEP. El cirujano también puede poner un torniquete alrededor de las AP para limitar el flujo. Se trata de una medida especialmente importante durante la DCP para garantizar que la perfusión sistémica sea la adecuada. Se debe procurar no reducir demasiado la RVS, en especial si la válvula truncal es insuficiente. En ese caso, la presión diastólica puede ser ya baja, lo que predispone al bebé a una insuficiencia coronaria.

Después de la reparación, el tratamiento intentará aumentar el flujo sanguíneo pulmonar. Estos niños tienen una vasculatura pulmonar increíblemente reactiva y se benefician de una sedación durante varios días en el postoperatorio para minimizar las crisis vasculares pulmonares. Habitualmente es necesario un tratamiento inotrópico para retirar al niño de la derivación.

d. Problemas y complicaciones

1) Disfunción del VI.
2) Crisis de hipertensión pulmonar e insuficiencia del VD.
3) Insuficiencia de la válvula truncal.
4) Bloqueo cardíaco.
5) Estenosis del conducto debida al crecimiento.

6. Síndrome del corazón izquierdo hipoplásico

a. Consideraciones generales. El síndrome del corazón izquierdo hipoplásico es un término que se utiliza para describir un espectro de enfermedades que tienen el denominador común de incluir un desarrollo insuficiente del lado izquierdo del corazón (Figura 14.17). El paciente puede tener atresia mitral, atresia aórtica o arco aórtico hipoplásico. En todas estas lesiones, el VI es pequeño. Todo el flujo sanguíneo que vuelve hacia el corazón desde los pulmones atraviesa desde la aurícula izquierda hacia la aurícula derecha, donde se mezcla con el retorno venoso sistémico. El VD se convierte entonces en la cámara que bombea hacia la circulación pulmonar y también hacia la sistémica. La sangre que entra en la AP va hacia los pulmones y atraviesa el DAP hacia el cuerpo. La perfusión de la circulación cerebral y coronaria depende del flujo retrógrado a través del arco aórtico hipoplásico.

Estos niños parecen sanos al nacer mientras el ductus arteriosus está plenamente permeable. A las pocas horas o días se deteriora rápidamente su estado, ya que el ductus comienza a cerrarse y la perfusión sistémica ya no es adecuada. Estos niños manifiestan taquipnea, taquicardia, cardiomegalia, malos pulsos periféricos y lo que se ha denominado «cianosis gris» (el resultado de la desaturación sistémica unida al bajo gasto cardíaco). Sin tratamiento, la media de supervivencia es de 4-5 días. Las alteraciones extracardíacas (habitualmente, malformaciones genitourinarias menores) aparecen en el 15% al 25% de los casos.

b. Procedimientos quirúrgicos. Básicamente, hay dos opciones quirúrgicas en estos niños, un trasplante cardíaco ortóptico o un procedimiento de reconstrucción escalonada como describió Norwood por primera vez. Aunque el trasplante

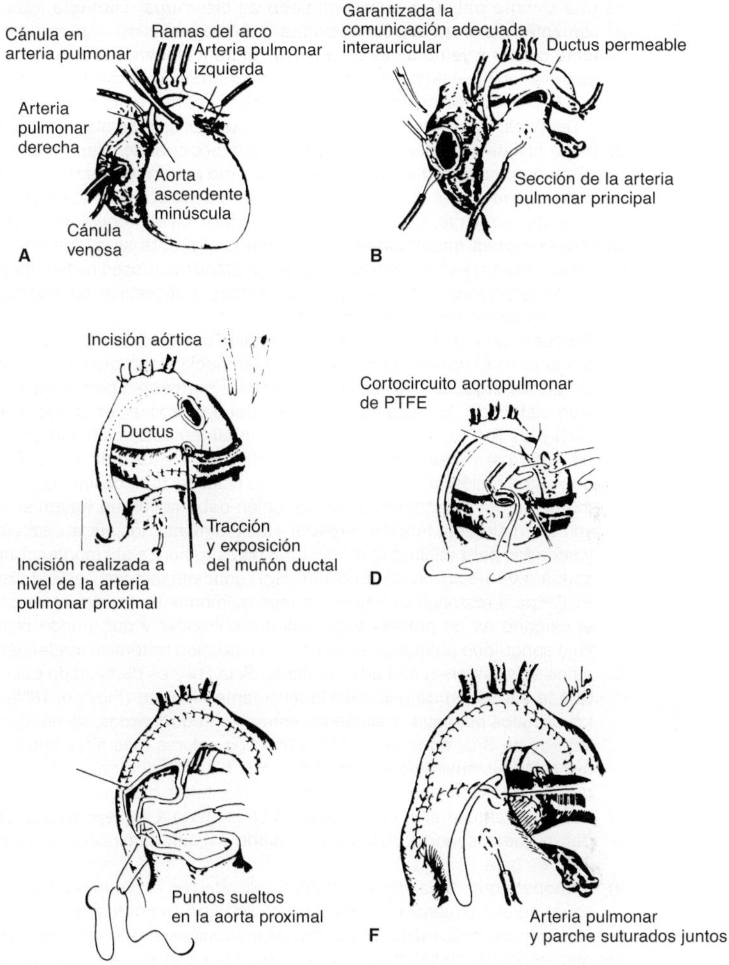

Figura 14.17. **A:** Anatomía del corazón izquierdo hipoplásico. **B:** Septectomía auricular y división de la arteria pulmonar principal. **C:** Cierre con parche de la arteria pulmonar principal en su extremo distal, ligadura y división del ductus arteriosus permeable. **D:** Incisión de todo el arco aórtico hipoplásico y aumento con parche de homoinjerto y cortocircuito aortopulmonar central. **E:** Anastomosis de la arteria pulmonar principal y reconstrucción del arco aórtico. **F:** Reparación completada. (Tomado de Edwards LH, Norwood W, eds. Atlas of cardiothoracic surgery. Filadelfia: Lea & Febiger, 1989, con autorización.)

es una opción atractiva, no se realiza principalmente por el número limitado de órganos de donante. El procedimiento de Norwood se ha refinado a lo largo de los años, pero aún consta de los siguientes procedimientos principales (Figura 14.17B-F): a) septectomía auricular; b) anastomosis de la AP proximal en la aorta minúscula, con un homoinjerto de aumento de la aorta y del arco aórtico, y c) creación de un cortocircuito aortopulmonar. La primera etapa del procedimiento de Norwood es una cirugía paliativa cuyo propósito es crear una fisiología más estable. Al aumentar la aorta y anastomosarla a la AP, la perfusión sistémica llega directamente del VD y ya no depende del DAP. El tronco pulmonar principal se desconecta de las AP y el flujo sanguíneo pulmonar procede del cortocircuito aortopulmonar. El procedimiento de Norwood se realiza normalmente en el primer mes de vida. Después, aproximadamente a los 6 meses, el niño se somete a una segunda etapa paliativa, ya sea un cortocircuito bidireccional de Glenn o un hemi-Fontan. Este procedimiento intermedio es necesario para retirar parte de la carga de volumen que recibe el VD, lo que permite su remodelado y ayuda a conservar su función. Más adelante, a los 18-24 meses, se termina el procedimiento de Fontan.

c. Consideraciones anestésicas. El comentario siguiente se centra en el cuidado del recién nacido que se somete a la primera etapa del procedimiento de Norwood. Las consideraciones anestésicas de las etapas 2 (conexión cavopulmonar) y 3 (Fontan) se comentan en otro apartado.

1) Preoperatorio. Hay dos objetivos principales que se deben conseguir para que tenga éxito el tratamiento de estos recién nacidos tan gravemente enfermos. En primer lugar, el DAP se debe mantener permeable para permitir la perfusión sistémica. En segundo lugar, se debe mantener el equilibrio entre las RVS y las RVP para optimizar el flujo sanguíneo hacia cada circuito. Se infunde PgE_1 para mantener la permeabilidad del ductus arteriosus. Es habitual que estos recién nacidos presenten una acidosis metabólica importante en el momento del diagnóstico. Esta alteración debe recibir un tratamiento intensivo para mejorar la función cardíaca. Habitualmente, los niños están intubados y sedados para minimizar el consumo de oxígeno. Es útil mantener una hipercarbia leve (P_{CO_2} de 45 a 55 mm Hg), concentraciones bajas de oxígeno y PEEP para restringir el flujo sanguíneo pulmonar. Es importante recordar que el oxígeno es un potente vasodilatador pulmonar y que puede provocar un flujo sanguíneo pulmonar excesivo con perfusión sistémica inadecuada. Estos niños se mantienen con aire ambiente. Si la RVP es demasiado baja, se valorará la utilización de una mezcla levemente hipóxica (F_{IO_2} del 18%). Cuando los circuitos pulmonar y sistémico estén bien equilibrados, se pueden esperar valores de S_pO_2 en torno al 75%-80%. Los valores más altos implican que la perfusión sistémica es inadecuada y que hay sobrecarga pulmonar. A menudo es necesaria una transfusión para mantener el hematocrito en torno al 45% y garantizar el aporte adecuado de oxígeno a los tejidos. Los niños pueden requerir soporte inotrópico, y puede ser útil administrar dopamina si la RVP es baja.

2) Intraoperatorio. Todas las estrategias aplicadas en el preoperatorio deben continuar en el quirófano. La anestesia se consigue con narcóticos para minimizar la depresión miocárdica. Los fármacos inotrópicos pueden ser necesarios para mantener la estabilidad durante la disección. Después de la reparación, el manejo individual depende del tamaño del cortocircuito aortopulmonar y del flujo sanguíneo pulmonar resultante. La misma fisiología existe después de la reparación, destacando el equilibrio entre los flujos sanguíneos sistémico y pulmonar. Se debe estar seguro de expandir completamente los pulmones para evitar atelectasias. Después, el grado de ventilación y la concentración de oxígeno utilizada dependen de la saturación de oxígeno del paciente. Algunos centros proponen añadir CO_2 al circuito para mantener una ventilación enérgica y mantener la capacidad funcional residual sin provocar alcalosis respiratoria. Como se ha mencionado anteriormente, se esperaría encontrar una S_pO_2 en torno al 75%-80% cuando los flujos pulmonar y sistémico están emparejados de forma ideal. Estos niños pueden beneficiarse de una sedación importante en el postoperatorio para evitar las crisis de hipertensión pulmonar.

d. Problemas y complicaciones

1) Flujo sanguíneo pulmonar demasiado abundante o demasiado escaso.

2) Perfusión sistémica inadecuada.

3) Disfunción miocárdica.
4) Insuficiencia valvular AV.
5) Isquemia miocárdica.
6) Crisis de hipertensión pulmonar.

B. Lesiones que pueden provocar ICC

1. Comunicación interventricular

a. Consideraciones generales. La comunicación interventricular es frecuente, ya sea junto a otros defectos cardíacos o como una lesión aislada. La CIV puede clasificarse en cuatro tipos (Figura 14.18): i) defecto supracristal, inmediatamente por debajo de la válvula pulmonar; ii) defecto perimembranoso infracristal, el tipo más frecuente; iii) defecto del canal o del septo de entrada, una forma de canal AV parcial, y iv) defectos musculares en la porción trabecular del tabique ventricular. El tamaño del defecto y de la RVP determinan la cantidad de flujo sanguíneo que atraviesa el lecho pulmonar de izquierda a derecha. Una CIV pequeña, denominada «restrictiva», provocará síntomas mínimos y puede cerrarse espontáneamente en los primeros 5 años de vida. El área transversal de los defectos grandes es casi igual al área transversal del anillo aórtico y permiten una comunicación libre entre los dos ventrículos. Las presiones de ambos ventrículos serán iguales y, como la RVP habitualmente es un sexto de la RVS, el flujo sanguíneo pulmonar será mayor que el flujo sanguíneo sistémico. Este flujo en exceso provocará la dilatación de la aurícula izquierda, del VI y normalmente también del VD. Si el defecto es grande, el paciente desarrollará síntomas de ICC aproximadamente al mes de edad y la RVP caerá. El niño manifestará taquipnea, taquicardia, problemas de crecimiento e infecciones respiratorias frecuentes. El niño tendrá una cianosis leve si tiene infección respiratoria o sobrecarga pulmonar, pero esta hipoxemia mejora con el oxígeno. Si no se repara la CIV grande, la presión elevada y el flujo hacia los pulmones dará lugar a un daño vascular pulmonar irreversible. Cuando se desarrolla esta situación, el paciente irá manifestando menos síntomas porque el flujo sanguíneo pulmonar disminuye. La etapa terminal de este proceso da lugar a la reversión del cortocircuito de forma que el flujo se convierte en derecha-izquierda, es el denominado «complejo de Eisenmenger». Si el proceso ha avanzado hasta este punto, ya no se puede efectuar la reparación quirúrgica. El tiempo que tarda en desarrollarse este daño vascular pulmonar es variable. Como consecuencia de este problema,

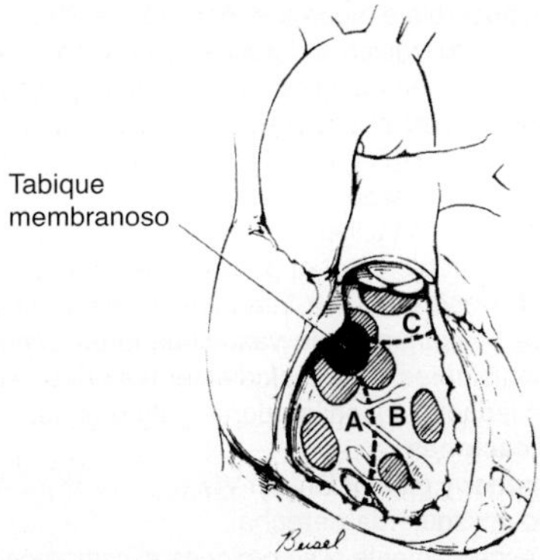

Figura 14.18. Localización de las comunicaciones interventriculares en la entrada membranosa **(A)** y en el tabique trabecular **(B)** e infundibular **(C)**. (Tomado de Waldhausen JA, Pierce WS, eds. Johnson's surgery of the chest, 5.ª ed. Chicago: Year Book, 1985:335, con autorización.)

la mayoría de los centros planean la reparación de los defectos grandes en el primer año de vida.

b. Procedimiento quirúrgico

1) La reparación completa con DCP es la cirugía de elección en la mayoría de los pacientes. El cierre con parche del defecto se consigue habitualmente con un abordaje a través de la aurícula derecha y la válvula tricúspide. En ocasiones, puede ser necesaria la ventriculotomía derecha para visualizar los defectos del ápex ventricular o del TSVD.

2) El cerclaje de la AP era el procedimiento de elección en los recién nacidos para limitar el excesivo flujo sanguíneo pulmonar y permitir el crecimiento, y la reparación completa se realizaba más adelante, aproximadamente a los 4 años de edad. Actualmente, es más frecuente realizar una reparación completa en una sola etapa, incluso en la primera infancia. No obstante, el cerclaje de la AP aún tiene su misión en los pacientes que tienen múltiples CIV musculares u otras lesiones complejas asociadas con la CIV y una perfusión pulmonar excesiva.

c. Consideraciones anestésicas

1) Preoperatorio. Los niños que requieren una cirugía al comienzo de su vida tienen una CIV grande y un flujo sanguíneo pulmonar excesivo. El tratamiento médico inicial consiste en administrar digital, diuréticos y, a menudo, antibióticos (ya que los niños acuden con infecciones respiratorias). La decisión de premeditar depende de la edad del niño y del grado de disfunción ventricular. La mayoría de los niños menores de 10 meses no necesitará la sedación en el preoperatorio. Por otro lado, un niño mayor sí podría beneficiarse de la sedación racional, teniendo en cuenta la importancia de evitar la hipercarbia para que no se exacerbe la hipertensión pulmonar.

2) Intraoperatorio. La elección de los fármacos anestésicos depende de la situación clínica del sujeto. Si tiene una reserva cardíaca limitada, puede ser bueno usar una técnica narcótica primaria. Si el niño tiene pocos síntomas se puede usar la inducción por vía inhalada, cambiando a una técnica equilibrada cuando se garantiza el acceso intravenoso.

Es necesario ser meticuloso para eliminar el aire de los líquidos intravenosos siempre que haya una conexión anormal entre los lados derecho e izquierdo del corazón, ya que la dirección del flujo puede cambiar fácilmente en cualquier momento, aunque el paciente tenga un cortocircuito predominante izquierda-derecha. Si el aire termina en el lado izquierdo del corazón, se puede bombear hacia el cerebro y provocar un ictus.

Si la CIV no es restrictiva se procurará no hiperventilar al niño después de la intubación. La hipocarbia e hiperoxia reducirán la RVP y aumentarán la profundidad del cortocircuito izquierda-derecha, a menudo a expensas de la perfusión sistémica. El uso de una concentración más baja de oxígeno inspirado y normocarbia puede facilitar el equilibrio entre las circulaciones. La aplicación de una PEEP de 5-10 cm H_2O puede limitar el flujo pulmonar excesivo al derivar más sangre hacia el cuerpo.

La retirada de la DCP es fácil en la mayoría de los casos, pero la disfunción del VD puede ser un problema si el paciente tenía una enfermedad vascular pulmonar previa. En ese caso, se intentará disminuir la RVP y optimizar el gasto cardíaco. La combinación de vasodilatadores e inotrópicos puede ser beneficiosa. Los inhibidores de la fosfodiesterasa pueden ser particularmente útiles por sus propiedades vasodilatadoras pulmonares.

d. Problemas y complicaciones

1) Hipertensión pulmonar y disfunción del VD.
2) Cortocircuito residual izquierda-derecha.
3) Disfunción del VI, especialmente si se prolonga el tiempo de pinzamiento aórtico
4) Bloqueo cardíaco, debido a la tumefacción a lo largo de la línea de sutura del parche. Habitualmente se resuelve en varios días, pero puede ser permanente si el sistema de conducción se daña inadvertidamente durante la reparación.

5) Insuficiencia respiratoria y retirada lenta del ventilador si los pulmones contenían mucho agua en el preoperatorio.
6) La insuficiencia aórtica sólo aparece en casos aislados si la CIV era supracristal y las suturas distorsionan la cúspide septal.

2. **Comunicación interauricular**
   a. **Consideraciones generales.** Hay tres tipos de CIA (Figura 14.19): i) el ostium secundum (tipo más frecuente) se localiza en posición central en la zona de la fosa oval; ii) tipo seno venoso, aparece en la unión de la vena cava superior y aurícula derecha y se asocia habitualmente con el retorno venoso pulmonar anómalo parcial, y iii) ostium primum, que aparece en la parte baja del tabique y se asocia con una válvula mitral hendida. Los defectos de tipo ostium primum se refieren a veces a canales AV parciales y puede haber asociada una insuficiencia mitral. La CIA es más frecuente en mujeres que en varones.

      La CIA provocará un cortocircuito izquierda-derecha a nivel auricular que provoca un aumento de volumen en el lado derecho del corazón. El tamaño del defecto y la relación entre la distensibilidad del VI y del VD determinan la cantidad de flujo. Estos defectos pueden ser grandes y el flujo sanguíneo pulmonar puede ser tres o cuatro veces el flujo sanguíneo sistémico. Los pacientes suelen estar asintomáticos, especialmente si es un defecto de tipo secundum. Si los síntomas de ICC aparecen pronto, se debe sospechar que el paciente tiene otro defecto coexistente. Los cambios de RVP no se desarrollan pronto y la fisiología de Eisenmenger no aparece hasta la segunda década de la vida, si lo hace. No es infrecuente que el paciente pueda alcanzar la cuarta década de la vida sin que se haya diagnosticado su CIA. Los sujetos pueden acudir por primera vez al médico por un ictus o por el desarrollo de síntomas durante el embarazo. Normalmente se recomienda el cierre de la CIA para prevenir las embolias paradójicas y la vasculopatía pulmonar.
   b. **Procedimientos quirúrgicos.** Lo más frecuente es proceder a la reparación bajo DCP e hipotermia leve. El procedimiento puede hacerse con fibrilación o con pinzamiento aórtico. El defecto se visualiza a través de la auriculotomía derecha. Si el defecto es de tipo secundum, se puede proceder al cierre primario. Si es grande, puede ser necesario usar un parche. En los defectos del seno venoso se utiliza un parche para redirigir el flujo desde el retorno venoso pulmonar anómalo hacia la aurícula izquierda. Si las venas pulmonares se dirigen a la vena cava superior puede ser necesario un parche más bien largo para tunelizar las venas hacia la aurícula izquierda. La reparación de un defecto de tipo ostium primum

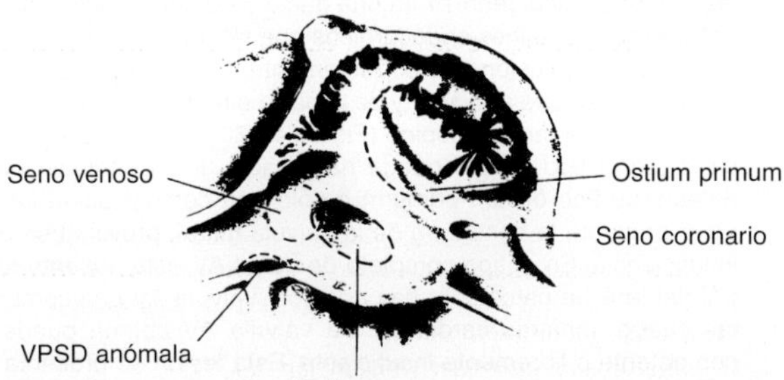

Figura 14.19. Representación artística de la aurícula derecha abierta mostrando la localización anatómica de las comunicaciones interauriculares. VPSD, vena pulmonar superior derecha. (Tomado de Doty DB. Cardiac surgery. Chicago: Year Book, 1985:1, con autorización.)

requiere un parche y la investigación de la válvula mitral hendida. Si es necesario, se usan suturas para restaurar la competencia de la válvula mitral, teniendo cuidado de que no quede estenótica. Como el sistema de conducción AV transcurre por el borde inferior del defecto, se prestará una atención especial a la colocación de estos puntos para evitar el bloqueo cardíaco.

El cierre de la CIA con un dispositivo en el laboratorio de cateterismo puede ser una opción en algunos pacientes, dependiendo del tamaño y localización del defecto. A medida que se va teniendo más experiencia y mejora la tecnología de estos dispositivos, el cierre de la CIA con catéter puede ser cada día más frecuente, obviando la necesidad de cirugía en algunos pacientes.

c. **Consideraciones anestésicas.** Es frecuente que estos niños estén sanos y que la cirugía se efectúe a los 4-5 años. Se puede usar con éxito cualquier técnica de anestesia. Es útil usar premedicación para facilitar la separación de los padres y una inducción más suave. El tiempo de DCP es relativamente corto y la retirada de la derivación suele transcurrir sin incidentes. La técnica anestésica se adaptará al objetivo de la extubación al terminar el procedimiento si no surgen complicaciones. Por tanto, habitualmente se limita la cantidad de narcóticos usados y se basa más en los anestésicos por vía inhalada. Como sucede con cualquier lesión que implica una comunicación intracardíaca, se debe evitar la presencia de aire en los catéteres intravenosos.

Un aspecto interesante que hay que tener en mente es que la presión venosa central de estos pacientes puede inducir a errores en el postoperatorio. La aurícula derecha se ha acostumbrado a manejar un volumen alto y está dilatada y distendida. Después, cuando se cierra la CIA, su volumen disminuye bruscamente. Si uno se fía de la medición de la PVC con el objetivo de reponer el volumen hasta un valor «normal» de 8-10 mm Hg, es probable que el paciente reciba una sobrehidratación importante y pueda caer en la pendiente de la curva de Frank-Starling. Es mucho mejor inspeccionar visualmente el campo quirúrgico para determinar si la reposición de volumen es la adecuada.

d. **Problemas y complicaciones.**

1) Arritmias auriculares, especialmente fibrilación auricular o taquicardia auricular paroxística.
2) Bloqueo cardíaco completo en las reparaciones del ostium primum.
3) Insuficiencia o estenosis mitral después de la reparación hendida con defectos de tipo ostium primum.
4) Cortocircuito izquierda-derecha persistente.
5) Edema de pulmón si el paciente recibe una transfusión excesiva.

3. **Defectos del canal AV**

a. **Consideraciones generales.** Este defecto, también conocido como defecto del cojín endocárdico, representa una gama de enfermedades que son consecuencia del fallo de los cojines endocárdicos que forman la parte central del corazón para desarrollarse y fusionarse correctamente. El resultado es un defecto de la parte inferior del tabique auricular y de la parte alta del tabique ventricular y defectos de las válvulas mitral y tricúspide (Figura 14.20). El defecto puede ser parcial o completo. En el tipo parcial puede haber sólo una comunicación interauricular (un defecto de tipo ostium primum) o sólo una comunicación interventricular. Suele estar presente la hendidura de la válvula mitral, provocando grados variables de insuficiencia. En el tipo completo de canal AV está ausente toda la porción central del tabique cardíaco y hay una sola válvula AV con comunicación libre entre las cuatro cámaras cardíacas. La válvula AV común puede ser relativamente competente o libremente insuficiente. Esta lesión se presenta con igual frecuencia entre hombres y mujeres. Es la anomalía más frecuente en los niños con síndrome de Down.

La situación clínica depende de la variación anatómica presente. En general, la fisiología del canal AV es consecuencia de un cortocircuito izquierda-derecha importante con sobrecarga pulmonar e ICC. Estos niños manifiestan la alteración ya al principio de su vida, con las características típicas del flujo pulmonar excesivo. En general, el niño se verá más enfermo cuanto mayor sea el defecto ventricular y mayor sea la insuficiencia mitral. La cianosis es poco frecuente a menos que exista una estenosis pulmonar, una infección respiratoria o una RVP alta superpuestas. Algunos pacientes con canal AV tienen una obstrucción en el tracto de salida del VI que altera su pronóstico.

Los lactantes con canal AV completo desarrollan una vasculopatía pulmonar al principio de su vida. Por tanto, la mayoría de los centros planifican la reparación quirúrgica en los 6 primeros meses de vida.

b. **Procedimientos quirúrgicos.** Ya se ha abandonado la práctica del cerclaje de la AP como paso paliativo antes de la reparación completa, excepto en los recién nacidos que tengan una anatomía compleja que impida la reparación completa en una edad temprana. Los resultados del cerclaje de la AP han sido desalentadores y los resultados de la reparación completa precoz van mejorando paulatinamente. El cerclaje de la AP puede estar indicado aún en los pacientes con un canal AV desequilibrado para limitar el flujo sanguíneo pulmonar y proteger a la vasculatura para intervenciones futuras.

La reparación completa se realiza con DCP e hipotermia moderada o, en ocasiones, con DHCA. Los defectos se visualizan a través de la auriculotomía derecha. Se deben inspeccionar cuidadosamente los defectos porque hay una variabilidad significativa entre los pacientes. Los defectos del tabique se cierran con uno o dos parches y las válvulas AV se reconstruyen y suturan al parche. Cuando se reconstruyen las válvulas AV, es importante conseguir la máxima competencia posible sin crear estenosis. Se pondrá un cuidado extremo cuando se suture el

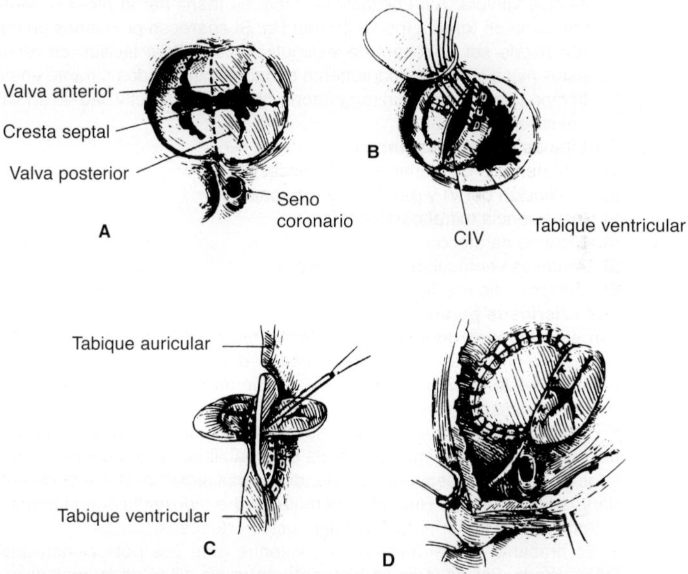

Figura 14.20. A: Representación artística de la vista superior del canal auriculoventricular completo. **B:** El parche pericárdico se sutura en la cara derecha del tabique ventricular. CIV, comunicación interventricular. **C:** Las valvas de la válvula se suturan al parche pericárdico. **D:** Reparación completa vista desde la aurícula derecha. (Tomado de Waldhausen JA, Pierce WS, eds. Johnson's surgery of the chest, 5.ª ed. Chicago: Year Book, 1985:349, con autorización.)

parche de la CIV para evitar el sistema de conducción, que se encuentra cerca del defecto.

c. Consideraciones anestésicas

1) Preoperatorio. Los recién nacidos con canal AV completo han recibido tratamiento médico con digital y diuréticos antes de la cirugía. Es importante comprobar las anomalías electrolíticas. Se puede valorar mantener la dosis de digital por la mañana. Habitualmente, estos niños no requieren sedación en el preoperatorio, en especial si tienen síndrome de Down.

2) Intraoperatorio. La elección de los fármacos anestésicos depende de la situación clínica del paciente. Si el niño tiene una ICC importante, puede ser aconsejable una inducción intravenosa con predominio de narcóticos. Con sintomatologías menos importantes puede ser adecuado usar una técnica por vía inhalada. Los objetivos del tratamiento en estos pacientes son minimizar la depresión miocárdica y mantener o incluso aumentar ligeramente la RVP mientras se previene el aumento de la RVS. Se debe mantener la normocapnia después de la intubación, teniendo en cuenta el uso de una menor concentración de oxígeno inspirado y, quizás, emplear la PEEP para limitar el flujo sanguíneo pulmonar.

La reparación completa del canal AV requiere un período prolongado de DCP. Se deben esperar dificultades por una RVP alta, así como disfunción ventricular y una posible insuficiencia valvular AV cuando se retira la derivación. Habitualmente se necesitan fármacos tanto inotrópicos como vasodilatadores. Debido a la naturaleza displásica de las válvulas AV, el soporte inotrópico comienza pronto intentando que el corazón funcione más eficazmente con presiones de llenado más bajas. El objetivo es evitar la distensión ventricular y la dilatación anular, que probablemente exacerbarán la insuficiencia valvular AV. Por tanto, lo ideal es mantener la presión de la aurícula izquierda en torno a los 10-12 mm Hg. Si aparecen problemas de conducción AV, puede ser necesaria la estimulación AV. Para facilitar su recuperación, estos niños están profundamente sedados y ventilados durante un período de tiempo variable en el postoperatorio debido a la reactividad de su vasculatura pulmonar.

d. Problemas y complicaciones

1) Hipertensión pulmonar e insuficiencia del VD.
2) Disfunción del VI y gasto sistémico bajo.
3) Insuficiencia mitral o tricúspide.
4) Bloqueo cardíaco.
5) Arritmias ventriculares y auriculares.
6) Cortocircuito residual.

4. Ductus arteriosus persistente

a. Consideraciones generales. Esta lesión es una de las más frecuentes, en especial junto a otras alteraciones cardíacas. El ductus arteriosus es un vaso fetal normal que existe entre la aorta y la AP izquierda que sirve intraútero para permitir que la mayoría de la sangre que procede del VD evite los pulmones no ventilados. En condiciones normales, este vaso se cierra funcionalmente en horas después del parto, pero puede mantenerse la permeabilidad en los primeros días de vida, lo que provoca consecuencias hemodinámicas significativas si el calibre es grande y la RVP es baja. Rubéola, prematuridad e hipoxemia son factores de riesgo asociados con la permeabilidad del ductus arteriosus.

Es probable que el médico se encuentre ante dos poblaciones distintas con DAP aislado. Por un lado, es frecuente entre los niños de la unidad de cuidados intensivos de prematuros, provocando a menudo una sobrecarga pulmonar con dificultad respiratoria e incapacidad para retirarlos del ventilador. Es frecuente que estos niños puedan recibir tratamiento médico satisfactorio con indometacina para promover el cierre del DAP, pero puede ser necesario el tratamiento quirúrgico si está contraindicada la administración de indometacina o no tiene éxito. Los niños mayores, que a menudo están asintomáticos, representan el otro grupo de pacientes en los cuales se detecta un soplo cardíaco en una exploración física rutinaria antes de comenzar el colegio. El grado de la sintomatología depende de la cantidad de flujo hacia los pulmones. Se esperaría encontrar una presión de pulso ancha con pulsos saltones y un soplo cardíaco continuo que se oye tanto en el pecho como en la espalda. Evidentemente, hay que recordar que el DAP aparece junto a otras lesiones más complejas y que, en esos casos, las manifestaciones dependerán de la anatomía asociada.

b. **Procedimientos quirúrgicos.** El abordaje quirúrgico clásico de esta reparación implica una toracotomía izquierda incompleta. El vaso se localiza y se puede ligar con una sutura o pinzarse con clips vasculares. Muchos cirujanos aplican una ligadura doble y dividen el vaso para garantizar que no se recanalizará. Recientemente, muchos centros han defendido la toracoscopia para realizar este procedimiento. Además, muchos cardiólogos intervencionistas realizan el cierre con catéter del DAP usando distintos dispositivos de cierre, como son dispositivos de disco, espirales y botones. Aunque hay una curva de aprendizaje en todos los procedimientos nuevos, la mejora del diseño del equipo ha dado lugar a unos resultados excelentes con complicaciones mínimas.

c. **Consideraciones anestésicas.** La mayoría de los pacientes serán recién nacidos prematuros de pequeño tamaño. Además de las consideraciones habituales en este tipo de niños, se debe prestar una atención particular a la asistencia respiratoria, temperatura y control de fluidos. Debido al aumento del flujo sanguíneo pulmonar, estos neonatos llegarán al quirófano ya intubados y puede ser útil la aplicación sensata de la presión positiva continua en las vías respiratorias para mejorar la oxigenación y controlar el exceso de agua pulmonar. Durante la toracotomía, el pulmón no dependiente estará comprimido y no ventilado y la hipoxemia puede ser problemática. Se debe establecer el balance entre la necesidad de ventilar con suficiente intensidad para mantener la oxigenación a la vez que se intenta evitar presiones en las vías respiratorias que pudieran dañar los pulmones inmaduros. Se trata de un aspecto importante y puede ser un reto mantener a estos niños calientes, especialmente si el recién nacido debe transportarse al quirófano para el procedimiento. Se intentará restringir la administración de líquidos porque estos neonatos ya tienen una sobrecarga de líquidos e ICC.

   El manejo del niño mayor es sencillo. El procedimiento es breve y normalmente no se requiere la monitorización invasiva. Es importante estar seguro de que se obtiene el acceso venoso adecuado porque es posible que haya una pérdida significativa de sangre, aunque esta complicación es poco frecuente. Estos pacientes se beneficiarán de la sedación preoperatoria para facilitar la separación de sus padres. Cualquier técnica anestésica es aceptable, adaptándola para conseguir la extubación final. El dolor de la toracotomía es significativo, por lo que es aconsejable usar correctamente narcóticos por vía intravenosa o epidural.

d. **Problemas y complicaciones**
   1) La ligadura del vaso incorrecto (aorta descendente o AP izquierda) puede provocar hipoperfusión sistémica o hipoxemia.
   2) Daño del nervio recurrente laríngeo.
   3) Recanalización ductal.
   4) Disfunción del VI causada por el incremento agudo de la poscarga debido a la eliminación del circuito pulmonar de baja resistencia.

5. **Coartación aórtica**

a. **Consideraciones generales.** La coartación aórtica típica es un estrechamiento localizado de la aorta inmediatamente distal a la arteria subclavia izquierda e inmediatamente proximal, opuesto o distal a la inserción del ductus arteriosus. Es probable que los síntomas de esta lesión se manifiesten en dos etapas de la vida. Los recién nacidos con una obstrucción importante pueden desarrollar síntomas de ICC al principio de su vida, mientras que los demás se mantendrán asintomáticos hasta la adolescencia o la edad adulta. La lesión suele descubrirse en una exploración física rutinaria por la presencia de un soplo cardíaco con disminución de pulsos distales y un gradiente de presión entre las extremidades superiores e inferiores. Es frecuente que estos niños exhiban hipertensión en las extremidades superiores y las muescas costales aparecen en la radiografía de tórax aproximadamente a los 8 años debido al desarrollo de la circulación colateral (Figura 14.21).

El recién nacido sintomático con coartación presenta insuficiencia del VI con hipoperfusión distal y acidosis metabólica. Si el niño tiene una coartación preductal e hipertensión pulmonar, el flujo a través del ductus puede ser derecha-izquierda, provocando una «cianosis diferencial» de la mitad superior (rosa) e inferior (azul) del cuerpo. En sus primeros días de vida, la discrepancia de presiones entre las extremidades superiores e inferiores puede ser difícil de apreciar, especialmente si el ductus está abierto y la función ventricular es mala. Muchos neonatos que tienen esta lesión requerirán soporte inotrópico en el preoperatorio.

Es frecuente encontrar malformaciones cardiovasculares asociadas, especialmente una válvula aórtica bicúspide (que aparece aproximadamente en el 50% de los casos como lesión coexistente). En la forma extrema de estenosis del

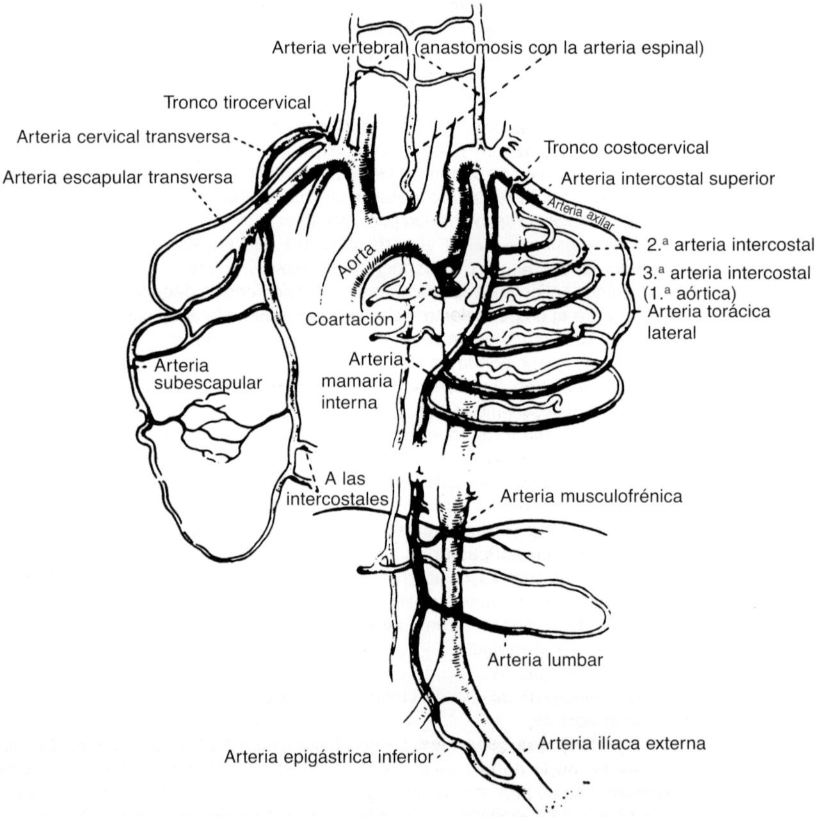

Figura 14.21. Coartación aórtica. Representación del desarrollo de la circulación colateral en pacientes con coartación aórtica. (Tomado de Edwards JE y cols. The collateral circulation in coarctation of the aorta. Mayo Clin Proc 1948;23:334, con autorización.)

istmo aórtico se produce la interrupción de la aorta. En este caso, prácticamente siempre hay una CIV grande y la parte inferior del cuerpo se perfunde a través del ductus arteriosus.

b. Procedimientos quirúrgicos. La reparación quirúrgica se efectúa a través de una toracotomía izquierda. Se han usado varias técnicas quirúrgicas diferentes. En los niños mayores se reseca la zona afectada y se practica una anastomosis término-terminal. En ocasiones, es necesario interponer un injerto si el segmento coartado es largo. El aumento de la aorta con parche ha sido motivo de preocupación debido a la alta incidencia de la formación de aneurismas en el lugar de la reparación. La angioplastia con balón de la coartación es otra opción, pero su uso se ha asociado con una incidencia elevada de estenosis residual o recurrente. No obstante, su uso puede ser útil en situaciones de estenosis recurrente tras la reparación quirúrgica.

c. Consideraciones anestésicas. Aunque el abordaje quirúrgico es similar, la técnica anestésica será muy diferente en un recién nacido con coartación e ICC y en un niño mayor con una coartación relativamente asintomática. El recién nacido grave acudirá al quirófano con una infusión de PgE_1 para permitir el flujo posductal. Este niño requerirá una técnica con narcóticos en dosis altas para minimizar el deterioro hemodinámico. Lo normal es que el niño mayor tenga una hipertrofia del VI e hipertensión y puede beneficiarse de una anestesia por vía inhalada que proporcione una cierta depresión miocárdica. En el niño mayor es aceptable usar la técnica inhalada o la inducción intravenosa. Ambos grupos requieren profilaxis con antibióticos.

El lugar donde se monitoriza la presión arterial es importante. Se debe colocar un catéter en la arteria radial derecha. Se evita el uso del brazo izquierdo por si es necesario pinzar o ligar la arteria subclavia para facilitar la reparación. Cuando se pinza la aorta, la presión arterial aumentará en la mitad superior del cuerpo. No se debe intentar reducir esta presión a la «normalidad», ya que la perfusión de la médula espinal depende fundamentalmente de esta presión y si es inadecuada se puede producir una paraplejía. En algunos centros se monitoriza la médula espinal con potenciales somatosensoriales evocados, en cuyo caso se debe diseñar un plan para conseguir una anestesia en equilibrio con fármacos que afecten sólo mínimamente a dichos potenciales. La infusión continua de narcóticos con una concentración baja de fármacos volátiles funciona bien.

Después de la retirada de la pinza aórtica está indicado el control intensivo de la presión arterial. Los recién nacidos no manifiestan hipertensión, pero los niños mayores muestran un incremento paradójico de la presión arterial a niveles aún mayores que los niveles iniciales. El control inicial puede conseguirse con nitroprusiato sódico, pero su uso prolongado se asocia con taquifilaxia. El uso de fármacos combinados como labetalol, que proporciona un bloqueo tanto alfa como beta, es ideal. Se puede infundir inicialmente por vía intravenosa y después cambiar a la vía oral cuando el paciente tome líquidos por boca.

El control adecuado del dolor puede ayudar a controlar la hipertensión. Las infusiones epidurales de anestésicos locales y narcóticos a nivel torácico son eficaces y bien toleradas. La analgesia intravenosa controlada por el paciente es otra alternativa en la población mayor, mientras que el bloqueo de los nervios intercostales puede no ser una buena elección por la presencia de vasos colaterales prominentes en esta área, lo que aumenta la posibilidad de una hemorragia importante.

En el grupo de mayor edad es deseable la extubación al final del procedimiento quirúrgico. La extubación precoz facilita el control de la presión arterial y también permite realizar una exploración neurológica detallada. La población neonatal se beneficia de una intubación, ventilación y diuresis continuadas al menos durante una noche.

d. Problemas y complicaciones

1) La paraplejía, aunque poco frecuente (se ha descrito una incidencia del 0,4%), es impredecible. Parece asociarse con una mala red colateral e hipotensión distal prolongada.

2) Hemorragia.
3) Hipertensión paradójica, que a menudo requiere tratamiento durante semanas o meses.
4) Arteritis mesentérica con dolor abdominal, que se cree secundaria a la vasoconstricción e isquemia reactivas.
5) El daño de estructuras adyacentes, como el nervio recurrente laríngeo izquierdo (provocando parálisis de las cuerdas vocales), el nervio frénico (provocando parálisis diafragmática), el tronco simpático (provocando el síndrome de Horner) y el conducto torácico (provocando quilotórax).

C. Otros procedimientos

1. Anillos vasculares

a. Consideraciones generales. Aunque la anatomía específica puede variar, estas anomalías del arco aórtico y sus ramas dan lugar a la presencia de un vaso sanguíneo en cada lado de la tráquea y el esófago. El cerclaje de estas estructuras produce síntomas significativos que aparecen en la infancia. Estos niños pueden presentarse con estridor inspiratorio intenso, disnea, sibilancias, disfagia y tos. Son frecuentes las infecciones respiratorias de repetición como resultado de la obstrucción de la vía respiratoria y aspiración por la compresión esofágica. Existen tres tipos de anillos vasculares (Figura 14.22): i) doble arco aórtico (por la persistencia del doble arco primitivo), ii) un arco aórtico derecho con ductus arteriosus izquierdo y iii) arteria subclavia derecha retroesofágica (dando lugar a un anillo incompleto). El suspensorio de la AP es un tipo raro de anillo vascular que se produce cuando la AP izquierda sale de la AP derecha y rodea el bronquio principal derecho y la tráquea distal antes de llegar al pulmón izquierdo.

b. Procedimientos quirúrgicos. El abordaje quirúrgico depende de cada anatomía vascular. La reparación suele realizarse a través de una toracotomía izquierda. Es importante definir detenidamente la anatomía para determinar qué vaso de los anillos es suprimible. Este vaso se liga y se divide y el ductus o ligamento se divide para proporcionar la máxima movilidad posible. La reparación del suspensorio de la AP requiere una esternotomía media y DCP. La AP izquierda se divide a partir de la AP derecha y se reimplanta en la AP principal anterior a la tráquea. Muchos de estos niños tienen anillos traqueales incompletos y requerirán una traqueoplastia.

c. Consideraciones anestésicas. Estos niños son pequeños y muestran grados variables de dificultad respiratoria. El manejo cuidadoso de la vía respiratoria es fundamental. Los anillos vasculares pueden comportarse igual que una masa mediastínica anterior con compresión de la tráquea durante la inducción de la anestesia. Se prefiere la inducción por vía inhalada administrándose los fármacos bloqueantes neuromusculares sólo cuando la vía respiratoria está segura. Se deben tener a mano muchos tamaños de tubos endotraqueales.

La monitorización debe incluir una vía arterial; en algunos casos puede ser aconsejable usar una vía central. El acceso venoso adecuado es obligado porque puede producirse una hemorragia significativa durante este tipo de procedimiento. En los recién nacidos que tienen esta lesión es probable que esté contraindicada la ecocardiografía transesofágica en el intraoperatorio, que contribuye poco al manejo de estos pacientes y el espacio limitado en el interior del anillo vascular puede precipitar una crisis respiratoria cuando se coloca la sonda.

Muchos de estos niños tienen traqueomalacia por el anillo vascular y la afección persiste aún después de liberar el anillo. A menudo tienen secreciones significativas en sus vías respiratorias porque la tos no es eficaz debido a la presencia del anillo. Se debe esperar el uso de la ventilación mecánica en el postoperatorio de los niños pequeños que tienen dificultad respiratoria en el preoperatorio.

Los niños mayores con anillos incompletos y con síntomas mínimos pueden extubarse al final del procedimiento. El manejo eficaz del dolor con analgesia epidural o controlada por el paciente puede facilitar el manejo en el postoperatorio.

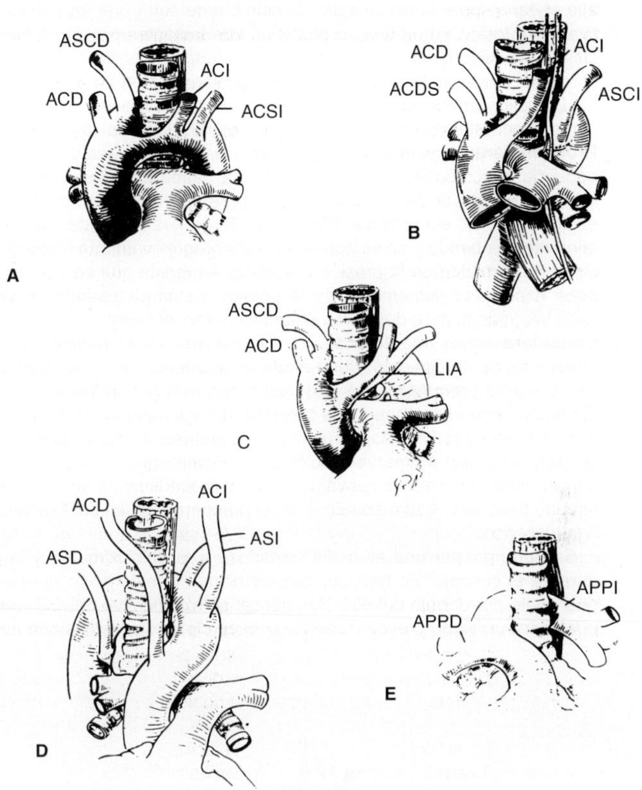

Figura 14.22. **A:** Doble arco aórtico. **B:** Arco aórtico derecho con arteria subclavia izquierda retroesofágica. **C:** Arco aórtico derecho con ramas en espejo y ligamentum arteriosum izquierdo. **D:** Arco aórtico izquierdo con arteria subclavia derecha retroesofágica y ligamentum arteriosum derecho. **E:** Arteria pulmonar izquierda anómala procedente de la arteria pulmonar derecha. ACI, arteria carótida izquierda; APPI, arteria pulmonar principal izquierda; ASCI (ASI), arteria subclavia izquierda; ACD, arteria carótida derecha; APPD, arteria pulmonar principal derecha; ASCD (ASD), arteria subclavia derecha. (Tomado de Arciniegas E, ed., Pediatric cardiac surgery. Chicago: Year Book, 1985:119, 122, 123, con autorización.)

d. Problemas y complicaciones

1) Hemorragia.

2) Lesiones de las estructuras adyacentes (nervio frénico, nervio recurrente laríngeo y conducto torácico).

3) Soporte respiratorio prolongado.

2. Cerclaje de la AP

a. Consideraciones generales. El cerclaje de la AP se realiza cuando el recién nacido tiene una lesión cardíaca que provoca un flujo pulmonar excesivo y presiones que no son susceptibles de reparación primaria. El cerclaje de la AP se realiza ahora sólo en raras ocasiones, pero aún tiene su lugar en los pacientes en los que la reparación total no es técnicamente viable. Es importante paliar la situación con un cerclaje en AP para que los pulmones no estén sometidos a un flujo y presión altos durante un período prolongado de tiempo, previniendo con ello el daño sobre la vasculatura. El niño puede sufrir una reparación más definitiva de la lesión en un tiempo posterior. Los lactantes programados para el cerclaje de la AP pueden tener una amplia variedad de lesiones, pero el objetivo es el mismo: limitar el flujo de la AP y evitar la hipertensión irreversible en ese territorio. La aplicación del cerclaje disminuirá parte del cortocircuito izquierda-derecha (sin provocar flujo derecha-izquierda) y mejorará la perfusión sistémica.

b. **Procedimiento quirúrgico.** El cerclaje de la AP se realiza a través de una pequeña toracotomía anterior izquierda. La banda de Silastic se pasa rodeando la AP principal y después se usa un clip para apretarla (Figura 14.23). El objetivo es limitar el flujo sin provocar hipoxemia. En general, se miden las presiones distalmente a la banda y se va apretando ésta progresivamente hasta que la presión distal es la mitad que la presión sistémica. A medida que se aprieta la banda se debe esperar un incremento de la presión sistémica cuando se va desviando cada vez más sangre desde los pulmones hacia el cuerpo.

c. **Consideraciones anestésicas.** Este procedimiento se realiza en lactantes con problemas de crecimiento y una anatomía cardíaca compleja. Habitualmente no es necesario premedicar. Se han usado con éxito las inducciones tanto por vía inhalada como intravenosa. Los objetivos del tratamiento consisten en mantener una RVP alta y la RVS baja y minimizar la depresión miocárdica. Es buena idea evitar la hiperoxia e hiperventilación para prevenir que el flujo sanguíneo pulmonar aumente por encima del valor basal. El procedimiento suele ser breve y si el niño no tiene dificultad respiratoria en el preoperatorio, es posible la extubación al final del caso.

Se debe prestar una atención cuidadosa a la pulsioximetría y la capnografía durante el cerclaje. Es habitual que disminuya la saturación del paciente, pero raramente por debajo del 85%. Un descenso significativo del CO_2 teleespiratorio puede ser un signo precoz de alerta si el cerclaje está demasiado apretado.

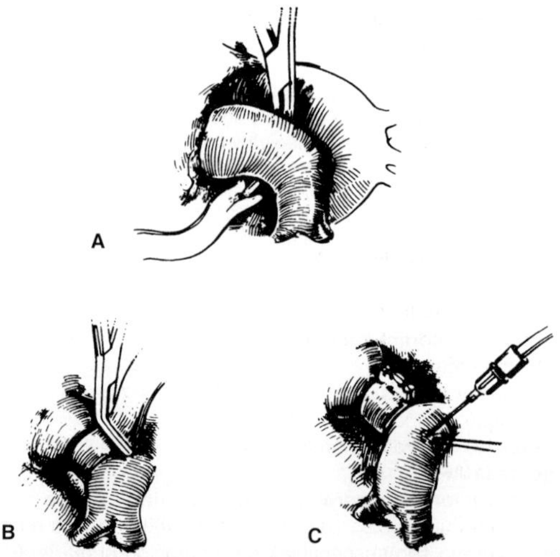

Figura 14.23. Cerclaje de la arteria pulmonar. La banda se pasa alrededor de la arteria pulmonar principal **(A)** y se ajusta **(B).** Se mide la presión en la arteria pulmonar **(C)** para verificar que está bien «apretada». (Tomado de Waldhausen JA, Pierce WS, eds. Johnson's surgery of the chest, Chicago: Year Book, 1985:345, con autorización.)

d. **Problemas y complicaciones**

1) El tamaño inadecuado del cerclaje, ya sea demasiado laxo o demasiado apretado.

2) Migración de la banda provocando la interferencia con el flujo sanguíneo hacia el pulmón derecho o izquierdo.

3) Distorsión y posible estenosis de las ramas de la AP.

3. **Cortocircuitos sistémicos-AP**

a. **Consideraciones generales.** Los niños que están cianóticos debido a un flujo sanguíneo pulmonar inadecuado pueden recibir tratamiento paliativo con la creación de un cortocircuito sistémico-AP. La sangre arterial sistémica parcialmente saturada capta más oxígeno en su segundo paso a través de los pulmones pero después se mezcla con el retorno venoso sistémico insaturado antes de ser expulsada hacia la circulación sistémica. La saturación sistémica resultante depende de la relación entre el flujo sanguíneo sistémico y pulmonar y el grado de insaturación de la sangre venosa mixta. Además de mejorar la saturación sistémica de oxígeno, estos cortocircuitos se usan para estimular el crecimiento de una AP que es demasiado pequeña para ser objeto de una reparación definitiva.

Como el flujo sanguíneo pulmonar excede al flujo sanguíneo sistémico, puede producirse una sobrecarga de volumen ventricular. El tamaño del cortocircuito debe elegirse cuidadosamente para prevenir el flujo sanguíneo pulmonar excesivo y la hipoperfusión sistémica. Los cortocircuitos sistémicos-AP a largo plazo pueden provocar cambios obstructivos en la vasculatura pulmonar.

b. **Procedimientos quirúrgicos.** Hay varios procedimientos quirúrgicos distintos que se han usado para aportar más sangre hacia los pulmones de los niños que tienen un flujo sanguíneo pulmonar inadecuado (Figura 14.24), como son el cortocircuito de Blalock-Taussig, el cortocircuito de Blalock-Taussig modificado, la técnica de Pott y la de Waterston y el cortocircuito central. El cortocircuito de Blalock-Taussig (o su variedad modificada) es el que se usa con mayor frecuencia. El abordaje quirúrgico utiliza una toracotomía, habitualmente en el lado opuesto al arco aórtico. En este procedimiento, se identifica la arteria subclavia, se liga y se anastomosa con la AP. En la versión modificada, la arteria subclavia se deja in situ y se sutura un injerto tubular entre la arteria subclavia y la AP. En la Tabla 14.12 se enumeran varios cortocircuitos y sus conexiones.

c. **Consideraciones anestésicas.** Algunos recién nacidos tienen un flujo sanguíneo pulmonar que depende totalmente del ductus (p. ej., en la atresia pulmonar) y llegan al quirófano con tratamiento con PgE_1, en cuyo caso es importante garantizar que la infusión no se interrumpe. Otros llegan con una obstrucción más dinámica (p. ej., en la tetralogía de Fallot) y pueden beneficiarse de la sedación sensata para prevenir la ansiedad y el llanto. En este sentido, midazolam en una dosis aproximada de 0,5 mg/kg por vía oral funciona bien. La inducción por vía inhalada es bien tolerada y puede ayudar a relajar la obstrucción infundibular dinámica cuando exista.

Deben usarse maniobras que disminuyan la RVP y favorezcan el flujo sanguíneo pulmonar. Es útil mantener una concentración de oxígeno alta, hiperventilar y evitar la acidosis metabólica. Se debe reconocer que el CO_2 teleespiratorio infraestimará la P_aCO_2 durante este procedimiento porque la rama de la AP se pinza y no se perfunde. La medición de la gasometría arterial puede ser útil para guiar el tratamiento. El catéter arterial debe colocarse en el brazo contrario donde se construye el cortocircuito de Blalock-Taussig porque se pinzará la arteria subclavia.

Después de que el cortocircuito está completo y se abre, el pulmón se debe reexpandir y ventilar. El tamaño del cortocircuito se puede evaluar pinzando y despinzando temporalmente el cortocircuito y comprobando la hemodinámica. La presión sistémica debe descender cuando se abre el cortocircuito. Un descenso de la presión arterial media mayor de 10 mm Hg sugiere que el cortocircuito es demasiado grande. El flujo sanguíneo pulmonar excesivo puede provocar hipo-

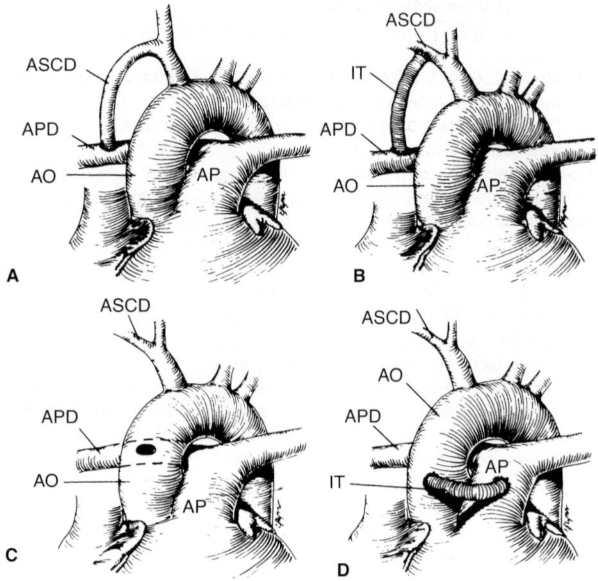

Figura 14.24. Tipos de anastomosis sistémica-arteria pulmonar. **A:** Anastomosis clásica de Blalock-Taussig. **B:** Cortocircuito de Blalock-Taussig modificado con injerto protésico. **C:** Anastomosis aortopulmonar directa (Waterston). **D:** Cortocircuito aortopulmonar con injerto protésico. AO, aorta; AP, arteria pulmonar principal; APD, arterial pulmonar derecha; ASCD, arteria subclavia derecha; IT, injerto tubular. (Tomado de Hickey PR, Wessel DL. Anesthesia for treatment of congenital heart disease. En: Kaplan JA, ed. Cardiac anesthesia, 2.ª ed. Filadelfia: Grune & Stratton, 1987:683, con autorización.)

perfusión sistémica, edema de pulmón y acidosis metabólica. Podrían presentarse dificultades a la hora de retirar el ventilador. Por otro lado, se preferiría usar un cortocircuito del tamaño más grande que el niño pueda tolerar para promover el crecimiento de la AP. Es fundamental encontrar un equilibrio.

Puede ser viable extubar a los niños mayores al final del procedimiento. Los recién nacidos más pequeños pueden beneficiarse de la ventilación mecánica durante la noche con vigilancia de la diuresis.

d. **Problemas y complicaciones**

1) Cortocircuito de tamaño inadecuado, ya sea demasiado grande o demasiado pequeño.
2) Problemas específicos según el tipo de cortocircuito utilizado (que se exponen en la Tabla 14.12).

X. Cirugía no cardíaca

La asistencia de los pacientes con CC que se someten a la cirugía no cardíaca a menudo es más complicada que cuando se trata de la reparación correctora. Los escenarios probables en los que estos pacientes requerirán anestesia son los siguientes:

1. Estudio diagnóstico antes de la reparación cardíaca programada. Estos niños pueden requerir anestesia durante el cateterismo cardíaco, la resonancia magnética o la ecocardiografía transesofágica. Es ideal proporcionar un anestésico que replique su situación basal en la medida de lo posible para que las mediciones de las presiones y resistencias sean representativas. Es particularmente importante administrar una concentración de oxígeno inspirado cercana al aire ambiente con una P_aCO_2 normal.

Tabla 14.12. Cortocircuitos sistémicos-pulmonares

Cortocircuito	Anastomosis	Complicaciones
Blalock-Taussig clásico	Arteria subclavia derecha a arteria pulmonar derecha (con arco aórtico izquierdo)	Acodamiento de la arteria pulmonar derecha, isquemia del brazo derecho, flujo pulmonar excesivo
Blalock-Taussig modificado	Injerto tubular desde arteria subclavia derecha (o izquierda) a arteria pulmonar derecha (o izquierda)	Acodamiento de la arteria pulmonar derecha, el injerto tubular no permite el crecimiento, quilotórax
Waterston	Aorta ascendente a arteria pulmonar derecha	Acodamiento de la arteria pulmonar derecha, flujo de sangre difícil de controlar
Potts	Aorta descendente con arteria pulmonar izquierda	Se usa raramente, difícil de controlar el tamaño del cortocircuito y difícil de retirar en una reparación posterior
Central (cortocircuito aórtico-pulmonar)	Anastomosis entre aorta y arteria pulmonar con injerto tubular	Distorsión de la arteria pulmonar principal, flujo pulmonar excesivo
Glenn	Vena cava superior y arteria pulmonar derecha	Trombosis, síndrome de vena cava superior, flujo sanguíneo pulmonar insuficiente, fístula arteriovenosa pulmonar

2. Procedimientos dentales antes de la reparación cardíaca programada. La extracción de dientes cariados o infectados con restauración dental puede estar indicada antes de la cirugía cardíaca para eliminar una fuente potencial de infección, lo que puede ser particularmente importante si se va a implantar material sintético durante la reparación cardíaca.
3. Después de la paliación o corrección quirúrgica en la cirugía no cardíaca programada. En esta situación es imperativo que el equipo tenga acceso a los antiguos registros y al seguimiento cardiológico para garantizar que la situación del paciente sea la óptima. Es necesario conocer la fisiología y anatomía del paciente para desarrollar un plan anestésico racional. La reparación quirúrgica cardíaca no es perfecta en todos los pacientes y se debe entender que existen problemas residuales. En ocasiones, es apropiado retrasar la cirugía electiva hasta que se realice una nueva cirugía.
4. Cirugía cardíaca no emergente. Esta situación es especialmente problemática porque puede no haber tiempo para obtener el historial médico o garantizar que el estado del paciente es el mejor posible.
5. Embarazo con parto por vía natural o por cesárea. A medida que crece el número de niños que se someten con éxito a una reparación cardíaca, irán llegando más casos a la edad fértil. Entender su fisiología particular permite individualizar su asistencia.
6. Cirugía del paciente con cardiopatía inoperable. En ocasiones, los pacientes que tienen este problema (p. ej., cortocircuito intracardíaco con vasculopatía pulmonar y fisiología de Eisenmenger) acuden para una cirugía no cardíaca. Los riesgos en este caso son enormes y el paciente y su familia deberán estar informados del pronóstico y participar en el proceso de toma de decisiones si la cirugía debe realizarse. Se necesita una monitorización cuidadosa y un buen manejo en el postoperatorio incluso en los casos más superficiales.

Tabla 14.13. Profilaxis antibiótica de la endocarditis

Profilaxis recomendada	No necesitan profilaxis
Válvulas protésicas	6 meses después de la reparación quirúrgica si no quedan residuos (valorar la comunicación interauricular de tipo ostium secundum, la comunicación interventricular o ductus arteriosus permeable)
Endocarditis bacteriana previa	Intubación orotraqueal
Cortocircuitos sistémicos-arteria pulmonar	Cateterismo cardíaco
Mayoría de alteraciones estructurales cardíacas	

El estudio preoperatorio que se realiza antes de la cirugía cardíaca depende, de alguna manera, del tipo y alcance del procedimiento previsto. Es particularmente importante disponer del hematocrito y perfil de coagulación en los pacientes que están cianóticos. Los datos de la ecocardiografía y del cateterismo cardíaco deben revisarse para valorar a) el tipo y severidad de la lesión, b) la función ventricular, c) el estado de la vasculatura pulmonar y d) la respuesta a los vasodilatadores pulmonares. La mayoría de los casos requerirá profilaxis de endocarditis bacteriana según las normas de la American Heart Association[26] (Tabla 14.13).

Un tema que causa preocupación en relación con la monitorización es que la medición del CO_2 teleespiratorio a menudo es inexacta como estimación de la P_aCO_2 en los niños cianóticos. La extremidad en que se toma la presión arterial también es importante. Se debe evitar el brazo del lado en que se construye el cortocircuito de Blalock-Taussig porque la arteria subclavia ya no nutre ese brazo. En un paciente que tiene coartación aórtica se debe medir en el brazo derecho, ya que las demás extremidades pueden ser distales a la obstrucción. El paciente con estenosis aórtica supravalvular tendrá una presión arterial en el brazo derecho falsamente elevada.

La asistencia del paciente que se somete a una cirugía cardíaca debe ser similar a la que se proporciona durante la cirugía cardíaca. Es fundamental entender la fisiología de cada paciente y desarrollar los objetivos hemodinámicos concretos para cada lesión en particular.

Bibliografía

1. Hoffman JIE. Incidence of congenital heart disease: I. Postnatal incidence. *Pediatr Cardiol* 1995;16:103–113.
2. Steward DJ, DaSilva CA, Flegel T. Elevated glucose levels may increase the danger of neurological deficit following profoundly hypothermic cardiac arrest. *Anesthesiology* 1988; 68:653.
3. Burrows FA. Neurologic protection in pediatric cardiac surgery. In: Society of Cardiovascular Anesthesiologists 20th Annual Meeting 1998 Workshops, Seattle, WA, April 25–29, 1998.
4. **Newburger JW, Jonas RA, Wernovsky G, et al. A comparison of the perioperative neurologic effects of hypothermic circulatory arrest versus low flow cardiopulmonary bypass in infant heart surgery.** *N Engl J Med* 1993;329:1057–1064.
5. Bellinger DC, Wypij D, Kuban KCK, et al. Developmental and neurological status of children at 4 years of age after heart surgery with hypothermic circulatory arrest or low-flow cardiopulmonary bypass. *Circulation* 1999;100:526–532.
6. **DuPlessis AJ. Mechanisms of brain injury during infant cardiac surgery. *Semin Pediatr Neurol* 1999;6:32–47.**
7. Swain JA, McDonald TJ, Robbins RC, et al. Relationship of cerebral and myocardial intracellular pH to blood pH during hypothermia. *Am J Physiol* 1991;260:H1640–H1644.
8. Murkin JM, Martzke JS, Buchan AM, et al. A randomized study of the influence of perfusion technique and pH management strategy in 316 patients undergoing coronary artery bypass surgery. II. Neurologic and cognitive outcomes. *J Thorac Cardiovasc Surg* 1995;110:349–362.

9. Aoki M, Nomura F, Stromski ME, et al. Effects of pH on brain energetics after hypothermic circulatory arrest. *Ann Thorac Surg* 1993;55:1093–1103.
10. Skaryak LA, Chai PJ, Kern FH et al. Blood gas management and degree of cooling: effects on cerebral metabolism before and after circulatory arrest. *J Thorac Cardiovasc Surg* 1995;110:1649–1657.
11. Kirshbom PM, Skaryak LA, DiBernardo LR, et al. pH-stat cooling improves cerebral metabolic recovery after circulatory arrest in a piglet model of aorto-pulmonary collaterals. *J Thorac Cardiovasc Surg* 1996;111:147–157.
12. **DuPlessis AJ, Jonas RA, Wypij D, et al. Perioperative effects of alpha-stat versus pH-stat strategies for deep hypothermic cardiopulmonary bypass in infants. *J Thorac Cardiovasc Surg* 1997;114:990–1001.**
13. Vannucci RC. Mechanisms of perinatal ischemic brain damage. In: Jonas RA, Newburger JW, Volpe JJ, eds. *Brain injury and pediatric cardiac surgery.* Boston: Butterworth-Heinemann, 1996:201–214.
14. Jonas R. Neurological protection during cardiopulmonary bypass/deep hypothermia. *Pediatr Cardiol* 1998;19:321–330.
15. Boldt J, Knothe C, Zickmann B, et al. Comparison of two aprotinin dosage regimens in pediatric patients having cardiac operations: influence on platelet function and blood loss. *J Thorac Cardiovasc Surg* 1993;105:705–711.
16. D'Errico CC, Shayevitz JR, Martindale SJ, et al. The efficacy and cost of aprotinin in children undergoing reoperative open heart surgery. *Anesth Analg* 1996;83:1193–1199.
17. Mossinger H, Dietrich W. Activation of hemostasis during cardiopulmonary bypass and pediatric aprotinin dosage. *Ann Thorac Surg* 1998;65:S45–S51.
18. **Elliott MJ. Ultrafiltration and modified ultrafiltration in pediatric open-heart operations. *Ann Thorac Surg* 1993;56:1518–1522.**
19. Naik SK, Knight A, Elliott MJ. A prospective randomized study of a modified technique of ultrafiltration during pediatric open-heart surgery. *Circulation* 1991;84:III-422–III-431.
20. Friesen RH, Campbell DN, Clarke DR, et al. Modified ultrafiltration attenuates dilutional coagulopathy in pediatric open-heart operations. *Ann Thorac Surg* 1997;64:1787–1789.
21. Davies MJ, Nguyen K, Gaynor JW, et al. Modified ultrafiltration improves left ventricular systolic function in infants after cardiopulmonary bypass. *J Thorac Cardiovasc Surg* 1998;115:361–370.
22. Bando K, Vijay P, Turrentine MW, et al. Dilutional and modified ultrafiltration reduces pulmonary hypertension after operations for congenital heart disease: a prospective randomized study. *J Thorac Cardiovasc Surg* 1998;115:517–527.
23. Andreasson S, Gothberg S, Berggren H, et al. Hemofiltration modifies complement activation after extracorporeal circulation in infants. *Ann Thorac Surg* 1993;56:1515–1517.
24. Skaryak LA, Kirshbom P, DiBernardo LR, et al. Modified ultrafiltration improves cerebral metabolic recovery after circulatory arrest. *J Thorac Cardiovasc Surg* 1995;109:744–752.
25. Botero M and Davies LK. Diagnosis and management of arrhythmias in children after cardiac surgery. *Semin Cardiothorac Vasc Anesth* 2001;5:122–133.
26. Dajani AS, Taubet KA, Wilson W, et al. Prevention of bacterial endocarditis: recommendations by the American Heart Association. *Circulation* 1997; 97:358–366.

 Capítulo 15 Capítulo 15 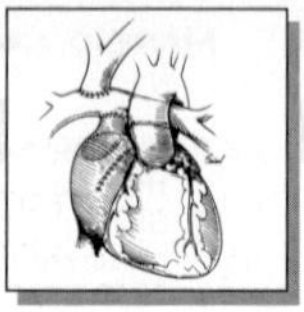 Capítulo 15

Manejo anestésico del trasplante cardíaco

Anne L. Rother y Charles D. Collard

El trasplante cardíaco es una opción terapéutica establecida en la cardiopatía terminal. Desde el primer trasplante cardíaco realizado en el hombre por Barnard en 1967 ya se han realizado más de 55.000 trasplantes cardíacos en todo el mundo[1]. A pesar de que cada vez se selecciona una población de pacientes de riesgo más alto para el trasplante cardíaco, las tasas de supervivencia se siguen manteniendo satisfactorias debido a los avances continuados de la inmunosupresión terapéutica, las técnicas quirúrgicas y el diagnóstico y tratamiento del rechazo del aloinjerto. El trasplante cardíaco en los Estados Unidos está limitado a los centros que forman parte de la United Network for Organ Sharing (UNOS), la agencia central responsable de coordinar la obtención y asignación de órganos. Para ser miembro de la UNOS, los centros deben realizar como mínimo 12 trasplantes cardíacos cada año y alcanzar una tasa de supervivencia a 1 año del 70% como mínimo[2].

I. Insuficiencia cardíaca terminal

La mayoría de los pacientes que esperan un trasplante cardíaco se encuentran en insuficiencia cardíaca terminal. Sólo en los Estados Unidos hay más de 4,5 millones de personas afectadas por la insuficiencia cardíaca, diagnosticándose cada año más de 500.000 casos nuevos[3]. La tasa de mortalidad a 5 años de la cardiopatía terminal con insuficiencia cardíaca congestiva (ICC) es aproximadamente del 70%, siendo la tasa de muerte súbita entre seis y nueve veces la encontrada en la población general.

A. Etiología

La enfermedad arterial coronaria (EAC) y las miocardiopatías son las causas más frecuentes de insuficiencia cardíaca terminal en los adultos, presentes aproximadamente en el 90% de los pacientes que se someten a un trasplante cardíaco (Figura 15.1). Las cardiopatías congénitas y valvulares también justifican un pequeño porcentaje de los casos adultos con insuficiencia cardíaca[1]. Independientemente de la etiología, la insuficiencia cardíaca terminal tiene mal pronóstico, con una mortalidad a 1 año de los casos que tienen síntoma de clase IV de la New York Heart Association (NYHA) mayor del 50%[4].

B. Fisiopatología

La insuficiencia cardíaca terminal se caracteriza por una disfunción ventricular severa e irreversible, lo que da lugar a un gasto cardíaco (GC) bajo, mala perfusión de órganos diana y activación de las vías neurohumorales compensatorias. En las etapas iniciales de la insuficiencia ventricular se mantiene el volumen latido (VL) a expensas del aumento del volumen telediastólico ventricular izquierdo (VI) y de la longitud de las fibras miocárdicas. Finalmente, se produce la dilatación cardíaca, aumento de las presiones en VI y en venas pulmonares e hipertensión pulmonar (HTP). En conjunto, estos procesos dan lugar a cardiomegalia, disnea importante y edema periférico. Otros órganos, como el hígado y los riñones, quedan comprometidos por el descenso persistente de la perfusión de órganos diana y el aumento de las presiones venosas. Intentando restaurar el GC y la perfusión de órganos diana se activan mecanismos neurohumorales compensatorios que provocan la activación del sistema nervioso simpático con elevaciones persistentes de las catecolaminas circulantes. La precarga y el tono vascular periférico se mantienen por la activación del sistema renina-angiotensina-aldosterona, dando lugar a un aumento de la retención de sodio y agua. Sin embargo, el VL se va haciendo «fijo» y no responde a los aumentos de la precarga a medida que avanza la progresión de la insuficiencia cardíaca. Además, se toleran mal los aumentos de la poscarga (Figura 15.2). La elevación crónica de las catecolaminas circulantes puede dar lugar a una regulación a la baja de los receptores β_1-adrenérgicos miocárdicos, haciendo que disminuya la respuesta del corazón al tratamiento inotrópico positivo[5].

C. Tratamiento médico de la cardiopatía terminal

1. Objetivos del tratamiento

Los objetivos terapéuticos de la insuficiencia cardíaca son aumentar el GC, reducir la poscarga miocárdica, disminuir la retención de sodio y agua y prevenir las tromboembolias. El tratamiento combinado con fármacos inotrópicos positivos, diuréticos, vasodilatadores, antagonistas de los receptores beta y anticoagulantes tiene un papel bien definido en la insuficiencia cardíaca, pero es importante mencionar que aunque el tratamiento farmacológico proporciona el alivio sintomático sólo disminuye las tasas de mortalidad a corto y medio plazo en un 20%[6], aproximadamente.

a. Inotrópicos

Los fármacos inotrópicos que se usan habitualmente para el tratamiento de la insuficiencia cardíaca son digital, aminas simpáticas e inhibidores de la fosfodiesterasa III. La primera de ellas se usa en la ICC complicada con fibrilación auricular. La digitalización eficaz por vía oral ejerce un efecto inotrópico positivo inhibiendo la bomba de sodio de la célula miocárdica y aumenta las concentraciones de calcio en el citosol. La digital también prolonga el tiempo de conducción auriculoventricular aumentando el tono parasimpático, provocando una disminución de la frecuencia cardíaca (FC). Es necesario monitorizar las concentraciones sanguíneas de la digital porque pueden aparecer efectos secundarios importantes, como arritmias auriculares y ventriculares, en particular en presencia de hipopotasemia. La estimulación del receptor β_1-adrenérgico en el miocardio por las catecolaminas como adrenalina, noradrenalina, dobutamina o dopamina se usa para mejorar la contractilidad miocárdica y la relajación diastólica ventricular. No obstante, el tratamiento prolongado con catecolaminas puede dar lugar a la regulación a la baja del receptor β_1-adrenérgico miocárdico con aumento del riesgo de arritmias. Los inhibidores de la fosfodiesterasa III, como amrinona y milri-

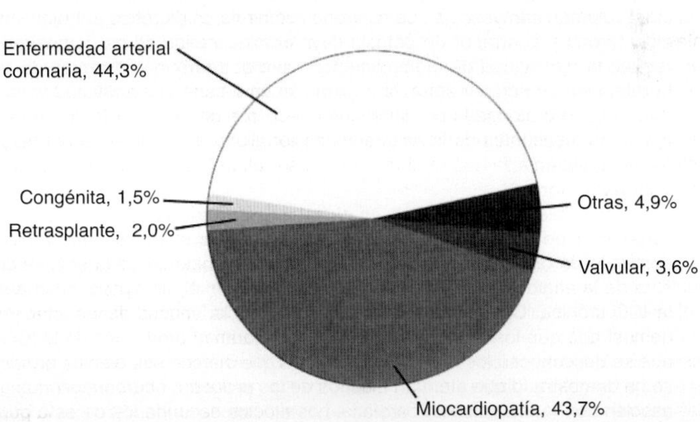

Figura 15.1. Diagnóstico primario de los receptores adultos de un trasplante cardíaco en 1999. (Tomado de Hosenpud JD, Bennett LE, Keck BM y cols. The Registry of the International Society for Heart and Lung Transplantation: Seventeenth official report-2000. J Heart Lung Transplant 2000;19:909-931, con autorización.)

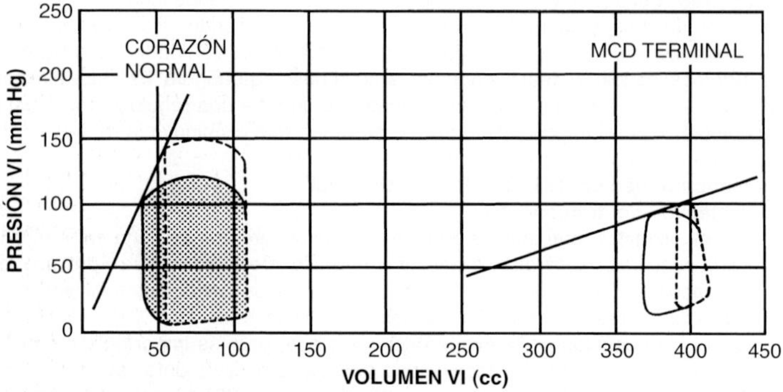

Figura 15.2. Relaciones presión-volumen (P-V) en un corazón normal y en un corazón con miocardiopatía dilatada (MCD) terminal. Se muestran las asas de P-V ventricular izquierdos (VI) (líneas de puntos) obtenidas en el corazón normal y en un corazón con MCD terminal después de aumentar la poscarga. Las pendientes de las líneas rectas representan la relación P-V telesistólica en el VI. Obsérvese que el VL del corazón miopático disminuye importantemente al aumentar la poscarga. (Tomado de Clark NJ, Martin RD. Anesthetic considerations for patients undergoing cardiac transplantation. J Cardiothorac Anesth 1988;2:519-542, con autorización.)

nona, suelen denominarse inodilatadores porque combinan la actividad inotrópica y vasodilatadora al inhibir el metabolismo del monofosfato cíclico de adenosina (AMPc). La administración de los inhibidores de la fosfodiesterasa III puede ser particularmente útil en el tratamiento de las exacerbaciones agudas de la ICC. No obstante, se desconocen las ventajas del tratamiento a largo plazo con inhibidores de la fosfodiesterasa III y se ha descrito el aumento de la incidencia de hipotensión y arritmias auriculares y ventriculares[5].

b. Diuréticos

Es frecuente utilizar diuréticos en el tratamiento de la insuficiencia cardíaca terminal para disminuir las presiones venosas pulmonares y periféricas al reducir el volumen intravascular. La espironolactona es un diurético antagonista de la aldosterona y ahorrador de potasio cuya administración se ha demostrado que reduce la mortalidad de la insuficiencia cardíaca terminal. Además de reducir la retención de sodio y agua, la espironolactona tiene una actividad vasodilatadora. El uso prolongado de diuréticos puede complicarse por las arritmias ventriculares resultantes de las alteraciones electrolíticas como la hipopotasemia e hipomagnesemia.

c. Vasodilatadores

Los vasodilatadores se usan en el tratamiento de la ICC para reducir la precarga y la poscarga miocárdica, lo que disminuye el trabajo miocárdico y la demanda de oxígeno. En la última década, los inhibidores de la enzima conversora de la angiotensina (ECA) se han convertido en el eje central del manejo de la ICC crónica. Combinan una actividad dilatadora venosa y arteriolar y se ha demostrado que los inhibidores de la ECA mejoran el pronóstico de la ICC. Aunque se desconocen los mecanismos por los que ejercen sus efectos protectores, se ha demostrado que atenúan muchos de los procesos neuroendocrinos que se asocian con la insuficiencia cardíaca. Los efectos secundarios de este grupo de fármacos consisten en hipotensión, hiperpotasemia e insuficiencia renal. Los nitratos (como nitroglicerina y nitroprusiato sódico) pueden ser útiles para mejorar los síntomas de edema pulmonar al reducir las presiones de llenado ventricular y la poscarga.

d. Bloqueo de los receptores beta-adrenérgicos

Aunque una vez estuvo contraindicado, el bloqueo de los receptores beta-adrenérgicos se convirtió en el tratamiento estándar de la insuficiencia cardíaca terminal. Se ha demostrado que el tratamiento a largo plazo de la ICC con antagonistas del receptor beta-adrenérgico mejora la hemodinámica y aumenta la supervivencia[2]. Aunque tampoco se conocen los mecanismos por los que los antagonistas de los receptores beta-adrenérgicos ejercen sus efectos favorables, se cree que parte de ellos se deben a la atenuación de la respuesta neurohumoral que se asocia con la insuficiencia cardíaca.

e. Anticoagulantes

Los pacientes que tienen ICC tienen un riesgo aumentado de tromboembolias como consecuencia del GC bajo y la incidencia alta de fibrilación auricular coexistente. La anticoagulación profiláctica a largo plazo con fármacos como warfarina es de uso frecuente y puede contribuir al sangrado que se presenta en el perioperatorio en el momento del trasplante cardíaco.

D. Dispositivos mecánicos de asistencia circulatoria

El número creciente de candidatos al trasplante cardíaco, unido al número estabilizado de donantes, ha dado lugar a un mayor uso de dispositivos de asistencia circulatoria mecánica en los pacientes que se descompensan o que podrían morir antes de encontrar el donante adecuado. Los candidatos al trasplante cardíaco que tienen descompensación hemodinámica y que no pueden responder al tratamiento médico máximo requerían la implantación de un balón de contrapulsación intraaórtico o un dispositivo de asistencia ventricular (DAV) como «puente hasta el trasplante cardíaco»[7]. Sin embargo, los posibles receptores del DAV deben cumplir los mismos criterios de inclusión y exclusión del trasplante cardíaco que los pacientes que reciben tratamiento médico. Actualmente, la Food and Drug Administration de los EE.UU. ha aprobado dos DAV implantables como puente hasta el trasplante: el equipo Novacor N100 (Baxter Novacor Division, Oakland, CA, EE.UU.) y el HeartMate Ventricular Assist Systems (Thermo Cardiosystems Inc., Woburn, MA, EE.UU.). Aproximadamente el 70% de los pacientes que reciben un DAV como puente hasta el trasplante se someten después a un trasplante cardíaco con éxito[8].

II. El receptor del trasplante cardíaco

En la última década hemos sido testigos de un incremento significativo del número de candidatos elegibles al trasplante cardíaco. Los avances producidos en el tratamiento inmunosupresor y en la técnica quirúrgica han dado lugar a un resultado mejor en muchos pacientes que previamente no se habrían considerado elegibles para el trasplante cardíaco. En particular, hemos visto un gran aumento de receptores de edades extremas, cuadruplicándose el número de receptores mayores de 65 años en la última década. No obstante, el número de donantes se ha mantenido estable, aumentando paulatinamente los tiempos de espera del trasplante. En 1999 sólo se encontraron 2.316 donantes para 7.546 pacientes en la lista de espera de trasplante cardíaco de la UNOS[9].

A. Indicaciones del trasplante cardíaco

Las normas de selección de la UNOS para el trasplante cardíaco se refieren a los pacientes con insuficiencia cardíaca terminal que tienen una esperanza de vida menor de 1 año, angina grave inoperable, arritmias ventriculares refractarias o tumores cardíacos irresecables (Tabla 15.1). En los candidatos potenciales del trasplante cardíaco deben haberse excluido todas las causas reversibles de insuficiencia cardíaca y deben haberse agotado todas las demás opciones quirúrgicas. Aunque muchos pacientes son aptos para el trasplante cardíaco, la asignación real de corazón de donante se basa en el estado de prioridad de la UNOS (Tabla 15.2), la compatibilidad del grupo ABO, la coincidencia del tamaño corporal y la distancia con el centro donante.

B. Contraindicaciones del trasplante cardíaco

Se ha observado una relajación gradual en los criterios de exclusión convencionales del trasplante cardíaco a medida que aumenta la experiencia con los casos complejos. Los criterios de exclusión incluyen una enfermedad grave e irreversible de un órgano diana y estados incompatibles con la inmunosupresión (Tabla 15.3). En particular, la eva-

Tabla 15.1. Indicaciones del trasplante cardíaco en el adulto

Síntomas de insuficiencia cardíaca congestiva de clase III o IV de la New York Heart Association que no mejoran a pesar del tratamiento máximo y al menos uno de los criterios siguientes:
1. Requerir soporte continuo mecánico o inotrópico
2. Captación máxima de O_2 (VO_2 máx) <14 ml/kg/min
3. Fracción de eyección izquierda ≤20%

Angina de pecho refractaria debido a una enfermedad arterial coronaria inoperable
Arritmias ventriculares refractarias potencialmente mortales
Tumor cardíaco confinado al miocardio sin signos de metástasis

luación de la resistencia vascular pulmonar (RVP) y su reversibilidad es fundamental en la evaluación preoperatorio de los candidatos a un trasplante cardíaco, ya que la HTP es un factor predictivo de insuficiencia ventricular derecha (VD) y mortalidad en el postoperatorio[10]. Los métodos que se usan para cuantificar la severidad de la HTP incluyen el cálculo de la RVP y del gradiente transpulmonar [presión media en arteria pulmonar (AP) – presión de enclavamiento capilar pulmonar (PCP)]. En general, no se considera que un paciente es receptor potencial de un trasplante cardíaco ortotópico si su RVP es mayor de 6 unidades Woods o si su gradiente transpulmonar es mayor de 12 mm Hg sin signos de reversibilidad farmacológica. La reversión de la HTP se evalúa con vasodilatadores, como el nitroprusiato sódico por vía intravenosa y óxido nítrico (ON) inhalado. Las opciones en los pacientes que tienen HP severa e irreversible son el trasplante cardíaco heterotópico o el trasplante combinado corazón-pulmón.

III. El donante del trasplante cardíaco

A. Selección del donante

El principal factor que limita el trasplante cardíaco es la escasez de donantes. En la última década, la mediana del tiempo de espera para el trasplante cardíaco ha aumentado en todos los grupos de edad, falleciendo aproximadamente el 30% de los casos antes del trasplante[11]. Por tanto, para aumentar el número de donantes se han relajado los criterios de donación de corazón en los últimos años, aumentando la aceptación de donantes de mayor edad con y sin signos de EAC. No obstante, el riesgo de fracaso del trasplante aumenta con la edad del donante y la presencia de alguna enfermedad concomitante[12]. Las contraindicaciones absolutas y relativas para donar el corazón se exponen en la Tabla 15.4.

La aceptación de un donante potencial requiere la confirmación de la muerte cerebral y la viabilidad de sus órganos. Se recomienda la evaluación ecocardiográfica de la fun-

Tabla 15.2. Códigos de urgencia médica en la asignación de un corazón de donante adulto

1A.	Paciente ingresado con al menos uno de los siguientes criterios:
	a. Soporte circulatorio mecánico asistido por una descompensación hemodinámica aguda
	b. Soporte circulatorio mecánico asistido durante >30 días con complicaciones significativas relacionadas con el dispositivo
	Ventilación mecánica
	Infusión continua de un inotrópico solo por vía intravenosa en dosis altas o de varios inotrópicos
	Esperanza de vida <7 días sin el trasplante
1B.	Soporte circulatorio mecánico asistido durante >30 días
	Infusión continua de inotrópicos intravenosos
2	Pacientes de cualquier edad que no cumplan los criterios de los estados 1A o 1B
7	Temporalmente inactivo

Tomado del Informe anual 1999 del U.S. Scientific Registry of Transplant Recipients and the Organ Procurement and Transplantation Network: transplant data 1989-1998. Rockville, VA: United Network for Organ Sharing.

Tabla 15.3. Contraindicaciones al trasplante cardíaco

Contraindicaciones absolutas	
	Hipertensión pulmonar grave e irreversible (>6 unidades Woods/m^2)
	Proceso maligno terminal
	Hepatopatía, neuropatía o neuropatía grave e irreversible
	Infección activa
	Serología positiva al VIH
	Abuso de alcohol o sustancias por vía intravenosa
Contraindicaciones relativas	
	Edad avanzada (>65 años)
	Enfermedad vascular cerebral o periférica importante
	Diabetes mellitus insulinodependiente
	Infarto pulmonar
	Obesidad mórbida (>130% del peso ideal)
	Trastorno psiquiátrico mayor

VIH, virus de la inmunodeficiencia humana.

ción cardíaca y la angiografía coronaria en los donantes varones mayores de 45 años y mujeres mayores de 50 años[4]. Aunque los receptores del trasplante cardíaco se seleccionan en el preoperatorio según el porcentaje de anticuerpos reactivos, los donantes y receptores se equiparan sólo en el grupo sanguíneo ABO y la relación de peso a menos que el porcentaje de anticuerpos reactivos sea mayor del 20%[5]. En cuanto a los receptores que tienen RVP alta, una relación de peso mayor entre donante y receptor puede asociarse con una mejor evolución postrasplante, ya que los corazones de donante pequeños tienen un mayor riesgo de insuficiencia del VD debido a la incapacidad de superar las elevaciones, incluso las leves, de la RVP en los receptores grandes.

B. Determinación de la muerte cerebral

La declaración de muerte cerebral de un donante potencial es el primer paso en el proceso de obtener un corazón para el trasplante. El Uniform Determination of Death Act define la muerte como el cese irreversible de a) la función circulatoria y respiratoria o b) de todas las funciones cerebrales, en el cual la determinación de muerte se establece de acuerdo con los estándares aceptados. Para establecer el diagnóstico de muerte cerebral, la pérdida de la función cerebral debe ser irreversible, la temperatura corporal interna del paciente debe ser mayor de 32,5 °C y no debe haber sustancias o fármacos que puedan alterar la función neurológica o neuromuscular[13].

Tabla 15.4. Contraindicaciones para donar el corazón

Contraindicaciones absolutas	
	Serología positiva de sífilis, HTLV-4 o VIH
	Presencia de un proceso maligno con posibles metástasis extracraneales
	Fracción de eyección ventricular izquierda <40%
	Valvulopatía significativa
	Enfermedad arterial coronaria significativa
Contraindicaciones relativas	
	Sepsis
	Antígeno de superficie de la hepatitis B positivo
	Anticuerpo de hepatitis C positivo
	Necesidad repetida de reanimación cardiopulmonar
	Soporte inotrópico en dosis altas mayor de 24 horas

VIH, virus de la inmunodeficiencia humana; HTLV-4, virus linfotrópico humano 4 de células T.

C. Fisiopatología de la muerte cerebral

La muerte cerebral altera significativamente el mecanismo homeostásico y, si no se maneja correctamente, puede impedir que el sujeto pueda donar sus órganos. Aproximadamente el 25% de los donantes cardíacos potenciales se pierden por un manejo médico inadecuado[11].

1. Función cardiovascular

Intentando mantener el flujo sanguíneo cerebral es frecuente encontrar una «tormenta simpática» que da lugar a hipertensión, taquicardia y cambios en el electrocardiograma (ECG) compatibles con isquemia 1-2 horas antes de que aparezca la lesión cerebral. Aunque este período de hiperactividad neurovegetativa es breve y no suele requerir tratamiento, en ocasiones la hipertensión sistémica puede dar lugar a una insuficiencia del VI aguda y edema de pulmón. El período posterior a la tormenta simpática se caracteriza por hipotensión, que puede deberse a un shock neurogénico, hipovolemia o disfunción ventricular. No obstante, los estímulos negativos pueden inducir respuestas hipertensivas mediadas por unos reflejos espinales simpáticos intactos. Las arritmias son frecuentes como consecuencia de trastornos electrolíticos, hipotermia, isquemia miocárdica o traumatismos. A pesar de un soporte óptimo del donante, las arritmias cardíacas terminales se producirán finalmente entre 48 y 72 horas tras la muerte cerebral[14].

2. Trastornos de líquidos y electrólitos

Las alteraciones electrolíticas más frecuentes que se observan después de la muerte cerebral son hipernatremia, hipopotasemia, hipomagnesemia e hipocalcemia. También después de la muerte cerebral son frecuentes la diabetes insípida (DI) y la hiperglucemia, que provocan hipovolemia y trastornos electrolíticos. La DI se debe a una carencia de hormona antidiurética (ADH) que da lugar a una diuresis masiva que se caracteriza por hipernatremia sérica y sodio urinario bajo. El aumento de las catecolaminas circulantes y la administración no ponderada de líquidos glucosados contribuyen a la hiperglucemia.

3. Función pulmonar

La hipoxemia puede deberse a un traumatismo, infección o edema pulmonares y es frecuente después de la muerte cerebral. Aunque el síndrome de distrés respiratorio del adulto es la causa más frecuente de edema de pulmón, éste también puede tener un origen neurogénico o cardiogénico.

4. Temperatura

La hipotermia debida a una reducción de la tasa metabólica, a la incapacidad de tener escalofríos o vasoconstricción y a la administración no ponderada de líquidos intravenosos sin calentar es frecuente después de la muerte cerebral. Las consecuencias negativas de la hipotermia incluyen el descenso del aporte de oxígeno a los tejidos, coagulopatía e inestabilidad cardiovascular.

5. Coagulación

Puede aparecer una coagulopatía como consecuencia de la hipotermia y de la dilución de los factores de coagulación después de una transfusión masiva. Además, la liberación del factor tisular por el cerebro isquémico puede provocar coagulación intravascular diseminada.

D. Manejo perioperatorio del donante del trasplante cardíaco

La función cardíaca después del trasplante depende directamente de los cuidados que haya recibido el donante antes de obtener el órgano. Por tanto, el objetivo del tratamiento médico aplicado después de la muerte cerebral consiste en garantizar una perfusión óptima del miocardio y de los órganos diana.

1. Función cardiovascular

La presión arterial (PA) sistémica del donante y la presión venosa central (PVC) deben monitorizarse continuamente. Los objetivos hemodinámicos consisten en mantener una PA sistémica mayor de 100 mm Hg y una PVC de 8-12 mm Hg. El soporte inotrópico deberá comenzar sólo cuando la hipotensión haya recibido tratamiento con la reposición de líquidos intravenosos adecuada. El soporte inotrópico prolongado del corazón del donante puede dar lugar a una regulación negativa del receptor β_1-adrenérgico miocárdico, aumentando con ello las necesidades de fármacos inótropicos después del trasplante. Es habitual usar dopamina, adrenalina o noradrenalina como soporte cardiovascular del donante. Los agonistas de los receptores α-adrenérgicos deben usarse con precaución en dosis altas, ya que la vasoconstricción periférica y esplácnica puede dar lugar a acidosis y descenso de la perfusión de otros posibles órganos del donante, como el hígado y el páncreas. Se deberá valorar la administración de corticosteroides o tiroxina por vía intravenosa como tratamiento de la hipotensión refractaria[14].

2. **Líquidos y electrólitos**

   La DI se trata con 1-desamino-8-D-arginina vasopresina (DDAVP) y líquidos calentados por vía intravenosa para reemplazar las pérdidas en orina. La administración de sodio y glucosa será limitada. La hiperglucemia debe tratarse con una infusión de insulina y el estado electrólitos/acidobásico se monitorizará con frecuencia y se corregirá según necesidades.

3. **Función pulmonar**

   La gasometría arterial debe mantenerse en límites normales con una P_aO_2 mayor de 100 mm Hg y una P_aCO_2 de 35-40 mm Hg. Es preciso evitar los aspirados pulmonares, atelectasias e infecciones. El edema pulmonar debe manejarse con una ventilación con presión teleespiratoria positiva (PEEP) y diuréticos.

4. **Temperatura**

   Es obligado monitorizar la temperatura interna porque la hipotermia afecta negativamente a la coagulación, al ritmo cardíaco y al aporte de oxígeno. La hipotermia se puede prevenir mediante el uso de líquidos calentados por vía intravenosa, las sábanas de calentamiento y los humidificadores calentados.

5. **Coagulación**

   La reposición de los productos hematológicos deberá ir guiada por las mediciones repetidas de las plaquetas del donante y de los factores de coagulación. El donante debería recibir una transfusión con concentrado de hematíes si es necesario para mantener el hematocrito entre el 25% y el 30%. No se recomienda administrar antifibrinolíticos para controlar la hemorragia del donante, debido al riesgo de trombosis microvasculares.

E. Manejo anestésico del donante durante la obtención del órgano

El manejo anestésico del donante mientras se recogen los órganos es una extensión del manejo preoperatorio, continuando la monitorización de la volemia y de las presiones arterial sistémica y venosa central. Una concentración de oxígeno inspirado (F_IO_2) de 1 es óptima para la viabilidad de los órganos, a menos que se deban obtener los pulmones. Para disminuir la posibilidad de toxicidad por oxígeno en caso de obtenerse los pulmones se usará la F_IO_2 más baja posible que mantenga una P_aO_2 mayor de 100 mm Hg. Aunque los reflejos intactos de la médula espinal puedan todavía provocar hipertensión, taquicardia y movimientos musculares, estos signos no indican función cerebral ni percepción del dolor. Los relajantes musculares no despolarizantes se usan con frecuencia para prevenir el movimiento muscular mediado por reflejos espinales en respuesta a estímulos nocivos.

F. Técnica de obtención del órgano

Después de la disección inicial se induce una heparinización total. Los órganos sensibles a la perfusión (riñones e hígado) se extraen antes de la cardiectomía. El corazón del donante se escinde en bloque a través de una estereotomía media después de la disección de los soportes pericárdicos. Las venas cava superior e inferior se ligan primero, permitiendo la exanguinación del órgano. La aorta se pinza y se administra una cardioplejía fría. Se seccionan la aorta y las arterias pulmonares, dejando los segmentos arteriales nativos del donante con la mayor longitud posible. Por último, las venas pulmonares se escinden individualmente después de extraer el órgano del donante de la cavidad torácica. La hipotermia es el principal medio que se utiliza para conservar el corazón del donante. Por tanto, se coloca el corazón en una bolsa de plástico que contiene solución salina helada y se transporta en una nevera con hielo. La función miocárdica óptima después del trasplante se consigue cuando el tiempo de isquemia del corazón del donante es menor de 4 horas.

IV. Técnicas quirúrgicas del trasplante cardíaco

A. Trasplante cardíaco ortotópico

Más del 98% de los trasplantes cardíacos que se realizan actualmente son ortotópicos[9]. El receptor se somete a una derivación cardiopulmonar (DCP) estándar y el catéter de AP, si se utiliza, se retira hasta la vena cava superior. Para la canulación arterial y venosa de la DCP suelen elegirse los vasos femorales en los pacientes que se someten a una estereotomía de repetición. En los demás casos, se canula la aorta ascendente distal y se introducen cánulas bicava con lazos que excluyen completamente el corazón de la circulación nativa. La aorta y las arterias pulmonares se pinzan y escinden. Dependiendo de la técnica de implantación (Figura 15.3), se conservan ambas aurículas nativas o un solo manguito auricular con las venas pulmonares. Los apéndices auriculares nativos se desechan por el riesgo de formación de trombos en el postoperatorio.

Primero, se inspecciona el corazón de donante en busca de un foramen oval permeable que, si existe, se cierra con procedimientos quirúrgicos porque puede producirse un cortocircuito interauricular derecha-izquierda e hipoxemia en presencia de presiones elevadas en el lado derecho después del trasplante. La aurícula izquierda del donante y del receptor se anastomosan primero, y después la aurícula derecha o las cavas cuando se elige la técnica anastomótica bicava. El orden posterior de anastomosis varía dependiendo del tiempo de isquemia del corazón del donante y de la experiencia del cirujano. Las aortas del donante y del receptor se unen y se retira la pinza aórtica poniendo al paciente en posición de Trendelenburg para disminuir la embolia gaseosa. Después de completar la anastomosis de las AP y colocar los electrodos temporales de estimulación epicárdica, se elimina el aire del corazón y se retira la DCP.

1. Implantación biauricular

La técnica de implantación biauricular conserva porciones de la aurícula nativa del paciente para crear dos anastomosis auriculares (Figura 15.3A). La implantación biauricular fue la técnica descrita originalmente para el trasplante cardíaco y se ha realizado con éxito durante más de tres décadas[12].

2. Implantación bicava

La técnica de implantación bicava es una modificación de la técnica biauricular clásica[15]. En esta técnica sólo se conserva en el receptor un único manguito auricular

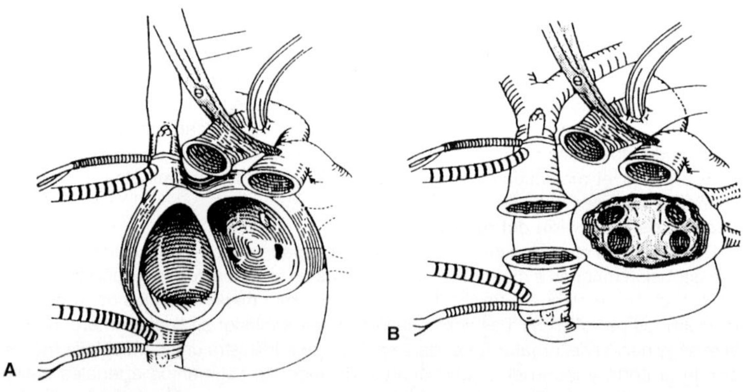

Figura 15.3. Técnicas quirúrgicas del trasplante cardíaco. **A: Técnica biauricular.** El corazón del donante se anastomosa a la masa principal de las aurículas derecha e izquierda nativas del corazón del receptor. **B: Técnica bicava.** La aurícula izquierda del corazón del donante se anastomosa a un manguito auricular izquierdo único, que incluye las venas pulmonares, en el receptor. (Tomado de Aziz TM, Burgess MI, El Gamel A y cols. Orthotopic cardiac transplantation technique: a survey of current practice. Ann Surg 1999;68:1242-1246, con autorización.)

izquierdo pequeño que contiene las venas pulmonares y se realizan las anastomosis bicava y auricular izquierda (Figura 15.3B). Entre las posibles ventajas de la técnica bicava, se incluyen las siguientes:

a. Menor distorsión del anillo de la válvula tricúspide
b. Menor incidencia y severidad de la insuficiencia de la válvula tricúspide
c. Conservación de la contracción auricular sincronizada
d. Mejoría de la función cardíaca
e. Menor riesgo de tromboembolias

B. Trasplante cardíaco heterotópico

El trasplante heterotópico se realiza en menos del 1%-2% de los procedimientos de trasplante cardíaco efectuados cada año[9]. En esta técnica no se escinde el corazón del receptor, sino que el corazón del donante se coloca en el interior de la cavidad torácica derecha y se anastomosa al corazón nativo del receptor de forma que se establezca una circulación paralela. Las aurículas de receptor y donante se anastomosan, y después las aortas. Con un conducto artificial se unen las arterias pulmonares y los VD nativo y del donante expulsan la sangre hacia la arteria pulmonar nativa. De forma similar, tanto el VI nativo como el del donante expulsan la sangre hacia la aorta nativa. Por tanto, el VD del receptor, que está condicionado para expulsar la sangre contra unas presiones arteriales pulmonares elevadas, proporcionará la mayor parte del gasto cardíaco ventricular derecho, mientras que el VI sano del donante será el principal contribuyente al gasto ventricular izquierdo[16]. Las situaciones en las que el trasplante cardíaco heterotópico puede resultar beneficioso son las siguientes:

1. Receptor con HP severa.
2. Relación pequeña entre el tamaño del donante y del receptor.
3. Tiempo de isquemia prolongado del corazón del donante.

En cuanto a las desventajas del empleo del trasplante cardíaco heterotópico son las siguientes:

1. Tasa de mortalidad operatoria alta.
2. Necesidad de tratamiento médico continuado del corazón nativo insuficiente.
3. Posibilidad de que el corazón nativo sea una fuente tromboembólica.
4. Función pulmonar comprometida por la colocación del corazón del donante en el lado derecho del tórax.

V. Manejo preoperatorio del paciente trasplantado cardíaco

A. Sincronización y coordinación del personal

Para evitar tiempos de isquemia prolongada en el corazón del donante, se debe mantener una estrecha comunicación entre el centro de trasplante y el equipo de obtención de órganos. La inducción de la anestesia del receptor debe estar sincronizada de forma que la DCP comience inmediatamente tras la llegada del corazón del donante.

B. Evaluación preoperatoria del paciente trasplantado cardíaco

El anestesiólogo dispone de un tiempo limitado para la evaluación preoperatoria del receptor del trasplante cardíaco. No obstante, en la mayoría de los casos el receptor se encontrará ya bajo la asistencia de un equipo médico con experiencia en el manejo de la insuficiencia cardíaca terminal y su tratamiento médico ya será el mejor adecuado a cada caso. La evaluación anestésica en el preoperatorio del receptor del trasplante cardíaco debe incluir una historia detallada, una exploración física cuidadosa y la revisión de su historial médico. Se deben anotar los resultados del ECG, ecocardiograma, radiografía de tórax y cateterismo cardíaco, así como los resultados de todas las pruebas hematológicas y del estudio de la función renal y hepática.

1. Disfunción orgánica concomitante

La hipoperfusión sistémica crónica y la congestión venosa que se desarrollan en el receptor pueden dar lugar a una disfunción hepática y renal reversible. Las elevaciones leves o moderadas de las enzimas hepáticas y la prolongación del tiempo de protrombina son frecuentes. La disfunción hepática presente ya en el preoperatorio y la medicación anticoagulante pueden contribuir al perfil de coagulación anormal que se observa en los receptores de un trasplante cardíaco. Es habitual la elevación del nitrógeno ureico sanguíneo (NUS) entre los pacientes con cardiopatía terminal debida a hipoperfusión crónica y a los efectos prerrenales concomitantes de los diuréticos administrados en dosis altas.

2. **Medicaciones en el preoperatorio**

El soporte inotrópico del preoperatorio debe continuar durante todo el período pre-DCP. Los pacientes que reciben combinaciones de digital y diuréticos tienen un mayor riesgo de arritmias en presencia de hipopotasemia. Los anticoagulantes como warfarina pueden aumentar la necesidad de administrar productos hematológicos en el perioperatorio. En cuanto a los pacientes sometidos a una cirugía cardíaca previa, deberá anotarse la exposición anterior al antifibrinolítico aprotinina ya que su reexposición se asocia con un mayor riesgo de anafilaxia.

3. **Monitorización y soporte circulatorio en el preoperatorio**

Debe tomarse nota de la posición, función y duración de la inserción de los catéteres de monitorización invasiva y se revisará el funcionamiento y configuraciones del balón de contrapulsación intraaórtico y DAV. Los pacientes que tienen vías de monitorización invasivas y soporte circulatorio mecánico requieren la presencia de personal extra y mayor vigilancia para garantizar que el transporte desde la unidad de cuidados intensivos (UCI) hacia el quirófano se realiza de forma segura.

VI. Manejo anestésico del receptor de un trasplante cardíaco

A. Premedicación

El paciente con insuficiencia cardíaca terminal tiene concentraciones elevadas de catecolaminas circulantes y depende de la precarga. Incluso una dosis pequeña de medicamentos sedantes puede dar lugar a vasodilatación y descompensación hemodinámica. Por tanto, se evitará el uso de premedicación o se ajustará la dosis cuidadosamente por vía intravenosa, además de administrar el suplemento de oxígeno.

B. Importancia de una técnica aséptica

El tratamiento inmunosupresor que se utiliza en el perioperatorio supone un mayor riesgo de infección para el paciente trasplantado cardíaco. Por tanto, es esencial que el equipo de anestesia esté limpio y que todos los procedimientos invasivos se realicen usando una técnica aséptica. Es frecuente administrar antibióticos de amplio espectro, como cefazolina, en las primeras 24 horas tras la inducción de la anestesia.

C. Monitorización

La monitorización no invasiva debería incluir un ECG estándar de cinco derivaciones, la medición no invasiva de la PA, pulsioximetría de pulso, capnografía, temperatura nasofaríngea y producción de orina. Se debe disponer de accesos venosos periféricos y centrales de gran calibre para la infusión rápida de líquidos y fármacos vasoactivos. Asimismo, la monitorización invasiva debe incluir la medición de la presión arterial sistémica y venosa central o en AP[5]. Si está previsto utilizar la ecocardiografía transesofágica en el intraoperatorio (ETE), puede ser adecuado usar sólo la monitorización de la PVC. No obstante, un catéter en AP puede ser útil en el período post-DCP, permitiendo monitorizar el GC y las presiones de llenado ventricular y calcular la resistencia vascular sistémica y la RVP. Estos índices son particularmente útiles para evaluar y tratar la HTP y disfunción del VD en el período post-DCP. Tradicionalmente se evita el cateterismo de la vena yugular interna derecha para preservar esta vía necesaria para las múltiples biopsias endomiocárdicas que se deben tomar en el postoperatorio de forma periódica para detectar el rechazo miocárdico. No obstante, no se han descrito dificultades para obtener la biopsia endomiocárdica (BEM) por otras vías cuando la vena yugular interna derecha se había usado para el acceso central.

D. Consideraciones sobre la repetición de la esternotomía

Muchos receptores del trasplante cardíaco se habrán sometido a una cirugía cardíaca previa y tienen un mayor riesgo de sufrir un traumatismo inadvertido de los grandes vasos o de los injertos de derivación arterial coronaria preexistentes durante la repetición de la esternotomía. Por tanto, los pacientes que se someten a una estereotomía de repetición deben tener colocadas las almohadillas externas de desfibrilación y se tendrán preparados en el quirófano concentrados de hematíes irradiados y cruzados antes de la inducción de la anestesia. Además, la posibilidad de que se prolongue el tiempo de disección quirúrgica en los pacientes que se someten a una esternotomía de repetición necesita que la anestesia se induzca en un momento más precoz de lo habitual para coordinarse con la llegada del corazón de donante. Otras consideraciones a tener en cuenta en caso de la esternotomía de repetición incluyen la posibilidad de aumentar la hemorragia en el perioperatorio y la necesidad de canular la DCP por vía femoral o axilar.

E. Inducción anestésica

1. Objetivos hemodinámicos

Los receptores del trasplante cardíaco tienen ventrículos hipocinéticos y no distensibles que son sensibles ante las alteraciones de la precarga y poscarga miocárdicas. Los objetivos hemodinámicos de la inducción de la anestesia son mantener la FC y la contractilidad, evitar los cambios agudos de la precarga y la poscarga y prevenir el incremento de la RVP. Se requiere un soporte inotrópico durante la inducción de la anestesia y durante todo el período pre-DCP.

2. Precauciones ante una posible aspiración

Debe valorarse si los pacientes que acuden para recibir un trasplante cardíaco tienen el «estómago lleno», puesto que la mayoría de estos procedimientos quirúrgicos se realizan casi sin aviso previo. Además, el comienzo de la administración de ciclosporina o azatioprina por vía oral en el preoperatorio aumenta el riesgo de aspiración durante la inducción, al aumentar el volumen del contenido del estómago. Por tanto, la administración de citrato sódico por vía oral o metoclopramida por vía intravenosa puede ser útil para promover el vaciamiento gástrico. Además, se debe valorar el uso de una inducción de la anestesia en una secuencia rápida o rápida modificada con mantenimiento de la presión sobre el cricoides durante la ventilación con presión positiva.

3. Fármacos anestésicos

Debido al tiempo de circulación lento en los pacientes con insuficiencia cardíaca terminal, es frecuente encontrar una respuesta diferida ante los fármacos anestésicos administrados durante la inducción. Los fármacos anestésicos intravenosos que se usan habitualmente para la inducción de la anestesia del receptor de un trasplante cardíaco son etomidato (0,2-0,3 mg/kg) combinado con fentanilo (5-10 μg/kg) o sufentanilo (5-8 μg/kg). También se han usado con éxito las pautas de narcóticos en dosis altas. La bradicardia que aparece en respuesta a los narcóticos en dosis altas debe tratarse rápidamente, ya que el GC de los pacientes con cardiopatía terminal depende de la FC. Dosis pequeñas de midazolam, ketamina o escopolamina garantizan la amnesia pero se deben usar con precaución, ya que pueden reducir sinérgicamente la resistencia vascular sistémica e inducir hipotensión.

4. Relajantes musculares

Debido a sus propiedades vagolíticas y simpaticomiméticas leves, el relajante muscular pancuronio se usa habitualmente para contrarrestar la bradicardia inducida por los narcóticos en dosis altas. Los relajantes musculares que tienen efectos cardiovasculares mínimos (como cisatracurio o vecuronio) pueden ser más apropiados en los pacientes que acuden con taquicardia secundaria al soporte inotrópico recibido durante el preoperatorio.

F. Mantenimiento de la anestesia

Los objetivos de la anestesia durante el período pre-DCP consisten en mantener la estabilidad hemodinámica y la perfusión de órganos diana. La mayoría de las pautas de mantenimiento de la anestesia se basan en narcóticos complementados con fármacos inhalados y benzodiacepinas administrados según necesidades. Aunque la mayoría de los fármacos inhalados tienen efectos inotrópicos negativos, las concentraciones bajas de estos fármacos se toleran habitualmente bien y disminuyen el riesgo de consciencia. La profundidad de la anestesia puede ser difícil de evaluar en esta población de pacientes porque la respuesta simpática a los planos ligeros de anestesia está anulada. Además, el uso de pautas anestésicas basadas en narcóticos puede aumentar la incidencia de consciencia durante la anestesia. Por tanto, la administración suplementaria de benzodiacepinas está garantizada para prevenir el recuerdo intraoperatorio.

Los antifibrinolíticos como ácido tranexámico, ácido ε-aminocaproico y aprotinina se administran después de la inducción de la anestesia para prevenir la hemorragia en el postoperatorio. Se ha demostrado que el uso de aprotinina, un inhibidor polipeptídico de la proteasa con propiedades de conservación de las plaquetas, disminuye la pérdida de sangre en el perioperatorio en pacientes sometidos a una estereotomía de repetición[17]. Siempre se deberá administrar una dosis de prueba pequeña de aprotinina debido al riesgo de anafilaxia que existe por la reexposición.

G. Derivación cardiopulmonar

La DCP que se usa en el trasplante cardíaco es similar a la que se usa en los procedimientos de cirugía cardíaca habituales. Es habitual elegir las zonas de canulación femoral arterial y venosa en los casos que se someten a una esternotomía de repetición debido al riesgo de lesión del corazón y grandes vasos. La hipotermia moderada (28 °C-30 °C) se usa en la DCP para mejorar la protección miocárdica. Además, durante la DCP es frecuente usar hemofiltración o manitol porque los pacientes con ICC tienen un gran volumen de sangre intravascular e insuficiencia renal coexistente. Aunque las pautas de fármacos inmunosupresores varían en cada centro de trasplante, es frecuente administrar glucocorticoides, como metilprednisolona, en dosis altas antes de liberar la pinza aórtica para reducir la probabilidad de rechazo hiperagudo.

VII. Terminación de la derivación cardiopulmonar y período posderivación coronaria

Antes de terminar la DCP, el paciente deberá estar normotérnico y se habrán corregido todas las alteraciones electrolíticas y del equilibrio acidobásico. Es esencial realizar una extracción completa del aire del corazón antes de retirar el pinzamiento aórtico, puesto que el aire intracardíaco puede pasar a las arterias coronarias y producir una disfunción ventricular significativa. La ETE puede ser particularmente útil para evaluar la eficacia de las maniobras de extracción de aire. Antes de que finalice la DCP deben iniciarse los agentes inotrópicos. En el período inmediato tras la DCP se requiere con frecuencia una FC de 90-110 lpm, una PA sistémica media mayor de 65 mmHg, una presión de llenado ventricular de 12-16 mm Hg (PVC) y de 14-18 mm Hg (PCP). En el período postoperatorio inmediato el objetivo fundamental de la terapia es el apoyo cardiovascular y la prevención del rechazo y la infección. En la UCI se recomienda habitualmente terapia inmunosupresora triple. Aunque habitualmente se requiere terapia inotrópica durante varios días, los pacientes son extubados frecuentemente en las primeras 24 horas y dados de alta de la UCI el tercer día del postoperatorio. Las consideraciones clínicas en el período postoperatorio inmediato incluyen las siguientes:

A. Denervación neurovegetativa del corazón trasplantado

El plexo cardíaco neurovegetativo se secciona durante el trasplante cardíaco ortotópico, dejando al corazón trasplantado sin inervación autónoma. El corazón recién denervado no responde a los estímulos directos de dicho sistema nervioso ni a los fármacos que actúan indirectamente a través de él (como atropina), sino que responde solamente a los fármacos de acción directa como catecolaminas. Como los ritmos nodales lentos transitorios son frecuentes después de liberar el pinzamiento aórtico, antes de terminar la DCP se comienza la administración de un agonista del receptor beta-adrenérgico de acción directa con el objetivo de alcanzar una FC de 90-110 lpm. Para ello, en muchos centros de trasplante se elige isoproterenol, un potente agonista del receptor beta-adrenérgico que tiene actividad cronotrópica, inotrópica y vasodilatadora. También son eficaces las infusiones de dopamina, dobutamina o adrenalina. La elección del fármaco dependerá de la situación clínica y de la necesidad de soporte inotrópico, o de vasodilatación renal o pulmonar. Los corazones trasplantados que no responden a la estimulación farmacológica pueden requerir una estimulación epicárdica temporal. Aunque la mayoría de las arritmias iniciales se resuelven, el 5%-10% de los receptores del trasplante cardíaco requieren un marcapasos permanente[10].

B. Disfunción ventricular derecha

La insuficiencia del VD es una causa significativa de morbilidad y mortalidad precoz que explica casi el 20% de las muertes precoces[2]. En consecuencia, es esencial la prevención, diagnóstico y tratamiento intensivo de tal disfunción después de la DCP. La insuficiencia del VD después del trasplante cardíaco puede deberse a una HTP preexistente en el receptor, al vasoespasmo pulmonar transitorio, insuficiencia valvular tricúspide o pulmonar secundaria a una dilatación del VD en el postoperatorio inmediato y a un desequilibrio entre el tamaño del donante y del receptor. Otros factores que pueden contribuir a la disfunción del VD en el postoperatorio son un tiempo de isquemia prolongado en el corazón del donante, una protección miocárdica inadecuada y la manipulación quirúrgica del corazón. La distensión e hipocinesia del VD se pueden diagnosticar por ETE o por la observación directa del campo quirúrgico. Otros hallazgos que sugieren una insuficiencia del VD son la elevación de la PVC, de la presión en AP y del gradiente transpulmonar (mayor de 15 mm Hg).

El objetivo del tratamiento de la disfunción del VD es conseguir una RVP menor de 6 unidades de Woods o un gradiente transpulmonar menor de 5-10 mm Hg. La RVP puede disminuir mediante el aumento de la FIO_2, la corrección de las alteraciones acidobásicas y la hiperventilación (P_aCO_2 de 25-30 mm Hg). Además, la función del VD puede mejorar con soporte inotrópico y vasodilatación pulmonar. Los fármacos que se utilizan para conseguir la vasodilatación pulmonar son nitratos, prostaciclina (prostaglandina I_2, PgI_2), prostaglandina E_1 (PgE_1), inhibidores de la fosfodiesterasa III y ON inhalado[18]. Al contrario de lo que sucede con los vasodilatadores no selectivos, como nitroglicerina y nitroprusiato sódico, que producen una hipotensión sistémica, el ON inhalado (entre 20 y 80 ppm) reduce selectivamente la RVP y mejora el desequilibrio ventilación/perfusión (VQ). El ON activa la guanilato ciclasa de las células musculares lisas vasculares, induciendo el aumento de guanosina cíclica monofosfato y la relajación del músculo liso. El ON tiene pocos efectos sistémicos, puesto que se inactiva por la hemoglobina y tiene una semivida entre 5 y 10 segundos. La administración de ON da lugar a la formación de dióxido de nitrógeno y metahemoglobina, metabolitos tóxicos cuya concentración se debe monitorizar. La dilatación selectiva de la vasculatura pulmonar con ON en presencia de una disfunción grave del VI puede dar lugar a un aumento de la PCP y edema de pulmón, por lo que es mejor elegir fármacos que producen vasodilatación tanto pulmonar como sistémica en esta indicación. La administración de PgI_2 por vía intravenosa o inhalada produce un importante descenso de la impedancia del VD y del VI y aumenta la perfusión sistémica. Por tanto, la PgI_2 es útil para el tratamiento de la HP en presencia de disfunción biventricular. La insuficiencia del VD refractaria al tratamiento médico puede requerir la inserción de un DAV.

C. Disfunción ventricular izquierda

La disfunción del VI post-DCP puede ser consecuencia de un tiempo de isquemia prolongado en el corazón del donante, una perfusión miocárdica inadecuada, una embolia intracoronaria del aire intracavitario o la manipulación quirúrgica. La incidencia de disfunción del VI post-DCP es mayor en aquellos donantes que han requerido un soporte inotrópico en dosis altas antes de obtener el corazón. Puede ser necesario continuar con el soporte inotrópico en el postoperatorio con dobutamina, adrenalina o noradrenalina.

D. Coagulación

La coagulopatía es frecuente después del trasplante cardíaco y la hemorragia en el postoperatorio debe tratarse precoz e intensivamente para evitar la morbilidad que se asocia con una reexploración mediastínica. Las posibles etiologías incluyen la disfunción hepática secundaria a la congestión venosa hepática crónica, la anticoagulación en el preoperatorio, la disfunción plaquetaria inducida por la DCP, hipotermia y hemodilución de los factores de la coagulación. Después de descartar la hemorragia quirúrgica, la administración de productos hematológicos debe ir orientada por las mediciones repetidas del recuento de plaquetas y de los factores de coagulación. Debido al aumento de riesgo de infección y de enfermedad injerto contra huésped, todos los productos hematológicos administrados deben ser negativos al citomegalovirus (CMV) e irradiados o sin leucocitos. Los hematíes y plaquetas deben administrarse a través de filtros para leucocitos. No se ha demostrado la eficacia de la DDAVP en el tratamiento de la hemorragia del postoperatorio en esta situación.

E. Disfunción renal

La disfunción renal, manifestada por el aumento de la creatinina sérica y oliguria, es frecuente en el postoperatorio inmediato. A ella contribuyen factores como un daño renal preexistente, la toxicidad renal asociada con ciclosporina, hipotensión en el perioperatorio y la propia DCP. El tratamiento de la disfunción renal consiste en utilizar diuréticos y en optimizar el GC y la PA sistémica. La disfunción renal significativa puede necesitar un ajuste de dosis o la sustitución de fármacos nefrotóxicos, como ciclosporina. Aunque se usa con frecuencia, la eficacia de dopamina en el tratamiento de la disfunción renal en el postoperatorio está por establecer.

F. Disfunción pulmonar

Las complicaciones pulmonares que se presentan en el postoperatorio, como atelectasias, derrame pleural y neumonía, son frecuentes y pueden reducirse con el empleo de una ventilación con PEEP, aspirado endobronquial periódico y fisioterapia torácica. Con frecuencia, resulta útil una broncoscopia para limpiar las secreciones pulmonares. La infección pulmonar en el receptor inmunosuprimido debe tratarse rápida e intensivamente.

G. Rechazo hiperagudo del injerto

El rechazo hiperagudo del aloinjerto cardíaco se debe a la presencia en el receptor de anticuerpos frente al antígeno leucocitario humano (HLA) formados previamente en el receptor. Aunque extremadamente raro, el rechazo hiperagudo da lugar a una disfunción cardíaca grave y la muerte en las horas siguientes al trasplante. El soporte circulatorio mecánico hasta el retrasplante es la única opción terapéutica.

VIII. Papel de la ecocardiografía transesofágica intraoperatoria

La ETE intraoperatoria es una herramienta de gran valor para el manejo del receptor del trasplante cardíaco. Además de monitorizar la función ventricular, la ETE se puede usar en el período pre-DCP para identificar la presencia de trombos intracavitarios, estimar las presiones en AP del receptor y evaluar la canulación aórtica y las zonas de pinzamiento según la presencia de aterosclerosis[19]. Además, la ETE puede usarse en el período post-DCP para evaluar la eficacia de la eliminación del aire cardíaco, la función cardíaca y las anastomosis quirúrgicas. La estenosis de la AP principal debe excluirse con la medición del gradiente de presión a través de la anastomosis mediante un Doppler de onda continua. Después del trasplante ortotópico es frecuente que el eje largo de la aurícula izquierda aparezca de un tamaño mayor de lo normal debido a la unión de las aurículas izquierdas de donante y receptor. En ocasiones, el exceso de tejido auricular del donante puede obstruir el orificio de la válvula mitral y dar lugar a HTP e insuficiencia del VD. Los hallazgos más frecuentes de la ETE en el período post-DCP inmediato consisten en un deterioro de la contractilidad ventricular, disminución de la distensibilidad diastólica e insuficiencia leve o moderada de las válvulas tricúspide, pulmonar o mitral. Aunque el tamaño y funcionalidad del VI suelen ser normales en el seguimiento ecocardiográfico practicado a largo plazo de los receptores sanos de un trasplante cardíaco, el aumento de tamaño del VD y la insuficiencia valvular tricúspide persisten hasta en un 66% de los casos[10]. La insuficiencia valvular tricúspide puede ser el resultado de alteraciones geométricas de la aurícula o ventrículo derechos, de la contracción asíncrona de las aurículas de donante y receptor o del daño valvular producido durante la BEM.

IX. Supervivencia y complicaciones del trasplante cardíaco

La supervivencia del trasplante cardíaco continúa mejorando, alcanzándose unas tasas de supervivencia a 1 y 3 años del 86% y 80%, respectivamente[1]. Más del 90% de los casos que sobreviven a los 5 años tendrán unos niveles de actividad de clase I de la NYHA. Las causas de muerte más frecuentes en el primer año tras el trasplante cardíaco son la infección y el rechazo agudo, pero la mortalidad anual después del primer año se mantiene relativamente constante, en torno al 4%, siendo la EAC del aloinjerto la causa más frecuente de muerte (Figura 15.4). Entre los factores que se asocian con el aumento de mortalidad tras el trasplante cardíaco se encuentran una RVP elevada en el receptor, edad avanzada del donante y tiempo de isquemia prolongado del corazón del donante. Las complicaciones del trasplante cardíaco son las siguientes:

A. Infección

Las infecciones bacterianas respiratorias son más frecuentes que las víricas en el primer mes tras el trasplante, aunque la infección por CMV es la más frecuente después del primer mes. La infección debe diagnosticarse y tratarse intensivamente por el mayor riesgo de morbilidad y mortalidad que tienen estos pacientes inmunocomprometidos.

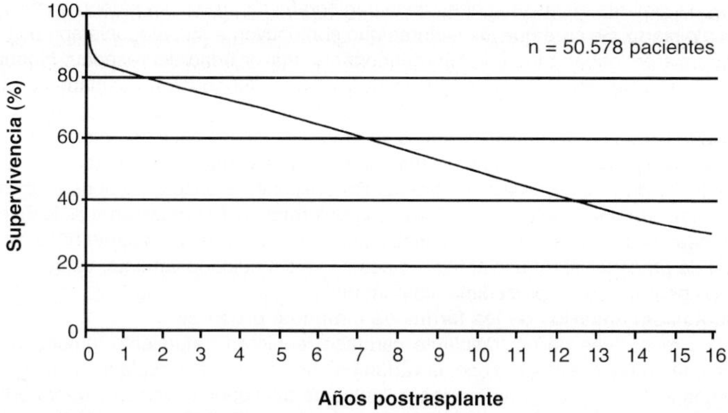

Figura 15.4. Supervivencia al trasplante cardíaco. La supervivencia global a 1 año del trasplante cardíaco es del 81%. Después del primer año, la mortalidad se mantiene casi constante con una tasa del 4% anual. (Tomado de Hosenpud JD, Bennett LE, Keck BM y cols. The Registry of the International Society for Heart and Lung Transplantation: Seventeenth official report-2000. J Heart Lung Transplant 2000;19:909-931, con autorización.)

B. Rechazo agudo del aloinjerto

A pesar de una reducción significativa de la incidencia global de rechazo agudo del aloinjerto con las pautas inmunosupresoras actuales, aún es frecuente el rechazo durante el primer año tras el trasplante cardíaco. Los factores de riesgo de rechazo agudo consisten en implantar un corazón de donante mujer en un receptor varón, un tiempo de isquemia prolongado del corazón del donante, un rechazo previo a otro aloinjerto y edades extremas[10]. Aunque la aparición de cansancio, arritmias o ICC sugiere el diagnóstico, la BEM sigue siendo la prueba estándar que confirma el rechazo agudo del aloinjerto. La BEM percutánea se realiza a través de la vena yugular interna derecha a intervalos regulares tras el trasplante. La toma repetida de BEM se asocia con una mayor incidencia de insuficiencia tricúspide. El rechazo agudo del aloinjerto de bajo grado o clínicamente asintomático puede tratarse aumentando la dosis de corticosteroides orales, pero el que se asocia con una descompensación hemodinámica requiere tratamiento inmunosupresor adicional con fármacos por vía intravenosa, como OKT-3 o globulina antitimocítica.

C. Hipertensión sistémica

Más del 90% de los pacientes trasplantados cardíacos desarrollará una hipertensión sistémica. Aunque se desconoce el mecanismo exacto de este proceso, se cree que hay varios factores que contribuyen a su etiología[20]. Después del trasplante cardíaco, el tratamiento inmunosupresor y la enervación cardíaca provocan una activación neuroendocrina, aumento de la actividad del sistema nervioso simpático e insuficiencia renal. La ciclosporina aumenta la producción de tromboxano y la resistencia vascular renal y su administración a largo plazo está vinculada en particular con el desarrollo de hipertensión. Además, la actividad mineralocorticoide de los corticosteroides provoca retención de sodio y agua, estando implicada también en la patogenia de la hipertensión. La hipertensión es más frecuente en los receptores de trasplante de mayor edad con hipertensión preexistente y contribuye a la incidencia de EAC y episodios cardiovasculares en el aloinjerto. El tratamiento de la hipertensión después del trasplante cardíaco es difícil y suele requerir la restricción del sodio en la dieta junto a un tratamiento médico combinado con antagonistas del calcio e inhibidores de la ECA.

D. Arteriopatía coronaria en el aloinjerto

La EAC acelerada en el aloinjerto es el principal factor limitante de la supervivencia a largo plazo del trasplante cardíaco y es la principal causa de muerte después de 1 año[4]. La distribución difusa y concéntrica de la mioíntima, que a menudo no queda reflejada adecuadamente en las imágenes de la angiografía coronaria, es patognomónica de EAC del aloinjerto. Se cree que los factores que contribuyen a su patogenia son un tiempo de isquemia prolongada del corazón del donante, mayor edad del receptor, hiperlipidemia, hipertensión e infección por CMV. La denervación del corazón trasplantado da lugar a menudo a una isquemia «silente» del miocardio que puede pasar desapercibida hasta el desarrollo de una disfunción cardíaca importante. Las opciones de tratamiento de la EAC del aloinjerto incluyen la angioplastia coronaria transluminal percutánea y la cirugía con injerto de derivación arterial coronaria. No obstante, el éxito de ambos procedimientos está limitado por la naturaleza difusa de la enfermedad. El retrasplante es la única opción terapéutica definitiva, pero la escasez actual de corazones de donante hace que la decisión de proceder al retrasplante cardíaco se valore cuidadosamente, ya que el pronóstico es peor que en el procedimiento primario[6].

E. Efectos secundarios de los fármacos inmunosupresores

Los receptores de un trasplante cardíaco requieren tratamiento inmunosupresor de por vida. Aunque estos protocolos varían en cada centro de trasplante, la mayoría de las pautas incluyen unas combinaciones triples de azatioprina, ciclosporina y corticosteroides. Los fármacos más modernos como tacrolimus (FK506) y mofetilo de micofenolato (MMF) pueden sustituir a la ciclosporina y azatioprina, respectivamente[2]. Además de suponer un mayor riesgo de infección para el paciente, la administración de fármacos inmunosupresores se asocia con numerosos efectos secundarios agudos (Tabla 15.5). Además, la inmunosupresión crónica aumenta el riesgo de desarrollo de procesos malignos como el linfoma, el sarcoma de Kaposi, el carcinoma de células renales y los tumores hepatobiliares y cutáneos.

X. Trasplante cardíaco en pediatría

El trasplante cardíaco en la cardiopatía terminal pediátrica supone el 10% de todos los trasplantes cardíacos[16]. Las principales indicaciones del trasplante cardíaco en pediatría son las cardiopatías congénitas complejas (como el síndrome del corazón izquierdo hipoplásico) en niños menores de 1 año y la miocardiopatía[21]. Actualmente, más del 50% de los receptores de un trasplante cardíaco pediátrico son menores de 5 años. Las tasas de supervivencia en esta indicación son comparables a la de los receptores adultos, aunque se desconocen los resultados a largo plazo del trasplante cardíaco por cardiopatía congénita compleja. Aproximadamente el 30% de las muertes después del trasplante cardíaco pediátrico se debe a rechazo[21]. Es interesante observar que el rechazo como causa de muerte es más bajo en los lactantes menores de 1 año cuando se comparan con los receptores de un trasplante cardíaco de todos los grupos de edad, lo que sugiere una menor respuesta inmune en este grupo de edad[2]. Igual que en los programas de adultos, los programas de trasplante cardíaco en pediatría se enfrentan a una importante escasez de corazones de donante. La ausencia de corazones se complica aún más porque el uso de DAV totalmente implantables como puente hacia el trasplante está limitado a los pacientes cuya superficie corporal es mayor de 1,5 m^2 [16]. Por tanto, el soporte circulatorio mecánico a largo plazo hasta el momento del trasplante no es una opción válida en muchos niños.

A. Consideraciones en el perioperatorio

El paciente pediátrico que acude para el trasplante cardíaco presenta varios problemas de cara a la anestesia que le son exclusivos. Muchos casos se han sometido previamente a una cirugía cardíaca paliativa o correctora que puede hacer más difícil el acceso intravenoso y arterial y aumenta el riesgo de morbilidad asociada con la esternotomía de repetición. Además, los objetivos hemodinámicos de la inducción y el mantenimiento de la anestesia dependerán no sólo de la presencia de una cardiopatía terminal, sino también de una fisiopatología propia de la cardiopatía congénita compleja subyacente. Debe evaluarse detenidamente la presencia e intensidad de la HTP en el preoperatorio en los recién nacidos y lactantes, ya que un nuevo incremento de la RVP en el período post-DCP puede provocar rápidamente la insuficiencia del nuevo VD implantado, de paredes finas. Por tal motivo, el mayor riesgo de insuficiencia del VD y mortalidad postrasplante se evita al utilizar donantes pediátricos de tamaño menor al correspondiente (peso menor del 75% del receptor)[16].

Es frecuente que se prolongue la duración de la cirugía y de la DCP en el trasplante cardíaco pediátrico, lo que requiere una parada circulatoria hipodérmica profunda. Estos

Tabla 15.5. Fármacos inmunosupresores

Fármaco	Mecanismo de acción	Efectos secundarios
Ciclosporina	Inhibe la proliferación de células T Inhibe la expresión de interleucina 2	Nefrotoxicidad, hipertensión, temblores, cefalea, parestesias, hiperpotasemia, hipomagnesemia, hepatotoxicidad, hiperplasia gingival
Azatioprina	Inhibe la síntesis de ADN Inhibe la proliferación de linfocitos	Leucopenia, trombocitopenia, anemia, infección, hepatotoxicidad, pancreatitis, náuseas, vómitos, diarrea
Corticosteroides	Disminuye la activación de células T Inhibe la producción de citocinas Inhibe la quimiotaxis leucocitaria	Infección, hiperglucemia, hipertensión, osteoporosis, supresión suprarrenal, miopatía, enfermedad ulcerosa péptica, hiperlipidemia, trastornos psicológicos
Mofetilo de micofenolato	Inhibe la síntesis de ADN Inhibe la proliferación de linfocitos	Náuseas, calambres abdominales, diarrea, neutropenia, raramente toxicidad hepática y en médula ósea
Tacrolimus (FK506)	Inhibe la activación de células T	Nefrotoxicidad, anemia, hiperpotasemia, hiperglucemia, hipertensión, náuseas y vómitos
OKT3	Opsoniza y lisa las células T	Fiebre, escalofríos, hipotensión, broncoespasmo, edema de pulmón, meningitis aséptica, convulsiones, náuseas, vómitos, diarrea
Globulina antilinfocítica	Opsoniza y lisa las células T	Anafilaxia, leucopenia, trombocitopenia, hipotensión, infección, fiebre, escalofríos, hepatitis, enfermedad del suero

factores contribuyen significativamente a la coagulopatía post-DCP que aparece a pesar del uso sistemático del tratamiento antifibrinolítico. A menudo es necesario administrar productos hematológicos después de la DCP. El tratamiento inmunosupresor comienza al principio del perioperatorio, pero se interrumpe la administración de esteroides y se sustituyen por tacrolimus debido a la alta incidencia de complicaciones asociadas con el tratamiento a largo plazo con corticosteroides. Igual que sucede en los adultos, el rechazo agudo del aloinjerto se vigila con la BEM. Sin embargo, se está evaluando el papel que tienen la ecocardiografía y otros métodos no invasivos para detectar el rechazo miocárdico del aloinjerto y reducir la morbilidad de la BEM de repetición en los pacientes pediátricos.

XI. Anestesia del paciente trasplantado

Como es cada vez mayor el número de pacientes que se someten y sobreviven a un trasplante cardíaco, muchos de ellos se someterán a nuevos procedimientos quirúrgicos a lo largo de su vida. En la Tabla 15.6 se mencionan los procedimientos quirúrgicos más frecuentes que se realizan después del trasplante cardíaco. Muchos de ellos están directamente relacionados con las secuelas de la aterosclerosis, el trasplante cardíaco o la inmunosupresión[22]. Es esencial entender las características fisiológicas y farmacológicas propias del paciente trasplantado cardíaco para garantizar el manejo anestésico óptimo.

A. Fisiología del paciente trasplantado cardíaco

El plexo neurovegetativo cardíaco se secciona durante el trasplante cardíaco ortotópico, dejando al corazón trasplantado completamente denervado. Ahora, se sabe que

Tabla 15.6. Procedimientos quirúrgicos frecuentes después de un trasplante cardíaco

Reexploración por sangrado mediastínico
Complicaciones infecciosas
Laparotomía
Craneotomía
Toracotomía
Drenaje de un absceso
Broncoscopio
Complicaciones relacionadas con los esteroides
Artroplastia o fijación de cadera
Laparotomía por perforación visceral
Escisión de cataratas
Vitrectomía
Distorsión escleral
Cirugía aórtica y vascular periférica, amputaciones
Cirugía de vías biliares y páncreas
Retrasplante

Modificado de Wyner J, Finch EL. Heart and heart-lung transplantation. En: Gelman S, ed. Anesthesia and organ transplantation. Filadelfia: WB Saunders, 1987;111-137.

comienza una reinervación neuronal simpática eferente parcial en los 12 meses siguientes al trasplante cardíaco[23]. El grado de reinervación varía considerablemente entre los sujetos y tiene un significado funcional incierto. La reinervación parasimpático neuronal es mucho menos extensa y da lugar a una FC en reposo característicamente elevada (90-110 lmp) y ausencia de respuesta del reflejo de bradicardia después del masaje del seno carotídeo o de la maniobra de Valsalva. Al contrario de lo que sucede en el corazón normal, en el que el GC aumenta principalmente cuando aumenta la FC, el corazón trasplantado aumenta el GC principalmente al aumentar el VL. Como los cambios agudos de GC, FC y VL en el corazón trasplantado están mediados principalmente por la secreción suprarrenal y la circulación de catecolaminas de acción directa, la respuesta a estímulos estresantes (como la laringoscopia e intubación traqueal), la hipovolemia y el ejercicio puede estar retrasada o incluso anulada[10]. Aunque la mayoría de los pacientes trasplantados tiene una contractilidad ventricular casi normal en reposo, el ejercicio o el estrés fisiológico pueden poner al descubierto una reducción de la reserva funcional.

Aunque la reinervación neurovegetativa es variable, los sistemas de control intrínsecos del corazón se mantienen intactos y la formación y conducción del impulso cardíaco son normales. El bloqueo de rama derecha es la alteración de la conducción más frecuente después del trasplante cardíaco y se cree que es consecuencia de un tiempo de isquemia elevado del corazón del donante y una RVP alta en el receptor[10]. La bradiarritmia sinusal aparece en el 20% de los pacientes trasplantados cardíacos y puede ser consecuencia de un tiempo de isquemia prologando del corazón del donante. Sin embargo, el inicio tardío de las arritmias ventriculares debe hacer sospechar una EAC del aloinjerto o un rechazo agudo. Las arritmias ventriculares son infrecuentes, a menos que haya una EAC avanzada en el aloinjerto.

B. Farmacología del paciente trasplantado cardíaco

La denervación neurovegetativa del corazón trasplantado altera significativamente la farmacodinamia de muchos fármacos (Tabla 15.7). Los fármacos cuyas acciones están mediadas por el sistema nervioso neurovegetativo son ineficaces cuando se pretende modificar la FC y la contractilidad, aunque la reinervación autónoma parcial puede explicar las variaciones individuales apreciadas entre los pacientes trasplantados cardíacos. Por el contrario, los fármacos que actúan directamente sobre el corazón sí son eficaces. La respuesta beta-adrenérgica del corazón trasplantado ante las catecolaminas de acción directa, como adrenalina y noradrenalina, suele estar aumentada, mientras que la respuesta a los fármacos alfa-adrenérgicos puede estar disminuida[22]. La bradicardia o

Tabla 15.7. Efectos farmacológicos en el corazón denervado

Fármaco	Acción	Frecuencia cardíaca	Presión arterial
Atropina	I	–	–
Digoxina	D	–/↓	–
Dopamina	B	↑	↑
Efedrina	B	–/↑	–/↑
Fentanilo	I	–	–
Isoproterenol	D	↑	–/↑
Neostigmina	I	–/↓	–
Noradrenalina	D	↑	↑
Pancuronio	I	–	–
Fenilefrina	I	–	↑
Verapamilo	D	↓	↓

B, efecto indirecto y directo; D, efecto directo; I, efecto indirecto; ↑, aumentado; ↓, disminuido; –, sin efecto.

taquicardia refleja en respuesta a los cambios de la PA sistémica está ausente y los descensos de la FC inducidos por narcóticos están también disminuidos en el corazón trasplantado. Los fármacos de actividad mixta (como dopamina y efedrina) mediarán su efecto sólo a través de sus acciones directas, mientras que los parasimpaticomiméticos como atropina y glicopirrolato no alterarán la FC, aunque no se afecta su actividad anticolinérgica periférica. Si bien la administración de anticolinesterasas (como neostigmina) tiene poco efecto sobre la FC, la administración simultánea de anticolinérgicos está justificada por contrarrestar sus efectos muscarínicos periféricos.

C. Evaluación en el preoperatorio

En todos los pacientes que se van a anestesiar se debe proceder a una revisión detallada de la historia médica, una exploración física y la revisión de los registros médicos. Se deben anotar las medicaciones actuales. Se prestará una atención particular para determinar la función del aloinjerto cardíaco, buscar signos de rechazo o infección, complicaciones de la inmunosupresión y enfermedad de órganos diana. La hipertensión sistémica es frecuente y una proporción significativa de pacientes tendrá EAC en el aloinjerto en el año siguiente al trasplante cardíaco. La ausencia de síntomas de angina de pecho no excluye la EAC significativa, porque la denervación de las vías aferentes cardíacas del dolor da lugar a una isquemia miocárdica silente[24]. El nivel de actividad y la tolerancia al ejercicio del paciente son buenos indicadores de la función del aloinjerto. Los síntomas de disnea e ICC sugieren una EAC significativa o rechazo miocárdico. La presentación de una infección puede ser atípica en los pacientes inmunodeprimidos, a menudo con ausencia de fiebre y leucocitosis. Se explorará detenidamente la vía respiratoria del paciente, porque la enfermedad linfoproliferativa y los cambios de tejidos blandos secundarios a la administración de corticosteroides pueden aumentar las posibilidades de obstrucción respiratoria. Se verificará el hematocrito, el perfil de coagulación, los electrólitos y la concentración de creatinina porque el tratamiento inmunosupresor se asocia con anemia, trombocitopenia, trastornos electrolíticos e insuficiencia renal. Se deben revisar las radiografías de tórax, ECG y angiogramas coronarios recientes. En el ECG de los pacientes en los que se utilizó la técnica biauricular para el trasplante pueden verse más de una onda P (Figura 15.5). Aunque se vea en el ECG, la onda P que se origina en la aurícula nativa no conduce los impulsos a través de la línea anastomótica.

D. Manejo anestésico

1. Implicaciones clínicas del tratamiento inmunosupresor

Todos los pacientes trasplantados cardíacos están inmunodeprimidos y, en consecuencia, tienen un riesgo de infección mayor. Todo el equipo de anestesia debe estar limpio y todos los procedimientos de acceso vascular se deben realizar usando una técnica aséptica. En los procedimientos que puedan producir bacteriemia se valorará el empleo de profilaxis con antibióticos. Debe continuarse la administración de los fár-

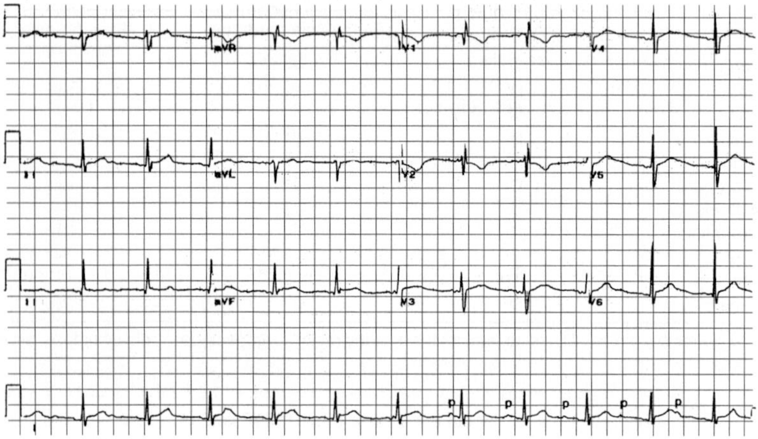

Figura 15.5. El electrocardiograma del corazón trasplantado se caracteriza habitualmente por dos tipos de ondas P, desviación derecha del eje y bloqueo incompleto de rama derecha. Las ondas P del corazón del donante son pequeñas y preceden al complejo QRS, mientras que las ondas P que se originan en la aurícula del receptor (marcadas con p) no guardan relación con dicho complejo. (Tomado de Fowler NO. Clinical electrocardiographic diagnosis. Filadelfia: Lippincott Williams & Wilkins, 2000:225, con autorización.)

macos inmunosupresores orales o por vía intravenosa para mantener las concentraciones sanguíneas dentro del margen terapéutico. Las dosis orales e intravenosas de azatioprina son aproximadamente equivalentes. La administración de grandes volúmenes de líquidos intravenosos disminuirá las concentraciones sanguíneas de los inmunosupresores, por lo que se verificarán diariamente. La nefrotoxicidad de estos fármacos puede exacerbarse por la administración simultánea de otros fármacos potencialmente nefrotóxicos, como los antiinflamatorios no esteroideos o gentamicina[22]. El tratamiento crónico con corticosteroides para prevenir el rechazo del aloinjerto puede provocar supresión suprarrenal, por lo que se administrarán esteroides de «estrés» a los pacientes graves o cuando se sometan a una cirugía mayor. La dosis intravenosa de metilprednisolona es equivalente a la dosis oral de prednisolona.

2. Monitorización

Se usarán los monitores estándar de anestesia, incluido el ECG de cinco derivaciones, para detectar isquemia y arritmias. Los pacientes trasplantados cardíacos tienen una piel frágil y huesos osteoporóticos como consecuencia de la administración crónica de corticosteroides, por lo que es esencial protegerlos con manguitos de PA automatizados con cintas y una colocación adecuada del cuerpo para evitar traumatismos en la piel y los tejidos musculoesqueléticos. Como en todos los pacientes sometidos a una anestesia, se valorará el empleo de la monitorización invasiva sólo cuando los beneficios sean mayores que los riesgos. Es importante recordar que estos pacientes tienen un riesgo mayor de desarrollar infecciones relacionadas con el catéter, con una morbilidad y mortalidad elevadas. La ETE intraoperatoria permite evaluar la volemia, la función cardíaca y la isquemia y puede ser un sustituto útil de la monitorización invasiva. En caso de que sea necesario un acceso venoso central, se utilizan vías alternativas para preservar la vena yugular interna derecha para la BEM. En el paciente previamente trasplantado se recomienda una monitorización cuidadosa del bloqueo neuromuscular con un estimulador nervioso periférico, ya que se ha descrito que la administración de ciclosporina prolonga el bloqueo neuromuscular después de la administración de fármacos bloqueantes neuromusculares no despolarizantes[22] que, por el contrario, muestran una respuesta atenuada cuando el paciente recibe azatioprina.

3. **Técnicas de anestesia**

En los pacientes trasplantados cardíacos se ha usado con éxito tanto la anestesia regional como la anestesia general. En ausencia de problemas cardiorrespiratorios, renales o hepáticos significativos, no hay contraindicaciones absolutas a ninguna técnica anestésica. En cualquier técnica anestésica dada es esencial mantener las presiones de llenado ventricular, ya que el corazón trasplantado aumenta el GC principalmente aumentando el VL.

a. **Anestesia general**

Se prefiere la anestesia general con respecto a la anestesia regional en los pacientes trasplantados cardíacos, porque las alteraciones de la precarga y la poscarga pueden ser más predecibles. Ciclosporina y tacrolimus disminuyen el flujo sanguíneo renal y la filtración glomerular mediante una vasoconstricción renal mediada por tromboxano[4]. Por tanto, los anestésicos y relajantes musculares que se excretan por vía renal deben usarse con precaución en los pacientes que reciben estos medicamentos. Ciclosporina y tacrolimus también disminuyen el umbral convulsivo y se debe evitar la hiperventilación. La elevación de la FC en reposo y el retraso de la respuesta simpática ante los estímulos negativos en los receptores de un trasplante cardíaco pueden hacer que sea más difícil evaluar la profundidad de la anestesia.

b. **Anestesia regional**

Muchos inmunosupresores provocan trombocitopenia y alteran el perfil de coagulación. Tanto el recuento de plaquetas como el perfil de coagulación deben encontrarse dentro de límites normales si está previsto utilizar anestesia regional espinal o epidural. Las presiones de llenado ventricular deben mantenerse después de la inducción del bloqueo del eje nervioso central para prevenir la hipotensión causada por el retraso de la respuesta del corazón trasplantado denervado a un descenso rápido del tono simpático. La carga de volumen, la monitorización de la presión de llenado ventricular y el ajuste cuidadoso de los fármacos anestésicos locales pueden prevenir la inestabilidad hemodinámica. La hipotensión se debe tratar con vasopresores que estimulen directamente el corazón.

4. **Transfusión de sangre**

El receptor del trasplante cardíaco tiene un mayor riesgo de desarrollar complicaciones relacionadas con la transfusión de productos hematológicos. Las reacciones adversas consisten en infección, enfermedad injerto contra huésped e inmunomodulación. El uso de productos hematológicos irradiados negativos al CMV y sin leucocitos y el empleo de filtros para leucocitos durante la administración de los productos hematológicos disminuyen la incidencia de reacciones adversas a la transfusión. El banco de sangre debe estar avisado con tiempo si se espera utilizar sus productos, ya que no es infrecuente la presencia de anticuerpos reactivos que retrasan las pruebas cruzadas.

E. Embarazo después del trasplante cardíaco

A pesar del aumento de incidencia de preeclampsia y parto prematuro, cada vez es mayor el número de mujeres trasplantadas cardíacas que llevan a término con éxito sus embarazos. En general, el corazón trasplantado puede adaptarse a los cambios fisiológicos del embarazo[25]. Debido al aumento de la sensibilidad a los efectos beta-adrenérgicos de los tocolíticos como terbutalina y ritodrín, se puede valorar el uso de fármacos alternativos como magnesio y nifedipino. Aunque el embarazo no afecta negativamente a los aloinjertos cardíacos, el riesgo de rechazo agudo al aloinjerto cardíaco puede aumentar en el posparto. Todos los fármacos inmunosupresores que se usan para prevenir el rechazo del aloinjerto cardíaco atraviesan la placenta, aunque se cree que la mayoría no es teratógena[22].

XII. Futuro

Los continuos avances terapéuticos que se producen en el manejo de la insuficiencia cardíaca terminal influirán en la selección y tratamiento de los futuros receptores de un trasplante cardíaco. El desarrollo de métodos no invasivos para diagnosticar el rechazo miocárdico y los nuevos fármacos inmunosupresores mejorarán aún más la morbilidad y mortalidad del trasplante cardíaco. En estos momentos se están evaluando alternativas quirúrgicas como el xenotrasplante y el corazón artificial total y, si tienen éxito, pueden aliviar en gran medida el problema actual de la escasez de corazones de donante. Por último, los avances producidos en la terapia génica miocárdica podrían, finalmente, eliminar la necesidad del trasplante cardíaco.

Bibliografía

1. **Hosenpud JD, Bennett LE, Keck BM, et al. The registry of the international society for heart and lung transplantation: seventeenth official report—2000. *J Heart Lung Transplant* 2000;19:909–931.**
2. **Miniati DN, Robbins RC, Reitz BA. Heart and heart-lung transplantation. In: Braunwald E, Zipes DP, Libby P, eds. *Heart disease: a textbook of cardiovascular medicine*, 6th ed. Philadelphia: WB Saunders, 2001:615–634.**
3. Givertz MM, Wilson SC, Braunwald E. Clinical aspects of heart failure: high-output failure; pulmonary edema. In: Braunwald E, Zipes DP, Libby P, eds. *Heart disease: a textbook of cardiovascular medicine,* 6th ed. Philadelphia: WB Saunders, 2001:534–561.
4. Argenziano M, Goldstein DJ, Oz MC, et al. Cardiac transplantation for end-stage heart disease. *Cardiol Rev* 1999;7:349–355.
5. **McGowan FX, Bailey PL. Heart, lung and heart-lung transplantation. In: Cook DR, Davis PJ, eds. *Anesthetic principles for organ transplantation.* New York: Raven Press, 1994:85–157.**
6. Costanzo MR. Current status of heart transplantation. *Curr Opin Cardiol* 1996;11: 161–165.
7. Hunt SA, Frazier OH. Mechanical circulatory support and cardiac transplantation. *Circulation* 1998;97:2079–2090.
8. Edwards NM, Rajasinghe HA, John R, et al. Cardiac transplantation in over 1000 patients: a single institution experience from Columbia University. *Clin Transplant* 1999: 249–261.
9. 1999 Annual report of the US Scientific Registry of Transplant Recipients and the Organ Procurement and Transplantation Network: transplant data 1989–1998. Rockville, MD: United Network for Organ Sharing, 2000.
10. Taylor AJ, Bergin JD. Cardiac transplantation for the cardiologist not trained in transplantation. *Am Heart J* 1995;129:578–592.
11. Dabol R, Edwards NM. Cardiac transplantation and other therapeutic options in the treatment of end-stage heart disease. *Compr Ther* 2000;26:109–113.
12. Nisco SJ, Reitz BA. Developments in cardiac transplantation. *Curr Opin Cardiol* 1994; 9:237–246.
13. **Wijdicks EF. The diagnosis of brain death. *N Engl J Med* 2001;344:1215–1221.**
14. **Scheinkestel CD, Tuxen DV, Cooper DJ, et al. Medical management of the (potential) organ donor. *Anaesth Intens Care* 1995;23:51–59.**
15. Aziz TM, Burgess MI, El-Gamel A, et al. Orthotopic cardiac transplantation technique: a survey of current practice. *Ann Thorac Surg* 1999;68:1242–1246.
16. Addonizio LJ. Current status of cardiac transplantation in children. *Curr Opin Pediatr* 1996;8:520–526.
17. Goldstein DJ, Oz MC, Smith CR, et al. Safety of repeat aprotinin administration for LVAD recipients undergoing cardiac transplantation. *Ann Thorac Surg* 1996;61:692–695.
18. Schmid ER, Burki C, Engel MH, et al. Inhaled nitric oxide versus intravenous vasodilators in severe pulmonary hypertension after cardiac surgery. *Anesth Analg* 1999;89: 1108–1115.
19. **Suriani RJ. Transesophageal echocardiography during organ transplantation. *J Cardiothorac Vasc Anesth* 1998;12:686–694.**
20. Jenkins GH, Singer DRJ. Hypertension in thoracic transplant recipients. *J Hum Hypertens* 1998:12;813–823.
21. **Boucek MM, Faro A, Novick RJ, et al. The Registry of the International Society for Heart and Lung Transplantation: fourth official pediatric report—2000. *J Heart Lung Transplant* 2001;20:39–52.**
22. **Kostopanagiotou G, Smyrniotis V, Arkadopoulos N, et al. Anesthetic and perioperative management of adult transplant recipients in nontransplant surgery. *Anesth Analg* 1999:89;613–622.**
23. Murphy DA, Thompson GW, Ardell JL, et al. The heart reinnervates after transplantation. *Ann Thorac Surg* 2000;69:1769–1781.
24. Toivonen, HJ. Anaesthesia for patients with a transplanted organ. *Acta Anaesthiol Scand* 2000;44:812–833.
25. Riley ET. Obstetric management of patients with transplants. *Int Anesthiol Clin* 1995; 33:125–141.

Capítulo 16

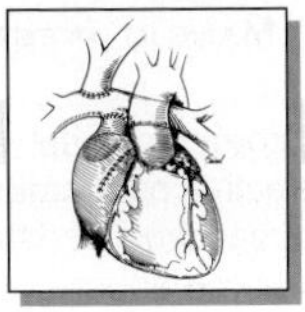

Arritmias, dispositivos de control del ritmo y ablación mediante catéter y quirúrgica

John L. Atlee

Una arritmia, cualquier ritmo que no sea un ritmo sinusal normal con una frecuencia apropiada, puede estar asociada con una disfunción cardíaca mecánica o insuficiencia cardíaca. El tratamiento con fármacos o dispositivos está indicado cuando las arritmias producen un desequilibrio hemodinámico desestabilizante como consecuencia de la bradicardia, taquicardia o disociación auriculoventricular (AV). Hoy, el tratamiento farmacológico ya no es empírico, ya que los fármacos se seleccionan según la modificación de dianas moleculares específicas en la génesis y mantenimiento de las arritmias. El mayor conocimiento del concepto de proarritmia, la provocación de una arritmia nueva o el empeoramiento de una previa por el uso de fármacos antiarrítmicos, también ha influido en la selección de fármacos como tratamiento. En consecuencia, los tratamientos eléctricos han ido ganando mayor aceptación en el manejo agudo del ritmo y tienen un papel importante en la cirugía cardíaca. Por razones similares, los tratamientos de ablación (eléctrica, con catéter y quirúrgica) han alcanzado una mayor importancia en el tratamiento de las arritmias crónicas o recurrentes. El eje de este capítulo se centrará en el tratamiento con dispositivos y en el manejo perioperatorio de los pacientes que tienen dispositivos implantados. No se comentará el diagnóstico electrocardiográfico (ECG). Si bien se comentan los conceptos de arritmogénesis, acción antiarrítmica y selección de fármacos, se remite al lector al Capítulo 2 para consultar los fármacos e indicaciones específicas de los fármacos antiarrítmicos.

I. Conceptos de arritmogénesis

A. Electrofisiología normal. Se pueden distinguir dos tipos de fibras según su potencial de membrana en reposo (es decir, las fibras de trabajo musculares auriculares y ventriculares) o potencial diastólico máximo [PDM, es decir, fibras automáticas del nódulo sinoauricular (SA) y del nódulo AV (NAV)][1-3]. Las primeras son las fibras de «respuesta rápida». La pendiente de ascenso de su potencial de acción (PA) depende de la entrada rápida de Na^+ (Figura 16.1) y la propagación del PA es rápida. Sin embargo, la pendiente ascendente y la propagación del PA son lentos en las células del nódulo SA (NSA) o del NAV que tienen PDM bajos (–60 a –70 mV) debido a la disminución de entrada de Na^+ a través de unos canales de Na^+ parcialmente inactivados, de donde procede el término fibra de «respuesta lenta».

1. **Automatismo.** El NSA actúa como el marcapasos principal del corazón. También se encuentran células que exhiben normalmente automatismo junto al sulcus terminalis y en el orificio del seno coronario (es decir, los marcapasos auriculares secundarios) y dentro de la unión AV y en el sistema His-Purkinje. Debido a la supresión directa del automatismo, el NSA suprime normalmente estos marcapasos más bajos pero asume el control del corazón cuando falla el NSA o si el desequilibrio potencia su frecuencia de descarga en relación con el NSA. El automatismo se explica por una ganancia neta de las cargas positivas intracelulares durante la diástole. El mecanismo iónico depende del PDM. Cuando es pequeño en las células del NSA (–50 a –60 mV)

la corriente I_f del marcapasos, que se realiza por un canal que es relativamente selectivo para cationes monovalentes, contribuye sólo en un 20% a la corriente de marcapasos. El descenso de la corriente externa de K^+ I_K (Figura 16.1) y el aumento de la corriente de entrada de Ca^{2+} $I_{Ca,L}$ (Figura 16.1) son responsables de gran parte del automatismo del NSA. Sin embargo, I_f adquiere una importancia mayor en las fibras de marcapasos secundarios que tienen PDM más altos (–70 a –90 mV).

2. **Conducción.** La velocidad de ascenso del PA, que se determina según la magnitud del flujo de corriente de entrada durante la fase 0 (Figura 16.1) y la resistencia axial eficaz son los determinantes más importantes de la velocidad de conducción. Esta última es la resistencia al flujo de la corriente en la dirección de propagación. El alcance y distribución de los espacios intercelulares entre las fibras cardíacas adyacentes tiene una influencia profunda sobre la resistencia axial y la velocidad de conducción. La resistencia en el eje longitudinal es menor que en el eje transversal, por lo que la conducción en el músculo cardíaco es anisotrópica. La reducción de la conductancia en los espacios intercelulares que se produce como consecuencia de la acumulación intracelular de Ca^{2+} mediada por la isquemia o por el envejecimiento puede ser la causa de la menor velocidad de conducción.

B. **Electrofisiología anormal.** La electrofisiología cardíaca anormal es consecuencia de una despolarización parcial de las fibras de respuesta rápida. Las causas posibles son la isquemia, hipoxia, lesión miocárdica y desequilibrio electrolítico agudo, especialmente la hiperpotasemia. La menor velocidad de ascenso del PA y la conducción lenta en las fibras parcialmente despolarizadas procede de una recuperación incompleta de la inactivación de los canales de Na^+ (respuesta rápida deprimida). La despolarización de la membrana hasta –50 mV inactiva todos los canales del Na^+. Con potenciales positivos hasta –55 mV se activa la corriente de entrada de Ca^{2+} para generar la curva ascendente del PA. Cuando se pierde el potencial de membrana y se deprime la respuesta rápida, los cambios electrofisiológicos (EF) son heterogéneos por los grados variables de inactivación del canal de Na que se observa entre las fibras. Con ello, se consigue una conducción y refractariedad no homogéneas que conducen a la reentrada.

1. **Automatismo anormal.** Las fibras de respuesta rápida deprimidas pueden exhibir un automatismo anormal. Se trata de una despolarización espontánea en fase 4 que ocurre en las fibras que normalmente no muestran automatismo (músculo auricular o ventricular) o que tienen un nivel reducido de potencial de membrana diastólico máximo en las fibras automáticas de Purkinje. El automatismo anormal es un mecanismo probable de los ritmos de escape y TV monomorfa lenta en caso de un infarto agudo de miocardio (IAM).
2. **Pospotenciales y arritmias desencadenadas.** Los pequeños potenciales despolarizantes pueden producirse antes [posdespolarización precoz (PDP)] o después [posdespolarización tardía (PDT)] de la repolarización completa del PA. Si estos potenciales alcanzan el umbral de despolarización regeneradora, pueden iniciar taquiarritmias desencadenadas. Los PDT son consecuencia de la liberación oscilante de Ca^{2+} de un retículo sarcoplásmico sobrecargado y pueden ser la causa de arritmias ventriculares en caso de IAM, y de arritmias auriculares o ventriculares en caso de exceso de digital. Los PDP se producen en caso de prolongación del intervalo QT de causa adquirida o congénita. En este último caso, están implicados los defectos de los genes que codifican los canales de Na y K que afectan a la repolarización. Es probable que los PDP inciten mecanismos de taquicardia ventricular (TV) de tipo torsades de pointes y de TV polimórfica asociadas con la prolongación del intervalo QT.
3. **Reentrada.** Los impulsos que se originan en el NSA continúan normalmente hasta que todo el corazón se ha activado y entra en período refractario. La reentrada de la excitación puede producirse si algunas fibras no están activadas y el impulso que se propaga vuelve por otra ruta para excitarlas. Para que se produzca la reentrada debe haber a) una zona de bloqueo de conducción unidireccional, b) una vía de conducción alterna y c) un retardo suficiente del impulso que se está propagando que permita que el tejido proximal al lugar del bloqueo unidireccional se recupere del período refractario. Una conducción más lenta puede deberse al retraso de la recuperación

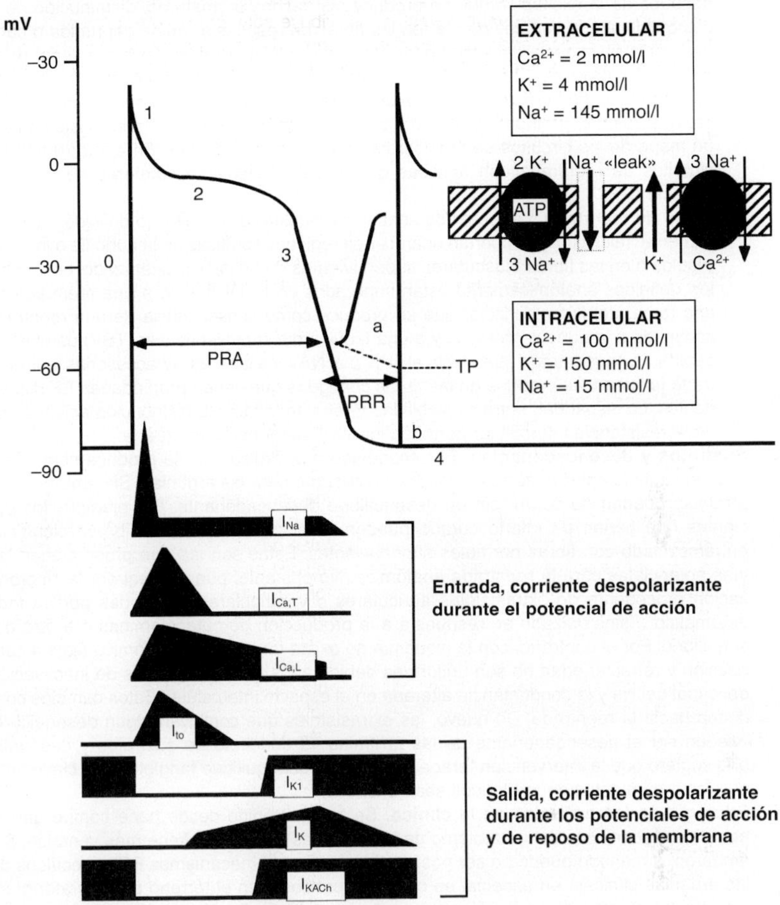

Figura 16.1. Potencial de acción (PA) y potencial de reposo de la membrana (PRM) de una fibra de Purkinje quiescente. A la derecha del PA se muestran las concentraciones de iones extracelulares e intracelulares en la fase 4 y los intercambios activos y pasivos de iones que restauran las concentraciones intracelulares de iones durante la fase 4. Las corrientes de despolarización entrantes y las de repolarización salientes se muestran debajo de la AP. La bomba de Na/K dependiente del trifosfato de adenosina (ATP) mantiene los gradientes paulatinos de entrada y de salida (flechas) de K^+ y Na^+, respectivamente, y generan una pequeña corriente neta de salida. El intercambiador pasivo de Na/Ca genera una pequeña corriente neta de entrada. Una pequeña «fuga» de entrada de Na^+ mantiene el PRM ligeramente positivo en relación con el potencial de equilibrio de K (–96 mV). La fase 0 del PA es la pendiente ascendente, la fase 1 es la repolarización inicial rápida, la fase 2 es la meseta y la fase 3 es la repolarización final. La célula no responde a la propagación del PA o a un estímulo externo durante el período refractario absoluto (PRA). Un pequeño potencial electrotónico (a) se produce en respuesta al PA o a un estímulo externo que se propagan durante el período refractario relativo (PRR). Es incapaz de autopropagarse. Al final del PRR se genera un PA normal (b) cuando los canales de Na se han recuperado totalmente de la inactivación. Es capaz de propagarse. Obsérvese que el potencial del umbral (PU) de excitación es más positivo durante la PRR.

después de la excitación que se produce con latidos prematuros, disminución de la disponibilidad de canales de Na^+ en las fibras de respuesta rápida deprimida o cambios en la resistencia del espacio intercelular producidos por el envejecimiento o por procesos morbosos. El bloqueo de conducción unidireccional puede producirse con consecuencia de la recuperación no uniforme de la excitabilidad debida a diferencias regionales en el período refractario o a factores geométricos. Ahora es posible trazar un mapa de los circuitos de taquicardia durante los estudios de EF e interrumpir los circuitos de reentrada con técnicas quirúrgicas o mediante catéteres de radiofrecuencia (RF).

4. **Tipos de reentrada.** La reentrada anatómica requiere un circuito fijo definido anatómicamente. Tales circuitos podrían aparecer en regiones fibróticas de la aurícula o los ventrículos o en las fibras musculares supervivientes en un infarto cicatrizado. Los circuitos definidos anatómicamente están implicados en la TV debida a una reentrada de una rama, del flúter auricular que se produce como consecuencia de una reentrada confinada a la aurícula derecha y a una taquicardia supraventricular (TSV) paroxística debida a una reentrada que afecta al NAV o al NAV y a las vías AV accesorias. La reentrada funcional se produce en las fibras contiguas que tienen propiedades EF discordantes. La disparidad entre excitabilidad y refractariedad y la distribución anisotrópica de la resistencia intercelular permiten iniciar y mantener la reentrada.

C. **Sustratos y desencadenantes.** El remodelado miocárdico que se produce como consecuencia de la enfermedad proporciona un sustrato para las arritmias. Sin embargo, las arritmias pueden no ocurrir sin un desequilibrio desencadenante. Por ejemplo, los pacientes que tienen un infarto curado pueden tener zonas de tejido fibroso cicatricial entremezclado con fibras normales supervivientes. Éstas son las que proporcionan las vías potenciales para la reentrada anatómica. No obstante, pueden requerir la sincronización procedente de extrasístoles auriculares o ventriculares generadas por un foco automático o sincronizado en respuesta a la producción de catecolaminas o a otro desequilibrio. Por el contrario, con la isquemia no existe un sustrato anatómico fijo. La conducción y refractariedad no son uniformes debido a los grados variables de inactivación del canal del Na y la conductancia alterada en el espacio intercelular. Estos cambios conducen hacia la reentrada. De nuevo, las extrasístoles que conllevan algún desequilibrio pueden ser el desencadenante de las arritmias. El concepto de sustratos y desequilibrio sugiere que la intervención terapéutica en ese desequilibrio tangible es la clave para que los tratamientos antiarrítmicos sean eficaces.

D. **Etiología de las arritmias en la clínica.** Se ha mantenido desde hace tiempo que el abordaje mecanicista del tratamiento de las arritmias es el que ofrece más ventajas. Sin embargo, a menudo puede no ser posible determinar los mecanismos EF específicos de las arritmias clínicas, en especial en cuidados críticos y en el terreno perioperatorio, en los que los efectos de varios fármacos, el desequilibrio fisiológico y la miocardiopatía subyacente interaccionan para iniciar y mantener estas alteraciones. Por ejemplo, valorar el origen de una fibrilación auricular de nuevo inicio después de una derivación cardiopulmonar en un paciente que tiene una enfermedad arterial coronaria, hipertensión y neumopatía crónica. Cualquiera de estas situaciones puede proporcionar el sustrato de una reentrada anatómica o funcional. El factor desencadenante podría ser las extrasístoles auriculares inducidas por un PDT debido a una sobrecarga de Ca^{2+} secundaria a una protección auricular inadecuada, isquemia o catecolaminas elevadas. Como alternativa, este tipo de desequilibrio podría despolarizar parcialmente algunas fibras, de forma que el automatismo anormal sea el mecanismo de las extrasístoles. Los mecanismos confirmados o propuestos como causa de arritmias clínicas se exponen en la Tabla 16.1.

E. **Tratamiento farmacológico de las arritmias.** El centro del tratamiento de las arritmias, especialmente de las arritmias ventriculares en los pacientes que tienen una cardiopatía estructural, se ha desplazado de los fármacos al uso de la electricidad (estimulación y cardioversores-desfibriladores). Aunque se ha demostrado que los fármacos son seguros y eficaces en el corazón normal, su seguridad y eficacia han sido modestas en el corazón que tiene anomalías estructurales, en el cual el tratamiento farmacológico crónico se asocia con una mayor mortalidad debida a la proarritmia (se define más adelante). No

Tabla 16.1. Mecanismos electrofisiológicos propuestos o confirmados de arritmias clínicas

Mecanismos	Arritmias
Automatismo normal alterado	Bradicardia y taquicardia sinusal; marcapasos auricular cambiante; ritmos de escape de la unión AV y ventriculares
Automatismo anormal	TV monomorfa lenta, ritmos de la unión o idioventriculares en el IM agudo, algunas taquicardias auriculares ectópicas
Actividad desencadenada (PDT)	TV en las primeras 24 horas tras el IM; taquicardia auricular o TV por intoxicación digitálica; TV mediada por catecolaminas
Actividad desencadenada (PDP)	Intervalo QT largo con TV polimorfa (p. ej., torsades de pointes)
Reentrada anatómica	TSV paroxística debido a reentrada que implica al nódulo sinoauricular, aurícula, nódulo AV o vías AV accesorias; TV en el infarto cicatricial; flúter auricular
Reentrada funcional	Fibrilación auricular; TV monomorfa o polimórfica con IM agudo; fibrilación ventricular

AV, auriculoventricular; PDT, posdespolarización tardía; PDP, posdespolarización precoz; IM, infarto de miocardio; TSV, taquicardia supraventricular; TV, taquicardia ventricular.

obstante, los fármacos siguen siendo un adyuvante importante al tratamiento eléctrico para el manejo agudo de las taquiarritmias ventriculares y son el pilar básico del tratamiento agudo y a largo plazo en caso de taquiarritmias auriculares.

II. Estimulación, cardioversión y desfibrilación: indicaciones y tecnología. Actualmente, más de 500.000 pacientes en los Estados Unidos tienen un marcapasos implantado y se implantan cada año hasta 115.000 nuevos dispositivos[4,5]. El número de cardioversores-desfibriladores internos (DAI) implantados ha ido aumentando paulatinamente hasta llegar a los 50.000 nuevos implantes cada año en todo el mundo en 1999. Debido a los avances tecnológicos, los marcapasos son ahora más pequeños pero cada vez más complejos. Aunque esta complejidad ha ampliado mucho las oportunidades terapéuticas, al mismo tiempo ha aumentado las posibilidades de disfunción en el perioperatorio. De igual modo, los DAI han sido objeto de una evolución explosiva. Excepto en los recién nacidos y niños pequeños, ya no se usa una toracotomía formal para su implantación. Los dispositivos actuales son mucho más pequeños (es decir, adecuados para una implantación en los pectorales), usan descargas bifásicas (lo que reduce sustancialmente las necesidades de la corriente de choque) e incorporan todas las características de los marcapasos modernos, incluida la estimulación bicameral y la estimulación con respuesta de frecuencia (ERF). Por último, ahora se dispone de DAI con discriminación de taquicardia bicameral y cardioversión o desfibrilación.

A. Estimulación temporal. Comparada con los fármacos que permiten tratar los trastornos del ritmo cardíaco, la estimulación temporal ofrece varias ventajas. Su efecto es inmediato, el control es preciso y hay un riesgo menor de efectos secundarios y proarritmia.

1. **Indicaciones.** La estimulación temporal está indicada para el soporte de la frecuencia en pacientes con bradicardias perjudiciales o ritmos de escape. La estimulación profiláctica o en espera está indicada en los pacientes que tienen un riesgo aumentado de bloqueo AV (BAV) súbito de alto grado. La estimulación temporal se puede usar para dirigir o terminar las taquiarritmias auriculares o ventriculares. La estimulación temporal finaliza bien con la resolución de la indicación o con la implantación de un marcapasos permanente en caso de indicación continuada. En la Tabla 16.2 se exponen otras indicaciones habituales o menos establecidas de la estimulación temporal.
2. **Tecnología.** Para la estimulación temporal se usan electrodos endocárdicos o epicárdicos introducidos por vía transvenosa. Ambas rutas son adecuadas para la estimulación monocameral y bicameral. También se pueden usar las vías transcutáneas

Tabla 16.2. Indicaciones habituales e indicaciones no tan bien establecidas de la estimulación cardíaca temporal

Indicaciones habituales	Indicaciones no tan bien establecidas
• Bradicardia sinusal o ritmo de escape con síntomas o compromiso hemodinámico • Como puente a la estimulación permanente con bloqueo AV de segundo grado avanzado o de tercer grado, independientemente de la etiología • Durante el IAM: asistolia, bloqueo bifascicular nuevo con bloqueo AV de primer grado; BR alternante con bradicardia desfavorable que no responde a los fármacos; o BAV de segundo grado de tipo II • Taquiarritmias dependientes de bradicardia (p. ej., torsades de pointes con SQTL)	• Durante el IAM: BR derecha nuevo o independiente de la edad con HAI, HPI o bloqueo AV de primer grado o con BR izquierda; pausa sinusal recurrente refractaria a atropina; estimulación directa por TV incesante • Durante el IAM: bloqueo bifascicular nuevo o independiente de la edad o BR derecha aislado • Cirugía cardíaca: i) para dirigir los ritmos de la unión hemodinámicamente directos desfavorables de la unión AV y ventriculares; ii) para determinar la TSV o TV de reentrada; iii) para prevenir las taquiarritmias dependientes de pausas o bradicardias, y iv) inserción de arteria pulmonar con BR izquierda

IMA; infarto de miocardio agudo; AV, auriculoventricular; BAV, bloqueo auriculoventricular; BR, bloqueo de rama; HAI, hemibloqueo anterior izquierdo; HPI, hemibloqueo posterior izquierdo; SQTL, síndrome del QT largo; TSV, taquicardia supraventricular; TV, taquicardia ventricular.

y transesofágicas no invasivas. La estimulación transcutánea produce la captura simultánea ventricular y auricular o sólo ventricular y, por tanto, no preserva la hemodinámica óptima en los pacientes que tienen una conducción AV intacta. Con la tecnología disponible para la estimulación transesofágica, sólo es fiable la estimulación auricular. Por tanto, este método no es adecuado para los pacientes que tienen BAV avanzado o fibrilación auricular.

B. **Estimulación permanente.** Los marcapasos permanentes ya no se prescriben sencillamente para el soporte de la frecuencia. Se han convertido en una parte integral del tratamiento, junto con fármacos y otras medidas, para prevenir las arritmias y mejorar la calidad de vida de los pacientes con insuficiencia cardíaca.

1. **Indicaciones.** La presencia o ausencia de los síntomas directamente atribuibles a la bradicardia tiene una influencia importante en la decisión de implantar un marcapasos permanente[6]. Hay un interés creciente en la estimulación en múltiples localizaciones dentro del tratamiento de los pacientes que tienen una cardiopatía estructural e insuficiencia cardíaca. En el pasado, los marcapasos se prescribieron para el tratamiento de las taquiarritmias de reentrada. Actualmente, esta capacidad se puede haber programado para la aurícula o para el ventrículo dentro de las «terapias escalonadas» con un DAI.

   a. **Bloqueo AV.** Los pacientes pueden estar asintomáticos o tener síntomas relacionados con la bradicardia, arritmias ventriculares o ambas. Hay pocos signos de que la estimulación mejore la supervivencia del bloqueo AV de primer grado aislado, aunque un bloqueo de primer grado importante pueda ser sintomático sin un bloqueo de mayor grado debido a la estrecha proximidad de la sístole auricular y la sístole ventricular precedente. Con el tipo I, bloqueo AV de segundo grado debido a retraso en la conducción del NAV, es improbable la progresión a un bloqueo de mayor grado y no está indicada la estimulación. Con el tipo II, bloqueo AV de segundo grado dentro o por debajo del haz de His, los síntomas son frecuentes, el pronóstico es malo y la progresión a bloqueo AV de tercer grado es frecuente. Los estudios no aleatorizados sugieren con fuerza que la estimulación mejora la supervivencia de los pacientes que tienen BAV de tercer grado y síntomas.

b. **Bloqueo bifascicular y trifascicular.** El síncope es frecuente en pacientes que tienen un bloqueo bifascicular pero no es recurrente ni se asocia con una mayor incidencia de muerte súbita. El bloqueo bifascicular con bloqueo AV periódico de tercer grado y síncope se asocia con una mayor incidencia de muerte súbita. La estimulación profiláctica permanente está indicada en esta circunstancia. Aunque el bloqueo AV de tercer grado está precedido con mayor frecuencia por un bloqueo bifascicular, la frecuencia de la progresión es baja (años). Además, no hay datos creíbles de la progresión aguda a bloqueo AV de tercer grado durante la anestesia y la cirugía.

c. **BAV después de un IAM.** Las indicaciones de la estimulación después del IAM están más relacionadas con la presencia de defectos de la conducción intraventricular, pero no necesariamente con los síntomas. La necesidad de estimulación temporal en caso de un IAM por sí solo no constituye una indicación de estimulación permanente. El pronóstico a largo plazo en los supervivientes a un IAM está relacionado principalmente con el alcance de la lesión miocárdica y la naturaleza de los defectos de conducción intraventriculares, y no con el propio bloqueo AV. Los pacientes con IAM que presentan trastornos de la conducción intraventricular tienen un pronóstico desfavorable a corto y largo plazo, con un aumento del riesgo de muerte súbita excepto en caso de bloqueo fascicular anterior izquierdo aislado. Este pronóstico no se debe necesariamente al desarrollo de un bloqueo AV de alto grado, aunque la incidencia de este tipo de bloqueos es mayor en estos pacientes.

d. **Disfunción del nódulo sinusal.** La disfunción del nódulo sinusal (DNS) puede manifestarse como bradicardia sinusal, pausa o parada o como bloqueo sinoauricular con o sin ritmos de escape. A menudo se produce asociada con taquiarritmias supraventriculares paroxísticas (síndrome de bradicardia-taquicardia). Los pacientes que tienen DNS pueden tener síntomas debidos a bradicardia, taquicardia o ambos. La correlación de los síntomas con las arritmias es esencial y se establece mediante la monitorización ambulatoria. La DNS también se presenta como incompetencia cronotrópica (incapacidad de aumentar adecuadamente la frecuencia). Un marcapasos con respuesta de frecuencia puede beneficiar a estos pacientes al restaurar frecuencias cardíacas más fisiológicas. Aunque la DNS es la indicación principal del marcapasos, la estimulación no mejora necesariamente la supervivencia pero sí mejora la calidad de vida y reduce el riesgo de fibrilación auricular consecuente y de episodios consecuentes.

e. **Síndrome del seno carotídeo hipersensible o síndrome mediado por mecanismos neurales.** El síndrome del seno carotídeo hipersensible es un síncope o presíncope debido a una respuesta exagerada a la estimulación del seno carotídeo. Es una causa infrecuente de síncope. Debe determinarse la contribución relativa de los componentes cardioinhibidores (bradicardia, asistolia y bloqueo cardíaco) y vasopresores (vasodilatación) antes de prescribir un marcapasos. La respuesta hiperactiva se define como una asistolia que dura más de 3 segundos debida a una parada sinusal o bloqueo cardíaco, un descenso abrupto de la presión arterial o ambos. La estimulación alivia eficazmente los síntomas sólo en caso de una respuesta inhibidora exagerada. Sin embargo, en caso de respuesta mixta es esencial atender a ambos componentes para alcanzar un tratamiento eficaz. El síndrome mediado por mecanismos neuronales explica el 10% al 40% de los pacientes con síncope, habitualmente un episodio autolimitado de bradicardia e hipotensión. El síncope vasovagal es una presentación frecuente, pero el papel de la estimulación permanente es controvertido.

f. **Estimulación en niños y adolescentes.** Las indicaciones de la estimulación son similares en niños y en adultos, pero hay otras consideraciones adicionales. Por ejemplo, ¿cuál es la frecuencia óptima según la edad del paciente? Además, ¿cuál es el óptimo según la disfunción ventricular o la alteración de la fisiología circulatoria? En consecuencia, las indicaciones de la estimulación se basan más en la correlación de los síntomas con la bradicardia y no tanto en criterios arbitrarios de frecuencia, y son las siguientes:

1. Bradicardia, sólo cuando se excluyen las demás causas (convulsiones, respiración mantenida, apnea o mecanismos neurales).
2. Pacientes sintomáticos con BAV de tercer grado congénito.
3. Pacientes con BAV de segundo o tercer grado avanzado persistente después de la cirugía cardíaca. No obstante, la necesidad no está tan clara en los pacientes que tienen un bloqueo bifascicular residual y BAV intermitente.
4. Uso junto a betabloqueantes en pacientes que tienen síndrome congénito del QT largo, especialmente con TV dependientes de las pausas.

g. **Otras indicaciones de estimulación.** Un marcapasos bicameral con retardo AV corto reduce la obstrucción del tracto de salida ventricular izquierdo y mejora la situación funcional y disminuye los síntomas en la miocardiopatía hipertrófica obstructiva. También hay una mejoría funcional después de la institución de la estimulación bicameral con retardo AV corto en la miocardiopatía dilatada. La estimulación auricular o ventricular en varios puntos como forma de mejorar la sincronización AV puede proporcionar aún más beneficios. Las bradiarritmias después del trasplante cardíaco se deben principalmente a la DNS. Debido a los síntomas y al retraso de la rehabilitación, algunos centros utilizan la estimulación como tratamiento de una forma más intensiva. No obstante, la mitad de los pacientes mejorarán en un año, por lo que no es necesaria la estimulación a largo plazo. La estimulación puede terminar con muchas taquiarritmias y actualmente forma parte de una terapia escalonada con DAI. Por último, la estimulación y los betabloqueantes pueden usarse como tratamiento profiláctico de las taquiarritmias (TSV paroxística, fibrilación auricular paroxística y torsades de pointes con síndrome congénito de QT largo).

2. **Tecnología.** Los marcapasos monocamerales y bicamerales simultáneos son dispositivos sofisticados que tienen varias características programables, incluido el cambio de modo automático y la configuración programable del electrodo[4,5]. Además, la ERF ajusta automáticamente la frecuencia estimulada para cubrir las necesidades metabólicas cambiantes de los pacientes que tienen incompetencia cronotrópica. Los marcapasos se alimentan con baterías de yoduro de litio, que tienen una vida útil esperada entre 5 y 12 años, dependiendo de las capacidades del dispositivo, de la necesidad de estimulación y de los parámetros programados del estímulo. La mayoría de los sistemas usan electrodos transvenosos y su configuración es programable. En caso de una configuración unipolar, el alojamiento del marcapasos (carcasa) sirve como ánodo (+) y el electrodo distal del cable electrodo de estimulación bipolar es el cátodo (–). Con la configuración bipolar los electrodos del cable electrodo proximal y distal sirven como ánodo y cátodo, respectivamente. La capacidad de programar la estimulación unipolar es necesaria si se produce fallo en el aislamiento o en la capacidad de conducción del electrodo en un sistema de electrodos bipolares. Además, permite el aprovechamiento de ambas configuraciones a la vez que se minimizan sus desventajas (p. ej., la sobredetección con electrodos unipolares). Un marcapasos bicameral con cambio de modo automático es óptimo para los pacientes con BAV de alto grado y susceptibilidad para el desarrollo de una taquicardia auricular paroxística. Los algoritmos detectan las frecuencias auriculares rápidas y no fisiológicas y cambian automáticamente el modo de estimulación a uno que excluya el seguimiento auricular y el riesgo asociado de estimulación ventricular con una frecuencia superior.

C. **Cardioversión-desfibrilación externa.** La cardioversión externa con corriente directa (CD) difiere de la desfibrilación sólo en que la primera incorpora un circuito de retardo temporal para sincronización del choque con las ondas R y S en el ECG de superficie.

1. **Indicaciones.** Los choques sincronizados se usan en todas las taquiarritmias sensibles a la cardioversión, excepto la fibrilación ventricular (FV) o TV cuando el complejo QRS no se puede distinguir de las ondas T[7]. Los trastornos del automatismo del ritmo (p. ej., los ritmos acelerados de la unión AV o idioventriculares) no son sensibles a la cardioversión con CD.

2. **Tecnología.** Las mejorías tecnológicas incluyen la disponibilidad de desfibriladores externos automatizados y una tendencia creciente al empleo de descargas bifásicas que pueden reducir las necesidades de la corriente de descarga con la cardioversión con CD y desfibrilación.
3. **Procedimiento.** Cardioversión. La sincronización con la onda R o S mayor en el ECG prevendrá la sincronización de la FV. La resincronización debe comprobarse después de cada descarga. La sincronización puede ser inadecuada cuando hay un bloqueo de rama con una onda R alta, cuando la onda T tiene un pico prominente y con artefactos de estimulación procedentes de un marcapasos de funcionamiento incorrecto (p. ej., fracaso de capturas). Los electrodos se colocan en una posición anterolateral o anteroposterior. La corriente debe pasar a través del eje largo del corazón, despolarizan la masa miocárdica y minimizan el flujo a través de un tejido óseo de alta impedancia. Se usa una pasta o gel para el electrodo, para reducir la impedancia transtorácica. Se evitará la formación de un puente entre los electrodos con la pasta o el gel, porque con ello se reducirá la cantidad de energía administrada al corazón. El ajuste de la energía (inicialmente se usan sólo las energías más bajas posibles) reduce tanto el uso de energía como las complicaciones. Las configuraciones iniciales de 5-10 J pueden tener éxito en el flúter auricular o la TV estable.

D. **Cardioversión-desfibrilación interna.** Los DAI contemporáneos son multiprogramables, tienen una larga duración, usan electrodos transvenosos y pueden incorporar todas las capacidades de los marcapasos bicamerales modernos[4,5]. Además, los DAI tienen múltiples zonas de detección de taquicardia con unos criterios de detección programables y una «terapia escalonada» para cada una de ellas (estimulación antitaquicardia → choques de cardioversión → choques de desfibrilación si es necesario). Los DAI también almacenan los registros de episodios arrítmicos y los resultados del tratamiento. Se han publicado las primeras experiencias clínicas con cardioversores-desfibriladores auriculares internos (auriculoversores) y bicamerales. Los dispositivos futuros se adaptarán a medida para cubrir los aspectos no farmacológicos del manejo del ritmo cardíaco en cada paciente. Por último, el tamaño de los DAI ha sufrido una reducción significativa (50 ml o menor) y son adecuados para su implantación en los pectorales.

1. **Indicaciones.** Los DAI se usan para la prevención secundaria o primaria de la muerte súbita[6]. Si bien el DAI auricular (auriculoversor) se puede prescribir en los pacientes con susceptibilidad para las taquiarritmias auriculares paroxísticas o el DAI bicameral en los pacientes con susceptibilidad para las taquiarritmias auriculares y ventriculares, no hay consenso sobre las indicaciones de estos últimos dispositivos en este momento.
   a. **Prevención secundaria.** Los DAI se usan para la prevención secundaria de pacientes que tienen enfermedad arterial coronaria y antecedentes de muerte súbita o taquiarritmias ventriculares sostenidas documentadas o inducibles. El uso de los DAI está ampliamente aceptado para mejorar la evolución de estos pacientes. También están indicados en los pacientes con síndrome de QT largo y síncope recurrente, arritmias ventriculares sostenidas o muerte súbita cardíaca a pesar del tratamiento farmacológico. Los DAI se prescriben junto a los fármacos de clase IA en los pacientes que tienen FV idiopática o síndrome de Brugada o un bloqueo de rama derecha con elevación del segmento ST (derivaciones V_1 a V_3) más muerte súbita sin cardiopatía confirmada. Otras indicaciones son a) supervivientes a muerte súbita con miocardiopatía hipertrófica, b) profilaxis del síncope y muerte súbita con displasia ventricular derecha arritmogénica resistente a fármacos y c) niños con taquiarritmias malignas o muerte súbita y cardiopatía congénita, miocardiopatías o enfermedades eléctricas primarias (p. ej., síndrome del QT largo).
   b. **Prevención primaria.** Los DAI se usan para la prevención primaria de la muerte súbita en pacientes con enfermedad arterial coronaria asintomática y taquiarritmias ventriculares no sostenidas. También se usan después de una cirugía de derivación arterial coronaria en pacientes con disfunción ventricular izquierda severa (fracción de eyección menor del 35%) y ECG de señal media anormal o en algunos pacientes que esperan un trasplante cardíaco.

2. **Tecnología.** El generador de impulsos DAI es un miniordenador autoalimentado que utiliza una o dos (en serie) baterías de Li-SVO (litio-óxido vanadio de plata) de 3,2 V para alimentar el generador de impulsos, la circuitería y los capacitadores de almacenamiento electrolítico de aluminio[4,5]. Uno de los principales retos del diseño del DAI es conseguir una amplia gama de voltajes en un envase muy pequeño. Las señales intracardíacas pueden ser tan bajas como 100 μV y descargas terapéuticas que se acercan a los 750 V. Además, como las baterías del DAI contienen hasta 20.000 J existe un riesgo potencial si los circuitos de carga y descarga tuviesen que descargar eléctricamente o térmicamente toda su energía en el paciente en un breve período de tiempo. El número de descargas administradas durante el tratamiento está limitado a cinco o seis por arritmia. La vida útil esperada es de 5 a 8 años.

III. Funcionamiento, disfunciones e interferencias de los dispositivos

A. **Marcapasos.** Un marcapasos monocameral estimula la aurícula o los ventrículos según intervalos de tiempo programados[4]. Con la detección de despolarizaciones espontáneas auriculares o ventriculares puede inhibirse la administración de estímulos innecesarios o inapropiados. Los dispositivos bicamerales sincronizan la administración de los estímulos ventriculares en relación con las despolarizaciones auriculares para mantener la sincronía AV adecuada. La Figura 16.2 ilustra cómo se podría configurar un marcapasos para estimular a los pacientes con DNS o BAV. En la Figura 16.2, y a lo largo de este capítulo, se usa el código del North American Society for Pacing and Electrophysiology-British Pacing and Electrophysiology Group (NASPE/BPEG) (también conocido como código NBG) como abreviatura para describir los modos de estimulación (Tabla 16.3).

1. **Función.** Actualmente, la mayoría de los marcapasos usados en los EE.UU. son dispositivos bicamerales convencionales o de frecuencia adaptativa (DDD o DDDR). Sin embargo, en presencia de una conducción normal y funcionamiento del nódulo sinusal actúan como dispositivos monocamerales en el modo AAI (AAIR) o VVI (VVIR) (Figura 16.2).

   a. **Marcapasos monocamerales.** Estos dispositivos tienen un intervalo de tiempo sencillo, el intervalo de escape auricular o ventricular, entre los estímulos sucesivos en ausencia de una despolarización detectada. En el modo AAI o VVI (Figura 16.3) la estimulación se produce al final del intervalo de escape auricular o ventricular programado, a menos que se detecte primero una despolarización espontánea auricular o ventricular que reinicie ambos intervalos. Si el dispositivo tiene la histéresis de frecuencia como opción programable, entonces el intervalo de escape auricular o ventricular que se produce después de una despolarización detectada se programa con una mayor duración que si se produce después de una despolarización estimulada para favorecer la aparición de un ritmo intrínseco y prolongar la vida de la batería.

   b. **Marcapasos bicamerales.** Un marcapaso DDD («AV universal») puede estimular y detectar tanto en la aurícula como en el ventrículo. Tiene dos intervalos de tiempo básicos cuya suma es la duración del ciclo de estimulación (Figura 16.4). El primero es el intervalo AV, que es el intervalo programado a partir de una despolarización auricular estimulada o detectada para dar lugar a la estimulación ventricular. Algunos dispositivos ofrecen la opción de una histéresis programable del intervalo AV. En ese caso, el intervalo AV que se produce después de la despolarización auricular estimulada es mayor que después de una despolarización detectada para mantener una mayor uniformidad entre las despolarizaciones auriculares y ventriculares. El segundo intervalo es el intervalo VA, el intervalo entre la despolarización ventricular detectada o estimulada y el siguiente estímulo auricular. Durante los períodos refractarios auriculares y ventriculares (Figura 16.4), los episodios detectados no reinician el tiempo de escape del dispositivo. Durante el período de cegamiento del canal ventricular (Figura 16.4) se desactiva la detección en el canal para evitar la sobrecarga del amplificador de detección del mismo por el voltaje generado por el estímulo auricular, lo que reiniciaría incorrectamente el intervalo VA. La detección que se produce durante los períodos de alerta fuera del período de cegamiento ventricular y de los períodos refractarios posventriculares auriculares y ventriculares inicia nuevos inter-

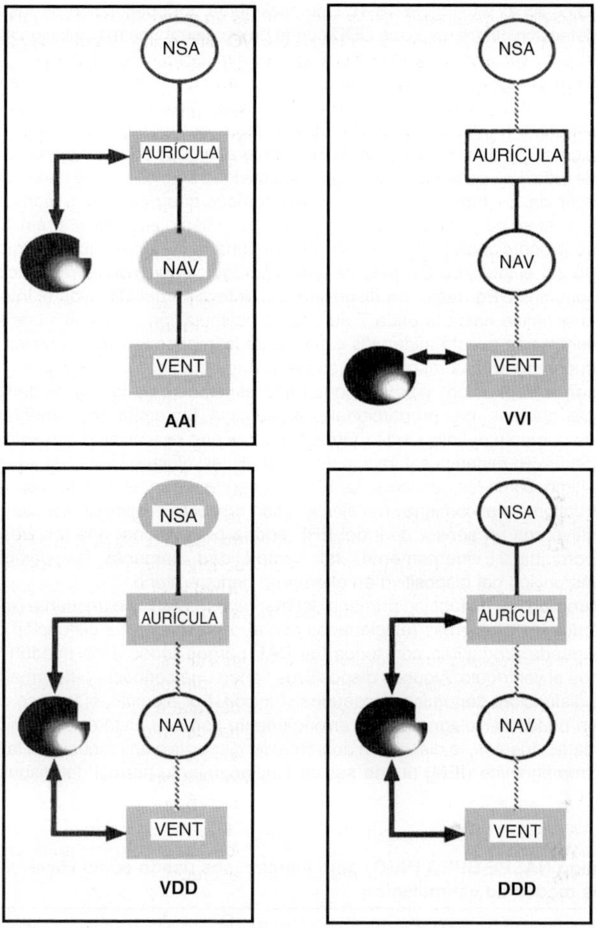

Figura 16. 2. Modos de estimulación en bradicardia. El nódulo sinoauricular (NSA), la aurícula o el nódulo auriculoventricular (NAV) disfuncionantes se indican con círculos o rectángulos blancos. La transmisión normal del impulso entre estas estructuras y los ventrículos (VENT) se indica por líneas continuas, indicando las líneas discontinuas una conducción bloqueada o ineficaz. La flecha que señala al generador de impulsos indica estimulación, mientras que la que señala a la aurícula o el ventrículo indica estimulación de esa cámara. Parte superior izquierda: estimulación AAI en el paro o bradicardia sinusal. Hay un único electrodo auricular para detección y estimulación. La estimulación auricular se produce a menos que esté inhibida por una despolarización auricular espontánea detectada. Parte superior derecha: estimulación VVI por bloqueo AV con fibrilación auricular. Hay un único electrodo ventricular para detección y estimulación. La estimulación ventricular se produce a menos que esté inhibida por una despolarización ventricular espontánea detectada. Parte inferior izquierda: estimulación VDD para bloqueo auriculoventricular (AV) con NSA y función auricular normales. El electrodo auricular sólo es para detección y el electrodo ventricular sirve para estimulación y detección. Después de la despolarización auricular detectada, el ventrículo se estimula tras un intervalo AV programado [es decir, estimulación ventricular provocada por la contracción auricular (VAT)] a menos que se inhiba primero por una despolarización ventricular detectada (p. ej., el componente VVI del modo VDD). Parte inferior derecha: estimulación bicameral secuencial o AV universal (DDD) para bradicardia sinusal con bloqueo AV. Los electrodos auriculares y ventriculares son para detección y estimulación. Este modo incorpora todas las capacidades de estimulación precedentes (AAI, VVI y VAT).

valos AV o VA (Figura 16.4). Operativamente, y dependiendo de los patrones de detección, un marcapasos DDD puede proporcionar una estimulación auricular, ventricular, secuencial bicameral o ninguna estimulación (Figura 16.4).

c. **Estimulación con respuesta de frecuencia.** En 1996 una encuesta realizada en los EE.UU. indicó que el ERF era una característica programable en el 83% de los dispositivos implantables. En los pacientes que tienen incompetencia cronotrópica se ha demostrado que el ERF mejora la capacidad de ejercicio y la calidad de vida. Los sensores basados en la actividad son los que se usan con mayor frecuencia. Se trata de cristales piezoeléctricos que detectan la vibración (el movimiento arriba y abajo) o la aceleración (movimiento adelante y atrás). Sin embargo, no proporcionan una respuesta proporcional a la necesidad fisiológica. Es mejor utilizar el intervalo QT, pero se afecta por los cambios de la frecuencia y las catecolaminas. Por tanto, un dispositivo de detección del QT mide el intervalo desde el estímulo hasta la onda T durante la estimulación ventricular. Los sensores de ventilación minuto miden los cambios de la impedancia transtorácica que se producen durante la respiración (es decir, aumentan con la inspiración y disminuyen con la espiración) y proporcionan una estimación de las necesidades metabólicas que son más proporcionales al ejercicio. Sin embargo, aumentan la pérdida de corriente del dispositivo. Otros sensores que se utilizan o que están en fase de desarrollo miden la saturación de O_2, el pH, el volumen latido o la temperatura. Por último, como los sensores del ERF pueden tener un tiempo de respuesta desproporcionado al comienzo del ejercicio con respecto al ejercicio constante, un dispositivo con un sensor dual del ERF podría proporcionar una respuesta más proporcional. Evidentemente, tal complejidad aumenta las posibilidades de disfunción del dispositivo en el entorno perioperatorio.

2. **Disfunción.** La disfunción primaria del marcapasos es poco frecuente (menor del 2% de todos los problemas relacionados con el dispositivo)[5]. La disfunción de estimulación puede producirse con todos los DAI, porque todos ellos pueden estimular al menos el ventrículo. Algunos dispositivos tienen una conducta programada que simula la disfunción, denominada pseudodisfunción. Por ejemplo, el fracaso de la estimulación puede ser diagnosticado erróneamente con una histéresis de frecuencia programada. Además, la disfunción aparente del dispositivo en respuesta a la interferencia electromagnética (IEM) puede ser un funcionamiento normal del dispositivo (véase

Tabla 16.3. Código NASPE/BPEG (NBG) para marcapasos usado como clave para designar los modos de estimulación

I Cámara estimulada	II Cámara detectada	III Respuesta al episodio detectado	IV Reprogramabilidad y respuesta de frecuencia[b]	V Funciones antitaquicardias[c]
O = ninguna	O = ninguna	O = ninguna	O = ninguna	O = ninguna
A = aurícula	A = aurícula	I = Inhibe	R = respuesta de frecuencia	P = EAT
V = ventrículo	V = ventrículo	T = desencadena		S = choque
D = dual (A + V)	D = dual (A + V)	D = dual (I + T)		D = dual (P + S)
S = única[a]	S = única[a]			

[a] Dispositivo monocameral que estimula la aurícula o el ventrículo.
[b] En la terminología actual, sólo la respuesta de frecuencia (R) está indicada por la posición cuarta. Todos los marcapasos actuales tienen capacidades completas de programación y comunicación; por tanto, ya no se usan las letras P (programable), M (multiprogramable) y C (comunicativo).
[c] Cardioversores-desfibriladores implantables con capacidades de estimulación antibradicardia y antitaquicardia.
EAT, estimulación antitaquicardia.

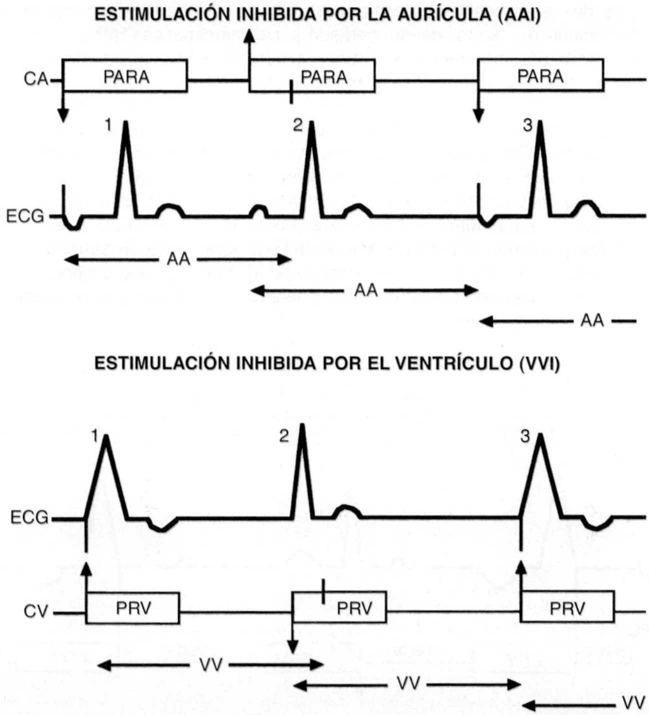

Figura 16.3. Parte superior: Estimulación AAI, en un paciente con bradicardia sinusal y conducción auriculoventricular (AV) intacta. La aurícula se estimula (latidos 1 y 3)–[la flecha señala hacia el electrocardiograma (ECG) del diagrama de tiempo del canal auricular (CA)] a menos que esté inhibida por una despolarización auricular espontánea detectada (latido 2)–(la flecha señala en dirección contraria al ECG en el diagrama de tiempo CA)–. El período refractario auricular (PRA) impide que se detecten las ondas R y T en el CA y que se reinicie incorrectamente el momento del escape auricular (intervalo AA). Obsérvese que la despolarización auricular espontánea (latido 2) se produce antes de que termine el intervalo AA, reiniciando el mismo. La línea vertical corta que aparece en el diagrama de tiempo del CA por encima del latido 2 indica dónde se podría haber producido el estímulo si el intervalo AA previo hubiera terminado. En ausencia de despolarización auricular espontánea posterior (latido 3), el intervalo AA termina con la administración de un estímulo. Parte inferior: Estimulación VVI, en un paciente con fibrilación auricular y bloqueo AV. Los latidos 1 y 3 son estimulados y el latido 2 es espontáneo. Este último reinicia el intervalo de escape ventricular (VV) que, de lo contrario, podría haber terminado con la administración de un estímulo, indicado por la línea vertical corta que se observa en el diagrama de tiempo del canal ventricular (CV) por encima del latido 2. El nuevo intervalo VV termina con la administración de un estímulo (latido 3) porque no hay una despolarización ventricular detectada que reinicie el tiempo. PRV, período refractario ventricular.

más adelante). La disfunción del marcapasos se clasifica como fracaso de estimulación, fracaso de captura, estimulación con frecuencias anormales, fracaso de detección, sobredetección y disfunción propia de los dispositivos bicamerales (Tabla 16.4). Entre las causas de fracaso de captura se encuentran los fármacos o situaciones que afectan a los umbrales de estimulación (Tabla 16.5). Para diagnosticar una disfunción es necesario obtener un ECG de 12 derivaciones y una radiografía de tórax e interrogar al dispositivo sobre sus umbrales de estimulación y detección, impedancias de los electrodos, voltaje de la batería y frecuencia del imán. Las disfunciones propias de los dispositivos bicamerales incluyen la inhibición por interferencia mutua («crosstalk») y la taquicardia mediada por el marcapasos (TMM).

a. **Inhibición interferencia mutua («crosstalk»).** La interferencia mutua (crosstalk) es la aparición inesperada en el canal o circuito de detección auricular o ventricular de señales eléctricas presentes en el otro canal o circuito de detección. Por ejemplo, los potenciales de polarización que aparecen después de administrar el estímulo auricular pueden ser detectados en el canal ventricular durante la estimulación auricular unipolar. Si se interpretan como episodios ventriculares espontáneos pueden inhibir la activación ventricular. Este tipo de inhibición por interferencia mutua se previene aumentando el umbral de detección ventricular, disminuyendo la activación auricular o programando un período de cegamiento ventricular más prolongado (Figura 16.4), tan largo que proporcione los márgenes de seguridad adecuados para la captura auricular y la detección ventricular.

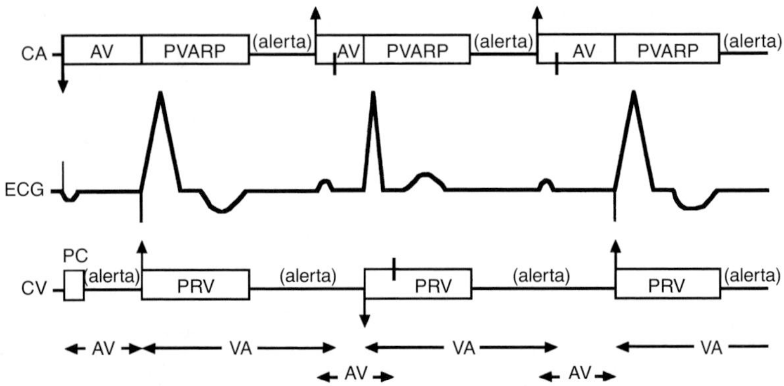

Figura 16.4. Estimulación auriculoventricular (AV) universal (DDD) en un paciente que tiene disfunción del nódulo sinusal y bloqueo AV. La aurícula se estimula (latido 1)–[la flecha señala hacia el electrocardiograma (ECG) en el diagrama de tiempo del canal auricular (CA) por encima del latido 1)] a menos que esté inhibida por una despolarización auricular detectada (latidos 2 y 3)–(las flechas señalan en dirección contraria al ECG en el diagrama de tiempo CA)–. El CA es refractario durante el intervalo VA y desde la administración del estímulo ventricular hasta el final del período refractario auricular posventricular (PVARP). Con ello se previene que la estimulación auricular reinicie el tiempo del escape (es decir, el intervalo VA). El período de cegamiento (PC) del canal ventricular (CV) previene la detección de estímulos auriculares, por lo que se reinicia el intervalo AV y se retrasa la administración del estímulo ventricular. Sin embargo, la despolarización ventricular detectada o ruidos (como el del bisturí eléctrico) en el período de alerta (VC) después del período de blanqueo también pueden inhibir la estimulación ventricular. Como se muestra, no ocurre así, por lo que el intervalo AV termina con la administración de un estímulo ventricular. El período refractario ventricular (PRV) previene que las ondas T detectadas reinicien incorrectamente el intervalo VA. No obstante, la detección que se produce durante los períodos de alerta tras el PVARP o el PRV reiniciará el tiempo básico, iniciando nuevos intervalos AV y VA, respectivamente. Como el primer latido es totalmente estimulado, es un ejemplo de la estimulación secuencial AV asíncrona (es decir, DOO). Con el segundo latido, una despolarización auricular espontánea detectada inicia un nuevo intervalo AV que inhibe el estímulo auricular que se podría haber producido, indicado por la línea vertical corta en el diagrama de tiempo del CA. En consecuencia, hay una despolarización ventricular espontánea antes de que termine el intervalo AV. El estímulo ventricular que podría haber ocurrido en otro caso al final del intervalo AV está indicado por la línea vertical corta del diagrama de tiempo VC debajo del latido 2. El tercer latido comienza con una despolarización auricular detectada. Como sucede con el latido 2, éste también ocurre antes de que termine el intervalo VA. En ausencia de una despolarización ventricular detectada (latido 3) el nuevo intervalo AV termina con la administración de un estímulo ventricular. El latido 3 es un ejemplo de estimulación desencadenada por el ventrículo e inhibida por la aurícula (es decir, VDD).

Tabla 16.4. Categorías de disfunción del marcapasos, aspecto del ECG y causa probable de la disfunción

Categoría de la disfunción	Aspecto del ECG	Causa de la disfunción
Fallo de estimulación	En una o ambas cámaras, puede no haber artefactos de estimulación en el ECG o los artefactos estarán presentes en una cámara pero no en la otra	Sobredetección, fallo de baterías; circuito abierto debido a problemas mecánicos con los electrodos o disfunción de un componente del sistema; fibrosis de la interfase electrodo-tejido; desprendimiento del electrodo; artefacto de grabación
Fallo de captura	Estímulos auriculares o ventriculares presentes con insuficiencia persistente o intermitente para capturarlos	Fibrosis en la interfase electrodo-tejido; fármacos o situaciones que aumenten los umbrales de estimulación (Tabla 16.5)
Estimulación en frecuencias anormales	1. Frecuencia de estimulación rápida (de la frecuencia superior) 2. Frecuencia de estimulación lenta (por debajo del intervalo menor de frecuencia) 3. Sin artefacto de estímulo; frecuencia intrínseca menor que el intervalo menor de frecuencia	1. Estimulación con respuesta de frecuencia; seguimiento de taquicardia auricular; taquicardia mediada por el marcapasos; sobredetección 2. Histéresis de frecuencia programada o frecuencias de reposo o sueño; sobredetección 3. Fallo de la fuente de alimentación; alteración del electrodo; sobredetección
Fallo de detección	Artefactos de estimulación en el medio de ondas P o complejos QRS normales	Fuerza inadecuada de la señal intracardíaca; disfunción de componentes; depleción de la batería; interpretación errónea del funcionamiento normal del dispositivo
Sobredetección	Frecuencias de estimulación anormales (regulares o aleatorias)	Detección de campo lejano con inhibición o activación inadecuada del dispositivo; contacto intermitente entre los elementos de conducción del sistema de estimulación
Disfunción propia de los dispositivos bicamerales	Frecuencia de estimulación rápida (es decir, de la frecuencia superior)	Inhibición por interferencia mutua; taquicardia mediada por el marcapasos (véase el texto)

Si no se puede prevenir la interferencia mutua, muchos dispositivos bicamerales tienen una característica conocida como retardo AV no fisiológico o estimulación de seguridad ventricular. Siempre que el canal ventricular detecte algo al principio del intervalo AV se activará un estímulo ventricular después de un intervalo AV abreviado. Con ello, se despolarizará el miocardio ventricular o no lo hará si el miocardio se encuentra en período refractario debido a una despolarización espontánea. La prematuridad del estímulo ventricular desencadenado previene que se produzca este fenómeno durante el período vulnerable de la onda T.

Tabla 16.5. Fármacos y situaciones que afectan o no tienen un efecto demostrado sobre los umbrales de estimulación

Efecto	Fármacos	Situaciones
Aumentan el umbral de estimulación	Bretilio, encainida, flecainida, moricizina, propafenona, sotalol	Isquemia e infarto de miocardio; progresión de una miocardiopatía; hiperpotasemia; acidosis o alcalosis grave; hipoxemia; hipotermia; irradiación; después de la cardioversión o desfibrilación (cardioversor-desfibrilador implantable o externo)
Aumentan posiblemente el umbral de estimulación	Betabloqueantes, lidocaína, procainamida, quinidina, verapamilo	Mixedema; hiperglucemia
Disminuyen posiblemente el umbral de estimulación	Atropina, catecolaminas, glucocorticoides	Feocromocitoma; hipertiroidismo u otros estados hipermetabólicos
Sin efecto demostrado sobre el umbral de estimulación	Amiodarona, fármacos anestésicos, tanto inhalados como intravenosos	Hipertermia

b. Taquicardia mediada por el marcapasos. La TMM es una estimulación rápida no deseada producida por el dispositivo o por su interacción con el paciente. La TMM incluye el marcapasos agotado, la taquicardia activada por el sensor, la taquicardia durante la resonancia magnética (RM) o debida al seguimiento de miopotenciales o taquiarritmias auriculares, y la taquicardia de reentrada del marcapasos (TRM). La taquicardia activada por el sensor puede aparecer con dispositivos con respuesta de frecuencia que detectan la vibración, los cambios de impedancia o el intervalo QT si detectan interferencias mecánicas o fisiológicas que causan una estimulación incorrecta de alta frecuencia. Por tanto, se aconseja desactivar el PRA en el perioperatorio. **Resonancia magnética.** En la sala de RM existen fuerzas potentes, incluidos los campos magnéticos estáticos y en gradiente y los campos de RF. El campo magnético estático puede ejercer un efecto de torsión sobre el generador de impulsos o cerrar el interruptor de lengüeta magnético para provocar una estimulación asíncrona. El campo magnético en gradiente puede inducir un voltaje suficientemente grande como para inhibir un marcapasos a demanda, pero es improbable que cause una estimulación. El campo de RF puede generar suficiente corriente en los electrodos como para provocar la estimulación en la frecuencia de la energía pulsada (60 a 300 lpm). La taquicardia debida al seguimiento de miopotenciales se produce cuando el canal auricular de un dispositivo unipolar bicameral programado en los modos VAT, VDD o DDD detecta potenciales del músculo situado por debajo del generador de impulsos, estimulando el ventrículo activado hasta la frecuencia de seguimiento auricular máxima. La taquicardia debida al seguimiento de **taquiarritmias auriculares** tiene una explicación similar. Puede ser necesario administrar medicación que suprima la arritmia (habitualmente, una fibrilación auricular) o cardioversión. La colocación de un imán sobre el generador de impulsos para desactivar la detección en la mayoría de los casos (véase Respuesta al imán, a continuación) terminará con el seguimiento auricular de alta frecuencia. Los dispositivos bicamerales más modernos que cuentan con un cambio de modo automático detectan la taquicardia auricular rápida no fisiológica y cambian automáticamente el modo del dispositivo al modo de no seguimiento. Por último, **la taquicardia de reentrada del marcapasos** puede producirse en un dispositivo programado en el modo de seguimiento auricular. Hasta el 50% de los pacientes con dispositivos bicamerales son susceptibles de sufrir TRM porque tienen una conducción retrógrada (VA) a través del NAV o una vía AV accesoria. La TRM se produce cuando los latidos ventriculares espontáneos o estimulados se conducen de vuelta hacia la aurícula para activar una estimulación ventricular. Para prevenir la TRM se programa un período refractario auricular posventricular más prolongado (Figura 16.4). Además, si se coloca un imán sobre el generador de impulsos terminará la TRM en la mayoría de los dispositivos al desactivar la detección. No obstante, la TRM puede recurrir cuando se retira el imán.

3. **Respuesta del marcapasos a la aplicación de un imán.** La mayoría de los dispositivos responden a la aplicación de un imán con un modo de estimulación asíncrona monocameral o bicameral específica del dispositivo. Por ejemplo, los dispositivos DR o D modelo Thera (Medtronic, Minneapolis, MN, EE.UU.) estimulan en modo SOO o DOO a 85 lpm. Sin embargo, la frecuencia del imán puede diferir ante la inminente depleción de la fuente de alimentación, ya que se convierte en un indicador del final del período útil o de reemplazo programado (Tabla 16.6). La frecuencia indicadora del final del período útil o de reemplazo programado es característica de los dispositivos específicos (p. ej., VOO a 65 lpm en los dispositivos DR y D modelo Thera). Además, los primeros latidos nuevos que se producen después de aplicar el imán pueden tener una frecuencia o salida distinta que la que se verá más adelante, proporcionando los datos de identificación del dispositivo en un registro en tira del ECG, así como más información sobre la integridad del generador de impulsos y los electrodos. En un paciente cuyo ritmo intrínseco inhiba el dispositivo, la aplicación del imán puede servir para identificar el modo programado cuando no se dispone del programador adecuado para la telemetría. Además, en caso de disfunción del dispositivo por mala detección, la estimulación asíncrona que comienza el imán puede corregir temporalmente el problema, confirmando la presencia de una detección de campo lejano, una inhibición por interferencia mutua («crosstalk»), una detección de la onda T o una TMM. Por último, en los pacientes que dependen del marcapasos la aplicación del imán puede garantizar la estimulación si la IEM inhibe la activación (p. ej., un bisturí eléctrico en el quirófano). Sin embargo, si el dispositivo se ha revertido al modo de interferencia asíncrona (véase más adelante), la respuesta del imán puede no ser la misma que cuando el dispositivo no se encuentra en el modo interferencia.
4. **Interferencias.** Los marcapasos y DAI están sometidos a interferencias procedentes de fuentes electromagnéticas no biológicas. En general, los dispositivos actuales tienen una pantalla eficaz frente a las IEM. El uso creciente de la detección bipolar ha reducido aún más este problema. Las frecuencias de IEM por encima de los 10^9 Hz (es decir, infrarrojos, luz visible, ultravioleta, rayos X y rayos gamma) no interfieren con los marcapasos ni los DAI, porque son longitudes de onda mucho menores que las dimensiones del dispositivo o del electrodo. Los rayos X terapéuticos de alta

Tabla 16.6. Indicadores del reemplazo programado que pueden afectar a la frecuencia nominal de estimulación

- **Cambio paulatino de la frecuencia de estimulación:** la frecuencia de estimulación cambia a alguna frecuencia fija predeterminada o se produce algún descenso porcentual con respecto a la frecuencia programada
- **Cambio paulatino de la frecuencia del imán:** la frecuencia de estimulación del imán disminuye de forma paulatina en relación con la vida residual de la batería
- **Cambio del modo de estimulación:** los generadores de impulsos DDD y DDDR pueden revertir automáticamente a otro modo, como VVI o VOO, para reducir la pérdida de corriente y prolongar la vida de la batería

intensidad y la radiación pueden dañar directamente la circuitería. Las IEM entran en el dispositivo por conducción (contacto directo) o radiación (los electrodos actúan como una antena). Los dispositivos están protegidos frente a las IEM por a) la protección con carcasa de la circuitería, b) el empleo de una configuración bipolar frente a la monopolar del electrodo para la detección, minimizando el efecto de antena, y c) filtrando las señales entrantes para excluir las señales no cardíacas. Si una IEM entra en el generador de impulsos, los algoritmos de protección frente al ruido en el circuito de tiempo reducen su efecto en el paciente. Sin embargo, las señales de IEM entre 5 y 100 Hz no se filtran porque se superponen con el intervalo de frecuencia de las señales intracardíacas. Por tanto, las IEM de este intervalo de frecuencia se pueden interpretar como señales intracardíacas, dando lugar a un comportamiento anormal. Las respuestas posibles son a) inhibición o activación incorrecta de la estimulación, b) estimulación asíncrona (Figura 16.5), c) reinicio del modo de estimulación, d) daño directo a la circuitería del generador de impulsos y e) activación de descargas innecesarias del DAI (Tabla 16.7). Por último, en presencia de IEM y un comportamiento incorrecto del dispositivo se asume que la colocación de un imán sobre el generador de impulsos provocará invariablemente una estimulación asíncrona mientras se mantenga el imán en esa posición. Y no es así. Mientras que algunos dispositivos provocarán la estimulación asíncrona mientras el imán esté en posición, otros interrumpirán la estimulación después de un número programado de intervalos. En algunos dispositivos se puede desprogramar la respuesta al imán y en otros se pueden haber programado varias respuestas, algunas de las cuales no proporcionan inmunidad frente a la detección de IEM. Por tanto, si es posible, se debe determinar antes de la exposición a las IEM cuál es el tipo de generador de impulsos que hay y qué debemos hacer para proteger al sujeto. Si no es posible, se debe observar la respuesta al imán durante la IEM para verificar si hay protección frente a la detección de IEM. Si, por ejemplo, una IEM por un bisturí eléctrico provoca la inhibición o activación incorrecta de la salida en un paciente dependiente del marcapasos, se debe limitar a descargas cortas.

B. **Cardioversores-desfibriladores internos.** Un DAI consiste en un generador de impulsos y electrodos para detección y tratamiento de las taquiarritmias[4]. Los DAI modernos usan sistemas de electrodos transvenosos para la detección, estimulación y administración de descargas bifásicas. Los electrodos epicárdicos se usan todavía en recién nacidos y niños pequeños. El uso de descargas bifásicas reduce mucho las necesidades de energía para la desfibrilación comparadas con las descargas monofásicas y fue crítico para desarrollar DAI más pequeños adecuados para su implantación en los pectorales.

1. **Detección de las despolarizaciones ventriculares.** Es esencial una detección fiable. El amplificador de la detección debe responder rápida y exactamente a frecuencias entre 30 y 360 lpm o mayores y a la amplitud y morfología variable de las señales intracardíacas que se producen durante la TV o FV. Los electrogramas intracardíacos no filtrados se envían al amplificador de detección, que tiene un filtro de paso de banda para rechazar las ondas T de baja frecuencia y el ruido de alta frecuencia, un control automático de ganancia (autoganancia), un rectificador para eliminar la dependencia de la polaridad y un detector del umbral del episodio fijo o autoajustable. El amplificador de detección produce un grupo de intervalos R-R que se utilizarán en los algoritmos de detección de TV o FV.
2. **Detección de la fibrilación ventricular.** Los DAI usan criterios de frecuencia como único método para detectar la FV. Debido a las circunstancias en que se produce la FV, los algoritmos de detección deben tener una sensibilidad alta y una especificidad baja. Si los criterios de detección son demasiado agresivos, es probable que el DAI sobredetecte las ondas T durante el ritmo sinusal y provoque descargas espurias. Si es demasiado conservador, es probable que infradetecte algunas FV pero trabajará bien durante el ritmo sinusal. Un detector X/Y del DAI se activa cuando X de los Y intervalos ventriculares detectados previamente son más cortos que el intervalo de detección de la FV. Habitualmente, se trata del 70% al 80% de los intervalos en un margen que se desplaza entre 10 y 24. Este abordaje es muy bueno para ignorar el

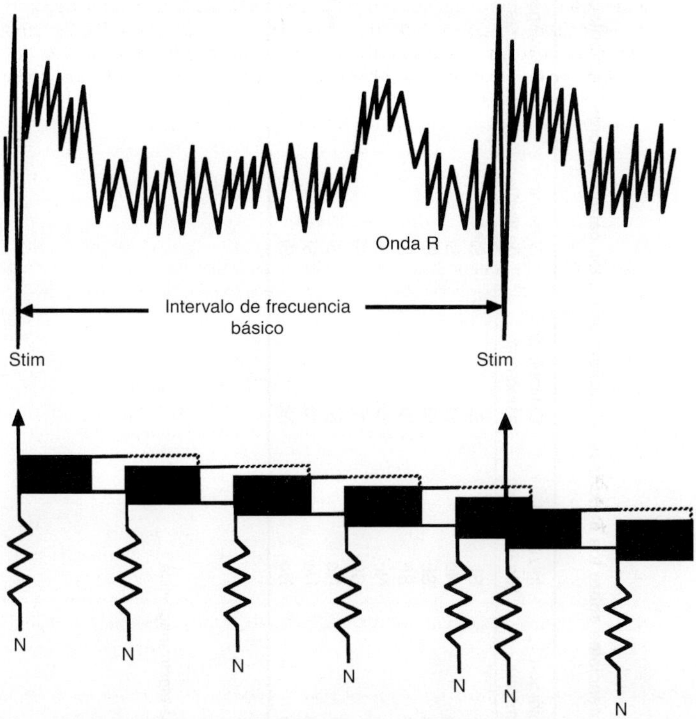

Figura 16.5. Marcapasos VVI con interferencia electromagnética (IEM) continua. La estimulación temporal asíncrona (Stim) se produce en el intervalo de frecuencia básica programado. El período refractario ventricular (rectángulos) comienza con el período de toma de muestra del ruido (N) (rectángulo negro), tiempo durante el cual no hay estimulación. Durante el resto de este período refractario, la detección repetida del ruido (n) por encima de una frecuencia mínima especificada (p. ej., 7 Hz) se interpreta como una IEM que reinicia el período refractario ventricular. Las porciones del período refractario previo reemplazado por el período refractario ventricular recién iniciado se indican con los rectángulos de línea discontinua. Por tanto, el marcapasos sigue siendo refractario y el tiempo del escape se determina totalmente por el intervalo de frecuencia básica programado mientras persista la interferencia. En este ejemplo, la segunda onda R estimulada cae en el período de toma de muestras del ruido. No se detecta pero inicia un nuevo período refractario ventricular. La onda R espontánea no se detecta y no afecta al tiempo de escape.

efecto de un número pequeño de episodios infradetectados debido a la pequeña amplitud de las señales intracardíacas de FV. Cualquier taquicardia que tenga una longitud del ciclo menor que el intervalo de detección de la FV iniciará el tratamiento de una FV. Después de cargar el condensador, y antes de administrar la descarga, un algoritmo confirma la presencia de FV. Después de la descarga, los algoritmos de redetección y de terminación del episodio determinan si la FV ha terminado, continuado o cambiado.

3. **Detección y discriminación de la taquicardia (DAI monocamerales).** La mayoría de los algoritmos de TV requiere un número programable de intervalos R-R consecutivos menores que el intervalo de detección de la TV. Un intervalo R-R mayor, como podría ocurrir durante la fibrilación auricular, reiniciaría los contadores de TV. En pacientes que tienen taquiarritmias tanto supraventriculares como ventriculares hasta

Tabla 16.7. Fuentes de IEM en el perioperatorio y sus efectos potenciales sobre los marcapasos implantados o los cardioversores-desfibriladores implantables

Fuente de IEM	Daño del generador	Inhibición completa	Inhibición de un latido	Estimulación asíncrona	Aumento de frecuencia	Descargas espurias
Bisturí eléctrico	Sí	Sí	Sí	Sí	Sí[a,b]	Sí
CD/DF externa	Sí	No	No	Sí	Sí	No
Resonancia magnética	Posible	No	Sí	Sí	Sí	Sí
Litotricia	Sí[b]	Sí[c]	Sí[c]	Sí[c]	Sí[d]	Sí
Ablación por radiofrecuencia	Sí	Sí	No	No	Sí	Sí
Tratamiento electroconvulsivo	No	Sí	Sí	Sí	Sí[b]	Sí
Estimulación nerviosa eléctrica transcutánea	No	Sí	No	Sí	Sí	Improbable
Radioterapia	Sí	No	No	No	Sí	Sí
Radiación diagnóstica	No	No	No	No	Sí	No

[a] Generadores de impulso de frecuencia (RF) basados en la impedancia.
[b] Generadores de impulso RF basados en un cristal piezoeléctrico.
[c] Posibilidad remota de interferencia.
[d] Sólo modo DDD.
CD/DF, cardioversión de corriente directa o desfibrilación; IEM, interferencia electromagnética.

el 45% de las descargas del DAI pueden ser inapropiadas si se usa la frecuencia como el único criterio de tratamiento de la TV. Para aumentar la especificidad, se programan mejoras del algoritmo de detección de la TV en una o más zonas de TV en los DAI monocamerales, incluidos los criterios de estabilidad de la frecuencia, inicio súbito y morfología del complejo QRS intracardíaco. El criterio de estabilidad de la frecuencia se usa para distinguir una TV monomórfica sostenida con una variación pequeña de la longitud del ciclo de la fibrilación auricular con una variación de la longitud del ciclo mucho mayor. Tales criterios de mejora no están disponibles en la zona de FV, donde se necesita una sensibilidad máxima. Además, están programados sólo en zonas de frecuencia que se corresponden con la TV que el paciente tolera hemodinámicamente. El criterio de inicio súbito se usa para distinguir una taquicardia sinusal de una TV porque la TV tiene un incremento de la frecuencia más brusco. Por último, los algoritmos de morfología discriminan la TV de la TSV según la morfología de los electrogramas intracardíacos.

4. **Detección y discriminación de la taquicardia (DAI bicameral).** La especificad inadecuada de los algoritmos de detección de la TV, a pesar de las mejoras, ha sido un problema significativo en los DAI monocamerales. Los DAI bicamerales usan un electrodo auricular que se utiliza para la estimulación de las bradicardias y, en el sensado, para mejorar la discriminación de la taquicardia. Los algoritmos de detección usan los datos de tiempos auriculares y ventriculares para discriminar la TSV de la TV. Por ejemplo, el algoritmo de los dispositivos de un fabricante tiene varios elementos clave: a) el patrón de los episodios auriculares y ventriculares, b) las frecuencias auriculares y ventriculares, c) la regularidad de los intervalos R-R, d) presencia o ausencia de disociación AV y e) análisis del patrón auricular y ventricular.
5. **Tratamiento escalonado.** Las opciones terapéuticas de la TV incluyen la estimulación antitaquicardia, la cardioversión o la desfibrilación. Hasta el 90% de las TV monomorfas pueden terminar con una secuencia de estimulación crítica, reduciendo la necesidad de descargas dolorosas y conservando la vida de la batería. Con la estimulación antitaquicardia se administran trenes de estímulos en un porcentaje fijado de la longitud del ciclo de TV. Los trenes repetidos y más agresivos dan lugar a la terminación de la TV o a la progresión a la cardioversión o desfibrilación.
6. **Disfunción del DAI.** Las disfunciones propias del DAI incluyen la administración de una descarga inapropiada, el fracaso al administrar el tratamiento, descargas ineficaces e interacciones con fármacos o dispositivos que afectan a la eficacia o al tratamiento. Es posible también que se produzcan disfunciones de estimulación (véase más arriba)[5].
   a. **Administración de descargas inapropiadas.** Los artefactos que se producen como consecuencia de una disfunción relacionada con el electrodo pueden interpretarse como taquicardia, con la administración de una descarga inapropiada. El artefacto que provoca el bisturí eléctrico puede interpretarse igualmente mal. La TVS rápida o la TV no sostenida se pueden diagnosticar erróneamente como TV sostenida o FV, especialmente si se usa un criterio de frecuencia únicamente para el diagnóstico. La sobredetección de las ondas R y T durante la estimulación por bradicardia ha provocado la administración de descargas inadecuadas.
   b. **Fracaso en la administración del tratamiento o descargas ineficaces.** Las taquiarritmias se pueden infradetectar, especialmente después de administrar descargas repetidas por una FV, con un fracaso de la administración del tratamiento. La exposición a los rayos X diagnósticos o a la tomografía computarizada no afecta negativamente a la administración de las descargas. Los umbrales de desfibrilación pueden aumentar en caso de IAM, desequilibrio acidobásico o electrolítico agudo y severo o hipoxia, provocando descargas ineficaces. Cualquiera de ellas podría afectar también a la frecuencia o morfología de la TV y a la capacidad de diagnosticarla. Por último, la administración de isoflurano y propofol no afecta a los umbrales de desfibrilación. Se desconoce el efecto de los demás anestésicos o fármacos que se usan para complementar la anestesia.
   c. **Interacciones entre fármacos y dispositivo que afectan a la eficacia del tratamiento con DAI.** Los fármacos antiarrítmicos se usan junto con un DAI para

suprimir a) la TV sostenida recurrente y la necesidad de descargas, b) la TV no sostenida que activa descargas innecesarias y c) fibrilación auricular con descargas inapropiadas. Además, pueden usarse para reducir la frecuencia de la TV y hacer que se tolere mejor o que sea más susceptible de terminar con la estimulación antitaquicardia y reducir la frecuencia de conducción en el nódulo AV con fibrilación auricular. Los acontecimientos adversos posibles de la combinación de fármacos y tratamiento con DAI incluyen a) reducción de la frecuencia de la TV por debajo del umbral de detección de frecuencia programado, b) proarritmia, aumentando la necesidad de descargas, c) aumentar los umbrales de desfibrilación, d) reducir la tolerancia hemodinámica de la TV, e) aumentar los intervalos PR, QRS o QT, provocando múltiples recuentos y descargas espurias, y f) alteración de la morfología o reducción de la amplitud de los electrogramas intracardíacas y fracaso de la detección de la TV y FV. La administración de lidocaína, la administración crónica de amiodarona y la administración de fármacos de clase IC (como flecainida) y fenitoína aumenta los umbrales de desfibrilación. Los fármacos de clase IA (como quinidina) y bretilio no afectan a los umbrales de desfibrilación.

d. **Interacciones entre dispositivos que afectan a la eficacia del tratamiento.** En el pasado, los marcapasos se usaron para la estimulación de la bradicardia y antitaquicardia en los pacientes con un DAI. Actualmente, los DAI incorporan ambas capacidades de estimulación pero aún pueden ser de uso esporádico en los casos que tienen un DAI y un marcapasos. Las posibles interacciones adversas entre ambos dispositivos incluyen a) los artefactos de estimulación detectados o las despolarizaciones pueden provocar un recuento múltiple, diagnóstico erróneo como TV o FV y descargas espurias y b) las descargas pueden reprogramar un marcapasos o provocar el fracaso de la captura o la infradetección.

7. **Respuesta de un DAI a la aplicación de un imán.** Dependiendo del fabricante y del modelo de DAI y de cómo se programe (p. ej., inactivando el cambio con imán), la detección de taquicardia y la administración del tratamiento pueden inactivarse durante la exposición al imán. Sin embargo, la detección se inhibe sólo mientras el imán se encuentra directamente encima del generador de impulsos, excepto en los dispositivos CPI (Cardiac Pacemakers Inc., St. Paul, MN, EE.UU.). Con estos dispositivos CPI, la aplicación del imán durante menos de 30 segundos desactiva temporalmente la detección mientras que la aplicación durante más de 30 segundos requiere la reaplicación del imán durante más de 30 segundos para reactivar la detección.
8. **Interferencias y DAI.** Los informes de descargas inapropiadas del DAI debidas a la sobredetección de las IEM son escasos. Las IEM podrían interpretarse erróneamente como FV, pero las descargas espurias no se producirán a menos que las IEM continúen después del período de carga del condensador (véase la sección **III.A.4** y la Tabla 16.7).

IV. Consideraciones preoperatorias en los pacientes con marcapasos o con DAI[5]

A. **Evaluación preoperatoria del paciente.** Los pacientes que tienen un marcapasos o un DAI, especialmente estos últimos, tienen a menudo un deterioro funcional cardíaco grave. Muchos tienen también enfermedades sistémicas debilitantes coexistentes. Se prestará una especial atención a la progresión de la enfermedad y al estado funcional, las medicaciones actuales y el cumplimiento terapéutico. No se requiere ningún estudio especial porque el paciente tenga implantado uno de estos dispositivos, aunque se debería tener los resultados del ECG de 12 derivaciones y el estudio analítico (p. ej., el estado electrolítico).

B. **Identificación y evaluación del dispositivo.** A menos que la cirugía prevista sea verdaderamente urgente o que suponga un bajo riesgo de disfunción del dispositivo relacionada con las IEM (p. ej., se usará un bisturí eléctrico bipolar o que el campo quirúrgico esté bastante alejado del dispositivo, de los electrodos y de la placa de tierra), es imperativo a) identificar el dispositivo, b) determinar la fecha e indicaciones de su implantación y c) comprobar su funcionamiento. La mayoría de las instalaciones quirúrgicas actuales cuenta con una consulta o servicio de marcapasos y DAI en el mismo centro (o tiene acceso a una), con la que se debería consultar para proporcionar este servicio. En caso contrario, la mejor estrategia consiste en identificar el dispositivo y pedir consejo al fabricante (Tabla 16.8). Todos los pacientes deben llevar una tarjeta que identifique el modelo y números de serie del dispositivo, la fecha de implantación y el médico o clínica responsable de la implantación. En caso contrario, una radiografía de la zona de implantación puede revelar el código radioopaco exclusivo («firma») que identifica al fabricante y el modelo del dispositivo, que después se busca en una lista de referencia genérica que proporcionan los fabricantes (Tabla 16.8). Por último, si la cirugía es verdaderamente urgente y no es posible identificar el dispositivo, la función básica de la mayoría de los marcapasos suprimidos se confirma colocando un imán sobre el generador de impulsos para provocar la estimulación asíncrona, siempre que la función con imán no esté desprogramada. Debe valorarse el empleo de la estimulación colinérgica (p. ej., la maniobra de Valsalva, el masaje del seno carotídeo, adenosina o edrofonio) para reducir la frecuencia intrínseca suficientemente para liberar la estimulación.

C. **Manejo del dispositivo.** El dispositivo debe programarse en el modo asíncrono en los pacientes que dependen del marcapasos, si es probable que la IEM cause una disfunción del dispositivo (p. ej., un bisturí eléctrico unipolar en las cercanías del generador de impulsos o de los electrodos). Esta capacidad debe desprogramarse en los pacientes que tienen marcapasos con respuesta de frecuencia (incluidos algunos DAI) si la IEM puede provocar una disfunción (Tabla 16.7). La prueba activada con el imán y la detección de la taquicardia (DAI) deben estar desprogramadas. Si un paciente con DAI depende del marcapasos, el modo de estimulación asíncrona debe programarse si la IEM puede causar un funcionamiento no deseado. Después del procedimiento se debe comprobar el funcionamiento del dispositivo, reprogramándolo o reemplazándolo si es necesario.

D. **Precauciones: cirugía no relacionada con el dispositivo.** La principal preocupación es reducir el riesgo de inestabilidad hemodinámica debido a la inhibición o activación inadecuadas de la señal (estímulos o descargas de estimulación) o una frecuencia alta de estimulación (dispositivos con respuesta de frecuencia). Si es probable que la IEM cause una disfunción del dispositivo y el paciente no tiene un ritmo intrínseco adecuado se deberá programar un marcapasos en un modo asíncrono y la detección de la taquicardia se habrá desactivado para el DAI. Si el dispositivo cuenta con una ERF, deberá estar desprogramada. Si la detección del DAI se desactiva, debe disponerse de un cardioversor-desfibrilador externo.

1. **Bisturí eléctrico quirúrgico.** La colocación de una placa de toma de tierra a la distancia máxima posible del bisturí eléctrico reduce las IEM de bisturí eléctrico monopolar. El generador de impulsos y los electrodos no deberán estar entre la herramienta

Tabla 16.8. Fabricantes norteamericanos de marcapasos y cardioversores-desfibriladores implantables

Biotronik, Inc. 6024 Jean Road Lake Oswego, OR 97035-5369 1-800-547-9001 (asistencia 24 horas) 1-503-635-9936 (fax) www.biotronik.com	Medtronic Corporation 7000 Central Avenue NE Minneapolis, MN 55432 1-800-328-2518 (asistencia 24 horas) 1-800-824-2362 (fax) www.medtronic.com
Guidant Corporation CRM (CPI, Intermedics)[a] 4100 Hamline Avenue North St. Paul, MN 55112-5798 (CPI, Intermedics) 1-800-227-3422 (asistencia 24 horas) 1-800-582-4166 (fax) www.guidant.com	St. Jude Medical[a] Cardiac Rhythm Management Division (Pacesetter, Ventritex)[a] 15900 Valley View Court Sylmar, CA 91342 1-800-777-2237 (asistencia 24 horas) 1-800-756-7223 (fax) www.sjm.com

[a] Compañías recientemente adquiridas o fusionadas por otras compañías.

de Bovie y la placa de toma de tierra (es decir, en el trayecto de la corriente). La función de estimulación se confirma monitorizando los ruidos cardíacos o la forma de onda de pulso. Sólo se usarán las energías más bajas posibles y las ráfagas breves del bisturí eléctrico, especialmente en caso de inestabilidad producida por la disfunción del dispositivo. Si se va a usar el bisturí eléctrico en las proximidades (menos de 15 cm) del generador de impulsos o de los electrodos, y hay una inestabilidad hemodinámica significativa debida a las IEM, es razonable colocar un imán directamente sobre el generador de impulsos del marcapasos. Esto hará que la mayoría de los dispositivos estimulen asíncronamente hasta que el imán se retire, a menos que el modo imán se haya desprogramado. En caso de que se trate de un DAI, y sin conocer qué dispositivo es, cómo está programado o cuál es la respuesta al imán, no se colocará el imán sobre el generador de impulsos a menos que sea inevitable la IEM y que active la estimulación antitaquicardia o descargas de repetición que desestabilicen al paciente.

2. **Cardioversión o desfibrilación externa.** Es probable que las descargas causen una inhibición al menos temporal. Debe esperarse la pérdida transitoria de la captura o de la detección y es posible que haya que aumentar la amplitud del estímulo, lo que hace automáticamente el DAI, con una capacidad de estimulación de la bradicardia de reserva, en casi todos los DAI activos hoy día. El daño del generador de impulsos está relacionado con la distancia de las palas externas hasta el generador de impulsos. Todos los fabricantes de dispositivos recomiendan la configuración anteroposterior de las palas, situando éstas al menos a 10 cm del generador de impulsos. Además, se aconseja que se usen las energías más bajas posibles para la cardioversión o desfibrilación. Después de la cardioversión o desfibrilación se debe interrogar al dispositivo para garantizar su funcionamiento adecuado. Puede ser necesaria su reprogramación o reemplazo.

E. **Manejo de la implantación o revisión del sistema.** Excepto en los recién nacidos y niños pequeños, en los que se usan los electrodos epicárdicos, la mayoría de los marcapasos y sistemas DAI usan electrodos transvenosos. El generador de impulsos y los electrodos se implantan con anestesia local y sedación. Para la colocación del electrodo epicárdico se precisa una toracotomía y anestesia general. La anestesia general o la anestesia monitorizada con sedación importante puede ser necesaria para la implantación o revisión de un sistema DAI en los adultos, en especial si el procedimiento implica una inducción repetida de taquiarritmias y descargas. Con respecto al manejo en los procedimientos que requieren anestesia general o anestesia monitorizada se tendrá en cuenta lo siguiente: a) la mayoría de los pacientes que tienen bradicardia sintomática necesitarán una estimulación temporal, de lo contrario se dispondrá de fármacos cronotrópicos con estimulación externa de reserva; b) se monitorizará la forma de onda de pulso de forma fiable y algunos centros requieren la monitorización directa de la presión arterial; c) seleccionar los mejores electrodos del ECG de superficie para el estudio de la onda P y el diagnóstico de la isquemia; d) los catéteres en la arteria pulmonar, que antes se recomendaban, raramente se usan hoy día por el amplio uso de sistemas de electrodos sin toracotomía y generadores de impulsos más pequeños; también interfieren con la colocación de los electrodos del DAI; e) se desconoce si los anestésicos actuales inhalados o intravenosos aumentan los umbrales de desfibrilación y se seleccionan más en base a su tolerancia hemodinámica. Los fármacos inhalados y propofol pueden afectar a la morfología de los electrogramas intracardíacos detectados y a la inducibilidad de taquiarritmias, lo que hay que tener en cuenta durante el estudio EF. Se desconoce si los anestésicos inhalados actuales (sevoflurano o desflurano) y pequeñas cantidades de lidocaína para el acceso vascular afectan a los umbrales de desfibrilación. Los fármacos más antiguos y cantidades mayores de lidocaína o bupivacaína usadas en los bloqueos de campo sí pueden hacerlo; f) debe estar disponible un cardioversor-desfibrilador externo funcionante, y g) en caso de DAI, se desactivará la detección de taquicardia cuando se use el bisturí eléctrico unipolar.

V. **Modificación con catéter o quirúrgica del sustrato de la arritmia**[8-13]. La ablación con catéter de RF ha reemplazado el tratamiento farmacológico antiarrítmico como tratamiento de muchos tipos de taquiarritmias crónicas o recurrentes. Las taquiarritmias sensibles a esta forma de tratamiento son aquellas que demuestran en el estudio EF un origen focal (activado o automático) o que son mantenidas por circuitos de entrada fijos bien definidos. La ablación quirúrgica puede realizarse en estas mismas arritmias si la ablación con catéter ha fallado o no es viable. Además, se puede usar un procedimiento de laberinto (Maze) con catéter o quirúrgico para interrumpir múltiples circuitos de reentrada con fibrilación auricular.

A. **Ablación con catéter de radiofrecuencia.** Los procedimientos de ablación con el catéter de RF se realizan en el laboratorio de EF usando una sedación consciente. Habitualmente, tanto el diagnóstico de taquiarritmia como la ablación por RF se pueden realizar en una sola sesión. Se insertan tres o cuatro catéteres con electrodos por vía percutánea en la vena femoral, yugular interna o subclavia, o por vía retrógrada aórtica o transeptal, y se posiciona dentro del corazón para permitir la estimulación y registrar los puntos clave. La eficacia de la ablación con un catéter de RF depende de la identificación exacta del lugar de origen de la arritmia. Una vez que se ha identificado el sitio y que se ha posicionado el catéter con el electrodo en contacto directo con él, se libera la energía de RF a través del catéter para destruir la zona. Las arritmias que se pueden «curar» con la ablación con catéter de RF y las tasas de éxito correspondientes se exponen en la Tabla 16.9. La ablación o modificación por RF del NAV es eficaz para controlar la frecuencia ventricular en los pacientes con síntomas graves con fibrilación auricular o taquicardia auricular multifocal cuando el tratamiento farmacológico ha fracaso o se tolera mal. Todos los pacientes requieren un marcapasos permanente después de la ablación del NAV y el 25% después de la modificación del NAV, debido al bloqueo AV. Por último, se ha descrito un procedimiento de laberinto con catéter de RF para pacientes con fibrilación auricular en los cuales se intenta duplicar los efectos del procedimiento del laberinto quirúrgico (véase más adelante) creando lesiones por energía de RF en la aurícula. No obstante, este procedimiento lleva mucho tiempo y se asocia con un riesgo de complicaciones importantes. En estos momentos se considera experimental.

Tabla 16.9. Taquiarritmias que pueden ser «curadas» con ablación por radiofrecuencia

- TSV paroxística debida a reentrada del nódulo AV (tasa de éxito de la ablación de la vía rápida o lenta, 82%-96% y 98%-100%, respectivamente)
- TSV paroxística reciprocante AV ortodrómica[a] (tasa de éxito del 85%-100%)
- TSV paroxística procedente de la aurícula y debida a reentrada, automatismo anormal o actividad desencadenada (tasa de éxito ≥92%)
- TSV paroxística reciprocante AV ortodrómica o antidrómica[b] con síndrome de WPW (tasa de éxito ≥95%)
- Flúter auricular tipo I[c] (tasa de éxito >90%)
- Fibrilación auricular focal con foco desencadenante en venas pulmonares o aurícula derecha (tasa de éxito desconocida debido a la escasa experiencia con la ablación por RF)
- TV monomorfa idiopática que surge del tracto de salida del ventrículo derecho o taquicardia ventricular izquierda que responde a verapamilo (tasa de éxito >90%)
- TV monomorfa en pacientes con enfermedad arterial coronaria para reducir la necesidad de fármacos o como adyuvante al DAI para reducir las descargas (tasa de éxito 67%-96%[d])
- Distintas taquiarritmias: taquicardia sinusal no fisiológica (tasa de éxito para el alivio de los síntomas: 90%); taquicardia automática de la unión (tasa de éxito 82%); taquicardia con QRS ancho y reentrada de rama (casi el 100% sin TV miocárdica asociada)

[a] El nódulo auriculoventricular (AV) sirve como la rama anterógrada del circuito de reentrada y una vía accesoria oculta (es decir, no se manifiesta como una onda delta durante el ritmo sinusal normal) sirve como rama retrógrada.

[b] La vía accesoria manifiesta sirve como la rama anterógrada (provocando una taquicardia de preexcitación de QRS ancho) y el nódulo AV sirve como la rama retrógrada del circuito de reentrada.

[c] Frecuencia auricular <340 lpm.

[d] Taquicardia ventricular (TV) particular objeto de ablación.

DAI, cardioversor-desfibrilador implantable; RF, radiofrecuencia; TSV, taquicardia supraventricular; WPW, Wolff-Parkinson-White.

B. Cirugía de las arritmias. La posible morbilidad de la cirugía con tórax abierto y los altos costes que asocia, la duración de la hospitalización y el retardo de la recuperación funcional favorecen el desarrollo de la ablación con catéter de RF. No obstante, los abordajes quirúrgicos directos siguen teniendo un papel importante en los pacientes con patologías arritmógenas refractarias a la ablación con catéter o con alteraciones quirúrgicas asociadas. Se han diseñado procedimientos quirúrgicos para la mayoría de las taquiarritmias supraventriculares, pero actualmente se aplican principalmente para el tratamiento de la fibrilación auricular.

1. **Abordajes quirúrgicos al tratamiento de la fibrilación auricular[10-12].** El primer abordaje fue el aislamiento auricular izquierdo junto con las operaciones de la válvula mitral. Aunque el 70% de los pacientes tenía un ritmo sinusal en el seguimiento a largo plazo, la fibrilación auricular persistente en la aurícula aislada no reduce el riesgo de episodios tromboembólicos. Después, Guiraudon y cols. aislaron una banda de tejido que conecta el seno y los NAV, es lo que se denominó la operación del «corredor». Más del 75% de los pacientes estaban libres de arritmias sin medicación después de 40 meses de seguimiento, pero una limitación significativa fue la conducción persistente del impulso fuera del corredor (a través de las fibras del seno coronario) provocando la recurrencia de las arritmias auriculares sintomáticas y la necesidad de realizar la ablación del haz de His. Además, la operación del corredor no redujo el riesgo de tromboembolia. Por último, para mantener la contracción auricular y la sincronía AV, preservar la función del nódulo sinusal y proporcionar el alivio sintomático, Cox y cols. diseñaron el procedimiento del laberinto. Con este procedimiento, se escinden ambos apéndices auriculares y se practica una serie de incisiones en la aurícula derecha e izquierda. El procedimiento del laberinto a) elimina la mayoría de las oportunidades de reentrada, b) reduce la probabilidad de fibrilación en cualquier segmento de tejido residual debido a la reducción de la masa miocárdica, c) permite conducir el impulso sinusal hacia el NAV en una secuencia adecuada mediante tiras de tejido que unen segmentos adyacentes (es decir, preserva la función de transporte auricular) y d) elimina el estasis de sangre para reducir el riesgo de tromboembolia. Un problema que se encontró con el procedimiento original fue la insuficiencia cronotrópica del nódulo sinusal, que se creyó que era un daño en el complejo del nódulo sinusal o de su inervación (hasta el 40% de los pacientes requería marcapasos). El procedimiento del laberinto III reduce este riesgo al eliminar la incisión auricular por encima de la vena cava superior. Como un procedimiento aislado de tratamiento de la fibrilación auricular, el procedimiento del laberinto tiene la limitación de requerir la derivación cardiopulmonar y una parada circulatoria con cardioplejía. No obstante, se ha usado junto con otras operaciones cardíacas, principalmente con la cirugía valvular mitral. La modificación más reciente del procedimiento usa la cirugía mínimamente invasiva y crioablación, dando lugar a menos auriculotomías.
2. **Vías AV accesorias[11].** Esencialmente, hay dos métodos quirúrgicos que permiten seccionar las vías AV accesorias: los abordajes endocárdicos y epicárdicos. Ambos requieren la esternotomía media. Con ayuda de un registro múltiple de electrodos se realiza la cartografía EF de las vías sin derivación cardiopulmonar, ayuda que es particularmente atractiva cuando se usa el abordaje epicárdico para seccionar la vía accesoria, porque esta técnica es viable sin bomba. El abordaje endocárdico implica una incisión supraanular dentro de la aurícula izquierda de las vías del lado izquierdo (requiere el pinzamiento aórtico y cardioplejía fría) y desde la aurícula derecha para las vías que atraviesan el anillo tricúspide (requiere sólo la derivación cardiopulmonar). Las vías accesorias se dividen usando la disección cortante. El abordaje epicárdico no requiere la apertura de la aurícula y se realiza con el corazón latiendo normotérmico sin derivación cardiopulmonar. Las lesiones se crean por crioablación. No se ha demostrado una superioridad evidente del abordaje endocárdico o epicárdico, al menos en cuanto a los resultados clínicos.
3. **Otras arritmias supraventriculares y ventriculares[11-13].** En el resto de arritmias supraventriculares susceptibles de curación por ablación focal se reserva la cirugía para los pacientes que tienen alteraciones quirúrgicas cardíacas asociadas, arritmias

intratables después de una ablación fallida con catéter de RF o arritmias no susceptibles de ablación con catéter de RF. En cuanto a los pacientes con arritmias ventriculares, el papel de la cirugía debe reconsiderarse en vista de los espectaculares avances que se producen en la tecnología de los DAI. No obstante, en algunas circunstancias, la ablación quirúrgica puede mejorar la calidad de vida (p. ej., limitando las descargas espurias con el DAI). Los pacientes que tienen una función ventricular izquierda conservada tienen el riesgo quirúrgico más bajo, pero también una buena supervivencia a largo plazo, independientemente del tratamiento. La técnica quirúrgica es una combinación entre la conservación de la función cardíaca y la neutralización de los sustratos arritmógenos actuales o futuros. Se basa en dos conceptos quirúrgicos: la exclusión y la ablación. La exclusión tiene como objetivo aislar el mecanismo arritmógeno del resto del corazón y la ablación pretende neutralizar los focos arritmógenos. Las técnicas quirúrgicas consisten en la ventriculotomía, resección transmural, resección endocárdica, crioablación y fotocoagulación con láser. Estos últimos dos métodos producen una masa bien delimitada de tejido neutralizado que consigue el objetivo terapéutico sin el deterioro funcional miocárdico no deseado. La criocirugía ha mejorado con la cardioplejía fría, mientras que la fotocoagulación con láser puede realizarse en el corazón latiendo normotérmico. Otro aspecto quirúrgico es el valor del mapeo intraoperatorio.

4. **Consideraciones perioperatorias.** Tanto si la cirugía de la arritmia se realiza con o sin bomba y las necesidades de parada circulatoria cardiopléjica dependen del procedimiento quirúrgico, la cirugía de la arritmia se puede realizar con seguridad utilizando una anestesia intravenosa total, obviando la necesidad de utilizar anestésicos volátiles inhalados que podrían modificar los sustratos de la arritmia o los resultados del estudio EF durante el procedimiento quirúrgico.

Bibliografía

1. Atlee JL, Bosnjak ZJ. Mechanisms for cardiac dysrhythmias during anesthesia. *Anesthesiology* 1990;72:347–374.
2. **The Sicilian Gambit. A new approach to the classification of antiarrhythmic drugs based on arrhythmogenic mechanisms. Task Force of the Working Group on Arrhythmias of the European Society of Cardiology. *Circulation* 1991;84: 1831–1851.**
3. *The Sicilian Gambit. Antiarrhythmic therapy: a pathophysiologic approach.* Armonk, NY: Futura Publishing, 1994.
4. **Atlee JL, Bernstein AD. Cardiac rhythm management devices. Part I. Indications, device selection and function. *Anesthesiology* 2001;95:1265–1280.**
5. **Atlee JL, Bernstein AD. Cardiac rhythm management devices. Part II. Perioperative management. *Anesthesiology* 2001;95:1492–1506.**
6. **Gregoratos G, Cheitlin M, Conill A, et al. ACC/AHA guidelines for implantation of cardiac pacemakers and antiarrhythmia devices: a report of the ACC/AHA Task Force on Practice Guidelines (Committee on Pacemaker Implantation). *J Am Coll Cardiol* 1998;31:1175–1206.**
7. The American Heart Association in collaboration with the International Liaison Committee on Resuscitation (ILCOR). Guidelines 2000 for cardiopulmonary resuscitation and emergency cardiovascular Care. Part 6: advanced cardiovascular life support: section 2: defibrillation. *Circulation* 2000;102[Suppl 8]:I90–I94.
8. Morady F. Radio-frequency ablation as treatment for cardiac arrhythmia. *N Engl J Med* 1999;340:534–544.
9. Pappone C, Oreto G, Lamberti F, et al. Catheter ablation of paroxysmal atrial fibrillation using a 3D mapping system. *Circulation* 1999;100:1203–1208.
10. Falk RH. Atrial fibrillation. *N Engl J Med* 2001;344:1067–1078.
11. Page PL. Surgery for atrial fibrillation and other supraventricular tachyarrhythmias. In: Zipes DP, Jalife J, eds. *Cardiac electrophysiology,* 2nd ed. Philadelphia: WB Saunders, 2000:1065–1077.
12. Cox JL, Schussler RB, D'Agostino HJ Jr, et al. The surgical treatment of atrial fibrillation. III. Development of a definitive surgical procedure. *J Thorac Cardiovasc Surg* 1991; 101:569–583.
13. Guiraudon GM, Klein GJ, Guiraudon CM, et al. Surgical treatment of ventricular tachycardias. In: Zipes DP, Jalife J, eds. *Cardiac electrophysiology,* 2nd ed. Philadelphia: WB Saunders, 2000:1078–1086.

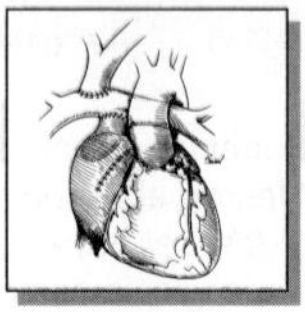

Tratamiento de las urgencias quirúrgicas cardiotorácicas

Stephen R. Longo y David B. Campbell

La palabra **urgencia** en Medicina entraña un concepto relativo. Para el cirujano ortopédico u oftalmológico, una urgencia puede requerir una intervención en el plazo de unas horas, mientras que las urgencias cardiotorácicas pueden requerir la intervención quirúrgica en minutos o segundos. En general, las urgencias cardiotorácicas se precipitan por una de las siguientes situaciones: i) isquemia miocárdica intratable, ii) obstrucción anterógrada al gasto cardíaco, iii) hemorragia o iv) obstrucción al flujo aéreo. Cada uno de ellos puede matar en minutos. En este capítulo se revisan las urgencias que aparecen en cada una de estas categorías, resaltando el sentido apropiado de la urgencia y la prioridad clínica.

I. El corazón

A. El taponamiento pericárdico se asocia con múltiples enfermedades médicas y quirúrgicas. Sin embargo, con mayor frecuencia es el resultado de una hemorragia en el espacio pericárdico después de la cirugía cardíaca.

1. El espacio pericárdico contiene normalmente entre 25 y 50 ml de un líquido transparente.

a. Los síntomas del taponamiento cardíaco tienen un inicio rápido pero dependen de la velocidad con que se acumule el líquido pericárdico. Una cantidad relativamente pequeña de líquido dentro del espacio pericárdico cerrado es suficiente para interferir con el llenado cardíaco, pero un incremento crónico producirá el taponamiento sólo cuando se haya acumulado una gran cantidad de volumen. Esta acumulación gradual de líquido estira el pericardio, por lo que los volúmenes mayores se toleran bien antes de que aparezcan los síntomas. Las **características clínicas** del taponamiento cardíaco consisten en disnea, ortopnea, taquicardia, pulso paradójico, ruidos cardíacos distantes, hinchazón hepática y distensión venosa yugular.

b. La **acumulación de líquido en el espacio pericárdico** provoca una alteración importante en la fisiología cardíaca normal al aplicar una presión externa sobre el corazón. La presión provoca una restricción del llenado auricular y ventricular y la caída consecuente del volumen sistólico. El gasto cardíaco pasa a depender de la frecuencia. La monitorización continua de todas las presiones cardíacas pondría de manifiesto:

1) Un incremento y equiparación de las presiones de llenado auriculares y ventriculares telediastólicas. Descenso y del trazado de presión venosa central (PVC) ausente o disminuido (Figura 17.1).

2) La mayoría de los autores ha sugerido que el descenso del gasto cardíaco y del volumen sistólico se debe al descenso del llenado ventricular[1]. **El principal problema es la precarga ventricular reducida** y no el fracaso de la contractilidad miocárdica.

2. El taponamiento cardíaco está **relacionado principalmente con una de estas tres causas:** i) traumatismos, que pueden ser penetrantes o no penetrantes; ii) infecciones, o iii) enfermedades neoplásicas. Otras causas posibles son las siguientes:

a. Infarto agudo de miocardio
b. Sangrado en el postoperatorio (los pacientes cardíacos tienen una incidencia del 3% al 6% de taponamiento). Las fuentes habituales de sangrado son las líneas de sutura del injerto, la hemorragia arterial desde el esternón y una coagulopatía generalizada
c. Disección aórtica con fuga o rotura intracardíaca
d. Yatrogenia (colocación del catéter venoso central, radiación, marcapasos, cateterismo cardíaco)
e. Trastornos del tejido conjuntivo
f. Uremia

3. El **diagnóstico** del taponamiento debe valorarse en todo paciente que tiene hipotensión y presión venosa yugular elevada. Debido a que el tratamiento inmediato puede salvar la vida, se tomarán las medidas rápidas para establecer el diagnóstico. Para ello pueden ser útiles los siguientes hallazgos clínicos:
   a. El taponamiento agudo se describe bien con la **tríada de Beck: un corazón quieto y pequeño, aumento de presión venosa e hipotensión.**
   b. La equiparación de la PVC, la presión telediastólica ventricular derecha, la presión de enclavamiento capilar pulmonar, la presión en aurícula izquierda y la presión telediastólica ventricular izquierda.
   c. **Pulso paradójico.** Con la inspiración se produce un descenso mayor de 10 mm Hg en la presión sistólica (no es un hallazgo específico).
   d. En la radiografía se aprecia una sombra cardíaca globulosa y aumentada de tamaño con un borde cardíaco izquierdo convexo o recto. El ángulo costofrénico derecho está reducido a menos de 90° y los pulmones están claros.
   e. El electrocardiograma (ECG) es inespecífico pero puede mostrar un bajo voltaje, descenso del segmento PR y elevación del segmento ST. En ocasiones puede verse la **alternancia eléctrica** (Figura 17.2).
   f. La **ecocardiografía** permite el diagnóstico no invasivo. Se ve un espacio anecógeno característico entre el epicardio y el pericardio. Ésta es la herramienta más sensible para establecer el diagnóstico de derrame pericárdico. Los hallazgos del taponamiento pueden incluir el colapso diastólico de la pared libre ventricular derecha, inversión auricular derecha, colapso auricular izquierdo y anomalías características del Doppler. No obstante, la sangre coagulada del espacio pericárdico puede complicar el diagnóstico ecocardiográfico preciso.

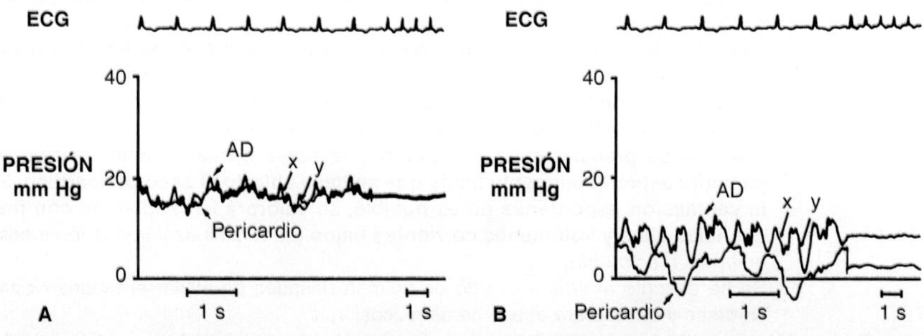

Figura 17.1. Presiones en aurícula derecha (AD) y pericardio en el taponamiento cardíaco: **A:** Obsérvese las presiones iguales en AD y pericardio y la disminución de la descendente y en la forma de onda de la AD. **B:** Después de extraer 100 ml de líquido, la presión pericárdica es menor que en AD y se ha recuperado la onda y descendente normal. (Tomado de Lorell BH, Braunwald E. Pericardial disease. En: Braunwald E, ed. Heart disease. Filadelfia, WB Saunders, 1984:1481, con autorización.)

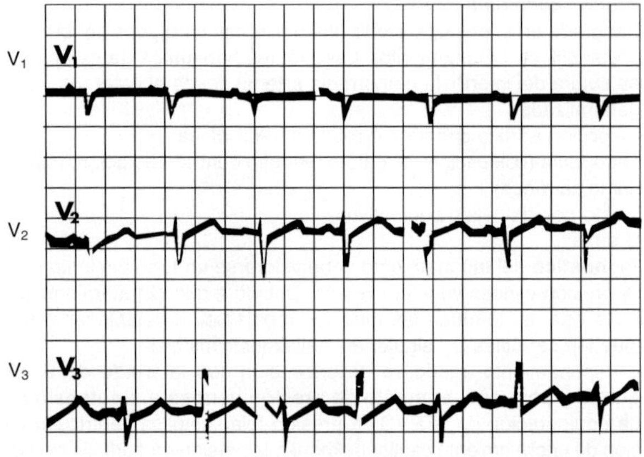

Figura 17.2. Alternancia eléctrica en el taponamiento cardíaco. La derivación V_3 muestra la variación del eje de la onda R en los latidos alternos. Obsérvese que este fenómeno no se ve en todas las derivaciones electrocardiográficas. (Tomado de Goldman JM. Principles of clinical electrocardiography, 11.ª ed. Los Altos, CA: Lange Medical Publications, 1982:305, con autorización.)

4. **Tratamiento.** El tratamiento definitivo del taponamiento cardíaco es el drenaje, que puede realizarse a través de una pericardiocentesis (Figuras 17-3 y 17-4) o de una descompresión quirúrgica. Los abordajes quirúrgicos incluyen el abordaje subxifoideo, que es más fácil de realizar pero ofrece una exposición limitada. La toracotomía izquierda proporciona una exposición excelente y está indicada cuando se necesita un campo mayor.
5. **Manejo anestésico.** La secuencia de la anestesia y la cirugía depende del estado hemodinámico del paciente. En los pacientes gravemente comprometidos se puede realizar la pericardiocentesis o exploración subxifoidea con el paciente bajo anestesia local, que es la técnica de anestesia preferida cuando la hipotensión es importante. Si está previsto usar una anestesia general, se deben valorar las normas siguientes:
   a. Administrar líquidos intravenosos antes de la inducción para optimizar la precarga. Evitar o minimizar las manipulaciones que disminuyen el retorno venoso.
   b. Evitar fármacos que provoquen depresión miocárdica. Ketamina es una opción para la inducción.
   c. La frecuencia cardíaca debe mantenerse alta para preservar el gasto cardíaco.
   d. La ventilación controlada disminuye significativamente la precarga y el gasto cardíaco. **Si se precisa anestesia general, se sugiere que se deje respirar al paciente espontáneamente hasta que se haya abierto el saco pericárdico. Si la ventilación espontánea no es posible, se valorará la ventilación con frecuencias altas y volúmenes corrientes bajos** (para minimizar la presión media en la vía respiratoria).
   e. Se ha descrito el edema agudo de pulmón después de aliviar el taponamiento cardíaco y se valorará el uso de diuréticos.

B. **La embolia pulmonar masiva** es causa importante de morbilidad y mortalidad en la población general de pacientes. Más del 95% de las embolias pulmonares proceden del sistema venoso profundo de las extremidades inferiores[2]. Los trombos que aparecen en las cámaras derechas del corazón o en otras venas son responsables del resto de las embolias pulmonares. Ya en 1856 **sugirió Virchow tres causas posibles de trombosis**

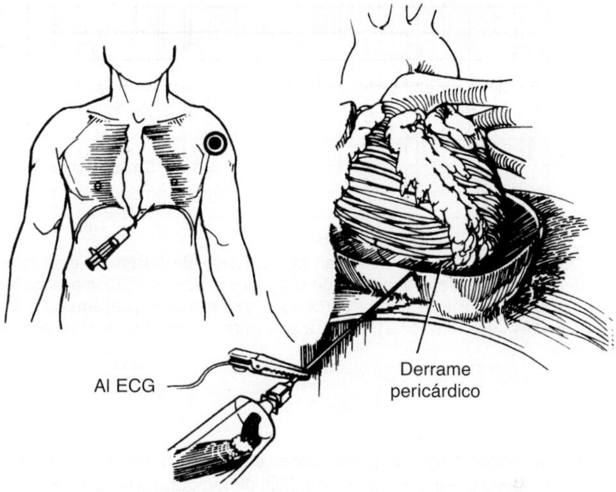

Figura 17.3. Técnica de pericardiocentesis subxifoidea. La aguja se dirige directamente hacia el hombro izquierdo. El electrograma con aguja permite identificar el contacto entre la punta de la aguja y el epicardio (lo que provoca la elevación del segmento ST). (Tomado de Polomano RC, Miller SE. Understanding and managing oncologic emergencies. Columbus: Adria Laboratories, 1987:22, con autorización.)

venosas: i) estasis de sangre, ii) anomalías de la pared venosa y iii) estados anormales de coagulación. Los pacientes que están predispuestos a desarrollar trombosis venosa profunda son los que están inmovilizados durante largos períodos de tiempo, los ancianos, los obesos y los que tienen procesos malignos, insuficiencia cardíaca congestiva y antecedentes previos de embolias[3].

1. Las **tromboembolias mayores** provocan una serie de episodios fisiopatológicos que se pueden clasificar por sus consecuencias respiratorias o hemodinámicas predominantes. Pueden producir síntomas por el efecto directo de la obstrucción arterial pulmonar o por el broncoespasmo y vasoconstricción pulmonares secundarios. Los síntomas más frecuentes son taquicardia, taquipnea y estertores. **La tríada clásica de disnea, dolor y hemoptisis se encuentra en menos del 25% de los pacientes.**
2. Los **signos y síntomas** de la embolia pulmonar aguda son muy variables e inespecíficos. Es probable que los grados menores de embolia sean frecuentes, pero como no producen trastornos circulatorios ni respiratorios, pasan inadvertidos[4]. Por el contrario, la embolia pulmonar masiva produce un cuadro catastrófico que incluye cianosis, disnea extrema, dolor torácico, hemoptisis y colapso cardiovascular. El incremento de la resistencia vascular pulmonar causa insuficiencia ventricular derecha. Este compromiso hemodinámico empeora con la hipoxemia concomitante y un cambio agudo del equilibrio ventilación-perfusión.
   a. **La angiografía pulmonar es la prueba definitiva.** La angiografía permite visualizar el árbol pulmonar, destacando claramente qué ramas están ocluidas por el coágulo. Es la prueba diagnóstica más fiable de embolia pulmonar.
   b. La tomografía computarizada (TC) espiral con contraste proporciona una información de imágenes directas que pueden demostrar la embolia pulmonar significativa y la alteración de la perfusión pulmonar segmentaria. La TC se considera la exploración inicial de elección por su velocidad y disponibilidad.

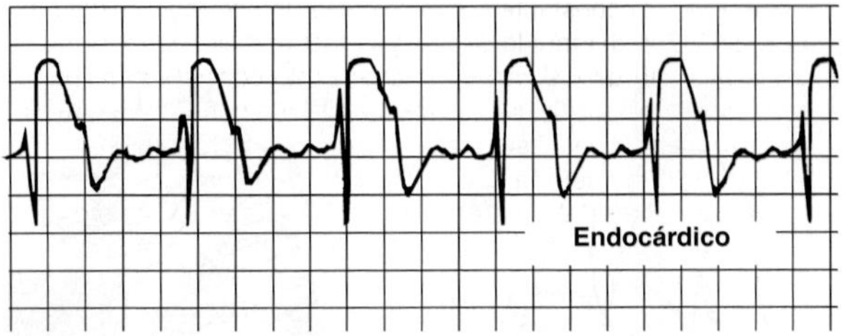

Figura 17.4. Complejos QRS que muestran la «corriente de lesión» o elevación del segmento ST característica del contacto entre el electrodo de la aguja y el epicardio. (Tomado de Mansour KA, Dorney ER, Kisig SB, Techniques for insertion of perivenous and epicardial pacemakers. En: Hurst JW, Logue RB, Rachley CE y cols., eds. The heart, arteries and veins, 5.ª ed. Nueva York: McGraw-Hill, 1982:1759, con autorización.)

c. La ecocardiografía puede tener una función importante en el diagnóstico de la embolia pulmonar. Es rápida, fácil de movilizar y tiene una morbilidad mínima. Los hallazgos ecocardiográficos pueden incluir los siguientes:

1. Tromboembolias dentro de la aurícula derecha o la arteria pulmonar.
2. Dilatación del ventrículo derecho.
3. Hipocinesia ventricular derecha.
4. Volumen ventricular izquierdo reducido.
5. Dilatación de la arteria pulmonar.
6. Insuficiencia tricúspide y pulmonar.

d. Una gammagrafía de ventilación-perfusión es otro método no invasivo para detectar la embolia pulmonar. Sin embargo, los resultados del escáner son a menudo inespecíficos y pueden demostrar resultados falsos positivos.

e. No hay hallazgos específicos en el ECG que permitan identificar la embolia pulmonar, pero pueden verse signos de sobrecarga en el ventrículo derecho o bloqueo de rama derecha.

3. Tratamiento

a. **La anticoagulación con heparina es el tratamiento estándar** si los datos clínicos apoyan el diagnóstico de embolia pulmonar.

b. El tratamiento trombolítico está habitualmente contraindicado en los pacientes en el postoperatorio por el riesgo de hemorragia. Sin embargo, los fármacos como el activador tisular del plasminógeno (tPA), estreptocinasa y urocinasa aceleran la resolución de los trombos venosos y las embolias pulmonares.

c. La embolectomía quirúrgica de una embolia masiva comporta una mortalidad quirúrgica del 50% al 60%[5]. Incluso la embolia masiva puede resolverse espontáneamente. La embolectomía pulmonar es un procedimiento de urgencia que se puede realizar sin derivación cardiopulmonar (DCP).

d. La derivación portátil mediante una canulación femoral puede salvar la vida del paciente. Por desgracia, el diagnóstico raramente se establece con suficiente rapidez para alterar la mortalidad de una embolia pulmonar masiva.

e. Interrupción de la vena cava inferior o la colocación de un filtro de vena cava en los pacientes en los que está contraindicada la anticoagulación o que tienen una embolia recurrente a pesar de la misma.

4. Consideraciones anestésicas

a. El gradiente entre la P_{CO_2} arterial y teleespiratoria refleja la cantidad de espacio muerto pulmonar. Cuando se sigue en el tiempo, la evolución de la P_{CO_2} con ventilación minuto constante proporciona un índice relativo del desequilibrio ventilación-perfusión durante la cirugía y la recuperación posterior.

b. En la mayoría de los casos, el tratamiento consiste principalmente en reanimación con intubación traqueal, hiperventilación con oxígeno, relajantes musculares, fármacos hipnóticos y soporte inotrópico.

c. El objetivo debe ser maximizar el gasto cardíaco para preservar la función orgánica vital hasta establecer la DCP. La dosis de todos los fármacos anestésicos se ajustará para optimizar la función cardíaca, preferiblemente mediante la medición del gasto cardíaco.

d. A pesar de las prisas por establecer la derivación, es fundamental recordar la administración de heparina en una vena central. Durante la aspiración quirúrgica de los coágulos de los vasos pulmonares, el masaje manual y la ventilación de los pulmones puede potenciar la recuperación del coágulo. El espacio pleural se debe vaciar y drenar al terminar la operación. Si se tolera, a menudo es útil establecer una presión teleespiratoria positiva para minimizar las alteraciones de repercusión y el edema alveolar.

C. Sangrado y reintervención en el postoperatorio

1. Fisiopatología

a. Etiología. Los problemas de coagulación que aparecen en el paciente quirúrgico cardíaco son distintos de los que aparecen en otro tipo de pacientes. Las coagulopatías pueden existir por los fármacos administrados en el preoperatorio e intraoperatorio, como heparina en dosis altas, warfarina y antagonistas del receptor plaquetario IIb/IIIa (abciximab, eptifibatida y tirofibán). Además, el uso de una superficie artificial en el circuito de la DCP estimula los anticoagulantes y la fibrinólisis y provoca cambios cualitativos y cuantitativos en las plaquetas[6]. El propio procedimiento quirúrgico provoca un sangrado importante. Puede haber una hemostasia inadecuada en las líneas de sutura, sangrando los injertos venosos y arteriales o incluso la propia pared torácica. Por último, la presión sanguínea elevada puede iniciar una hemorragia que puede ser difícil de controlar.

b. Complicaciones. El sangrado continuado puede provocar una morbilidad y mortalidad significativa. Es esencial conocer el proceso hemostático normal para entender la etiología del problema.

1. El sangrado continuo puede provocar múltiples transfusiones y riesgo de transmisión de hepatitis, virus de la inmunodeficiencia humana y disfunción pulmonar.
2. La hipotermia puede aparecer tras transfusiones múltiples, por lo que los productos hematológicos se deben calentar para prevenir la coagulopatía. Puede estar indicado usar un dispositivo de calentamiento activo del paciente.
3. La hipovolemia se debe tratar agresivamente o puede provocar hipotensión y shock.
4. Se debe vigilar el calcio y suplementarlo si es necesario en caso de transfusión masiva.

2. Situación clínica. La reposición de líquidos depende de la hemodinámica del paciente, de la producción de orina, de los estudios de laboratorio y de la pérdida continuada de sangre. Cuando el sangrado continúa a una velocidad mayor de 300 ml/hora, es prudente volver al quirófano si los resultados del estudio de coagulación son prácticamente normales. Si el tubo de drenaje torácico deja de expulsar líquido bruscamente, se examinará en busca de coágulos para impedir un taponamiento inminente.

3. Tratamiento

a. Prevención

La hemostasia quirúrgica completa al final de la DCP sigue siendo la mejor medida profiláctica frente a la hemorragia postoperatoria. Es obligada la reversión adecuada de la heparina con confirmación del tiempo de coagulación activado. Debe destacarse la importancia del control estricto de la presión arterial sistémica. Si la hemostasia muestra alteraciones clínicas, los estudios de laboratorio incluirán el tiempo de protrombina, el tiempo de tromboplastina parcial, la concentración de fibrinógeno y el recuento de plaquetas. Si la hemorragia continúa a pesar de que los estudios de coagulación sean normales, la función plaquetaria es inadecuada o existe una coagulopatía más compleja. En ese caso, está indicado el tratamiento con componentes de sangre. Otras medidas adyuvantes incluyen el uso de fármacos hemostáticos por vía tópica, como adhesivo de fibrina y preparados de colágeno. El uso de 1-desamino-8-arginina vasopresina (DDAVP) o ácido ε-aminocaproico es objeto de debate, ya que estos compuestos pueden ser eficaces en ciertos tipos de coagulopatías. El inhibidor de la serina proteasa aprotinina, un fármaco antifibrinolítico e inhibidor de calicreína, tiene un valor demostrado para reducir la pérdida de sangre y las transfusiones. Debe administrarse antes, durante y después de la cirugía para alcanzar su efecto óptimo. Se valorará el uso de aprotinina en las reintervenciones y cuando se espere una cirugía cardíaca prolongada y compleja con hemorragia importante.

b. **Sangrado en el postoperatorio.** Un sangrado mayor de 300-400 ml/h inicialmente o mayor de 100 ml/h en las primeras horas del postoperatorio debe provocar un regreso rápido del paciente al quirófano, en particular si los resultados de los estudios de coagulación son razonablemente normales. En presencia de signos de taponamiento cardíaco, se requiere una reintervención urgente. Si el transporte hasta el quirófano no se puede producir inmediatamente, se puede abrir la parte inferior de la estereotomía para permitir un drenaje temporal del pericardio.

c. **Consideraciones anestésicas.** La anestesia de un paciente hipovolémico supone algunos problemas particulares, en especial si la hemorragia es tan rápida que las transfusiones no pueden restaurar la normovolemia. En esta situación, es fundamental conseguir un control quirúrgico tan rápidamente como sea posible. La combinación de fármacos amnésicos (escopolamina o midazolam), relajantes musculares con o sin narcóticos o ketamina puede ser la única anestesia tolerada por un paciente en shock. Es importante conocer las presiones de llenado previas y otras variables hemodinámicas para orientar la reposición de líquidos. Todos los líquidos intravenosos deben calentarse para evitar la hipotermia. La DCP raramente es necesaria para el manejo quirúrgico de la hemorragia del postoperatorio.

D. Cirugía de derivación arterial coronaria de urgencia

1. Fisiopatología

a. Con frecuencia está indicada la revascularización quirúrgica en situaciones clínicas potencialmente mortales, como el shock cardiogénico, la insuficiencia valvular mitral severa, la reparación de las comunicaciones interventriculares después del infarto y la angina inestable que no responde al tratamiento médico. La isquemia miocárdica puede dar lugar a necrosis miocárdica si no se trata con rapidez (menos de 4-6 horas). La necesidad de una revascularización quirúrgica primaria ha disminuido al mejorar las intervenciones con catéter, como la angioplastia e implantación de un stent.

b. La cirugía de urgencia con implantación de un injerto de derivación arterial coronario (IDAC) puede ser necesaria después del fracaso de una intervención coronaria percutánea como la angioplastia o la implantación de un stent. La tasa de cirugía de urgencia con IDAC después de la intervención coronaria percutánea disminuyó hasta el 1%-2% en los últimos años. Cuando se requiere la intervención, se complica aún más por los retrasos debidos a la presencia de heparina y de antagonistas del receptor plaquetario.

2. Situación clínica

a. Los pacientes que tienen angina inestable, infarto de miocardio sin onda Q o intervención coronaria percutánea reciente a menudo reciben fármacos que inhiben la agregación plaquetaria. Estos fármacos, como abciximab, eptifibatida y tirofibán, actúan previniendo la unión del fibrinógeno al receptor plaquetario IIb/IIIa. El sangrado es la reacción adversa más frecuente que se produce. La cirugía parece ser segura si se practica entre 2-4 horas después de interrumpir la administración de eptifibatida o tirofibán, ya que ambos fármacos tienen una duración de acción más corta que abciximab y sus efectos sobre la actividad plaquetaria disminuyen rápidamente cuando se interrumpe la infusión. Este efecto es una ventaja para los pacientes que experimentan una hemorragia severa o que requieren una cirugía de derivación de urgencia. Los pacientes tratados con antagonistas del receptor IIb/IIIa que necesitan una cirugía de urgencia pueden necesitar transfusión de plaquetas. La unión de alta afinidad del fármaco con las plaquetas existentes deja habitualmente poco fármaco libre que interaccione con las plaquetas que se administren posteriormente.

b. La revascularización miocárdica realizada durante el infarto de miocardio agudo tiene una tasa de mortalidad mayor. La cirugía que se realiza durante el infarto de miocardio agudo con necrosis da lugar a arritmias ventriculares, un uso mayor de fármacos inotrópicos en el postoperatorio y una mayor necesidad del empleo del balón de contrapulsación intraaórtico.

3. Manejo quirúrgico

a. El objetivo de la operación es proporcionar una revascularización miocárdica completa y satisfactoria de la forma más rápida posible. La mayoría de los pacientes están inestables y no pueden tolerar las técnicas de derivación sin bomba. Puede no ser prudente perder el tiempo extra necesario para extraer las arterias mamarias internas, por lo que el injerto se realiza rápidamente usando los conductos más apropiados. Primero se colocan las derivaciones en las lesiones más críticas, administrándose la cardioplejía distalmente en los injertos a medida que se van completando.

b. Los aspectos técnicos del procedimiento quirúrgico difieren poco de los usados en el IDAC programado. Sin embargo, algunas medidas adyuvantes pueden resultar de gran importancia para preservar el miocardio en una situación urgente como ésta:

1) Aumentar los esfuerzos por conseguir una hipotermia miocárdica (local), incluidas las almohadillas, pasta de electrólitos o soluciones de irrigación de enfriamiento, canulación bicava con lazos y expulsión del aire interno. Estas dos últimas técnicas reducen el recalentamiento del corazón parado que se produce cuando la sangre venosa sistémica, más caliente, vuelve al corazón.

2) Cardioplejía retrógrada del seno coronario, intentando conseguir una mejor distribución de la cardioplejía e hipotermia.

3) «Protocolos de inducción caliente», que se han diseñado para conseguir alguna medida de reversión de la isquemia y estabilización metabólica intracelular. La expulsión del aire ventricular y la perfusión coronaria anterógrada-retrógrada antes de la cardioplejía hipotérmica puede optimizar la conservación miocárdica y maximizar el rescate muscular.

4) Período de reperfusión controlada del corazón tras completar la revascularización.

5) Reducir la carga de trabajo miocárdico antes y después de la DCP, usando un balón de contrapulsación intraaórtico.

4. Manejo anestésico

a. Factor tiempo. Cuanto antes se someta al paciente a una DCP, menos miocitos morirán. Las medidas que aceleren la cirugía son las más beneficiosas en estos pacientes.

b. Historia. Es habitual que estos pacientes lleguen directamente del laboratorio de cateterismo. Es importante verificar la anatomía cardíaca, las intervenciones realizadas (angioplastia, catéter transluminal de perfusión) y los medicamentos administrados. Puede necesitarse transfusión de plaquetas si el paciente ha recibido recientemente ácido acetilsalicílico o inhibidores IIb/IIIa. El soporte con balón de contrapulsación intraaórtico debe mantenerse hasta que se establezca la DCP. Los pacientes pueden mantener aún una heparinización parcial.

c. **Monitorización.** El cardiólogo puede haber insertado unas vías femorales arterial y venosa durante el cateterismo. Estas vías se mantendrán en su lugar para la monitorización intraoperatoria y para prevenir el sangrado. En caso de pacientes inestables con isquemia severa puede ser prudente retrasar la inserción de un catéter en arteria pulmonar o una vía para PVC en el cuello durante la preinducción. La arteria femoral se puede usar para monitorizar la presión arterial y la vía venosa femoral se convierte en una vía de infusión de volumen. El cirujano puede proporcionar unas vías de monitorización transtorácica de aurícula izquierda y aurícula derecha antes de terminar la DCP. Al finalizar la cirugía se puede insertar un catéter convencional yugular o subclavio hasta la arteria pulmonar. La ecocardiografía transesofágica es una herramienta de monitorización de gran valor en estos pacientes.

d. **Técnica.** Como sucede en todos los pacientes con isquemia miocárdica, la técnica de anestesia debe plantear el mantenimiento de un equilibrio favorable entre el aporte y la demanda miocárdica de oxígeno. Puede ser necesario aceptar temporalmente unos valores menores del gasto cardíaco para reducir la carga de trabajo miocárdico hasta que se pueda establecer la DCP.

II. Pulmón y tórax

A. Neumotórax

1. Fisiopatología

a. El **neumotórax** es la acumulación de aire dentro del espacio pleural (virtual). El neumotórax se clasifica como pequeño (menor del 20% del volumen del espacio pleural), moderado (entre el 20% y el 50%) o grande (más del 50% del espacio pleural está ocupado por aire). El neumotórax a tensión se refiere a la acumulación progresiva de aire bajo presión positiva, proceso que resulta ser potencialmente mortal porque los efectos mecánicos del bamboleo mediastínico impiden progresivamente el retorno venoso cardíaco. Pueden aparecer sibilancias como resultado de la compresión extrínseca de la vía respiratoria.

b. **Etiología.** La causa más frecuente de neumotórax es la punción yatrógena del pulmón cuando se intenta colocar un catéter subclavio o en la vena yugular interna. Una ventilación enérgica con presión positiva provoca un barotrauma y puede producir la rotura alveolar, en particular si hay una enfermedad subyacente (bullas o enfisema). El traumatismo torácico es una causa importante de neumotórax. Además, puede producirse la rotura espontánea de bullas congénitas o enfisematosas.

c. **Durante la ventilación espontánea** se produce la fuga de aire desde el pulmón hacia el espacio pleural que tiende a ser progresiva debido a una presión intratorácica normalmente negativa. Puede existir un mecanismo valvular unidireccional en el lugar de la fuga, permitiendo que el neumotórax simple progrese a un neumotórax a tensión. La ventilación con presión positiva exacerbará previsiblemente una fuga en curso y aumentará el riesgo de neumotórax a tensión.

2. Situación clínica

a. El **diagnóstico** del neumotórax puede ser difícil en el quirófano, pero depende en parte de una monitorización adecuada y de la atención que se preste a los detalles. Se debe recordar la tríada clásica de hipoxemia, hipotensión y sibilancias. El descenso de la saturación de oxígeno siempre deberá hacer sospechar el neumotórax durante la anestesia.

b. El acceso al tórax para escuchar los ruidos respiratorios a menudo está limitado durante las intervenciones torácicas. El estetoscopio esofágico proporciona una información limitada por su localización adyacente a las vías respiratorias centrales y no a las periféricas.

c. Un incremento progresivo de las presiones del ventilador (con un volumen fijo) indica el descenso de la distensibilidad pulmonar, que puede deberse a un aumento de tamaño del neumotórax. Sin embargo, la progresión al neumotórax a tensión se produce antes de que se encuentren dificultades importantes.

d. **La presencia de hipotensión, hipoxia, presiones de inflado altas y los hallazgos clínicos de una insuficiencia cardíaca derecha y shock** indica que el diagnóstico más probable es un neumotórax a tensión.

3. **Tratamiento**

a. Fuera del quirófano, la evolución de un neumotórax ocasional pequeño puede seguirse con radiografías de tórax seriadas. Debido al alto contenido en nitrógeno, pueden necesitarse varios días para su resolución.

b. En la mayoría de los casos es prudente eliminar el aire intrapleural. Cualquier neumotórax se considerará potencialmente mortal debido a su posibilidad de progresión a **neumotórax a tensión.** La toracostomía con tubo es el tratamiento estándar. El tubo torácico se debe colocar antes de la anestesia o del inicio de la ventilación con presión positiva. El punto exacto de inserción o la colocación del tubo es mucho menos importante que su presencia (Figura 17.5). La eliminación del aire del espacio pleural permite la aposición de ambas superficies pleurales y la resolución de la fuga de aire.

c. Puede ser necesario un tratamiento de urgencia para el neumotórax a tensión. La colocación de una aguja (de calibre 18 o mayor) a través de la pared torácica

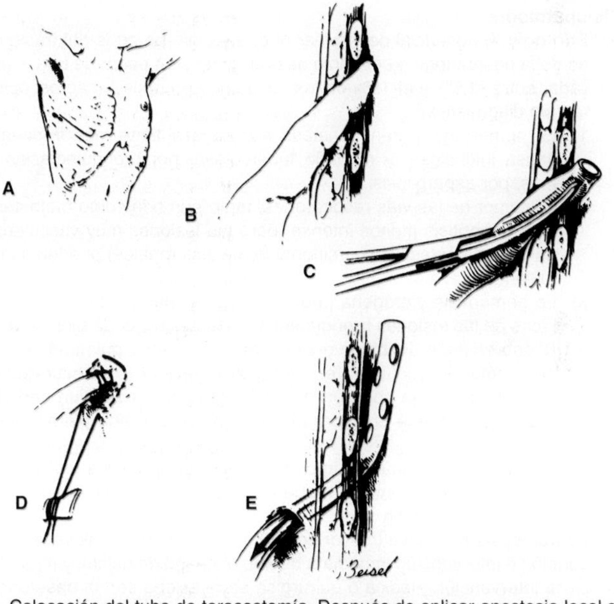

Figura 17.5. Colocación del tubo de toracostomía. Después de aplicar anestesia local se practica una incisión cutánea con el bisturí **(A).** Con el dedo o con una pinza se crea el trayecto **(B)** y después se usa una pinza para introducir el tubo hasta el espacio pleural **(C).** Obsérvese cómo el tubo se tuneliza por los distintos espacios desde la incisión de la piel (lo que permite que el orificio se selle espontáneamente cuando se retira el tubo). Se tomarán precauciones para que el tubo pase cerca del borde superior de la costilla (para evitar los vasos sanguíneos intercostales) **(D).** El tubo se mantiene en su lugar con una sutura en piel **(E).** El tubo se conecta con un sistema de sellado con agua y aspiración para evacuar el espacio pleural e impedir que el aire entre en la cavidad torácica con la inspiración con presión negativa. (Tomado de Waldhausen JA, Peirce WS. Johnson's surgery of the chest. 5.ª ed. Chicago: Year Book, 1985:15, con autorización.)

adecuada aliviará la presión intratorácica positiva y mejorará la crisis. Con el paciente en posición supina, la inserción en el segundo o tercer espacio intercostal en la línea medioclavicular impedirá la punción del corazón o de la arteria mamaria interna. Las agujas y tubos deben colocarse inmediatamente por encima del borde superior de la costilla porque los vasos quedan inmediatamente por debajo de la superficie inferior.

d. El tratamiento quirúrgico del neumotórax está indicado en caso de fugas de aire prolongadas y en caso de recurrencia. La cirugía torácica asistida por vídeo con instrumentos de toracoscopia ha sustituido a la toracotomía abierta como tratamiento. La visualización es adecuada para identificar las bullas congénitas y enfisematosas. Las grapadoras mínimamente invasivas son adecuadas para las resecciones locales. La pleurodesis puede inducirse con abrasión o con talco.

e. Consideraciones anestésicas. A menos que el espacio pleural esté ventilado, la ventilación espontánea se usará siempre que sea posible para disminuir el riesgo de forzar la entrada de más aire hacia el espacio pleural. Se evitará el uso de óxido nitroso para prevenir el aumento del volumen de gas en el espacio pleural cerrado. Al finalizar la operación torácica, el anestesiólogo deberá inspeccionar siempre el sello de agua del tubo torácico antes de que se reinicie la ventilación espontánea para prevenir que el aire ambiente se aspire hacia el espacio pleural con cada respiración.

B. Hemorragia en las vías respiratorias

1. Fisiopatología

a. Etiología. Es esencial determinar que la sangre procede del tracto respiratorio y no de la nasofaringe o del tracto gastrointestinal. A pesar de una evaluación detallada, entre el 5% y el 15% de los casos de hemoptisis macroscópica se quedarán sin diagnosticar[7].

1) La hemorragia parenquimatosa espontánea tiene más frecuentemente una causa infecciosa, a menudo tuberculosa, por bronquiectasias o, cada vez más, por aspergilosis.

2) Un tumor de las vías respiratorias, tanto primario como metastásico, provoca una hemoptisis menos intensa, pero las lesiones muy vascularizadas (carcinoides, metástasis de carcinoma de células renales) pueden sangrar con profusión.

3) La hemoptisis yatrógena puede ser consecuencia de las biopsias endoscópicas de las lesiones bronquiales y de las técnicas de biopsia transbronquial. El sobreinflado del balón del catéter en la arteria pulmonar, cuando la punta del catéter se encuentra en una posición distal, o permitir que el catéter se mantenga en una posición de enclavamiento durante un período de tiempo prolongado puede provocar la rotura de una arteria pulmonar y hemoptisis masiva.

4) Quizás la causa más peligrosa de hemoptisis masiva es la fístula entre tráquea y arteria innominada, que a menudo se complica con la traqueostomía crónica o intubación.

b. La **hemoptisis masiva** (mayor de 600 ml/24 h) es una indicación para una investigación e intervención inmediata debido al riesgo de asfixia y muerte. La elección de la intervención médica o quirúrgica se relaciona con la base anatómica de la hemoptisis. La intervención quirúrgica urgente se valorará en caso de lesiones definidas que tengan signos de compromiso respiratorio o hemodinámico incontrolable.

c. Hipoxemia. La presencia de una lesión de masa, sangre o coágulos en el árbol traqueobronquial provoca la obstrucción bronquial. El flujo de sangre hacia los segmentos no ventilados representa un cortocircuito derecha-izquierda que provoca hipoxemia debida al desequilibrio ventilación-perfusión. Una neumopatía crónica subyacente grave y otros problemas médicos a menudo complican el problema.

2. **Situación clínica.** La tos con sangre es una experiencia que siempre ha aterrado a los pacientes. Además, los médicos deben reconocer que el tratamiento «conservador» de la hemoptisis masiva se asocia con una mortalidad del 75%. La incidencia de resangrado es alta (80%), por lo que la decisión del tratamiento definitivo debe tomarse pronto.
3. **Tratamiento**
   a. La primera prioridad es confirmar que se trata de una hemoptisis auténtica, y después se intentará localizar el punto de sangrado. Los detalles de la historia a menudo diferenciarán una hemorragia orofaríngea o gastrointestinal alta (con aspirado o regurgitación) de una hemorragia verdadera de las vías respiratorias. La mera lateralización de la fuente del sangrado hacia el pulmón izquierdo o derecho es una información de considerable valor. El paciente puede informar voluntariamente de cuál es el lado que siente alterado o molesto. La radiografía de tórax a menudo revelará los signos de una enfermedad subyacente, como el cáncer o una inflamación crónica. Los infiltrados, en particular en las bases pulmonares, ayudan poco a localizar la lesión por el aspirado y el drenaje dependiente de la sangre en las vías respiratorias. La broncoscopia debe realizarse rápidamente en todos los casos para evaluar la fuente y naturaleza de la hemorragia. Los cilindros de fibrina y los coágulos de sangre que se encuentran dentro de la vía respiratoria son a menudo firmes y difíciles de extraer con aspiración. Puede ser beneficioso realizar la broncoscopia ya en el quirófano, donde se dispone de las oportunidades para intervenir, incluida la intubación endobronquial selectiva.
   b. **Hemoptisis intermitente.** La capacidad de enfrentarse con la hemorragia de la vía respiratoria con el broncoscopio flexible está limitada por el pequeño tamaño del canal de trabajo (aproximadamente 2 mm) y por los instrumentos disponibles, pero es posible usar oclusores con balón (como los catéteres de Fogarty) a través del broncoscopio o junto a él. En cuanto a un tumor sangrante en las vías respiratorias grandes, el láser de Nd-YAG puede ser muy eficaz. Más raramente se puede embolizar las ramas de la arteria pulmonar según la historia, los hallazgos broncoscópicos y la evaluación del resultado operatorio. La embolización selectiva de la arteria bronquial puede ser eficaz en un paciente en el que la hemorragia tiene un origen bronquial (y no alveolar).
   c. **Hemoptisis masiva o continua.** Las maniobras iniciales deben diseñarse para proteger al paciente de la asfixia. El broncoscopio flexible tiene un valor escaso y se prefiere el broncoscopio rígido. La ventilación con chorro de alta frecuencia también se prefiere en algunos centros debido a que se minimiza la acumulación de sangre en el interior del instrumento.
      1) **Aislamiento del bronquio afectado.** Si sólo disponemos de algunos recursos, la intubación del lado no hemorrágico con un tubo endotraqueal estándar puede permitir la ventilación. Un broncoscopio flexible puede facilitar la colocación correcta del tubo. El uso de material de contraste para inflar el manguito permite confirmar la posición del tubo en la radiografía de tórax. El manejo ideal implica la inserción rápida de un tubo endotraqueal de doble lumen para permitir el aislamiento y ventilación selectiva del pulmón «normal» y la extracción de sangre y coágulos desde el pulmón enfermo. La hemorragia activa desde el lado patológico puede cuantificarse exactamente si continúa el sangrado. Entonces, el paciente se puede trasladar a la sala de angiografía o al quirófano para una intervención posterior. En cuanto se asegure el tubo, se lavará la sangre y las secreciones que se hayan vertido en el lado normal desde el lado sangrante.
      2) **Manejo quirúrgico.** La resolución definitiva de la hemoptisis implica generalmente la resección pulmonar. Se consigue el control inicial del bronquio (más que de las estructuras vasculares) y se prefieren las intervenciones conservadoras. Como sucede con todas las operaciones que se realizan con un pulmón ventilado, la hipoxia debida al cortocircuito puede minimizarse si se ocluye temporalmente la arteria pulmonar en el lado no ventilado, si es necesario.

C. Inmersión e hipotermia

1. Fisiopatología

- **a.** El ahogamiento es la segunda causa de muerte accidental entre los niños, después de los accidentes con vehículos a motor.
- **b.** El riesgo de desenlace fatal aumenta paulatinamente con la duración de la inmersión. Hay un riesgo del 10% de desenlace fatal si la inmersión dura 5 minutos o menos y del 85% si dura entre 10 y 25 minutos[8].
- **c.** El problema común en el ahogamiento es la aspiración. El líquido aspirado por la víctima ahogada consiste con frecuencia en una mezcla del contenido del estómago y del medio de ahogamiento.
- **d.** Se encuentra pérdida de surfactante, alveolitis, edema de pulmón y desequilibrio ventilación-perfusión. Los pulmones tienen un gran riesgo de infección.
- **e.** Las víctimas de la inmersión están hipotérmicas, lo que ofrece cierta protección al sistema nervioso central. Cuando las temperaturas descienden hasta los 32 °C se encuentra un descenso del estado mental, ataxia e hiperreflexia. Por debajo de esta temperatura avanza el estupor y aparece hiporreflexia junto a rigidez muscular. Las arritmias cardíacas son frecuentes con cualquier temperatura menor de lo normal, progresando las bradicardias subyacentes hasta el umbral de fibrilación aproximadamente a los 28 °C.
- **f.** La ingestión de agua fresca provoca la absorción rápida y el incremento transitorio del volumen plasmático. Volúmenes grandes pueden producir hipervolemia, hiponatremia y hemólisis de los hematíes.
- **g.** La ingestión de una solución hipertónica (agua salada) provoca hemoconcentración, hipernatremia e hipercloremia.

2. Tratamiento

- **a.** El soporte vital avanzado prehospitalario es una parte fundamental del tratamiento médico.
- **b.** Las mediciones de la temperatura interna se obtienen con sondas rectales o esofágicas. Se hará una encuesta y exploraciones exhaustivas para detectar otras lesiones corporales, incluidas las de la columna cervical y torácica.
- **c.** La monitorización incluye la presión arterial, la gasometría, la saturación de oxígeno, el pulso, el ECG, el estado neurológico y la producción de orina.
- **d.** La intubación y aspirado de las vías respiratorias o la broncospopia es muy importante porque la aspiración del contenido gástrico es un problema frecuente en las víctimas de ahogamiento.
- **e.** La necesidad de DCP se evaluará inmediatamente. El recalentamiento pasivo con sábanas de hipertermia, calentadores por convección y el aislamiento permiten el recalentamiento a una velocidad de 0,5 °C-1 °C/h. Las temperaturas por debajo de 30 °C se controlan mejor con un recalentamiento activo usando una DCP a través de los vasos femorales, lo que ofrece la ventaja de un control preciso de la temperatura, del volumen plasmático y de la perfusión sistémica. La fibrilación ventricular es una indicación absoluta para la institución inmediata de la DCP y la desfibrilación.
- **f.** A medida que progresa el calentamiento se monitorizará la gasometría arterial para evaluar si la ventilación es adecuada y se resuelve la acidosis láctica.
- **g.** Si es necesario, se completará una cardioversión cuando la temperatura interna alcance los 32 °C.
- **h.** Puede ser importante solicitar estudios toxicológicos de abuso de sustancias y niveles de fármacos.

III. Traumatismo torácico

El traumatismo es una causa fundamental de muerte en los pacientes menores de 40 años. Se ha descrito la incidencia de traumatismo cardíaco en el 6% al 7% de las víctimas de traumatismos[9]. El anestesiólogo sospechará una lesión cardíaca en todo paciente que acuda con lesiones toracoabdominales. Las urgencias torácicas pueden poner en peligro la vida del paciente porque los órganos intratorácicos están tan protegidos que, en general, es necesario que el traumatismo sea importante para que se produzca la lesión.

A. Traumatismo torácico cerrado

1. **Fisiopatología.** Como el traumatismo cardíaco no se diagnostica correctamente, se sospechará la presencia de lesiones cardíacas en todos los pacientes que acudan con un traumatismo cerrado de tórax o abdomen. Las fuerzas responsables del daño orgánico en un traumatismo cerrado son directas (fracturas costales), indirectas (laceración pulmonar por las fracturas costales) o de cizallamiento (contusiones pulmonares, lesiones bronquiales y vasculares). Las lesiones cardíacas que derivan del traumatismo torácico cerrado son las siguientes:

   A. Sección o disección de la aorta torácica.
   B. Taponamiento cardíaco.
   C. Contusión miocárdica.
   D. Laceración de una arteria coronaria.
   E. Laceración del pericardio, músculos papilares, válvulas o tabique intraventricular.

   Las lesiones no cardíacas que pueden resultar de un traumatismo torácico cerrado son las siguientes:

   A. Neumotórax a tensión o neumotórax abierto.
   B. Fracturas costales y bamboleo torácico.
   C. Contusión pulmonar.
   D. Rotura diafragmática.
   E. Lesión traqueobronquial.
   F. Lesión esofágica.

   La lesión directa de la pared torácica o del diafragma altera la mecánica respiratoria, mientras que la lesión del parénquima pulmonar puede comprometer el intercambio de gases[10]. La pérdida de la integridad del soporte óseo del tórax da lugar a una ventilación ineficaz. Las lesiones del bamboleo torácico son aquellas en las que grandes segmentos de la pared torácica son objeto de movimiento paradójico (hacia el interior) durante la inspiración espontánea. El neumotórax y la contusión pulmonar que coexisten frecuentemente hacen que, en conjunto, la ventilación espontánea sea inadecuada.

   Es frecuente que las lesiones traqueobronquiales y vasculares graves no sean evidentes en la exploración inicial. Sin embargo, el retraso en el diagnóstico es potencialmente mortal. Las constantes vitales inestables, el empeoramiento de la situación respiratoria o cambios sutiles en la radiografía de tórax deberán motivar un estudio con broncoscopio y TC torácica.

2. **Tratamiento**
   - **a.** El tratamiento de soporte del paciente después de un traumatismo torácico cerrado es la norma y no el tratamiento quirúrgico. Se evitará la ventilación mecánica, pero las lesiones graves pueden obligar a la intubación para compensar las fracturas costales, la inestabilidad de la pared torácica o la ventilación minuto disminuida que se aprecia después del shock. La lesión cerebral o vascular asociada puede indicar la intubación precoz para proteger la vía respiratoria y minimizar el riesgo de aspiración.
   - **b.** La evaluación y tratamiento de la vía respiratoria son objetivos principales, inmediatos y continuados. Se administrará oxígeno suplementario mientras se recopila la información adicional del paciente y del equipo de transporte.
   - **c.** Se inmovilizarán los segmentos móviles de la pared fracturada y se ocluirán las heridas abiertas hasta que se pueda proceder a la intubación endotraqueal. Es necesaria la toracostomía con tubo.
   - **d.** Es necesaria una intervención urgente en caso de manifestarse un taponamiento cardíaco o neumotórax a tensión (véanse las Secciones **I.A** y **II.A).** El neumotórax se tratará con toracostomía con tubo (Figura 17.5). Si no se puede reexpandir el pulmón o hay una pérdida significativa de aire pueden necesitar-

se más tubos torácicos o, más raramente, la exploración quirúrgica. Una gran fuga de aire que no se controla con un tubo torácico sugiere una rotura traqueal o bronquial.

e. El hallazgo de un enfisema mediastínico en la exploración física o la radiografía de tórax dará lugar a la evaluación endoscópica de la vía respiratoria y el esófago.

f. Las lesiones traqueales y bronquiales son infrecuentes pero, a menudo, no se reconocen durante la exploración inicial. El 80% de estas lesiones se encuentran en los 2,5 cm que rodean la carina. Las lesiones situadas por encima de la carina se pueden tratar haciendo pasar un tubo endotraqueal distal a la lesión. En caso de lesiones bronquiales, el tubo endotraqueal puede avanzar hasta el bronquio principal no lesionado. En caso de un traumatismo importante en el pulmón, el principal objetivo del cirujano es controlar el hilio del pulmón afectado.

g. La lesión esofágica directa es infrecuente debido a su localización en el mediastino posterior.

3. **Consideraciones anestésicas**

a. En todos los casos, el anestesiólogo debe estar atento a los signos de **neumotórax o taponamiento cardíaco,** que pueden desarrollarse insidiosamente durante la cirugía no torácica. Debido a la posibilidad de neumotórax no detectado, se evitará el uso de óxido nitroso. Obsérvese que el neumotórax a tensión puede desarrollarse en un pulmón dependiente no operativo durante la toracotomía, provocando un deterioro de la ventilación y el compromiso circulatorio.

b. Los pacientes con traumatismo torácico cerrado pueden desarrollar isquemia o contusión miocárdica; por tanto, es prudente la monitorización continua de las derivaciones II y V_5 del ECG. La ecocardiografía transesofágica se ha convertido en un instrumento diagnóstico de elección.

c. En el traumatismo pulmonar o traqueobronquial grave hay un riesgo de embolia gaseosa. La ventilación con presión positiva se aplicará con la presión más baja necesaria hasta que la lesión se haya explorado y controlado.

d. La anestesia regional y la analgesia controlada por el paciente son útiles para controlar el dolor de la lesión torácica. El control eficaz del dolor con analgesia epidural o intercostal minimiza la depresión respiratoria. Se ha demostrado que la analgesia epidural continuada a través de un catéter colocado en el espacio epidural lumbar o torácico es muy eficaz en el alivio del dolor torácico postoracotomía y postraumático.

B. **Traumatismo torácico penetrante**

1. **Fisiopatología.** La naturaleza y alcance de la lesión producida por un traumatismo penetrante depende del arma o proyectil implicado. Las lesiones producidas por un cuchillo le son familiares a todo el que trabaje en un quirófano[11]. Las heridas por arma de fuego son muy diferentes. La «zona de lesión» producida por las balas de alta velocidad se extiende mucho más allá del trayecto entre los puntos de entrada y salida. Las fuerzas explosivas, de cizallamiento y de cavitación se combinan para producir lesiones complejas.

2. **Situación clínica.** La mayoría de los traumatismos torácicos penetrantes son resultado de actos de violencia. El traumatismo torácico penetrante tiene más probabilidades de ser una lesión aislada que el traumatismo cerrado.

3. **Tratamiento.** Como sucede en el traumatismo cerrado, las preocupaciones inmediatas son las que afectan a la respiración y a la circulación. El manejo eficaz de la vía respiratoria incluye la capacidad de proporcionar una ventilación pulmonar selectiva. El neumotórax y el taponamiento pericárdico se abordan tal como se ha descrito previamente.

a. La exposición quirúrgica adecuada mientras se mantiene la estabilidad cardiopulmonar es la clave del tratamiento quirúrgico eficaz de todas las afecciones torácicas. Hay varias incisiones, desde la toracotomía posterolateral «clásica» a la estereotomía con extensión de la incisión hacia el cuello, que proporcionan una buena exposición y control.

b. La asistencia de los pacientes que tienen heridas de arma blanca en el tórax requiere decidir si es necesaria la intervención. En cuanto a la toma de decisiones, estas heridas se pueden separar en tres grupos según la localización:

1) Las heridas de la zona media, aunque tengan un tamaño aparentemente pequeño, pueden haber afectado al corazón.
2) Las heridas cervicotorácicas siempre son peligrosas por las estructuras vitales que se encuentran en esta zona. Se valorará siempre su exploración quirúrgica.
3) Las heridas laterales en la parte inferior del tórax pueden haber atravesado el diafragma, afectando al bazo, al colon o al hígado.
4) En todos los casos, si el cuchillo o el objeto punzante aún se encuentra introducido, debe dejarse en el sitio y extraerse en el quirófano, donde puede controlarse el pulmón y la vasculatura si es necesario.

c. En los pacientes que tienen heridas por arma de fuego raramente se requiere la extracción del proyectil[12]. Las lesiones causadas en el trayecto del misil o sus cercanías son el centro de atención, pero debe reconocerse la posibilidad de que sufra una desviación interna y fragmentación en las estructuras óseas. La línea recta entre la entrada y la salida o entre la entrada y su localización radiológica no es necesariamente la ruta emprendida.

d. La capacidad de provocar una herida que tiene la bala es función de su energía cinética, que está relacionada principalmente con su velocidad. Las lesiones creadas por una bala de baja velocidad son rectas, en general. La reparación inmediata pero conservadora es el objetivo del cirujano.

e. Los proyectiles de alta velocidad se desplazan a velocidades mayores de Match 2 y pueden ser responsables de la destrucción masiva de los tejidos. La propia bala y las ondas de choque internas producidas en el interior del tejido provocan las lesiones primarias. El hueso fragmentado y los fragmentos de la bala pueden actuar como múltiples proyectiles secundarios y son la causa de la gravedad de las lesiones. Todos estos pacientes requieren tratamiento quirúrgico. La amenaza vital es grande y el equipo quirúrgico no tiene, con frecuencia, más opciones que realizar una resección y desbridamiento agresivo.

Bibliografía

1. **Kahn RA. The patient with cardiac tamponade. In: Frost EAM, ed. *Preanesthetic Assessment 4.* New York: The McMahon Group, 1994:1–11.**
2. Chartier L, Bera J, Delomez M, et al. Free-floating thrombin in the right heart: diagnosis, management, and prognostic indexes in 38 consecutive patients. *Circulation* 1999;99: 2779–2783.
3. Ullmann W, Hemmer W, Hannekum A. The urgent pulmonary embolectomy: mechanical resuscitation in the operating theatre determines the outcome. *Thorac Cardiovasc Surg* 1999;47:5–8.
4. Pharo GH, Andonakakis A, Chandrasekaren K, et al. Survival from catastrophic intraoperative pulmonary embolism. *Anesth Analg* 1995;81:188–190.
5. Alpert JS, Dalen JE. Pulmonary embolism. In: Hurst JW, Logue RB, Schlant RC, et al., eds. *The heart—arteries and veins,* 4th ed. New York: McGraw-Hill, 1994:1875–1893.
6. Moreno-Cabral CE, Mitchell RS, Miller DC. Section three—postoperative problems. In: *Manual of postoperative management in adult cardiac surgery.* Baltimore: Williams & Wilkins, 1988:29–34.
7. Weinberger SE, Braunwald E. Cough and hemoptysis. In: Fauci AS, Braunwald EB, Isselbacher KJ, et al., eds. *Harrison's principles of internal medicine,* 14th ed. New York: McGraw-Hill, 1994:196–198.
8. **Mueller JB. The drowning/near drowning patient. In: Frost EAM, ed. *Preanesthetic assessment 3.* Boston: Birkhauser, 1991:111–123.**
9. **Kingsley CP. Perioperative anesthetic management of thoracic trauma. In: Grande CM, Smith CE, eds. *Anesthesiology clinics of North America—trauma.* Philadelphia: WB Saunders, 1999:183–195.**

10. Kelledy P, Abrams KJ. The heart in trauma surgery. In: Reich DL, ed. *Anesthesiology clinics of North America—anesthesia for the cardiac patient.* Philadelphia: WB Saunders, 1997:105–118.
11. **Sinfield A. The patient with cardiac trauma. In: Frost EAM, ed. *Preanesthetic assessment 4.* New York: The McMahon Group, 1994:168–183.**
12. Rossi NP, Lamberth WC Jr. Thoracic and pulmonary surgery. In: Liechty RD, Soper RT, eds. *Synopsis of surgery.* St. Louis: CV Mosby, 1985:337–338.

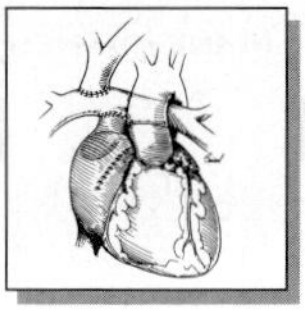

Manejo de la coagulación durante y después de la derivación cardiopulmonar

Linda Shore-Lesserson, Glenn P. Gravlee y Jay C. Horrow

En esencia, la derivación cardiopulmonar (DCP) crea un «rodeo» sanguíneo para permitir la cirugía cardíaca. Este rodeo debe dirigir la sangre a través de un corazón y un pulmón artificial al tiempo que mantiene su fluidez. Desde el punto de vista histórico, la fluidez ha representado la barrera final en el desarrollo de la cirugía cardíaca debido a que los mecanismos eficaces de intercambio gaseoso sanguíneo y de impulso de la sangre se establecieron más de una década antes de lograr superar el reto de la fluidez. Se trataba de encontrar un enfoque terapéutico que inhibiese la propensión natural de la sangre a coagular cuando entra en contacto con superficies extrañas. Dado que era deseable restablecer la coagulación normal al final de la intervención quirúrgica, la inhibición de la coagulación debía ser reversible, como abrir o cerrar un grifo. La solución esperada durante tanto tiempo fue extraordinaria: **anticoagulación con heparina seguida de neutralización con protamina. Esta estrategia fundamental para establecer e invertir la fluidez sanguínea se mantiene después de casi 50 años,** aunque se ha perfeccionado en gran medida. Este capítulo revisa la anticoagulación y el restablecimiento de la coagulación en el paciente sometido a DCP.

I. Fisiología de la coagulación sanguínea

A. Mecanismos de hemostasia

1. Coagulación plasmática. La Figura 18.1 representa la vía de la coagulación plasmática. Tradicionalmente se ha creído que el contacto de la sangre con superficies extrañas activaba la vía intrínseca, mientras que se pensaba que el daño o la rotura vascular activaban la ruta extrínseca. Estas definiciones parecen contradecir la lógica, ya que el daño vascular debería ser intrínseco y los cuerpos extraños, extrínsecos, pero la lógica ha tenido escasa influencia en la nomenclatura de las vías de la coagulación. Afortunadamente, la distinción entre las vías intrínseca y extrínseca ha perdido importancia, debido a que existe solapamiento de los activadores y de las vías (p. ej., la conexión entre VIIa y IXa). El sistema de numeración de los factores de coagulación se definió en orden de descubrimiento más que de utilización, lo que explica la falta de lógica de la progresión numérica en las vías[1].
   a. Vía intrínseca. La activación por contacto implica la unión del factor XII a superficies con carga negativa, lo que desemboca en la vía común a través de los factores XI, IX, factor plaquetario 3, cofactor VIII y calcio. En esta reacción también se forma calicreína, que funciona como un mecanismo de retroalimentación positiva y como iniciadora de la fibrinólisis (mecanismo de retroalimentación negativa) y de la inflamación.
   b. Vía extrínseca. El factor tisular inicia esta vía, que avanza rápidamente hacia la vía común con ayuda del factor VII y del calcio.

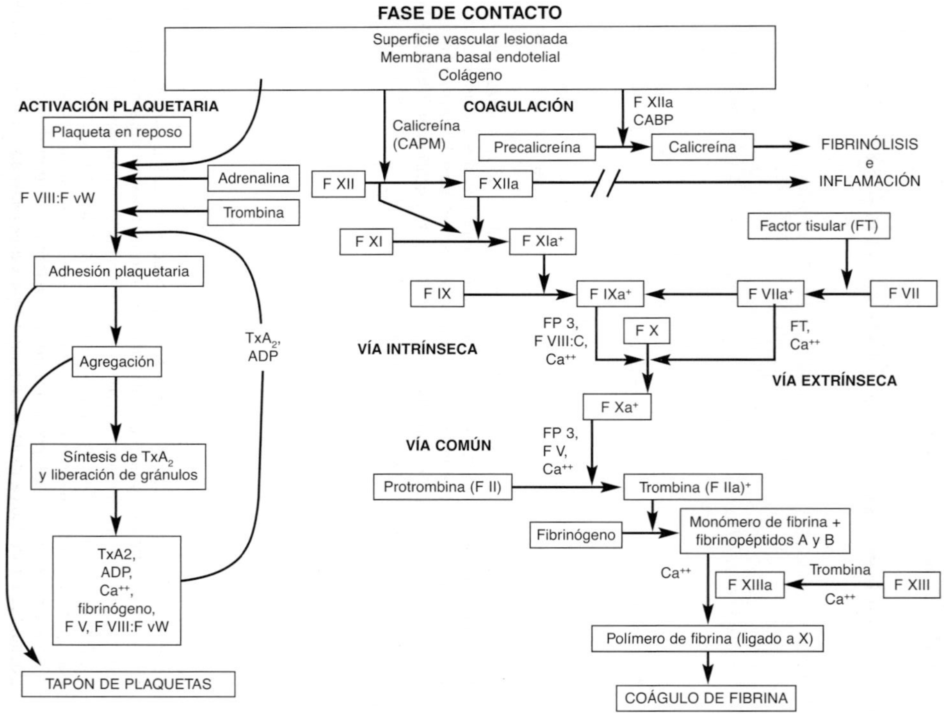

Figura 18.1. Representación esquemática del sistémica hemostático que describe los componentes vascular, trombocítico y coagulativos.

c. Vía común. Comienza con la activación mediada del factor X y continúa para convertir la protrombina (factor II) en trombina y el fibrinógeno (factor I) en monómero de fibrina, que forma la materia real del coágulo. A continuación, el monómero de fibrina se entrecruza para formar un coágulo más estable con ayuda del calcio y del factor XIII.

d. La trombina es la enzima más importante de la ruta, debido a que (además de activar el fibrinógeno):

1) Aporta retroalimentación positiva al activar a los cofactores V y VIII.
2) Acelera el entrecruzamiento del fibrinógeno al activar al factor XIII.
3) Estimula de forma importante la adhesión y la agregación plaquetarias.
4) Facilita la reabsorción del coágulo mediante la liberación de activador tisular del plasminógeno (tPA) por las células endoteliales.
5) Activa a la proteína C, que produce retroalimentación negativa al inactivar a los factores Va y VIIIa.

2. Activación plaquetaria. Como muestra la Figura 18.1, diversos estímulos inician la activación plaquetaria y la trombina es un estímulo especialmente potente. Esta molécula pone en marcha una cascada de acontecimientos que inician la adhesión plaquetaria a superficies endógenas o extrañas, seguida de agregación plaquetaria y formación de un trombo primario. Se forman simultáneamente coágulos de fibrina y trombos blancos/hemostáticos, que se combinan creando un producto más firme y difícil de disolver que cualquiera de ellos por separado.

a. El factor de von Willebrand (FvW) es crucial en la adhesión plaquetaria, mientras que el fibrinógeno es esencial para la agregación plaquetaria.

b. La función de los productos liberados de los gránulos de acumulación plaquetarios [adenosina difosfato (ADP), adrenalina, calcio, tromboxano A_2, factor V y FvW] es mantener la activación plaquetaria y la cascada de coagulación plasmática.

3. El sistema natural de controles y equilibrios requiere contrapesos para evitar la formación de coágulos no deseados y disolver los coágulos. Entre dichos contrapesos se encuentran los siguientes:

a. Proteínas C y S, que inactivan a los factores Va y VIIIa.
b. Antitrombina III (ATIII), que inhibe a la trombina y a los factores XIa, IXa, XIIa y Xa
c. Inhibidor del factor tisular, que inhibe la iniciación de la vía extrínseca.
d. tPA, liberado por el endotelio y que convierte plasminógeno en plasmina, que a su vez rompe la fibrina formada. El inhibidor I del activador de plasminógeno inhibe, por su parte, a tPA para prevenir la fibrinólisis incontrolada.

B. Determinación de la función hemostática

1. La Tabla 18.1 recoge las pruebas utilizadas habitualmente para determinar la función hemostática[1]. Estas pruebas se pueden utilizar para detectar anomalías hemostáticas en el preoperatorio o después de la DCP. Con excepción del tiempo de coagulación activado (TCA), generalmente no se suelen utilizar durante la DCR salvo en circunstancias extremas, debido a que la mayoría de ellas presentará valores anómalos debido a la hemodilución, anticoagulación y, en ocasiones, hipotermia.

a. **La mayor parte de los estudios indican que el cribado hemostático preoperatorio rutinario no es útil para predecir qué enfermos sangrarán en exceso durante la intervención quirúrgica.** Si los antecedentes clínicos del enfermo (p. ej., hemorragias nasales; hemorragias prolongadas como consecuencia de pequeños cortes, trabajos odontológicos o cirugía; equimosis frecuentes; antecedentes familiares relevantes de hemorragia patológica) sugieren que es necesario realizar un estudio hemostático, la utilización selectiva de estas y otras pruebas se debe llevar a cabo de forma adecuada. Igualmente, se pueden realizar pruebas de función hemostática de forma selectiva cuando el paciente esté tomando medicaciones que alteran la hemostasia. Como ejemplos estarían los siguientes:

1) Heparina: tiempo de tromboplastina parcial activado (TTPa) o TCA.
2) Heparina de bajo peso molecular (HBPM): ninguna prueba o concentración heparínica anti-Xa.

Tabla 18.1. Pruebas clínicas comunes de la función hemostática

Prueba	Valores normales	Comentario
Plaquetas		
Recuento de plaquetas	150.000-400.000/μl	
Tiempo de hemorragia (IVY)	<8 min	Prueba clínica más aceptada de función plaquetaria; molesta; se deben exponer los brazos
Sistema de coagulación		
Tiempo de coagulación de sangre completa (WBCT, Lee-White)	2,5-6 min	Prolongado debido a deficiencias notables en el sistema intrínseco o vía común final; previamente utilizado para controlar la terapia con heparina
Tiempo de coagulación activado (TCA)	Manual = 90-110 s Automático = 90-130 s[a] = 100-140 s[b]	WBCT modificado: realizado habitualmente para monitorizar la heparina en el quirófano debido a su comodidad
Tiempo de protrombina (TP)	12-15 s; comparar con control o INR[c] 1-1,5	Analiza el sistema extrínseco y la vía común final; utilizado para controlar la anticoagulación por warfarina
Tiempo de tromboplastina parcial activado (TTPa)	35-45 s; comparar con control	Analiza el sistema intrínseco y la vía común final; utilizado para controlar la anticoagulación por heparina
Tiempo de trombina	<14 s; comparar con control	Analiza la vía común final; prolongado por heparina, fibrinógeno ≤100 mg/dl, fibrinógeno anómalo y aumento de productos de degradación de fibrina
Fibrinógeno	250-500 mg/dl	Disminución en la coagulación intravascular diseminada (CID)
Sistema fibrinolítico		
Productos de degradación de fibrina/fibrinógeno	<10 mg/μl	Aumenta durante la fibrinólisis
Dímero-d	<0,5 mg/μl	Aumenta durante la fibrinólisis; prueba específica de degradación de fibrina entrecruzada

[a]Hemochron, International Technidyne, Edison, NJ. EE.UU.
[b]Medtronic, Hemo/Tec, Minneapolis, MN. EE.UU.
[c]INR, cociente normalizado internacional.

3) Warfarina: tiempo de protrombina (TP) cociente normalizado internacional (INR).

4) Inhibidores trombocíticos como ácido acetilsalicílico: ninguna prueba, tiempo de hemorragia o pruebas de la función plaquetaria.

II. Anticoagulación con heparina

A. Farmacología de la heparina[2]

1. Estructura. En lo que respecta a su principio activo, se podría describir a la heparina como impura. La heparina reside fisiológicamente en los mastocitos y se obtiene comercialmente con mayor frecuencia a partir de pulmones de ternera (heparina pulmonar bovina) o de intestinos de cerdo (heparina mucosa porcina). Las preparaciones comerciales utilizadas en la DCP suelen incluir un rango de pesos moleculares de 3.000 a 40.000 Da, con un peso molecular medio de unos 15.000 Da. Cada molécula es un polímero de glucosaminoglucano altamente sulfatado, por lo que la heparina constituye un ácido fuerte desde el punto de vista biológico con carga negativa a pH fisiológico.

a. Las heparinas mucosa porcina y pulmonar bovina son satisfactorias en DCP y se han utilizado ampliamente ambos productos.

2. Acción. Una secuencia pentasacarídica específica que se une a ATIII está presente en alrededor del 30% de las moléculas de heparina. Esta unión potencia la acción de ATIII más de 1.000 veces, permitiendo así a la heparina inhibir principalmente a la trombina y al factor Xa, pero también a los factores IXa, XIa y XIIa.

a. **La inhibición de la trombina requiere la unión simultánea de heparina a ATIII y a la trombina, mientras que la inhibición del factor Xa únicamente precisa la unión de heparina a ATIII.** La primera reacción limita la inhibición de la trombina a las cadenas sacarídicas largas (formadas por 18 o más unidades sacarídicas); por consiguiente, las cadenas de menor tamaño pueden inhibir selectivamente a Xa. Éste es el principio primario en el que se basa la terapia con las HBPM.

1) Debido a que la inhibición de la trombina es crucial para la anticoagulación en la DCP y teniendo en cuenta que la neutralización de la HBPM por parte de la protamina es deficiente, la HBPM no es recomendable como un anticoagulante de la DCP.

b. La heparina se une y activa al cofactor II, un inhibidor de la trombina no dependiente de ATIII, lo que podría explicar por qué la anticoagulación inducida por heparina puede ser eficaz incluso cuando existe una notable deficiencia de ATIII, aunque el mecanismo primario de acción sea la inhibición de ATIII.

3. Potencia. La potencia de la heparina se determina mediante la cuantificación del efecto anticoagulador en plasma animal. United States Pharmacopoeia (USP) define 1 unidad de actividad como la cantidad de heparina que mantiene la fluidez de 1 ml de plasma de oveja citrado durante 1 hora después de la recalcificación.

a. La posología de la heparina se registra mejor en unidades USP, ya que las preparaciones comerciales varían en el número de unidades USP por miligramo. La concentración más habitual es de 100 unidades/mg (1.000 unidades/ml)[3].

4. Farmacocinética. **Tras la administración venosa central, el efecto de la heparina alcanza un nivel máximo en 1 minuto, y existe un leve efecto de redistribución que suele carecer de significación clínica**[4,5]**.**

a. El elevado tamaño molecular de la heparina y su polaridad limitan fundamentalmente su distribución al espacio intravascular y a las células endoteliales.

b. El inicio de la DCP aumenta el volumen sanguíneo circulante en, aproximadamente, 1.500 ml; por tanto, la concentración plasmática de heparina disminuye de forma proporcional al comienzo de la DCP a menos que se añada esta molécula a la solución cebadora de la DCP.

c. La heparina puede ser eliminada por los riñones y por metabolismo en el sistema reticuloendotelial.

d. La semivida de eliminación se ha determinado únicamente mediante un bioanálisis, es decir, mediante la evolución temporal de la prolongación del tiempo de coagulación. De acuerdo con esta medida, el tiempo de eliminación de la heparina es dependiente de la dosis[6]. A dosis menores, como 100-150 unidades USP/kg, la semivida de eliminación es de alrededor de 1 hora. A dosis de la DCP de 300-400 unidades USP/kg, ese tiempo es de 2 o más horas. Por consiguiente, la anticoagulación clínicamente significativa puede mantenerse entre 4 y 6 horas en ausencia de neutralización mediante la protamina. La hipotermia y, probablemente, la misma DCP prolongan la eliminación.

5. Efectos secundarios. Las acciones de la heparina en el sistema hemostático abarcan más allá del mecanismo primario anticoagulante e incluyen la activación de tPA, la activación plaquetaria y la potenciación del inhibidor de la vía del factor tisular.

a. La activación de la lipoproteinlipasa influye en las concentraciones lipídicas plasmáticas, lo que afecta indirectamente a las concentraciones plasmáticas de los fármacos liposolubles.

b. Las inyecciones intravenosas rápidas en bolo de heparina hacen disminuir la resistencia vascular sistémica. Típicamente, este efecto es pequeño (10%-20%), pero rara vez puede ser más llamativo y podría requerir tratamiento con un vasopresor o con cloruro cálcico.

c. La anafilaxia es muy poco frecuente.

d. La trombocitopenia inducida por heparina (TIH) se comenta en otro apartado de este capítulo.

B. Posología y monitorización

1. Posología. La dosis inicial para la DCP es de 300 unidades USP/kg a 400 unidades USP/kg.

a. Puesto que la heparina se distribuye fundamentalmente en el compartimiento plasmático, el aumento de la dosis al hacerlo el peso corporal asume que el volumen plasmático crece en proporción directa con dicho peso. Esto no es así, debido a que la grasa no requiere volumen sanguíneo en proporción al peso. En consecuencia, no suele ser necesario superar una dosis inicial de 35.000 a 40.000 unidades, incluso en enfermos con peso mayor de 100 kg, puesto que la masa corporal magra tiende a alcanzar un máximo a los 90 kg en mujeres y a los 110 kg en varones.

b. La posología de la heparina en las intervenciones de revascularización coronaria realizadas sin DCP es controvertida. Las dosis publicadas oscilan entre 100 y 300 unidades/kg, pero la mayoría de los centros utiliza entre 100 y 150 unidades/kg y establecen los aceptables valores mínimos de TCA a 200 segundos.

c. **La solución cebadora de DCP debería contener heparina a una concentración aproximadamente idéntica a la del torrente sanguíneo del enfermo al comienzo de la DCP.** Dado que se suele situar entre 3 y 4 unidades USP/ml, un volumen de cebador de 1.500 ml debería contener un mínimo de 5.000 unidades de heparina. Las soluciones cebadoras de DCP contienen habitualmente de 5.000 a 10.000 unidades de heparina.

d. Las dosis complementarias de heparina se guían normalmente mediante la monitorización de la anticoagulación.

2. Monitorización. Hasta finales de los años setenta, la posología de la dosis se guiaba mediante la experiencia y variaba en gran medida en distintos hospitales. Por medio del TCA, una variación del tiempo de coagulación de Lee-White, **Bull y cols.**[7] **identificaron variaciones bastante sorprendentes en el enfoque de la posología de la heparina, así como en la respuesta inicial anticoagulativa y en la evolución temporal de la anticoagulación como respuesta a una dosis dada de heparina.** Este trabajo de referencia permitió comprender rápidamente la necesidad de monitorizar la respuesta anticoagulativa a la heparina, aunque algunos centros continúan calculando la dosis de heparina empíricamente.

3. Enfoques de monitorización de la anticoagulación en la DCP. **La determinación utilizada con mayor frecuencia es la TCA,** si bien algunos centros controlan también la concentración sanguínea de heparina.

a. La TCA utiliza un activador como celite o caolín con el fin de activar la coagulación y, a continuación, mide el tiempo de coagulación en un tubo de ensayo. La heparina amplía el TCA con un patrón de dosis y respuesta aproximadamente linear (Figura 18.2). El TCA normal depende de la prueba específica y de la técnica empleada por la persona que la realiza, pero generalmente se sitúa entre 110 y 140 segundos.

b. A pesar de que se definió inicialmente como una prueba manual, la mayoría de los centros utiliza en la actualidad dos técnicas automatizadas de TCA (International Technidyne, Edison, NJ, EE.UU., o Medtronic HemoTec, Minneapolis, MN, EE.UU.). Ambas estrategias aportan valores ligeramente distintos tanto en el momento inicial como con la anticoagulación, debido a la utilización de distintos activadores y técnicas de detección del criterio de valoración.

c. **La hipotermia y la hemodilución alargan el TCA;** por tanto, las condiciones impuestas con frecuencia por la DCP alteran la relación dosis-respuesta de la heparina-TCA[8]. Algunos investigadores opinan que ello constituye un riesgo de infra-anticoagulación, mientras que otros asumen que la hemodilución y la hipotermia representan soportes anticoagulantes legítimos.

d. Existe controversia acerca del nivel diana de TCA en la DCP. Se dispone de indicios que apoyan la seguridad de valores de TCA de tan sólo 300 segundos, aunque algunos centros aceptan únicamente cifras por encima de 480 segundos.

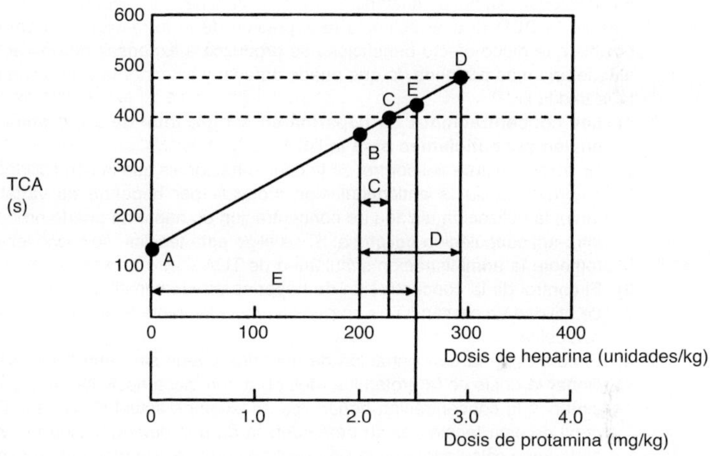

Figura 18.2. Gráfica de un algoritmo de posología de heparina (y protamina). En la gráfica, el tiempo de coagulación activado (TCA) control se muestra como punto A y el TCA resultante de una infusión intravenosa rápida en bolo de heparina inicial de 200 unidades/kg aparece como punto B. A continuación, se extrapola la línea que une A y B, y se selecciona un TCA deseado. El punto C representa la intersección entre esta línea y un TCA diana de 400 segundos, que requiere teóricamente una dosis adicional de heparina representada por la diferencia entre los puntos C y B en el eje horizontal (flecha C). De forma similar, para lograr una TCA de 480 segundos (línea discontinua horizontal más alta que corta la línea de TCA frente a dosis de heparina en el punto D), se administraría la dosis adicional de heparina representada por la flecha D. Para estimar la concentración de heparina y calcular la dosis de protamina en el momento de la neutralización de la heparina, el valor TCA más reciente se traza sobre la línea dosis-respuesta (punto E en el ejemplo). La concentración de heparina presente teóricamente se representa mediante la diferencia entre el punto E y el punto A sobre el eje horizontal (flecha E). A continuación se puede calcular la dosis de protamina necesaria para neutralizar la heparina restante. Se administra 1 mg/kg de protamina por cada 100 unidades/kg de heparina presente. (Modificado de Bull BS, Huse WM, Brauer FS y cols. Heparin therapy during extracorporeal circulation: II. The use of a dose-response curve to individualize heparin and protamine dosage. J Thorac Cardiovasc Surg 1975;69:686; y Gravlee GP. Anticoagulation for cardiopulmonary bypass. En: Gravlee GP, Davis RF, Kurusz M y cols., eds. Cardiopulmonary bypass: principles and practice, 2.ª edición, Filadelfia: Lippincott Williams & Wilkins, 2000:435-472, con autorización.)

1) **Como una prueba de coagulación, el TCA es, en cierto modo, una variable rudimentaria y puede variar hasta en un 10% al repetir las pruebas a las concentraciones heparínicas utilizadas para la DCP[9]. Por ello, parece razonable establecer un margen de seguridad al aceptar los 400 segundos como umbral seguro para la DCP sostenida.**
2) La aprotinina complica la utilización del TCA, como indica la llamativa prolongación de los TCA con celite en presencia de heparina y aprotinina. Esto podría representar un aumento de la anticoagulación hasta cierto punto, pero en presencia de aprotinina es, probablemente, recomendable titular la heparina a un nivel de TCA con celite superior a 750 segundos o sustituirlo por un TCA con caolín. Los niveles de TCA con caolín de 400 segundos parecen ser seguros, aunque posiblemente sean necesarios niveles mayores a niveles profundos de hipotermia (por debajo de 25 °C).

e. Se pueden determinar las concentraciones de heparina en sangre total durante la DCP. La técnica utilizada más frecuentemente es la titulación automatizada de la protamina (Medtronic HemoTec). Los partidarios de esta técnica de monitorización sostienen que la distorsión inducida por la DCP de la relación de dosis-respuesta de la heparina-TCA obliga a mantener la concentración heparínica requerida inicialmente con anterioridad a la DCP para lograr el nivel diana de TCA[10]. Este enfoque aumenta sustancialmente la cantidad de heparina administrada durante la DCP, lo cual estimula la supresión de la formación de trombina. Es posible que dicho efecto beneficioso se produzca a expensas de una activación plaquetaria más profunda, lo que puede agravar y extender la disfunción plaquetaria tras la DCP.

1) **Las concentraciones de heparina en sangre total de 3 a 4 unidades/ml suelen ser suficientes para la DCP.**
2) Un inconveniente del control de la concentración es que la sensibilidad de los enfermos hacia la anticoagulación inducida por heparina es variable; por tanto, la utilización aislada de concentración de heparina puede producir una infra-anticoagulación peligrosa. Si se elige esta técnica, se recomienda fuertemente la administración simultánea de TCA u otro tiempo de coagulación.
3) El control de la concentración de heparina puede constituir un complemento de utilidad en presencia de aprotinina, especialmente cuando se utilizan TCA con celite.
4) El control de la concentración de heparina puede ser ventajoso para seleccionar la dosis de la protamina, debido a que dicha dosis se elegirá en relación con la concentración heparínica aproximada actual en sangre. El punto débil de esta técnica es su dependencia de una determinación del volumen sanguíneo calculado en una situación en la que el volumen sanguíneo puede variar sustancialmente.

f. Otras técnicas para controlar la anticoagulación. Ni la TCA ni la concentración heparínica son perfectas, por lo que se han evaluado o se están investigando otras pruebas. El TTPa y el tradicional tiempo de trombina disponen de tal sensibilidad frente a la heparina que no son útiles a las concentraciones heparínicas necesarias para la DCP. La descripción detallada de otras pruebas queda fuera del alcance de este capítulo. Entre las determinaciones analizadas se encuentran el tiempo de trombina a dosis alta (International Technidyne) y la prueba de manejo de heparina (HMT; Cardiovascular Diagnostics, Raleigh, NC. EE.UU.).

C. Resistencia a la heparina. La resistencia a la heparina se define, en términos generales, como la necesidad de dosis de heparina mayores de las esperadas para lograr el TCA deseado en la DCP. Como se ha indicado anteriormente, la prolongación del TCA como respuesta a la heparina es muy variable. La Tabla 18.2 recoge diversos factores que pueden hacer disminuir la respuesta del TCA a la heparina[2]. Con frecuencia, se suele atribuir la resistencia heparínica a la deficiencia de ATIII, que ciertamente produce este fenómeno, pero, en conjunto, la correlación entre las concentraciones de ATIII y la respuesta anticoagulativa a la inyección intravenosa rápida en bolo de heparina ha sido

Tabla 18.2. Posibles causas de la resistencia a la heparina

Estados de hipercoagulación	Fármacos
1. Deficiencia de antitrombina III	1. Heparina
A. Familiar	2. Nitroglicerina[a]
B. Acquirida	**Unión de proteínas**
2. Enfermedad arteriosclerótica	1. Glicoproteína ácida
A. Angina de pecho inestable	2. Glicoproteína rica en histidina
3. Septicemia	3. Inmunoglobulinas
A. Endocarditis bacteriana	**Otros**
4. Embarazo	1. Neonatos
5. Trombocitopenia inducida por heparina	2. Ancianos
6. Trombocitosis	

[a] Motivo controvertido. Probablemente carece de importancia clínica.
Modificado de Shore-Lesserson L, Gravlee GP. Anticoagulation for cardiopulmonary bypass. En: Gravlee GP, Davis RF, Kurusz M y cols., eds. Cardiopulmonary bypass: principles and practice. Filadelfia: Lippincott Williams & Wilkins, 2000:456.

débil e inconsistente, quizás debido a que dicha resistencia es, frecuentemente, multifactorial.

1. Enfoque clínico. **Con cierta frecuencia, la resistencia heparínica se puede tratar mediante la administración de una dosis mayor de heparina.** Parece razonable considerar la administración de ATIII complementaria cuando se han precisado más de 600 unidades USP/kg para alcanzar el nivel objetivo de TCA. De forma similar, si el mantenimiento del TCA deseado durante la DCP requiere la administración de más de 100 unidades USP/kg por 30 minutos de DCP, tiene sentido utilizar complementación de ATIII.
   a. **Se puede suministrar ATIII en forma de plasma fresco congelado (PFC), plasma líquido y concentrados de ATIII.**
      1) La dosis habitual de PFC o de plasma líquido es de 2 a 4 unidades en adultos.
      2) Respecto a los concentrados de ATIII, suele ser suficiente una dosis inicial de 1.000 unidades.

D. Trombocitopenia inducida por heparina

1. **La TIH aparece en un 5% a un 28% de los pacientes que reciben heparina y se caracteriza por una disminución del recuento trombocítico tras la exposición a dicho agente** debida al efecto pro-agregante de la heparina sobre los trombocitos. La TIH se divide habitualmente en dos subtipos.
   a. La TIH tipo I tiene un comienzo rápido (2 a 5 días) y se distingue por un descenso leve del recuento trombocítico sin trombosis ni respuesta inmunitaria.
   b. La TIH tipo II reviste una gravedad considerablemente mayor. Suele aparecer después de más de 5 días de administración de heparina (tiempo medio de aparición, 9 días) y cuenta con participación inmunitaria. La unión de anticuerpos al complejo formado por la heparina y el factor trombocítico 4 (FT4) es responsable de este síndrome. La unión de anticuerpos a trombocitos y a células endoteliales origina activación plaquetaria, daño endotelial y activación del complemento. Los coágulos plaquetarios así formados se conocen con el término lego de «coágulos blancos». El síndrome tiene una elevada morbilidad y puede ser mortal.
      1) **En enfermos que presentan TIH II, la incidencia de trombosis se acerca al 20% y su mortalidad puede incluso alcanzar un 40%.**
      2) Diagnóstico: demostración de la agregación plaquetaria inducida por heparina.
         a) Prueba de liberación de serotonina inducida por heparina: una determinación funcional, frecuentemente considerada el método de referencia.
         b) Prueba de la activación plaquetaria inducida por heparina: un análisis funcional, podría carecer de especificidad.

c) Prueba de inmunoabsorción ligada a enzimas (ELISA) específica para el complejo heparina/FT4 o para FT4: los enfermos con resultados positivos para la prueba de anticuerpos no siempre presentan trombosis. Los anticuerpos asociados a la TIH suelen dejar de ser detectables entre 50 y 85 días después de la interrupción del tratamiento con heparina. El síndrome clínico no siempre reaparece con la reexposición al fármaco y, en ocasiones, remite a pesar de la terapia farmacológica continuada. La TIH puede asociarse a la resistencia heparínica y, por tanto, se debería incluir en el diagnóstico diferencial.

3) Tratamientos de la TIH y fuentes alternativas de anticoagulación

a) Fuente hística distinta, plasmaféresis, HBPM, heparinoides, heparina asociada a inhibidores plaquetarios, hirudina, argatroban y ancrod (véase Sección E).

b) Cuando es posible interrumpir la administración de heparina durante un período comprendido entre unas pocas semanas y varios meses, con frecuencia el anticuerpo desaparece, permitiendo un período breve de heparinización para la DCP sin complicación.

E. Alternativas a la heparina no fraccionada

1. HBPM (moléculas de heparina de cadena más corta). La administración intravenosa de HBPM cuenta con una semivida como mínimo doble de la de la heparina no fraccionada y, posiblemente, varias veces mayor para algunos compuestos de HBPM. Los problemas de la DCP surgen debido a que la neutralización de la protamina solamente invierte la inhibición del factor IIa y mantiene intacta la inhibición del factor Xa predominante. Asimismo, la terapia con HBPM también complica la monitorización de la heparina, ya que TTPa (y, probablemente, TCA) dispone de una sensibilidad mucho menor frente a la inhibición Xa y no determina con precisión el efecto anticoagulante total. Es posible cuantificar la inhibición del factor Xa, pero no mediante un sencillo análisis a la cabecera del paciente. En la TIH, la HBPM tiene relación cruzada con anticuerpos a los complejos heparina/FT4. Se debería confirmar in vitro la reactividad de la HBPM concreta con las plaquetas del enfermo.

2. Heparinoides. Se dispone de dos glucosaminoglucanos con propiedades tipo heparina de uso clínico: dermatán sulfato y danaparoid (Org 10172). Se conocen como heparinoides debido a que representan un grupo de análogos sintéticos o naturales de la heparina. Danaparoid es una combinación natural de heparán sulfato (80%), dermatán sulfato (20%) y condrotín sulfatos. Se han empleado con éxito en la DCP en los casos en los que la administración de heparina estaba contraindicada.

3. Hirudina[11].

a. Inhibidor trombínico aislado de las glándulas salivales de la sanguijuela médica (Hirudo medicinalis).

b. Independiente de ATIII e inhibe a la trombina unida al coágulo.

c. Inhibe la activación de la proteína C mediada por la trombina.

d. La hirudina es una molécula de pequeño tamaño (peso molecular 7 kDa) eliminada por el riñón y fácilmente filtrable al final de la DCP.

e. Dosis de r-hirudina: 0,25 mg/kg de infusión intravenosa rápida en bolo y una infusión para mantener la concentración de hirudina de 2,5 μg/ml determinada según el tiempo de coagulación de ecarina.

f. Tiempo de coagulación de ecarina: se ha empleado una tarjeta para el analizador TAS (Cardiovascular Diagnostics) en una serie de gran tamaño de enfermos con TIH[12].

g. Los pacientes tratados con r-hirudina mantienen sus recuentos plaquetarios y niveles de hemoglobina y solamente unos pocos presentan complicaciones hemorrágicas cuando la función renal es normal.

4. Bivalirudina (Hirulog).

a. Semivida más corta e intervalo terapéutico más amplio que la hirudina.

b. Polipéptido sintético que inhibe directamente a la trombina al unirse simultáneamente a su zona catalítica activa y su lugar de reconocimiento de sustrato.

c. Dosis durante los procedimientos quirúrgicos: 1 mg/kg de infusión intravenosa rápida en bolo seguido de infusión a 2,5 mg/kg/hora produciendo un TCA medio de 346 segundos.
d. Aclaramiento mediante eliminación y proteólisis renales.
e. Los estudios en procedimientos de intervencionismo sugieren menores tasas de hemorragia que la heparina no fraccionada (HNF) y eficacia similar.

5. Argatrobán. Un inhibidor directo de la trombina que ha sido aprobado por la Food and Drug Administration (FDA) estadounidense para la anticoagulación de enfermos con TIH, pero no todavía para la DCP. Están en curso varios ensayos clínicos.
6. Otros inhibidores directos de la trombina, como melagatrán, están en fase de investigación clínica. La FDA no ha autorizado su utilización en la DCP ni en otras indicaciones.
7. Ancrod.
   a. Derivado de veneno de la víbora mocasín de Malasia (Calloselasma rhodostoma).
   b. Actúa lisando el fibrinógeno.
   c. Estimula la liberación de tPA por parte del endotelio vascular.
   d. Semivida de eliminación de 3 a 5 horas.
   e. El objetivo de anticoagulación segura para la DCP (concentración de fibrinógeno plasmático de 0,4 a 0,8 g/l) requiere un mínimo de 12 horas.
   f. El restablecimiento de la coagulación plasmática tras la DCP precisa FFP y crioprecipitado.

III. Neutralización de la heparina

A. Farmacología de la protamina. La protamina, preparada comercialmente a partir de esperma de pez, se utilizó por primera vez en la clínica en combinación con insulina para retrasar la absorción y prolongar su efecto. Cuando se intentó combinar la protamina con heparina para obtener un retraso similar, se descubrió que inactivaba a esta molécula. La combinación de una sustancia fuertemente catiónica (protamina) con una sustancia fuertemente aniónica (heparina) produce un complejo estable que carece de actividad anticoagulante. **La interacción heparina-protamina ocurre de forma proporcional al peso. Un miligramo de protamina neutraliza a 1 mg de heparina[13].**

B. Dosis de protamina. Dado que la protamina parece distribuirse en el sistema circulatorio del mismo modo que la heparina, la dosis de protamina necesaria para neutralizar una dosis determinada de heparina es idéntica al número de miligramos de heparina que permanecen en la circulación del enfermo en el momento de la neutralización. Los protocolos clínicos de determinación de la dosis inicial de protamina se basan en una estimación de la concentración sanguínea de heparina y del volumen sanguíneo. La cuantificación directa de la concentración de heparina constituye un procedimiento costoso e innecesario. Las pruebas indirectas que emplean el efecto de la protamina in vitro disponen de mayor precisión que las estimaciones basadas en proporciones y se realiza con facilidad.

1. Proporción empírica con la heparina administrada. La mayoría de los médicos opta por una dosis de protamina basada en el número de unidades administradas de heparina (miligramos de protamina a unidades de heparina, asumiendo que 1 mg de protamina neutraliza a 100 unidades de heparina). **Se ha comprobado la eficacia clínica utilizando una proporción de incluso 0,6 mg de protamina frente a 100 unidades administradas de heparina.** La mayor parte de los centros eligen una proporción de 1 mg de protamina frente a 100 unidades de heparina. Las dosis iniciales utilizando esta proporción o el método de dosis-respuesta (véase Sección **III.B.2**) producen un exceso de protamina de leve a moderado en relación con la heparina que garantiza la neutralización total y minimiza la probabilidad de rebote de heparina. Las dosis superiores a 1 mg/100 unidades tienden a resultar excesivas y pueden incrementar la hemorragia.
   a. Por ejemplo, considere a un enfermo que recibió 25.000 unidades de heparina con anterioridad a la DCP, sin necesidad de heparina posteriormente, y 5.000 unidades en el cebado de la bomba de derivación. Si se devuelve al paciente todo el contenido de la bomba después de la derivación, la proporción de 1:100 produci-

ría 300 mg de protamina como dosis neutralizadora. Si los contenidos de la bomba no regresan al enfermo o si solamente regresan las células después del lavado, la dosis debería ser ligeramente mayor de 250 mg, ya que el lavado celular elimina prácticamente toda la heparina. Una proporción de 0,6 a 0,75 mg frente a 100 unidades USP se traduciría en 180 mg de protamina como dosis de neutralización, una cifra razonable como punto de partida si la DCP ha durado más de una hora, ya que parte de la heparina se excretaría o metabolizaría en ese marco temporal.

2. Estimada a partir de la respuesta a la dosis de heparina. Otro método de cálculo de la dosis de protamina consiste en extrapolar la dosis a partir de una curva de dosis-respuesta elaborada previamente (Figura 18.2). Este método estima la concentración de heparina existente en términos de su actividad en el momento de la neutralización en unidades de heparina por kilogramo. Utilizando una proporción arbitraria de protamina frente a heparina (es decir, 1 mg de protamina frente a 100 unidades de heparina) se determina la dosis de protamina. Obsérvese que tanto la suposición de una relación lineal entre la dosis de heparina y la prolongación del TCA, como la extrapolación de la línea más allá de los puntos finales medidos disminuyen la capacidad pronóstica de esta técnica.
3. Calculada a partir del efecto in vitro de la protamina. La prueba de la dosis de protamina (PDP) Hemochron determina el efecto de una cantidad predeterminada de protamina en la heparina circulante utilizando el TCA celite Hemochron. Inmediatamente antes de la administración de protamina, se cuantifica el TCA normalizado (TCAn) de forma simultánea con un TCA especial, el PDP (TCAp). Al rellenarlo con 2 ml de sangre, el tubo de TCAp añade 20 mg/ml de protamina, de modo que el tiempo de coagulación resultante es, al menos, parcialmente neutralizado. A continuación se puede calcular fácilmente la dosis de protamina.
   a. Obsérvese que esta técnica asume la linealidad y puede extrapolarse.

C. **Administración de protamina.** La protamina se debe administrar siempre lentamente. La velocidad de administración es más importante que la vía de administración para prevenir los efectos secundarios hemodinámicos (véase Sección **III.E.1**). Se puede emplear una jeringuilla o diluir el fármaco en un volumen pequeño de fluido intravenoso e infundirlo utilizando la ley de la gravedad o una bomba calibrada. Dado que la técnica de la jeringuilla produce múltiples infusiones intravenosas rápidas en bolo, parece aconsejable restringir su uso a dosis inferiores de 1 mg/kg o 20 mg en un período de 60 segundos.

1. La dosis de protamina inyectada no puede neutralizar a la heparina unida a las proteínas plasmáticas o dentro de las células endoteliales. La liberación de heparina de esas áreas de almacenamiento tras la administración inicial de protamina puede comportar la reaparición del efecto anticoagulante de aquella molécula (rebote de heparina). La administración de dosis adicionales de protamina permitirá la neutralización cuando las pruebas repetidas muestren un efecto heparínico en un enfermo con hemorragia.

D. **Monitorización de la neutralización de heparina.**

1. TCA. Después de la administración de heparina, la prueba del TCA debería retomar un valor no superior al 10% por encima de la cifra anterior a la administración de heparina. Es probable que exista actividad residual de heparina cuando es más prolongado. Un valor de TCA que se mantiene prolongado a pesar de la utilización de protamina adicional sugiere un fallo técnico o, con menor frecuencia, alguna otra anomalía hemostática.
2. Titulación de la protamina. La titulación de la protamina aporta un valor cualitativo o semicuantitativo de la concentración circulante de heparina residual. La protamina prolonga el tiempo de coagulación de la sangre normal en los tubos de ensayo debido a que dispone de propiedades anticoagulantes in vitro.
3. Titulación de protamina automatizada. Esta prueba se puede realizar de forma manual o mediante un instrumento automatizado de TCA (Medtronic HemoTec).

E. **Efectos secundarios**[14]

1. **Hipotensión derivada de la administración rápida. La administración de una dosis neutralizadora de protamina (alrededor de 3 mg/kg) durante 3 minutos o**

de forma más rápida comporta una disminución de las presiones sistémica y pulmonar, así como del retorno venoso. Se puede suavizar, pero no evitar de forma previsible, esta previsible respuesta mediante la sobrecarga de volumen. La liberación de compuestos vasoactivos por parte de los mastocitos o desde otros lugares puede ser responsable de este volumen adverso.

2. Reacciones anafilácticas. A pesar de que la protamina es una proteína extraña, no suele aparecer respuesta inmunitaria tras la exposición, de modo que la alergia verdadera a la protamina es poco frecuente. La Tabla 18.3 enumera a aquellos pacientes con posible riesgo.
3. Vasoconstricción pulmonar. En ocasiones, la protamina aumenta la presión arterial pulmonar, produciendo insuficiencia ventricular derecha, descenso del gasto cardíaco e hipotensión sistémica. La formación de complejos heparina-protamina de gran tamaño podría estimular la producción de tromboxano por los macrófagos pulmonares, causando vasoconstricción.
4. Efectos antihemostáticos. La protamina activa los receptores de trombina en las plaquetas, lo que origina su activación parcial y la posterior alteración de la agregación plaquetaria. También se produce trombocitopenia transitoria durante la primera hora posterior a la dosis neutralizadora completa de protamina.

F. **Tratamiento de los efectos secundarios de la protamina.** La aparición de hipotensión sistémica durante los 10 minutos siguientes a la administración de protamina sugiere que dicha molécula es la causa de tal efecto. El tratamiento concreto depende de otros sucesos hemodinámicos.

1. Las presiones pulmonares normal o baja indican una administración rápida o una reacción anafiláctica. La administración rápida de fluido suele ser suficiente para tratar la primera, mientras que esta última habitualmente requiere una reanimación con volumen agresivo, dosis altas de adrenalina y, posiblemente, otros compuestos vasoactivos y broncodilatadores inhalados. Consulte otras fuentes respecto al tratamiento de la anafilaxia aguda, incluyendo la utilización de esteroides sistémicos.
2. Las presiones pulmonares altas sugieren una reacción de vasoconstricción pulmonar. Los inotropos con propiedades dilatadoras pulmonares, como isoprotenerol o milrinona, apoyarán al corazón debilitado al tiempo que facilitan el movimiento de sangre en la circulación pulmonar. Si existe un deterioro hemodinámico extremo, puede ser necesario restablecer la DCP. En este caso, administre una dosis completa de heparina (al menos 300 unidades/kg). Algunas veces la heparina corregirá por sí misma la hipertensión pulmonar (posiblemente al romper los complejos heparina-protamina de gran tamaño, el supuesto estímulo de la producción de tromboxano), de modo que la DCP deja de ser precisa.

G. **Prevención de los efectos secundarios**

1. **Velocidad de administración. Administre siempre dosis neutralizadoras completas de protamina con lentitud (duración mínima de 3 minutos).** En vez de depender de la sobrecarga de volumen para evitar la hipotensión, diluya el fármaco y adminístrelo lentamente. Sitúe la dosis calculada en 50 ml o más de líquido claro y conecte un equipo de administración de goteo pequeño (aproximadamente 60 gotas/ml) para limitar la velocidad de infusión.
2. Vía de administración. Son predominantes los indicios que sugieren que la infusión venosa periférica no aporta ningún efecto beneficioso en relación a la infusión venosa central siempre y cuando la infusión esté diluida y no sea rápida. La inyección directa en la aorta no supone una protección fiable y comporta riesgo de introducción de material embólico, como pequeñas burbujas, fragmentos del tapón de plástico o cristal.
3. Subgrupos de riesgo alto. Los pacientes sin exposición previa a protamina, incluyendo aquellos aquejados de diabetes o con vasectomía previa, no precisan medidas especiales con anterioridad a la exposición inicial. **La aparición de una respuesta adversa es poco frecuente incluso en enfermos que han recibido preparaciones de insulina con protamina.** Tan sólo los pacientes con antecedentes previos de una respuesta adversa frente a la protamina requieren un tratamiento especial. Con-

sulte la Tabla 18.3 respecto a los riesgos relativos de la administración de protamina a dichos subgrupos.

4. Reacción previa frente a la protamina. Prepare una solución especial de protamina diluida de alrededor de 1 mg en 100 ml y adminístrela a lo largo de 10 minutos. Si no aparece ninguna reacción adversa, administre la dosis neutralizadora completa como se ha descrito anteriormente. Las pruebas cutáneas realizadas antes de administrar protamina tienen un bajo valor predictivo y arrojan falsos positivos con frecuencia. Las pruebas inmunológicas especiales de alergia a la protamina (prueba radioalergosorbente [PRAS], ELISA) también obtienen un gran número de resultados falsos positivos.

H. Alternativas frente a la protamina

1. Permitir que el efecto de la heparina se disipe. Este enfoque produce una hemorragia con necesidad de transfusiones en gran escala y crisis de hipovolemia y coagulopatía de consumo. A pesar de que es posible que ésta constituya la única opción disponible, teóricamente se debería evitar.
2. Concentrados plaquetarios. Los trombocitos activados liberan PF4, que se combina con la heparina y la neutraliza. Sin embargo, los concentrados plaquetarios no restablecen eficazmente la coagulación tras la DCP, por lo que no se recomienda esta estrategia.
3. Hexadimetrine. Este policatión sintético, que ha dejado de estar disponible en Estados Unidos debido a la toxicidad renal, puede prevenir las reacciones alérgicas verdaderas frente a la protamina. Sin embargo, al igual que ésta, forma complejos con heparina que pueden desencadenar la vasoconstricción pulmonar si se administra rápidamente.
4. Azul de metileno. Incluso a dosis elevadas, no restituye con eficacia el TCA. Sin embargo, la inhibición de la sintetasa del óxido nítrico puede provocar hipertensión pulmonar, por lo que no se recomienda utilizar este enfoque.
5. Sustancias en fase de investigación. El PF4 recombinante ha mostrado unos resultados iniciales prometedores, pero se ha abandonado su desarrollo. Las moléculas policatiónicas de diseño, que mantienen la capacidad neutralizadora pero han sido «liberadas» de los efectos secundarios, parecen ser prometedoras en el futuro. La lactoferrina, una proteína humana de gran tamaño producida en gran cantidad en la leche de vaca mediante técnicas transgénicas, muestra solamente una capacidad neutralizadora pequeña. La heparinasa I, una enzima producida por bacterias inocuas del suelo, es también prometedora y se encuentra en ensayos clínicos de fase final en el momento de escribir este capítulo.

IV. Anomalías hemostáticas en el paciente sometido a cirugía cardíaca[1,15]

A. Manejo del paciente que recibe fármacos antitrombóticos preoperatorios. La Tabla 18.4 incluye los fármacos antitrombóticos utilizados frecuentemente y sus mecanismos de acción.

1. Terapia anticoagulante. Se debería aconsejar a los pacientes que reciben medicamentos anticoagulantes como la warfarina que interrumpiesen la medicación entre tres y cuatro días antes de la cirugía cardíaca programada. Generalmente se considera que un valor de INR por debajo de 2 representa una recuperación aceptable de

Tabla 18.3. Pacientes con posible riesgo de alergia verdadera a la protamina

Trastorno	Aumento del riesgo
Reacción previa a la protamina	189 veces
Alergia a peces verdaderos (vertebrados)	24,5 veces
Exposición a insulina NPH	8,2 veces
Alergia a cualquier fármaco	3 veces
Exposición previa a la protamina	¡Ningún aumento!

Adaptado de Kimmel SE y cols. J Am Coll Card 1998;32:1916.

Tabla 18.4. Fármacos antitrombóticos habituales

Fármaco	Mecanismo	Aplicación clínica
Heparina	Agonista de antitrombina III, anti-Xa y anti-IIa	Trombosis venosa profunda, fibrilación auricular, angina inestable, circulación extracorpórea, quirúrgica, válvula cardíaca, cortocircuitos
Heparina de bajo peso molecular	Agonista de antitrombina III, anti-Xa	Trombosis venosa profunda, angina inestable
Warfarina	Inhibe producción de factores de coagulación dependientes de vitamina K	Trombosis venosa profunda, fibrilación auricular, válvula cardíaca
Ácido acetilsalicídico (aspirina)	Inhibe ciclooxigenasa, inhibe tromboxano, previene activación plaquetaria	Enfermedad cardiovascular arteriosclerótica, enfermedad cerebrovascular, intervención coronaria percutánea
Dipiridamol	Potenciación de adenosina, inhibición tromboxano	Enfermedad vascular periférica
Abciximab	Antagonista del receptor glicoproteína IIb-IIIa (anticuerpo monoclonal)	Intervención coronaria percutánea, endoprótesis vascular (stent)
Eptifibatide	Antagonista del receptor glicoproteína IIb-IIIa (péptido pequeño)	Intervención coronaria percutánea, endoprótesis vascular (stent)
Tirofibán	Antagonista del receptor glicoproteína IIb-IIIa (no peptídico)	Intervención coronaria percutánea, endoprótesis vascular (stent)
Ticlopidina	Tienopiridina, antagonista de receptor de ADP	Intervención coronaria percutánea, endoprótesis vascular (stent), enfermedad cardiovascular
Clopidogrel	Tienopiridina, antagonista de receptor de ADP	Intervención coronaria percutánea, endoprótesis vascular (stent)

ADP, adenosín difosfato.

los factores de coagulación dependiente de la vitamina K. De hecho, cierta inhibición residual de la ruta extrínseca de coagulación acentúa favorablemente la anticoagulación para la DCP. Si la anticoagulación resulta de tal importancia que se debe mantener hasta el momento de la intervención quirúrgica, se puede instaurar una infusión intravenosa de heparina en el preoperatorio. Es posible interrumpir la heparina unas horas antes de la cirugía o continuar su administración durante el período operatorio.

2. Terapia antiagregante
   - **a.** Ácido acetilsalicílico. Numerosos estudios refrendan la utilización de ácido acetilsalicílico para la prevención de trombosis en la enfermedad vascular coronaria y cerebral. Los pacientes que reciben terapia con ácido acetilsalicílico y son sometidos a cirugía cardíaca muestran cierta tendencia hacia un aumento de la hemorragia postoperatoria; sin embargo, al sopesar los efectos beneficiosos de esta terapia frente a la posibilidad de presentar hemorragia se suele mantener la terapia con ácido acetilsalicílico en el preoperatorio. La mayoría de los enfermos no sangra en exceso con esta estrategia. El aumento de la hemorragia, si existe, no se acompaña de un incremento de los requerimientos de transfusión debido a las estrategias de conservación sanguínea empleadas actualmente.

b. Inhibidores de la glicoproteína IIb/IIIa (GPIIb-IIIa). El receptor de la GPIIb-IIIa es el receptor del fibrinógeno trombocítico que induce la formación de puentes en el fibrinógeno y la posterior agregación plaquetaria. Los inhibidores de la GPIIb-IIIa inhiben la agregación plaquetaria y se han utilizado de forma creciente en los procedimientos de cardiología intervencionista. Entre sus efectos beneficiosos se encuentran reducciones de la mortalidad y acontecimientos cardíacos tras la angioplastia e intervenciones de endoprótesis vascular (stent). No obstante, existe una fuerte posibilidad de complicaciones hemorrágicas si el paciente se somete a una intervención quirúrgica cardíaca de emergencia. En la actualidad, los tres inhibidores de la GPIIb-IIIa intravenosos son abciximab, tirofibán y eptifibatide. Abciximab (ReoPro; Centocor, Malvern, PA. EE.UU.) es un anticuerpo monoclonal frente al receptor de GPIIb-IIIa que inhibe estoquiométricamente la unión de fibrinógeno. Tirofibán y eptifibatide son inhibidores de receptores cuyos efectos son reversibles tras la interrupción de la terapia. La corta duración de su acción podría reducir algunas de las complicaciones hemorrágicas perioperatorias[16].

c. Inhibidores del receptor de ADP. Los derivados tienopiridínicos ticlopidina (Tiklid; Sanofi, New York, NY, EE.UU.) y clopidogrel (Plavix; Sanofi) son antagonistas no competitivos de un receptor de ADP trombocítico conocido como receptor P2T. La inhibición de este receptor por ticlopidina o clopidogrel produce una elevación de las concentraciones de adenosín monofosfato cíclico que inducen una desagregación plaquetaria profunda y rápida. Generalmente se ha sustituido ticlopidina por clopidogrel debido al menor número de efectos secundarios de este último[17]. La actividad antitrombocítica se mantiene durante la vida del trombocito, ya que se produce una alteración permanente del receptor P2T. Clopidogrel y ácido acetilsalicílico son sinérgicos; por tanto, esta combinación terapéutica podría provocar una hemorragia postoperatoria excesiva.

B. Anomalías adquiridas durante la cirugía cardíaca

1. Disfunción endotelial. El contacto de la sangre con superficies extracorporales inicia una «respuesta inflamatoria corporal total» caracterizada por la activación de la coagulación, fibrinólisis e inflamación, lo que produce una interacción célula-endotelio anómala.

2. Efecto persistente de la heparina. Se trata de una anomalía poco frecuente, ya que la mayoría de los médicos neutraliza completamente la heparina administrada.

3. Anomalías plaquetarias (Tabla 18.5)

a. Frecuentemente aparece trombocitopenia tras la DCP debido a la dilución del volumen sanguíneo con volumen del circuito extracorpóreo y al consumo o secuestro de trombocitos. La trombocitopenia puede ser grave (menos de 50.000/ml) pero, en ausencia de otras anomalías hemostáticas, no suele producir una hemorragia excesiva. Las técnicas modernas permiten obtener recuentos trombocíticos superiores a 100.000/ml tras la DCP.

b. Disfunción plaquetaria. **La causa más prevalente, pero también más escurridiza, de anomalías hemostáticas tras la DCP es la disfunción plaquetaria.** Los trombocitos se inactivan mediante la activación por contacto con superficies extracorpóreas, la hipotermia, la regulación a la baja del receptor y la heparina y la protamina. La heparina activa a los trombocitos y les hace menos funcionales tras la DCP, y la protamina deprime la función plaquetaria.

4. Coagulopatía. La hemodilución y el consumo de los factores de coagulación mediante la coagulación microvascular se combinan para producir las deficiencias hemostáticas observadas tras la DCP. A pesar de la utilización de dosis altas de heparina, la activación por contacto origina la activación microvascular del factor XII e inicia la ruta intrínseca de coagulación.

5. Fibrinólisis. Durante la DCP se puede producir fibrinólisis primaria o secundaria (Figura 18.3). La fibrinólisis primaria se debe a la liberación de activadores del plasminógeno endotelial. La fibrinólisis secundaria se refiere a la activación de la plasmina como consecuencia de una respuesta de retroalimentación frente a la formación

Tabla 18.5. Causas de disfunción plaquetaria en la cirugía cardíaca

Causas relacionadas con DCP
Hipotermia
Activación inducida por materiales
Activación inducida por lesión (succión en la cardiotomía)
Fibrinólisis
Regulación a la baja del receptor de glicoproteína Ib
Regulación a la baja/destrucción del receptor de glicoproteína IIb/IIIa
Regulación por disminución/destrucción del receptor de trombina
Causas farmacológicas
Heparina
Nitratos
Inhibidores de la fosfodiesterasa
Protamina

de fibrina. Los productos circulantes procedentes de la degradación de la plasmina afectan negativamente a la función plaquetaria.

6. Farmacología. Como se ha indicado anteriormente, la heparina y la protamina alteran la función plaquetaria. Otros fármacos utilizados habitualmente durante la DCP (milrinona, nitroglicerina, nitroprusside) afectan negativamente la función plaquetaria in vitro, pero todavía se desconocen sus implicaciones clínicas.
7. Hipotermia. La hipotermia altera las cascadas enzimáticas de la ruta de coagulación. Las plaquetas se activan durante la hipotermia leve y se deprimen durante la hipotermia de moderada a grave.

C. Profilaxis farmacológica

1. Protección plaquetaria
   - **a.** Agentes antifibrinolíticos. Véase **IV.C.2.**
   - **b.** Superficies recubiertas. Los circuitos con heparina adherida atenúan la respuesta inflamatoria frente a la DCP y podrían poseer ciertas propiedades protectoras de las plaquetas.
2. Agentes antifibrinolíticos[18]
   - **a.** Agentes antifibrinolíticos sintéticos: el ácido ε-aminocaproico (EACA) y el ácido tranexámico (TA) actúan como análogos de la lisina que se unen a los sitios de unión de la lisina con la plasmina y el plasminógeno (Figura 18.3). TA es un análogo más potente que EACA y cuenta con una afinidad mayor por el plasminógeno que EACA. Los productos de la degradación de la fibrina inhiben la función plaquetaria. En consecuencia, la inhibición de la plasmina podría proteger a las plaquetas. **Se han demostrado los efectos beneficiosos de EACA y TA, especialmente en la cirugía cardíaca de alto riesgo, que son más evidentes cuando se emplean profilácticamente (es decir, comienzan con anterioridad a la DCP y se mantienen durante toda ella).** Posología: EACA infusión intravenosa rápida en bolo de 100 a 150 mg/kg, 10 a 15 mg/kg/hora, o infusión intravenosa rápida en bolo de 4 a 6 g, 1 g/hora. Las publicaciones recientes indican que el modo mejor de obtener una actividad plasmática constante podría ser mediante bolos menores (aproximadamente 50 mg/kg) seguidas de dosis de mantenimiento mayores (20 a 25 mg/kg/hora). Rango de posología: TA infusión intravenosa rápida de 10 a 20 mg/kg, 1 a 2 mg/kg/hora, o infusión intravenosa rápida de 5 g, con bolos repetidos hasta un total de 15 g. Esta última pauta es, probablemente, considerablemente mayor de la necesaria, pero algunos centros prefieren utilizarla.
   - **b.** La aprotinina es un inhibidor de la proteinasa de alto peso molecular de origen bovino que inhibe a la plasmina, calicreína y otras proteasas séricas. La aprotinina dispone de eficacia para minimizar la activación del sistema hematológico durante la DCP y para prevenir la fibrinólisis. **Al igual que EACA y TA, reduce la**

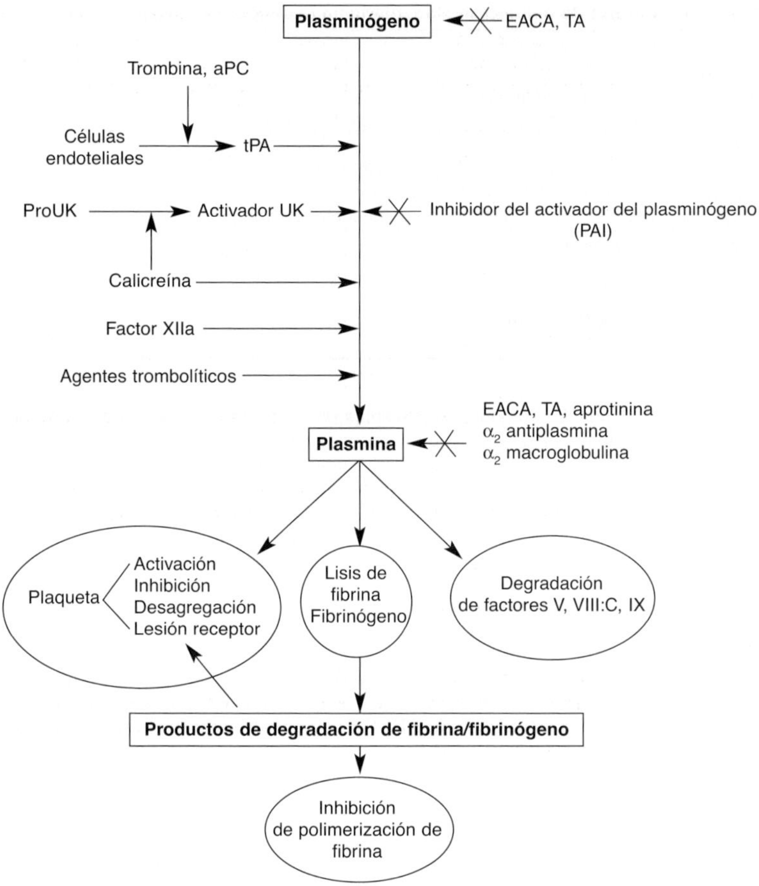

hemorragia perioperatoria y la transfusión. En la mayoría de los casos, su administración no parece ser superior en este contexto a la utilización de EACA o TA.

Pauta posológica completa de Hammersmith: 2 millones de unidades inhibidoras de calicreína (KIU) en forma de infusión intravenosa rápida en bolo, 2 millones de KIU añadidas al cebador de la bomba y 500.000 KIU/hora en forma de infusión. Es eficaz en la cirugía cardíaca primaria y repetida. Se han documentado efectos beneficiosos asociados a la mitad de las dosis de Hammersmith; no obstante, estos efectos beneficiosos podrían ser menos consistentes y se han documentado con menor frecuencia. En el futuro, parece probable que la posología de aprotinina se base en el peso del enfermo en lugar de los protocolos empíricos más clásicos de Hammersmith y mitad de Hammersmith.

3. Posología precisa de heparina y protamina. Los intentos de individualizar las dosis de heparina y de protamina con el fin de minimizar la hemorragia se basan en dosis específicas para cada paciente de cada uno de los fármacos según la sensibilidad del enfermo. Se han descrito diversas estrategias de control de la heparina y la protamina para obtener una reducción de la hemorragia perioperatoria.

a. Las concentraciones de heparina más altas se han asociado a un aumento de la hemorragia por el drenaje del mediastino en el postoperatorio, debido posiblemente al rebote de heparina o a la disfunción plaquetaria, por lo que se administra la cantidad suficiente de heparina para mantener un «umbral» mínimo de TCA aceptable.
b. Algunos investigadores han propuesto que las concentraciones mayores de heparina permiten reducir la activación de la cascada hemostática y podrían atenuar la coagulopatía de consumo que aparece con la coagulación microvascular. Ello ha conducido a la costumbre de mantener la heparina a una concentración determinada en la sangre, que produce dosis altas de heparina y TCA elevados. Todavía se están estudiando los enfoques de control de la heparina.
c. Las dosis de protamina más bajas se han empleado con éxito para neutralizar a la heparina tras la DCP y se han asociado a una reducción de la hemorragia y los requerimientos de transfusión. Se ha sugerido que la relación existente entre dosis mayores de heparina y dosis menores de protamina podría comportar una reducción de la hemorragia postoperatoria.

4. Inhibición de la inflamación
a. Superficies recubiertas. Los circuitos de DCP recubiertos por heparina aumentan la biocompatibilidad del circuito extracorpóreo y, por tanto, atenúan eficazmente la respuesta inflamatoria frente a dicha DCP. A pesar de este efecto beneficioso, la utilización de tales circuitos no ha reducido la morbilidad de modo uniforme. La administración de una dosis reducida de heparina junto con circuitos recubiertos por heparina ha mostrado reducciones del drenaje torácico y los requerimientos de transfusión postoperatorios, pero aumenta probablemente el riesgo de formación de coágulos en el circuito de DCP, particularmente cuando los flujos del circuito deberían ser bajos o nulos.
b. Esteroides. Algunos estudios han demostrado la utilidad de la metilprednisolona (500 a 1.000 mg).
c. La aprotinina actúa mediante la inhibición de la calicreína, pero sólo puede hacerlo a dosis altas (p. ej., en el protocolo de Hammersmith completo).
d. La ultrafiltración modificada tiene un efecto mayor en Pediatría.
e. Los inhibidores del complemento son agentes mayoritariamente experimentales. Actúan evitando la activación del complemento mediante la inhibición de la calicreína o el antagonismo directo del complemento. Teóricamente, la reducción de la respuesta inflamatoria reduciría la morbilidad.

V. Control de la hemorragia posderivación[1]

A. Evaluación de la hemostasia

1. Lograr la hemostasia quirúrgica.
2. Confirmar la neutralización heparínica adecuada.
3. Pruebas en la cabecera del enfermo para diagnosticar y tratar la hemorragia. Dichas pruebas se deberían utilizar de forma adecuada con el fin de identificar con precisión y rapidez el motivo del defecto hemostático. El médico debería dar prioridad a las etiologías de la hemorragia post-DCP y debería analizarlas en orden lógico. Estas pruebas incluyen la neutralización heparínica, la función plaquetaria, el recuento trombocítico, la hemostasia y la fibrinólisis (Tabla 18.6).
a. Análisis de la neutralización de la heparina: TCA de heparinasa, prueba de titulación de la protamina, tromboelastografía de heparinasa (TEG). Nota: El TCA normalizado no constituye una prueba específica de la neutralización de la heparina. **El tratamiento de esta anomalía incluye la administración de protamina.**
b. Determinaciones de la función plaquetaria: amplitud máxima de TEG, Hemostatus[19], Ultegra, Platelet Works, Platelet Function Analyzer-100, agregometría de sangre completa. Nota: el tiempo de hemorragia es demasiado sensible para medir la disfunción plaquetaria tras la DCP. **El tratamiento de esta anomalía incluye la administración de 0,3 mg/kg de acetato de desmopresina (DDAVP) y, posiblemente, una transfusión de concentrados plaquetarios.**
c. Pruebas de hemostasia: TP, TTPa, tiempo de trombina, TCA. **El tratamiento de**

Tabla 18.6. Pruebas a la cabecera del enfermo de la función plaquetaria

Prueba/monitor	Mecanismo
Tiempo de hemorragia	Adhesión in vivo activada por colágeno
Tromboelastografía/Sonoclot	Fuerza viscoelástica del coágulo
Hemostatus	Tiempo de coagulación activado por plaquetas
Ultegra	Aglutinación de esferas activada por fibrinógeno
Platelet Works	Proporción de recuento trombocítico
Platelet Function Analyzer (PFA-100)	Tiempo de hemorragia activado in vitro
Clot Signature Analyzer	Activación por colágeno y cizallamiento elevado
Hemodyne	Transducción de fuerza mediada por plaquetas
Agregometría normalizada	Densidad óptica
Agregometría de sangre completa	Impedancia eléctrica

esta anomalía incluye la transfusión de plasma fresco congelado.

d. Determinaciones de la fibrinólisis. Tiempo de lisis de euglobulina, índice de lisis TEG. **El tratamiento de esta anomalía incluye la administración de un agente antifibrinolítico. La fibrinólisis secundaria se debería tratar mediante la sustitución de los factores de coagulación (plasma fresco congelado) consumidos.**

Nota: El tratamiento de cualquier valor analítico anómalo no debería llevarse a cabo a menos que la situación clínica lo hiciese preciso. ¡Trate al enfermo, no a la cifra!

B. Tratamiento de trastornos hemostáticos posderivación

C. Medicación de transfusión y utilización de algoritmos. Las transfusiones alogénicas son frecuentes con posterioridad a la DCP debido al amplio intervalo de lesiones hemostáticas producidas. La ausencia de análisis adecuados de la hemostasia y la subjetividad del diagnóstico de hemorragia microvascular producen prácticas de transfusión indiscriminadas.

1. La transfusión de eritrocitos, trombocitos y plasma está cargada de efectos secundarios, entre los cuales aparecen la transmisión de enfermedades infecciosas, daño pulmonar agudo e inmunomodulación. La utilización racional de los algoritmos de transfusión debería crear un enfoque de medicina de la transfusión gradual, lógico y basado en los defectos hemostáticos más comunes y de tratamiento más sencillo.
2. Una de las pruebas más importantes que debería realizarse de forma «precoz» en el algoritmo de transfusión es una prueba precisa de la función plaquetaria a la cabecera del enfermo, pues minimizará la realización de transfusiones indiscriminadas debido a que la valoración subjetiva de la hemorragia microvascular suele desembocar en prácticas empíricas de transfusión. Resulta vital elaborar un diagnóstico rápido y preciso de una anomalía hemostática después de la DCP. El TEG predice la hemorragia anómala tras la DCP y se ha utilizado satisfactoriamente en diversos algoritmos para reducir la incidencia de la transfusión[20,21]. Otros controles realizados a la cabecera del paciente utilizados en algoritmos racionales han demostrado su eficacia en la reducción de las transfusiones.

Bibliografía

1. **Horrow JC, Fitch JCK. Management of coagulopathy associated with cardiopulmonary bypass. In: Gravlee GP, Davis RF, Kurusz M, et al., eds. *Cardiopulmonary bypass: principles and practice,* 2nd ed. Philadelphia: Lippincott Williams & Wilkins, 2000:506–533.**

2. **Shore-Lesserson L, Gravlee GP. Anticoagulation for cardiopulmonary bypass. In: Gravlee GP, Davis RF, Kurusz M, et al., eds. *Cardiopulmonary bypass: principles and practice,* 2nd ed. Philadelphia: Lippincott Williams & Wilkins, 2000: 435–472.**
3. Merton RE, Curtis AD, Thomas DP. A comparison of heparin potency estimates obtained by activated partial thromboplastin time and British pharmacopoeial assays. *Thromb Haemost* 1985;53:116–117.
4. Gravlee GP, Angert KC, Tucker WY, et al. Early anticoagulation peak and rapid distribution after intravenous heparin. *Anesthesiology* 1988;68:126–129.
5. Heres EK, Speight K, Benckart D, et al. The clinical onset of heparin is rapid. *Anesth Analg* 2001;92:1391–1395.
6. Olsson P, Lagergren H, Ek S. The elimination from plasma of intravenous heparin. An experimental study on dogs and humans. *Acta Med Scand* 1963;173:619–630.
7. **Bull BS, Korpman RA, Huse WM, et al. Heparin therapy during extracorporeal circulation. I. Problems inherent in existing heparin protocols. *J Thorac Cardiovasc Surg* 1975;69:674–684.**
8. Cohen EJ, Camerlengo LJ, Dearing JP. Activated clotting times and cardiopulmonary bypass I: the effect of hemodilution and hypothermia upon activated clotting time. *J Extracorp Technol* 1980;12:139–141.
9. Gravlee GP, Case LD, Angert KC, et al. Variability of the activated coagulation time. *Anesth Analg* 1988;67:469–472.
10. Despotis GJ, Summerfield AL, Joist JH. Comparison of activated coagulation time and whole blood heparin measurements with laboratory plasma anti-Xa heparin concentration in patients having cardiac operations. *J Thorac Cardiovasc Surg* 1994;108:1076–1082.
11. Greinacher A, Volpel H, Janssens U, et al. Recombinant hirudin (lepirudin) provides safe and effective anticoagulation in patients with heparin-induced thrombocytopenia. A prospective study. *Circulation* 1999;99:73–80.
12. **Koster A, Hansen R, Grauhan O, et al. Hirudin monitoring using the TAS ecarin clotting time in patients with heparin-induced thrombocytopenia type II. *J Cardiothorac Vasc Anesth* 2000;14:249–252.**
13. Metz S, Horrow JC. Pharmacologic manipulation of coagulation: protamine and other heparin antagonists. In: Lake CL, Moore RA, eds. *Blood: hemostasis, transfusion, and alternatives in the perioperative period.* New York: Raven Press, 1995:119–130.
14. **Horrow JC. Protamine: a review of its toxicity. *Anesth Analg* 1985;64:348–361.**
15. Horrow JC. Transfusion medicine and coagulation disorders. In: Kaplan JA, ed. *Cardiac anesthesia,* 4th ed. Philadelphia: WB Saunders, 1999:1111–1154.
16. Brown DL, Fann CS, Chang CJ. Meta-analysis of effectiveness and safety of abciximab versus eptifibatide or tirofiban in percutaneous coronary intervention. *Am J Cardiol* 2001;87:537–541.
17. Bertrand ME, Rupprecht HJ, Urban P, et al. Double-blind study of the safety of clopidogrel with and without a loading dose in combination with aspirin compared with ticlopidine in combination with aspirin after coronary stenting: the Clopidogrel Aspirin Stent International Cooperative Study (CLASSICS). *Circulation* 2000;102:624–629.
18. **Levi M, Cromheecke ME, de Jonge E, et al. Pharmacologic strategies to decrease excessive blood loss in cardiac surgery: a meta-analysis of clinically relevant endpoints. *Lancet* 1999;354:1940–1947.**
19. Despotis GJ, Levine V, Saleem R, et al. Use of point-of-care test in identification of patients who can benefit from desmopressin during cardiac surgery: a randomised controlled trial. *Lancet* 1999;354:106–110.
20. **Shore-Lesserson L, Manspeizer HE, DePerio M, et al. Thromboelastography-guided transfusion algorithm reduces transfusions in complex cardiac surgery. *Anesth Analg* 1999;88:312–319.**
21. **Nuttall GA, Oliver WC, Santrach PJ, et al. Efficacy of a simple intraoperative transfusion algorithm for nonerythrocyte component utilization after cardiopulmonary bypass. *Anesthesiology* 2001;94:773–781.**

Sección III Sección III Sección III

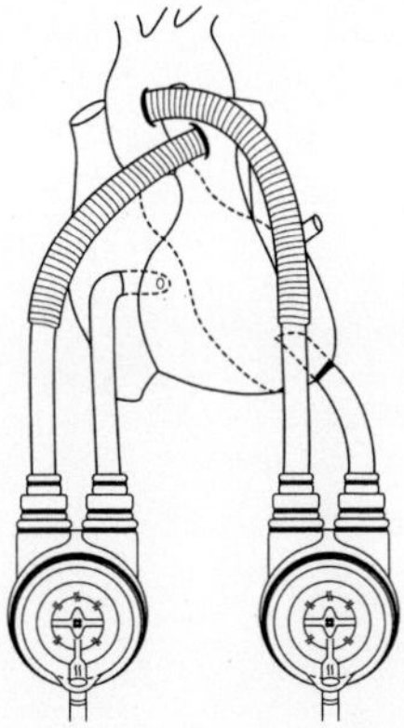

Asistencia circulatoria y conservación orgánica

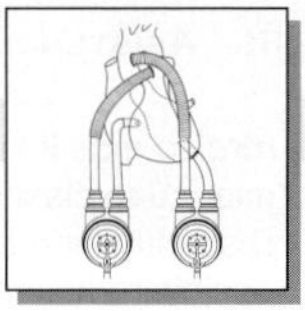

Capítulo 19

Circuitos de derivación cardiopulmonar: diseño y utilización

Mark Kurusz, Kane M. High, Alfred H. Stammers y John M. Toomasian

En este capítulo se describe el circuito de derivación cardiopulmonar (DCP), su diseño, utilización y monitorización, así como los mecanismos de seguridad y la información necesaria para prevenir alteraciones de la función del circuito y disminuir el riesgo de errores. El manejo médico del paciente en DCP se discute en el Capítulo 7 y los efectos fisiopatológicos específicos del mismo en el Capítulo 20.

I. **Objetivos de la derivación cardiopulmonar.** El objetivo principal de la DCP es facilitar que el corazón se encuentre en reposo y sin sangre mediante la derivación temporal del flujo sanguíneo a un circuito extracorpóreo que reemplaza funcionalmente al corazón y a los pulmones. Los componentes principales de la DCP se clasifican de la siguiente manera:

A. **Respiración**

1. **Ventilación. Proporcionar una eliminación adecuada y controlada del CO_2 para mantener la P_aco_2 en el rango deseado.** A medida que la temperatura desciende, la producción de CO_2 es menor. Esta situación requiere menos «ventilación» a través del oxigenador, lo que se consigue mediante un descenso del flujo de gas «inspirado» en el oxigenador. La elección de la P_aco_2 deseada depende del esquema de manejo particular (α-stat frente a pH-stat) que se describe en el Capítulo 20.

2. **Oxigenación. Proporcionar un transporte adecuado de O_2 a la sangre.** En la mayoría de las condiciones, el gran área de superficie de la membrana del oxigenador facilita un transporte de oxígeno adecuado. En condiciones normales, se mantienen niveles mayores de P_ao_2 (P_ao_2 = 150 a 300 mm Hg) que los que generalmente se mantienen durante la ventilación mecánica. Es posible mantener la P_ao_2 en un rango más fisiológico mediante la monitorización del gas en sangre. No obstante, ya que los oxigenadores de membrana tienen una pequeña capacidad de reserva y la hiperoxia moderada no se ha asociado con alteraciones clínicas evidentes, existe un pequeño margen de seguridad si la P_ao_2 se mantiene ligeramente elevada durante la DCP.

B. **Circulación. Mantener una presión de perfusión y un flujo deseados mientras se minimiza el trauma a los elementos formes de la sangre.** Durante la DCP es inevitable cierto grado de hemólisis debido a las presiones y estrés de cizallamiento anormales que se establecen durante el flujo sanguíneo extracorpóreo. Las elevaciones de hemoglobina libre en plasma son discretas y transitorias excepto después de procedimientos prolongados o cuando se emplea de forma excesiva succión de la cardiotomía.

C. **Regulación de la temperatura**

1. **Descenso del metabolismo corporal con hipotermia**

a. **La hipotermia permite la utilización de menor flujo sanguíneo sistémico,** lo que disminuye el trauma sanguíneo y probablemente aumenta la protección del sistema nervioso central durante la DCP. Por otra parte, el retorno de un volumen menor de sangre al corazón a una velocidad de flujo inferior facilita un campo quirúrgico más limpio. Los rangos de temperatura de la sangre típicos para hipotermia y una clasificación se muestran en la Tabla 19.1[1].

b. Disminuyendo la temperatura de la sangre a niveles profundos de hipotermia es posible reducir el metabolismo hasta el punto en el que el cuerpo tolere una **parada circulatoria completa** durante un período prolongado. Generalmente se utilizan rangos de 16° a 20 °C de temperatura nasofaríngea o timpánica. Con este grado de hipotermia, se acepta de forma general que se pueden realizar de modo seguro períodos de parada circulatoria de hasta 45 minutos de duración[2].

2. **Facilitando la conservación del miocardio hipotérmico.** El enfriamiento intravascular (anterógrado y retrógrado) y el enfriamiento tópico son excelentes medidas complementarias a la parada cardíaca hiperpotasémica flácida que se utiliza para su conservación[3]. El corazón se puede enfriar activamente con una solución cardiopléjica fría (basada en sangre o sólo en cristaloides), mediante la aplicación, por parte del cirujano, en la superficie del corazón, de hielo picado o suero salino frío, o envolviendo el corazón con una cubierta de enfriamiento. Para disminuir el calentamiento del miocardio por los tejidos circundantes (y evitar el daño del nervio frénico por el frío), se coloca una almohadilla de aislamiento en el pericardio en la superficie posterior del corazón, lo que previene el paso directo de calor desde los tejidos calientes al corazón. **La cardioplejía disminuye la temperatura del miocardio a aproximadamente 8 °C a 12 °C.** Cuando se utiliza una sola cánula en aurícula derecha-vena cava inferior (AD-VCI) para facilitar el retorno venoso, la temperatura del miocardio requiere una monitorización cuidadosa, ya que la sangre venosa que retorna a la AD se encuentra a la temperatura corporal del paciente. Para evitar que la sangre venosa entre y caliente el corazón se pueden utilizar dos vías, una en VCI y otra en la vena cava superior (VCS). Es lo que se llama **canalización bicaval.**

II. El circuito de derivación cardiopulmonar

A. Diseño del circuito. Los elementos básicos del sistema de DCP son siempre los mismos, a pesar de las diferentes casas comerciales y los diseños de los diferentes componentes. Estos componentes se pueden montar adoptando diferentes configuraciones según preferencia de la institución o del equipo quirúrgico. En la Figura 19.1 se muestra un esquema detallado de un circuito de DCP que utiliza un oxigenador de membrana con un reservorio venoso de armazón duro y un sistema de administración de sangre para cardioplejía. Siguiendo el camino del flujo sanguíneo en este dibujo, la sangre desaturada sale de la vena cava del paciente a través de una vía colocada en AD-VCI y **se drena mediante un sifón de gravedad** a través de un sistema de tubos de gran calibre de cloruro de polivinilo (PVC) en un reservorio venoso que forma parte del oxigenador de membrana. Posteriormente, la sangre es drenada desde el reservorio por la bomba de flujo sistémico (de rodillo o centrífuga) y es bombeada a través de un intercambiador de calor (que también forma parte del oxigenador de membrana) y un grupo de membranas (generalmente de fibras huecas), atraviesa un filtro arterial en donde se atrapan las burbujas y retorna a través de una vía arterial colocada en la aorta ascendente. Cuando se ceba el sistema, se realiza a través de una línea de recirculación desde la salida del oxigenador que también se puede usar como fuente para la sangre destinada a cardioplejía; este sistema se mantiene pinzado durante la DCP. Una línea de purgado

Tabla 19.1. Rangos típicos de temperatura para hipotermia

Clasificación	Temperatura (°C)
Tibia	34-35
Suave	30-34
Moderada	25-30
Severa	20-25
Profunda	<20

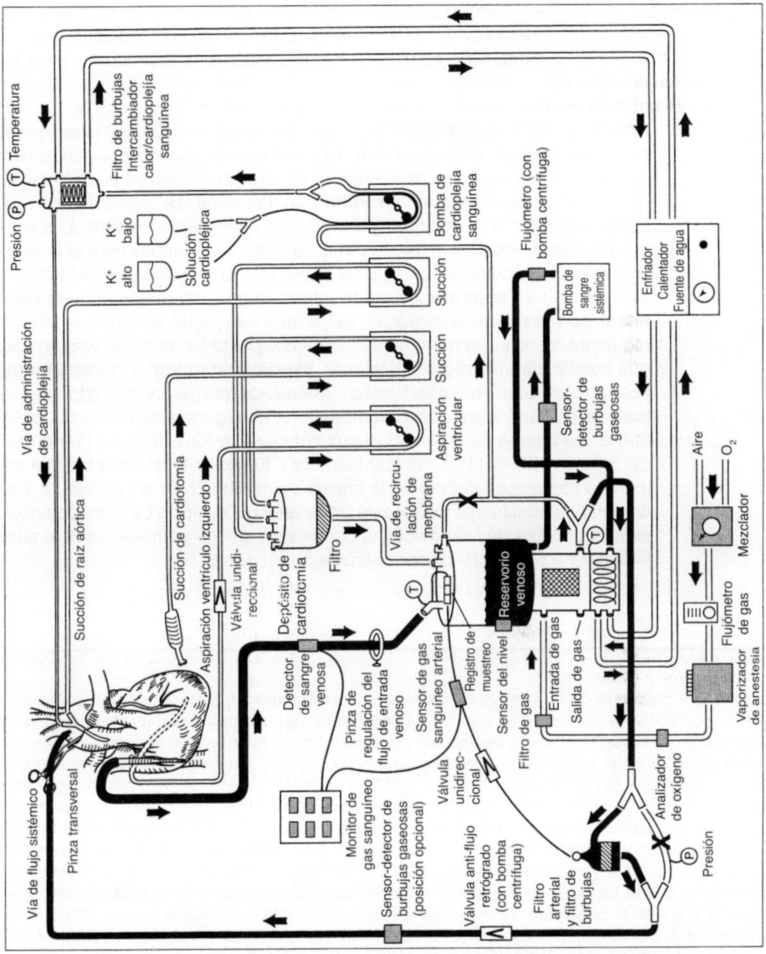
Temperatura
Presión
Filtro de burbujas
Intercambiador calor/cardioplejía sanguínea
K+ bajo
K+ alto
Solución cardiopléjica
Bomba de cardioplejía sanguínea
Succión
Succión
Aspiración ventricular
Vía de administración de cardioplejía
Succión de raíz aórtica
Succión de cardiotomía
Aspiración ventrículo izquierdo
Válvula unidireccional
Depósito de cardiotomía
Filtro
Vía de recirculación de membrana
Flujómetro (con bomba centrífuga)
Bomba de sangre sistémica
Enfriador
Calentador
Fuente de agua
Sensor-detector de burbujas gaseosas
Aire
O2
Mezclador
Reservorio venoso
Flujómetro de gas
Vaporizador de anestesia
Vía de flujo sistémico
Pinza transversal
Detector de sangre venosa
Pinza de regulación del flujo de entrada venoso
Sensor de gas sanguíneo arterial
Registro de muestreo
Sensor del nivel
Entrada de gas
Salida de gas
Filtro de gas
Analizador de oxígeno
Presión
Monitor de gas sanguíneo
Sensor-detector de burbujas gaseosas (posición opcional)
Válvula unidireccional
Válvula anti-flujo retrógrado (con bomba centrífuga)
Filtro arterial y filtro de burbujas

situada en el lado de entrada del flujo al filtro arterial deriva el aire acumulado desde el mismo al reservorio venoso.

Otras bombas de rodillo en la consola de DCP se usan para descargar el corazón, aspirar la sangre o administrar la sangre destinada a cardioplejía. Se incluyen como componentes auxiliares del sistema varios dispositivos de seguridad (se discuten más tarde), una fuente de agua de calor/frío como intercambiador de calor, cámara de mezcla de gases y medidor de flujo, vaporizador de anestésicos y sensores para la monitorización de los parámetros sanguíneos arteriales y venosos.

B. **Bombas.** Generalmente en un circuito de DCP se utilizan dos tipos de bombas para la sangre: las bombas basadas en un sistema de rodillos y las bombas centrífugas (cinéticas). Los dos tipos de bombas se utilizan a partes iguales en la práctica clínica habitual en Estados Unidos.

1. **Bomba de rodillo**

a. **Principios del funcionamiento.** La bomba de rodillo hace que la sangre fluya al comprimir, mediante el giro del rodillo, el tubo de plástico por donde circula la sangre, situado en forma de herradura en la placa de apoyo de la bomba (Figura 19.2). Cada bomba tiene **un rodillo con dos cabezas** dispuestas en 180° para poder mantener un contacto continuo de las cabezas con el tubo. Las revoluciones por minuto (rpm) que se utilizan en este tipo de bombas para el flujo sistémico oscilan generalmente entre 50 a 150 rpm, dependiendo del diámetro interno del tubo (DI). **El flujo que se emite desde una bomba sistémica de rodillo es lineal con las rpm.** A mayor DI del tubo (p. ej., 1,27 cm [1/2 pulgada] DI) se requieren menos rpm para obtener el mismo gasto cardíaco en comparación con una bomba con un tubo de DI inferior. **El volumen latido,** o el gasto en mililitros por rpm, de una de estas bombas puede variar ligeramente dependiendo del material del tubo, elasticidad o temperatura, pero generalmente oscila, cuando se utiliza una bomba de 15,24 cm (6 pulgadas), entre 12,7 (0,63 cm [1/4 pulgada] DI del tubo) a 41,9 ml (1,27 cm [1/2 pulgada]). **El gasto total de la bomba** se refleja en la pantalla de control de la misma en mililitros o litros por minuto. Este tipo de bombas también se utiliza para administrar la solución cardiopléjica, extraer la sangre o el aire de las cavidades cardíacas y de los grandes vasos, o succionar la sangre sobrante del campo quirúrgico.

Figura 19.1. Esquema de un circuito de derivación cardiopulmonar típico. El circuito sistémico (en el esquema, en negrita) incluye la línea venosa, el oxigenador de membrana con un reservorio venoso de armazón duro (en el centro inferior), bomba sanguínea sistémica, filtro arterial y retorno al paciente a través de la cánula arterial. La canulación venosa es a través de aurícula derecha-vena cava inferior, cánula de «dos etapas» y la canulación arterial en aorta ascendente. La bomba sistémica sanguínea puede ser del tipo de rodillo o centrífuga. El sistema de administración de cardioplejía (derecha) es en un paso, del tipo de combinación de sangre/cristaloides que extrae la sangre arterial desde la línea de recirculación de la membrana. La fuente de agua frío/calor puede funcionar para suministrar agua al oxigenador intercambiador de calor y al sistema de administración de cardioplejía. El sensor que detecta las burbujas de aire se puede localizar en los tubos, entre el reservorio venoso y la bomba sistémica, entre la bomba y la entrada al oxigenador de membrana o entre la salida del oxigenador y el filtro arterial (ninguno mostrado), o en los tubos después del filtro arterial (posición opcional que se muestra en el esquema). Las válvulas de un solo sentido previenen el flujo retrógrado (algunos circuitos con una bomba centrífuga también incorporan una válvula de un solo sentido después de la bomba y en el tubo del flujo sistémico arterial). Otros dispositivos de seguridad incluyen un analizador de oxígeno que se localiza entre los vaporizadores anestésicos (si se utilizan) y la entrada de gas al oxigenador; y un sensor del nivel del reservorio adherido a la carcasa dura del reservorio venoso; Flechas, direcciones de flujo; P y T, medidores de presión y temperatura respectivamente; X, lugar de clampaje de tubos. No se muestra el hemoconcentrador (descrito en el texto). (Modificado de Hessel EA II, Hill AG. Circuitry and cannulation techniques. En: Gravlee GP, Davis RF, Kurusz M y cols., eds. Cardiopulmonary bypass: principles and practice, 2.ª ed. Filadelfia: Lippincott Williams & Wilkins, 2000:70, con autorización.)

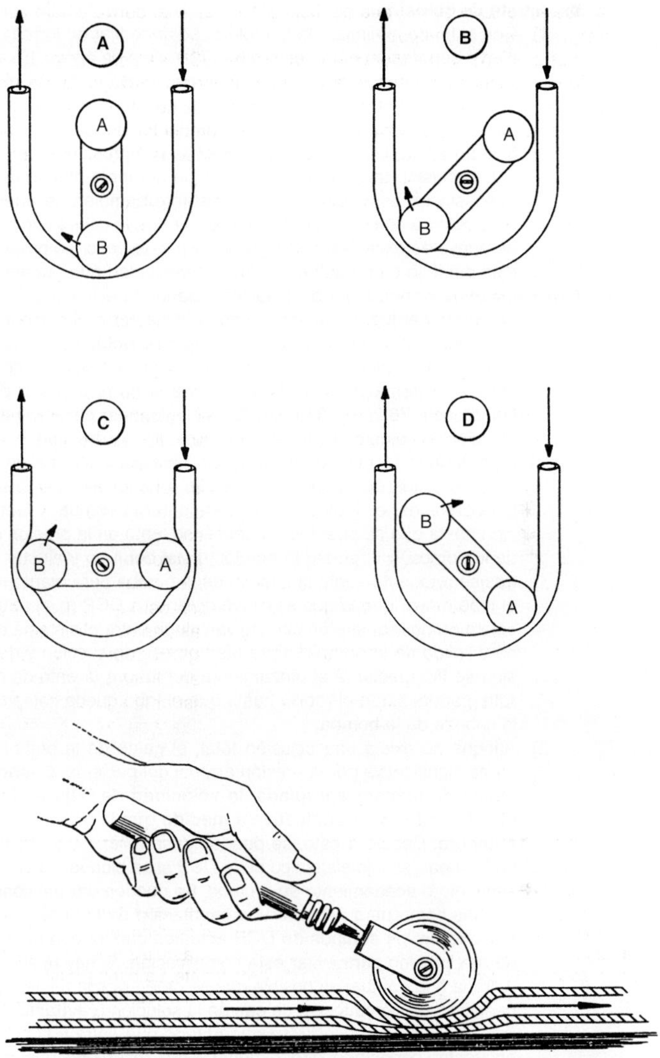

Figura 19.2. Dibujo de una bomba de doble rodillo y tubos. El principio de la bomba de rodillo es demostrado por el rodillo de mano en el dibujo de abajo, que a medida que se desplaza a lo largo de una sección del tubo con el rodillo, empuja el líquido que queda por delante y aspira el que queda por detrás del mismo. Los cuatro dibujos de arriba en la secuencia **(A-D)** muestran primero cómo el rodillo B mueve el líquido hacia delante de él y aspira el que queda por detrás **(A).** A medida que la bomba rota en el sentido de las agujas de un reloj, el segundo rodillo A comienza a presionar el tubo **(B).** Mientras la rotación continúa hay un breve período en el que hay un volumen atrapado entre los dos rodillos o cabezas **(C)** y no hay flujo, lo que origina cierta pulsatilidad. En posición **D,** el rodillo B libera el tubo mientras que el segundo rodillo A continúa moviendo el líquido en la misma dirección. No se muestra el soporte de la bomba ni de los tubos, así como las guías para mantener los tubos en el soporte. Las flechas indican la dirección del líquido. (De Stofer RC. A technic for extracorporeal circulation. Springfield, IL: Charles C. Thomas, 1968:22, con autorización.)

b. Ajuste de oclusión

1) Con el fin de minimizar la hemólisis, se debe fijar de forma apropiada la oclusión o separación entre los rodillos y la placa de apoyo. En esencia, esto proporciona un mecanismo para fijar la resistencia al flujo retrógrado al paso por la cabeza del rodillo. La oclusión se fija ajustando la distancia entre la placa de apoyo y cada una de las cabezas del rodillo, que controla el área de sección en el interior del tubo y el punto de compresión por el rodillo.

La oclusión total no se utiliza porque aumenta mucho la hemólisis con un desgaste excesivo del tubo. No obstante, también se puede desencadenar un problema con la hemólisis si el área entre la cabeza de la bomba y la placa de apoyo es excesivamente grande. En este caso, se produce una regurgitación del flujo con gradientes altos de velocidad que pueden dañar los glóbulos rojos, dando lugar a hemólisis. Cuando la oclusión es demasiado pequeña puede dar lugar a un descenso del flujo hacia el paciente.

El **método convencional para fijar la oclusión** se realiza tomando el extremo distal de la línea del flujo sistémico, que se ceba con líquido claro, se coloca de forma vertical, de forma que la parte superior de la columna del líquido está 76,20 a 101,6 cm (30-40 pulgadas) por encima de la bomba. La oclusión se ajusta hasta que el nivel del líquido cae a una velocidad de 2,54 cm/min (1 pulgada/minuto). Dos métodos alternativos son i) pinzar el tubo de salida de la bomba de rodillo y hacer avanzar lentamente el rodillo para presionar el líquido con la línea, parar la bomba, y luego ajustar la oclusión hasta que se observe un descenso lento en la presión distal a la cabeza de la bomba, y ii) pinzar la porción distal del tubo y ajustar la oclusión mientras se rota lentamente la cabeza de la bomba para mantener una presión en el tubo mayor que la que se prevé durante la DCP (p. ej., 300 a 400 mm Hg); este método requiere un circuito valvulado entre el sistema de tubos de entrada y salida de la bomba[4]. Para las bombas de succión y de drenaje, la oclusión se fija mediante el pinzamiento del tubo a la entrada de la bomba y se rota gradualmente el rodillo hasta que el tubo queda colapsado a la altura de la cabeza de la bomba.

2) Aunque no exista una oclusión total, el gasto de la bomba no se afecta de forma significativa por la presión arterial del paciente. **Cuando la oclusión se ajusta de manera apropiada, la velocidad de flujo de la bomba no desciende de forma significativa a medida que la poscarga (presión arterial) aumenta.** Debido a esto, se pueden desarrollar rápidamente presiones altas en la línea del flujo sistémico de la DCP si se bloquea la vía arterial por el pinzamiento o acodamiento de un tubo. Se pueden dar presiones suficientemente altas como para producir una separación de la línea o su ruptura, pero la mayoría de los equipos de DCP actuales cuenta con mecanismos de límite de alta presión para evitar esta complicación. Si hay restricción en el tubo de entrada a la bomba, es posible que se creen rápidamente presiones extremas negativas con producción de gas en la solución **(cavitación).** De todas maneras, esto no suele ocurrir, ya que el tubo que entra a la bomba es corto y se encuentra conectado directamente a un reservorio que contiene suficiente sangre para evitar el desarrollo de presiones negativas significativas.

2. Bomba centrífuga/cinética

a. Existen varios modelos de bombas centrífugas que se utilizan para DCP (Figura 19.3). Un modelo común consiste en tres conos rotadores sin aspas capaces de girar a alta velocidad (p. ej., 2.000 a 3.000 rpm), que se encuentran montados en un soporte de plástico que origina un movimiento circular (a veces se denominan como «**vórtex limitado**») de la sangre, lo que genera un flujo y presión por fuerza centríguga. Los conos giran mediante una unión magnética indirecta a un eje en la consola de la bomba centrífuga. Los dos conos más extremos se encuentran unidos por diferentes puntos uno con el otro y al cono más interno. La sangre entra a través de un conector situado en la parte superior de la bomba a

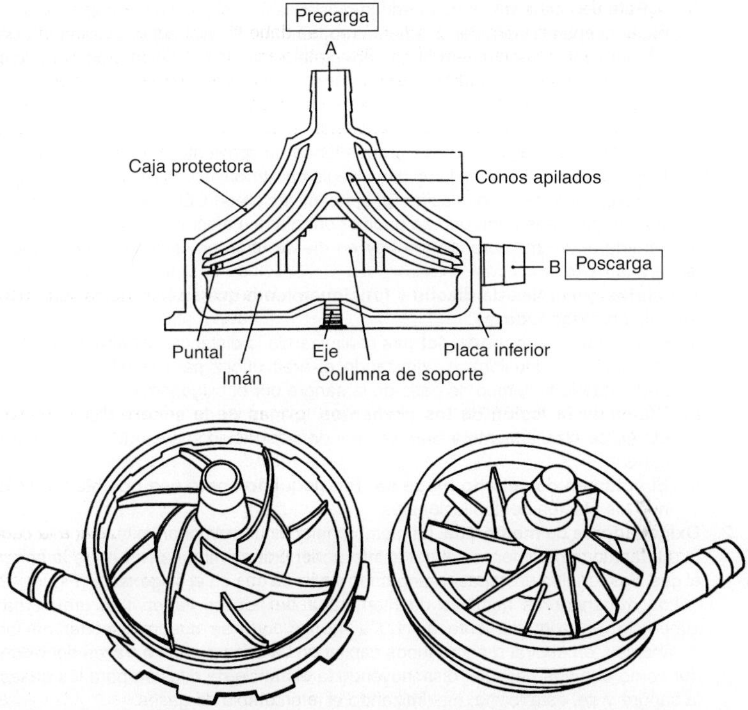

Figura 19.3. Dibujo de las cabezas de una bomba centrífuga. En la parte de arriba, se muestra un corte sagital de una bomba de cono liso. La sangre entra por **(A)** y es expulsada por la derecha (B) debido a las fuerzas cinéticas que se originan por el giro rápido de los tres conos. En los dibujos de abajo, se muestran bombas de tipo impulsador con aspas. (Modificado de Trocchio CR, Sketel JO. Mechanical pumps for extracorporeal circulation. En: Mora CT, ed. Cardiopulmonary bypass: principles and techniques of extracorporeal circulation. Nueva York: Springer-Verlag, 1995:222, 223, con autorización.)

lo largo del eje de la misma y sale a través de otro conector integral situado periféricamente en la base del soporte de la bomba. Otras bombas centrífugas comercializadas cuentan con unos rotadores de aspas o impulsadores que aumentan el rendimiento de la bomba, lo que permite utilizar algo menos de rpm.

b. La bomba centrífuga no es oclusiva y el flujo es dependiente del cambio de presiones que se originan por el giro de el/los cono/s con la bomba. Afectan a la velocidad del flujo, el tamaño de la cánula, la longitud del tubo, el diámetro del tubo, las restricciones en el tubo y los cambios en las resistencias vasculares sistémicas del paciente (RVS). Por consiguiente, cuando la presión distal a la bomba aumenta, el flujo desciende si no se producen cambios en las rpm. De este modo, los descensos en el flujo se pueden compensar de forma parcial aumentando las rpm. Cuando se utiliza una bomba centrífuga, se requiere un medidor de flujo electromagnético o de ultrasonidos localizado en la línea de flujo sistémico, generalmente entre la bomba y el paciente, para determinar de forma exacta la velocidad del flujo. Con el fin de prevenir el flujo retrógrado, cuando una bomba centrífuga no está funcionando o las rpm no son suficientemente altas como para contrarrestar la poscarga, se puede colocar en el interior del tubo, distal a la bomba, una válvula de un solo sentido de gran calibre[5].

Este tipo de bombas no puede impulsar sangre si se llenan de aire (lo que las hace incapaces para ser usadas como bombas de aspiración y drenaje) porque cuentan con la fuerza centrífuga para generar presión. Sin embargo, si en la sangre hay pequeñas burbujas pueden transmitirlas fácilmente a la circulación sistémica. En la Tabla 19.2 se muestra un resumen de las ventajas y desventajas de las bombas centrífugas y de rodillo.

C. Oxigenadores. Los «oxigenadores» proporcionan un ambiente para el intercambio de CO_2 y O_2 similar al que existe en la unidad alveolo-capilar pulmonar. Al diseñar un oxigenador, es aconsejable que la ventilación (p. ej., eliminación de CO_2) sea independiente de la oxigenación para que cada uno se pueda controlar sin afectar al otro. Esto es posible con oxigenadores de membrana, que hoy en día se usan prácticamente de forma universal para la DCP.

1. **Principios generales de diseño y funcionamiento que se han de seguir cuando se utilizan oxigenadores.**
   a. **Optimizar el transporte del gas** minimizando la distancia del transporte del gas (distancia de difusión), maximizando el área eficaz para la difusión del gas y aumentando el tiempo de paso de la sangre por el oxigenador.
   b. **Disminuir la lesión de los elementos formes de la sangre** disminuyendo el estrés de cizallamiento y proporcionando superficies suaves de contacto con la sangre.
   c. **El volumen de cebado ha de ser tan pequeño como sea posible** para disminuir los efectos hemodilucionales.
2. **Oxigenadores de membrana.** La membrana artificial pulmonar imita de forma correcta a la anatomía pulmonar natural al interponer una membrana fina entre la sangre y el gas. Esto origina un espacio sanguíneo y otro de gas en el oxigenador (Figura 19.4).

   Los oxigenadores actuales de membrana de adultos tienen una gran área de superficie, aproximadamente de 1,8 a 4,5 m^2, que se puede disponer en forma de abanico, en espiral o como tubos capilares. La sangre pasa a través del oxigenador como una fina película, disminuyendo la distancia de difusión para los gases en la sangre y de, esta forma, maximizando el intercambio de gases.
   a. **Tipos de oxigenadores de membrana.** La mayoría de los oxigenadores de membrana son capilares de fibra hueca de polipropileno microporoso, hojas de polipropileno microporoso u hojas finas de goma de silicona. Este último tipo de membranas no son porosas y dependen sólo de la difusión del gas a través de la goma de silicona para su intercambio. En contraste, las hojas de polipropileno y las fibras tienen pequeños poros que potencialmente permiten un contacto más fisiológico entre los espacios de gas y de sangre.
      1) **Membranas de fibra hueca.** Las fibras microporosas están unidas unas con otras formando un haz para facilitar la mezcla de sangre. Mientras que los diseños más antiguos contaban con un flujo de sangre a través de las fibras que se encontraban rodeadas por gas ventilado, los diseños actuales disponen de un flujo de gas a través de los capilares que se encuentran rodeados de sangre. De esta manera, se disminuye la caída de presión a través del oxigenador.

Tabla 19.2 Comparación de las bombas de rodillo y centrífugas

	Ventajas	Desventajas
Rodillo	Flujo de la bomba predecible basado en la velocidad de la misma	Puede bombear **grandes** cantidades de aire
	Capaz de producir flujo pulsátil	Puede hiperpresionar las líneas hasta romperlas
Centrífuga	No puede bombear **grandes** cantidades de aire	El gasto no depende necesariamente de la velocidad de la bomba
	No produce hiperpresión de las líneas	No es capaz de producir flujo pulsátil

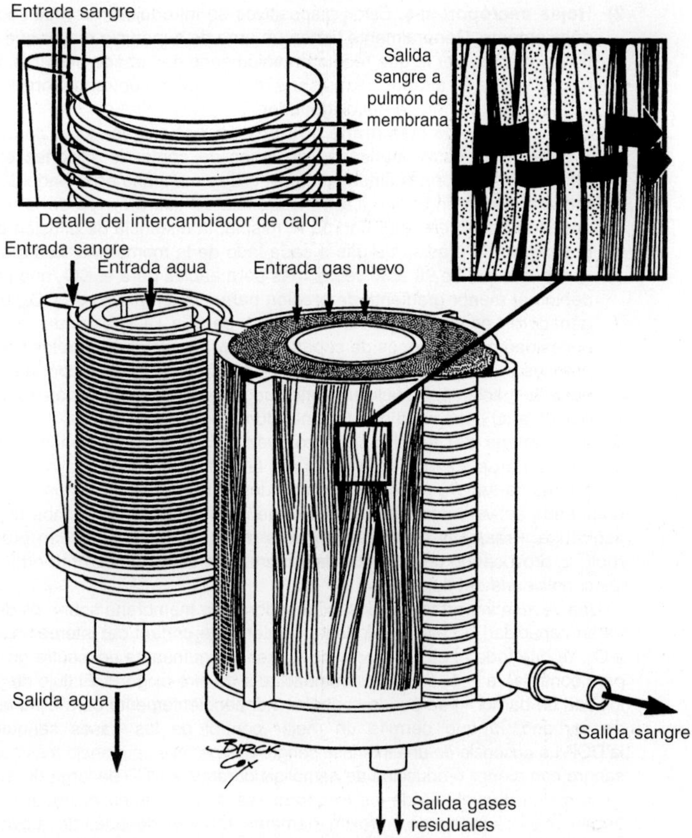

Figura 19.4. Dibujo de un oxigenador de membrana microporoso de fibra hueca. En este ejemplo, el intercambiador de calor de acero inoxidable (arriba izquierda) incorpora unas aletas que canaliza la sangre en finas capas para aumentar el rendimiento del intercambiador de calor. Después de pasar a través del intercambiador de calor, la sangre pasa a través de la malla de la membrana y alrededor de cada una de las fibras huecas (arriba derecha) para el intercambio del gas. El gas fluye a través de las fibras huecas. En el centro del dibujo se muestra un corte de la membrana con fines ilustrativos. Las membranas, tanto del intercambiador de calor como del de gas, contienen unos colectores que distribuyen el flujo sanguíneo uniformemente para evitar una caída de la presión arterial a velocidades de flujo clínicas. (De High KM, Bashein G, Kurusz M. Principles of oxygenator function: gas exchange, heat transfer, and operation. En Gravlee GP, Davis RF, Kurusz M y cols., eds. Cardiopulmonary bypass: principles and practice, 2.ª ed. Filadelfia: Lippincott Williams & Wilkins, 2000:57, utilizado con autorización.)

Como se ha mencionado anteriormente, en el comienzo de la derivación cardiopulmonar se produce una interfase directa sangre-gas a nivel de estos poros hasta que una fina capa de proteínas recubre las fibras huecas para formar una membrana molecular. Debido a estos canales porosos, es muy importante que la presión en la fase de gas no exceda la presión en la fase de sangre (p. ej., debido a la obstrucción del puerto de escape del oxigenador de gas) cuando se usa cualquier oxigenador de membrana microporosa. Es necesario prevenir posibles embolismos sistémicos de aire (véase sección **V**).

2) **Hojas microporosas.** Estos dispositivos se introdujeron a mediados de los años setenta. Generalmente tienen un área de superficie mayor que la de las fibras huecas, por lo que requieren volúmenes de cebado mayores, pero son más eficaces en atrapar y expulsar aire que pudiera entrar de forma desapercibida en la membrana del oxigenador.

3) **Oxigenadores de membrana no porosos.** Los oxigenadores de membrana «verdaderos» están fabricados de hojas de goma de siliconas enrolladas adoptando una forma cilíndrica. La sangre se mantiene en un lado de la membrana y el gas en el otro. La transferencia de gas a través de la membrana depende de la permeabilidad de la misma, la distancia de difusión del gas a la sangre y la presión de gas a cada lado de la membrana. Las membranas tienen que ser de 20 a 30 veces más permeables para el CO_2 que para el O_2 debido al menor gradiente de presión para el intercambio de CO_2. Estos oxigenadores generalmente no se utilizan para la DCP estándar debido a la necesidad de volúmenes de cebado mayores en relación con los tipos microporosos y la necesidad de corregir el «tamaño» del oxigenador en función del peso del paciente. Se utilizan como soporte vital en extracorpóreas duraderas debido a su capacidad de funcionar durante días o semanas.

b. **Características del funcionamiento.** Debido a la alta resistencia que el flujo sanguíneo ha de superar para pasar por la membrana de la mayoría de los oxigenadores, la sangre debe ser extraída desde el reservorio venoso y ha de ser bombeada activamente a través del oxigenador mediante la bomba de rodillo o centrífuga. Presiones excesivas a través de la membrana pueden provocar su ruptura, provocando una pérdida de sangre o un embolismo aéreo en función de las condiciones del flujo.

Una ventaja importante de los oxigenadores de membrana sobre los de burbuja es su capacidad de efectuar independientemente control del intercambio de CO_2 y O_2. Ya que todo el gas presente en la fase sanguínea se encuentra en solución, para controlar la P_aO_2 se utiliza un mezclador de aire-oxígeno. El flujo de gas («velocidad de barrido») se puede controlar independientemente para eliminar dióxido de carbono, lo que permite un mejor control de los gases sanguíneos en la DCP. La ausencia de una interfase sangre-gas permite un manejo más suave de la sangre con menor producción de hemólisis durante la DCP de larga duración.

La mayor desventaja de los oxigenadores de membrana microporosa es que tienen una vida media de, aproximadamente, 6 horas, después de la cual el intercambio de gas a través de los microporos se ve limitado por la infiltración por plasma. Los oxigenadores de membrana no porosos son, generalmente, más caros, más complejos de montar y requieren volúmenes de cebado mayores.

D. **Reservorios.** Los reservorios venosos pueden ser de **armazón duro** o bien **bolsas colapsables.** Al estar abiertos a la atmósfera, los reservorios de armazón duro cuentan con la ventaja de poder disipar automáticamente cualquier entrada de aire en la línea venosa. La mayoría de los reservorios rígidos actuales actúan también como reservorio de la cardiotomía, recogiendo y filtrando la sangre aspirada o drenada. La determinación del estado de volumen se puede realizar de forma más precisa con un reservorio rígido que con una bolsa. Estas últimas requieren aparte un reservorio de armazón duro que actúe como reservorio de la sangre de la cardiotomía. La ventaja de la bolsa es la ausencia de interfase aire-sangre y la imposibilidad de bombear grandes cantidades de aire si se ha vaciado previamente. Independientemente del tipo que se use, **el reservorio venoso ha de tener gran capacidad** y permitir una visión directa del nivel de sangre en cualquier momento.

E. **Cánulas venosas y arteriales**

1. **Cánulas venosas.** La sangre venosa que retorna al corazón derecho se recoge por efecto de la gravedad en el reservorio venoso a través de dos cánulas venosas separadas colocadas en VCI y VCS o, de forma más común, mediante una única cánula colocada en AD-VCI. A veces una sola cánula de gran calibre se coloca en AD.

Si se canalizan y se aseguran VCI y VCS con fuertes ligaduras (conocidas como cintas de cava) alrededor de la cava y las cánulas, toda la sangre que retorna por la cava se recoge en el reservorio venoso. Esto excluye la expulsión de sangre del ventrículo izquierdo y se llama **derivación total.** Este tipo de canalización se utiliza para crear un campo quirúrgico más limpio de sangre y prevenir que la sangre venosa recaliente el corazón. Si se utiliza una sola canalización a nivel auricular, la que se utiliza más frecuentemente es una **sola** cánula de «dos niveles» que recoge la sangre de AD-VCI en un solo tubo con canales concéntricos de flujo.

Cuando se utiliza una cánula de dos niveles o una canalización bicaval sin cintas de cava, algo de sangre puede pasar a la AD, y a través del corazón derecho a la circulación pulmonar. La restricción del retorno venoso al circuito de la DCP puede controlar la cantidad de sangre que pasa a la AD. Si se asume que el corazón no está parado por cardioplejía, la limitación de la sangre que regresa al circuito de DCP hace que la sangre pase a través de la circulación pulmonar, y puede aparecer alguna pulsación arterial. Esta situación se denomina **derivación parcial.** La Figura 19.5 muestra las vías venosas representativas.

Con la tendencia reciente hacia la cirugía cardíaca mínimamente invasiva, se utilizan cánulas venosas de menor calibre canalizadas a través de pequeñas incisiones en tórax o desde las venas femoral o yugular. Debido a que son de menor diámetro y mayor longitud que las cánulas venosas de localización central, a veces se requiere aumentar el drenaje venoso mediante la aplicación de un vacío regulado al reservorio venoso de armazón rígido para que éste sea el adecuado[6]. Esta técnica se conoce como **drenaje venoso asistido por vacío (DVAV)** y requiere una válvula de alivio de presión en el reservorio de armazón rígido para evitar la presurización del reservorio que está conectado con el aspirador y las bombas de rodillo de aspiración. Se puede medir la presión en el reservorio venoso, como medida de seguridad, para asegurarse que la presión en el sistema no es negativa o positiva en exceso. La utilización de DVAV permite acortar la línea venosa al disminuir la diferencia de altura necesaria entre la AD del paciente y el reservorio venoso y ya que el efecto convencional de sifón no es necesario cuando se usa esta técnica. También se puede utilizar para extraer el líquido de cebado de la línea venosa antes de empezar la DCP en un intento de disminuir la hemodilución[7].

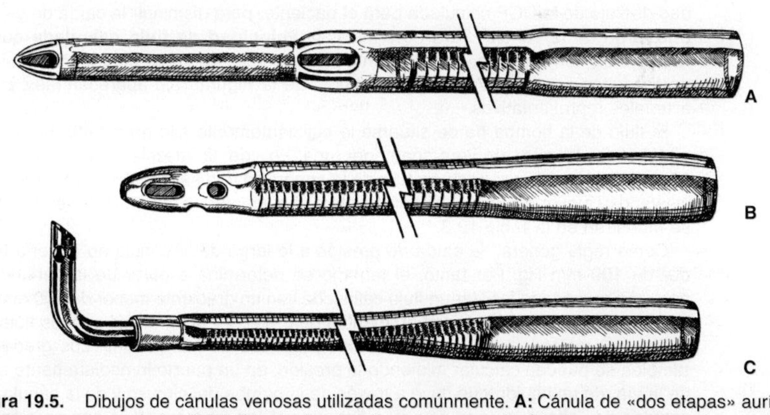

Figura 19.5. Dibujos de cánulas venosas utilizadas comúnmente. **A:** Cánula de «dos etapas» aurícula derecha-vena cava inferior (AD-VCI) de disminución progresiva. **B:** Cánula con punta recta «de faro» para AD o canalización separada de vena cava superior (VCS) o VCI. **C:** Cánula de punta de metal de ángulo recto para la canalización de VCS o VCI. (De Hessel EA II, Hill AG. Circuitry and cannulation techniques. En: Gravlee GP, Davis RF, Kurusz M y cols., eds. Cardiopulmonary bypass: principles and practice, 2.ª ed. Filadelfia: Lippincott Williams & Wilkins, 2000:72, con autorización.)

Otra forma de drenaje venoso asistido puede ser mediante una bomba centrífuga colocada en la línea venosa[8]. El **drenaje venoso asistido por cinética (DVAC)** aísla la aspiración hacia la línea de drenaje venoso de una manera similar al DVAV; sin embargo, se puede controlar de forma más precisa la presión negativa mediante la velocidad de la bomba centrífuga. No obstante, el drenaje venoso óptimo depende de la localización exacta del extremo de la cánula en la unión AD-VCS, tanto en DVAV como DVAC.

Varios factores afectan el retorno venoso a la bomba del circuito. La presión que impulsa el flujo sanguíneo en las cánulas venosas es la presión hidrostática desde la AD hasta el reservorio venoso menos cualquier caída de presión que tenga lugar en el sistema venoso del circuito de la DCP. **Soluciones a considerar cuando el retorno venoso es menor de lo esperado son:**

a. **Aliviar la obstrucción a la entrada de flujo** producida por obstrucción de la entrada de la(s) cánulas(s) por la pared de la cava o por la inserción demasiado profunda de la cánula en VCI (p. ej., en la vena porta).
b. **Deshacer los acodamientos** de la(s) cánulas(s), particularmente si pasa por encima del separador del esternón.
c. **Aumentar o disminuir la diferencia de altura** (elevando la mesa de operaciones o bajando el reservorio venoso o viceversa) entre la cava y el reservorio venoso, por ejemplo, aumentando o disminuyendo la presión hidrostática (si la diferencia de altura es tan grande que la vía de retorno venoso está tendiendo a colapsar la cava).
d. **Liberar todos los pinzamientos** desde la línea venosa a la bomba o al campo quirúrgico.
e. **Usar cánulas(s) venosa(s) más grandes** ya que tienen menos resistencia al flujo y permiten flujos mayores ante la misma caída de presión. Cuando se utilizan vías venosas únicas para la canalización de VCI y VCS el tamaño puede oscilar entre 10 a 46 Fr. La elección se basa en el peso del paciente y en los requerimientos de flujo previstos para la DCP. Las vías **únicas** de dos niveles abarcan de pequeñas [40 × 32 Fr (extremo exterior por extremo interior)] a grandes (51 × 36 Fr) y se eligen en función del peso del paciente y los requerimientos de flujo.

2. **Cánulas arteriales.** La sangre arterial retorna al paciente desde el circuito de la DCP a través de la cánula arterial canalizada en la aorta ascendente o, de manera menos común, en la arteria femoral. El tamaño de la cánula se elige en función de la velocidad de flujo de la DCP calculada para el paciente, para disminuir la caída de presión a lo largo de la cánula. Para determinar la **velocidad de flujo calculada** que se requiere en normotermia, se utiliza un índice cardíaco estándar de 2,2 a 2,4 $l/min/m^2$ para adultos y 2,6 a 3 $l/min/m^2$ para niños. En la Figura 19.6 aparecen las cánulas arteriales representativas.

   El flujo de la bomba ha de situarse lo suficientemente alto para evitar la acidosis metabólica, lo que requiere mantener una Po_2 de la mezcla venosa mayor de 30 mm Hg (medida a la temperatura de la sangre) o una saturación de O_2 de la mezcla venosa mayor del 65%. Los flujos sistémicos aceptados de forma general en DCP se muestran en la Tabla 19.3.

   Como regla general, la caída de presión a lo largo de la cánula no debería exceder de 100 mm Hg. Por tanto, el tamaño se determina a partir de la cánula más pequeña que puede facilitar un flujo calculado con un gradiente menor de 100 mm Hg. Los fabricantes determinan los gradientes de presión y las gráficas con los flujos de caída de presión vienen incluidas en los paquetes de las cánulas. Los gradientes también se pueden calcular midiendo la presión, en un puerto inmediatamente antes de la vía, de un líquido que fluye a través de la bomba del circuito y de la cánula. Las cánulas de «alto-flujo» son de pared fina y permiten un mayor flujo con un diámetro externo menor. Las cánulas arteriales modernas de difusión-flujo disminuyen la formación de chorro en la punta de la vía[9].

F. **Administración de cardioplejía.** Cuando se pinza la aorta, para detener y enfriar rápidamente el corazón se reparten de forma intermitente soluciones cristaloides hiperpota-

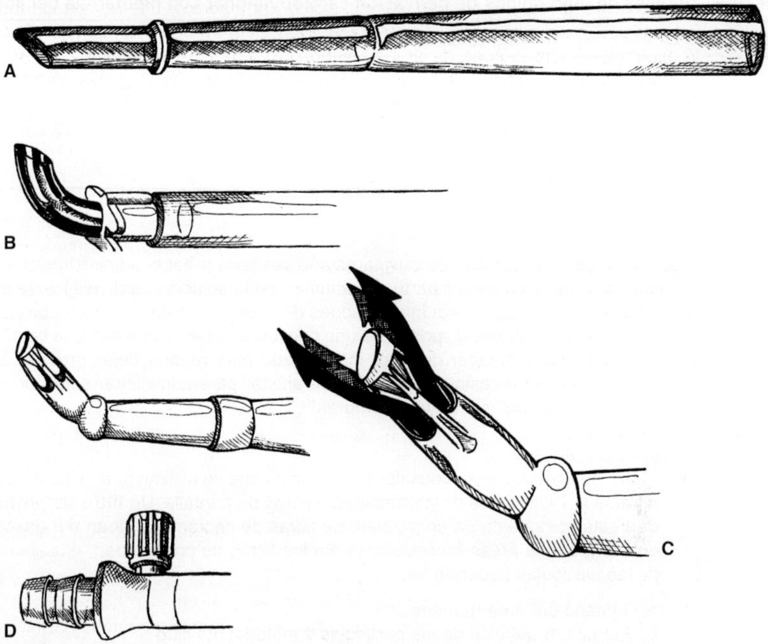

Figura 19.6. Dibujos de cánulas arteriales utilizadas comúnmente. **A:** Cánula recta, de punta biselada con pestaña moldeada cerca de la punta. **B:** Cánula curva, de pared fina y punta biselada con una pestaña moldeada para asegurar la vía de la aorta. **C:** Cánula curva, con punta de difusión diseñada para emitir flujo sistémico en cuatro direcciones (derecha) y evitar el «efecto chorro» que puede ocurrir con las cánulas arteriales convencionales de una sola luz. **D:** Conector integral cánula-tubo y puerto lateral tipo «luer» (para la extracción de aire) que se incorpora en algunas vías arteriales actuales. De Hessel EA II, Hill AG. Circuitry and cannulation techniques. En Gravlee GP, Davis RF, Kurusz M y cols., eds. Cardiopulmonary bypass: principles and practice, 2.ª ed. Filadelfia: Lippincott Williams & Wilkins, 2000:77, con autorización.)

sémicas o mezcla de sangre/solución cristaloide (generalmente en una relación de 4:1) desde la consola de DCP a la raíz de la aorta o al ostium coronario **(anterógrado)** o seno coronario **(retrógrado).** Las dosis de solución cardiopléjica generalmente se basan en el peso del paciente (10 ml/kg) o superficie corporal (450 ml/m^2) y se guían por la temperatura alcanzada por el miocardio (aproximadamente 10°). Cuando se utiliza sangre para cardioplejía, la dosis inicial generalmente tiene una concentración de potasio mayor (de aproximadamente 20 a 30 mEq/l) con dosis posteriores de mantenimiento menores (de aproximadamente 5 a 10 mEq/l) para evitar la hiperpotasemia sistémica. El sistema de administración de cardioplejía contiene un pequeño intercambiador de calor/atrapador de burbujas y un puerto de control de temperatura. La fuente de agua para este intercambiador de calor se regula de forma independiente de la que se utiliza para el oxigenador que controla la temperatura corporal (Figura 19.1).

La solución de cardioplejía generalmente se administra cada 15 a 30 minutos durante el período de pinzamiento aórtico para mantener el corazón parado e hipotérmico. La solución cardiopléjica también se puede administrar a los injertos venosos sin aire antes de que el cirujano fije las anastomosis distales. La **cardioplejía retrógrada** se utiliza con frecuencia para perfundir y enfriar áreas de miocardio no irrigadas por obstrucciones

Tabla 19.3. Índices de flujo típicos de derivación cardiopulmonar con hipotermia del adulto

Temperatura (°C)	Índice cardíaco (l/min/m^2)
34-37	2,4
30-34	2,0
25-30	1,8
20-18	1,5
<18	1,0

coronarias y durante sustituciones valvulares aórticas para evitar la administración directa al ostium coronario. La mayor parte del volumen de la solución cardiopléjica se incorpora al volumen circulatorio sanguíneo después de la perfusión de los vasos coronarios.

Algunos sistemas actuales disponen de una consola independiente con una bomba de tipo pistón y un intercambiador de calor incorporado para repartir dosis precisas de la perfusión que contiene potasio y que se puede ajustar para administrar sobre un intervalo amplio de hematocritos y de temperaturas[10].

G. Equipo auxiliar

1. Filtros sanguíneos

a. Tipos de filtros. Existen dos tipos principales que se utilizan para filtrar la sangre durante la DCP: filtros de profundidad y filtros de pantalla. Un **filtro de profundidad** está compuesto de un paquete de fibras de dacrón que filtran por absorción en sus grandes áreas humedecidas. En los filtros de profundidad, el aislamiento de las partículas depende de:

1. Tamaño del área humedecida.
2. Estructura química de las partículas y material del filtro.
3. Diámetro por donde pasa el flujo sanguíneo.

Los **filtros de pantalla** están compuestos de un tejido con mezcla de fibras de poliéster con unos poros de un tamaño específico; la pantalla se encuentra plegada en forma de acordeón para aumentar su área y permitir una caída aceptable de la presión arterial con los flujos utilizados en la clínica. Al ser de mayor tamaño que los poros, las partículas quedan atrapadas en este filtro; también se pueden atrapar microémbolos gaseosos por el efecto de la tensión de superficie que ejercen los poros húmedos. El tamaño del poro debe ser mayor de 20 μm para permitir un adecuado flujo sanguíneo sin una caída excesiva de la presión arterial. Ambos tipos de filtros atrapan de forma eficaz las burbujas gruesas.

b. Localización del filtro. Casi todos los filtros que se utilizan en la línea arterial son de pantalla. Se recomienda una **línea en cortocircuito** alrededor de la línea arterial en la que se encuentra el filtro, por si éste se obstruyese (Figura 19.1). Se puede utilizar la caída de presión a lo largo del filtro para vigilar una potencial obstrucción del mismo, lo cual es muy raro que suceda hoy en día debido a un mejor control de la anticoagulación. La línea paralela que rodea al filtro arterial normalmente se encuentra pinzada y puede ser rápidamente liberada si se obstruye el filtro.

Ya que el reservorio de la cardiotomía recibe sangre que contiene una gran cantidad de detritus[11] con aire ambiental, éste contiene un filtro incorporado que cuenta con una combinación de los filtros de profundidad y pantalla. Otros filtros que se utilizan en la DCP se pueden localizar en otras situaciones, que incluyen la línea del gas de ventilación (0,2 μm) y el circuito de administración de cardioplejía, o para eliminar leucocitos (línea de flujo sistémico o línea de administración de cardioplejía).

2. Aspiración de sangre y drenajes intraventriculares. La aspiración se utiliza a menudo para eliminar la sangre y la solución de cardioplejía del campo quirúrgico, para drenar las cavidades cardíacas y los grandes vasos o para eliminar aire. Cuando el líquido que se drena principalmente es la solución cardiopléjica, se puede utilizar el sistema de aspiración central del quirófano (Q). Este líquido no entra en el circuito de la DCP. Cuando el líquido es fundamentalmente sangre, se utilizan bombas de aspiración para devolver la sangre al circuito y al paciente.

Las bombas de aspiración funcionan mediante un sistema de rodillo para realizar un vacío (Figura 19.1). Generalmente se utilizan con este fin dos cabezales de bombas en la consola de la DCP; una bomba de aspiración distinta se utiliza para drenar las cavidades. La sangre de la bomba de aspiración o de las líneas de drenaje de las cavidades ventriculares se bombea en el reservorio de cardiotomía o en el reservorio venoso y se devuelve al paciente. Generalmente estas bombas de rodillo se activan sólo cuando el cirujano las necesita. **Se debe evitar hacer funcionar estas bombas a una alta velocidad o continuamente debido a que constituye una fuente importante de hemólisis.** La aspiración o las bombas de drenaje de las cavidades ventriculares producen una aspiración de aire ambiental, que se elimina con menor facilidad por los filtros de cardiotomía y reductores de espuma, lo cual aumenta el riesgo de transmisión de microémbolos gaseosos.

3. **Monitorización de la línea de presión arterial.** Para monitorizar la presión en la línea arterial se utilizan transductores electrónicos. Estos transductores se pueden utilizar junto con medidores de tipo aneroide que muestran pulsaciones fásicas con la canulación aórtica. Ambos tipos de medidores de presión generalmente se encuentran conectados al circuito (mediante) un puerto con una conexión de tipo «luer» en la línea de flujo sistémico de la DCP después del oxigenador o desde un puerto con una conexión de tipo «luer» en el filtro de la línea arterial. Esta monitorización es muy **importante para detectar las restricciones de flujo en la línea arterial** que se producen por la presencia de un pinzamiento o un acodamiento desapercibido en la línea.
4. **Intercambiadores de calor.** Los intercambiadores de calor son una parte integral del oxigenador del circuito de DCP. A través del intercambiador de calor circula una mezcla de agua fría y caliente que proporciona un **gradiente de temperatura** para enfriar o calentar la sangre. Generalmente, cuando se produce el enfriamiento, la temperatura de perfusión no ha de ser menor de 12° a 15°, mientras que cuando se produce el calentamiento no debe sobrepasar los 38°. El manejo del recalentamiento durante la DCP se analiza detalladamente en el Capítulo 7.
5. **Sensores de temperatura.** La temperatura de la sangre en las líneas de flujo sistémica y venosa se monitoriza continuamente durante la DCP para determinar el gradiente de temperatura durante el enfriamiento y el recalentamiento, que se ha de mantener a menos de 10° entre la sangre arterial y la sangre venosa. La temperatura se mide bien por un dispositivo thermocouple o bien por un thermistor y se muestra en la consola de DCP.
6. **Vaporizador de anestesia.** Se puede situar un vaporizador de anestesia en la línea del gas de ventilación hacia el oxigenador. Este vaporizador típicamente es el mismo que el que se encuentra en las máquinas de anestesia. El agente que generalmente se utiliza es el isofluorano debido a que es poco soluble en sangre y tiene un gran **efecto vasodilatador.** El vaporizador no se debería colocar directamente encima del oxigenador ni de otros componentes de plástico debido a que el derrame de líquido anestésico mientras el vaporizador se está rellenando puede producir daños o agrietamientos en estos dispositivos[12].
7. **Ultrafiltración.** En ocasiones, durante la DCP es necesario eliminar un exceso de agua (con electrólitos) para aumentar el hematocrito del paciente. Este proceso se realiza con facilidad en la DCP mediante la utilización de la ultrafiltración. En comparación con los diuréticos, los ultrafiltros (o, como se denominan comúnmente, **hemoconcentradores**) son fácilmente controlables y no originan una pérdida excesiva de potasio.

   Los hemoconcentradores están formados por unas membranas de fibras huecas que permiten la separación del agua y de los electrólitos de los elementos formes y de las grandes moléculas (p. ej., proteínas) de la sangre. La sangre es derivada desde la línea del filtro de purgado de la línea arterial o bombeada desde un reservorio o desde la línea de recirculación del oxigenador al hemoconcentrador mediante una bomba de rodillo auxiliar. Las resistencias al flujo en el hemoconcentrador y ocasionalmente una pinza en el flujo de salida que ocluye parcialmente la línea de retorno originan presión. Esta presión hidrostática ocasiona salida de agua desde la sangre que atraviesa la membrana, concentrando la sangre. La velocidad de eliminación varía pero, dependiendo del hematocrito, se pueden alcanzar velocidades de hasta 75 ml/min[13].

H. **Heparina y otros tratamientos modificadores de la superficie** de contacto con la sangre de los componentes del circuito. Estos circuitos pueden permitir que se realice la DCP con una **anticoagulación sistémica del paciente con heparina menor de la normal,** aunque rara vez se recomienda[14]. Esta posibilidad es especialmente útil en pacientes con hemorragia masiva después de un traumatismo y que requieren una operación del corazón o de los grandes vasos. El uso de estos circuitos se encuentra restringido debido a su eficacia cuestionable, coste y experiencia algo limitada. Si se utilizan niveles de anticoagulación con heparina inferiores a los normales, se debe tratar la superficie de cada uno de los componentes del circuito (tubos, conectores, oxigenador, filtros).

III. **Cebado y disposición de la perfusión.** Debido a los avances en el entendimiento de los conceptos de hemodilución e hipotermia y la preocupación creciente sobre las enfermedades de transmisión sanguínea, hacen que la utilización de un cebador no sanguíneo en la DCP sea un procedimiento estándar tanto en adultos como en niños mayores. Para pacientes pequeños o aquellos con hematocritos preoperatorios bajos, se puede utilizar el **cebado retrógrado autólogo** para disminuir la hemodilución asociada con la DCP[15]. La hipotermia aumenta la viscosidad de la sangre, lo que incrementa la resistencia al flujo. La hemodilución disminuye la viscosidad de la sangre y permite la perfusión tisular a menor flujo. Por tanto, la hemodilución disminuye el daño de los glóbulos rojos, con menor necesidad de transfusión. Durante la DCP generalmente se utiliza una hemodilución hasta un hematocrito de un 20-25%.

A. **Soluciones de cebado.** Cuando se ceba un circuito de derivación se han de considerar cuatro factores principales.

1. **Osmolaridad.** El líquido ha de ser isotónico o ligeramente hipertónico para respetar el balance intersticial-intravascular de líquidos.
2. **Electrólitos.** Se ha de mantener el balance normal de electrólitos para evitar la depleción electrolítica después de la derivación.
3. **Volumen.** Se ha de utilizar un volumen de cebado adecuado para llenar el circuito hasta un nivel seguro y permitir una velocidad de flujo sistémico adecuada en la DCP. El volumen de líquido necesario para cebar el sistema se determina en función del tamaño de los tubos y la longitud del circuito, junto con el volumen necesario para cebar componentes como el reservorio venoso, oxigenador, filtro de la línea arterial y sistema de administración de cardioplejía. El volumen total ha de ser el suficiente para permitir el inicio de la DCP con una velocidad adecuada de flujo, pero no tanto como para causar una hemodilución excesiva.
4. **Hemodilución.** No es aconsejable reducir el hematocrito por debajo del 18% al inicio de la derivación. Datos de un estudio reciente multicéntrico, retrospectivo sugieren que el hematocrito se debe mantener en un 20% o más durante la DCP[16]. Se puede calcular el **hematocrito al inicio de la derivación** mediante la siguiente fórmula:

$$\text{Hto}_{\text{inic}} = \frac{(\text{Hto} \times \text{VES})}{(\text{VES} + \text{volumen de cebado} + \text{líquidos IV prederivación})}$$

en la cual, VES = volumen estimado de sangre del paciente, Hto_{inic} = hematocrito al inicio de la derivación, Hto = hematocrito preoperatorio e IV = intravenoso.

Las soluciones que se emplean para el cebado varían de un centro a otro. Los protocolos de rutina de cebado en adultos del Centro Médico de la Universidad de Stanford, la Universidad del Estado de Pensilvania, la Universidad de Texas en Galveston y el Centro Médico Geisinger se comparan en la Tabla 19.4. Generalmente se utiliza una solución equilibrada de electrólitos, isotónica, como es Plasma-Lyte A. El bicar-

Tabla 19.4. Cebadores estándar para la derivación cardiopulmonar del adulto

Centro Médico de la Universidad de Stanford		**Universidad del Estado de Pensilvania**	
Normosol R	1.500 ml	Plasma-Lyte A	1.500 ml
Manitol (25%)	25 g	Manitol (25%)	25g
Heparina (1.000 UI/ml)	10.000 unidades	Heparina (1.000 UI/ml)	5.000 unidades
Bicarbonato sódico (8,4%)	35 mEq	Bicarbonato sódico (8,4%)	45 mEq
Amicar (ácido ε-aminocaproico)	5-10 g		
		Centro Médico Geisinger	
		Plasma-Lyte A	1.400 ml
Universidad de Texas en Galveston		Manitol (25%)	12.5 g
		Heparina (1.000 UI/ml)	5.000 unidades
Plasma-Lyte A	900 ml	Bicarbonato sódico (8,4%)	25 mEq
D5W con cloruro sódico 0,45%	400 ml	Amicar (ácido ε-aminocaproico)	5-10 g
Hespan (6% hetaalmidón)	500 ml		
Albúmina pobre en sal (25%)	5 g		
Heparina (1.000 UI/ml)	5.000 unidades		
Bicarbonato sódico (8,4%)	20 mEq		

bonato sódico se suele emplear como tampón. Para mejorar la función renal, se suelen añadir agentes osmóticos como el manitol y se puede incluir una solución coloidal como el hetalmidón al 6% o albúmina para mantener la presión oncótica de la solución de cebado y recubrir las superficies artificiales. El cebador se debe heparinizar para evitar la dilución de la dosis de heparina administrada antes de la derivación. Se pueden añadir el ácido aminocaproico o la aprotinina a la solución cuando se utilizan de forma profiláctica para mejorar la hemostasia postoperatoria.

B. Métodos de cebado. El objetivo del cebado es humedecer y quitar las burbujas de forma completa del circuito de derivación. Los métodos actuales que se utilizan varían según los perfusionistas. Generalmente se utiliza el lavado con CO_2 al 100% del filtro de la línea arterial, del oxigenador de membrana y de los tubos durante varios minutos para eliminar el aire ambiental del circuito[17]. Se utiliza el dióxido de carbono por su alta solubilidad en agua, que es 30 veces mayor que la de cualquier otro gas. Se continua de la adición y recirculación de la solución de cebado a lo largo del circuito (con las líneas de flujo sistémico y venosa conectadas). Se deben cebar todos los elementos del circuito y las llaves de cierre. Cualquier burbuja de CO_2 que no se haya lavado del circuito, se absorbe rápidamente en el cebado. A menudo, durante el cebado, se utiliza un **filtro prederivación** para eliminar las partículas que puedan contener los componentes del circuito derivadas de su fabricación o de su montaje.

El cebado se recircula a la máxima velocidad de flujo calculada para comprobar el circuito, comprobar la monitorización para una presión excesiva en la línea de DCP y verificar la integridad de las conexiones. La recirculación con flujo de gas (FIO_2 de 0,21 para evitar hiperoxia del cebado) permite eliminar el exceso de CO_2 del circuito antes de comenzar la derivación. Se ha de realizar un intento de aproximación a un estado fisiológico acidobásico antes de iniciar la DCP.

C. Disposición de la perfusión. Cuando acaba la derivación, se puede recuperar la perfusión residual del circuito de DCP transfiriéndola a una bolsa estéril que no tenga nada de aire para transfusión posterior. Las bolsas que contienen perfusión residual se deberían etiquetar. Con frecuencia, esta sangre se transfunde en el período inmediato posderivación. De forma alternativa, se puede emplear un sistema de recuperación celular que se haya utilizado durante ese caso para concentrar y lavar la perfusión residual antes de la transfusión. Se puede utilizar un hemoconcentrador para procesar la perfusión residual. **Dependiendo de la dosis de protamina inicial, se ha de tener en cuenta la administración suplementaria de sulfato de protamina tras la transfusión de cualquier perfusión residual que no se haya lavado para contrarrestar la heparina que contiene la perfusión recuperada.** Los productos lavados de recuperación celular no contienen cantidades de heparina residual clínicamente significativas.

IV. **Monitorización del equipo y comunicación.** Una DCP segura depende de la coordinación estrecha de las actividades de todos los miembros del equipo[18]. La comunicación esencial y efectiva facilita dicha coordinación. Durante la DCP, y a medida que el proceso quirúrgico progresa, son necesarias instrucciones o comunicados, y **todas ellas deberían ser aceptadas y seguidas.**

A. **Función del oxigenador.** La función vital e inmediata de un pulmón artificial es la oxigenación de la sangre; le sigue la ventilación. Por tanto, el mejor parámetro aislado de control del oxigenador es la oxigenación. **Se debe comprobar una oxigenación adecuada al principio y a lo largo de toda la DCP.** Se tienen que determinar los valores de los gases sanguíneos (arteriales y venosos) a intervalos regulares a lo largo de todo el proceso, o cuando se producen cambios en el flujo o composición del gas del oxigenador o en la velocidad del flujo sanguíneo sistémico de la DCP.

B. **Administración de cardioplejía.** Cuando se administra la solución de cardioplejía desde la consola de la DCP, se deben monitorizar el flujo, la presión y la temperatura para evitar un exceso de presión en la raíz aórtica, o especialmente en el seno coronario cuando se utiliza cardioplejía retrógrada. La presión en la raíz de la aorta no debería sobrepasar 75 a 100 mm Hg y la del seno coronario, 35 a 40 mm Hg. La monitorización de la solución cardiopléjica y de la temperatura del miocardio pueden asegurar un cardioplejía adecuada y servir como guía para los intervalos de reinfusión.

C. **Colocación de aspiradores intraventriculares. Se deben probar todos los aspiradores intraventriculares antes de utilizarlos,** sumergiendo la punta brevemente en un cuenco con solución salina o en la sangre de la cavidad pericárdica para comprobar su capacidad de aspiración. Es importante evitar las presiones excesivamente negativas debido a que pueden originar hemólisis. Algunos equipos utilizan una válvula de un solo sentido con un conector liberador de vacío incorporada en la línea de aspiración, por delante de la bomba de rodillo. De forma alternativa, se puede colocar una aguja de pequeño calibre en la línea de los aspiradores intraventriculares para aliviar la presión en caso de oclusión. **El perfusionista debería ser informado de cuándo se realizan las aspiraciones intraventriculares, cuándo se interrumpen y en qué momento se recuperan** debido a la gran cantidad de sangre que retorna al reservorio de la DCP durante la misma.

D. **Variables fisiológicas.** Se ha de monitorizar continuamente el funcionamiento del circuito durante la DCP para mantener una perfusión adecuada y viabilidad de los órganos. Algunas variables fisológicas se encuentran bajo un **control externo directo** (p. ej., el flujo sanguíneo sistémico total; la forma de la onda del pulso de entrada, presión venosa sistémica, hematocrito y composición del líquido de cebado, niveles de oxígeno sanguíneo arterial, dióxido de carbono y nitrógeno; las temperaturas de la perfusión y del paciente)[19]. **El paciente determina otras variables,** algunas de las cuales se encuentran también parcialmente determinadas por el control externo (p. ej., resistencias vasculares sistémicas, consumo de oxígeno corporal total; niveles de oxígeno en la sangre venosa mixta; acidosis láctica y pH; flujo sanguíneo regional y orgánico; función orgánica)[19]. La monitorización de las funciones fisiológicas durante la DCP varía, en principio, en pequeña medida respecto a la monitorización normal intraoperatoria de otros procedimientos quirúrgicos de magnitud similar sin DCP.

Desde un punto de vista práctico, además de la monitorización de las presiones sanguíneas del paciente [incluyendo las presiones venosa central (PVC), de la arteria pulmonar (AP) o de la aurícula izquierda (AI)] y de las temperaturas, se debería monitorizar el electrocardiograma y el electroencefalograma (si se usa). Todo puede avisar de situaciones anormales o inesperadas. Se debería monitorizar la diuresis periódicamente como una indicación relativa de una perfusión adecuada. También se ha de controlar la coagulación sanguínea a lo largo de todo el proceso. Se debería hacer una evaluación menos específica del bloqueo neuromuscular del paciente y la profundidad de la anestesia. Una disminución de los niveles de O_2 en la sangre venosa mixta o un movimiento del paciente pueden indicar que la anestesia no es suficientemente profunda.

E. Variables del circuito. El perfusionista debería controlar las siguientes variables de forma continua:

1. El **flujo sanguíneo** del lado arterial del circuito mediante una bomba de rodillo calibrada y adecuadamente ocluida o mediante el indicador electrónico del medidor de flujo cuando se utiliza una bomba centrífuga. El drenaje sanguíneo venoso al circuito de la DCP se valora de forma indirecta mediante el volumen sanguíneo del reservorio venoso. El **volumen sanguíneo** del reservorio venoso se ha de mantener para asegurar un «tiempo de reacción» seguro, esto es, que permita un tiempo suficiente para poder reducir el flujo sanguíneo sistémico antes de que se produzca una depleción del volumen del reservorio o volúmenes peligrosamente bajos del mismo (Figura 19.7).
2. La **presión de la «línea» arterial** se monitoriza para avisar de mala posición de la cánula arterial o de acodamientos en la línea arterial.
3. El **flujo y la composición del gas** de ventilación del oxigenador se ajusta en función de los cambios térmicos del paciente y los niveles de los gases en sangre. El **anestésico inhalado** se ajusta de acuerdo con el anestesista para asegurar anestesia y la manipulación de las RVS.
4. Las **temperaturas,** incluyendo la arterial y venosa, las fuentes de agua para el intercambiador de calor y el sistema de administración de cardioplejía. Además, es acon-

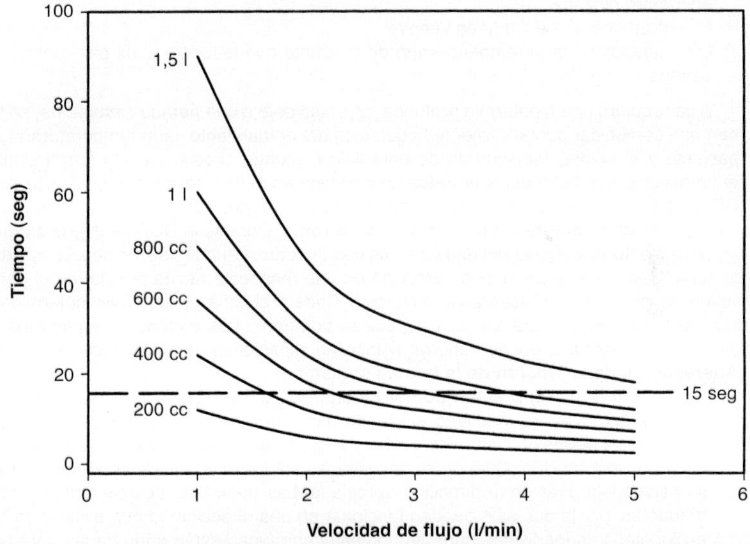

Figura 19.7. Gráfica de los tiempos de reacción con varios volúmenes de reservorio de derivación cardiopulmonar (DCP). Cada curva representa la disminución del volumen de reservorio dibujada en función de la velocidad de flujo y el tiempo (en segundos) en cada momento que cesa el drenaje venoso. A medida que la velocidad de flujo aumenta, el tiempo del perfusionista para realizar la disminución apropiada del flujo sistémico en la DCP disminuye. La línea discontinua horizontal representa la velocidad de flujo que no se debe superar para un volumen de reservorio concreto para mantener el tiempo de reacción en 15 segundos. (De Kurusz M, Davis RF, Conti VR. Conduct of cardiopulmonary bypass. En: Gravlee GP, Davis RF, Kurusz M y cols., eds. Cardiopulmonary bypass: principles and practice, 2.ª ed. Filadelfia: Lippincott Williams & Wilkins, 2000:556, con autorización.)

sejable monitorizar, al menos, **dos temperaturas** del paciente ante la posibilidad de que haya alguna en posición anómala o con un funcionamiento defectuoso.

5. **La velocidad de las bombas de aspiración y drenaje** se debe controlar para evitar una velocidad excesiva y oclusión de la aspiración o de la punta del aspirador.

F. **Comunicación.** El perfusionista debe comunicar al cirujano o al anestesista todas las actividades que realiza de acuerdo con los protocolos o en respuesta a una orden. Cualquier **situación anómala importante** se debe comunicar, incluyendo las siguientes:

1. Un aumento repentino de la presión de la línea del flujo sistémico
2. Un descenso mantenido del drenaje venoso
3. La falta de funcionamiento del aspirador o del aspirador ventricular
4. Las subidas o bajadas mantenidas de la presión arterial
5. La elevación de la PVC o de las presiones en AP o AI
6. La elevación de la presión de administración de la cardioplejía o un flujo menor de lo esperado en la misma
7. Cualquier deterioro o fallo del equipo que comprometa la vida

Otras situaciones anómalas que pueden ocurrir, de manera menos abrupta pero que pueden producir un posible daño, son las siguientes:

1. Una elevación del potasio sérico o un hematocrito menor de lo esperado
2. Requerimientos de volumen de líquido superiores a lo esperado en la DCP
3. Mayor necesidad de vasopresores o la necesidad de un flujo sistémico elevado para la disminución de RVS
4. Una saturación venosa mixta de O_2 menor de la esperada
5. La reanudación de la actividad eléctrica o mecánica cardíaca cuando la aorta se encuentra pinzada
6. La entrada de aire en la línea venosa
7. Los cambios de la(s) temperatura(s) del paciente con respecto a los parámetros deseados

Si se requiere una hipotermia profunda, con flujo bajo o una parada circulatoria, se tienen que comunicar periódicamente la duración del enfriamiento, la(s) temperatura(s) del paciente y el tiempo transcurrido de bajo flujo o parada circulatoria. De forma similar, el perfusionista debe comunicar todos los cambios en el flujo sanguíneo sistémico de la DCP, bien sea en respuesta a una orden directa o a un protocolo.

V. **Prevención de alteraciones de la función y de errores.** Durante la DCP se puede producir un funcionamiento defectuoso del equipo y sus componentes. Aunque su incidencia es extremadamente baja[20], estas situaciones precisan de una respuesta rápida por parte del perfusionista y de los miembros del equipo quirúrgico. Cada problema se tiene que determinar y evaluar de forma rápida para tomar las medidas correctas. Los protocolos específicos de actuación ante problemas pueden ahorrar tiempo en situaciones de emergencia en la DCP.

A. **Alteraciones de la función de la bomba sistémica**

1. Puede ocurrir un **fallo eléctrico** por un corte de corriente en el quirófano. En este caso, la perfusión se mantiene utilizando una manivela o una batería auxiliar para mantener la perfusión sistémica. La manivela se debe encontrar a mano y colocada en la consola de DCP. Cuando se necesite, se coloca en el eje de la bomba de rodillo haciéndola girar en la dirección apropiada. Las manivelas actuales disponen de trinquetes, por lo que sólo pueden funcionar en una dirección, lo que evita un reflujo accidental. Las manivelas para las bombas centrífugas están engranadas para permitir rpm adecuadas. Se debe disponer rápidamente de una fuente de luz por batería para que el perfusionista pueda ver el nivel de oxígeno en el reservorio. Con la operación manual es posible que el reservorio venoso se vacíe, lo que puede originar un embolismo aéreo sistémico.
2. **El controlador del motor de la bomba puede fallar** y la bomba arterial de rodillo se puede acelerar al máximo de su velocidad, una situación que se conoce como **cabezal de la bomba arterial fuera de control.** En esta situación, se tiene que desenchufar inmediatamente la bomba y pinzar las líneas arteriales y venosas. Posterior-

mente se realiza un cambio por otra bomba. Una bomba centrífuga se puede **desacoplar** cuando se pierde la fuerza magnética que la mantiene unida al motor. Esta situación se manifiesta por un sonido agudo y se puede corregir poniendo el botón del control de la velocidad a cero, pinzando las líneas arteriales y venosas para prevenir la exanguinación del paciente, y posteriormente recuperando y recolocando la bomba en la consola antes de ponerla de nuevo en marcha.

3. **«Deslizamiento de la bomba»** es un fenómeno en el que la bomba sistémica de rodillo continúa rotando muy lentamente después de que se haya parado. El peligro radica en la posibilidad de bombear aire de forma inadvertida en el tubo de flujo arterial o que aumente la presión en éste. Por estas razones, es una medida segura desactivar la bomba y pinzar **la línea arterial cuando no se desee bombeo.**
4. **Funcionamiento defectuoso de la oclusión.** Se han producido algunas situaciones de funcionamiento defectuoso de la oclusión de la bomba arterial. Puede ocasionar que la bomba se quede totalmente ocluida hasta el punto de no poder moverse. La oclusión total de una bomba de rodillo puede desplazar la zona de oclusión del circuito en la cabeza de la bomba y hacer que ésta se pare. Si no es fácil de corregir, el circuito se debe cambiar por otra bomba. El problema opuesto en el mal funcionamiento de la oclusión puede ocurrir si los rodillos llegan a ser totalmente no oclusivos. Esto da lugar a un flujo inadecuado y puede ocasionar hemólisis. Si ocurre, se ha de parar la bomba y ajustar la oclusión.

B. **Fallo del oxigenador.** El hecho de que la sangre que abandona el oxigenador sea hipoxémica se puede deber a un **fallo en el aporte de O_2** o a un **fallo en el oxigenador.** Se puede detectar un fallo en la oxigenación de la sangre mediante la visualización del color de la sangre arterial o mediante un sensor de gas sanguíneo en la línea. Si el fallo de la oxigenación se detecta al comienzo de la derivación y se debe al oxigenador, se puede sacar al paciente de la derivación, mientras el corazón sigue latiendo, y cambiar el oxigenador. Si el problema se presenta más tarde, cuando se ha pinzado la aorta y el corazón está parado, el oxigenador se debe cambiar durante un período de parada circulatoria, preferiblemente después de inducir hipotermia.

Una pérdida del aporte de oxígeno se puede deber a una pérdida de presión de O_2 o a una fuga en la línea de aporte de O_2 en la pared y se puede analizar mediante un analizador de oxígeno en la línea de administración del gas, preferiblemente localizado cerca del oxigenador en el sitio de entrada del gas (Figura 19.1). Se aconseja disponer de un suplemento auxiliar de O_2 cerca de la consola de la bomba. Se puede producir un fallo en el oxigenador por fugas o grietas de los tubos y los conectores que aportan O_2 al mismo.

C. **Anticoagulación inadecuada.** Las causas y el manejo de una anticoagulación inadecuada se discuten en el Capítulo 18. Si el oxigenador se coagula, se puede administrar inmediatamente una dosis de heparina igual a la administrada antes de la DCP y preferiblemente de otro frasco de heparina. Si el filtro de la línea arterial se obstruye completamente, se debe abrir la línea de derivación del filtro para mantener el flujo sistémico.

D. **Errores farmacológicos o transfusionales.** En el circuito de DCP, mientras el paciente está en derivación, se administran fármacos en infusión rápida intravenosa para asegurar un suministro adecuado. Se tiene que marcar todas las jeringas que utiliza el perfusionista, comprobar las dosis antes de su administración y confirmarlas después de la misma. **Todos los hemoderivados y fármacos deben ser doblemente revisados** antes de su administración para asegurarse que el producto sanguíneo o el fármaco es compatible con el enfermo designado.

E. **Cambio de las líneas arteriales y venosas.** Se han producido casos de cambio inadvertido de las líneas arteriales y venosas, dando lugar al drenaje de sangre desde la aorta y al bombeo de la misma a la circulación venosa, con aumento excesivo de la presión venosa, daño posible de la vena cava y entrada de aire en la aorta debido a la presión negativa en el sitio de inserción de la vía. Esta situación se puede percibir inmediatamente mediante la observación, en el manómetro aneroide que se encuentra conectado en la línea arterial, **de una ampliación de la presión del pulso** (más que el habitual descenso en la presión del pulso) y una distensión de la vena cava al comienzo de la

DCP. Este fenómeno se puede prevenir mediante la comprobación de la presión de la línea arterial, que ha de ser exacta a la presión sistémica arterial.

La línea de entrada del flujo generalmente es más pequeña (0,95 cm [1/2 pulgada], DI) que la línea venosa (1,27 cm [3/8 pulgada] DI), por lo que no debe haber error. Si los tubos que se utilizan para ambas líneas son del mismo tamaño, deberían ser de diferente color o designados de alguna manera para permitir una identificación fácil. Si ocurre inversión del flujo sistémico y de las líneas venosas de la DCP, debería ser apreciado fácilmente. **La permeabilidad de la cánula arterial y del tubo sistémico deben ser comprobadas antes de comenzar la DCP** mediante la presencia en el tubo del flujo sistémico de una presión aórtica pulsátil correlacionable con la presión sanguínea sistémica. Si se produce un cambio de las líneas, se debe interrumpir inmediatamente la DCP y corregir las uniones después de una purga adecuada de aire antes de retomar la DCP.

F. **Infusión inadvertida de aire[21].** Como se ha mencionado previamente, tanto las bombas de rodillo como las centrífugas pueden infundir aire en la circulación arterial. Una de las principales funciones del perfusionista es asegurar, durante la DCP, que el reservorio en el que las bombas drenan la sangre no llega a un nivel peligrosamente bajo ni se vacía permitiendo la entrada de aire a la línea de flujo sistémico o a la vía arterial. Incluso aunque el reservorio no se haya vaciado completamente, el aire puede entrar en la línea arterial en forma de burbujas mezcladas con la sangre **(vortexing).** Si se utiliza DVAV, se debe incorporar al reservorio venoso una válvula auxiliar de presión para evitar un aumento de la presión positiva originada por las bombas de succión o aspiración, que si no se disminuye, puede ocasionar rápidamente una **transmisión retrógrada de aire en la línea venosa.** Como se ha mencionado anteriormente, siempre se deben probar los aspiradores intraventriculares antes de su utilización. Si se observa que entra aire en el corazón o en la aorta, se debe interrumpir inmediatamente la DCP y comenzar el tratamiento de acuerdo con el protocolo que se muestra en la Tabla 19.5.

G. **Dispositivos de seguridad**

1. **Dispositivos para detectar y prevenir el embolismo aéreos.** Se han diseñado muchos dispositivos de seguridad mecánicos y electrónicos para detectar y prevenir el embolismo aéreos, además del dispositivo de seguridad más importante –un perfusionista en alerta–.

   a. **Alarma de bajo nivel.** Un sensor de ultrasonidos o capacitancia se encuentra unido al reservorio de armazón duro como un determinador de nivel. Cuando el nivel de la sangre se encuentra por encima del sensor, la alarma no suena, pero si el nivel cae por debajo del mismo, se produce el sonido de la alarma y un parpadeo de la luz. Las alarmas de bajo nivel pueden producir el cierre automático de la bomba arterial o simplemente alarmar de una situación de bajo nivel.

   b. **Detector de burbujas de aire.** El detector de burbujas de aire se ha utilizado durante muchos años y tiene una buena reputación en la prevención del embolismo sistémico. Un sensor se adhiere al tubo arterial y una señal de ultrasonidos detecta burbujas mayores de 0,5 a 1 ml. El cierre de la bomba es automático a no ser que el detector se desconecte o sea sobrepasado. Las burbujas discretas se necesitan para activar el detector, y dicho detector **puede no ser capaz de detectar espuma** (microburbujas) que pasen a través de la línea arterial.

   c. **Filtro de la línea arterial.** Este dispositivo se encuentra localizado en la línea de flujo sistémico, entre el oxigenador y el paciente. Captura físicamente émbolos aéreos grandes. Los filtros arteriales de pantalla son eficaces en retener microémbolos gaseosos. Para optimizar su rendimiento, deberían trabajar con una **línea de purga abierta** para permitir que el aire atrapado escape.

   d. **Línea de purga.** Esta línea de purga de un solo sentido es un mecanismo de seguridad importante. Se origina en la parte superior del filtro de la línea arterial y se une a un puerto del reservorio venoso o a una llave de conexiones múltiples para muestras de sangre. Sirve de purga de aire desde el filtro arterial, permitiendo un flujo continuo de aproximadamente 200 ml/min de drenaje desde la parte superior del filtro arterial al reservorio. Esta línea de purga de un solo sentido previene la entrada accidental de aire en el lado sistémico del circuito que, de

Tabla 19.5. Estrategias de manejo intraoperatorio y postoperatorio para el tratamiento del embolismo

1. Perfusionista: interrumpir inmediatamente la DCP, camplar las líneas arterial y venosa y avisar al cirujano y al anestesista.
2. Localizar y confirmar la fuente del aire; si se debe a presurización de un componente de la DCP, aislar el componente del paciente antes de aliviar la presión.
3. Perfusionista: purgar el aire de la línea de flujo sistémico de la DCP y rellenar con líquido.
4. Cirujano: aspirar aire (si se encuentra presente) de la vía arterial; si es posible, iniciar masaje cardíaco hasta que se restablezca la DCP.
5. Anestesista: colocar al paciente en posición con la cabeza hacia abajo; preparado para una oclusión temporal de las arterias carótidas.
6. Confirmar la existencia de suficiente volumen en el reservorio de la DCP y reanudar la DCP con aspiración activa en la raíz aórtica.
7. Administrar vasopresores para elevar la presión de perfusión.
8. Si se sospecha embolismo cerebral, enfriar al paciente en DCP y considerar instaurar una perfusión cerebral retrógrada; considerar envolver la cabeza del paciente con hielo.
9. Anestesista: Ventilar activamente los pulmones con oxígeno al 100%; administrar corticosteroides (2-4 g de metilprednisolona o 20 mg de dexametasona y continuar en el postoperatorio durante 3-4 días).
10. Administrar 25 g de manitol y mantenerlo en el post-operatorio durante 48 horas.
11. Intentar que el paciente despierte de forma temprana y valorar la recuperación de las funciones cognitivas normales.
12. Consultar a un neurólogo si se sospecha daño del SNC.
13. Considerar TAC o RMN si el paciente no despierta o sufre deterioro cognitivo.
14. Considerar tratamiento con oxígeno hiperbárico (la utilización de 6 ATA se recomienda en las tablas de la Marina estadounidense) y hacer las gestiones necesarias para el trasporte por tierra, repetir el tratamiento con oxígeno hiperbárico cuanto sea necesario.
15. No interrumpir las maniobras de reanimación a no ser que el paciente muera o sea diagnosticado de muerte cerebral.

ATA, atmósferas de presión absoluta; SNC, sistema nervioso central; DCP, derivación cardiopulmonar; TAC, tomografía axial computarizada; RMN, resonancia magnética nuclear.
(De Kurusz M, Mills NL. Management of unusual problems encountered in initiating and maintaining cardiopulmonary bypass. En: Gravlee GP, Davis RF, Kurusz M y cols., eds. Cardiopulmonary bypass: principles and practice, 2.ª ed. Filadelfia: Lippincott Williams & Wilkins, 2000:596, con autorización.)

otra forma, puede ocurrir durante la recogida de muestras o la inyección de fármacos.

e. **Otras válvulas de un solo sentido.** Estas válvulas se pueden utilizar para evitar que el aire que se origina por las bombas de aspiración circule en sentido contrario si la bomba trabaja de forma inversa o el tubo se une a la bomba de forma incorrecta en el momento del montaje. Para prevenir el flujo retrógrado de las bombas centrífugas se encuentran disponibles válvulas de un solo sentido de gran calibre.

2. **Dispositivos de monitorización de la oxigenación sanguínea, ventilación, electrólitos y estado acidobásico.** La monitorización segura y precisa de los parámetros de gases sanguíneos y electrólitos de forma continua se utiliza de manera rutinaria. Estos indicadores evalúan la adecuación de la perfusión y miden el contenido de oxígeno en la sangre arterial y venosa, el equilibrio acidobásico con la concentración del ion hidrógeno y los niveles de metabolitos. La ventaja de estos sistemas es la detección rápida de cambios en el paciente y en el estado de la perfusión de la DCP en lugar de depender de muestras intermitentes de sangre. **Estos dispositivos se han de calibrar con los valores de muestras convencionales del laboratorio y deben utilizarse principalmente para evaluar tendencias.**
3. **Dispositivos de monitorización del estado de coagulación. Es obligatorio vigilar el grado de anticoagulación,** debido a que la respuesta del paciente a la hepa-

rina varía enormemente dependiendo de factores como la antitrombina III, las dosis previas de heparina y la potencia de la heparina administrada. Actualmente, la medida estándar de coagulación es el tiempo de coagulación activada (TCA). En algunos centros también se utiliza el método de la medida cuantitativa de la concentración de heparina mediante la titulación automatizada de la protamina. La medida del ACT y otras pruebas de coagulación se analizan con mayor detalle en el Capítulo 18.

H. Listas de comprobación y protocolos. Las listas de comprobación y los protocolos no son sustitutos de un buen sentido común ni de la experiencia. De todas maneras, son útiles para promover una conducta segura en la DCP. Los protocolos pueden describir la selección de los componentes de un circuito y los volúmenes de cebado requeridos en referencia al tamaño y diagnóstico del paciente. Los protocolos se pueden crear para preferencias quirúrgicas específicas (p. ej., cánulas) o aplicaciones pediátricas. Los protocolos detallados pueden expresar de forma resumida los pasos específicos para montar un circuito, cebado y manejo durante ciertos procedimientos menos realizados y más especializados, como el trasplante cardíaco, la derivación del corazón izquierdo para reparar la aorta descendente, o la hipotermia profunda y parada circulatoria con circulación cerebral retrógrada o selecta anterógrada, o la perfusión cerebral retrógrada para el embolismo aéreo desapercibido. **Los protocolos se deben desarrollar con participación de todos los miembros del equipo quirúrgico,** y se han de revisar y actualizar periódicamente para que permanezcan adecuados a la práctica clínica actual.

Las listas de comprobación prederivación son útiles para comprobar el montaje y buen funcionamiento del circuito de la DCP. Pueden estar abreviadas o ser extensas y detalladas. Son más eficaces si contienen sólo los puntos que, en caso de omisión, pueden tener un efecto directo y perjudicial en la realización segura de perfusión[22]. Los apartados de una lista de comprobación deben incluir puntos relacionados con el enfermo y con el procedimiento; la esterilidad de los componentes de DCP; el montaje y la función adecuados de la bomba; las uniones eléctricas adecuadas; el suministro adecuado del gas del oxigenador; la adaptación e integridad de las líneas de la DCP; la composición de la solución cardiopléjica; la prueba y activación de las alarmas; la calibración y localización de los monitores y sondas; la capacidad operativa del sistema de suministro de agua; la comprobación de la anticoagulación, y la disponibilidad de los sistemas y equipos auxiliares.

VII. Resumen. La DCP se ha convertido en un sistema rutinario, seguro y fiable que requiere un entrenamiento intensivo especializado[23,24]. La función del perfusionista es mantener y dirigir el equipo durante la DCP. No obstante, los anestesistas y los cirujanos responsables de pacientes en DCP tienen la responsabilidad de entender este equipo y su funcionamiento para controlar la cirugía cardiovascular de estos pacientes de forma adecuada[25].

Bibliografía

1. Engelman RM, Pleet AB, Rousou JA, et al. Influence of cardiopulmonary bypass perfusion temperature on neurologic and hematologic function after coronary artery bypass grafting. *Ann Thorac Surg* 1999;67:1547–1555.
2. Kirklin JW, Barratt-Boyes BG. Hypothermia, circulatory arrest, and cardiopulmonary bypass. In: *Cardiac surgery,* 2nd ed. New York: Churchill Livingstone, 1993:97.
3. Buckberg GD. Myocardial protection: an overview. *Semin Thorac Cardiovasc Surg* 1993; 5:98–106.
4. Lee-Sensiba K, Azzaretto N, Carolina C, et al. New roller pump disposable provides safety and simplifies occlusion setting. *J Extracorpor Technol* 1997;29:19–24.
5. Springer MA, Korth DC, Guiterrez PJ, et al. An in vitro analysis of a one-way arterial check valve. *J Extracorpor Technol* 1995;27:29–33.
6. Munster K, Andersen U, Mikkelsen J, et al. Vacuum assisted venous drainage (VAVD). *Perfusion* 1999;14:419–423.
7. Rousou JA, Engelman RM, Flack JE 3rd, et al. The "primeless pump": a novel technique for intraoperative blood conservation. *Cardiovasc Surg* 1999;7:228–235.
8. Toomasian JM, McCarthy JP. Total extrathoracic cardiopulmonary support with kinetic assisted venous drainage: experience in 50 patients. *Perfusion* 1998;13:137–43.
9. Groom RC, Hill AG, Kuban B, et al. Aortic cannula velocimetry. *Perfusion* 1995;10:183–188.
10. Stammers AH. Advances in myocardial protection: the role of mechanical devices in providing cardioprotective strategies. *Int Anesthesiol Clin* 1996;34:61–84.
11. Solis RT, Noon GP, Beall AC, et al. Particulate microembolism during cardiac operation. *Ann Thorac Surg* 1974;17:332–344.

12. Jones L, Knight PG, Alley R, et al. Adverse effects of Forane, Ethrane, and halothane on the William Harvey H-1700 bubble oxygenator. *Proc Am Acad Cardiovasc Perfusion* 1987;8:178–181.
13. Faulkner SC, Kurusz M, Manning JV Jr, et al. Clinical experience with the Amicon Diafilter during cardiopulmonary bypass. *Proc Am Acad Cardiovasc Perfusion* 1987;8:66–69.
14. Aldea GS, O'Gara P, Shapira OM, et al. Effects of anticoagulation protocol on outcome in patients undergoing CABG with heparin-bonded cardiopulmonary bypass circuits. *Ann Thorac Surg* 1998;65:425–433.
15. Rosengart TR, DeBois WJ, O'Hara M, et al. Retrograde autologous priming for cardiopulmonary bypass: a safe and effective means of decreasing hemodilution and transfusion requirements. *J Thorac Cardiovasc Surg* 1998;115:426–439.
16. DeFoe GR, Ross CS, Olmstead EM, et al. Lowest hematocrit on bypass and adverse outcomes associated with coronary artery bypass grafting. Northern New England Cardiovascular Disease Study Group. *Ann Thorac Surg* 2001;71:769–776.
17. Hargrove M, McCarthy AP, Fitzpatrick GJ. Carbon dioxide flushing prior to priming the bypass circuit, an experimental derivation of the optimal flow rate and duration of the flushing process. *Perfusion* 1987;2:177–180.
18. Kurusz M, Wheeldon DR. Risk containment during cardiopulmonary bypass. *Semin Thorac Cardiovasc Surg* 1990;2:400–409.
19. Kirklin JW, Barratt-Boyes BG. Hypothermia, circulatory arrest, and cardiopulmonary bypass. In: *Cardiac surgery,* 2nd ed. New York: Churchill Livingstone, 1993, p 75.
20. Mejak BL, Stammers A, Rauch E, et al. A retrospective study on perfusion accidents and safety devices. *Perfusion* 2000;15:51–61.
21. Kurusz M, Butler BD, Katz J, Conti VR. Air embolism during cardiopulmonary bypass. *Perfusion* 1995;10:361–391.
22. Kurusz M, Harshaw RC. The contribution of checklists to perfusion safety: lessons from aviation. In: Steenbrink J, Wijers-Hille MJ, deJong DS, eds. *Fourth European Congress on Extracorporeal Circulation Technology,* June 12–15, 1991. Utrecht: Foundation European Congress on Extracorporeal Circulation, 1995:177–185.
23. **Stammers AH. Extracorporeal devices and related technologies. In: Kaplan JA, ed. *Cardiac anesthesia,* 4th ed. Philadelphia: WB Saunders, 1999:1017–1060.**
24. **Stammers AH, ed. Cardiopulmonary bypass: emerging trends and continued practices. *Intl Anesthesiol Clin* 1996;34.**
25. **Gravlee GP, Davis RF, Kurusz M, et al., eds. *Cardiopulmonary bypass: principles and practice,*** 2nd ed. **Philadelphia: Lippincott Williams & Wilkins, 2000.**

Capítulo 20

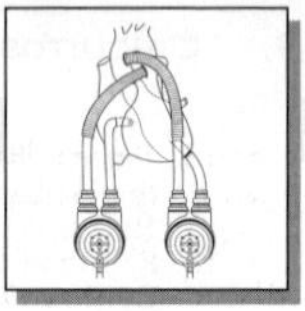

Fisiopatología de la derivación cardiopulmonar

Eugene A. Hessel II y Peter G. Hild

La derivación cardiopulmonar (DCP), con frecuencia considerada un procedimiento rutinario tanto por los profanos en la materia como por el personal médico, se suele infravalorar. Esta actitud podría atribuirse al gran número de casos realizados y a la relativamente baja incidencia de morbilidad y mortalidad asociadas a la DCP.

Se debería recordar que la tecnología de la DCP es relativamente nueva. Las mejoras de los diseños de los oxigenadores, la adición de varios filtros e instrumentos de reducción de la espuma, la mejora de la monitorización de la anticoagulación y el mayor conocimiento acerca de la lesión sanguínea producida por los altos flujos y los estreses de cizallamiento han contribuido a la seguridad relativa de la DCP moderna. Sin embargo, la reducida frecuencia de complicaciones asociadas a esta técnica se debe en mayor medida a la capacidad del organismo humano de adaptación a los daños fisiológicos que a la seguridad intrínseca de las técnicas de DCP.

Las tres aberraciones fisiológicas principales introducidas por la DCP son i) alteraciones de la pulsabilidad y patrones de flujo sanguíneo; ii) exposición de la sangre a superficies no fisiológicas y estreses de cizallamiento, y iii) respuestas exageradas frente al estrés. Asimismo, la DCP moderna habitualmente implica diversos grados de hipotermia e hipotensión, así como las correspondientes modificaciones fisiológicas. La mejora de la seguridad de la DCP dependerá de la mejor comprensión de dichas anomalías[1].

I. Derivación cardiopulmonar como sistema de perfusión

A. Homeostasia circulatoria normal. Normalmente, el mantenimiento de un gasto cardíaco adecuado, el suministro de O_2 y la eliminación de residuos metabólicos están dirigidos por las necesidades metabólicas del organismo. El gasto cardíaco, las presiones de llenado ventricular, la contractilidad miocárdica y la resistencia vascular sistémica (RVS) son moduladas por el tono del sistema nervioso autónomo y las concentraciones circulantes de catecolaminas.

Diversos barorreceptores y quimiorreceptores en el sistema nervioso central (SNC) y en la periferia modulan la actividad del sistema nervioso autónomo, como respuesta a las alteraciones en la presión sanguínea, pH, P_aO_2, y P_aCO_2. A su vez, dichos cambios están directamente relacionados con el metabolismo tisular. Al aumentar las necesidades metabólicas, se incrementa el tono simpático, lo que produce una elevación del gasto cardíaco y del suministro de O_2.

B. Control circulatorio durante la derivación cardiopulmonar. El «gasto cardíaco» de la DCP es la tasa de flujo de la bomba, que puede fijarse a cualquier nivel deseado. Las presiones sanguíneas sistémica y venosa dependen parcialmente del tono autónomo del enfermo, pero son manipuladas fácilmente al incrementar o disminuir el retorno venoso y la administración de vasopresores o vasodilatadores. En consecuencia, la circulación durante la DCP está controlada, en gran medida, por el perfusionista y el anestesista.

1. Flujo sanguíneo sistémico. El flujo sanguíneo sistémico está determinado por el flujo de la bomba del sistema de circulación extracorpórea, manejada por el perfusionista. Éste se debería guiar por la edad, temperatura, grado de anestesia y hematocrito del paciente. Con una hipotermia leve (alrededor de 35 °C) y un hematocrito de cerca del 24% en un adulto, el flujo suele situarse generalmente en unos 2,4 l/min/m^2, un valor que satisface las necesidades de oxígeno del enfermo anestesiado. Todavía no se ha definido si esto sigue siendo cierto con niveles de anestesia más ligeros utilizados en los protocolos de «alta precoz». Recuerde que la adaptación normal a un hematocrito reducido es la elevación del gasto cardíaco, lo que se debería tener en cuenta al seleccionar las tasas de flujo, especialmente en condiciones de normotermia o de hematocritos bajos[2]. Sin embargo, el flujo máximo durante la DCP está limitado por el retorno venoso del paciente, que depende de la altura de la mesa de operaciones por encima del sistema de circulación extracorpórea, la colocación y resistencia de las cánulas y vías venosas, el volumen sanguíneo, y el tono venoso. El flujo máximo también se encuentra limitado por la capacidad del sistema de circulación extracorpórea y el tamaño de las cánulas arteriales. Los flujos elevados a través de dichas cánulas producen gradientes de presión alta y turbulencias que dañan la sangre y producen efectos adversos de chorro (p. ej., desplazamiento de émbolos arteriales). Si existe una insuficiencia aórtica importante o flujo bronquial colateral, se produce una derivación del flujo de la bomba en dirección hacia fuera del cuerpo y es necesario aumentar de modo adecuado el flujo de la misma.

2. **Presión arterial.** Al igual que en el estado normal, la presión arterial es el producto del gasto cardíaco (es decir, el flujo de la bomba durante la DCP; véase Sección **1**) y RVS. Esta última viene determinada por la viscosidad de la sangre y el tono muscular liso en las arteriolas. La viscosidad está influida principalmente por el hematocrito y la temperatura, las cuales suelen variar sustancialmente durante la DCP. La viscosidad se mantiene medianamente constante cuando el hematocrito (expresado en forma de porcentaje) y las temperaturas (expresadas en grados Celsius) son las mismas (es decir, la viscosidad a 35 °C con un hematocrito del 35% es aproximadamente idéntica a la viscosidad a 27 °C con un hematocrito del 27%, o 20 °C y 20%, respectivamente). Por tanto, en condiciones de normotermia, si el hematocrito disminuye de un 40% a un 20%, la viscosidad (y, por tanto, RVS) se reducirá en un 50% y a un flujo de bomba constante (gasto cardíaco), la presión arterial media (PAM) descenderá en cerca de un 50%.

   Las RVS también están determinadas por el tono vascular, influido a su vez por la pulsatilidad (las RVS son más bajas con flujo pulsátil), actividad del sistema nervioso simpático, grado de anestesia, catecolaminas, angiotensina y arginina vasopresina (AVP), estado acidobásico y electrólitos, diversos mediadores de la respuesta inflamatoria sistémica (RIS; véase Sección **V.H.1**) y administración de fármacos vasoactivos.

   Existe controversia acerca de la importancia de la presión arterial óptima durante la DCP (véanse párrafos posteriores). Si la presión es demasiado baja, se podría poner en peligro la perfusión de lechos vasculares clave, especialmente cuando existe enfermedad vascular. Del mismo modo, la presión arterial excesiva incrementa el flujo colateral no coronario hacia el corazón durante el pinzamiento aórtico (y, con ello, llevándose protección miocárdica con cardioplejía) y el flujo bronquial hacia los pulmones (aumenta el retorno sanguíneo a las cavidades izquierdas) y somete a tensión los pinzamientos arteriales y líneas de sutura. De la misma manera, también existe debate en relación al modo más adecuado de elevar la PAM cuando se considera que es excesivamente baja (p. ej., aumentando el flujo de la bomba frente a elevación del hematocrito o administración de un vasoconstrictor).

3. **Presión venosa.** La presión venosa está determinada por el volumen sanguíneo, el tono venoso (sistema nervioso simpático, grado de anestesia, fármacos vasoactivos), resistencia para salir de la cánula venosa (colocación, tamaño, curvas, distorsión cardíaca), altura de la mesa de operaciones y flujo total. El retorno venoso se produce normalmente por gravedad (sifón), pero en ocasiones aumenta al aplicar vacío o succión a las vías venosas.

La presión venosa elevada puede afectar gravemente a la perfusión de los órganos y puede causar edema periférico.

4. **Distribución del flujo sanguíneo.** Además del flujo sanguíneo total, se debe tener en mente el flujo de cada órgano[3]. Los estudios recientes han observado una jerarquía de distribución de flujo sanguíneo durante la normotermia e hipotermia al reducirse el flujo total[4,5]. Incluso con un «flujo normal» (es decir, 2,4 l/m/m²), el flujo muscular presenta una reducción significativa durante la DCP. Al disminuir gradualmente el flujo, en primer lugar decrece el flujo esplénico, seguido del renal y, por último (solamente con flujos extremadamente bajos), el flujo cerebral.

C. **Cambios circulatorios durante la derivación cardiopulmonar**

1. **Cambios en el inicio de la DCP.** Al comienzo de la DCP, existe habitualmente un descenso de la presión sanguínea sistémica debido a diversos factores.
   a. Las tasas habituales de flujo de la bomba son comparables con el gasto cardíaco con anterioridad al inicio de la DCP. Son infrecuentes las disminuciones de la presión sanguínea derivadas del descenso de dicho gasto.
   b. La causa principal de disminución de la presión sanguínea en el comienzo de la DCP es el notable descenso de las RVS. Este fenómeno es consecuencia de:
      1) Disminución de la viscosidad sanguínea derivada de la hemodilución por la solución cebadora de la bomba.
      2) **Reducción del tono vascular derivado de**
         a) Dilución de catecolaminas circulantes.
         b) Hipoxemia temporal. La hipoxemia de la circulación inicial del fluido cebador no sanguíneo de la bomba puede producir una disminución del tono vascular.
         c) Bajo pH y bajas concentraciones de calcio y de magnesio en el fluido cebador.
2. **Estado circulatorio durante la DCP hipotérmica**
   a. **Aumento de RVS.** Podrían existir variaciones considerables entre pacientes respecto a RVS durante la DCP. No obstante, al avanzar la DCP, generalmente existirá un aumento constante de la presión sistémica debida al incremento de las RVS cuando las tasas de flujo se mantienen constantes, pero las RVS no suelen superar los valores presentes con anterioridad al comienzo de la DCP. El aumento observado de RVS durante el curso de la DCP se debe, probablemente, a diversos factores:
      1) Disminución del área vascular transversal debido al cierre de áreas de la microvasculatura.
      2) Vasoconstricción ocasionada por
         a) Hipotermia.
         b) Niveles crecientes de catecolaminas, arginina vasopresina (AVP) y angiotensina II circulantes.
      3) Aumento de la viscosidad sanguínea derivada de la hipotermia, y elevación del hematocrito (debido a diuresis o a movimiento de fluido al compartimiento intersticial).
   b. **Disminución de las RVS.** Se pueden observar reducciones transitorias de las RVS y de la presión sistémica poco después de la infusión de soluciones cardiopléjicas, especialmente de aquellas que contienen nitroglicerina.
   c. **Velocidad de flujo.** La velocidad de flujo de la bomba se encuentra bajo un control externo total y se puede manipular a voluntad dentro de los límites del retorno venoso a la bomba. Estas tasas de flujo se suelen expresar como ml/kg/min o, con mayor frecuencia, l/min/m². En enfermos despiertos, se acepta generalmente que un índice cardíaco inferior a 2 a 2,2 l/min/m² no es suficiente para suministrar una cantidad aceptable de oxígeno a los tejidos. Éste parece ser, también, el límite inferior del gasto cardíaco suficiente durante la DCP **normotérmica.** Al aumentar los grados de hipotermia, la demanda de oxígeno del paciente disminuye, por lo que es necesario **reducir las velocidades de flujo de la bomba de forma significativa.** Kirklin y Barratt-Boyes[6] calcularon curvas

que relacionaban consumo de oxígeno y tasas de flujo de la bomba a distintas temperaturas (Figura 20.1). Estas curvas hiperbólicas se expresan matemáticamente mediante la ecuación:

$$Vo_2 = 0{,}4437\ (Q - 62{,}7) + 71{,}6$$

y describen las líneas de «mejor ajuste» para Vo_2 medidos a distintas tasas de flujo no pulsátiles en diversos estudios animales. Las pequeñas x de cada curva representan velocidades de flujo empleadas en la clínica a cada temperatura en la Universidad de Alabama. Las tasas de flujo de la bomba superiores a 2,2 l/min/m^2 en normotermia no comportan un mayor consumo hístico de oxígeno y exponen a la sangre a mayor daño derivado de tasas de cizallamiento más elevadas. Posteriormente se analizará la importancia del consumo de O_2.

d. Presión sanguínea arterial. A pesar de que se conocen bastante bien las velocidades de flujo aceptables, existe una notable controversia acerca de las presiones arteriales admisibles durante la DCP. A una velocidad de flujo dada, existe una llamativa variabilidad de la presión arterial en distintos pacientes. La preocupación primordial en las presiones arteriales bajas es la adecuación de la perfusión orgánica. El cerebro y los riñones constituyen los órganos con mayor riesgo. La tolerancia frente a períodos cortos de hipotensión con PAM inferior a 30 mm Hg es buena. Fox y cols.[7] demostraron que la autorregulación cerebral está bien conservada durante la DCP moderadamente hipotérmica. Govier y cols.[8] mostraron que el flujo sanguíneo cerebral era relativamente constante hasta una PAM de unos 30 mm Hg en enfermos normotensos en el preoperatorio y en aquellos en los cuales se utilizó un control del gas sanguìneo α-stat durante la DCP hipotérmica. En este estudio, se mantuvo constante el flujo y la presión arterial baja representó unas bajas RVS. Otros estudios más recientes apoyan la premisa que sostiene que la autorregulación cerebral se conserva esencialmente intacta. Cuando se emplea control del gas sanguíneo arterial pH-stat (véase Sección **IV.C.4**), el flujo sanguí-

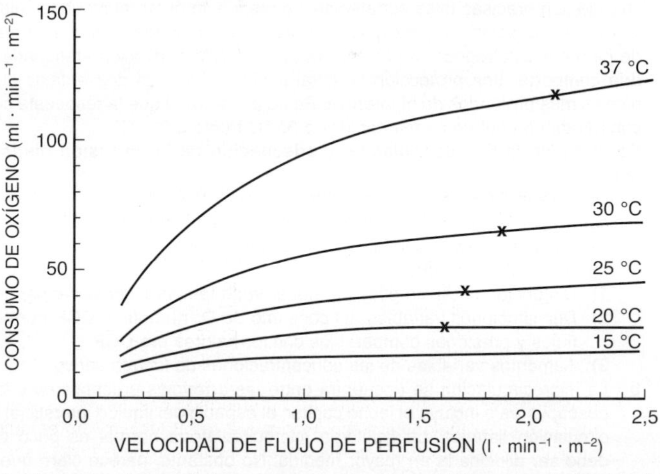

Figura 20.1. Nomograma que relaciona consumo de oxígeno (Vo_2) con la velocidad de flujo de perfusión (Q) y la temperatura (T). (De Kirklin JW, Barratt-Boyes BG. Hypothermia, circulatory arrest, and cardiopulmonary bypass. En: Kirklin JW, Barratt-Boyes BG, eds. Cardiac surgery, 2.ª edición, Nueva York, Churchill Livingstone, 1993:91, con autorización.)

neo cerebral se puede hacer más dependiente de la presión[9-11]. A pesar de estos hallazgos, muchos anestesistas utilizan vasopresores y vasodilatadores con el fin de mantener la PAM entre límites fijados arbitrariamente de 50 y 100 mm Hg durante la DCP. Algunos centros han publicado presiones de perfusión inferiores a las descritas anteriormente, sin referir una incidencia mayor de la mortalidad[12].

3. **Cambios circulatorios durante la fase de recalentamiento de la DCP**
   - **a.** Al aumentar la temperatura de la perfusión para volver a calentar al enfermo se observan respuestas circulatorias variables dependiendo del anestésico utilizado, el hematocrito del paciente, la enfermedad subyacente y otros factores. Frecuentemente se constata un incremento de RVS y PAM durante el recalentamiento de 25 °C a 32 °C. En ocasiones, al aumentar la temperatura por encima de 32 °C, se produce una disminución de RVS y PAM.
   - **b.** Habitualmente aparece una reducción más consistente de RVS y PAM con la liberación del clampaje aórtico y la reperfusión cardíaca. A pesar de la cardioplejía y de la hipotermia, existe cierta actividad metabólica y utilización de las reservas de energía miocárdica durante el período isquémico. Cuando se reperfusiona el corazón, los metabolitos acumulados son aclarados fuera del corazón hacia la circulación general. Algunos de ellos, en particular la **adenosina,** son vasodilatadores potentes que inducen una notable disminución de las RVS.
4. **DCP templada.** Recientemente se ha observado una tendencia a realizar la DCP a niveles casi normotérmicos[13]. Entre sus posibles ventajas se encuentran evitar los efectos adversos de la hipotermia, acortar la duración de la derivación necesaria para el enfriamiento y el recalentamiento, evitar los peligros del sobrecalentamiento (especialmente del cerebro) durante el recalentamiento, menor incidencia de hemorragias y, quizás, la extubación precoz. La derivación normotérmica reduce el cociente de demanda de oxígeno (Vo_2) frente a suministro de oxígeno (Do_2), lo que sugiere la necesidad de aumentar el hematocrito y las velocidades de flujo de la bomba por encima de los niveles aceptados durante la DCP hipotérmica. Las RVS y la PAM también tienden a ser inferiores, lo que provoca la administración de mayor cantidad de fluidos y vasoconstrictores y la utilización de velocidades de flujo de la bomba mayores. Es probable que sean necesarios niveles más profundos de anestesia. Obviamente, las duraciones seguras del flujo bajo o de la parada circulatoria se acortan cuando son precisas tales estrategias. La respuesta cerebral ha constituido un motivo de preocupación, lo que explica, en parte, la popularidad del uso de grados leves de hipotermia (alrededor de 35 °C), la denominada derivación «templada», que podría comportar una protección cerebral sustancial sin las desventajas asociadas a niveles más profundos de hipotermia. Se ha encontrado que la respuesta cognitiva es comparable en enfermos mantenidos a 35 °C frente a 30 °C[14].
5. **Cambios en la microcirculación y adecuación de la perfusión hística durante la DCP**
   - **a.** Durante la DCP se pueden mantener fácilmente valores «normales» del gasto cardíaco y la presión arterial. Sin embargo, varias observaciones sugieren que la perfusión hística y el suministro de O_2 pueden verse alterados en diversa medida durante la DCP, incluyendo:
     - **1)** Disfunción orgánica postoperatoria, tanto temporal como permanente
     - **2)** Disminuciones variables del consumo de O_2 durante la DCP normotérmica a flujos y presiones comparables con los valores pre-DCP
     - **3)** Aumentos variables de las concentraciones de lactato sérico
   - **b.** La microcirculación se encuentra entre las arteriolas precapilares y las vénulas poscapilares e incluye el lecho capilar, el espacio del líquido intersticial y la microcirculación linfática. La fisiología microcirculatoria normal es poco conocida y debe ser dilucidada en mayor medida. No obstante, parece claro que se puede alterar la función microcirculatoria durante la DCP mediante:
     - **1)** Constricción de los esfínteres arteriolares precapilares (causada por catecolaminas, angiotensina, vasopresina, tromboxano y disminución de la liberación de óxido nítrico), con o sin formación de cortocircuitos arteriolar-venulares.

2) Aumento del volumen del líquido intersticial (edema).
3) Disminución del drenaje linfático.
4) Pérdida del flujo pulsátil.
5) «Enlodamiento» en los capilares debido a hipotermia.
6) Alteración de la deformabilidad de los hematíes (HM).
7) Microagregación y adhesión de leucocitos, plaquetas y fibrina al endotelio relacionadas con la reacción inflamatoria y la activación por contacto descritas más adelante.
8) Microembolia (gas, lípidos, agregados de leucocitos, plaquetas y fibrina, y materiales extraños); la succión por la cardiotomía representa una fuente principal de la misma.

Los intentos de optimizar la función microcirculatoria durante la DCP pueden incluir la utilización de vasodilatadores para inhibir la constricción arteriolar, la adición de manitol al fluido cebador de la bomba con el fin de inhibir la acumulación de líquido intersticial, el uso de técnicas de perfusión pulsátil y la hemodilución hasta un hematocrito entre 20% y 30% para optimizar el flujo capilar, la utilización de microfiltración, la minimización del retorno de la sangre de succión por la cardiotomía no procesada directamente al sistema de circulación extracorpórea y estrategias antinflamatorias (véanse párrafos posteriores).

6. **Flujo pulsátil frente a no pulsátil durante la DCP.** Uno de los trastornos fisiológicos más importantes introducidos por la DCP es la pérdida de pulsabilidad del flujo. De forma intuitiva, parece deseable reproducir patrones de flujo normales con la mayor rigurosidad posible durante la DCP. Sin embargo, existe una controversia importante acerca de las ventajas de la perfusión pulsátil en comparación con la perfusión convencional no pulsátil.
   a. **Cómo producir flujo pulsátil.** Generalmente se utilizan varios métodos para mantener las pulsaciones arteriales durante la DCP.
      1) Si se utiliza DCP parcial, se puede reducir el drenado venoso para permitir cierta eyección cardíaca.
      2) Si se ha colocado un balón intraórtico, se puede utilizar para transmitir pulsabilidad al flujo.
      3) Se pueden producir pulsaciones mediante bombas de rodillo diseñadas para rotar a distintas velocidades.
      4) Empleo de bombas ventriculares.
   b. **Efectos amortiguadores de la cánula aórtica.** Los primeros dos métodos de producción de pulsaciones disponen de una mayor eficacia debido a que generan pulso en la misma aorta. Aunque muchas bombas producen pulsaciones eficaces en el flujo de salida de la bomba, la cantidad de energía pulsátil transmitida a la aorta se ve limitada por los efectos amortiguadores causados por la estrecha cánula aórtica, los oxigenadores de membrana y los microfiltros arteriales. Esto hace poco probable que se pueda transferir una gran cantidad de fuerza pulsátil al enfermo mediante las bombas de rodillo[15].
   c. **Naturaleza de la forma de la onda de pulso.** La energía y la dinámica de la forma de la onda de la presión arterial normal son complejas. Cada vez es más evidente que cuanto más se asemeja el perfil del pulso al pulso arterial normal, menor es la alteración fisiológica de la perfusión extracorpórea. Numerosos estudios anteriores que no encontraron ninguna diferencia significativa entre las dos técnicas emplearon perfiles de pulso que eran casi de naturaleza sinusoidal frente a pulsaciones con el impulso hacia arriba rápido y la disminución diastólica más lenta de un pulso arterial normal.
   d. **Efectos beneficiosos**
      1) Transmisión de mayor cantidad de energía a la microcirculación.
         a) Reduce la presión de cierre capilar crítica.
         b) Mejora el flujo linfático.
         c) Mejora la perfusión hística; potencia la difusión de oxígeno y otros sustratos y, por consiguiente, el metabolismo celular.

2) Reducción de respuestas neuroendocrinas adversas (principalmente de tipo vasoconstrictor) a flujo no pulsátil que emana de barorreceptores, los riñones y el endotelio (regulación de la liberación de óxido nítrico).
3) Los dos efectos anteriores pueden producir un aumento del consumo de oxígeno; disminución de la acidosis; reducción de la formación de edema; mejora de la perfusión cerebral, cardíaca y renal, y, posiblemente, disminución de la morbilidad y de la mortalidad.

e. **Inconvenientes**
1) Mayor coste y complejidad.
2) Requiere la utilización de cánulas arteriales de mayor tamaño.
3) Se asocia con velocidades de boquilla mayores hacia fuera de la cánula arterial (lo que comporta riesgo de daño celular y endovascular y de tromboembolia).
4) Riesgo de generar microembolias gaseosas y lesiones en el circuito oxigenador

f. **Respuesta clínica.** Los datos de respuesta clínica son contradictorios[16,17]. Ante la ausencia de efectos beneficiosos definidos, la utilización del flujo pulsátil no ha disfrutado de mucha popularidad en la DCP clínica.

II. **Derivación cardiopulmonar como un sistema de suministro de O_2**

A. **Función del oxigenador.** El Capítulo 19 analiza los detalles del diseño del oxigenador y la eficacia de los distintos diseños. El oxigenador realiza la función de los pulmones, es decir, la oxigenación y la eliminación de CO_2 de la sangre venosa. Durante la DCP se eliminan las complejidades de la fisiología pulmonar y el intercambio gaseoso se produce simplemente mediante el contacto directo de la sangre y el gas (oxigenador de burbujas) o su proximidad (oxigenador de membrana). La P_ao_2 y P_aco_2 resultantes están determinadas por la F_{IO_2} de la mezcla gaseosa y la velocidad a la que la mezcla gaseosa fluye a través del oxigenador. Se pueden añadir distintas cantidades de CO_2 a la mezcla gaseosa que fluye a través del oxigenador.

B. **Monitorización del gas sanguíneo durante la derivación cardiopulmonar**. Los oxigenadores modernos constituyen eficientes intercambiadores de gas, y el perfusionista controla con facilidad y precisión las tensiones gaseosas de la sangre arterial. Cada vez son menos necesarias las determinaciones frecuentes del gas sanguíneo debido a la puesta a punto de monitores de gas sanguíneo incorporados en el circuito de DCP. Los gases sanguíneos arteriales se mantienen alrededor de sus valores convencionales durante la DCP normotérmica: pH 7,40, P_aco_2 35 a 45 mm Hg, y P_ao_2 superior a 100 mm Hg.

III. **Adecuación de la perfusión**

A. **Cómo definirla**
1. Una respuesta pragmática es que si el enfermo sobrevive sin indicios de disfunción orgánica, la derivación ha sido aceptable. Además de tener carácter retrospectivo, esta evaluación depende en gran medida de la sensibilidad de la prueba empleada para evaluar la función orgánica postoperatoria. Sin embargo, los estudios de este tipo han aportado gran cantidad de información útil para orientar las mejoras en la realización de la DCP.
2. Mantener suministro adecuado de oxígeno a todos los órganos.
3. Evitar la activación de reacciones no deseadas, por ejemplo, respuesta frente al estrés neuroendocrino y RIS.
4. Mantenimiento del flujo sanguíneo sistémico adecuado, presiones arteriales y venosas, pulsatilidad arterial, gases sanguíneos arteriales y venosos, y contenido y suministro de oxígeno arterial. La definición de «adecuado» está influenciada por la edad y la temperatura del paciente, y por el tipo y profundidad de la anestesia.

B. **Monitorización**
1. **Global**
a. Determinación del consumo de oxígeno (Vo_2), aunque no se utiliza habitualmente en la clínica, ha aportado numerosos datos experimentales acerca de la realización apropiada de la DCP. Se puede calcular fácilmente a partir de los contenidos de oxígeno arterial y venoso medidos simultáneamente y el valor del flujo de la bomba:

$$Vo_2 = \text{Flujo bomba} \times (C_ao_2 - C_vo_2)$$

Kirlin y Barratt-Boyes[6] sugieren que el mantenimiento de la Vo_2 al 85% del máximo predicho para una temperatura concreta aportará un suministro adecuado de O_2 (Figura 20.1).

b. Se puede calcular fácilmente el suministro de oxígeno (Do_2) durante la DCP ($Do_2 = C_ao_2 \times$ flujo bomba), pero no se hace con frecuencia.

c. La saturación de oxígeno venoso mixta (S_vo_2), el contenido (C_vo_2) o el cociente de extracción de oxígeno (CEO) aportan pistas acerca de la adecuación del equilibrio entre el suministro de oxígeno (O_2D) y la demanda de oxígeno (Vo_2). El CEO es el cociente Vo_2/O_2D. Normalmente, la Svo_2 es alrededor del 75% y el CEO del 25%. Cuando ambos valores se aproximan al 50%, se dice que el suministro de oxígeno está críticamente comprometido. Durante la DCP suele emplearse la monitorización continua de la saturación venosa. Lamentablemente, puede no detectar la isquemia regional cuando el lecho vascular es pequeño o si la cantidad de sangre desaturada que regresa de un lecho con mala perfusión es demasiado pequeña para afectar al oxígeno venoso mixto. En consecuencia, aunque se debería corregir la saturación baja de oxígeno venoso, una saturación venosa normal o elevada no es siempre tranquilizadora[18].

2. Monitorización de la función de órganos concretos durante la DCP como medio de garantizar la perfusión hística aceptable

a. Función cerebral. Se pueden emplear electroencefalogramas, potenciales evocados, flujo sanguíneo cerebral (Doppler transcraneal) y oximetría cerebral con el fin de controlar la perfusión cerebral, pero los efectos de los fármacos anestésicos y de la hipotermia pueden limitar su utilidad. La saturación, presión y temperatura venosa yugular podrían aportar datos acerca de cómo se está manteniendo al cerebro.

b. Función renal. La diuresis representa la determinación más sencilla de la función renal. No obstante, los distintos patrones de flujo sanguíneo, presiones de perfusión, efectos de la hipotermia y la presencia o ausencia de diuréticos en el líquido cebador de la bomba pueden influir en la diuresis, convirtiéndola en un indicador poco preciso de la perfusión hística global.

c. Esplácnico. En la actualidad no se utiliza ninguna medida de control clínico, pero se han utilizado tonometría gástrica (solución salina o aire, pH o Pco_2), valoraciones Doppler del flujo sanguíneo mucoso, determinaciones del flujo sanguíneo hepático y monitorización de la saturación de O_2 venoso hepático en las investigaciones clínicas.

IV. Hipotermia y derivación cardiopulmonar

A. Efectos de la hipotermia sobre las reacciones bioquímicas. La Q_{10} de una reacción química es una medida de los cambios en la velocidad de reacción por cada aumento de 10 °C de temperatura. En tejidos humanos, la Q_{10} es de, aproximadamente, 2. Es decir, por cada disminución de 10 °C de la temperatura corporal, la velocidad de reacción (esto es, la tasa metabólica o el consumo de oxígeno) se reduce en casi un 50%.

B. Efectos de la hipotermia sobre la viscosidad sanguínea. La hipotermia comporta un aumento de la viscosidad sanguínea. En la etapa inicial de la DCP no se llevaba a cabo hemodilución y la elevada morbilidad y mortalidad (p. ej., accidente cerebrovascular, infartos orgánicos) era, probablemente, consecuencia del estado de hiperviscosidad. Hoy en día se realiza hemodilución a hematocritos del 20% al 30% durante la DCP. Aunque la capacidad de transporte de O_2 disminuye como consecuencia de la hemodilución, el suministro de esta molécula mejora debido a que el descenso de la viscosidad supone una mejora del flujo microcirculatorio.

C. Cambios en los gases sanguíneos asociados a la hipotermia

1. Cambios en la curva de disociación oxígeno-hemoglobina. Al disminuir la temperatura, se incrementa la afinidad o fuerza de la unión entre el O_2 y la hemoglobina. Se necesita una menor presión parcial de O_2 para forzar la entrada de una cantidad determinada de O_2 dentro de la molécula de hemoglobina. La curva de disociación oxígeno-hemoglobina se mueve hacia la izquierda. La eficiencia de la liberación de O_2 de la hemoglobina a nivel hístico es menor.

2. **Cambios en la solubilidad de O_2 y CO_2.** Con la disminución de la temperatura, la solubilidad en líquido de los gases aumenta. Para una cantidad dada de O_2 o de CO_2, se disolverá una mayor cantidad de gas en el plasma y se producirá un descenso de la presión parcial del gas. Esto es mucho más significativo para el CO_2 debido a su mayor solubilidad en plasma a cualquier temperatura.
3. **Neutralidad del agua.** El agua neutra es un agua en la cual la $[H^+]$ es idéntica a la $[OH^-]$. A 37 °C, el pH del agua neutra es de 6,8. A 25 °C, su pH es de 7. Al disminuir la temperatura, el pH al cual el agua es neutra cambia de forma lineal. El pH neutro aumenta 0,017 unidades por cada disminución de la temperatura en grados Celsius (Figura 20.2).
4. **Distintas estrategias para cuantificar y controlar los gases sanguíneos durante la DCP.**

   Los gases sanguíneos se miden a 37 °C en instrumentos de análisis de gases. Cuando la temperatura corporal del enfermo es inferior a dicho valor, se deberían (y se pueden) corregir el pH y la P_aco_2 con el fin de determinar sus valores reales a la temperatura del paciente. Si la temperatura del mismo es de 27 °C y el pH y Pco_2 medidos a 37 °C son de 7,40 y 40, respectivamente, el pH y la P_aco_2 corregidos para una temperatura corporal de 27 °C serían de alrededor de 7,55 y 25. Del mismo modo, si el pH y la P_aco_2 medidos a 37 °C son 7,25 y 55, los valores corregidos a 27 °C serían de, aproximadamente, 7,40 y 40.

   Se trata de establecer valores adecuados de pH y P_aco_2 corregidos para la temperatura durante la hipotermia. Un método (pH-stat) pretende mantener el pH y la P_aco_2 corregidos para temperatura en 7,40 y 40, respectivamente. El otro enfoque (alpha-stat) intenta mantener el cociente de iones OH^-/H^+ constante, de modo que los sistemas enzimáticos funcionen correctamente. ¡Esto será posible cuando los valores de pH y P_aco_2 no corregidos medidos a 37 °C sean de 7,40 y 40!

   El fundamento teórico y las ventajas e inconvenientes de ambos regímenes se analizan en el Capítulo 23.

V. Efectos sistémicos del ambiente de la derivación

La DCP es una experiencia poco fisiológica que desencadena una «explosión» de efectos adversos (Figura 20.3), algunos de los cuales ya se han descrito.

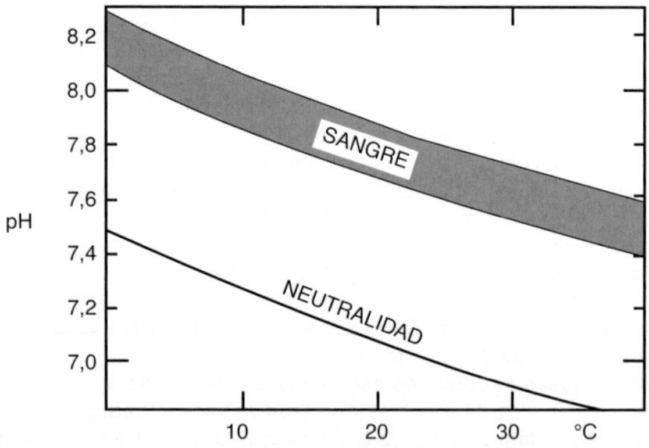

Figura 20.2. pH sanguíneo de exotermas y homeotermas, y pH del agua neutra como función de la temperatura corporal. (De Ream AF, Reitz BA, Silverberg G. Temperature correction of Pco_2 and pH in estimating acid-base status: an example of the Emperor's new clothes? Anesthesiology 1982;56:42, con autorización.)

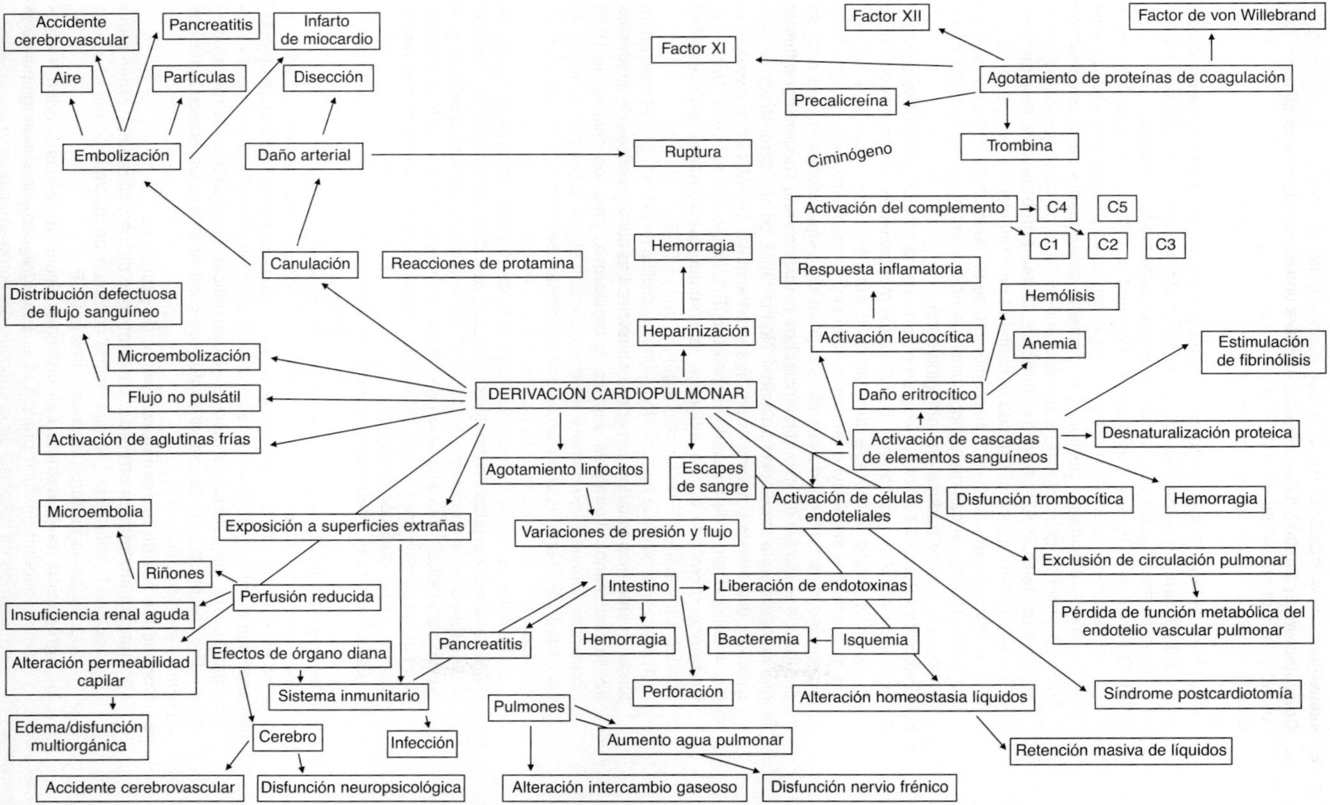

Figura 20.3. La «explosión» de acontecimientos adversos desencadenada por la derivación cardiopulmonar. (De Elefteriades JA. Mini-CABG: a step forward or backward? The «pro» point of view. J Cardiothorac Vasc Anesth 1997;11:663, con autorización.)

A. **Hematología**

1. **Coagulación.** El Capítulo 18 analiza los cambios en la cascada de coagulación, plaquetas y cascada fibrinolítica.
2. **Modificaciones en los elementos formados**
   a. **Eritrocitos**
      1) Durante la DCP, los eritrocitos se vuelven más rígidos y menos deformables. Esta alteración podría interferir en el flujo sanguíneo microcirculatorio. Los eritrocitos más rígidos pueden ser más susceptibles a la hemólisis.
      2) Durante la DCP, los eritrocitos se exponen a superficies no fisiológicas y estreses de cizallamiento. El grado de **hemolisis** aumenta tanto debido a las mayores velocidades de flujo y el aumento subsiguiente de la velocidad de cizallamiento, como debido a la mayor superficie de contacto gas-líquido en el aparato de DCP. Al lisarse los eritrocitos, la **hemoglobina libre** resultante se une a la haptoglobina. Cuando la cantidad de hemoglobina generada supera la capacidad de unión de la haptoglobina, se produce un aumento de las concentraciones séricas de hemoglobina y el riñón comienza a filtrar dicha molécula, lo que se traduce en hemoglobinuria.

   b. **Leucocitos**. La DCP afecta principalmente a los neutrófilos [leucocitos polimorfonucleares (PMN)] y, en menor medida, a los monocitos. Poco después del inicio de la DCP, existe un notable descenso de los PMN circulantes. Los recuentos de neutrófilos disminuyen en mayor medida y se mantienen reducidos durante un período más prolongado cuando se utiliza un oxigenador de membrana. Se desconoce el motivo de esta diferencia. Los neutrófilos son secuestrados fundamentalmente en la circulación pulmonar. No obstante, se han demostrado la marginación, diapédesis y acumulación intra y extracelular de PMN en la microcirculación del corazón y del músculo esquelético. El bloqueo de vasos por PMN o los trastornos microcirculatorios inducidos por sustancias liberadas por los PMN pueden participar en la disfunción orgánica tras la DCP.

      Al avanzar la DCP, se hace evidente una neutrofilia de rebote, que es más acentuada en enfermos tratados con corticosteroides. Las características de dicha neutrofilia son menos llamativas durante la hipotermia, pero los niveles de PMN circulantes aumentan de manera espectacular con el nuevo calentamiento. Tanto los neutrófilos liberados de la circulación pulmonar como las células más jóvenes liberadas desde la médula ósea participan en la neutrofilia observada.

      Los efectos de la DCP sobre las funciones de defensa del organismo de los PMN son controvertidos. Algunos estudios que han demostrado una disminución de la capacidad de respuesta de los PMN frente a estímulos quimiotácticos y de agregación indican una alteración de los mecanismos de defensa. No obstante, otros estudios muestran que la actividad bactericida de dichas células es mayor hasta tres días después de la DCP.

      En la Sección **H,** sobre respuesta inflamatoria, se discuten otros efectos sobre los leucocitos.

3. **Cambios en las proteínas plasmáticas**. Las proteínas son moléculas globulares con estructuras muy específicas. Los grupos hidrofílicos, generalmente polares, se orientan hacia el exterior de la molécula, mientras que los grupos hidrófobos no polares se sitúan en el interior. Cuando las proteínas se acercan a una superficie de contacto gas-líquido, las poderosas fuerzas electrostáticas existentes en la misma producen diversos grados de desplegamiento molecular al alterar los enlaces internos sulfidrilo y de hidrógeno.
   a. **Consecuencias de la desnaturalización de proteínas**
      1) **Función enzimática alterada.** Las proteínas desnaturalizadas pierden parte o toda su funcionalidad, lo que podría constituir un mecanismo por el cual la coagulación se perturba durante y tras la DCP.
      2) **Agregación de proteínas.** Las proteínas desnaturalizadas tienden a agregarse y pueden producir precipitados. Los agregados de inmunoglobulina M son activadores potentes de la cascada del complemento.

3) **Características de solubilidad alteradas.** Las proteínas desnaturalizadas son menos solubles en plasma y producen un aumento de la viscosidad sanguínea.
4) **Liberación de lípidos.** La desnaturalización de las lipoproteínas y de las fracciones proteicas de quilomicrones generan agregados de quilomicrones y glóbulos de lípidos libres en la circulación. Estas embolias lipídicas pueden alcanzar un tamaño suficiente para obstruir pequeños vasos.
5) **Absorción de proteínas desnaturalizadas a las membranas celulares.** Los eritrocitos pueden volverse «pegajosos». Los agregados eritrocíticos resultantes promueven la acumulación capilar y pueden participar en la disfunción microcirculatoria.

b. Los oxigenadores de membrana pueden inducir una menor desnaturalización proteica debido a la ausencia de una superficie de contacto directa gas-líquido.

c. Presión osmótica coloidal. Como consecuencia de la hemodilución asociada a la utilización de soluciones no sanguíneas para cebar el sistema de circulación extracorpórea, la concentración de proteína plasmática y, por tanto, la presión osmótica coloidal (POC) disminuyen al comenzar la DCP si no se añaden coloides a la solución cebadora. El impacto de una disminución de la POC en el equilibrio hídrico durante la DCP se analiza posteriormente en la Sección **B.** Existe controversia acerca de la necesidad y efecto beneficioso de evitar la disminución de la POC mediante la utilización de albúmina o de coloides artificiales (p. ej., dextranos, almidones) en el cebador.

4. Activación de los sistemas de cascada humoral

a. Coagulación y sistemas de cascada fibrinolítica. Véase Capítulo 18.

b. Sistema del complemento. Véase Sección **H** posterior.

c. Cascada de calicreína-quinina. Véase Sección **H** posterior.

B. Equilibrio hídrico y acumulación de líquido intersticial durante la derivación cardiopulmonar. Se cree que la siguiente ecuación, basada en la hipótesis de Starling, describe los flujos líquidos a nivel microcirculatorio:

$$\text{Acumulación de líquido hístico} = K\,[(P_c - P_{IS}) - \sigma(\pi_c - \pi_{IS})] - Q_{linf}$$

en la que K = coeficiente de filtración («permeabilidad») de la membrana capilar, P_c = presión hidrostática intracapilar media, P_{IS} = presión hidrostática intersticial media, σ = coeficiente de reflejo a macromoléculas, π_c = presión oncótica intracapilar, π_{IS} = presión oncótica intersticial, Q_{linf} = flujo linfático.

La DCP tiende a modificar este equilibrio hacia la acumulación de líquido intersticial, ya que afecta a diversos de dichos factores. La permeabilidad de membrana aumenta[19] mediante la activación de diversos componentes del RIS y la isquemia intermitente (hipoperfusión o microembolia)/reperfusión (véase Sección **V.H**), mientras que la presión oncótica plasmática disminuye regularmente debido a la utilización de líquidos cebadores no sanguíneos sin coloides. El drenado venoso o continuo intermitente (p. ej., elevar el corazón) inadecuado puede aumentar la presión hidrostática capilar media, mientras que la inmovilidad, la ausencia de flujo pulsátil y la pérdida de presión intratorácica negativa impide el flujo linfático.

C. Corazón. El infarto de miocardio claro asociado con la cirugía cardíaca moderna es relativamente poco frecuente, pero podría ser más común un grado menor de daño miocárdico y de necrosis celular que puede producir conmoción miocárdica, disfunción y morbilidad en enfermos vulnerables (como aquellos con función basal limitada).

Entre los factores que participan en el daño miocárdico se encuentran aquellos que afectan a la perfusión de microcapilares en general (véase Sección **I.C.5**), pero también la distensión ventricular, la fibrilación ventricular prolongada, la embolización aérea coronaria, la hipotensión, las catecolaminas, la endotoxemia y la isquemia/reperfusión asociada al clampaje aórtico u oclusión coronaria individual temporal. Se cree que son deseables presiones de perfusión más altas y, quizás, el flujo pulsátil (p. ej., bomba de balón intraórtica) con el fin de mantener una perfusión miocárdica adecuada en enfermos que presentan hipertrofia cardíaca (p. ej., hipertensión crónica o valvulopatía coronaria) o bien una cardiopatía coronaria grave durante aquellos períodos de la DCP en los que la aorta ascendente no está pinzada.

El Capítulo 22 analiza en mayor detalle el daño miocárdico y su prevención.

D. Sistema nervioso central. No es infrecuente que la DCP se acompañe de disfunción cerebral (desde deficiencias neuropsiquiátricas y cognitivas hasta accidente cerebrovascular establecido o coma), lo que constituye un motivo de preocupación importante. Su etiología es multifactorial e incluye hipoperfusión, macroembolia, microembolia y la respuesta inflamatoria frente a la DCP.

La perfusión cerebral y el suministro de oxígeno reciben la prioridad más alta durante la DCP[4,5,20-22], pero se ven influenciadas por la PAM (más que por el flujo de la bomba per se), la presión venosa yugular, la temperatura, el hematocrito, control de pH/ P_aco_2 y la presencia de enfermedad cardiovascular preexistente.

Las causas de disfunción cerebral y las estrategias para minimizar las respuestas cerebrales adversas se discuten detalladamente en el Capítulo 23.

E. Función renal

1. **Importancia de la diuresis durante la DCP.** La diuresis constituye un indicador burdo de la función renal. No existe correlación entre la cantidad de diuresis durante la DCP y la incidencia de insuficiencia renal postoperatoria. La diuresis es mayor cuanto más elevada es la PAM, cuando se utiliza perfusión pulsátil y cuando se añade manitol a los líquidos cebadores de la bomba.
2. **Disminución de la función tubular.** La función tubular disminuye debido solamente a la hipotermia. Durante la DCP, la función tubular decrece en mayor medida, lo que produce una reducción de la diuresis.
3. **Flujo sanguíneo renal.** El flujo sanguíneo renal global suele disminuir durante la DCP como consecuencia de la reducción de las velocidades de flujo y presiones o de la pérdida de pulsatilidad. Al igual que en otros estados de flujo bajo o similares al shock, existe una redistribución del flujo sanguíneo renal desde el córtex hacia la médula externa. Esta redistribución de flujo sanguíneo parece ser menos grave con la perfusión pulsátil.
4. **Hemoglobinuria.** La hemólisis intravascular que produce hemoglobinuria puede generar necrosis tubular aguda. No está claro si el mecanismo es la precipitación de pigmento en los túbulos renales con posterior obstrucción del flujo tubular o lesiones glomerulotubulares producidas por estroma de eritrocitos y otras sustancias liberadas por los eritrocitos lisados.
5. **Insuficiencia renal.** La insuficiencia renal tras la DCP es un motivo persistente de morbilidad y mortalidad en los pacientes sometidos a cirugía cardíaca. Se han publicado unas incidencias inferiores al 1% en enfermos adultos, pero podrían alcanzar hasta un 2% a un 10% en niños sometidos a intervenciones intracardíacas. La aparición de insuficiencia renal depende en mayor medida de los estados hemodinámicos pre y postoperatorios que de diversas manipulaciones utilizadas para mantener la diuresis durante la DCP.

F. Efectos esplácnicos, viscerales y hepáticos. La incidencia de complicaciones gastrointestinales mayores (p. ej., hemorragia, úlceras, pseudoobstrucción, isquemia mesentérica, infarto o perforación, colecistitis alitiásica y pancreatitis) postoperatorias es baja (1% a 2%), pero cuando aparecen se asocian a una elevada mortalidad (36% a 65%). Entre los factores de riesgo se encuentran la edad avanzada, operaciones de ventrículo abierto, intervenciones de urgencia, derivación prolongada, utilización de vasopresores y síndrome de gasto cardíaco bajo posderivación.

A pesar de que el flujo sanguíneo esplácnico global (y la saturación de oxígeno venoso hepático) parece estar bien conservado durante la DCP, hay que recordar que la jerarquía de flujo sanguíneo regional indica que el flujo esplácnico estará afectado en estadios iniciales siempre que exista una reducción del flujo sanguíneo sistémico durante la DCP, y es probable que disminuya aún más con la administración de fármacos con predominio vasoconstrictor como fenilefrina, noradrenalina y arginina vasopresina. Además, a pesar de la perfusión global aparentemente adecuada, muchos individuos presentan un aumento de la permeabilidad intestinal con aparición de edema, disminución del pH mucoso gástrico o intestinal y aumento del Pco_2 mucoso (mediante tonometría), descenso del flujo sanguíneo mucoso (mediante flujometría Doppler) y endotoxemia, todo lo cual sugiere que se produce frecuentemente isquemia mucosa en el tubo digestivo durante la DCP. El motivo de dicha isquemia debe ser todavía aclarado, pero puede que su aparición desempeñe una función en el desarrollo del síndrome de RIS y otras complicaciones gastrointestinales.

Puede aparecer **ictericia** en hasta un 23% de los pacientes tras la cirugía en la que se empleó DCP, pero la ictericia grave (concentraciones de bilirrubina de, al menos, 6 mg/dl) se presenta únicamente en el 6% de los enfermos. Al igual que sucede con la insuficiencia renal, la disfunción hepática es más dependiente del estado hemodinámico con anterioridad y con posterioridad a la DCP que de cualquier otro efecto directo de la DCP. La probabilidad de ictericia postoperatoria es elevada cuando lo son las presiones auriculares derechas, existe hipoxia significativa durante la operación, existe hipotensión persistente tras la DCP o se transfunden volúmenes grandes de sangre. Si se mantienen dentro del intervalo normal los estados hemodinámico y nutricional, la función hepática mejorará gradualmente.

G. Función pulmonar

1. **DCP completa frente a parcial.** La DCP completa implica que toda la sangre venosa es drenada dentro del oxigenador; por tanto, no existe flujo sanguíneo al hemicardio derecho o la circulación pulmonar. La DCP completa utiliza dos cánulas venosas con «cintas» (análogas a torniquetes) alrededor con el fin de evitar la entrada de sangre en la aurícula derecha. La DCP parcial emplea una única cánula venosa o dos cánulas venosas sin cintas. Durante la DCP parcial pueden fluir cantidades variables de sangre a la aurícula y ventrículo derechos, a través de los pulmones, y finalmente alcanzar el hemicardio izquierdo. Durante esta intervención, algunos anestesistas mantienen una ventilación mínima de los pulmones para evitar el suministro de sangre hipóxica al hemicardio izquierdo.
2. **Espacio muerto pulmonar y desequilibrio ventilación-perfusión tras la DCP.** Tras la DCP se pueden observar distintos grados de disfunción pulmonar. Existe un aumento casi inevitable del agua pulmonar extravascular durante la DCP. La aparición de cortocircuitos intrapulmonares y el aumento de la ventilación del espacio muerto producen un ajuste menos eficiente de ventilación frente a perfusión. El mayor espacio muerto se refleja en gradientes de CO_2 volumen corriente más elevados tras la DCP en la mayoría de los enfermos. El desequilibrio ventilación/perfusión (V/Q) genera gradientes de O_2 alveolar-arterial mayores y P_aO_2 menores, que constituyen las anomalías más constantes observadas tras la DCP.
3. **Secuestro pulmonar de neutrófilos y liberación de compuestos vasoactivos.** Los PMN secuestrados en el pulmón durante la DCP pueden sufrir reacciones de liberación que producen una vasoconstricción intensa y localizada o lesiones de membrana con posterior formación de edema, lo que genera un aumento de la ventilación del espacio muerto y desequilibrio V/Q.
4. **Funciones metabólicas del pulmón**
   a. **Inactivación de catecolaminas.** En circunstancias normales, el pulmón constituye una localización principal de inactivación de noradrenalina. Durante la DCP, se derivan los pulmones y la falta de degradación pulmonar de catecolaminas puede participar en el aumento de las concentraciones observadas durante esta intervención. Tras la DCP y la restitución del flujo sanguíneo pulmonar se reanuda la inactivación de las catecolaminas. Sin embargo, las concentraciones menores de tales moléculas durante ese período se deben fundamentalmente a la disminución de su producción.
   b. El pulmón también desempeña una función en el sistema renina-angiotensina y en el metabolismo de las prostaglandinas y de la serotonina. No se conoce bien el impacto fisiológico de la DCP sobre dichas funciones, que debe ser investigado en detalle.
5. **Secuestro de narcóticos en los pulmones.** Se ha referido que este fenómeno aparece con fentanilo, que se utiliza ampliamente en la anestesia cardíaca. Los pulmo-

nes tienen una elevada afinidad por fentanilo. Durante la DCP, las concentraciones plasmáticas de fentanilo disminuyen lentamente. Con la reperfusión de los pulmones se produce un aumento de la concentración plasmática de fentanilo debido a la liberación del fentanilo secuestrado.

6. **Cambios en la resistencia vascular pulmonar y vasoconstricción pulmonar hipóxica**
   a. **Resistencia vascular pulmonar.** Numerosos factores influyen en el tono vascular pulmonar tras la DCP. Muchas lesiones cardíacas congénitas se asocian a un aumento de la resistencia pulmonar. Entre las estrategias para limitar los incrementos de la resistencia vascular pulmonar (RVP) y mantener el flujo sanguíneo pulmonar se encuentran la hiperventilación y la administración de bicarbonato sódico para conservar un pH alcalino, y el mantenimiento de una oxigenación adecuada. El aumento de las concentraciones de catecolaminas durante y después de la DCP puede participar en el aumento de la RVP. De igual modo, las infusiones de catecolaminas pueden inducir vasoconstricción pulmonar. Son excepciones notables isoproterenol y dobutamina. No están claros los efectos de la DCP sobre el incremento de RVP asociado a una enfermedad subyacente.
   b. **Vasoconstricción pulmonar hipóxica.** No se conocen adecuadamente los efectos directos de la DCP y la hipotermia sobre la vasoconstricción pulmonar hipóxica. Sin embargo, la utilización de anestésicos volátiles y vasodilatadores tras la DCP podría interferir con dicha vasoconstricción, produciendo un desequilibrio V/Q y disminuyendo la P_aO_2.
7. **Disfunción pulmonar posbomba**[23]. La disfunción pulmonar tras la DCP puede abarcar desde descensos leves de P_aO_2, probablemente relacionados con la atelectasia postoperatoria casi ubicua, hasta la insuficiencia respiratoria total similar al síndrome de distrés respiratorio del adulto. La mayoría de los enfermos muestra un cierto descenso de la P_aO_2 postoperatoria y resulta complicado predecir qué pacientes desarrollarán una insuficiencia pulmonar de mayor gravedad. Existe controversia acerca del manejo pulmonar durante la DCP.

   A pesar de que la insuficiencia respiratoria total tras la DCP es relativamente poco frecuente en la actualidad, su incidencia se relaciona directamente con la disfunción pulmonar preoperatoria, la duración de la DCP y el estado hemodinámico postoperatorio. Los acontecimientos durante la DCP que podrían participar en el desarrollo de disfunción pulmonar incluyen los siguientes:
   a. **Disminución del flujo sanguíneo pulmonar como consecuencia de**
      1) Embolia de diversa composición que produce zonas localizadas de desequilibrio V/Q y formación de edema.
      2) Vasoconstricción localizada debida a un aumento de las catecolaminas endógenas, infusiones de catecolaminas exógenas o sustancias liberadas por los PMN atrapados en los capilares pulmonares.
   b. **Formación de edema potenciado por la lesión de membrana debida a**
      1) Activación del complemento. La activación de los componentes del complemento aumenta la permeabilidad capilar.
      2) Compuestos vasoactivos liberados de los PMN, que estimulan la permeabilidad capilar y pueden generar regiones localizadas de edema intersticial.
      3) Radicales libres de oxígeno. Las toxinas celulares directas pueden producir una alteración de la permeabilidad a nivel capilar.
   c. **Formación de edema debido al aumento de la presión hidrostática pulmonar, causado por**
      1) Aspiración inadecuada del ventrículo izquierdo.
      2) Aumento del flujo sanguíneo bronquial.

H. **Efectos inflamatorios e inmunitarios**
   1. **Respuesta inflamatoria sistémica.** La DCP se asocia a la activación no fisiológica del sistema inmunitario innato que genera una RIS de todo el organismo que recuerda a la asociada a septicemia y traumatismo[24-27a]. Representa un espectro de respuestas que comprenden desde los indicios casi universales de cierta inflamación

(fiebre, leucocitosis), signos de mayor gravedad (taquicardia, gasto cardíaco incrementado por diaféresis, aumento de consumo de oxígeno, disminución de RVS, aumento de la permeabilidad capilar con incremento del líquido extracelular), disfunción orgánica (cardíaca, renal, pulmonar, gastrointestinal, hepática, del SNC junto con coagulopatía, coagulación intravascular diseminada, o trombosis intravascular), y, finalmente, síndrome relativamente poco frecuente de fracaso multiorgánico y muerte. Se desconoce el motivo debido al cual distintos pacientes muestran grados diferentes de este síndrome, pero participarían factores como la condición inicial del enfermo, los extremos de edad y el grado y duración de la cirugía. A pesar de que todas las intervenciones quirúrgicas mayores pueden estimular la RIS, la DCP parece acentuarla de forma significativa.

Se han sugerido algunos estímulos importantes, como la activación por contacto (exposición de la sangre a superficies extrañas en el circuito de DCP y en la succión por la cardiotomía), el flujo no fisiológico (p. ej., no pulsátil, tasas de cizallamiento elevadas), daño hístico (isquemia y reperfusión, en particular) y endotoxemia. La activación por contacto es responsable de la activación del complemento por medio de la vía alternativa con producción de anafilotoxinas (C3a y C5a), que producen la liberación de mediadores por los mastocitos y basófilos, producen un aumento de la permeabilidad capilar, estimulan la liberación del factor de necrosis tumoral (TNF) por los macrófagos y estimulan la expresión de la molécula de adhesión a leucocitos P-selectina en el endotelio. El producto final de la activación del complemento (complejo C5b-9) es el complejo de ataque a membranas (también denominado complejo de ataque terminal), que causa lisis celular. El aumento de la concentración plasmática de proteínas del complemento asociado a la DCP constituyó una de las primeras manifestaciones reconocidas de la RIS, que parecía estar relacionada con respuestas desfavorables[28] (Figura 20.4), aunque en la actualidad está menos clara la importancia de tal relación. La activación por contacto también activa las cascadas de coagulación, fibrinolítica y de calicreína-bradicinina. La calicreína desempeña un papel fundamental en la activación y amplificación de la respuesta inflamatoria (acelera la activación de XII; activa el complemento; promueve la fibrinólisis, la formación de renina y la liberación de bradicinina). La bradicinina hace aumentar la permeabilidad vascular y la liberación de activador tisular del plasminógeno.

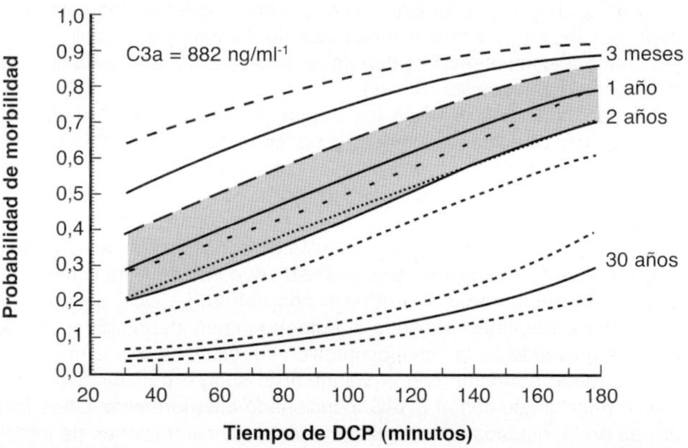

Figura 20.4. Probabilidad de morbilidad relacionada con la duración de la derivación cardiopulmonar en enfermos pediátricos de distintas edades. Concentración media de C3a de 882 mg/ml al finalizar la derivación cardiopulmonar. (De Kirklin JK, Westaby S, Blackstone EH y cols. Complement and the damaging effects of cardiopulmonary bypass. J Thorac Cardiovasc Surg 1983;86:853, con autorización.)

Asimismo, se considera que la isquemia y la reperfusión, especialmente del corazón y de los pulmones, activan la RIS. Con frecuencia se detecta endotoxemia durante la DCP, que se ha atribuido a su translocación desde el intestino debido a la hipoperfusión esplácnica y a la isquemia (que aparece comúnmente durante la DCP). A continuación, la endotoxina (también conocida como lipopolisacárido) se une a una proteína de unión a lipopolisacárido y el complejo formado estimula fuertemente la liberación de TNF por parte de los macrófagos.

El desarrollo del síndrome de RIS implica tanto a mediadores humorales como a células activadas. Además de las proteínas del complemento y calicreína-bradicinina, otros mediadores son citocinas [TNF, interleucinas 1, 6 y 8 (IL-1, IL-6, IL-8) e interferón-γ], leucotrienos, tromboxano, prostaglandinas, factor activador de plaquetas y factor tisular, producidos por macrófagos, células endoteliales, linfocitos y plaquetas. La activación de las células endoteliales, neutrófilos, macrófagos, linfocitos y plaquetas es importante en la RIS. La expresión de moléculas de adhesión (p. ej., P-selectina, molécula de adhesión intercelular y CD11a/CD18) en la superficie de las células endoteliales y de los neutrófilos produce su adhesión al endotelio con posterior migración y desgranulación. Ello comporta la obstrucción microvascular y el daño hístico debido a la liberación de radicales libres de oxígeno, elastasa y otras sustancias tóxicas. La activación sistémica de las células endoteliales se produce como respuesta a citocinas (TNF, IL-1), endotoxina, C5a, hipoxia y radicales libres de oxígeno. Además de la expresión de moléculas de adhesión, esto genera la liberación de más citocinas y el aumento de la producción de óxido nítrico (produciendo vasodilatación).

Estos mediadores humorales y células activadas producen daños en diversos órganos (p. ej., corazón, pulmón, riñón, SNC) debido a distintos mecanismos, como oclusión microvascular, trombosis, fibrinólisis, fugas capilares y edema, y traumatismo directo debido a radicales libres de oxígeno, elastasa de neutrófilos y complejo de ataque de membrana. Los radicales libres de oxígeno (superóxido, peróxido de hidrógeno y radicales hidroxilo) se han visto implicados en el daño celular y de membrana durante las condiciones de isquemia-hipoxia. Los PMN activados y la acción de la xantina-oxidasa en tejidos hipóxicos producen radicales libres de oxígeno.

En la mayoría de los enfermos, la RIS inicial remite sin daños significativos como consecuencia de la interrupción de los estímulos, eliminación de los mediadores o la acción de antagonistas naturales (p. ej., receptor de TNF-α, antagonistas del receptor de IL-1, citocinas antiinflamatorias (p. ej., IL-10, factor de crecimiento transformante B y anticuerpos antiendotoxinas). Una respuesta inflamatoria excesiva puede superar a los mecanismos inflamatorios de defensa y contribuir en la infección. Este síndrome de competencia se denomina síndrome de respuesta antiinflamatoria compensatoria o antagonista (SRAC).

Se han impulsado diversas estrategias para minimizar el síndrome RIS, como la utilización de circuitos recubiertos de heparina, bombas centrífugas, flujo pulsátil, oxigenadores de membrana, hipotermia, cebado con coloides, ultrafiltración, disminución o filtración de leucocitos, administración de corticosteroides o aprotinina, terapia con anticitocinas, terapia antiendotoxina, descontaminación digestiva y administración de anticuerpos para inhibir las moléculas de adhesión o su activación. Hasta la fecha pocas han demostrado ser eficaces desde el punto de vista clínico.

2. **Supresión del sistema inmunitario adaptativo.** La DCP se asocia a la supresión del sistema adaptativo, dejando al enfermo inmunodeprimido y con riesgo de infección. La gravedad de la inmunosupresión se relaciona con la magnitud y la duración de la cirugía, así como con el volumen de sangre transfundida. Esto está parcialmente relacionado con el SRAC mencionado anteriormente. Otros factores que participan en la inmunosupresión son menores concentraciones de inmunoglobulinas y complemento debido a la dilución, desnaturalización de proteínas y consumo. Los leucocitos sufren desgranulación y muestran unas funciones quimiotáctica y metabólica menores. La función de las células asesinas, células T y células B, y el sistema reticuloendotelial se halla reducida. Las células del sistema inmunitario muestran una

menor producción de anticuerpos y una respuesta menor frente a fotohemaglutinina e IL-2. También se observan cifras reducidas de células T $CD3^+$, $CD4^+$ y $CD8^+$.

I. Efectos endocrinos, metabólicos y de electrólitos, y respuesta frente al estrés. La DCP se asocia a una notable acentuación de la respuesta frente al estrés relacionada con todos los tipos de cirugía, lo que se manifiesta mediante aumentos grandes de adrenalina, noradrenalina, AVP (o vasopresina), corticotropina, cortisol (principalmente después de la derivación), somatotropina y glucagón. El incremento de las catecolaminas podría tener efectos adversos sobre los patrones de flujo sanguíneo regional y orgánico. Las catecolaminas también aumentan el consumo miocárdico de oxígeno que podría afectar de modo negativo al equilibrio del suministro y la demanda miocárdica de oxígeno en el momento crítico de la reperfusión. Otras hormonas de estrés también incrementan las reacciones catabólicas, lo que produce un aumento del consumo de energía, degradación hística y posible alteración de la cicatrización.

La hiperglucemia aparece frecuentemente durante la DCP, especialmente en enfermos aquejados de diabetes mellitus, y puede participar en la disfunción neurológica e infección de la herida. Resulta difícil de controlar con insulina y constituye un motivo para evitar la administración de soluciones con glucosa durante la cirugía cardíaca. Entre los factores contribuyentes a la hiperglucemia se encuentra el descenso de la producción de insulina, la resistencia insulínica (posiblemente relacionada con las hormonas de estrés), la disminución del consumo (relacionado con la resistencia insulínica y la hipotermia), el aumento de la glucogenólisis y gluconeogénesis (relacionado con las hormonas de estrés) y el incremento de la reabsorción renal de glucosa.

Las concentraciones de renina, angiotensina II y aldosterona tienden a aumentar durante la DCP, mientras que la concentración del péptido natriurético auricular suele disminuir al comienzo de la intervención pero aumentar durante el recalentamiento y tras la derivación. Muchos pacientes muestran el denominado síndrome de disfunción eutiroideo con concentraciones de triyodotironina (T_3), de tirosina (T_4) y de tirosina libre reducidas, pero concentraciones normales de TSH. La etiología de este síndrome es oscura, pero justifica la administración de hormona tiroidea en algunos enfermos con síndrome de bajo gasto cardíaco. Las concentraciones de tromboxano y de prostaciclina también aumentan con la DCP.

Tanto el calcio iónico como las fracciones total y no filtrable de magnesio suelen disminuir, mientras que las concentraciones de potasio pueden variar ampliamente durante la DCP. Este último puede estar relacionado con diuréticos, catecolaminas, espironolactona preoperatoria (Aldactone), betabloqueantes, cardioplejía con potasio y disfunción renal. Es obvia la importancia de mantener concentraciones normales de dichos iones para mantener un músculo y función cardíaca normales y prevenir las arritmias.

J. Efectos de la derivación cardiopulmonar sobre la farmacología. La DCP puede tener efectos profundos sobre las concentraciones plasmáticas de los fármacos, así como sobre la farmacocinética farmacodinámica. Como factores contribuyentes se encuentran la hemodilución repentina, las alteraciones en la unión de proteínas [efectos de heparina (ácidos grasos libres liberados que se unen a proteínas y pueden desplazar a los fármacos unidos a las mismas)], la hipotermia, la distribución alterada del flujo sanguíneo, la exclusión de los pulmones de la circulación y la absorción en el circuito de la DCP.

Los cambios observados en las concentraciones de los fármacos están influidos por la fase de la operación, el modo de administración (inyección intravenosa rápida frente a infusión) y la localización de la administración (periférica, vía central o dentro de la bomba). Si se utiliza canalización bicava para el drenaje venoso, se ha mostrado que se puede retrasar el efecto sistémico hasta un máximo de 5 minutos cuando se administra el fármaco por medio de una vía central. Por consiguiente, se deberían administrar los fármacos directamente dentro del sistema de circulación extracorpórea. No se conoce completamente la captación de anestésicos volátiles en los oxigenadores de la circulación extracorpórea, que puede ser distinta para cada agente y modelo de oxigenador.

Debido a todas estas permutaciones, resulta complicado generalizar acerca de la farmacología de cada agente durante la DCP. Al comienzo de la intervención, las concentraciones farmacológicas plasmáticas descienden habitualmente debido a la hemodilución (pero la fracción libre de proteínas podría aumentar), mientras que los volúmenes de distribución y las tasas de aclaramiento disminuyen durante la DCP y las tasas de eliminación suelen decrecer tras la derivación. No obstante, el lector interesado puede consultar los capítulos amplios de Hall[29] y Mets[30] respecto a datos para fármacos concretos.

VI. Derivación cardiopulmonar pediátrica frente a adulta. Las numerosas diferencias entre lactantes y niños pequeños y adultos tienden a acentuar las respuestas patofisiológicas frente a la DCP[31]. Entre ellas se encuentran sistemas orgánicos de menor madurez; alteración de la termorregulación; sistema vascular pulmonar reactivo; la presencia frecuente de conductos arteriales no cerrados, foramen oval permeable, y vena cava superior izquierda persistente; y la presencia de colaterales aortopulmonares y aumento del flujo colateral bronquial (la presencia de estos últimos dos aumenta el retorno de sangre al corazón izquierdo y puede robar sangre del cerebro). Al contrario que en adultos, el volumen de cebado del circuito extracorpóreo puede igualar o superar varias veces el volumen sanguíneo del paciente, produciendo una dilución extrema de todos los componentes hematológicos. Las cánulas arteriales y venosas son grandes en comparación con las estructuras anatómicas del paciente. La realización de la derivación suele incluir grados más marcados de hipotermia, flujo bajo e incluso parada circulatoria.

Por otra parte, los niños disponen de una probabilidad menor de padecer diversas enfermedades adquiridas y degenerativas que caracterizan a la población anciana (p. ej., arteriosclerosis, hipertensión crónica, diabetes, enfermedad pulmonar obstructiva crónica) y su SNC es más «plástico» y, posiblemente, más tolerante a la privación de oxígeno.

VII. Resumen. Este capítulo se ha centrado fundamentalmente en las alteraciones de la fisiología normal impuestas por el ambiente de la derivación, poniendo un énfasis secundario en la disfunción de órganos específicos. Naturalmente, no toda la patofisiología descrita se observa en cada enfermo sometido a DCP. Muchos pacientes parecen no presentar ningún efecto adverso. La ausencia de disfunción orgánica significativa constituye, probablemente, el mejor indicador del éxito de la DCP. La disfunción orgánica post-DCP representa un abanico que comprende desde disfunción leve en uno o más sistemas orgánicos hasta muerte producida por la insuficiencia multiorgánica. La probabilidad de una morbilidad importante aumenta con la duración de la DCP y la disminución de la edad del enfermo dentro del grupo de edades pediátricas (Figura 20.4).

El impacto de la disfunción orgánica preexistente sobre la morbilidad post-DCP no está bien definida, pero parece probable que un estado global deficiente con anterioridad a dicho procedimiento comporte una morbilidad mayor tras la DCP. Por motivos desconocidos, las mujeres parecen contar con una morbimortalidad más elevada tras la cirugía cardíaca[32].

Finalmente, se debe remarcar que poner un paciente en DCP es una agresión a la fisiología del mismo (Figura 20.3). La ausencia de daños significativos producidos por la DCP depende, en primer lugar, de la capacidad de un paciente concreto de compensar las alteraciones introducidas por dicha agresión.

Bibliografía

1. **Gravlee GP, Davis RF, Kurusz M, et al. eds. *Cardiopulmonary bypass: principles and practice*, 2nd ed. Philadelphia: Lippincott Williams & Wilkins, 2000.**
2. Cook DJ. Optimal management of flow, pressure, temperature and hematocrit during cardiopulmonary bypass. *Semin Cardiothorac Vasc Anesth* 2001;5:265–272.
3. Rudy LW, Heymann MA, Edmunds LH. Distribution of systemic blood flow during cardiopulmonary bypass. *J Appl Physiol* 1973;34:194–200.
4. Slater JM, Orszulak TA, Cook DJ. Distribution and hierarchy of regional blood flow during hypothermic cardiopulmonary bypass. *Ann Thorac Surg* 2001;72:542–547.
5. Boston US, Slater JM, Orszulak TA, et al. Hierarchy of regional oxygen delivery during cardiopulmonary bypass. *Ann Thorac Surg* 2001;71:260–264.
6. Kirklin JW, Barratt-Boyes BG. Hypothermia, circulatory arrest, and cardiopulmonary bypass. In: Kirklin JW, Barratt-Boyes BG, eds. *Cardiac surgery, 2nd ed.* New York: Churchill Livingstone, 1993:61–127.
7. Fox LS, Blackstone EH, Kirklin JW, et al. Relationship of whole body oxygen consumption to perfusion flow rate during hypothermic cardiopulmonary bypass. *J Thorac Cardiovasc Surg* 1982;83:239–248.

8. Govier AV, Reves JG, McKay RD, et al. Factors and their influence on regional cerebral blood flow during nonpulsatile cardiopulmonary bypass. *Ann Thorac Surg* 1984;38: 592–600.
9. Johnsson P, Messeter K, Ryding E, et al. Cerebral blood flow and autoregulation during hypothermic cardiopulmonary bypass. *Ann Thorac Surg* 1987;43:386–390.
10. Murkin JM, Farrar JK, Tweed WA, et al. Cerebral autoregulation and flow/metabolism coupling during cardiopulmonary bypass: the influence of $PaCO_2$. *Anesth Analg* 1987;66: 825–832.
11. Soma Y, Hirotani T, Yozu R, et al. A clinical study of cerebral circulation during extracorporeal circulation. *J Thorac Cardiovasc Surg* 1989;97:187–193.
12. Kolkka R, Hilberman M. Neurologic dysfunction following cardiac operation with low-flow, low-pressure cardiopulmonary bypass. *Thorac Cardiovasc Surg* 1980;79:432–473.
13. Cook DJ. Changing temperature management for cardiopulmonary bypass. *Anesth Analg* 1999;88:1254–1271.
14. Grigore AM, Mathew J, Grocott HP, et al. Prospective randomized trial of normothermic versus hypothermic cardiopulmonary bypass on cognitive function after coronary artery bypass graft surgery. *Anesthesiology* 2001;95:1110–1119.
15. Wright G. Mechanical simulation of cardiac function by means of pulsatile blood pumps. *J Cardiothorac Vasc Anesth* 1997;11:299–309.
16. Louagie YA, Gonzalez M, Colland E, et al. Does flow character of cardiopulmonary bypass make a difference? *J Thorac Cardiovasc Surg* 1992;104:1628–1638.
17. Murkin JM, Martzke JS, Buchan AM, et al. A randomized study of the influence of perfusion technique and pH management in 316 patients undergoing coronary artery bypass surgery: I. Mortality and cardiovascular morbidity. *J Thorac Cardiovasc Surg* 1995; 110:340–348.
18. McDaniel LB, Zwischenberger JM, Vertrees RA, et al. Mixed venous oxygen saturation during cardiopulmonary bypass poorly predicts regional venous desaturation. *Anesth Analg* 1994;8:466–472.
19. Smith EEJ, Naftel DC, Blackstone EH, et al. Microvascular permeability after cardiopulmonary bypass. *J Thorac Cardiovasc Surg* 1987;94:225–233.
20. Cook DJ, Orszulak TA, Daly RC, et al. Minimum hematocrit for normothermic cardiopulmonary bypass in dog. *Circulation* 1997;96[Suppl II]:II200–II204.
21. **Prough DS, Rogers AT. What are the normal levels of cerebral blood flow and cerebral oxygen consumption during cardiopulmonary bypass in humans? *Anesth Analg* 1993;76:690–693.**
22. **Schell RM, Kern FH, Greeley WJ, et al. Cerebral blood flow and metabolism during cardiopulmonary bypass. *Anesth Analg* 1993;76:849–865.**
23. Weissman C. Pulmonary function after cardiac and thoracic surgery. *Anesth Analg* 1999; 88:1272–1279.
24. Boyle EM Jr, Pohlman TH, Johnson MC, et al. Endothelial cell injury in cardiovascular surgery. The systemic inflammatory response. *Ann Thorac Surg* 1997;63:277–284.
25. Hall RI, Smith MS, Rocker G. The systemic inflammatory response to cardiopulmonary bypass: pathophysiologic, therapeutic and pharmacologic considerations. *Anesth Analg* 1997;85:766–782.
26. Asimakopoulas G. Systemic inflammation and cardiac surgery: an update. *Perfusion* 2001;16:353–360.
27. Hennein HA. Inflammation after cardiopulmonary bypass: therapy for the postpump syndrome. *Semin Cardiothorac Vasc Anesth* 2001;5:236–255.
27a. Laffey JG, Boylan JF, Cheng DCH. The systemic inflammatory response to cardiac surgery. Implications for the anesthesiologist. *Anesthesiology* 2002;97:215–252.
28. Kirkland JB, Westaby S, Blackstone EH, et al. Compliment and the damaging effects of cardiopulmonary bypass. *J Thorac Cardiovasc Surg* 1983;86:845–857.
29. Hall RI. Changes in the pharmacokinetics and pharmacodynamics of drugs administered during cardiopulmonary bypass. In: Gravlee GP, David RF, Kurusz M, et al., eds. *Cardiopulmonary bypass: principles and practice,* 2nd ed. Philadelphia: Lippincott Williams and Wilkins, 2000:265–302.
30. Mets B. Cardiac pharmacology. In: Thys D, Hillel Z, Schwartz J, eds. *Textbook of cardiothoracic anesthesiology.* New York: McGraw-Hill, 2001:421–432.
31. **Jonas RA, Elliot MF, eds. *Cardiopulmonary bypass in neonates, infants, and young children.* Oxford: Butterworth-Heinemann, 1994.**
32. Hogue CW, Sundt T, III, Barzilai B, et al. Cardiac and neurologic complications identify risks for mortality for both men and women undergoing coronary artery bypass graft surgery. *Anesthesiology* 2001;95:1074–1078.

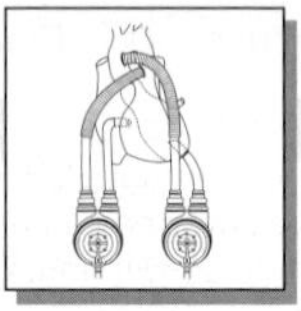

Dispositivos de asistencia circulatoria

Ronald L. Harter y Robert E. Michler

La utilización perioperatoria de dispositivos de asistencia circulatoria se ha hecho más general debido a la ampliación del espectro de los dispositivos disponibles. Aunque todavía se hallan lejos de ser usados de forma rutinaria, la utilización de varios tipos de dispositivos de asistencia circulatoria ha pasado de ser principalmente un ejercicio «final» de inutilidad a una intervención que, aunque tiene muchas complicaciones potencialmente devastadoras, puede dar una oportunidad para prolongar la supervivencia del paciente cuando se han agotado el resto de medidas menos agresivas.

Este capítulo revisa aspectos acerca del manejo perioperatorio de pacientes que necesitan dispositivos de asistencia circulatoria, ya sea un «simple» balón de contrapulsación intraaórtico (BCIA) o un mecanismo de asistencia univentricular o biventricular. Revisamos el estado actual de los corazones totalmente artificiales y examinamos las direcciones potenciales de futuro de estos dispositivos.

I. Balón de contrapulsación intraórtico

A. Indicaciones para su colocación

Aunque muchos pensaban que su colocación se iba a reservar para después de uno o más fallos del intento de separación de la derivación cardiopulmonar (DCP), el número de BCIA que se coloca en el laboratorio de hemodinámica se aproxima, o incluso excede, al número de los que se colocan intraoperatoriamente. Los cardiólogos intervencionistas a menudo colocan los BCIA cuando se diagnostican lesiones severas de los vasos coronarios proximales que irrigan grandes regiones del miocardio, cuando persiste la isquemia del miocardio, o cuando se desarrolla un infarto de miocardio (IM) después de una intervención como la colocación de una endoprótesis vascular coronaria («stent»). Los resultados recientes de estudios retrospectivos para la colocación preoperatoria frente a intraoperatoria de un BCIA para injertos de derivación arterial coronaria (IDAC) sugieren que la colocación preoperatoria mejora los resultados y acorta la estancia hospitalaria, especialmente en enfermos con una fracción de eyección disminuida o en aquellos con indicación de cirugía urgente o emergente[1].

Las indicaciones para la colocación intraoperatoria de un BCIA varían según los centros e, incluso, los equipos quirúrgicos. La insuficiencia del ventrículo izquierdo (VI), a pesar del soporte inótropo máximo o la evidencia de progresión de la isquemia regional del miocardio que no es susceptible de revascularización, constituye la principal indicación intraoperatoria. Los conceptos de «insuficiencia del VI», «soporte inótropo máximo» y «progresión de la isquemia regional del miocardio» pueden variar ampliamente según los diferentes centros. Los factores predictores independientes de muerte de los pacientes con inserción de un BCIA intraoperatorio incluyen los síntomas de las clases III o IV de la New York Heart Association, reparación o sustitución mitral, DCP prolongada, intervención urgente o emergente, reinstitución emergente de la DCP, disfunción renal preoperatoria, diabetes mellitus, insuficiencia del ventrículo derecho (VD), ectopia ventricular compleja, dependencia de marcapasos y la colocación de un BCIA vía aorta ascendente[1].

B. Contraindicaciones para su colocación

1. **Insuficiencia aórtica.** El uso de un BCIA está relativamente contraindicado en pacientes con insuficiencia de la válvula aórtica. Debido a que el BCIA se infla en la aorta descendente durante la diástole para facilitar el flujo retrógrado en la aorta ascendente, esto aumenta potencialmente la insuficiencia valvular aórtica con mayor dilatación del VI a expensas de la perfusión coronaria.
2. **Septicemia.** Al igual que con una prótesis intravascular, las bacteriemias son difíciles de tratar si las superficies de la prótesis se impregnan de bacterias.
3. **Enfermedad vascular grave.** La colocación de un BCIA puede ser difícil desde el punto de vista técnico en pacientes con aterosclerosis u otras patologías vasculares. Estos enfermos son más propensos a desarrollar trombosis arteriales con la utilización de un BCIA. Los pacientes con aneurismas aórticos abdominales tienen un alto riesgo de rotura, aunque los balones se han utilizado con éxito en este grupo. Para los pacientes con enfermedad arterial grave aortoilíaca o femoral, otra opción es la colocación del balón directamente en la aorta descendente torácica. Obviamente, esta opción requiere una segunda intervención para retirar el dispositivo cuando deje de ser necesario.

C. Diseño funcional. El BCIA consiste en un catéter con un balón inflable en la punta que se coloca de forma percutánea desde la ingle, haciéndolo avanzar por la aorta descendente torácica (Figura 21.1). El balón se infla durante la diástole desplazando la sangre desde la aorta torácica y aumentando la presión diastólica aórtica. La insuflación del balón mejora la presión de perfusión coronaria, aumentando el flujo sanguíneo coronario a los ventrículos izquierdo y derecho. Al comienzo de la sístole, el desinflamiento rápido del balón disminuye la tensión parietal y la poscarga del VI. El BCIA puede mejorar el equilibrio energético del miocardio en más de un 15%.

La consola de control de un BCIA consiste en un reservorio de gas presurizado que se conecta a la línea de soporte del balón mediante una válvula solenoide controlada electrónicamente. El gas que se utiliza para inflar el balón puede ser CO_2 o helio. La ventaja del CO_2 es su mayor solubilidad en sangre, lo que disminuye las consecuencias de una rotura del balón con un posible embolismo. La ventaja del helio es su menor densidad, que además disminuye el número de Reynolds y permite el paso del mismo flujo a través de una línea más pequeña. Un tubo con un diámetro menor disminuye la probabilidad de lesionar la arteria.

D. Colocación del balón de contrapulsación intraaórtico

1. La inserción de un BCIA generalmente se realiza de forma percutánea o mediante un corte quirúrgico en la arteria femoral utilizando la técnica de Seldinger para la colocación de un introductor de gran tamaño.
2. El balón se pasa a través del introductor.
3. El balón se coloca de forma ideal, de tal manera que la punta quede en la unión de la aorta descendente con el arco aórtico, justo distal al origen de la arteria subclavia, como se muestra en la Figura 21.1. Esta posición disminuye el riesgo de lesión u oclusión de las arterias subclavia o renal. En la radiografía, la punta debería estar entre la porción anterior del segundo espacio intercostal y la primera vértebra lumbar.
4. Cuando el BCIA se coloca intraoperatoriamente, un ecocardiograma transesofágico puede confirmar la posición adecuada de la punta antes de iniciar la asistencia con el balón. Si se dispone de fluoroscopia, puede facilitar la colocación.

E. Control del balón de contrapulsación intraaórtico. Durante la colocación y el funcionamiento de un BCIA son importantes varios parámetros.

1. **Sincronización del BCIA.** La sincronización del BCIA con el ritmo cardíaco se realiza utilizando bien la mayor onda eléctrica de la señal del electrocardiograma (generalmente el complejo QRS) o bien mediante la onda de presión arterial. Si hay una presión de pulso natural mayor de 40 mm Hg, generalmente se prefiere la onda arterial para la sincronización en el quirófano, debido al artefacto eléctrico producido por la electrocauterización que produce la inhibición de la mayoría de las unidades de control dependientes de señales electrocardiográficas. Los sistemas recientes de monitorización tienen circuitos avanzados de supresión diseñados para disminuir el ruido

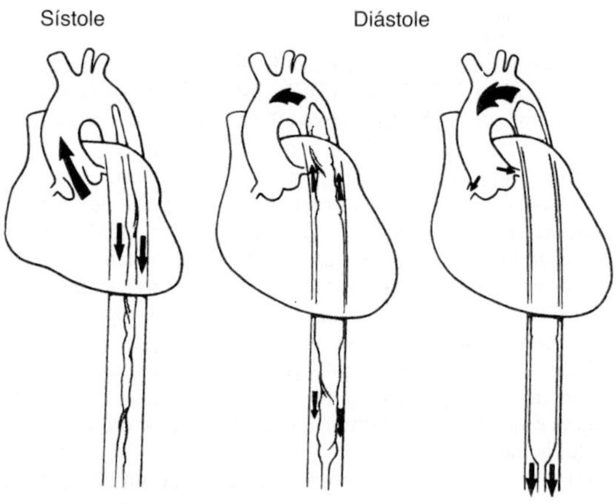

Figura 21.1. Colocación del balón de contrapulsación intraaórtico (BCIA) en la aorta. El BCIA se muestra en la aorta descendente, con la punta distal al arco aórtico. Durante la sístole el balón se desinfla para permitir la eyección ventricular. Durante la diástole el balón se infla, forzando el flujo de sangre desde la aorta proximal a los vasos coronarios y periféricos.

eléctrico de la electrocauterización. Las consolas más modernas pueden diferenciar los picos de un marcapasos de un complejo QRS, lo que permite la temporización adecuada de la insuflación de un BCIA cuando se utiliza un marcapasos auricular o auriculoventricular.

2. **Momento de inflado y desinflado del balón.** En el ajuste del momento del inflado del BCIA (Figura 21.2), es importante sincronizar el comienzo de la presión producida por el inflado del balón con la muesca dicrota de la onda arterial, la cual representa el cierre de la válvula aórtica y el comienzo de la diástole. Si el inflado comienza antes, el BCIA puede impedir la expulsión ventricular. Si comienza más tarde, se verá limitada la eficacia del balón en aumentar la perfusión coronaria y reducir la poscarga.

   El desinflado debería realizarse cuando la presión arterial esté en el nivel mínimo al comienzo del siguiente pulso ventricular. Si se desinfla demasiado pronto, la aorta no estará completamente libre antes de la contracción ventricular y la perfusión coronaria no será óptima. Si el balón se desinfla demasiado tarde impedirá la eyección ventricular.
3. **Relación de las pulsaciones naturales del ventrículo con la pulsación del BCIA.** Generalmente el bombeo se inicia a una relación de 1:2 (un latido del BCIA por dos latidos cardíacos), con lo que el latido ventricular natural y los latidos aumentados se pueden comparar para determinar la temporización del BCIA y su eficacia. Dependiendo de las condiciones del paciente, la relación generalmente se incrementará a 1:1 para obtener el máximo beneficio.
4. **Volumen latido del balón.** El volumen de gas que se utiliza para inflar el balón se determina en función del balón utilizado y el tamaño del paciente. Si se sobrepasa el volumen para el que el balón fue diseñado, existe el riesgo de rotura con la producción de embolismo arterial. Generalmente, el volumen del balón se ajusta a un 50% a 60% del volumen latido ideal del enfermo[2].
5. **Llenado del balón.** El tiempo necesario para que el balón se llene y se vacíe se determina por la densidad del gas que se utiliza, la presión del mismo, la longitud y el diámetro de la línea del gas, y el volumen del balón. Estos valores suelen ser constantes para cada balón. A velocidades cardíacas altas, el tiempo necesario para llenar el balón puede limitar el volumen latido del balón.

F. **Retirada del balón de contrapulsación intraaórtico.** La retirada del paciente del BCIA se debería considerar cuando se ha reducido sustancialmente el soporte inótropo, dejan-

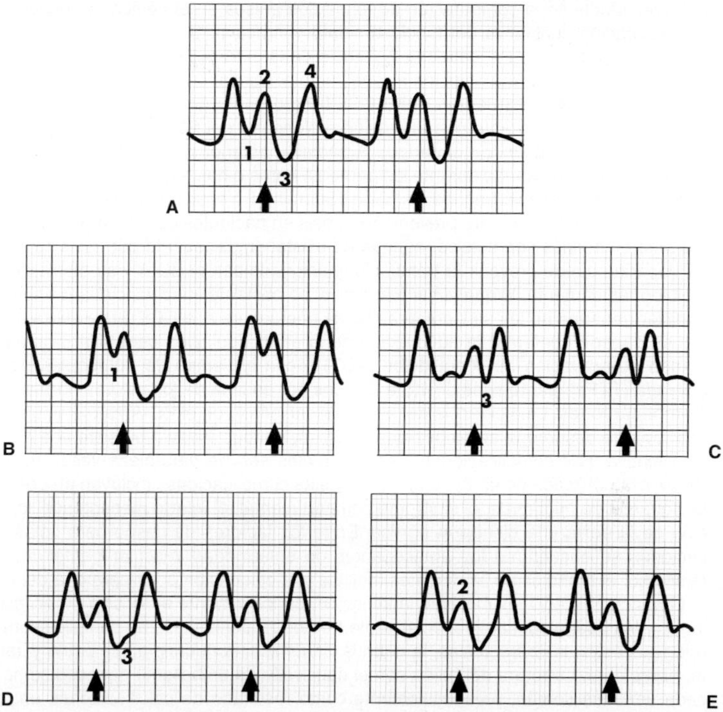

Figura 21.2. Manipulación del tiempo de inflado y desinflado del balón de contrapulsación intraaórtico. Los trazados ilustran un soporte 1:2 para mayor claridad. **A:** Trazado normal. El aumento comienza después de la muesca dicrota (1), aumenta la presión diastólica (2) y alcanza su nadir justo antes de la siguiente contracción (3). El pico de presión sistólica en el siguiente latido (no aumentado) esta reducido (4). **B:** Inflado precoz. El aumento comienza antes del cierre de la válvula aórtica (1), lo que aumenta la poscarga y posiblemente induce insuficiencia aórtica. **C:** Inflado tardío. El aumento diastólico es inadecuado y la presión al final de la diástole no es diferente de la que existe en un ciclo no asistido (3). **D:** Desinflado temprano. El aumento diastólico y la reducción de la capacidad están debilitadas. **E:** Tiempo de llenado inadecuado. La sincronización es satisfactoria, pero el aumento diastólico está debilitado. (De Sladen RN. Management of the adult cardiac patient in the intensive care unit. En: Ream AK, Fogdall RP, eds. Acute cardiovascular management in anesthesia and intensive care. Filadelfia: Lippincott, 1982:509, con autorización.)

do «espacio» para que aumente el soporte inótropo a medida que disminuye el soporte del BCIA. La retirada se hace, principalmente, mediante la disminución gradual (cada 6 a 12 horas) de la relación de los latidos cardíacos aumentados y los nativos (de 1:1 a 1:2 a 1:4 o menos) o disminuyendo el volumen del balón mientras se mantienen unas constantes hemodinámicas aceptables, que con frecuencia necesitan de un aumento concomitante del soporte inótropo. El balón nunca se desconecta mientras permanece en la aorta, excepto cuando el paciente esté anticoagulado, como sucede durante la DCP, debido al riesgo de formación de trombos en el mismo.

La comparación de los trazados de la presión intraarterial sin asistencia y los de las pulsaciones ventriculares aumentadas puede servir como indicador del funcionamiento ventricular. A medida que el funcionamiento ventricular mejora, la amplitud del trazado de la presión sin asistencia aumenta en relación con los trazados de presión aumentada por el balón. Mediante la comparación de estos dos pulsos en el tiempo, se puede obtener una valoración cualitativa del funcionamiento ventricular. Cuando se retira el BCIA, es importante mantener una estrecha vigilancia de la extremidad inferior ipsilateral porque se puede desarrollar una oclusión arterial femoral parcial o total.

G. **Manejo de la anticoagulación durante el funcionamiento del balón de contrapulsación intraaórtico.** Durante una utilización prolongada del BCIA está generalmente indicada la anticoagulación. En el período inmediato posterior a la DCP, los anticoagulantes pueden no ser necesarios durante las primeras horas o hasta que el drenaje de los tubos torácicos sea aceptable (menos de 100 a 150 ml/h). En ocasiones se escogen heparinas de bajo peso molecular para prevenir trombosis en pacientes con BCIA, ya que sus efectos antitrombóticos son suaves, aunque no exista ningún agente que revierta su efecto. La heparina puede prevenir la trombosis relacionada con el BCIA y su efecto puede ser inhibido rápidamente, lo que la hace atractiva; no obstante, muchos cirujanos son reacios a iniciar heparina en las seis primeras horas posteriores a la DCP. Si se utiliza la heparina, se debería confirmar la adecuación de la anticoagulación cada 4 a 6 horas con el tiempo de activación de coagulación (ACT) o con el tiempo de tromboplastina parcial activada (TTPa) mantenidos de 1,5 a 2 veces por encima de los valores normales.

H. **Complicaciones.** La incidencia de las complicaciones con el BCIA ha disminuido significativamente desde que se empezaron a utilizar, aunque todavía persiste una morbilidad significativa. Las complicaciones más frecuentes son de naturaleza vascular, con una incidencia publicada de un 6% a un 33%[1]. Estas complicaciones incluyen procesos como la isquemia de miembros, el síndrome compartimental, el infarto mesentérico, la perforación de la aorta y la disección aórtica. Entre los factores de riesgo para estas complicaciones se encuentran los antecedentes de enfermedad vascular periférica, el sexo femenino, el tabaquismo, la diabetes mellitus y la colocación postoperatoria del BCIA.

Otras complicaciones incluyen la infección, principalmente en el sitio de acceso de la ingle, y las coagulopatías (especialmente trombocitopenias). Como complicaciones neurológicas están las parestesias, la neuritis isquémica, la neuralgia, pie caído y, raramente, paraplejía[3]. La rotura del balón con el desarrollo de embolismo gaseoso se ha hecho cada vez más común, presumiblemente como resultado de calcificaciones en relación con aterosclerosis grave en una población cada vez más anciana. Cuando esto ocurre, generalmente se observa sangre en la línea de administración del gas y se pierde la presión arterial originada por el BCIA. La mayoría de las bombas dispone de una alarma que indica una presión baja en el balón. El embolismo al cerebro desde la línea de monitorización de la presión constituye un riesgo mayor para el BCIA que para el catéter en la arteria radial, ya que el puerto de la monitorización está localizado en la punta del balón del catéter, que está próximo al origen de las arterias carótidas. No se deberían extraer gases a través de la línea de monitorización de la presión arterial del BCIA, a no ser que no exista otra zona de extracción disponible; de tener que hacerlo se debe prestar una atención especial para garantizar que no circulen por el tubo burbujas u otros residuos.

I. **Limitaciones.** La capacidad del BCIA para aumentar el gasto cardíaco y descargar el VI es limitada, debido a que el BCIA no afecta directamente a la función del VI. Ante una insuficiencia grave del VI, un BCIA no podrá suministrar flujo suficiente para mantener la circulación. Cuando el VI no pueda impulsar sangre a la aorta, el BCIA simplemente producirá pulsaciones en la onda arterial sin aumentar el flujo sanguíneo. En esta situación se ha de considerar un dispositivo de asistencia ventricular (DAV), aunque también se deberían tener en cuenta problemas técnicos del BCIA rápidamente corregibles como una mala colocación, torsión de la línea de gas o una sincronización inadecuada del inflado-desinflado.

Los primeros BCIA no eran eficaces en los ritmos cardíacos rápidos. Las mejoras en el circuito neumático y en el tiempo de respuesta del compresor permiten ahora que algunos modelos de BCIA faciliten una mejora hemodinámica a velocidades de hasta 190 latidos/min. Los ritmos cardíacos irregulares siguen representando una limitación de la eficacia del BCIA, debido a que con grandes variaciones en el intervalo R-R no se puede alcanzar el momento óptimo de inflado y desinflado.

J. **Balón de contrapulsación intraaórtico pediátrico.** El entusiasmo acerca del uso de los BCIA en niños fue escaso después de los primeros informes de la alta mortalidad asociada al BCIA a comienzos de los años ochenta. El perfeccionamiento del balón y el diseño del circuito del panel de control convierten ahora al BCIA en una opción incluso en neonatos. Se encuentran disponibles para uso pediátrico diversos tamaños y longitudes de balones. La elección del balón correcto es importante para el éxito, así como para disminuir las complicaciones. El acceso vascular en los neonatos pequeños se puede conseguir mejor mediante la canalización directa de la aorta descendente; las arterias femoral o ilíaca externa se pueden emplear con éxito en lactantes mayores (más de 4 kg) y en niños.

En muchos niños con cardiopatías congénitas no se espera obtener un beneficio sustancial con el BCIA, ya que generalmente el VD es la cámara que necesita más apoyo. De todas maneras, los niños con ciertos tipos de cardiopatías congénitas se pueden beneficiar de un apoyo perioperatorio con un BCIA.

II. **Dispositivos de asistencia ventricular.** Desde que DeBakey utilizó el primer dispositivo neumático en 1966 para un paciente con una insuficiencia del VI, los grandes avances de la tecnología han dado lugar a numerosos dispositivos para el soporte mecánico de la insuficiencia del VI.

A. **Tipos de dispositivos de asistencia ventricular.** Los dos tipos principales de DAV son el rotatorio y el de desplazamiento. Las bombas de desplazamiento se utilizan de forma más frecuente en adultos. Las bombas rotatorias se pueden utilizar en niños y en adultos.

1. **Rotatorio.** Las bombas rotatorias son pequeñas y de poco peso, funcionan silenciosamente y tienen relativamente poco consumo de energía. De todas maneras, los diseños actuales son propensos a la formación de trombos y a presentar fallos, lo que limita su vida media a varias semanas.

a. **Flujo axial.** Las bombas de flujo axial representan un avance relativamente reciente en los DAV rotatorios, por lo que se dispone de una información limitada acerca de su eficacia. Su tamaño pequeño, la fácil implantación y la alta eficiencia pueden hacer crecer su popularidad en los próximos años. Ejemplos de estos dispositivos son Sun Waseda (Sun Medical Company, Waseda University, Tokyo, Japón), Jarvik 2000 (Texas Heart Institute, Houston, TX, EE.UU.), NASA/DeBakey (MicroMed Technology Inc., Houston, TX, EE.UU.), TCI HeartMate II (Axipump; TCI/Nimbus Inc., Pittsburgh, PA, EE.UU.), Hemopump (Medtronic Inc., Minneapolis MN, EE.UU.) e Impella (Cardiotechnik AG, Aachen, Alemania). Estos dispositivos actualmente se utilizan con poca frecuencia[4].

b. **Centrífuga.** Las bombas centrífugas (Figura 21.3) se han utilizado clínicamente en humanos durante varios años, con bombas como las producidas por Biomedicus (Medtronic Biomedicus Inc., Minneapolis, MN, EE.UU.) y Sarns (Sarns, Inc./3M, Ann Arbor MI, EE.UU.). En una publicación acerca de la experiencia de la Universidad de Baylor entre 1986 y 1994 se notificó que al 56,3% de los pacientes con un soporte Biomedicus se les había retirado con éxito.

Otros modelos de tipo centrífuga incluyen la bomba Gyro (Baylor College of Medicine, Houston TX, EE.UU.), la bomba centrífuga suspendida magnéticamente (Terumo Corporation, Tokyo, Japan) y la bomba Rotodynamic (Cleveland Clinic Foundation, Cleveland OH, EE.UU.)[4].

2. **Desplazamiento.** Las bombas de desplazamiento se clasifican en **intracorpóreas y extracorpóreas.** A veces se utiliza el término «paracorpórea» en lugar de «extracorpórea»; ambos términos se refieren a la localización de la cámara de la bomba fuera del cuerpo. Suministran un flujo pulsátil, pero son más grandes que los modelos rotatorios.

a. **Intracorpórea.** Los dos tipos de DAV intracorpóreos de desplazamiento que se utilizan más frecuentemente son manufacturados por TCI (Thermocardiosystems, Woburn, MA, EE.UU.), HeartMate (Figura 21.4) y Novacor (Baxter Healthcare Corp., Deerfield, IL, EE.UU.) (Figura 21.5). La utilización en humanos de bombas TCI se ha limitado fundamentalmente a dos modelos. El TCI eléctrico de ventilación (VE) requiere de un tubo de ventilación percutáneo para igualar la presión en la cámara motor. La incorporación de válvulas biológicas porcinas y las superficies con textura han disminuido la necesidad de anticoagulación con este dispositivo. El TCI neumático implantable (NI) produce menos complicaciones hemorrágicas

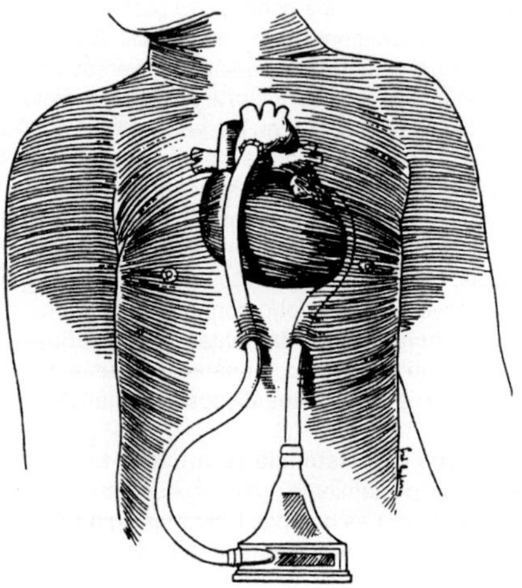

Figura 21.3. Bomba centrífuga. (De Arabia FA, Copeland JG, Larson DF y cols. Circulatory assist devices: applications for ventricular recovery or bridge to transplant. En: Gravlee GP, Davis RF, Kurusz M y cols., eds. Cardiopulmonary bypass: principles and practice, 2.ª ed. Filadelfia: Lippincott Williams & Wilkins, 2000:131-145, con autorización.)

pero más infecciones que el TCI VE. Hasta julio de 1998 se habían colocado en el mundo entero 1.387 dispositivos HeartMate. El 65% de los portadores de un HeartMate se sometieron a un trasplante. Aunque la retirada del dispositivo puede ser técnicamente difícil, se han comunicado retiradas y extracciones con éxito con buenas supervivencias a largo plazo. La necesidad de soporte con un

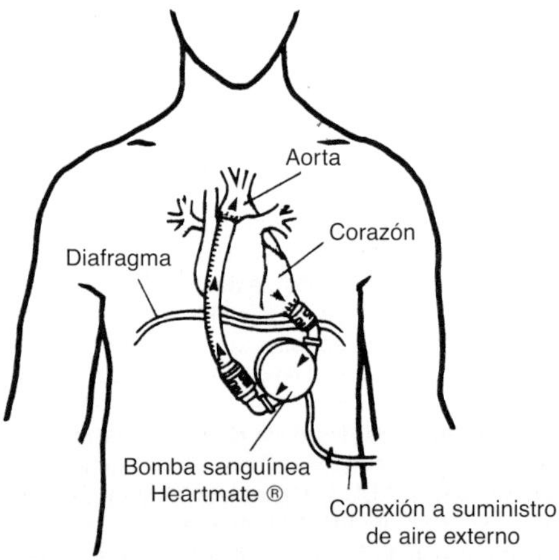

Figura 21.4. TCI HeartMate. (De Arabia FA, Copeland JG, Larson DF y cols. Circulatory assist devices: applications for ventricular recovery or bridge to transplant. En: Gravlee GP, Davis RF, Kurusz M y cols., eds. Cardiopulmonary bypass: principles and practice, 2.ª ed. Filadelfia: Lippincott Williams & Wilkins, 2000:131-145, con autorización.)

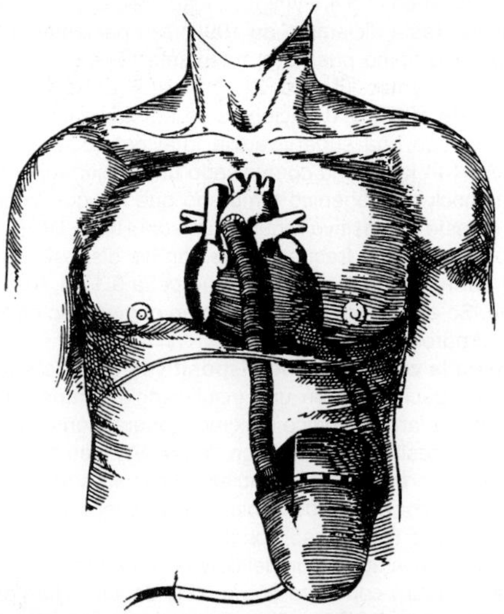

Figura 21.5. Dispositivo de asistencia ventricular izquierda Novacor (electromecánica). (De Arabia FA, Copeland JG, Larson DF y cols. Circulatory assist devices: applications for ventricular recovery or bridge to transplant. En: Gravlee GP, Davis RF, Kurusz M y cols., eds. Cardiopulmonary bypass: principles and practice, 2.ª ed. Filadelfia: Lippincott Williams & Wilkins, 2000:131-145, con autorización.)

dispositivo de asistencia ventricular derecha (DAVD) tras la colocación de un dispositivo de asistencia ventricular izquierda TCI (DAVI) es un signo de pronóstico desfavorable, con un 100% de mortalidad comunicada en un estudio de portadores de DAVI TCI. Una comparación de portadores de TCI con candidatos al trasplante cardíaco a los que no se les había colocado un DAV mostró una mejor supervivencia hasta el trasplante y después del mismo en los enfermos portadores de un DAVI TCI. Hasta la actualidad, las bombas HeartMate sólo se pueden utilizar en pacientes con una superficie corporal mayor de 1,5 m^2.

Hasta mediados de 1999 se había utilizado el dispositivo Novacor en cerca de 1.000 pacientes. Las baterías permitían a los pacientes con un dispositivo Novacor caminar de forma independiente durante períodos superiores a 4 horas. Aunque el ruido del Novacor ha sido problemático, el nuevo sistema N100 PC ha conseguido una reducción significativa del mismo. Mediante la irrigación del sitio de salida con vancomicina se ha logrado reducir la incidencia de infección por Gram positivos[4].

b. Extracorpórea. Abiomed BVS 5000 (Abiomed Inc., Danvers, MA, EE.UU.) (Figura 21.6) es un DAV extracorpóreo, pulsátil y de doble cámara. El llenado se ajusta cambiando la altura del dispositivo en el soporte de difusión intravenosa de la cama. Es un sistema seguro porque no hay vacío, y es barato y de funcionamiento simple. Esta bomba generalmente suministra un soporte eficaz durante períodos de 30 días o menos. Como complicación se producen con frecuencia hemorragias, con una tasa publicada de reintervención del 50%. Cuando se utilizan como puente al trasplante, una publicación mostró un 50% de supervivencia hasta el trasplante con el dispositivo Abiomed en comparación con un 85,5% con el DAV Thoratec (Thoratec Laboratories Corp., Pleasanton, CA, EE.UU.)[4]. Entre los pacientes con insuficiencia orgánica en el momento de la colocación de un DAV, el gasto de Abiomed (4 a 4,5 l/min) es insuficiente a menudo para reponer la función del órgano. Hasta diciembre de 1998, 790 pacientes a los que se les colocó un DAV Abiomed como puente al trasplante tuvieron una supervivencia del 52%[4].

El DAV Thoratec (Figura 21.7) se utiliza de forma más frecuente. Hasta diciembre de 1998, 570 pacientes se mantuvieron hasta el trasplante con este dispositivo, con una supervivencia total del 53% en enfermos en un intervalo entre 17 y 144 kg. Se ha comunicado una mejor supervivencia entre los pacientes con shock cardiogénico temprano que los que lo presentan tardío. La colocación de este dispositivo requiere un soporte de DCP. La hemorragia en el postoperatorio es menos frecuente que con los dispositivos Abiomed o Biomedicus. El DAV portátil Thoratec TLC-11, que pesa 9,1 kg, ha mejorado la movilidad del paciente. Se encuentran disponibles en el mercado otros DAV de desplazamiento paracorpóreos[4].

B. Indicaciones para la colocación de dispositivos de asistencia ventricular

1. Post-DCP. Los pacientes con una insuficiencia ventricular post-DCP persistente a pesar del soporte farmacológico máximo, generalmente en combinación con soporte con un BCIA, necesitan la colocación de un DAV neumático si sobreviven el período inmediato postoperatorio. Es esencial aplicar un soporte circulatorio rápidamente y dispositivos como Thoratec o Abiomed se pueden colocar rápidamente con una disección quirúrgica limitada adicional[4].

En un estudio de la utilización del DAV Abiomed para la insuficiencia cardíaca poscardiotomía, se retiró con éxito en un 62% de los enfermos que recibieron un DAV Abiomed después de DCP, y el 54% fue dado de alta. Respecto a los pacientes que precisaron un soporte Abiomed después del ingreso en la unidad de cuidados inten-

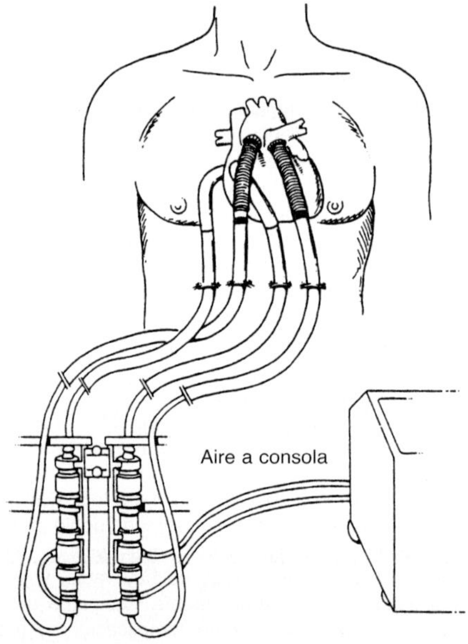

Figura 21.6. Sistema de soporte circulatorio Abiomed con cánulas de entrada y salida del flujo, ventrículos protésicos y consola. (De Arabia FA, Copeland JG, Larson DF y cols. Circulatory assist devices: applications for ventricular recovery or bridge to transplant. En: Gravlee GP, Davis RF, Kurusz M y cols., eds. Cardiopulmonary bypass: principles and practice, 2.ª ed. Filadelfia: Lippincott Williams & Wilkins, 2000:131-145, con autorización.)

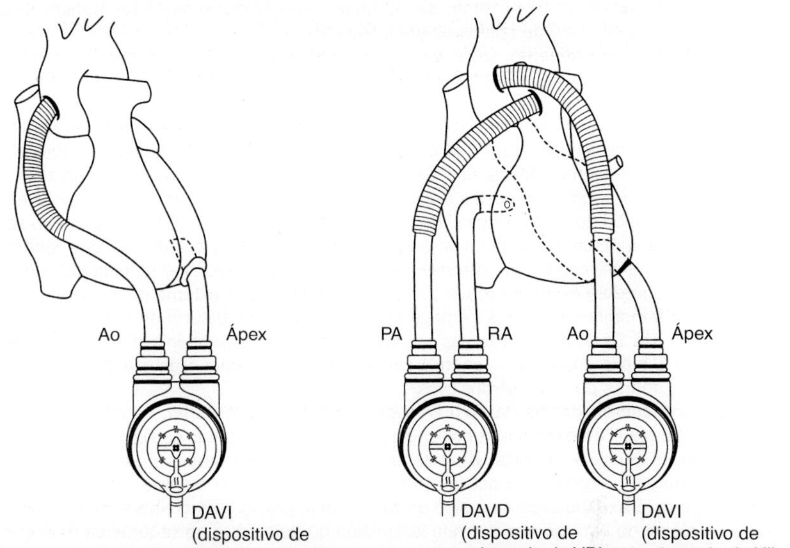

Figura 21.7. Dispositivo de asistencia ventricular Thoratec. (De Mahmood AK, Courtney JM, Westaby S y cols. Critical review of current left ventricular assist devices. Perfusion 2000;15:399-420, con permiso.)

sivos, se les retiró a un 64% de ellos, con un 36% dados finalmente de alta. Las causas más comunes de muerte fueron la insuficiencia multiorgánica y la septicemia[5].

2. **Post-IM.** La experiencia inicial de la colocación de un DAV para la insuficiencia grave del VI inmediatamente después del IM sugería un beneficio pequeño y se asociaba a una mortalidad de hasta el 75%. No obstante, algunos estudios más recientes han demostrado resultados más alentadores cuando el DAV se coloca inmediatamente tras el IM agudo. Pacientes en shock cardiogénico que recibieron un DAVI TCI HeartMate 1000 IP nueve días o menos después de un IM agudo tuvieron una mortalidad de un 13%[6]. Estos resultados parecen alentadores ante la elevada mortalidad que típicamente se ha comunicado en esta población de enfermos.
3. **Puente al trasplante cardíaco.** Los avances tecnológicos han dado lugar a DAV que son implantables en gran parte, y las porciones del dispositivo que permanecen fuera del cuerpo son cada vez más pequeñas. La duración potencial de asistencia circulatoria que ofrecen estos dispositivos continúa aumentando, al tiempo que mejoran sus efectos secundarios. En consecuencia, los DAV para varios meses se utilizan de forma más frecuente.

   Aunque los costes asociados con la colocación de un DAV son considerables, se pueden comparar con los producidos por una hospitalización prolongada con soporte médico intenso. Un estudio retrospectivo de pacientes que recibían tratamiento inótropo o bien un DAVI HeartMate como puente al trasplante demostró que los enfermos con el DAVI presentaban una situación clínica y una función metabólica mejores en el momento del trasplante con una tasa de supervivencia más favorable a los 6 meses del trasplante en comparación con los pacientes que recibieron únicamente tratamiento inótropo intravenoso[7]. Una comparación prospectiva de los sistemas de asistencia Novacor N100 y TCI HeartMate como puente al trasplante no demostró diferencias en la supervivencia al trasplante. No obstante, el grupo de Novacor tuvo una mayor incidencia significativa de complicaciones tromboembólicas y neurológicas, mientras que el grupo HeartMate presentó un número más alto de infecciones y de complicaciones técnicas[8].

4. **Uso permanente.** La mejora en la transportabilidad de los DAV y la reducción de la morbilidad ha permitido que un número cada vez mayor de pacientes sobreviva muchos meses con un DAV intracorpóreo. Como resultado de las mejoras del DAV y la oferta limitada de corazones humanos para el trasplante, en el momento actual la colocación de un DAV se considera una alternativa al trasplante cardíaco. Los avances recientes de los diseños permiten el desarrollo de un corazón artificial implantable. El primero de estos dispositivos, el AbioCor (Abiomed), lo implantó el equipo quirúrgico de la Universidad de Louisville el 2 de julio de 2001. El dispositivo se sujeta a la aurícula nativa; pesa aproximadamente 0,907 kg y consiste en dos ventrículos artificiales, cada uno con válvulas y una bomba hidráulica dirigida por un motor. La corriente es suministrada por una pequeña batería externa de litio y una bobina, que transmite una carga eléctrica transcutánea a una batería de litio y una bobina internas. Las baterías externas son recargables, con un mantenimiento de carga de 4 horas y emite una señal cuando la carga se encuentra baja. Hasta la fecha, se han colocado tres de estos dispositivos[9].

C. **Colocación de los dispositivos de asistencia ventricular.** La cánula de entrada del flujo del TCI HeartMate se coloca en la punta del VI, mientras que la cánula de salida del flujo se sujeta a la aorta ascendente. Las líneas percutáneas para la administración de energía, ventilación o activación neumática se pueden tunelizar desde la bomba en el hemitórax izquierdo a un sitio de salida en la pared del hemiabdomen derecho. La posición de esta bomba permite la emisión de flujo en la aorta torácica descendente[9,10]. El dispositivo sólo se puede colocar intraabdominalmente con las cánulas atravesando el diafragma. No obstante, y de forma más frecuente, la bomba se coloca en un bolsillo detrás del músculo recto abdominal o de la fascia posterior del recto. Aunque la colocación intraperitoneal reduce probablemente el riesgo de infección, aumenta el de perforación u obstrucción intestinal. Aunque las opciones de colocación del DAV Novacor son las mismas que las del DAV HeartMate, la posición preperitoneal ha sido la más utilizada exclusivamente para el primero. Tanto el DAV HeartMate como el Novacor se pueden utilizar como DAVD, que utilizaría la entrada de flujo en la aurícula derecha y la salida en la arteria pulmonar.

Los DAV Abiomed BVS-5000 son más fáciles de colocar que los dispositivos HeartMate o Novacor, ya que la bomba es extracorpórea y no precisa soporte de DCP. La cánula de entrada del flujo se sujeta bien a la aurícula izquierda o a la punta del VI. La cánula de salida es un injerto de tejido de dacrón precoagulado (Ethibond; US Surgical, Norwalk, CT, EE.UU.) que tiende a disminuir el sangrado en el intersticio del injerto. La cánula de salida del flujo del DAVI se coloca en la aorta ascendente. Si se tuviera que sustituir el DAV, se podría realizar en el quirófano o en la cama del paciente en aproximadamente 1 minuto. La cánula de entrada del flujo del DAVI Thoratec se coloca en la punta del VI o en la aurícula izquierda, con la cánula de salida en la aorta ascendente.

Cuando se utiliza un DAVD, estos dispositivos permiten la entrada del flujo vía aurícula derecha o VD y la salida en la arteria pulmonar principal. La cánula de salida se debería colocar de forma proximal en la arteria pulmonar, teniendo cuidado de no lesionar o deformar la válvula pulmonar[11].

D. **Control y funcionamiento de los dispositivos de asistencia ventricular.** En la bomba Biomedicus, el ventrículo no se encuentra completamente descargado, lo que da lugar a cierta eyección ventricular y disminución en el llenado del dispositivo. Cuando aumenta la velocidad rotacional, no siempre aumenta el flujo de la bomba, dependiendo del tamaño de la cánula y de su posición, así como de la precarga y poscarga. Si el flujo del DAV se mantiene superior a 2 l/min, no se necesita anticoagulación. Para asegurar el éxito del soporte, parece crítico minimizar el intervalo entre la separación de la DCP y el inicio del soporte del DAV[4].

Los pacientes con DAV HeartMate y Novacor no suelen tolerar bien la fibrilación ventricular o la asistolia, aunque las taquiarritmias ventriculares son frecuentes, principalmente en los enfermos que necesitan soporte de DAV postinfarto de miocardio. En general, la taquicardia ventricular se tolera mal en el momento inicial después de la colocación de un DAV. Puede ser necesario la colocación de marcapasos implantables o desfibriladores y el tratamiento antiarrítmico agresivo. Los dispositivos HeartMate V-E y Novacor tienen dos baterías externas que proporcionan una independencia de 4 a 6 horas. Es importante enseñar al paciente, su familia y otros cuidadores el funcionamiento con anterioridad al alta hospitalaria[10].

La bomba Abiomed BVS-5000 es un dispositivo de doble cámara. La cámara superior («auricular») es un reservorio que se llena de forma pasiva por la gravedad y la inferior («ventricular») realiza la acción de bomba. La cámara auricular se llena continuamente por la gravedad durante la sístole y la diástole. Por consiguiente, ajustando la altura del dispositivo con relación al paciente se afectará el llenado y el gasto. La sincronización de la consola es independiente del ritmo cardíaco nativo. La duración de la sístole y la diástole de la bomba se altera automáticamente como respuesta a los cambios en la precarga y la poscarga, manteniendo un volumen latido relativamente constante de 88 ml. No se necesita la manipulación del operador durante el funcionamiento normal de este dispositivo. Consecuentemente, una disminución del número de los ciclos por minuto de la bomba puede servir como un indicador clínico de una precarga inadecuada o una poscarga excesiva. Durante la retirada, se encuentran disponibles unos controles de separación que permiten al operador convertir manualmente a una relación fija.

El sistema de DAV Thoratec es un dispositivo de asistencia neumática. Se puede ajustar según necesite tanto la presión requerida para producir la sístole como el vacío para producir la diástole. El volumen de pulsación del dispositivo es 65 ml con un flujo máximo de 6,5 l/min. La producción deseable de un DAVI de un adulto se conseguirá, generalmente, con una presión en las líneas de 75 a 100 mm Hg por encima de la presión arterial sistólica del enfermo, una presión de vacío de –30 a –40 mm Hg y un tiempo de eyección sistólica mayor de 300 mseg. Hay tres métodos de soporte con el DAV Thoratec: modo de volumen o llenado, modo sincrónico con la onda R y el modo asincrónico. Este último es el que se utiliza de forma más frecuente en el momento de la colocación durante las maniobras para eliminar el aire y se puede fijar a velocidades bajas durante los intervalos de valoración mediante ecocardiograma de la recuperación del VI. El modo de llenado o volumen se utiliza habitualmente después de la implantación inicial, cuando no se considera la retirada. El soporte es máximo en este modo, facilitando un lavado más completo del recipiente de sangre, lo que teóricamente reduce el riesgo de formación de trombos. El modo sincrónico con la onda R permite que la sístole del DAV ocurra durante la diástole nativa del VI. Se puede programar para impulsar con la siguiente o la tercera diástole, análogo a los modos 1:2 o 1:3 con el BCIA[11]. Este modo se utiliza de forma más frecuente para la retirada del DAV.

E. **Efectos beneficiosos de los dispositivos de asistencia ventricular.** En enfermos con insuficiencia grave del VI, el miocardio puede mejorar de forma importante durante el soporte con un DAV, en un proceso conocido comúnmente como remodelado. El ecocardiograma del VI antes y durante el soporte con un DAVI ha demostrado una reducción marcada en la masa del VI, por lo que la hipertrofia patológica que se produce en el estadio final de la miocardiopatía puede mejorar de forma importante[12]. Asimismo, la expresión de los genes del miocardio de corazones en soporte con un DAVI cambia, de tal manera que es compatible con una reducción de la susceptibilidad frente a la apoptosis del miocito cardíaco[13]. Estos cambios no son necesariamente permanentes. Se ha referido la recurrencia de la miocardiopatía terminal en enfermos en los que se interrumpió el soporte de DAVI durante varios meses; dichos pacientes precisaron la colocación de un segundo DAVI[14]. Cuando el DAV ha estado funcionando durante un período de tiempo, las presiones de la aurícula izquierda, la arteria pulmonar y la presión venosa central disminuyen a valores normales y la presión arterial sistémica aumenta a cifras normales[10].

Se ha demostrado que los pacientes que reciben soporte con un DAV HeartMate durante más de 30 días obtienen una mejor supervivencia perioperatoria postrasplante que aquellos que se trasplantan antes de los 30 días. Es una creencia general que la mayor duración de un DAV produce una mejora de todo el estado fisiológico con un resultado superior[15]. Los enfermos que no normalizan los niveles de urea y creatinina[16] o bilirrubina[16,17] después del inicio de un DAV presentan una menor probabilidad de sobrevivir al trasplante cardíaco que aquellos que los normalizan.

F. **Anticoagulación y fármacos antiagregantes en los dispositivos de asistencia ventricular.** La hemorragia es una complicación perioperatoria común con la colocación de dispositivos HeartMate y Novacor. Esto no sorprende si se tiene en cuenta que a muchos de estos pacientes se les ha realizado una esternotomía previa y han recibido tratamiento crónico con anticoagulantes o antiagregantes. Se puede producir insuficiencia hepática congestiva. La Food and Drug Administration (FDA) estadounidense indica una tasa de exploraciones repetidas debido a sangrado del 40 al 44% en los enfermos con Novacor y HeartMate. El equilibrio entre la facilidad para el sangrado producida por las coagulopatías preexistentes y la prevención de trombosis sobre las superficies de un DAV da lugar a un reto terapéutico impresionante. El protocolo de la Cleveland Clinic incluye de forma rutinaria vitamina K, plasma fresco congelado y administración de aprotinina en el perioperatorio de los pacientes con DAV. En algunos casos, la coagulopatía se puede manejar mejor tapando la herida quirúrgica durante 24 horas y reinterviniendo posteriormente para cerrarla cuando la coagulopatía sea menos pronunciada. Después de la fase aguda, cuando el sangrado ha disminuido a niveles aceptables, los portadores de un HeartMate se controlan únicamente con ácido acetilsalicílico. A los portadores de Novacor tradicionalmente se les ha anticoagulado y antiagregado, pero la reciente reducción de la trombogeneicidad de las vías de Novacor permite que estos pacientes reciban un régimen anticoagulante menos exigente[10].

El grupo de la Universidad de St. Louis[18] sugiere los siguientes regímenes de anticoagulación para los dispositivos Thoratec. El dispositivo se coloca durante la DCP con heparinización plena y un régimen de aprotinina mitad de Hammersmith. Con la separación de la DCP, la heparina se revierte completamente con sulfato de protamina y se suspende la anticoagulación durante 24 horas, comenzando después una infusión de heparina de 10 USP/kg/h para tener un TTPa 1,5 veces mayor que el control. Una vez que se comienza la tolerancia oral, se inicia warfarina y se controla para tener un cociente internacional normalizado (INR) de 2,5 a 3. Cuando el INR es mayor de 2,5 se suspende la heparina, pero se reinicia a 10 unidades/kg/hora si el INR disminuye por debajo de 2,5. Si el paciente permanece estable, se añade ácido acetilsalicílico a una dosis de 81 mg/día en los días 10 a 14 del postoperatorio. Utilizando este protocolo, el índice total de complicaciones hemorrágicas fue de un 31%, con un 8,1% de complicaciones tromboembólicas relacionadas con el dispositivo.

G. **Retirada de los dispositivos de asistencia ventricular.** Aunque la mayoría de los DAV no se extrae hasta después del trasplante, se puede realizar la retirada y la extracción si la función miocárdica mejora hasta un nivel que permita la separación con un tratamiento farmacológico mínimo. Los estudios ecocardiográficos seriados permiten la valoración cuantitativa del tamaño y de la función ventricular. Cuando se plantea la retirada, se debería realizar una evaluación ecocardiográfica de la función ventricular durante los períodos de soporte mínimo del DAV. El paciente debería estar completamente heparinizado y se debería desconectar la bomba con un solo latido cada 20 segundos aproximadamente, para prevenir la formación de trombos en el dispositivo. Si la función del VI parece adecuada durante un período de, al menos, 10 minutos, se podría poner el dispositivo en un modo de velocidad fija con el objetivo de crear cierta poscarga para el VI. Si la función del VI se mantiene dentro de márgenes adecuados durante los días siguientes, se puede considerar la extracción programada. Hetzer y cols[19] describen una técnica en la que las porciones intratorácicas de las cánulas se dejan en su posición, lo que permite la extracción del dispositivo sin volver a entrar en el tórax. Esta técnica se ha asociado con buenos resultados a largo plazo.

La retirada de las bombas centrífugas se permite disminuyendo la velocidad de la bomba y observando la función del ventrículo nativo. No obstante, si el flujo de la bomba es menor de 2 l/min existe riesgo de formación de trombos en el rotor de la bomba, por lo que se ha de tener cuidado en asegurar la anticoagulación. El primer paso en la retirada de las bombas de asistencia neumática es disminuir el vacío diastólico, lo que reduce el flujo sanguíneo en la bomba. A continuación se aumenta la presión auricular para permitir al corazón nativo llenarse e impulsar, lo que da la oportunidad de observar el funcionamiento del ventrículo nativo.

H. **Complicaciones y limitaciones**

1. **Problemas tromboembólicos.** La experiencia inicial con los DAV Novacor recogía complicaciones por procesos tromboembólicos en un 41,6% de los pacientes[10]. En 1998 se sustituyeron los conductos de entrada y salida del flujo del DAV Novacor por un material menos trombogénico, lo que redujo la incidencia de embolias en el sistema nervioso central a un 50%[4]. Las complicaciones embólicas son menos frecuentes con el dispositivo Abiomed, aunque Korfer y cols.[5] notificaron una incidencia de un 19% de infartos cerebrales. Slater y cols.[20] comunicaron una incidencia de un 8% de complicaciones tromboembólicas con el DAV Thoratec y sólo un 2,7% en más de 200 enfermos con soporte HeartMate TCI NI. Lo que es especialmente impresionante acerca de los resultados con el HeartMate es que la mayoría de esos pacientes no recibieron anticoagulación o fueron tratados solamente con ácido acetilsalicílico o con ácido acetilsalicílico y dipiridamol[20].
2. **Infecciones.** La septicemia puede ocurrir como una complicación de la colocación del DAV o bien como consecuencia de una sepsis del catéter (p. ej., línea), ya que los pacientes con frecuencia requieren monitorización invasiva a largo plazo. Las infecciones también se pueden producir en el DAV, incluyendo sus líneas y cánulas. Se ha comunicado una incidencia de infección de un 10% a 66%[4,10,18]. La infección del dispositivo, el bolsillo de la bomba o la endocarditis de las válvulas del mismo, a menudo requieren la extracción, aunque en algunos casos la infección se controlará en grado suficiente para permitir el funcionamiento del DAV hasta el trasplante, con el desbridamiento local y la irrigación con povidona yodada (Betadine).
3. **Insuficiencia del VD.** La insuficiencia del VD se produce en hasta un 25% de los enfermos que reciben soporte con un DAVI. En algunos casos, la insuficiencia del VD no se hace evidente hasta que se suministra asistencia al VI, ya que a consecuencia de la mejora del flujo aórtico se produce un aumento del retorno venoso a las cavidades derechas que sobrepasa la capacidad de flujo del VD lesionado. La hipertensión pulmonar aguda o crónica puede participar en el funcionamiento deficiente del VD. La mejora del funcionamiento del VD con «inodilatadores», como milrinona, y dilatadores de las arterias pulmonares, como óxido nítrico, pueden prevenir la necesidad de soporte mecánico del VD, aunque el soporte biventricular es inevitable en muchos casos.
4. **Problemas relacionados con el vacío.** El foramen oval permeable ocurre en aproximadamente el 25% de la población general cuando se explora con una sonda, y si la presión en la aurícula izquierda disminuye por debajo de la presión en la aurícula derecha (al añadir el vacío diastólico) puede dar lugar a un cortocircuito intracardíaco grave. Por tanto, el foramen oval se debería revisar **siempre** (mediante inspección visual o ecocardiograma transesofágico) y cerrar quirúrgicamente en el momento de la inserción de las vías de asistencia del VI. En los enfermos con el tórax abierto, el vacío diastólico puede conducir aire al interior de la circulación antes de que se cierre el tórax. De forma similar, la presión negativa de entrada del flujo generada por las bombas centrífugas también puede conducir aire al interior de la circulación a nivel de las suturas de las líneas o de la inserción de los catéteres venosos.
5. **Problemas mecánicos.** La entrada adecuada del flujo sanguíneo a la bomba puede resultar afectada por la formación de trombos en las cánulas o por la compresión extrínseca de la cánula o de la aurícula por el coágulo o tejido, lo que puede avanzar rápidamente a una hipoperfusión profunda. Afortunadamente, el fallo primario de la bomba es raro en los DAV actuales a pesar de su utilización continuada durante meses.
6. **Consideraciones económicas.** Un estudio retrospectivo de pacientes recibiendo tratamiento inótropo o bien soporte con un DAVI HeartMate como puente al trasplante demostró que los enfermos a los que se implantó un DAVI antes del trasplante tenían una media de costes diarios similar en comparación con los que recibían soporte

inótropo intravenoso[7]. Un estudio multicéntrico en curso compara el coste-efectividad del DAV a largo plazo con el manejo médico[21].

7. **Asuntos psicosociales.** Shapiro y cols.[22] comunicaron que 25 de 30 portadores de un DAVI requirieron una o más intervenciones psiquiátricas. Los desórdenes de adaptación constituyeron los trastornos más observados, seguidos de síndrome mental orgánico, angustia familiar y depresión mayor.

I. **Contraindicaciones.** Aunque no existen contraindicaciones absolutas para colocar un DAV, parece que el soporte sería perjudicial en pacientes con septicemia activa o diátesis hemorrágica significativa. Además, debería haber cierta mejora anticipada del funcionamiento ventricular o la posibilidad de un trasplante cardíaco, aunque esas decisiones son difíciles de tomar en el momento clínico agudo.

J. **Dispositivos pediátricos de asistencia ventricular.** Aunque no existe tanta experiencia con la utilización de DAV en la población pediátrica, los primeros resultados parecen prometedores. Los dispositivos de asistencia se han utilizado con éxito como puente al trasplante en niños de peso inferior a 10 kg durante más de 1 año. Helman y cols.[23] comunicaron una supervivencia de más del 60% en el momento del trasplante. En comparación con los niños que recibieron soporte con oxigenación de membrana extracorpórea, los niños que recibieron soporte con un DAV mostraron una incidencia menor de daño neurológico moderado a grave, sin diferencias en los resultados a largo plazo[24].

III. Manejo de la anestesia de los enfermos con dispositivos de asistencia ventricular

A. **Colocación de los dispositivos de asistencia ventricular.** El manejo de estos enfermos depende en cierta medida de la situación clínica. La colocación programada de un DAV en un paciente con una función cardíaca en estadio terminal deja tiempo más que suficiente para la preparación y planificación de la anestesia. Como con cualquier enfermo que presente una alteración grave de la función cardíaca, se deberían evitar los depresores del miocardio y prestar una atención meticulosa al manejo de los líquidos para mejorar la precarga. En los pacientes con un DAV pulsátil, se debería evitar el vacío mientras el tórax permanezca abierto con el fin de reducir el riesgo de entrada del aire. Para permitir al DAV llenarse, se debe mantener un volumen sanguíneo adecuado, evitando la sobrecarga de volumen intravascular que podría precipitar la insuficiencia del ventrículo no asistido.

El soporte inótropo parece ser necesario antes de iniciar el soporte con un DAV y después de su colocación para el ventrículo no asistido. Los vasodilatadores pueden realzar el gasto del ventrículo no asistido. La colocación de un DAV en el caso del fallo de la separación de la DCP reduce la posibilidad de preparar el plan de anestesia, pero se pueden aplicar los mismos principios. Los monitores estándar son apropiados en estos pacientes, así como el catéter arterial y el catéter de presión venosa central o el catéter de Swan-Ganz (si no se utiliza un DAVD). Un catéter en la aurícula izquierda puede ser de utilidad para monitorizar las presiones de llenado de las cavidades izquierdas. El ecocardiograma transesofágico es útil para comprobar la colocación adecuada de la cánula de entrada del flujo y valorar los cambios de la función ventricular resultantes del inicio del tratamiento con un DAV. Es importante mantener una buena comunicación con la persona que controle el dispositivo de asistencia con el fin de optimizar su función.

B. **Extracción de los dispositivos de asistencia ventricular.** Al igual que sucede con la colocación de un DAV, el manejo anestésico para su extracción depende de la situación en la que se esté realizando. La extracción programada en un enfermo cuya función ventricular haya mejorado de forma significativa es diferente de aquel que se extrae debido a complicaciones infecciosas o hemorrágicas con una mala función ventricular persistente. En el primer caso, la necesidad de soporte inótropo significativo durante los intervalos de la disminución del soporte del DAV sugiere la posibilidad que el enfermo no sea capaz de tolerar la extracción. En el último caso, debe esperarse la necesidad de un soporte inótropo máximo junto con vasodilatadores pulmonares como óxido nítrico.

C. **Manejo de los dispositivos de asistencia ventricular en pacientes no sometidos a cirugía cardíaca.** La interferencia electromecánica (IEM) tiene el potencial de trastornar temporalmente o en algunos casos de forma permanente el circuito electrónico con ciertos DAV. Los componentes electrónicos de la temporización e impulso de los DAV Novacor, Thoratec y Abiomed están protegidos de la IEM porque están alojados en el controlador externo. Parte del circuito temporizador de los DAV TCI se encuentra colocada con el dispositivo y, por tanto, no está completamente protegido frente a la IEM. Los modelos DAVI-NI TCI se deberían poner en modo velocidad fija con el circuito temporizador desconectado si la electrocauterización interfiere en el dispositivo o parece probable la necesidad de desfibrilación.

La electrocauterización interfiere en la capacidad del DAV-VE TCI de mantener el gasto cardíaco. Cuando es necesaria la electrocauterización en estos enfermos, se podría aplicar en ráfagas de 1 segundo con 10 o más segundos entre cada ráfaga para permitir la recuperación del gasto cardíaco. De forma alternativa, el cirujano puede asegurar una exposición adecuada utilizando un bisturí activado por ultrasonidos, como el bisturí Harmonic (Ultracision Inc., Smithfield, RI, EE.UU.); en este caso, la función del DAV no debería resultar afectada. Si se necesita desfibrilación, se debería desconectar la línea de impulso del controlador externo, lo que requeriría que la bomba trabajase neumática o manualmente durante el intervalo de desfibrilación[25].

Si el paciente en soporte con un DAV requiriese estudios de imagen por resonancia magnética, Abiomed es el único DAV actual que no se ve afectado de forma adversa por el intenso campo magnético. Todos los DAV TCI, Thoratec y Abiomed experimentarán una caída en el gasto que puede ser permanente en algunos modelos. Por consiguiente, la resonancia magnética no está recomendada en los enfermos con un DAV a no ser que porten un DAV Abiomed[25].

La cirugía urgente en pacientes con un DAV comporta un riesgo evidente de complicaciones hemorrágicas. En estos casos, generalmente se necesita la transfusión múltiple de hemoderivados. El efecto beneficioso de los agentes antifibrinolíticos, como aprotinina, todavía se tiene que determinar en estos casos. En situaciones quirúrgicas menos urgentes, se puede dar la oportunidad de interrumpir el tratamiento antiagregante o anticoagulante durante el tiempo suficiente para normalizar la coagulación. Durante este intervalo se debería administrar heparina intravenosa con el fin de disminuir el riesgo tromboembólico[26].

Bibliografía

1. Melhorn U, Kroner A, deVivie ER. 30 years clinical intra-aortic balloon pumping: facts and figures. *Thorac Cardiovasc Surg* 1999;47[Suppl 2]:298–303.
2. Booker PD. Intra-aortic balloon pumping in young children. *Paediatr Anaesth* 1997;7: 501–507.
3. Hurle A, Llamas P, Meseguer J, et al. Paraplegia complicating intraaortic balloon pumping. *Ann Thorac Surg* 1997;63:1217–1218.
4. **Mahmood AK, Courtney JM, Westaby S, et al. Critical review of current left ventricular assist devices. *Perfusion* 2000;15:399–420.**
5. Korfer R, El-Banayosy A, Arusoglu L, et al. Temporary pulsatile ventricular assist devices and biventricular assist devices. *Ann Thorac Surg* 1999;68:678–683.
6. Park SJ, Nguyen DQ, Bank AJ, et al. Left ventricular assist device bridge therapy for acute myocardial infarction. *Ann Thorac Surg* 2000;69:1146–1151.
7. Bank AJ, Mir SH, Nguyen DQ, et al. Effects of left ventricular assist devices on outcomes in patients undergoing heart transplantation. *Ann Thorac Surg* 2000;69:1369–1375.
8. El-Banayosy A, Arusoglu L, Kizner L, et al. Novacor left ventricular assist system versus HeartMate vented electric left ventricular assist system as a long-term mechanical circulatory support device in bridging patients: a prospective study. *J Thorac Cardiovasc Surg* 2000;119:581–587.
9. SoRelle R. Third AbioCor artificial heart implanted in Houston. *Circulation* 2001;104: e9033.
10. **McCarthy PM, Hoercher K. Clinically available intracorporeal ventricular assist devices. *Prog Cardiovasc Dis* 2000;43:37–46.**
11. **Dowling RD, Etoch SW. Clinically available extracorporeal assist devices. *Prog Cardiovasc Dis* 2000;43:27–36.**
12. Altemose GT, Gritsus V, Jeevanadam V, et al. Altered myocardial phenotype after mechanical support in human beings with advanced cardiomyopathy. *J Heart Lung Transplant* 1997;16:765–773.
13. Bartling B, Milting H, Schumann H, et al. Myocardial gene expression of regulators of myocyte apoptosis and myocyte calcium homeostasis during hemodynamic unloading by ventricular assist devices in patients with end-stage heart failure. *Circulation* 1999; 100[Suppl II]:II-216–II-223.
14. Helman DN, Maybaum SW, Morales DLS, et al. Recurrent remodeling after ventricular assistance: is long-term myocardial recovery attainable? *Ann Thorac Surg* 2000; 70:1255–1258.

15. Ashton RC, Goldstein DJ, Rose EA, et al. Duration of left ventricular assist device support affects transplant survival. *J Heart Lung Transplant* 1996;15:1151–1157.
16. Farrar DJ, Hill JD et al. Recovery of major organ function in patients awaiting heart transplantation with Thoratec ventricular assist devices. *J Heart Lung Transplant* 1994; 13:1125–1132.
17. Reinhartz O, Farrar DJ, Hershon JH, et al. Importance of preoperative liver function as a predictor of survival in patients supported with Thoratec ventricular assist devices as a bridge to transplantation. *J Thorac Cardiovasc Surg* 1998;116:633–640.
18. McBride LR, Naunheim KS, Fiore AC, et al. Clinical experience with 111 Thoratec ventricular assist devices. *Ann Thorac Surg* 1999;67:1233–1239.
19. Hetzer R, Muller J, Weng Y, et al. Cardiac recovery in dilated cardiomyopathy by unloading with a left ventricular assist device. *Ann Thorac Surg* 1999;68:742–749.
20. Slater JP, Rose EA, Levin HR, et al. Low thromboembolic risk without anticoagulation using advanced-design left ventricular assist devices. *Ann Thorac Surg* 1996;62:1321–1328.
21. Rose EA, Moskowitz AJ, Packer M, et al. The REMATCH trial: rationale, design, and end points. *Ann Thorac Surg* 1999;67:723–730.
22. Shapiro PA, Levin HR, Oz MC. Left ventricular assist devices. Psychosocial burden and implications for heart transplant programs. *Gen Hosp Psychiatry* 1996;18:30S–35S.
23. Helman DN, Addonizio LJ, Morales DLS, et al. Implantable left ventricular assist devices can successfully bridge adolescent patients to transplant. *J Heart Lung Transplant* 2000;19:121–126.
24. Ibrahim AE, Duncan BW, Blume ED, et al. Long-term follow-up of pediatric cardiac patients requiring mechanical circulatory support. *Ann Thorac Surg* 2000;69:186–192.
25. **Madigan JD, Choudhri AF, Chen J, et al. Surgical management of the patient with an implanted cardiac device. *Ann Surg* 1999;230:639–647.**
26. Schmid C, Wilhelm M, Dietl K, et al. Noncardiac surgery in patients with left ventricular assist devices. *Surgery* 2001;129:440–444.

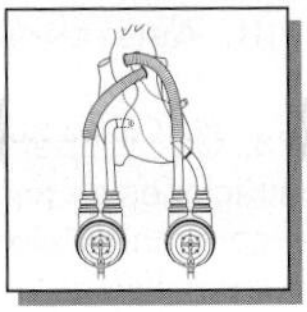

Protección miocárdica intraoperatoria

John W. C. Entwistle III y Andrew S. Wechsler

I. Introducción

La cirugía cardíaca se lleva a cabo con el fin de mantener o restablecer la función cardíaca en el corazón enfermo. Sin embargo, la realización de este procedimiento se acompaña, necesariamente, de lesiones miocárdicas. Se debe proteger el miocardio para minimizar los efectos nocivos en el corazón. Una estrategia adecuada de protección miocárdica comprende intervenciones antes, durante y después del comienzo de la isquemia miocárdica, incluyendo el tratamiento pre y postoperatorio del paciente. Como tal, todo el personal médico implicado en el cuidado perioperatorio del enfermo cardíaco debe ser consciente de las repercusiones de la conservación miocárdica. Cualquier enfoque de conservación miocárdica se puede hacer infinitamente complejo, pero en la mayoría de los enfermos será suficiente emplear un número limitado de técnicas y de agentes diseñados para minimizar las diferencias entre el suministro y la utilización de oxígeno durante la isquemia. La reciente popularidad de la cirugía cardíaca con corazón latiendo ha precisado el desarrollo de diversas estrategias de protección miocárdica, pero siguen basándose en el equilibrio entre el suministro y la demanda de oxígeno. Asimismo, el uso de técnicas mínimamente invasivas, como el acceso a través del puerto (port access), ha aumentado el papel del anestesista en los aspectos perioperatorios de la protección miocárdica.

II. Historia de la protección miocárdica

A. Con anterioridad a la introducción del sistema de derivación cardiopulmonar, las primeras intervenciones cardíacas se llevaron a cabo sin protección miocárdica. Se emplearon el enfriamiento miocárdico tópico y la **hipotermia sistémica** para facilitar la realización de la operación.

B. En 1955, Melrose recomendó la utilización de cardioplejía hiperpotasémica con el fin de obtener inactividad cardíaca durante la operación. Esta estrategia hubo de ser abandonada debido al daño miocárdico permanente (**«corazón de piedra»**) producido por las elevadas concentraciones de potasio empleadas.

C. En 1956, Lillehei introdujo la técnica de administración de cardioplejía a través de la aurícula derecha o el seno coronario (**«cardioplejía retrógrada»**) en operaciones de la válvula aórtica.

D. Los procedimientos utilizados para obtener paralización miocárdica, como el clampaje aórtico intermitente, se realizaron fundamentalmente con el fin de facilitar la operación, prestando menor atención a las consecuencias isquémicas en el miocardio. Se mantuvieron el interés y la investigación acerca de la cardioplejía química, pero no se empleó a nivel clínico.

E. **Enfriamiento miocárdico tópico** con solución salina congelada o granizada se empleó inicialmente como una forma de protección miocárdica.

F. Se estableció la existencia de correlación entre la protección miocárdica insuficiente y el inicio de la **necrosis miocárdica** en pacientes que padecieron shock cardiogénico postoperatorio. Se obtuvo la confirmación clínica cuando se observó una elevada tasa de infarto de miocardio perioperatorio en enfermos sometidos a injertos de derivación arterial coronaria o intervenciones valvulares.

G. En 1973, Gay y Ebert reintrodujeron la **parada cardíaca hiperpotasémica,** pero con concentraciones de potasio inferiores a 20 mmol, previniendo así la aparición del síndrome del corazón de piedra observado con el uso inicial de la cardioplejía potásica. Esta innovación constituyó el inicio de la utilización de una técnica que permitía la combinación de protección miocárdica eficaz e inactividad cardíaca.

H. A finales de la década de los años setenta, Follette y cols.[1] y Buckberg popularizaron el uso de **cardioplejía sanguínea,** citando los efectos beneficiosos obtenidos mediante la utilización de las ventajas intrínsecas de la sangre enriquecida con potasio, como los tampones naturales y la capacidad de suministro de oxígeno.

III. Fisiología cardíaca

A. El miocardio cuenta con una tasa elevada de consumo de energía en condiciones normales, lo que requiere un suministro de oxígeno constante al miocardio. Se produce **isquemia miocárdica** cuando la demanda de oxígeno supera al suministro de esta molécula, y aparece infarto cuando esta situación se mantiene durante un período temporal prolongado.

B. El **suministro de oxígeno** al miocardio depende de la concentración de hemoglobina en la sangre, de la saturación de oxígeno arterial y del flujo de sangre oxigenada al miocardio. En condiciones normales, el flujo sanguíneo al miocardio está controlado mediante **autorregulación,** en la que el flujo sanguíneo se equilibra con los requerimientos miocárdicos. La autorregulación no está activa cuando la presión sanguínea se encuentra por encima o por debajo del intervalo autorregulador.

C. El **subendocardio** recibe su flujo nutritivo principalmente durante la diástole y es vulnerable frente a variaciones del flujo sanguíneo.

1. El flujo depende del gradiente transmural, es decir, la diferencia entre la presión diastólica aórtica y la presión diastólica final intraventricular.
2. El suministro de oxígeno puede ser insuficiente debido a una disminución de la presión de perfusión (hipotensión sistémica o arteriopatía coronaria) o un aumento de la presión telediastólica ventricular (estenosis aórtica, fibrilación ventricular o distensión ventricular).

D. El corazón depende del suministro continuo de oxígeno para mantener su función íntegra.

1. En presencia de oxígeno, se fabrica adenosina trifosfato (ATP) a una tasa de 36 moles por mol de glucosa.
2. En condiciones anaerobias, la producción de ATP disminuye a 2 moles de ATP por mol de glucosa. Se acumulan lactato e hidrógeno en los tejidos, lo que inhibe aún más la glicólisis y otras funciones celulares.

E. El **consumo de oxígeno** miocárdico depende del trabajo realizado por el corazón (Figura 22.1)[2,3].

1. El miocardio ventricular de funcionamiento normal consume 8 ml de O_2 por 100 g de miocardio por minuto.
2. Esta cifra disminuye a 5,6 ml de O_2 por 100 g de miocardio en el corazón latiendo vacío y a 1,1 ml de O_2 por 100 g de miocardio por minuto en el corazón con parada inducida por potasio.
3. El enfriamiento miocárdico supone un descenso adicional de 0,3 ml de O_2 por 100 g de miocardio.

IV. Mecanismos de daño miocárdico isquémico. Los mecanismos por medio de los cuales la isquemia y la reperfusión lesionan el corazón son complejos, y existe un debate encendido acerca de la contribución de los componentes individuales de este proceso. Es posible que el proceso de reperfusión sea tan dañino para el miocardio como la lesión isquémica. En consecuencia, en el campo de la protección miocárdica es importante comprender los componentes que pudieran participar en el daño, debido a que la atenuación de estos factores dañinos puede aminorar la lesión, mientras que si se ignoran aspectos importantes del daño por isquemia y reperfusión se podría anular la eficacia de todas las demás medidas protectoras.

A. Durante la isquemia se produce una **reducción de fosfatos de alta energía.** Los productos de degradación pueden resultar aclarados con la reperfusión, lo que impide su conversión rápida a ATP.

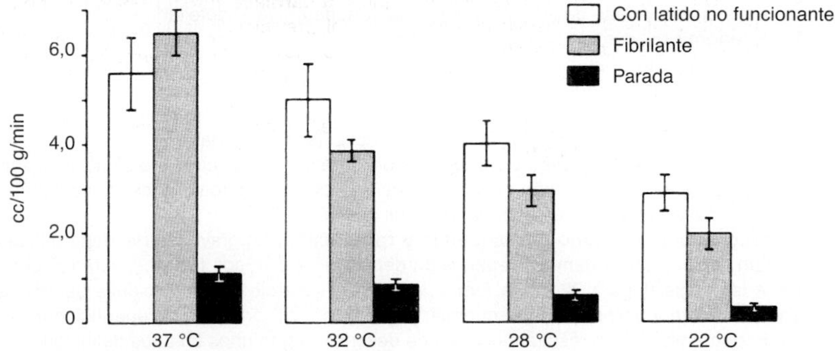

Figura 22.1. Captación de oxígeno del miocardio ventricular izquierdo en corazones perfundidos latientes vacíos, fibrilantes y parados a diversas temperaturas miocárdicas. La mayor disminución de la captación miocárdica de oxígeno a una temperatura dada se produce con la parada mecánica. La adición de hipotermia reduce en menor medida el consumo de oxígeno. (De Buckberg GD, Brazier JR, Nelson RL y cols. Studies of the effects of hypothermia on regional myocardial blood flow and metabolism during cardiopulmonary bypass. I. The adequately perfused beating, fribillating, and arrested heart. J Thorac Cardiovasc Surg 1977;73:87-94, con autorización.)

B. Aparece **acidosis intracelular** durante el metabolismo anaerobio y la acumulación de iones hidrógeno interfiere con la función de numerosas enzimas intracelulares.

C. El calcio es un elemento importante en diversas funciones celulares. Los flujos intracelulares de la concentración de calcio son parcialmente responsables de la contracción y relajación del miocardio. Se han referido alteraciones de la **homeostasia** intracelular **del calcio** con posterioridad a la isquemia y a la reperfusión. Las modificaciones en la tasa de captación o de liberación de este elemento dentro de la célula pueden tener consecuencias funcionales importantes.

D. La **lesión miocelular directa** debida a la isquemia puede producir disfunción miocárdica.

E. Además de las alteraciones documentadas de la homeostasia del calcio, puede aparecer una **sobrecarga** intracelular de **calcio** en el momento de la reperfusión al producirse la liberación de este ion por parte del retículo sarcoplasmático o su entrada en la célula a través de los canales de calcio, como el intercambiador de sodio-calcio o el canal de calcio tipo L. Las alteraciones de las concentraciones intracelulares de calcio pueden activar enzimas, desencadenar cascadas de segundos mensajeros o modificar el acoplamiento excitación-contracción. Las concentraciones de calcio pueden alcanzar tal magnitud que podrían aparecer contracturas.

F. Tras la reperfusión aparecen **radicales libres de oxígeno.** Se trata de compuestos muy inestables que son capaces de dañar a las proteínas, ácidos nucleicos, fosfolípidos y otros componentes celulares. Los antioxidantes naturales evitan el daño en circunstancias normales, pero estos sistemas endógenos se agotan durante la isquemia prolongada y son superados rápidamente.

G. **Puede ocurrir activación del complemento** como parte del proceso de inflamación general que aparece con el daño.

H. **Interacciones adversas entre células endoteliales y leucocitos,** que se producen tras la isquemia y la reperfusión. En condiciones normales, el endotelio y los neutrófilos producen, y responden a, numerosos compuestos señalizadores. Existe un delicado equilibrio entre la vasoconstricción y la vasodilatación, así como entre la promoción y la prevención de trombosis. La adenosina, el óxido nítrico, la endotelina y el tromboxano constituyen algunas de las potentes sustancias cuya producción y efectos resultan modificados tras la isquemia y la reperfusión. Esto podría generar un estado de alteración de la interacción célula endotelial-leucocito, produciendo zonas de perfusión miocárdica inadecuada y daño debido al aumento de la adherencia endotelial[4].

I. El **edema** miocárdico podría ser consecuencia del daño por isquemia y reperfusión. El edema puede aparecer como respuesta a los numerosos acontecimientos dañinos y puede modificar la función de todas las células del miocardio. El edema se ha implicado en la disfunción contráctil, la disminución de la distensibilidad ventricular y la oclusión capilar que inhibe la reperfusión de la microcirculación coronaria.

J. El daño a **componentes no miocíticos** del corazón puede causar disfunción sistólica y diastólica, incluyendo daño al endotelio de la circulación coronaria, así como a fibroblastos y otros componentes estructurales del corazón.

V. Consecuencias del daño por isquemia y reperfusión. La gravedad del daño miocárdico tras un período de isquemia y reperfusión depende de diversos factores, como la duración de la isquemia (Figura 22.2)[5]; la temperatura del miocardio; las condiciones del miocardio antes, durante y después de la isquemia, y el método utilizado para la reperfusión miocárdica. El daño miocárdico resultante se puede describir según unos criterios definidos.

A. Los períodos breves de isquemia pueden no producir ninguna deficiencia funcional identificable.

B. El **miocardio aturdido** representa daño por isquemia y reperfusión en su forma más leve. A pesar de que el aturdimiento puede ser grave, representa miocardio viable con disfunción sistólica o diastólica en presencia de perfusión miocárdica normal. Por definición, no existe necrosis en el miocardio aturdido. Cuando se permite tiempo suficiente, dicho miocardio manifestará una recuperación funcional completa en ausencia de daño adicional. El miocardio aturdido es distinto del miocardio en hibernación, que es miocardio viable con infraperfusión crónica y consiguiente regulación a la baja de sus elementos contráctiles. Mediante la revascularización, este miocardio comienza a recuperar su fenotipo normal y posteriormente retoma su función normal.

C. La **necrosis miocárdica** aparece cuando se daña de forma irreversible a los miocitos. Es posible que la necrosis no pueda ser identificada con facilidad desde el punto de vista funcional o histológico inmediatamente después del daño y, por tanto, podría no ser distinguible del miocardio aturdido. No obstante, estas células mueren finalmente, a pesar de la reperfusión, y son sustituidas por tejido cicatricial no contráctil.

VI. Intención de la cardioplejía. A nivel histórico, la mayor parte de las operaciones cardíacas realizadas durante las cuatro últimas décadas se han llevado a cabo en condiciones de parada cardíaca. A pesar de la reciente popularidad de la cirugía cardíaca con corazón latiendo, la parada cardíaca todavía se utiliza predominantemente durante la reparación/sustitución de válvulas, trasplante cardíaco e intervenciones de la raíz aórtica. La cardioplejía tiene objetivos independientes, pero con frecuencia interrelacionados.

A. El primero de ellos es aportar **inactividad cardíaca.** La mayoría de las intervenciones cardíacas se realizan con mayor facilidad en un corazón flácido y sin contracciones que en un corazón con latido. Además, ello disminuye la posibilidad de una embolia por aire durante la intervención abierta realizada en las cavidades izquierdas del corazón. Aunque la paralización cardíaca se produjo inicialmente por medio del enfriamiento de este órgano, la cardioplejía basada en potasio puede permitir una parada rápida y reversible.

B. En segundo lugar, la interrupción del flujo sanguíneo miocárdico facilita la operación, ya que aporta un **campo sin sangre** y una mejor visibilidad. Durante la mayor parte de las intervenciones cardíacas se aplica un clampaje de la aorta ascendente, lo que elimina el flujo coronario continuo. Mediante la utilización de cardioplejía es posible reducir de modo significativo los requerimientos energéticos del miocardio, aumentando de esa forma la seguridad y la duración permitida de dicha interrupción del flujo sanguíneo.

C. Mediante la reducción del consumo energético miocárdico se obtiene la conservación de la función miocárdica, a pesar de los períodos significativos de isquemia miocárdica.

D. Los métodos actuales de parada miocárdica cardiopléjica permiten la reanudación rápida de actividad contráctil al final de la intervención. Se puede prolongar el período de parada cardíaca mediante la administración de dosis adicionales de cardioplejía y se puede acortar con el restablecimiento del flujo sanguíneo miocárdico, con lavado de la cardioplejía. Este control permite al cirujano minimizar el tiempo de derivación cardiopul-

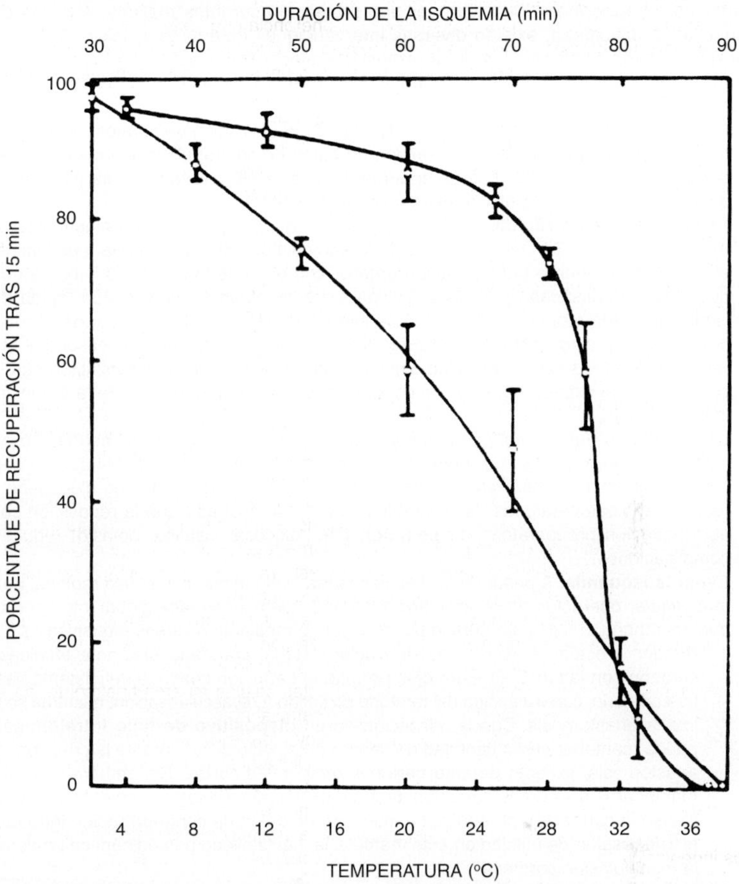

Figura 22.2. Relación entre la temperatura miocárdica, duración de la isquemia y recuperación del flujo sanguíneo aórtico. Se muestran dos grupos de experimentos. En estudios de duración de la isquemia (eje horizontal superior, círculos abiertos), se sometió el corazón a isquemia durante diversos períodos temporales a 30 °C y posteriormente se reperfundió. El porcentaje de recuperación miocárdica se muestra en el eje vertical y disminuye de modo constante a lo largo del tiempo. En los estudios de temperatura (eje horizontal inferior, cuadrados abiertos), los corazones se sometieron a 60 minutos de isquemia a diversas temperaturas miocárdicas y se reperfundieron a continuación. Al disminuir la temperatura del miocardio por debajo de 28 °C aumenta la recuperación miocárdica. (De Hearse DJ, Stewart DA, Braimbridge MV. Cellular protection during myocardial ischemia. The development and characterization of a procedure for the induction of reversible ischemic arrest. Circulation 1976;54:193-202, con autorización.)

monar en espera del restablecimiento de la función cardíaca al tiempo que aporta una protección miocárdica máxima durante la realización de la intervención.

VII. Intervención con anterioridad al comienzo de la isquemia. La protección miocárdica óptima requiere un enfoque completo y de diseño adecuado que incluya las características particulares de cada paciente. La insuficiencia aórtica, la hipertrofia ventricular y la enfermedad arterial coronaria obstructiva son algunos de los factores que pueden alterar el manejo intraoperatorio para obtener una protección cardíaca máxima. Además de la planificación anticipada, existen diversas intervenciones anteriores al inicio de la isquemia que influyen en la eficacia de la protección miocárdica. Casi todos los aspectos de esta protección implican mantener el equilibrio entre el suministro y la demanda miocárdica de oxígeno.

A. Minimizar la isquemia en curso puede requerir la utilización de nitratos, anticoagulantes, agentes antiplaquetarios o inserción de balón de contrapulsación intraaórtico en el período preoperatorio. Se han de controlar la hipertensión, la taquicardia y la ansiedad del enfermo. Se debería utilizar oxígeno generosamente.

B. Revascularización rápida. Cualquier signo de isquemia precisará un diagnóstico y un manejo agresivos. Si no se puede controlar inmediatamente la isquemia y es inminente el infarto, se requerirá una operación urgente con el fin de aliviar la isquemia, a no ser que esté contraindicado por otros motivos. En esta situación, la inversión rápida de la isquemia podría requerir la utilización de injertos de vena safena en lugar de conductos arteriales si la extracción de la arteria mamaria interna retrasase innecesariamente la remisión de la isquemia. De modo similar, la elección entre revascularización cardíaca con circulación extracorpórea o con corazón latiendo puede depender de la urgencia de la intervención.

C. La **reposición nutricional** puede ser posible en el marco de la cirugía cardíaca programada. El corazón agotado dispone de una reserva pequeña y es posible que no soportase la isquemia. Se han relacionado las concentraciones reducidas de glucógeno con respuestas postoperatorias desfavorables y se ha demostrado que la reposición con la administración preoperatoria de **solución GIK** (glucosa, insulina, potasio) reduce las complicaciones.

D. Evitar la isquemia. A pesar de que es necesaria la isquemia miocárdica regional durante cualquier operación de revascularización, la isquemia cardíaca global intraoperatoria que acompaña al clampaje aórtico puede evitarse mediante diversos mecanismos.

1. Pueden efectuarse injertos de derivación arterial coronaria mediante técnicas de corazón con latido. Esta estrategia permite la perfusión continua del sistema vascular coronario, con excepción del territorio sometido a revascularización, mientras se realiza la anastomosis. Con la utilización de un **dispositivo de flujo intraluminal** se puede mantener cierta cantidad de sangre en el vaso distal durante la creación de la anastomosis, excepto durante períodos temporales cortos. Sin embargo, se ha de mantener la presión de perfusión dentro del intervalo fisiológico con el fin de evitar la isquemia cardíaca y periférica. La inserción de balón de contrapulsación intraaórtico puede resultar de utilidad en este marco si la inestabilidad hemodinámica procede de la manipulación cardíaca.
2. La revascularización puede llevarse a cabo con una isquemia cardíaca mínima mediante el uso de la derivación cardiopulmonar sin clampaje aórtico. En el marco del corazón latiendo en vacío, el sistema de derivación apoya la perfusión tanto al cuerpo como a las arterias coronarias, lo que elimina la inestabilidad hemodinámica y la posterior hipoperfusión que podría estar asociada a la manipulación cardíaca en algunos pacientes sin bomba. A pesar de que esta técnica no evita los efectos sistémicos de la perfusión extracorpórea, elimina los efectos de la hipotermia sistémica y evita los efectos miocárdicos de la cardioplejía. Al eliminar el trabajo realizado por el corazón, los requerimientos energéticos miocárdicos pueden descender hasta un 20% de los correspondientes al corazón funcionante.
3. Se pueden realizar intervenciones intracardíacas sin isquemia cardíaca significativa cuando el paciente tiene derivación sin clampaje aórtico. Aunque la visibilidad puede ser limitada, los procedimientos como la reparación o sustitución de las válvulas tricúspide o mitral o la reparación de defectos septales auriculares o ventriculares se pueden llevar a cabo con perfusión coronaria continua. En las intervenciones del corazón izquierdo, el ventrículo izquierdo debe mantenerse descomprimido para evitar la expulsión de aire a través de la válvula aórtica y la consiguiente embolia gaseosa. La frecuencia de esta técnica podría aumentar debido a la adopción de nuevos procedimientos de remodelación ventricular.

E. La **parada fibrilatoria** crea un corazón prácticamente inmóvil para permitir la realización de numerosas intervenciones cardíacas. Se puede obtener mediante estimulación eléctrica o enfriamiento miocárdico.

1. La parada fibrilatoria normotérmica se produce al situar un generador de corriente alterna en contacto con el miocardio ventricular. Mientras se mantenga dicho contacto, el ventrículo permanecerá en fibrilación, permitiendo la realización de los procedimientos en el corazón con escaso movimiento ventricular. En este estado, es posible abrir el corazón izquierdo para efectuar intervenciones como el cierre de un defecto septal auricular, sin temor a introducir gas en la circulación arterial.
   a. Debido a que el miocardio se mantiene templado, el consumo energético sigue siendo elevado.
   b. El miocardio en fibrilación tiene una mayor tensión de pared.
   c. Por consiguiente, esta técnica no es recomendable.
2. Se produce **parada fibrilatoria hipotérmica**[6] al disminuir la temperatura miocárdica cuando se enfría el organismo. El consumo energético del miocardio es inferior al correspondiente a la fibrilación ventricular caliente, pero no tan bajo como durante la parada completa. Se pueden llevar a cabo intervenciones como injerto de derivación arterial coronario o sustitución de la válvula mitral sin interrumpir la perfusión miocárdica. Se debe evitar la fibrilación en condiciones de hipertrofia ventricular (Figura 22.3)[7].
3. El clampaje aórtico intermitente se puede combinar con la fibrilación ventricular miocárdica hipotérmica durante la realización de las anastomosis distales de una operación de injerto de derivación arterial coronario para mejorar la visibilidad y minimizar la duración de la isquemia miocárdica.

F. La **prevención de la distensión ventricular** es importante debido a que los aumentos de la tensión de pared incrementan notablemente el consumo de oxígeno al tiempo que reducen su aporte.

1. Después de efectuar la derivación en el enfermo y de que el corazón no expulse sangre hacia la aorta, se inserta un aspirador en el ventrículo izquierdo a través de la vena pulmonar superior derecha.
2. El aspirador es drenado activamente hacia el reservorio cardiotómico del sistema de derivación cardiopulmonar a una velocidad de 100 a 300 ml/min para mantener descomprimido el ventrículo izquierdo.

G. El **precondicionamiento miocárdico** se refiere al concepto de que un miocardio sometido a un período corto de isquemia puede disponer de una capacidad mejor de tolerar un período posterior y más prolongado de isquemia[8].

1. Desde el punto de vista experimental, los corazones expuestos a estímulos isquémicos de breve duración mantienen un área necrótica menor después de un segundo período de isquemia más prolongada. La respuesta de precondicionamiento puede obtenerse con numerosos estímulos, como la isquemia, la hipertermia o el uso de fármacos (bradicinina, óxido nítrico, fenilefrina, endotoxina, adenosina).
2. El efecto del precondicionamiento es controvertido en el plano clínico. No obstante, parece más probable que sea relevante en ausencia de protección miocárdica, lo que aumenta su aplicabilidad en el marco de la cirugía cardíaca con corazón latiendo o cuando la protección miocárdica es subóptima, como sucede en la hipertrofia ventricular grave o la arteriopatía coronaria obstructiva.

H. La utilización de una solución cardiopléjica caliente y oxigenada para inducir la parada miocárdica **(inducción caliente)** minimiza el consumo energético al comportar la parada ventricular y aporta oxígeno y sustratos al miocardio. La distribución de la cardioplejía al subendocardio está maximizada debido a que el corazón está parado en diástole. Esta administración preisquémica de cardioplejía ha demostrado su eficacia en la protección miocárdica[9].

I. La **parada diastólica** representa el método más común de protección miocárdica cuando se emplea clampaje aórtico. Se utilizan soluciones enriquecidas con potasio para producir y mantener la parada hasta la reperfusión. El potencial eléctrico en la membrana celular está determinado por las concentraciones de los iones en cada lado de la misma en un momento dado. El potencial de descanso de la membrana celular es de unos –90 mV.

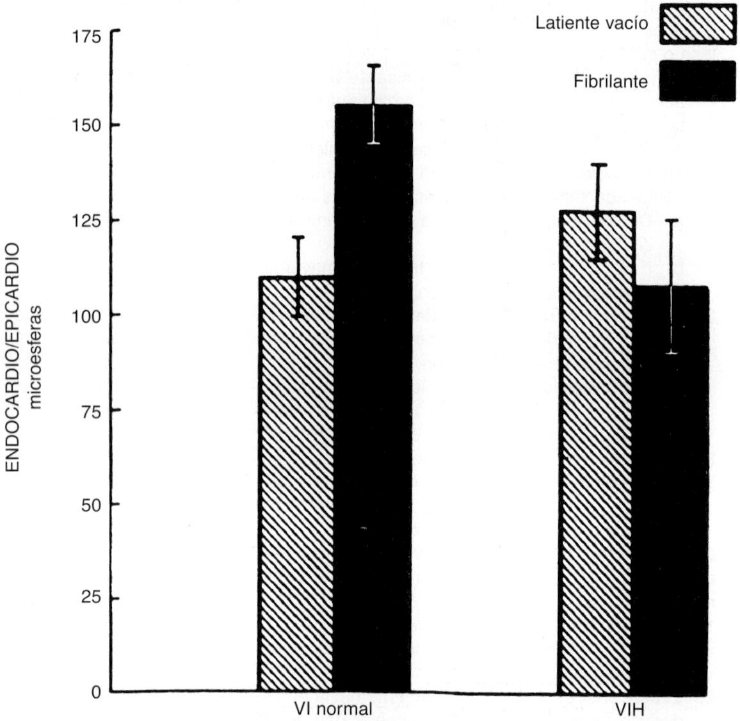

Figura 22.3. Distribución del flujo miocárdico ventricular izquierdo en el corazón normal e hipertrófico. En la hipertrofia ventricular izquierda, el flujo sanguíneo endocárdico está comprometido durante la fibrilación, al disminuir el cociente de flujo endocárdico frente a epicárdico. Esto no sucede en el ventrículo normal. (De Hottenrott CE, Towers B, Kurkji HJ y cols. The hazard of ventricular fibrillation in hypertrophied ventricles during cardiopulmonary bypass. J Thorac Cardiovasc Surg 1973;66:742-753, con autorización.)

Durante la activación, la membrana se despolariza (disminuye su carga negativa), lo que permite la entrada de sodio a través de canales de sodio dependientes de voltaje y de tiempo. Las concentraciones intracelulares de este ion aumentan, produciendo contracción. Aparece relajación cuando el calcio es secuestrado en sus localizaciones intracelulares. Con la adición de la cardioplejía, con una concentración de potasio de 8 a 10 mEq/l, se produce despolarización. Ello ocasiona la entrada de sodio, pero los canales se cierran de forma dependiente del tiempo. No obstante, debido a que la concentración de potasio se mantiene elevada en el espacio extracelular, la membrana continúa despolarizada y los canales de sodio siguen cerrados e inactivos. Por tanto, la célula no es excitable en estado de parada diastólica. Al desaparecer la cardioplejía del espacio extracelular, la célula se vuelve a polarizar y recupera la capacidad de excitación. Éste es un motivo por el cual la cardioplejía puede requerir dosis múltiples durante el curso de la intervención.

VIII. Intervención durante la isquemia. El período de isquemia miocárdica es aquel en el que el miocardio es más vulnerable al daño. Son posibles numerosas intervenciones con el fin de minimizar el daño, pero no todas ellas son necesarias en cada situación. La estrategia global de protección miocárdica se debe individualizar en función de las circunstancias imperantes.

A. La determinación de la **temperatura miocárdica** deseada es fundamental para planificar la estrategia protectora[10-12]. A pesar de que se puede intervenir con un corazón templado o hipotérmico, se han de elegir los demás componentes de la estrategia protectora teniendo en cuenta la temperatura miocárdica.

1. La **hipotermia** resulta de utilidad debido a que el consumo miocárdico de oxígeno disminuye en un 50% por cada descenso de 10 °C de temperatura miocárdica **(efecto Q10).** Por consiguiente, la disminución absoluta mayor del consumo energético miocárdico se produce al descender la temperatura miocárdica a 25 °C con ganancias relativas menores al avanzar hasta la hipotermia profunda. La ventaja principal de la hipotermia es que permite la interrupción del flujo sanguíneo miocárdico durante períodos cortos de tiempo, posibilitando la realización de la intervención con un mínimo daño isquémico miocárdico[2]. Sin embargo, la hipotermia se asocia con lesiones miocárdicas, como alteraciones de la fluidez celular y gradientes transmembrana, con la producción de edema miocárdico y un descenso resultante del rendimiento ventricular. Cuando se desea, se puede producir enfriamiento miocárdico mediante varios mecanismos.
   - **a.** El enfriamiento miocárdico se suele producir con mayor frecuencia mediante la **administración de cardioplejía.** La cardioplejía se administra habitualmente a una temperatura entre 4 °C y 10 °C y aportará un enfriamiento miocárdico entre 15 °C y 16 °C. La cardioplejía se puede administrar mediante una ruta anterógrada por medio de las arterias coronarias o una ruta retrógrada a través de una cánula especial situada en el seno coronario.
   - **b.** La hipotermia sistémica profunda como método rutinario de protección miocárdica es poco práctico debido a que precisa de un período temporal prolongado para el enfriamiento y el recalentamiento. No obstante, el enfriamiento miocárdico en ausencia de hipotermia sistémica puede permitir el recalentamiento no intencionado del miocardio como consecuencia del contacto del corazón con el cuerpo y el retorno de sangre caliente a dicho órgano a través de las cavas y de colaterales no coronarias.
   - **c.** Se puede lograr un enfriamiento tópico mediante la utilización de solución salina helada o «granizada» o la utilización de una cubierta de enfriamiento. El hielo puede producir un enfriamiento miocárdico desigual. La solución «granizada» puede dañar el nervio frénico a través del contacto prolongado y aumentar la atelectasia y los derrames pleurales. Asimismo, los métodos tópicos de enfriamiento no permiten el descenso de temperatura del miocardio profundo y, por tanto, son más adecuados para enfriar el ventrículo derecho que el izquierdo. En el marco de la hipertrofia ventricular, los métodos tópicos son claramente inapropiados. El enfriamiento tópico puede constituir un complemento útil del enfriamiento con cardioplejía, especialmente de la cardioplejía retrógrada para mejorar el enfriamiento del ventrículo derecho.
2. Se puede emplear cardioplejía caliente con anterioridad al inicio de la isquemia como inducción caliente (véanse párrafos anteriores). No obstante, es posible realizar toda la operación con **cardioplejía caliente.** Debido a que el miocardio se mantiene a una temperatura caliente, la actividad metabólica continúa, aunque en un grado inferior como consecuencia de la supresión de la actividad mecánica cardíaca. Este requerimiento oxigénico constante impide la utilización de períodos importantes de isquemia durante la operación[13,14].
   - **a.** Se ha de administrar cardioplejía caliente de forma continua con el fin de evitar el daño isquémico.
   - **b.** Su uso se asocia a menos infartos de miocardio postoperatorios y una menor incidencia de estado de bajo gasto.
   - **c.** Requiere la utilización de cardioplejía sanguínea debido a que la cardioplejía basada en cristaloides no es capaz de transportar suficiente oxígeno para satisfacer las demandas del miocardio templado.
   - **d.** La cardioplejía caliente puede no proporcionar protección adecuada en presencia de enfermedad arterial coronaria severa, en la que una distribución heterogénea puede conducir a una protección escasa.

3. La cardioplejía tibia, administrada a 29 °C, puede aportar algunos de los efectos beneficiosos de la hipotermia caliente y minimizar los efectos de la hipotermia sobre el miocardio.

B. La **composición ideal de la cardioplejía** constituye un tema muy debatido. Existen dos tipos fundamentales de cardioplejía: cristaloide y sanguínea. La cardioplejía sanguínea representa la solución utilizada más comúnmente en la cirugía cardíaca de adultos hoy en día, aunque la «receta» de distintos cirujanos varía significativamente. La cardioplejía puede hacerse de naturaleza infinitamente compleja mediante el uso de aditivos y variaciones en la administración. La mayoría de dichos aditivos se elige con el fin de tratar las supuestas causas de la isquemia-reperfusión delineadas en la Sección **IV.** La evidencia disponible relativa a la superioridad de un régimen cardiopléjico frente a otro es controvertida[15]. A pesar de que los efectos beneficiosos de la cardioplejía sanguínea pueden incluir una mejor recuperación funcional sistólica, una disminución del daño isquémico y un descenso del metabolismo anaeróbico miocárdico, parece que no dispone de efectos beneficiosos a largo plazo respecto a la función ventricular.

1. La **cardioplejía cristaloide** se utiliza con escasa frecuencia en pacientes adultos en Estados Unidos. Una excepción notable es la conservación del corazón donado durante el trasplante cardíaco.
   a. Las soluciones cristaloides no contienen hemoglobina y, por tanto, únicamente reparten oxígeno disuelto. A temperaturas frías, el suministro oxigénico es adecuado para mantener al miocardio. Solamente se puede emplear, por tanto, cardioplejía cristaloide asociada a una estrategia de hipotermia miocárdica.
   b. Se han de controlar rigurosamente todos los componentes. Sin embargo, cada aditivo aumenta la complejidad de la cardioplejía. Además, la mayoría de los aditivos se utilizan para sustituir a sustancias ya presentes en la cardioplejía sanguínea.
2. La **cardioplejía sanguínea** se produce al mezclar sangre con cristaloides en una proporción definida, con un hematocrito final situado habitualmente entre 16% y 20%.
   a. La sangre contiene hemoglobina y, por tanto, cuenta con una elevada capacidad de transporte de oxígeno. No obstante, a temperaturas bajas, la curva de disociación oxígeno-hemoglobina se desplaza hacia la izquierda, reduciendo la cantidad de oxígeno disponible para el miocardio. Sin embargo, debido a la hemoglobina, se puede administrar cardioplejía sanguínea caliente o fría. La frecuencia de administración varía en función de la temperatura.
   b. La sangre contiene tampones, antioxidantes, coloides y muchas otras sustancias que podrían tener efectos beneficiosos importantes en la protección miocárdica. Debido a dichos componentes, la cardioplejía sanguínea puede requerir menos aditivos.
   c. La viscosidad de la sangre es mayor que la del cristaloide, lo que se agrava debido a la adición de la hipotermia. Sin embargo, la cardioplejía sanguínea produce una protección miocárdica buena, lo que indica que la preocupación acerca de la viscosidad y el enlodamiento capilar es exagerada.
   d. No se conoce el hematocrito ideal para la cardioplejía sanguínea, pero podría depender de la temperatura del miocardio y de la frecuencia de administración. La **microplejía** se refiere a la utilización de sangre con dilución mínima con cristaloide que contiene solamente los elementos necesarios para lograr la parada cardíaca. En teoría, evitar la hemodilución disminuye el edema miocárdico y, por tanto, mejora la función ventricular izquierda postoperatoria.

C. **Ruta de administración de cardioplejía.** Se puede administrar cardioplejía en dirección anterógrada o retrógrada.

1. La **cardioplejía anterógrada** se administra al miocardio a través de las arterias coronarias.
   a. Generalmente, se administra a través de una cánula situada en la raíz aórtica, con posterioridad a la aplicación del clampaje aórtico. El flujo suele comenzar a una velocidad de 150 ml/(min · m^2) y se ajusta para mantener una presión mínima de la raíz aórtica. La infusión rápida produce una distribución desigual y una protec-

ción de mala calidad. La dosis inicial típica es de 10 a 15 ml/kg, hasta 1.000 ml. La presión de perfusión baja comporta una distribución desigual de la cardioplejía, mientras que una presión alta puede dañar el endotelio. La presión de perfusión se encuentra típicamente entre 70 y 100 mm Hg.

   b. La cardioplejía anterógrada a través de la raíz aórtica no se puede utilizar en presencia de una insuficiencia valvular aórtica significativa. En primer lugar, es difícil obtener una presión adecuada de la raíz aórtica cuando la válvula aórtica no es competente. En segundo lugar, la cardioplejía entra en el ventrículo izquierdo, produciendo un aumento de la presión intraventricular y de la tensión de la pared y dificultando la administración de la cardioplejía al subendocardio. En esta situación, se puede administrar cardioplejía anterógrada directamente a través de las arterias coronarias izquierda y derecha utilizando cánulas especiales situadas en el ostium coronario tras la apertura de la raíz aórtica.

   c. En presencia de enfermedad arterial coronaria obstructiva grave, especialmente en ausencia de vasos colaterales, puede producirse distribución desigual de la cardioplejía a través de la ruta anterógrada. El enfriamiento tópico con solución salina helada o «granizada» puede mejorar el enfriamiento en este contexto.

   d. Durante el injerto de derivación arterial coronaria se pueden administrar dosis adicionales de cardioplejía a lo largo del injerto al finalizar cada uno de ellos. Esto no sólo permite al cirujano comprobar el flujo del injerto, sino la administración de cardioplejía a una lesión con limitación de flujo en la que la dosis inicial de cardioplejía podría no haber sido adecuada.

2. La **administración retrógrada** se puede emplear como complemento de la administración anterógrada o como ruta primaria de protección miocárdica[16]. La cardioplejía se administra al miocardio a través de las venas coronarias por medio del seno coronario.

   a. Se sitúa una cánula especial dentro del seno coronario a través de un pequeño orificio en la aurícula derecha. La presión de administración de la cardioplejía es inferior a 40 mm Hg. Las presiones mayores podrían ocasionar lesiones.

   b. La colocación inadecuada del catéter puede producir daños en el seno coronario.

   c. Puesto que las venas coronarias que drenan el ventrículo derecho se introducen en el seno coronario en la cercanía de la aurícula derecha, o entran en la aurícula derecha directamente, es posible que la cardioplejía retrógrada no proteja adecuadamente el ventrículo derecho debido a que el catéter de cardioplejía se coloca más hacia el interior del seno coronario.

   d. La administración retrógrada se ha asociado a una pérdida mayor de enzimas cardíacas en el período postoperatorio, pero no se han identificado consecuencias clínicas de dichas pérdidas.

   e. La ventaja principal de la cardioplejía retrógrada es en la realización de intervenciones valvulares. En la sustitución de la válvula aórtica se pueden administrar dosis múltiples de cardioplejía sin interrupción del procedimiento ni canalización del ostium coronario individualmente. En las intervenciones mitrales, la retracción del corazón limita la distribución eficaz de la cardioplejía anterógrada, por lo que las dosis repetidas requieren la liberación de los retractores. Sin embargo, en la cardioplejía retrógrada es posible administrar dosis múltiples sin cambiar los retractores, lo que simplifica el procedimiento.

   f. Durante el injerto arterial completo con arterias in situ (mamaria interna y gastroepiploica) se pueden administrar dosis adicionales de cardioplejía mediante la ruta retrógrada debido a la imposibilidad de realizarlo a través de los injertos finalizados.

   g. En la oclusión aguda de la arteria coronaria, en la que los vasos colaterales no se han desarrollado, la cardioplejía retrógrada puede comportar cierta protección al miocardio isquémico antes de finalizar el injerto coronario.

3. **Con frecuencia se utilizan la cardioplejía anterógrada y retrógrada en conjunción,** existiendo diversas combinaciones. Los estudios han demostrado que la utili-

zación combinada aporta una protección miocárdica superior que la correspondiente a cualquiera de los dos métodos por separado (Figura 22.4)[17].

a. La cardioplejía anterógrada se puede emplear para parar el miocardio con dosis adicionales por vía retrógrada con aspiración de la raíz aórtica. Este enfoque maximiza la distribución de la cardioplejía.

b. Se puede administrar cardioplejía anterógrada y retrógrada durante todo el procedimiento tanto de forma alterna como simultánea[18]. Mediante la técnica alternante, se aplica frecuentemente cardioplejía retrógrada, que se interrumpe para administrar cardioplejía anterógrada en cada injerto finalizado o a través de la raíz aórtica. Con el método simultáneo, se mantiene la cardioplejía retrógrada mientras se emplea cardioplejía anterógrada en cada injerto, lo que minimiza el tiempo empleado en administrar la cardioplejía. Los colaterales venosos previenen la hipertensión venosa en el seno coronario. Las respuestas clínicas son similares en ambos métodos.

4. La **frecuencia de la administración de la cardioplejía** se determina por medio de varios factores, el más importante de los cuales es la temperatura miocárdica.

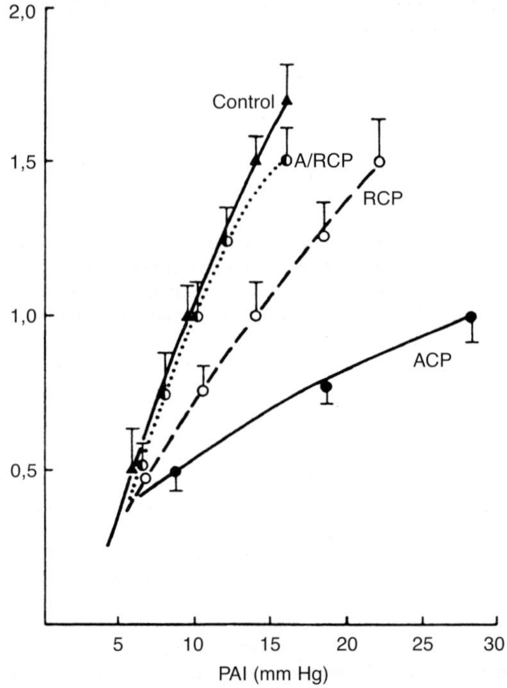

Figura 22.4. Recuperación global del índice de trabajo latido ventricular izquierdo (ITLVI) 30 minutos después de interrumpir la circulación extracorpórea. Al aumentar la presión auricular izquierda (PAI), el ITLVI aumenta en los corazones del grupo control. Los corazones protegidos únicamente con perfusión anterógrada (ACP, ●) recuperan en menor medida la función que aquellos protegidos con perfusión retrógrada (RCP, ○). Los corazones con perfusión combinada anterógrada y retrógrada (A/RCP, ◐) muestran una recuperación del ITLVI semejante a la observada en los valores del grupo control (▲) en este modelo. (De Partington MT, Acar C, Buckberg GD y cols. Studies of retrograde cardioplegia. II. Advantages of antegrade/retrograde cardioplegia to optimize distribution in jeopardized myocardium. J Thorac Cardiovasc Surg 1989;97:613-622, con autorización.)

a. El miocardio templado precisa un suministro constante de oxígeno y, por tanto, la administración constante de cardioplejía. Se puede interrumpir la cardioplejía durante períodos temporales breves con el fin de mejorar la visualización. Es posible obtener una hemodilución significativa cuando se utiliza cardioplejía con un contenido alto en cristaloides debido al elevado volumen requerido de cardioplejía. Son necesarias, asimismo, dosis altas de potasio para mantener la latencia electromecánica en el miocardio perfundido templado.

b. Respecto al miocardio frío, se puede mejorar la visualización con la administración intermitente de la cardioplejía. Cada aplicación constituye, básicamente, un período de reperfusión, por lo que se debería controlar la presión inicial de la cardioplejía del mismo modo que se hace durante la reperfusión.

c. Se puede emplear **cardioplejía de dosis única** con miocardio frío cuando la duración de la operación será limitada y no existe enfermedad arterial coronaria significativa que restringa la distribución de la cardioplejía.

d. En la mayoría de las situaciones son preferibles **pautas múltiples.** La dosis inicial produce parada cardíaca. Las dosis posteriores, a través de la raíz aórtica, de un injerto coronario finalizado o retrógrado, sirven para aclarar los productos metabólicos y reponer los sustratos. Quizás no se mantengan estas ventajas en el miocardio inmaduro.

D. La lista de **posibles aditivos a la cardioplejía** es muy extensa, y un listado y análisis completos resultarían abrumadores. La Tabla 1 recoge una lista parcial de los aditivos comunes. La gran mayoría de los aditivos se utilizan para tratar una o más de las supuestas causas del daño por isquemia-reperfusión. Además, la mayoría de ellos disponen de funciones similares a las de sustancias presentes en la sangre. La solución cardiopléjica debe equilibrar los objetivos de sencillez, coste y eficacia.

1. La **composición electrolítica** de la cardioplejía es importante para producir y mantener una parada miocárdica rápida y limitar el edema miocárdico.

a. La **cardioplejía «intracelular»** cuenta con una composición electrolítica que imita a la del espacio intracelular. Produce parada miocárdica al eliminar el gradiente de sodio a través de la membrana celular y, por tanto, suprime la fase 0 del potencial de acción.

1) Las soluciones intracelulares son cristaloides. La solución de Bretschneider constituye un ejemplo popular.

2) La diferencia osmótica producida por la baja concentración de sodio permite la utilización de diversos aditivos sin producir una solución hiperosmótica.

3) En la actualidad, dichas soluciones se utilizan principalmente para la conservación orgánica en el trasplante cardíaco.

b. Las **soluciones «extracelulares»** disponen de una concentración similar a la del suero. La parada diastólica es consecuencia de la despolarización de la membrana por medio de concentraciones altas de potasio.

1) Se utilizan concentraciones de potasio entre 8 y 30 mM para producir la parada. La administración de cardioplejía debe mantenerse hasta que se produz-

Tabla 22.1. Aditivos frecuentes en la cardioplejía

Componente	Objetivo
KCl	Producir/mantener parada diastólica
THAM/histidina	Amortiguar
Manitol	Osmolaridad, antioxidante
Aspartato/glutamato	Sustrato metabólico
$MgCl_2$	Atenúa los efectos del calcio
CPD	Disminuye la concentración de calcio libre
Glucosa	Sustrato metabólico
Sangre	Capacidad de transporte de oxígeno

CPD, citrato-fosfato-dextrosa; THAM, trometamina.

ca silencio eléctrico, ya que la actividad eléctrica persistente utiliza reservas de ATP. Las dosis posteriores de cardioplejía pueden emplear menores concentraciones de potasio siempre y cuando se mantenga la parada eléctrica, especialmente cuando se utiliza hipotermia.

2) Otros métodos de producción de parada cardíaca son el uso de magnesio o de anestésicos locales. Sin embargo, estos métodos no se utilizan frecuentemente debido a la sencillez de la parada inducida por potasio.

c. El **calcio** es vital para la función cardíaca. No obstante, las concentraciones elevadas de dicho elemento son perjudiciales para el miocardio. La limitación del calcio en la cardioplejía colabora en el mantenimiento de la parada.

1) La cardioplejía sin calcio produce parada debido a la ausencia de entrada de calcio a través de la membrana plasmática. Sin embargo, ello podría causar la **«paradoja del calcio»**, en la que se agota el calcio celular. Con la reperfusión, el calcio vuelve a entrar en la célula y puede producir daños graves. Por consiguiente, no se emplean soluciones sin calcio.

2) En lugar de limitar la concentración de calcio, se pueden restringir sus efectos con nifedipinea o diltiazem, inhibidores de los canales de calcio. Estos fármacos pueden mejorar el metabolismo miocárdico, pero sus propiedades inotrópicas negativas limitan su aplicación clínica.

d. La adición de **magnesio** a la cardioplejía puede contrarrestar los efectos del calcio, eliminando la necesidad de reducir sus niveles en la cardioplejía sanguínea[19]. Los efectos beneficiosos de la adición de magnesio dependen de las concentraciones relativas de ambos iones y la adición de magnesio a la cardioplejía sin calcio no comporta ningún efecto beneficioso.

2. El **pH** miocárdico es decisivo para el funcionamiento cardíaco. Durante la isquemia, existe una disminución del pH intracelular debido a la acumulación de lactato dentro de la célula. Los tampones son importantes en la cardioplejía al limitar la modificación del pH asociada al período de isquemia.

a. La sangre contiene numerosos tampones naturales, como los grupos histidina e imidazol en las proteínas.

b. Los tampones añadidos habitualmente a la cardioplejía son trometamina (THAM), Tris e histidina. Estos tampones pueden amortiguar grandes cantidades de ion hidrógeno y tienen un pK_a próximo a 7,40, por lo que constituyen opciones adecuadas. Probablemente, la adición de tampones es más importante cuando se emplea cardioplejía cristaloide que cuando se administra cardioplejía sanguínea.

c. El método empleado para controlar el pH durante la hipotermia es importante debido a la elevación normal del pH asociada a la disminución de la temperatura.

1) Con el **protocolo α-stat** se corrige el pH de la muestra de sangre a 37 °C con el fin de disponer de un valor de pH independiente de la temperatura del enfermo.

2) En el protocolo **pH-stat,** el valor del pH se mide a la temperatura del paciente y se corrige a 7,40 mediante la adición de CO_2 al circuito de perfusión. Aunque este protocolo puede comportar una mejora de la función cerebral, produce alteraciones de la función ventricular en comparación con el método anterior.

3. La **osmolalidad** de la cardioplejía es importante para limitar el edema miocárdico, que puede ser perjudicial para la recuperación ventricular. Debido a que la sangre es isoosmolar, los aditivos la convierten en hiperosmolar en relación con la sangre no modificada, a menos que se diluya con cristaloide hipotónico. Por otra parte, la cardioplejía cristaloide genera una solución final que oscila entre hipotónica e hipertónica, dependiendo del tipo y de la cantidad de aditivos utilizados. Con el fin de aumentar la osmolalidad de la cardioplejía, se emplean comúnmente manitol, glucosa y albúmina. Se ha demostrado que el manitol disminuye el edema miocelular y mejora la función ventricular postoperatoria cuando se usa para producir una solución ligeramente hipertónica.

4. **Glutamato y aspartato** son compuestos intermedios en el ciclo de Krebs y funcionan restableciendo las concentraciones de fosfato de alta energía. Se ha demostra-

do que la adición de dichos aminoácidos es beneficiosa para mantener la función cardíaca, tanto a nivel experimental como clínico, aunque el efecto beneficioso puede estar limitado al miocardio con disminución de sustratos[20].

IX. Intervenciones durante la reperfusión. El período de reperfusión tiene una importancia fundamental para el mantenimiento de la función miocárdica. Durante dicho período están activos diversos posibles mecanismos de daño por isquemia-reperfusión y cualquier posibilidad de minimizar esas fuentes de daño requiere actuar en el momento, o ligeramente antes, de la reperfusión. Si las condiciones de reperfusión no son óptimas, es posible que el miocardio potencialmente viable resulte dañado de modo irreversible. Numerosos componentes del período de reperfusión son importantes para determinar la cantidad de miocardio rescatado.

A. Se produce una mejora de la recuperación funcional cuando es posible comenzar la sustitución de los sustratos con anterioridad al inicio de la función mecánica. Se puede acompañar de cualquiera de dos medios:

1. En el miocardio frío, la retirada de potasio de la cardioplejía sanguínea permite la continuación de la parada sin lavado de productos secundarios. Al volverse a calentar el corazón, la función se recupera lentamente. Cuando el corazón fibrila, la cardioversión eléctrica inmediata minimiza el período de mayor tensión de la pared.
2. La cardioplejía sanguínea hiperpotasémica caliente administrada al final del procedimiento se denomina «inyección caliente» o **cardioplejía sanguínea caliente terminal**[21,22]. Permite el mantenimiento de la parada electromecánica con reabastecimiento de sustratos metabólicos. Se ha mostrado que conserva las concentraciones intracelulares de ATP y de aminoácidos y que comporta una mejora de la recuperación metabólica.

B. Reperfusión controlada. La presión de reperfusión es importante para limitar el daño miocárdico[23]. El endotelio se lesiona durante la isquemia, y sus propiedades vasorreguladoras se ven limitadas. Este daño puede empeorar mediante la reperfusión no regulada.

1. Tras la retirada del clamplaje, se ha de limitar la presión de perfusión a 40 mm Hg durante los primeros 1 a 2 minutos de reperfusión mediante disminución de los flujos de la bomba. La presión durante este período no debería aumentar de forma repentina con feniladrenalina u otros agentes hasta pasados 1 ó 2 minutos.
2. Los flujos de bomba aumentan para mantener posteriormente una presión media de 70 mm Hg, para lo que pueden ser necesarios vasotensores. Se debe evitar la hipertensión.

C. El estado contráctil del ventrículo es crítico para la recuperación, particularmente en el período inicial postisquémico. La **distensión ventricular** es perjudicial para el miocardio, especialmente durante dicho período.

1. El ventrículo debería permanecer vacío durante el período inicial de reperfusión mientras se recupera la función contráctil. Esto es posible al mantener la derivación completa con descompresión del corazón derecho.
2. En presencia de insuficiencia aórtica, la aspiración del ventrículo izquierdo mediante un aspirador colocado a través de la vena pulmonar superior puede mantener la descompresión.
3. De igual modo, la fibrilación ventricular es perjudicial en el miocardio templado, especialmente al comenzar a rellenarse de sangre el ventrículo. Se precisa una **cardioversión** eléctrica rápida para evitar el agotamiento fulminante de los sustratos. Se administra lidocaína profiláctica cuando la derivación casi ha finalizado con el fin de disminuir la frecuencia de la arritmia.

D. La extracción de aire del corazón es relevante para evitar la embolización del aire, ya sea en las arterias coronarias o en los vasos cerebrales o periféricos. La arteria coronaria derecha es especialmente vulnerable debido a su localización anterior en la raíz aórtica. La bajada de aire a través de esta coronaria puede producir defectos en su distribución y posterior disfunción ventricular derecha en el período postoperatorio temprano. Entre las técnicas para su eliminación se encuentran las siguientes:

1. Colocación de un aspirador a través de la vena pulmonar superior derecha en el ventrículo izquierdo, particularmente en las intervenciones de la válvula mitral.

2. Aspiración del ventrículo izquierdo con una cánula pequeña situada para succionar y controlada por el perfusionista.
3. Aspiración de la raíz aórtica mediante la perforación de la punta del corazón con un cáteter intravenoso.
4. Restablecimiento de cierto flujo sanguíneo a través del corazón. El perfusionista rellena la aurícula derecha de sangre mediante la interrupción temporal del retorno venoso y, a continuación, el anestesista llena los pulmones de aire. Esto produce un aumento del flujo sanguíneo a través del sistema vascular pulmonar y dentro del corazón izquierdo con el fin de desplazar el gas que ya podrá ser extraído con un aspirador.

   Se puede valorar la adecuación de la extracción del aire de las cámaras del corazón izquierdo mediante la utilización de la ecocardiografía transesofágica intraoperatoria. Es importante que la extracción del aire de las cámaras izquierdas preceda al inicio de la expulsión ventricular izquierda para minimizar la incidencia de la embolia.

E. Los **radicales libres de oxígeno** se forman normalmente en células vivas, pero la tasa de producción aumenta significativamente en el momento de la reperfusión, al tiempo que se debilitan los mecanismos de defensa natural.
1. Para ser eficaces, los antioxidantes deben estar presentes y activos en el momento inicial de la reperfusión.
2. Puesto que cada dosis de cardioplejía en un protocolo de dosis múltiples constituye un período de reperfusión, es posible que los antioxidantes sean importantes en la cardioplejía.
3. Las lesiones por radicales libres implican una cascada de radicales. En cada punto de la cascada existen distintos antioxidantes activos, cuyas propiedades físicas determinan su distribución dentro del miocardio, lo que posiblemente limita su acceso a zonas de producción de radicales libres. Es probable, por tanto, que la utilización óptima de antioxidantes implique el uso de diversos agentes con actividad en distintos puntos de la cascada.
4. La cardioplejía sanguínea contiene numerosos antioxidantes, por lo que es posible que la adición de antioxidantes adicionales no sea fundamental[24].

F. **Manejo del calcio.** La hipercalcemia intracelular en el momento de la reperfusión puede tener efectos perjudiciales. Aunque este elemento es necesario durante la reperfusión, la concentración de calcio en el líquido reperfundido inicialmente puede disminuir con citrato o inhibidores de canales de calcio (diltiazem).

X. Situaciones especiales

A. La **cirugía cardíaca con corazón latiendo** es relativamente nueva, especialmente en comparación con las técnicas tradicionales de revascularización con bomba. El manejo anestésico en la cirugía cardíaca con corazón latiendo se analiza por separado en otra sección de este texto. Merecen atención ciertas salvedades de la protección miocárdica:
1. Se ha de mantener una presión de perfusión coronaria adecuada, especialmente debido a que ya existen lesiones limitadoras del flujo en los vasos. De modo similar, la hipertensión aumenta la sobrecarga posterior y la tensión de la pared ventricular, disminuyendo la perfusión miocárdica.
2. El orden en el que se realizan injertos coronarios tiene gran importancia. Si es necesario, la arteria mamaria interna a la arteria descendente anterior izquierda suele constituir una elección adecuada para el primer injerto, ya que un injerto abierto aporta perfusión y estabilidad al miocardio durante la manipulación cardíaca de los siguientes injertos.
3. Se pueden llevar a cabo anastomosis proximales precozmente, de modo que sea posible liberar el flujo a cada injerto después de finalizar la anastomosis distal.
4. La utilización de dispositivos de flujo intraluminal puede permitir una perfusión adecuada del vaso distal mientras finaliza la anastomosis.
5. Los injertos a vasos totalmente obstruidos suelen ser bien tolerados por el corazón, ya que la obstrucción durante la anastomosis no suele comportar una isquemia significativa. Esto es especialmente cierto cuando están bien establecidos los vasos colaterales.

6. La cirugía sin bomba probablemente representa un estado de hipercoagulabilidad en comparación con su homóloga con bomba. Se evita la coagulopatía debida a la circulación extracorpórea y el establecimiento de hipotermia. Muchos cirujanos no invierten completamente la heparinización con protamina, intentando en lugar de ello obtener un tiempo de coagulación activado (TCA) de unos 180 segundos al final de la intervención. Asimismo, numerosos especialistas emplean nuevos agentes antitrombocíticos, como clopidogrel (Plavix), con el fin de inhibir la trombosis del injerto en el período postoperatorio inicial.

B. Con frecuencia, las **reoperaciones** suelen presentar problemas especiales en relación con la preservación miocárdica.
   1. Los injertos abiertos constituyen una posible fuente de émbolos arteriales y posterior infarto de miocardio. La tasa de infarto postoperatorio es más elevada en las reoperaciones que en procedimientos de injerto coronario primarios. Al evitar la manipulación del injerto se puede minimizar la embolización de los residuos sueltos.
   2. Las adhesiones densas de la operación previa pueden limitar la disección segura necesaria para llevar a cabo las maniobras estándar requeridas para la protección miocárdica. Por tanto, el riesgo de obtener exposición para permitir el enfriamiento tópico del ventrículo derecho, colocación de un aspirador en el ventrículo izquierdo u oclusión temporal de un injerto mamario interno no ocluido puede superar a los posibles efectos beneficiosos de dichas maniobras. En consecuencia, el cirujano debe estar instruido en técnicas de exposiciones o métodos de protección miocárdica alternativos.
      a. La parada fibrilatoria hipotérmica puede representar la mejor alternativa para una arteria mamaria interna abierta que no puede ser ocluida con seguridad.
      b. El enfoque de toracotomía derecha para la válvula mitral aporta una exposición excelente, especialmente en una reoperación. Se puede diseccionar la aorta a través del tórax derecho con el fin de colocar un clampaje, pero es posible realizar numerosos procedimientos con canulación femoral y corazón latiente o fibrilación en derivación.

C. **Cirugía «port access».** La cirugía «port access», popularizada por Heartport, Inc., permite la realización de intervenciones cardíacas comunes a través de incisiones de menor tamaño. Aunque la operación debería ser similar a la de la cirugía cardíaca estándar, la exposición limitada requiere métodos alternativos de administración de cardioplejía, aspiración ventricular y oclusión aórtica. La tecnología, todavía en fase de evolución, confiere al cirujano la capacidad de utilizar la exposición limitada, pero todo el equipo quirúrgico debe adoptarla para que tenga éxito. La ecocardiografía transesofágica es importante para la preparación y realización de la operación. La protección miocárdica precisa la vigilancia del cirujano, anestesista y perfusionista. Debido a que tan sólo una parte muy pequeña del corazón está expuesta, los monitores desempeñan un papel en aumento en la valoración del estado electromecánico del corazón y aportan información vital respecto a las presiones en las cámaras cardíacas no visibles.

D. El **miocardio agudamente isquémico** requiere que las demandas energéticas del miocardio disminuyan a la mayor brevedad posible y que el suministro de oxígeno al territorio isquémico se instaure de inmediato.
   1. Se debería preparar sin demora al enfermo para la cirugía. Se han de limitar los retrasos a aquellos necesarios para la seguridad del paciente. El enfermo debería recibir una oxigenación buena y es fundamental la presión de perfusión. Podría resultar de utilidad un balón de contrapulsación aórtico.
   2. Una vez en derivación cardiopulmonar, la inducción normotérmica de la cardioplejía puede aportar sustratos al miocardio estresado que todavía recibe perfusión.
   3. Se debería revascularizar en primer lugar la zona de isquemia aguda, administrando cardioplejía a través del injerto hasta el vaso ocluido. La reperfusión caliente podría ser beneficiosa para este segmento miocárdico y la perfusión se puede mantener a una presión controlada mientras se colocan otros injertos.
   4. Se presta una atención especial al período temporal en el que finaliza la derivación cardiopulmonar, ya que es probable que el miocardio isquémico exhiba disfunción con-

tráctil. Podría ser necesario someter de nuevo al paciente a una derivación temporal para ajustar inotrópicos o situación de volumen y permitir que el miocardio recupere la función contráctil antes de poder separar la derivación de modo permanente. La retirada incorrecta de la derivación cardiopulmonar puede desencadenar un infarto de miocardio en regiones con capacidad de recuperación.

E. El **corazón pediátrico** tiene una fisiología singular y, por tanto, precisa una atención especial. Algunas de las diferencias se deben a los estados patológicos observados en la población pediátrica, mientras que otras son inherentes al miocardio inmaduro. Muchas de ellas se deben a diferencias en la expresión génica miocárdica observada en el corazón fetal y de neonatos y comportan diferencias en el metabolismo y el consumo energético miocárdicos en comparación con el corazón adulto. Remítase a la revisión de Allen y cols.[25] para una discusión completa del manejo del miocardio pediátrico.

1. El miocardio inmaduro normal es más resistente al daño isquémico que el miocardio de adultos. Sin embargo, la cianosis, la sobrecarga de presión o la sobrecarga de volumen, que son comunes en corazones con anomalías congénitas, aumentan su susceptibilidad al daño isquémico.
2. A diferencia de la cirugía cardíaca en corazón adulto, la cardioplejía cristaloide se utiliza con frecuencia en la cirugía cardíaca infantil. A pesar de que la mayoría de los estudios no ha demostrado que exista ninguna diferencia de respuestas, la cardioplejía sanguínea podría disponer de efectos beneficiosos en el corazón del neonato sometido a estrés por hipoxia.
3. El miocardio inmaduro es más susceptible al daño debido a concentraciones altas de calcio debido a su menor capacidad de secuestro de este elemento. Se pueden reducir las concentraciones de calcio con citrato. Además, la complementación de la cardioplejía con magnesio supone un aumento de la protección frente a aumentos transitorios de la concentración intracelular de calcio.
4. El corazón inmaduro hipóxico es sensible a la presión de administración de la cardioplejía, que se ha de controlar para aportar una distribución adecuada y prevenir el edema y el daño miocárdico debido al suministro de presión alta.

Blibiografía

1. Follette DM, Mulder DG, Maloney JV, et al. Advantages of blood cardioplegia over continuous coronary perfusion or intermittent ischemia. Experimental and clinical study. *J Thorac Cardiovasc Surg* 1978;76:604–619.
2. **Buckberg GD, Brazier JR, Nelson RL, et al. Studies of the effects of hypothermia on regional myocardial blood flow and metabolism during cardiopulmonary bypass. I. The adequately perfused beating, fibrillating, and arrested heart. *J Thorac Cardiovasc Surg* 1977;73:87–94.**
3. Sink JD, Hill RC, Attarian DE, et al. Myocardial blood flow and oxygen consumption in the empty-beating, fibrillating, and potassium-arrested hypertrophied canine heart. *Ann Thorac Surg* 1983;35:372–379.
4. Nakanishi K, Zhao Z-Q, Vinten-Johansen J, et al. Coronary artery endothelial dysfunction after ischemia, blood cardioplegia, and reperfusion. *Ann Thorac Surg* 1994;58:191–199.
5. Hearse DJ, Stewart DA, Braimbridge MV. Cellular protection during myocardial ischemia. The development and characterization of a procedure for the induction of reversible ischemic arrest. *Circulation* 1976;54:193–202.
6. Akins CW, Carroll DL. Event-free survival following nonemergency myocardial revascularization during hypothermic fibrillatory arrest. *Ann Thorac Surg* 1987;43:628–633.
7. **Hottenrott CE, Towers B, Kurkji HJ, et al. The hazard of ventricular fibrillation in hypertrophied ventricles during cardiopulmonary bypass. *J Thorac Cardiovasc Surg* 1973;66:742–753.**
8. Perrault LP, Menasche P. Preconditioning: Can nature's shield be raised against surgical ischemic-reperfusion injury? *Ann Thorac Surg* 1999;68:1988–1994.
9. **Rosenkranz ER, Vinten-Johansen J, Buckberg GD, et al. Benefits of normothermic induction of blood cardioplegia in energy-depleted hearts with maintenance of arrest by multidose cold blood cardioplegic infusions. *J Thorac Cardiovasc Surg* 1982;84:667–677.**
10. Bufkin BL, Mellitt RJ, Gott JP, et al. Aerobic blood cardioplegia for revascularization of acute infarct: Effects of delivery temperature. *Ann Thorac Surg* 1994;58:953–960.
11. Hayashida N, Ikonomidis JS, Weisel RD, et al. The optimal cardioplegic temperature. *Ann Thorac Surg* 1994;58:961–971.

12. Yau TM, Weisel RD, Mickle DAG, et al. Optimal delivery of blood cardioplegia. *Circ.* 1991; 84[Suppl III]:III-380–III-388.
13. Naylor CD, Lichtenstein SV, Fremes SE, Warm Heart Investigators. Randomised trial of normothermic versus hypothermic coronary bypass surgery. *Lancet* 1994;343:559–563.
14. Yau TM, Ikonomidis JS, Weisel RD, et al. Ventricular function after normothermic versus hypothermic cardioplegia. *J Thorac Cardiovasc Surg* 1993;105:833–843.
15. Fremes SE, Christakis GT, Weisel RD, et al. A clinical trial of blood and crystalloid cardioplegia. *J Thorac Cardiovasc Surg* 1984;88:726–741.
16. Schaper J, Walter P, Scheld H, et al. The effects of retrograde perfusion of cardioplegic solution in cardiac operations. *J Thorac Cardiovasc Surg* 1985;90:882–887.
17. **Partington MT, Acar C, Buckberg GD, et al. Studies of retrograde cardioplegia. II. Advantages of antegrade/retrograde cardioplegia to optimize distribution in jeopardized myocardium. *J Thorac Cardiovasc Surg* 1989;97:613–622.**
18. Shirai T, Rao V, Weisel RD, et al. Antegrade and retrograde cardioplegia: Alternate or simultaneous? *J Thorac Cardiovasc Surg* 1996;112:787–796.
19. Hearse DJ, Stewart DA, Braimbridge MV. Myocardial protection during ischemic cardiac arrest. The importance of magnesium in cardioplegic infusates. *J Thorac Cardiovasc Surg* 1978;75:877–885.
20. Rosenkranz ER, Okamoto F, Buckberg GD, et al. Safety of prolonged aortic clamping with blood cardioplegia. III. Aspartate enrichment of glutamate-blood cardioplegia in energy-depleted hearts after ischemic and reperfusion injury. *J Thorac Cardiovasc Surg* 1986;91:428–435.
21. **Caputo M, Dihmis WC, Bryan AJ, et al. Warm blood hyperkalemic reperfusion ("hot shot") prevents myocardial substrate derangement in patients undergoing coronary artery bypass surgery. *Eur J Cardiothorac Surg* 1998;13:559–564.**
22. Teoh KH, Christakis GT, Weisel RD, et al. Accelerated myocardial metabolic recovery with terminal warm cardioplegia. *J Thorac Cardiovasc Surg* 1986;91:888–895.
23. **Okamoto F, Allen BS, Buckberg GD, et al. Studies of controlled reperfusion after ischemia. XIV. Reperfusion conditions: Importance of ensuring gentle versus sudden reperfusion during relief of coronary occlusion. *J Thorac Cardiovasc Surg* 1986;92:613–620.**
24. Julia PL, Buckberg GD, Acar C, et al. Studies of controlled reperfusion after ischemia. XXI. Reperfusate composition: Superiority of blood cardioplegia over crystalloid cardioplegia in limiting reperfusion damage—Importance of endogenous oxygen free radical scavengers in red blood cells. *J Thorac Cardiovasc Surg* 1991;101:303–313.
25. **Allen BS, Barth MJ, Ilbawi MN. Pediatric myocardial protection: An overview. *Semin Thorac Cardiovasc Surg* 2001;13:56–72.**

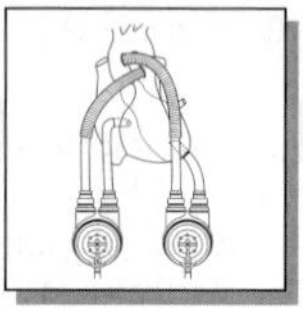

Protección cerebral durante la cirugía cardíaca

Ivan Iglesias y John M. Murkin

I. Disfunción del sistema nervioso central asociada a la cirugía cardíaca

A. Morbilidad neurológica. En la mayor parte de las series publicadas hasta la fecha, la incidencia de daño neurológico patente desde el punto de vista clínico o de accidente cerebrovascular establecido es del 2% al 6% para las intervenciones cardíacas de cámara cerrada [p. ej., cirugía de injerto de derivación arterial coronaria (IDAC)]. Entre el 25% y el 65% de los accidentes cerebrovasculares tras las intervenciones de IDAC son bilaterales o múltiples[1]. Respecto a los procedimientos de cámara abierta (p. ej., cirugía valvular), la incidencia publicada a nivel histórico ha sido del 4,2% al 13%[2]. Sin embargo, se pueden observar cambios neurológicos más ligeros, como la aparición de reflejos primitivos (p. ej., chupeteo, reflejo palmomentoniano, defectos del campo visual y limitación sensitivomotora sutil)[3,4], en el período postoperatorio inicial en hasta un 61% de los enfermos sometidos a derivación cardiopulmonar (DCP). Aparentemente, esta incidencia es independiente de la naturaleza de la intervención quirúrgica (cirugía valvular frente a revascularización coronaria) y probablemente representa lesiones del sistema nervioso central (SNC) derivadas de la exposición a la DCP[4]. A los dos meses de postoperatorio, la prevalencia de esta nueva disfunción neurológica sutil desciende a alrededor de un 20% y se mantiene durante, al menos, un año.

B. Disfunción cognitiva. Se ha demostrado que hasta un 83% de todos los pacientes sometidos a cirugía de injerto de derivación arterial coronaria mediante DCP presentan cierto grado de disfunción cognitiva en la semana siguiente a la intervención. El 38% de ellos tiene síntomas de disfunción intelectual y se considera que el 10% presenta una incapacidad manifiesta. Los dominios afectados con mayor frecuencia son la concentración, la retención y el procesamiento de información nueva y la organización visuoespacial. En el seguimiento a uno e, incluso, cinco años, más del 35% de los pacientes todavía muestra algún grado de disfunción neuropsicológica[3].

C. Grupos de comparación. Se ha comparado la incidencia de disfunción del SNC de novo en el postoperatorio en pacientes sometidos a IDAC con la correspondiente a enfermos sometidos a intervenciones quirúrgicas mayores abdominales vasculares o torácicas. La mayoría de estos pacientes suele presentar alguna enfermedad concomitante, como hipertensión, diabetes mellitus, aterosclerosis difusa y enfermedad pulmonar crónica. Después de ajustar para los factores de riesgo identificados, los enfermos sometidos a cualquier intervención quirúrgica presentaban una probabilidad mayor de padecer un accidente cerebrovascular (ACV) que los controles no intervenidos, con un cociente de posibilidades (odds ratio) de 3,9. Incluso tras excluir la cirugía de alto riesgo (cardiaca, vascular y neurológica), el cociente de posibilidades es de 2,9, lo que sugiere que el período perioperatorio por sí mismo predispone a los pacientes a sufrir un accidente cerebrovascular[5]. La comparación indica que la elevada incidencia de morbilidad leve del SNC postoperatoria en todos estos enfermos no está totalmente relacionada con la DCP.

1. Los **estreses no específicos asociados a la anestesia, cirugía mayor y convalecencia** en enfermos sometidos a IDAC pueden explicar hasta un 50% de la disfunción neurológica y cognitiva leve detectada en la etapa inicial del período postoperatorio.
2. **La realización de la DCP ejerce un efecto adverso directo e independiente,** produciendo una disfunción del SNC leve adicional que remite en un plazo de dos meses en alrededor del 70% de los casos.
3. **Los enfermos sometidos a DCP cuentan con una incidencia del 2% al 6% de daño neurológico manifiesto y ACV** específicamente relacionado con la cirugía cardíaca y la DCP.

D. Factores de riesgo. La Tabla 23.1 recoge los factores de riesgo de daño del SNC durante la cirugía cardíaca. En las secciones posteriores se analizan en mayor detalle factores concretos.

II. Fisiología cerebral

A. Autorregulación cerebral. En individuos normales, el flujo sanguíneo cerebral (FSC) se mantiene constante a 50 ml/(100g · min) con un intervalo amplio de presión arterial media (PAM) de 50 a 150 mm Hg. Esta meseta autorreguladora refleja el riguroso ajuste entre la tasa metabólica cerebral para el O_2 ($TMCo_2$) y el FSC, mediado parcialmente por el factor de relajación derivado del endotelio (FRDE-óxido nítrico). Al disminuir la actividad metabólica como consecuencia de ciertos anestésicos o de la hipotermia, la menor $TMCo_2$ produce una reducción del FSC y el establecimiento de una meseta autorreguladora menor. Está claro y se debería tener en cuenta que existe una serie de curvas autorreguladoras más que una única curva autorreguladora cerebral. Cada una de estas curvas representa un conjunto distinto de condiciones metabólicas cerebrales (p. ej., actividad metabólica normal) a 37 °C frente a la actividad metabólica reducida a 28 °C. La meseta autorreguladora constituye una manifestación de flujo cerebral intacto y acoplamiento metabólico, y varía en función de la tasa metabólica.

Si la autorregulación está intacta, se puede administrar un sustrato adecuado (flujo sanguíneo) a una presión de perfusión menor durante condiciones de reducción de la tasa metabólica (como anestesia o hipotermia) en ausencia de vasodilatadores cerebrales (Figura 23.1). Los enfermos aquejados de diabetes mellitus carecen de autorregulación cerebral; parece desaparecer también durante la hipotermia profunda (p. ej., <20 °C) y durante varias horas tras la parada circulatoria hipotérmica profunda (PCHP). Como consecuencia de ello, se genera un FSC pasivo a la presión; en este caso, la hipotensión puede comportar un aumento del riesgo de hipoperfusión cerebral.

B. Control del pH. Existe una relación inversa entre la solubilidad de los gases respiratorios y la temperatura sanguínea. Al enfriarse la sangre, la presión parcial de CO_2 (P_aco_2) disminuye y el pH arterial (pH_a) aumenta, produciendo una aparente alcalosis respiratoria in vivo ostensible. Para compensar este trastorno durante la DCP hipotérmica, se ha de

Tabla 23.1. Factores de riesgo del sistema nervioso central

Relacionados con el enfermo
Edad >70 años
Enfermedad cerebrovascular manifiesta
Aterosclerosis aórtica extensa
Diabetes mellitus
Relacionados con el producto
Intervenciones de cámara abierta
Duración de la derivación cardiopulmonar >90 minutos
Inestabilidad hemodinámica perioperatoria
Instrumentación aórtica múltiple (pinzamientos repetidos, canulaciones)
Relacionados con la instrumentación
Utilización de oxigenadores de burbuja frente a oxigenadores de membrana
Ausencia de filtros de la línea de flujo de entrada arterial
Uso de óxido nítrico

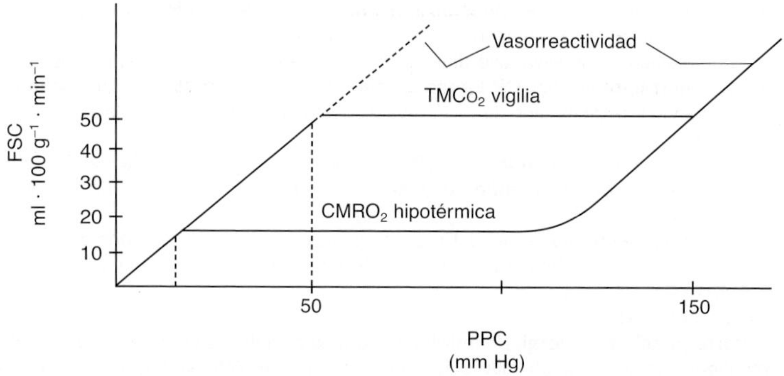

Figura 23.1. Curvas de autorregulación cerebral durante la normotermia y la hipotermia. La curva superior demuestra una meseta de autorregulación del flujo sanguíneo cerebral (FSC) más alta que es adecuada para la tasa metabólica cerebral para O_2 ($TMCo_2$) en el estado de vigilia, frente a una meseta de FSC menor durante la hipotermia. Con la vasodilatación cerebral máxima, la presión de perfusión cerebral (PPC) más baja produce un FSC menor que es adecuado a una $TMCo_2$ más baja (hipotermia), pero no a una $TMCo_2$ elevada. (De Murkin JM. The pathophysiology of cardiopulmonary bypass. Can J Anesth 1989;36:S41-S44, con autorización.)

aumentar la concentración total de CO_2 mediante la adición de CO_2 exógeno al oxigenador, conocido como manejo del pH pH-stat.

1. **α-stat mantiene el pH_a a 7,4 y la P_aco_2 a 40 mm Hg a 37 °C sin adición de CO_2 exógeno.** El pH intracelular está determinado fundamentalmente por el pH neutral (pH_N) del agua. Debido a que la alcalinidad del pH_N aumenta gradualmente al disminuir la temperatura, el pH intracelular se hace más alcalino durante la hipotermia. Dado que dicha alcalosis intracelular se produce de forma paralela a los aumentos de la solubilidad del CO_2 y del pH sanguíneo inducidos por la hipotermia, el gradiente de pH transmembrana normal se mantiene invariable en, aproximadamente, 0,6 unidades, lo que conserva la función óptima de diversos sistemas enzimáticos intracelulares. Esta conservación del gradiente de pH transmembrana normal es el concepto fundamental de la teoría de pH α-stat, y, de hecho, funcionamos in vivo según los principios α-stat. Puesto que distintos tejidos tienen temperaturas diferentes (p. ej., 41 °C para el músculo en ejercicio frente a 25 °C para la piel), también dispondrán de valores diferentes de pH_a (en el ejemplo anterior, 7,34 frente a 7,6), respectivamente, aunque el pH_a neto a 37 °C será de 7,4. El manejo α-stat reconoce esta dependencia de la temperatura por parte del pH_a normal y se esfuerza por conservar un gradiente de pH transmembrana constante mediante el mantenimiento de la P_aco_2 a 40 mm Hg y un pH_a a 7,4 medidos in vitro a 37 °C. Para esta estrategia durante la DCP, el CO_2 total se mantiene constante al no añadir CO_2 exógeno y, por tanto, no compensar el aumento de la solubilidad de dicha molécula. Las muestras sanguíneas medidas a 37 °C mostrarán un pH_a de 7,4 y una P_aco_2 de 40 mm Hg, pero esas mismas muestras analizadas a 28 °C tendrían un pH_a de 7,56 y una P_aco_2 de 26 mm Hg (Figura 23.2).
2. **La estrategia pH-stat implica la adición de CO_2 exógeno para mantener una P_aco_2 de 40 mm Hg y un pH_a de 7,4 cuando se corrige para la temperatura corporal del enfermo in vivo.** Hasta mediados de los años ochenta, el manejo pH-stat constituía el modo más común de control del pH durante la DCP moderadamente hipotérmica. Dado que el CO_2 es un potente vasodilatador cerebral, se ha mostrado que los aumentos de la P_aco_2 total asociadas a pH-stat producen vasodilatación cerebral, alterando el flujo cerebral y el acoplamiento metabólico y produciendo una pérdida de la autorregulación cerebral (Figura 23.3)[6]. En la actualidad existen prue-

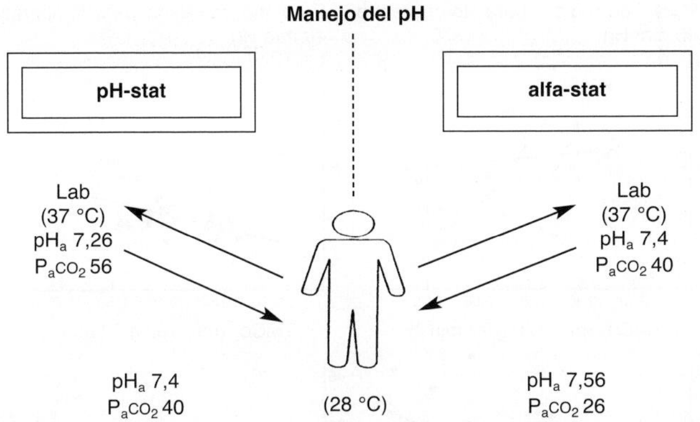

Figura 23.2. Valores de gases sanguíneos arteriales discordantes como se observan in vitro a 37 °C o in vivo a 28 °C cuando se utiliza un manejo α-stat o pH-stat. Utilizando pH-stat, los valores analíticos in vitro serían pH_a 7,26 y P_aCO_2 56 mm Hg, mientras que los valores corregidos para temperatura in vivo serían pH_a 7,4 y P_aCO_2 40 mm Hg. Si se emplease α-stat, los valores analíticos in vitro serían pH_a 7,4 y P_aCO_2 40 mm Hg, mientras que los valores corregidos para temperatura in vivo serían pH_a 7,56 y P_aCO_2 26 mm Hg.

bas de que el control pH-stat puede aumentar la incidencia de la disfunción cognitiva postoperatoria cuando la duración de la DCP supera los 90 minutos[4], lo que probablemente refleje un aumento de la liberación de microembolias al cerebro como consecuencia de la dilatación inducida por el CO_2.

III. Etiología del daño al sistema nervioso central

A. Isquemia focal. En el contexto de la DCP, la isquemia focal suele ser consecuencia de la obstrucción arteriolar cerebral aislada por una embolia de partículas o gaseosa. El tamaño, la naturaleza (de partículas frente a gaseosa) y el origen (paciente frente a instrumentación) de las embolias es variable. Las intervenciones de cámara abierta conllevan un riesgo mayor de residuos embólicos que las de cámara cerrada.

Las regiones del cerebro situadas en los límites de las arterias cerebrales mayores (p. ej., arterias cerebrales anterior y media, o media y posterior, o arterias cerebelares superior y posteroinferior) se conocen como zonas de límite arterial o zonas divisorias (Figura 23.4) y pueden manifestarse como lesiones aisladas como consecuencia de la isquemia global transitoria (véanse secciones posteriores). A pesar de que previamente se creía que era patognomónico de hipoperfusión profunda, en la actualidad se reconoce que el infarto en la zona divisoria puede ser debido a embolia cerebral.

1. Detección de embolia

a. Histología cerebral. En los cerebros de enfermos fallecidos tras la cirugía cardíaca se observan áreas aisladas de hemorragia subaracnoidea perivascular y focal, inflamación neuronal y degeneración axonal con mayor frecuencia que en los de aquellos que fallecen tras someterse a cirugía vascular mayor sin DCP. Tras la intervención quirúrgica utilizando circuitos de DCP sin filtro, se observaron frecuentemente embolias de fibrina y plaquetas y residuos cálcicos y ateromatosos en arteriolas pequeñas y lechos capilares. Se ha demostrado histológicamente la presencia de dilataciones de capilares y arterias cerebrales pequeñas (DCAPC), que aparecen en pacientes que no sobrevivieron tras la instrumentación aórtica proximal después de la DCP o de la angiografía coronaria. Cada vez parece más evidente que estas DCAPC se deben a microembolias lipídicas resultantes de la utilización de sangre de aspiración por cardiotomía no procesada[7].

b. Detección de embolia intraoperatoria. La arteriografía retiniana por fluoresceína intraoperatoria ha demostrado que se produce una embolización microvascu-

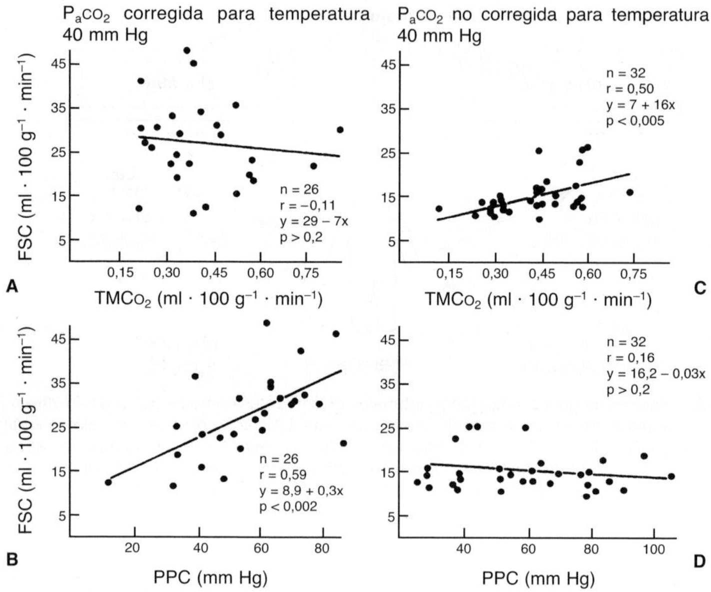

Figura 23.3. Análisis de regresión linear del flujo sanguíneo cerebral (FSC) y de la tasa metabólica del oxígeno ($TMCo_2$) o presión de perfusión cerebral (PPC), para pacientes tratados utilizando manejo α-stat (no corregido para temperatura) o pH-stat (corregido para temperatura) durante la hipotermia moderada (28 °C). Con pH-stat **(A)** no existe correlación entre el FSC y la $TMCo_2$, lo que demuestra la pérdida del flujo cerebral y el ajuste del metabolismo, mientras que con α-stat **(C)** existe una correlación muy significativa ($p < 0{,}005$). El FSC presenta una correlación significativa ($p < 0{,}002$) con la PPC utilizando pH-stat **(B),** lo que refleja un FSC pasivo para presión y la pérdida de autorregulación, mientras que con α-stat **(D),** el FSC es independiente de la PPC. (De Murkin JM y cols. Cerebral autorregulation and flow/metabolism coupling during cardiopulmonary bypass: the influence of P_aco_2. Anesth Analg 1987;66:825-832, con autorización.)

lar retinal extensa durante la DCP. La incidencia y amplitud de la obstrucción retinal son mucho mayores con oxigenadores de burbuja que con aquellos de membrana, a pesar del uso de filtros de línea arterial de 40 mm. La utilización de ecografía Doppler transcraneal (EDT) permite valorar las características de la perfusión del flujo sanguíneo a través de la arteria cerebral media (ACM). Estos ultrasonidos posibilitan la determinación de la velocidad del flujo sanguíneo, así como la detección y cuantificación de las embolias. La instrumentación aórtica proximal y el comienzo de la DCP se han identificado como acontecimientos intraoperatorios especialmente embolígenos. Se detectan embolias cerebrales tras la cirugía de reemplazo valvular al llenarse y comenzar la eyección del corazón, lo que subraya la importancia de las técnicas de desgasificación meticulosas (véanse las secciones siguientes).

2. **Fuentes de embolia**

   a. **Fuentes relacionadas con el enfermo**

      1) **Ateroma aórtico.** Los residuos ateromatosos se pueden embolizar durante el pinzamiento o la canulación aórtica. La ultrasonografía aórtica intraoperatoria que emplea ecocardiografía transesofágica (ETE; elevada sensibilidad, baja especificidad) o la exploración epiaórtica (EEA; elevada sensibilidad, elevada especificidad) permite visualizar la pared aórtica y se puede usar para guiar los sitios de canalización. La ultrasonografía ha demostrado que la placa se

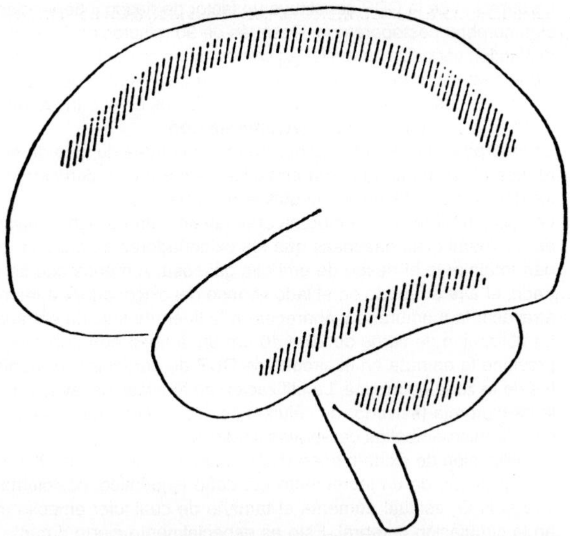

Figura 23.4. Zonas sombreadas que indican las localizaciones más frecuentes de las zonas límite, o infartos en zonas divisorias en el cerebro, situadas entre los territorios de arterias cerebrales o cerebelares mayores. (De Torvik A. Patogenia de infartos divisorios en el cerebro. Stroke 1984;2:221-223, © American Heart Association, con autorización.)

puede fracturar o romper y embolizar durante la DCP como consecuencia del traumatismo debido al pinzamiento aórtico y la canulación o a los «chorros» de sangre de la cánula aórtica. Por tanto, la aterosclerosis aórtica proximal constituye un factor de riesgo significativo de daño neurológico.

2) **Trombos intraventriculares.** Durante las intervenciones de cámara cerrada en enfermos con trombos murales recientes, la manipulación cardíaca puede liberar trombos que embolizarán cuando el corazón comience el llenado y la eyección cardíaca.

3) **Calcificaciones valvulares.** La cirugía cardíaca, particularmente la cirugía de reemplazo valvular, se asocia a un aumento del riesgo de accidente cerebrovascular procedente de la embolización de residuos valvulares intracavitarios.

b. Fuentes relacionadas con la intervención

1) Las intervenciones de cámara abierta (p. ej., reparación septal, aneurismectomía ventricular, cirugía valvular) también exponen la circulación arterial a aire o a residuos particulados. Las intervenciones de cámara cerrada también pueden estar asociadas a aire ventricular. La utilización de un aspirador ventricular, particularmente cuando se aplica aspiración activa y el corazón está vacío, produce presión subatmosférica localizada en el extremo del aspirador dentro del ventrículo izquierdo (VI) y origina que el aire sea arrastrado en sentido retrógrado desde el punto de inserción del aspirador (habitualmente a través de la vena pulmonar superior) hacia el VI. La utilización de ETE puede ayudar a visualizar y guiar la retirada del aire intracavitario residual (véase la discusión siguiente). La apertura involuntaria de la aurícula izquierda (AI) o del VI mientras el corazón late también causa un rápido arrastre del aire y un aumento de la posibilidad de formación de embolias cerebrales.

2) La canulación y el pinzamiento aórticos se asocian a la embolización cerebral, especialmente en presencia de aterosclerosis aórtica extensa.

3) La duración de la CDP constituye un factor de riesgo independiente de disfunción cerebral postoperatoria. Después de 90 minutos de DCP, la incidencia de disfunción cognitiva es mayor en comparación con la DCP de duración inferior. Cabe destacar que la duración de este procedimiento puede aumentar debido a factores que podrían intervenir por sí mismos en el daño neurológico[3].

c. **Fuentes relacionadas con la instrumentación**

1) La incorporación de un filtro de 25 μm en la línea de flujo de entrada aórtico reduce eficazmente la carga embólica cerebral y ha demostrado disminuir la incidencia de la disfunción cognitiva postoperatoria.

2) Los oxigenadores de membrana originan un número significativamente menor de microembolias gaseosas que los oxigenadores de burbuja, pero no eliminan totalmente el riesgo de embolia gaseosa. A menos que se realice un filtrado, el aire atrapado en el lado venoso del oxigenador de membrana puede atravesar la membrana y aparecer en la línea de flujo de entrada arterial.

3) La utilización de filtros de 20 a 40 μm en la línea de retorno por cardiotomía previene la entrada en el circuito de DCP de partículas residuales procedentes de la zona quirúrgica. La utilización de técnicas de lavado de la sangre de la cardiotomía (salvador de células) se asocia con una reducción de la cantidad de microembolias cerebrales lipídicas.

4) La utilización de óxido nitroso (N_2O) antes del inicio de la DCP se ha asociado a pruebas de un incremento del daño isquémico, posiblemente debido a que el N_2O residual aumenta el tamaño de cualquier embolia microgaseosa en la circulación cerebral. Esto es especialmente cierto durante varias horas después de la DCP cuando se debería emplear una FIO_2 elevada para minimizar el tamaño de las microembolias gaseosas residuales.

B. **Isquemia global**

1. **Áreas divisorias.** La perfusión colateral del cerebro se puede realizar por medio de anastomosis extracerebrales (principalmente a través del polígono de Willis) o bien de anastomosis intracerebrales entre arterias cerebrales mayores, conocidas como zonas de límite arterial (zonas divisorias, Figura 23.4). La hipoperfusión grave y rápida puede producir lesiones isquémicas dentro de esas zonas límite situadas en las fronteras territoriales de las arterias cerebrales mayores. El área afectada con mayor frecuencia es el surco parietooccipital localizado en los límites de las arterias cerebrales anterior, media y posterior. A pesar de que se produzca un ataque isquémico global, estas lesiones divisorias pueden ser focales y asimétricas. La colocación de electrodos electroencefalográficos (EEG) mediante un montaje parasagital (véase a continuación) puede comportar un aumento de la sensibilidad para la detección de isquemia en zonas fronterizas.
2. **Presión de perfusión cerebral.** Durante la hipotermia moderada (28 °C a 30 °C) utilizando control del pH α-stat, se mantiene la autorregulación en pacientes sin enfermedad cerebrovascular manifiesta en el intervalo de presión de perfusión cerebral (PPC) de 20 a 100 mm Hg. Dicha autorregulación parece haber desaparecido en diversos trastornos (Tabla 23.2). En la hipotermia profunda (15 °C a 20 °C) parece producirse una pérdida de la autorregulación como consecuencia de la vasoparesia inducida por la hipotermia. Existen pruebas de que los enfermos diabéticos cuentan con una autorregulación cerebral alterada incluso con la hipotermia moderada. Durante la DCP se podría producir una disociación entre la PAM y la PPC como

Tabla 23.2. Factores asociados a la pérdida de autorregulación cerebral

Manejo pH-stat (Figura 23.3)
Diabetes mellitus
Hipotermia profunda (<20 °C)
Parada circulatoria hipotérmica profunda
Accidente cerebrovascular previo

resultado de la hipertensión venosa cerebral no identificada. El drenaje venoso cerebral podría estar alterado, particularmente con la utilización de una única cánula venosa de dos fases (Figura 23.5). En consecuencia, se debería medir la presión venosa yugular proximalmente dentro de la vena cava superior (VCS; p. ej., utilizando la vía de entrada del catéter arterial pulmonar) con el fin de detectar dicha alteración.

3. **Parada circulatoria.** Durante la parada circulatoria para las intervenciones quirúrgicas, se emplea hipotermia profunda (16 °C a 18 °C) con el fin de minimizar la $TMCo_2$ y aumentar la tolerancia a la isquemia (véase a continuación). Durante la parada circulatoria en condiciones normotérmicas, las concentraciones de O_2 disminuyen a los pocos segundos del inicio de la isquemia, la actividad EEG (EEG isoeléctrico) desaparece en un plazo de 30 segundos, los fosfatos de alta energía se agotan en un minuto y se detecta daño neuronal isquémico después de períodos de anoxia incluso de sólo 5 minutos. La fibrilación ventricular (FV) transitoria se induce en normotermia y sin apoyo circulatorio para diversos procedimientos cardíacos electrofisiológicos (como diagnóstico y tratamiento de ciertas arritmias resistentes). Se ha de limitar la duración de la FV a un período inferior a un minuto y se debería mantener una reanimación hemodinámica inmediata con un mínimo de 4 minutos de reperfusión entre episodios de FV[8]. La monitorización y el control de esos enfermos debería seguir las pautas delineadas en este texto.
4. **Marcadores de isquemia neuronal.** Se han estudiado varios posibles marcadores de daño neuronal para detectar y cuantificar la presencia de dicho daño. Entre otras, se han estudiado la adenilato cinasa, enolasa neuroespecífica, creatin-fosfocinasa (CPK) BB y la proteína S100β. Aunque se ha demostrado que la proteína S100β aumenta tras la cirugía cardíaca al hacerlo la edad, el tiempo de clampaje aórtico y

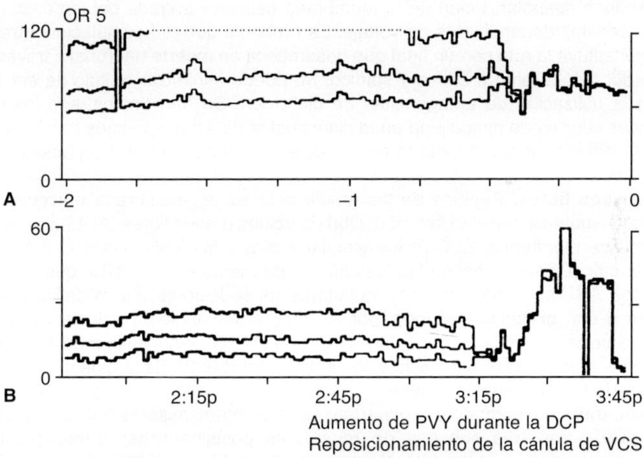

Figura 23.5. **A:** Presiones arteriales sistólica, media y diastólica, con inicio de la derivación cardiopulmonar (DCP) indicada a las 15:15 horas, después de las cuales se muestra la presión arterial media (PAM). **B:** Presiones arteriales pulmonar sistólica, media y diastólica con presión venosa yugular (PVY) proximal medida a las 15:15 horas, con inicio de la DCP. Se emplea una única cánula venosa de dos fases para la DCP. Al rotar el corazón, el retorno venoso del oxigenador disminuyó y la PVY se acercó a los valores de PAM. VCS, vena cava superior. (Modificado de Murkin JM. Intraoperative management. En: Estaphanous FG, Barash PG, Reves JG, eds. Cardiac anesthesia: principles and clinical practice. Filadelfia: J.B. Lippincott Company, 1994:326, con autorización.)

la duración de la DCP; en la actualidad se ha reconocido que no es específica y que es liberada de la sangre en la esternotomía, lo que complica su utilidad como marcador perioperatorio. A pesar de que los marcadores bioquímicos podrían proporcionar indicaciones acerca de la existencia de daño cerebral, la falta de correlación con zonas anatómicas y la controversia existente en relación a la metodología limitan su utilidad actual como monitores clínicos de la isquemia neuronal[3].

IV. Patofisiología de la isquemia neuronal

A. Acidosis láctica. La glucosa constituye básicamente el único sustrato para la producción de energía por parte del cerebro, y es metabolizada para producir 36 moles de adenosín trifosfato (ATP) por mol de glucosa. El oxígeno es esencial para la fosforilación oxidativa y, en presencia de isquemia, el metabolismo anaeróbico de la glucosa genera 2 moles de ATP y produce lactato, con acumulación de ion hidrógeno (H^+). La glucólisis anaeróbica representa la causa principal de acidosis durante la isquemia y la gravedad de la acidosis láctica está directamente relacionada con las concentraciones de glucosa previas a la isquemia. La hiperglucemia se asocia al empeoramiento del daño neurológico tras la isquemia cerebral, y se debería mantener una glucemia estricta durante la DCP[9].

B. Gradientes iónicos. La función neuronal y la integridad estructural dependen de gradientes iónicos, de modo que hasta un máximo del 75% del ATP producido por las neuronas en descanso es utilizado por la ATPasa sodio-potasio y para expulsar calcio por la ATP-asa dependiente de dicho ion. Como consecuencia de la isquemia, la disminución de la producción de ATP y la acidosis láctica en evolución alteran las bombas iónicas transmembrana y reducen, por tanto, los gradientes electroquímicos que generan despolarización celular. Las fugas extraneuronales de K^+ despolarizan a las neuronas adyacentes, lo que a su vez disminuye la transmisión sináptica y, junto con el calcio, promueve vasoespasmos en la vasculatura adyacente.

C. Calcio. Con la isquemia, la disminución de ATP origina la pérdida de gradientes iónicos, lo que produce despolarización de la membrana celular y entrada del ion calcio (Ca^{2+}) mediante canales dependientes de voltaje. Es probable que la acumulación intracelular de Ca^{2+} constituya la ruta común final que desemboca en muerte neuronal a través de un aumento del catabolismo proteico y lipídico. Se puede minimizar el flujo de entrada de Ca^{2+} con la utilización de antagonistas de dicho ion. Se han demostrado los efectos beneficiosos clínicos de nimodipino en la disminución de vasoespasmos tras la hemorragia subaracnoidea, pero aumenta la hemorragia y la mortalidad en los pacientes de cirugía cardíaca.

D. Ácidos grasos libres. Algunas de las modificaciones de membrana precoces procedentes de la isquemia implican la producción de ácidos grasos libres (AGL) a partir de los fosfolípidos de membrana. El Ca^{2+} intracelular activa a las fosfolipasas C y A2 dependientes de calcio, transformando los fosfolípidos de membrana en AGL, que son neurotóxicos. Los AGL son potentes desacopladores de la fosforilación oxidativa y pueden someterse a una oxidación adicional por el ácido araquidónico, produciendo radicales libres. Durante la isquemia cerebral, la producción de AGL disminuye mediante la administración de antagonistas del calcio y los aminosteroides-21 (lazaroides) son potentes inhibidores de la peroxidación lipídica.

E. Excitotoxicidad. El glutamato y el aspartato son neurotransmisores aminoacídicos excitatorios (AAE), con tres subtipos de receptores postsinápticos: N-metil-D-aspartato (NMDA), kainato (KA) y quisqualato/ácido α-metil propiónico (AMPA), responsable del paso de Ca^+ y Na^+/K^+. La isquemia produce un aumento de la liberación de AAE presinápticos y un descenso de su recaptación, lo que activa los receptores postsinápticos de NMDA y AMPA y produce un flujo de salida masivo de K^+ y un flujo de entrada de Na^+ y Ca^+, así como osmólisis y daño relacionado con el calcio. Asimismo, los AAE parecen estar cada vez más implicados en la formación de radicales libres.

F. Daño por reperfusión. Con la reperfusión, las rutas de la ciclooxigenasa y lipooxigenasa mitocondrial, junto con la oxidación de los AGL, son las principales responsables del incremento de la formación de radicales libres (p. ej., anión superóxido) y producen destrucción celular oxidativa. A nivel experimental, los lazaroides mejoran el daño isquémico neuronal cuando se administran para el estrés isquémico, pero los resultados de los ensayos clínicos todavía no han sido positivos.

V. Monitorización cerebral intraoperatoria

A. Temperatura cerebral. La monitorización precisa de la temperatura cerebral resulta esencial debido a que la temperatura ejerce una influencia profunda sobre la tasa metabólica cerebral y, por tanto, sobre la tolerancia frente a la isquemia. La hipotermia leve (<35 °C) tiene una eficacia desproporcionada para disminuir el daño relacionado con la isquemia como consecuencia de la inhibición de la liberación de AAE (véanse secciones previas). Durante la DCP existen gradientes térmicos entre diversos tejidos; por tanto, se debe medir la temperatura cerebral independientemente de otras localizaciones. Debido al pequeño riesgo de traumatismo asociado a la colocación del termistor timpánico, la temperatura nasofaríngea (TNF) constituye la localización preferida para el control clínico de la temperatura cerebral. La inserción del termistor se debería llevar a cabo a través de los orificios nasales hasta el nivel del punto medio del arco zigomático, una profundidad de 7 a 10 cm en un adulto. La inserción del termistor de forma previa a la heparinización, utilizando lubricación y ejerciendo una presión suave en paralelo al suelo de la nariz, evitará epistaxis y traumatismos de la mucosa y del cornete nasal. La temperatura esofágica constituye un sustituto de mala calidad de la TNF, ya que refleja de modo diverso la temperatura de entrada aórtica, la temperatura del tejido circundante y la influencia del hielo residual o de líquido frío dentro de la cavidad pericárdica. Para pacientes sometidos a PCHP y de alto riesgo, se puede colocar el termistor/catéter oximétrico por vía retrógrada en el bulbo yugular, lo que aporta la determinación clínica más sensible de la temperatura y de la oxigenación cerebral global.

B. Electroencefalograma. El EEG representa la actividad eléctrica amplificada, resumida y espontánea del córtex cerebral superficial. Cada electrodo refleja la microcorriente (10 a 200 mV) generada por los gradientes eléctricos a través de capas de neuronas alineadas a ángulos rectos de la superficie cortical monitorizada en un radio de 2 a 3 cm. La colocación de los electrodos se debería basar en el sistema de 10 a 20 electrodos normalizado y modificar en función del número de canales monitorizados (Figura 23.6). La actividad de EEG se suele dividir en cuatro bandas según la frecuencia: δ, inferiores a 4 Hz; θ, 4 a 8 Hz; α, 9 a 12 Hz, y β, mayores de 13 Hz. En general, las frecuencias más lentas indican niveles más profundos de anestesia. La utilización del índice biespectral (IBS) cuantifica el grado de sincronización de las formas de onda de EEG, con menores cifras de IBS asociadas a mayor sincronización de EEG y, por tanto, niveles más profundos de hipnosis.

Diversos factores pueden complicar la interpretación del EEG intraoperatorio (Tabla 23.3). Los registros se realizan posiblemente en presencia de varios agentes anestésicos, durante cambios profundos en la temperatura corporal y en el ambiente hostil desde el punto de vista eléctrico del quirófano. Aunque podría ser complicado interpretar los cambios ligeros en el EEG, se debería considerar que la aparición de actividad de EEG asimétrica representa deterioro hemisférico (Tabla 23.4).

1. EEG procesado. Tras el filtrado electrónico inicial, se digitalizan rápidamente los voltajes de EEG análogos (150/s) y se analizan durante «períodos» (generalmente, entre 2 y 4 segundos de duración) mediante análisis basados en el procesamiento del dominio frecuencia o del dominio tiempo.

a. Representación espectral comprimida (CSA), Representación modulada por densidad del análisis del espectro de potencia (DSA). Para el procesamiento del dominio frecuencia, numerosas aplicaciones de EEG emplean análisis del espectro de potencia. En esa aplicación, cada período de EEG se convierte en una serie de componentes onda sinusoide utilizando una transformación de Fourier que trata el EEG digitalizado como una suma de ondas sinusoides de frecuencia y potencia variables. La amplitud (potencia) de cada una de las ondas sinusoides componentes se indica como función de su frecuencia, y en el CSA cada intervalo EEG se muestra frente al tiempo en una representación tridimensional (frecuencia frente a potencia frente a tiempo) con el período más actual en el trasfondo. El desplazamiento vertical, que representa tanto la potencia como el

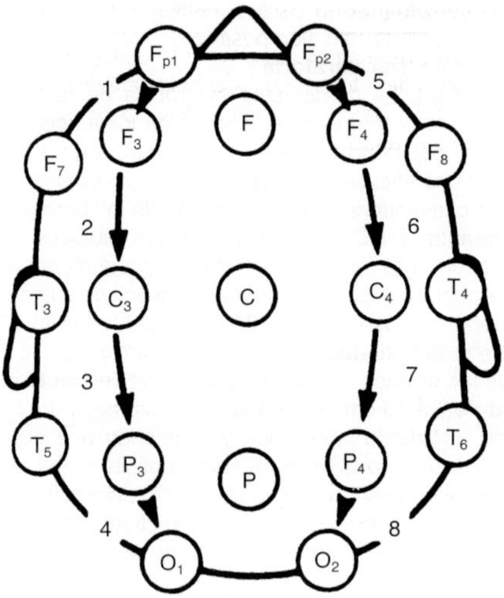

Figura 23.6. Montaje parasagital bipolar estándar basado en el sistema internacional 10-20. F_{P1} y F_{P2} se refieren al polo frontal; F_3, F_4, F_7 y F_8 se refieren a frontal; C_3 y C_4 se refieren a central; P_3 y P_4 se refieren a parietal; O_1 y O_2 se refieren a occipital, y T_3, T_4, T_5 y T_6 se refieren a posiciones temporales. (De Murkin JM y cols. Absence of seizures during induction of anesthesia with high-dose fentanyl. Anesth Analg 1984;63:489-494, con autorización.)

tiempo, dificulta el reconocimiento de la actividad de baja amplitud seguida de actividad de elevada amplitud en la misma banda de frecuencia (Figura 23.7). La DSA es una representación en la que cada período se muestra utilizando intensidad de la escala de grises o un tamaño de puntos proporcional a la potencia de la banda de frecuencia individual trazada. Por consiguiente, puede resultar complicado reconocer pequeñas variaciones de la frecuencia utilizando esta forma de representación (Figura 23.7).

b. **Frecuencia de borde espectral (análisis aperiódico).** El análisis aperiódico es un procesamiento basado en el dominio del tiempo y no emplea ninguna transformación de Fourier. En vez de ello, se basa en la valoración del voltaje frente al tiempo del EEG no procesado. Por cada onda de EEG componente de un período, se determina la frecuencia como la inversa del intervalo de tiempo medido entre los entrecruzamientos con el eje del voltaje cero, la frecuencia de cruzado de cero (FXC), mientras que la amplitud es la raíz cuadrada de la suma de los

Tabla 23.3. Variables de confusión en el electroencefalograma

Agentes anestésicos (p. ej., propofol, isoflurano, tiopental, etomidato) que producen supresión de la explosión del EEG (Figura 23.10)
Enflurano a dosis alta (patrón de EEG no diferenciable de la actividad convulsiva electrocortical)
Opiáceos a dosis alta o isquemia cerebral (actividad de onda δ similar en EEG)
Biopotenciales [p. ej., despolarización cardíaca (electrocardiograma), músculo esquelético (estremecimiento), miopotenciales de movimiento ocular, flujo sanguíneo a través de la cánula aórtica]
Actividad a 60 Hz de la instrumentación eléctrica (p. ej., motor de la bomba de derivación cardiopulmonar, electrocauterizador)

EEG, electroencefalograma.

Tabla 23.4. Causas de asimetría electroencefalográfica

Perfusión carotídea unilateral debida a canalización aórtica deficiente
Hipertensión venosa cerebral debida a torsiones de cánulas auriculares
Hipoperfusión cerebral debida a flujo bajo de la bomba o a hipotensión arterial sistémica que enmascara enfermedad cerebrovascular unilateral
Isquemia cerebral debida a embolia
Desenmascaramiento de accidente cerebrovascular previo
Artefacto debido a proximidad de la cánula de flujo de entrada arterial a ciertos electrodos electroencefalográficos

cuadrados de los voltajes de las «onditas». Se analizan por separado los componentes rápidos y lentos, y se combinan a continuación para su visualización (Figura 23.7). Este modelo de análisis también se emplea para calcular el cociente de supresión de explosión, que puede constituir un indicador de la profundidad de la anestesia y de la depresión del metabolismo cerebral. Se ha indicado que la actividad epilectiforme y los artefactos constituyen los elementos identificados con mayor facilidad por el procesamiento del dominio del tiempo. La frecuencia de EEG que porta la mediana de potencia (mediana de potencia de frecuencia) se relaciona con concentraciones plasmáticas de diversos anestésicos. La frecuencia del borde espectral (contiene la frecuencia inferior al 95% de la potencia de EEG resumida) presenta correlación con la valoración clínica de la profundidad anestésica lograda con barbitúricos o anestésicos volátiles.

c. **Índice biespectral.** La mayor parte de los procesamientos de dominios de frecuencia (CSA, DSA) tratan como independientes a aquellas formas de onda componentes resultantes de la transformación de Fourier. El análisis biespectral mide las interacciones de potencia entre las ondas con el fin de determinar la presencia de componentes interactivos (amónicos) indicativos de acoplamiento de fase (bicoherencia), una información que no está presente en el análisis espectral de potencia. Se ha admitido que la ralentización y sincronización de EGG ocurren, con frecuencia, en relación al aumento de la profundidad de la anestesia. La determinación BIS es la primera herramienta específica para medir los efectos hipnóticos de los fármacos aprobados por la Food and Drug Administration estadounidense. Existen pruebas crecientes de que el número BIS se relaciona de forma inversa con la profundidad de la anestesia y con el grado de bicoherencia.

2. **Potenciales evocados.** La hemostasia metabólica y hemodinámica determina el estado de integridad funcional cerebral. Esta última puede deducirse a partir de las alteraciones del EEG como respuestas a la estimulación repetida de rutas aferentes intactas. Separados del EEG y promediados, estos potenciales evocados (PE) se describen en términos de latencia (tiempo entre el estímulo y el cambio respectivo en EEG) y amplitud (microcorriente cortical 1 a 5 μV). La reducción del FSC por debajo de 18 ml/(100 g · min) produce una disminución progresiva de aquélla, desapareciendo a FSC inferiores a 15 ml/(100 g · min). En la práctica clínica, únicamente se puede estudiar de esta forma la respuesta de las neuronas sensitivas de la sustancia gris. Con mayor frecuencia, los PE sirven para controlar la función de las vías sensitivas. Ciertos agentes anestésicos complican el reconocimiento de efectos específicos del ambiente metabólico cambiante en los PE (p. ej., isoflurano aumenta la latencia y disminuye la amplitud de los PE somatosensitivos) y tienen efectos opuestos en PE distintos (somatosensitivo visual) (Tabla 23.5).

C. **Ecografía Doppler transcraneal.** La exposición a ultrasonidos de la sangre en movimiento dentro de un vaso produce un cambio característico de la frecuencia de señal (cambio Doppler) que es proporcional a la velocidad de flujo. La utilización de ondas sonoras de baja frecuencia (2 a 4 MHz) procedentes de sondas y sensibles a la profundidad y a la dirección permite la transmisión a través de regiones finas del cráneo

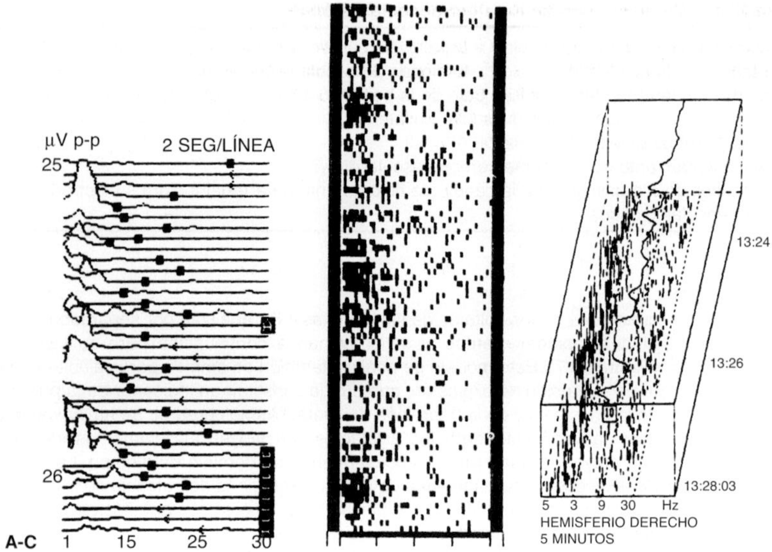

Figura 23.7. Información electroencefalográfica (EEG) del mismo paciente representada con tres formatos diferentes. Tan sólo se presenta una derivación para cada formato. En la práctica real se suelen mostrar derivaciones múltiples (de 2 a 4). **A:** Representación espectral comprimida (CSA). Los picos en las líneas se emplean para representar la amplitud de la actividad eléctrica cerebral a lo largo del eje de frecuencia. La información se actualiza a un intervalo preseleccionado mediante la adición de nuevas líneas que avanzan a lo largo del registro. Los picos de mayor tamaño pueden oscurecer los datos previos. Se emplea un cuadrado para marcar el borde espectral (frecuencia por debajo de la cual se produce un porcentaje preseleccionado de actividad eléctrica). El símbolo A indica un artefacto de registro. **B:** Representación espectral modulada por densidad (DSA). Se emplea un gradiente colorimétrico o una escala de grises para representar la amplitud en un eje de frecuencia de modo que los datos no se oscurezcan. La precisión se pierde al interpretar la amplitud. **C:** Análisis aperiódico. Se registran picos en un eje de frecuencia para representar datos de amplitud. Estos picos aparecen en un paralelogramo de modo que sea posible añadir datos nuevos sin oscurecer la información previa. Una línea en la parte superior del paralelogramo representa el borde de actividad, que es la frecuencia por debajo de la cual se produce un porcentaje preseleccionado de la actividad eléctrica. (De Wickey GS, Hickey, RR. Brain protecction during cardiac surgery. En: Hensley FA, Martin DE, eds. The practice of cardiac anesthesia. Boston: 1990:716, con autorización.)

(p. ej., la ventana temporal localizada por encima del arco zigomático entre el oído y la órbita). Esta transmisión posibilita efectuar una valoración continua de la velocidad de flujo sanguíneo dentro de las arterias intracerebrales mayores (p. ej., arteria cerebral media proximal) (Tabla 23.6). Las características de la perfusión cerebral también se pueden valorar utilizando ultrasonidos DTC para demostrar flujo pulsátil frente a laminar o para detectar embolias. Debido a que los ecos acústicos distintos reflejan inhomogeneidades en el sustrato sometido a ultrasonidos, es posible detectar embolias de microagregados o microburbujas en el torrente sanguíneo. Dado que DTC funciona básicamente como un micrófono, las oscilaciones momentáneas debidas a artefactos de ruido se pueden registrar como embolias. Sin embargo, cuando se interpretan los datos del monitor DTC se pueden distinguir ciertas características que distinguen a las señales embólicas de artefactos de ruido (Tabla 23.7). Una proporción mucho mayor de resonancia acústica de las embolias gaseosas en relación a los elementos formes crea límites a la detección de DTC de elementos formes mayores de 100 μm. Asimis-

Tabla 23.5. Aplicaciones de los potenciales evocados

Los PE visuales pueden controlar la integridad del nervio y quiasma ópticos durante las intervenciones en la fosa anterior y los PE auditivos se pueden emplear durante las operaciones de la fosa anterior para valorar la integridad del nervio auditivo.
Los PE somatosensitivos se usan para vigilar la isquemia de la médula ósea durante la cirugía de la aorta torácica o la reconstrucción medular.
Los PE auditivos se están investigando para valorar la profundidad de la anestesia.

PE, potencial evocado.

mo, la amplitud de la señal es proporcional al tamaño de la embolia, mientras que para las embolias gaseosas los límites de la resolución son 50 μm y la amplitud de la señal reflejada no está relacionada con el tamaño de la burbuja. En la actualidad, la DTC no es capaz de diferenciar fácilmente entre embolias por burbujas pequeñas o elementos formes grandes. Los algoritmos desarrollados utilizando amplitudes máximas de señales individuales junto con la suma de las amplitudes de una señal concreta de las líneas espectrales compuestas pueden permitir diferenciar embolias de partículas de las embolias gaseosas con elevada sensibilidad y especificidad experimentalmente, y podría resultar de utilidad en la clínica.

D. **Oximetría yugular.** La atenuación característica de luz infrarroja de 650 a 1.100 nm por parte de ciertos cromóforos de absorción de luz específicos (principalmente oxihemoglobina, deoxihemoglobina y oxidasa del citocromo c oxidado) transmite un cambio de longitud de onda (color) a la luz incidente. Este cambio espectral es proporcional al grado de oxigenación, lo que permite cuantificar la oxigenación hística mediante instrumentos espectroscópicos ópticos. La colocación de un catéter oximétrico de fibra óptica en el bulbo yugular permite la monitorización continua de la saturación de la hemoglobina de la sangre venosa cerebral de salida y refleja el equilibrio suministro/demanda de O_2 cerebral global. La oximetría yugular podría aportar un criterio de valoración principal adecuado para finalizar el enfriamiento con anterioridad a la PCHP (véanse párrafos anteriores). Una vez que la saturación yugular presenta un aumento máximo y se ha estabilizado, la $TMCo_2$ muestra su nivel más bajo. Esta monitorización ha identificado la existencia de una asociación entre el recalentamiento tras la DCP hipotérmica y la desaturación sanguínea venosa cerebral significativa, lo que indica la existencia de desequilibrios entre el suministro de O_2 cerebral y la tasa metabólica, por lo que podría ser adecuado aumentar la concentración de hemoglobina o bien la profundidad de la anestesia (mayor supresión metabólica).

E. **Espectroscopia óptica no invasiva.** Durante la espectroscopia óptica cerebral no invasiva con una sonda unida al cuero cabelludo se emplean principios de absorción lumínica similares. Para esta aplicación se emite luz incidente cercana al infrarrojo y de banda estrecha a través de un cable de fibra óptica unido al cuero cabelludo, y la luz dispersa resultante se refleja a través de dos o más cables sensores. El espaciamiento de estos cables es tal que la luz reflejada se propaga principalmente a través del cuero cabelludo o el tejido extracerebral (Figura 23.8), y la saturación de O_2 cortical (Sco_2; venoso, capilar y arteriolar) se representa mediante la diferencia de intensidad de los sensores superficiales y profundos. La monitorización continua de la oxigenación cortical es posible, ya que la hipoxia cerebral afecta al equilibrio de oxidorreducción del citocromo aa_3 mitocondrial neuronal, lo que a su vez afecta a la absorción de luz cercana al infrarrojo. Los estudios clínicos preliminares en pacientes sometidos a cirugía cardíaca indican la existencia

Tabla 23.6. Valoración de la ecografía Doppler transcraneal del flujo sanguíneo cerebral

Ángulo de sonda Doppler transcraneal constante (sujeción fija de la sonda).
Diámetro de vaso constante (arteria cerebral media proximal).
Ultrasonidos por medio de una ventana temporal (accesible en el 80% de los adultos).

Tabla 23.7. Características de embolias frente a ruido en la ecografía Doppler transcraneal

	Embolias	Ruido
Duración(es)	<0,1	0,5
Direccionalidad	Unidireccional	Bidireccional
Intervalo de frecuencia (db)	3-60	1-20
Sonido	Chirriante	Ruidoso
Retraso temporal (ms, doble ventana, 10 mm de distancia)	11	0,08

de correspondencia entre bajos Sco_2 y respuestas desfavorables. Se espera la realización de estudios prospectivos.

F. **Presión de perfusión cerebral.** La PPC representa la diferencia entre la presión de entrada, o PAM, y la presión «de salida» o presión intracraneana. Durante la DCP no se dispone de una medida directa de la presión intracraneana, por lo que la PVC se utiliza con frecuencia como sustituta. En presencia de alteraciones del drenaje de la VCS, que se pueden producir durante la dislocación del corazón (particularmente con la utilización de una única cánula de dos etapas), puede aparecer hipertensión venosa cerebral. Como consecuencia del mantenimiento del drenaje auricular, la PVC medida en la aurícula será baja; por tanto, esta condición podría pasar desapercibida. Si se mantiene, la hipertensión venosa cerebral puede comportar edema cerebral y una reducción sustancial de la PPC a pesar de la PAM aparentemente adecuada (Figura 23.5). **Durante la DCP se debería controlar la presión venosa cerebral mediante un catéter situado proximalmente (generalmente el introductor del catéter arterial pulmonar) en la VCS y mediante inspección visual de la cara.**

VI. **Prevención de lesiones del sistema nervioso central**

A. **Carga embólica**

1. **Instrumentación aórtica**

a. Aunque todavía representa el cuidado estándar, la palpación de la aorta no ha demostrado su sensibilidad para detectar aterosclerosis aórtica. La EEA directa

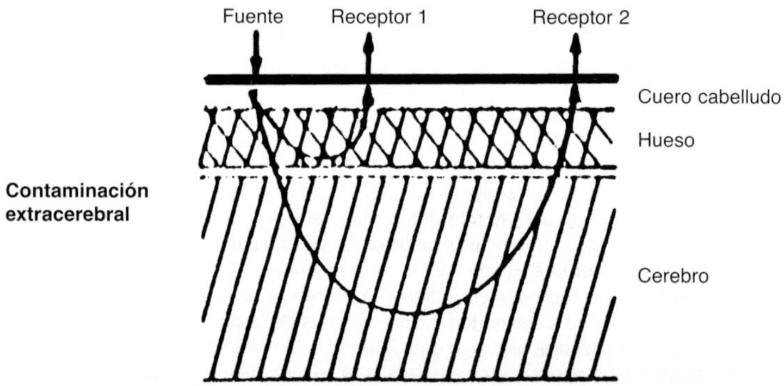

Figura 23.8. Representación esquemática de capas hísticas a través de las cuales se debe propagar la luz para alcanzar el cerebro. La luz que se propaga desde la fuente hasta el receptor 1 cuenta con una longitud media de recorrido hístico que muestrea predominantemente tejido superficial (cuero cabelludo y cráneo), mientras que la que lo hace hasta el receptor 2 dispone de un recorrido medio más profundo en el cerebro. La señal del receptor 1 se utiliza para corregir la señal del receptor 2 respecto a contaminación de los tejidos superficiales. (De McCormick PW y cols. Novinvasive optical spectroscopy for monitoring cerebral oxygen delivery and hemodynamics. Crit Care Med 1991;19:89-97, con autorización).

de la aorta ascendente constituye la técnica de mayor sensibilidad para valorar la carga aterosclerótica. Otra posibilidad que representa una estrategia de cribado aceptable es el estudio de la aorta descendente mediante ETE, seguido de EEA si la ETE detecta aterosclerosis de la aorta descendente. Si existe aterosclerosis aórtica extensa, se debería plantear la canulación del arco aórtico distal o de la arteria axilar.

b. Minimizar el número de pinzamientos aórticos. La utilización en exclusiva de injertos arteriales (p. ej., mamario, gastroepiploico) o de dispositivos anastomóticos proximales sin sutura elimina la necesidad de realizar un pinzamiento lateral aórtico de las anastomosis proximales. En los casos de aterosclerosis grave, se recomienda emplear técnicas de exclusión aórtica.

2. Instrumentación y técnicas de perfusión

a. La precirculación del circuito de DCP durante un período mínimo de 30 minutos con un filtro de 5 μm con anterioridad a la utilización retira restos plásticos y otros microrresiduos de fabricación.

b. La incorporación de un filtro de microporos (20 a 40 μm) en la línea de retorno de la cardiotomía mantiene los residuos hísticos y de partículas procedentes del campo quirúrgico fuera del circuito de DCP.

c. La retransfusión de sangre de succión de cardiotomía no procesada se asocia a un aumento de las microembolias lipídicas cerebrales[7].

d. El uso de un filtro de 40 μm en la línea de entrada arterial disminuye la liberación de embolias a la circulación arterial.

e. Con el fin de minimizar la formación de burbujas gaseosas debido al descenso de la solubilidad con el recalentamiento, el gradiente de temperatura entre la sangre de entrada arterial y el enfermo ha de ser inferior a 10 °C, especialmente cuando se utiliza un oxigenador de burbuja.

f. Durante el recalentamiento, la temperatura de entrada de sangre arterial no debe superar los 37 °C.

3. Técnicas de extracción de aire

a. Antes del inicio de la eyección ventricular, la aspiración por punción del VI y la AI, combinado con agitación manual del corazón, para desplazar el aire atrapado en las trabéculas. Este proceso se debería combinar con la ventilación manual concomitante de los pulmones para movilizar el aire residual dentro de las venas pulmonares.

b. Utilización de ETE para detectar aire intracavitario residual y dirigir las aspiraciones de aguja.

c. Inclinación de la cabeza del paciente hacia abajo. Este procedimiento logra una posición dependiente de los vasos grandes de la cabeza y minimiza la entrada de burbujas gaseosas.

d. Compresión carotídea bilateral transitoria durante la desfibrilación y llenado inicial y el inicio de la eyección cardíaca.

B. Perfusión cerebral. Durante la hipotermia moderada, la tolerancia frente a la hipotensión es buena debido a la conservación de la autorregulación cerebral hasta PPC de 20 mm Hg con manejo del gas sanguíneo α-stat. Como valora la TNF, el recalentamiento del cerebro es rápido; se debería evitar, por tanto, la hipotensión (PAM inferior a 50 mm Hg) tras el comienzo de dicho recalentamiento. Se debería evitar la alteración inadvertida de la PPC mediante la monitorización de la presión de la SCV proximal con el fin de detectar hipertensión venosa cerebral. Los diabéticos y aquellos enfermos con ACV previo disponen de una autorregulación cerebral alterada y el FSC depende directamente de la PAM. Tales pacientes podrían beneficiarse de una estrecha monitorización del SNC (véase la discusión previa) y el mantenimiento de mayores presiones de perfusión.

C. Euglucemia. Existen pruebas considerables de modelos experimentales y de enfermos aquejados de ACV que apuntan que la hiperglucemia aumenta la magnitud y el grado de daño neurológico durante la isquemia[9]. A pesar de que se dispone de un número limitado de datos de respuesta clínica en enfermos cardíacos, las concentraciones séricas de glucosa se deberían mantener dentro del intervalo normal en los pacientes durante la cirugía cardíaca, ya que presentan un riesgo mayor de daño isquémico. Como estrategia básica, se debería evitar la hiperglucemia. Se deberían emplear infusiones sin glucosa y un cebador sin dicha molécula en el circuito de DCP, puesto que la resistencia insulínica aparece durante la DCP (en parte como resultado del aumento de las catecolaminas endógenas), lo que produce intolerancia a la glucosa y aumento de la tendencia hacia la hiperglucemia resistente al tratamiento.

D. Hipotermia leve. Existen pruebas cada vez más abundantes que muestran que la liberación de AAE y la excitotoxicidad son cruciales en la producción de daño neurológico isquémico (véase la discusión previa). Debido a que la liberación de AAE depende críticamente de la temperatura y sufre una inhibición significativa por debajo de 35 °C, se debería controlar constantemente la temperatura cerebral (grados TNF; véanse secciones previas) durante el recalentamiento, se debe evitar la hipertermia (TNF mayor de 37 °C) y se debería mantener la temperatura cerebral por debajo de 37 °C hasta después de separar la DCP y descanalizar[10].

VII. Protección cerebral farmacológica. Durante la última década se ha constatado un importante aumento de nuestro conocimiento de los mecanismos implicados en el daño neuronal isquémico. Se han desarrollado numerosos tipos nuevos de fármacos y los más prometedores de ellos se encuentran en fase de desarrollo clínico. En la actualidad, ninguno de ellos representa el tratamiento de elección, pero estos o algunos compuestos relacionados podrían formar parte del arsenal terapéutico en el futuro cercano[11].

A. Supresión metabólica

1. Fundamento teórico y limitaciones. La actividad metabólica depende de la temperatura, y la hipotermia produce una disminución exponencial en la tasa metabólica cerebral. A diferencia de los supresores metabólicos farmacológicos, la hipotermia disminuye la actividad metabólica relacionada tanto con la actividad funcional (p. ej., actividad EEG) como con la actividad basal (p. ej., bombas iónicas). La hipotermia prolonga la tolerancia frente a la isquemia global (Figura 23.9) y se induce especialmente para la parada circulatoria (véase la discusión siguiente). Durante la cirugía

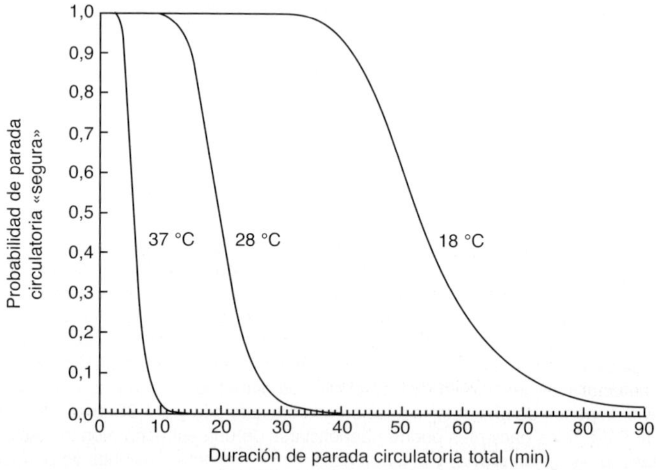

Figura 23.9. Nomograma de la probabilidad de una parada circulatoria total segura según la duración del tiempo total de parada a temperaturas nasofaríngeas de 37 °C, 28 °C y 18 °C, definidas como la duración de la parada total después de la cual no se ha producido daño estructural o funcional. (De Kirklin JK, Kirklin JW, Pacifico AD. Deep hypothermia and total circulatory arrest. En: Arciniegas E, ed. Pediatric cardiac surgery. Chicago: Year Book, 1985:79-85, con autorización).

cardíaca, sin embargo, existe un riesgo mayor de embolia cerebral durante la normotermia con la canalización y la descanalización; en consecuencia, se han investigado supresores metabólicos farmacológicos. Un estudio clínico refirió que la administración de tiopental a dosis alta producía un número significativamente inferior de deficiencias neurológicas en enfermos sometidos a cirugía cardíaca de cámara abierta en hipotermia leve (32 °C), pero la utilización de un protocolo semejante en la cirugía cardíaca de cámara cerrada con hipotermia moderada (28 °C) no comportó ninguna diferencia demostrable respecto a la respuesta del SNC. Se ha supuesto que cualquier efecto beneficioso derivado de tal terapia procedía de la supresión profunda de la tasa metabólica cerebral asociada a la supresión de la actividad sináptica (supresión explosiva de EEG) y que esta práctica producía un aumento de la tolerancia frente a la isquemia. Como se ha descrito previamente, posiblemente esto comportaría únicamente una prolongación de la tolerancia isquémica de escasos minutos. Las disminuciones del FSC derivadas de la supresión metabólica cerebral (supresión de las explosiones del EEG) utilizando propofol tampoco han mejorado satisfactoriamente las lesiones cerebrales.

2. **Agentes.** Diversos anestésicos cuentan con la capacidad de producir supresión de las explosiones del EEG (Figura 23.10) y producen disminuciones profundas de la tasa metabólica cerebral hasta aproximadamente un 50% de $CMRO_2$ despierto, con un promedio de 1,5 ml/(100 g · min).
   a. **Tiopental.** Una posología de 5 a 8 mg/kg comporta 5 minutos de supresión del EEG en condiciones de normotermia. Se producen disminuciones proporcionales del FSC y $TMCo_2$. Se requiere una infusión de 0,5 a 1,0 mg/(kg · min) para la supresión prolongada del EEG, lo que genera tiempos de recuperación y de

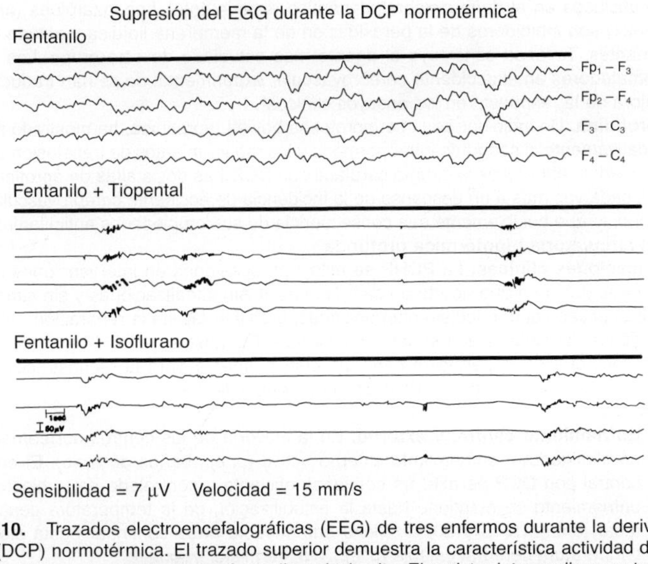

Figura 23.10. Trazados electroencefalográficas (EEG) de tres enfermos durante la derivación cardiopulmonar (DCP) normotérmica. El trazado superior demuestra la característica actividad de voltaje bajo que aparece durante la anestesia con fentanilo a dosis alta. El registro intermedio muestra el patrón de supresión de la explosión que resulta de la administración de tiopental. El registro inferior demuestra la supresión de la explosión que sucede durante la administración de isoflurano. (De Woodcock, TE, y cols. Pharmacologic EEG suppression during cardiopulmonary bypass: cerebral hemodynbamic and metabolic effects of thiopental or isoflurane during hypothermia and normothermia. Anesthesiology 1987;67:218-224, con autorización.)

extubación prolongados; y podría incrementar la necesidad de apoyo inótropo debido a la depresión miocárdica.

b. **Propofol.** La supresión transitoria de las explosiones del EEG se obtiene a posologías de 2 a 3 mg/kg y produce disminuciones en FSC y $TMCo_2$. La infusión a 0,1 a 0,3 mg/(kg · min) posibilita una supresión sostenida del EEG y es metabolizada rápidamente; por tanto, no prolonga los períodos de recuperación ni de extubación. La hipotensión debida a la vasodilatación sistémica podría requerir la administración de feniladrenalina u otros vasoconstrictores semejantes.

c. **Isoflurano.** A una concentración inspirada del 2% al 3% (1,5 a 2 MAC), se produce supresión de la explosión. A diferencia de los agentes intravenosos, la supresión del EEG con isoflurano no se efectúa por medio de un descenso de FSC, aunque existe una reducción significativa de la $TMCo_2$. La eliminación rápida es característica de los anestésicos volátiles.

B. **Calcioantagonistas.** Es probable que el flujo masivo de entrada de calcio constituya la ruta común final del daño neuronal isquémico (véanse comentarios anteriores). En los ensayos clínicos, los calcioantagonistas (nimodipino) han demostrado disponer de eficacia en la disminución de los vasoespasmos tras la hemorragia subaracnoidea; no obstante, nimodipino también se ha asociado a un aumento del sangrado y una mayor mortalidad en enfermos sometidos a cirugía cardíaca.

C. **Antagonistas del glutamato.** Dado que se ha reconocido que la excitotoxicidad constituye un elemento central en el daño neuronal isquémico, (véase discusión previa), se están investigando activamente los antagonistas de los receptores de AEE. Remacemide, un antagonista competitivo del glutamato, ha demostrado su superioridad frente a placebo en mejorar los resultados neurofisiológicos tras la IDAC[3]. El uso experimental de anticuerpos frente al receptor de NMDA ha constituido un avance[5].

D. **Lazaroides y otros compuestos aminosteroides-21.** Los antioxidantes (incluyendo alopurinol y metilprednisolona) no han demostrado de modo consistente producir efectos beneficiosos en el daño cerebral isquémico experimental. Los lazaroides (aminosteroides-21) son inhibidores de la peroxidación de la membrana lipídica y actúan como antioxidantes. Tirilazad constituye el agente más estudiado de este grupo. Los resultados prometedores en el accidente cerebrovascular experimental no se han traducido en una mejora de la respuesta en los ensayos clínicos[5].

E. **Aprotinina.** Un inhibidor de la serinproteasa bovina, aprotinina, ha mostrado reducir significativamente el sangrado intraoperatorio y los requerimientos de transfusión en diversos escenarios, entre ellos la cirugía cardíaca con DCP. Las dosis altas de aprotinina se asocian cada vez más a un descenso de la incidencia de accidente cerebrovascular perioperatorio, lo que posiblemente sea consecuencia de sus propiedades antiinflamatorias.

VIII. Parada circulatoria hipotérmica profunda

A. **Indicaciones clínicas.** La PCHP se utiliza en ocasiones en intervenciones quirúrgicas mayores debido a que aporta un campo inmóvil, sin canalizaciones y sin sangre. Al permitir el acceso quirúrgico sin obstrucciones, la PCHP facilita la reparación de anomalías congénitas complejas en neonatos y lactantes. En adultos, la PCHP permite la interrupción temporal de la perfusión cerebral, principalmente para la reconstrucción del arco aórtico o la resección de aneurismas cerebrales gigantes.

B. **Técnica**

1. **Enfriamiento central y externo.** En la mayoría de los centros norteamericanos se ha eliminado el enfriamiento externo activo (p. ej., baños de hielo). El enfriamiento central con DCP permite un comienzo eficiente y controlado de la hipotermia, y el enfriamiento se mantiene hasta la estabilización de la temperatura central (vejiga, recto) entre 15 °C y 20 °C. Dicho enfriamiento debe continuar hasta alcanzar una temperatura cerebral estable (p. ej., TNF, termistor yugular).

2. **Descanulación.** Con anterioridad a la parada circulatoria, la administración de relajantes musculares de acción prolongada (como pancuronio 0,1 mg/kg) es esencial para asegurar la parálisis profunda con el fin de minimizar el consumo sistémico de O_2. Al interrumpir la perfusión, las cánulas venosas se desclampan, lo que permite exanguinaciones pasivas en el circuito de DCP, así como una disminución progresiva de

la distensión cardíaca y del sangrado en el campo quirúrgico. En la cirugía pediátrica se suelen retirar las cánulas venosas para facilitar la exposición quirúrgica. Con frecuencia, continúa la circulación sanguínea pasiva dentro del circuito de DCP ex vivo para evitar el éxtasis venoso y la sedimentación de la sangre con amontonamiento plaquetario.

C. **Protección cerebral**

1. **Temperatura.** La hipotermia representa el componente principal de la protección cerebral durante la parada circulatoria. Con un rango de 20 °C (37 °C a 17 °C), el coeficiente de temperatura (Q_{10}) del cerebro alcanza un valor promedio de 3,65; por tanto, la tolerancia cerebral frente a la isquemia está muy aumentada (Figura 23.9). Resulta esencial minimizar el recalentamiento del cerebro; por consiguiente, se deberían reducir las fuentes externas de calor (p. ej., luces superiores, temperatura ambiental de la habitación). Se ha demostrado experimentalmente que la aplicación de paquetes externos de hielo en la cabeza retrasa el recalentamiento cerebral y aumenta la tolerancia isquémica. En algunos centros se administra(n) tiopental o esteroides con anterioridad a la parada circulatoria, aunque no se ha demostrado que comporte(n) ningún efecto beneficioso.
2. **Perfusión anterógrada y retrógrada.** Debido a la autorregulación cerebral con cortocircuito preferencial de sangre hacia el cerebro, incluso tasas de perfusión bajas (p. ej., 10 a 25 ml · kg · min) durante la hipotermia profunda han demostrado mejorar significativamente la tolerancia isquémica cerebral en comparación con la parada circulatoria total en modelos experimentales. En las intervenciones del arco aórtico en las que el flujo de entrada arterial está restringido, la perfusión cerebral selectiva a través de canulación braquiocefálica o carotídea ha sido usada satisfactoriamente[12]. Está creciendo el interés en el desarrollo de perfusión cerebral retrógrada a través de canalización de la VCS, aunque no se dispone todavía de estudios prospectivos de respuesta clínica. La perfusión cerebral retrógrada no aporta un suministro de sustrato suficiente para mantener la demanda metabólica cerebral, pero podría ayudar a prevenir el recalentamiento y contribuir a enfriar el cerebro[12] en mayor medida.

   Un estudio aleatorizado prospectivo ha mostrado que la perfusión continua de flujo bajo (0,71/min · m^2) a 18 °C para pacientes pediátricos menores de tres meses de edad y sometidos a operaciones de cambio arterial produce una incidencia significativamente inferior de convulsiones clínicas y liberación de isoenzima cerebral de la creatincinasa que la parada circulatoria hipotérmica.
3. **Control del pH.** Los estudios experimentales han demostrado un enfriamiento cerebral más homogéneo con pH-stat. Un estudio prospectivo de la influencia del control del pH sobre el desarrollo posterior tras la PCHP concluyó que pH-stat se asocia a unas mejores protección cerebral y respuesta clínica que α-stat cuando se utiliza en lactantes.

D. **Resumen**

1. **Administración de relajantes musculares previamente a la PCHP.**
2. **Frío hasta lograr una temperatura central (TNF) estable.**
3. **Eliminar glucosa de soluciones y del cebador de la bomba.**
4. **Minimizar la temperatura ambiental de la habitación.**
5. **Colocar paquetes externos de hielo alrededor de la cabeza.**
6. **Controlar continuamente la TNF y el EEG durante la PCHP.**
7. **Utilizar perfusión intermitente o de flujo bajo cuando sea posible.**
8. **Minimizar la duración de la PCHP.**

IX. Cirugía cardíaca en pacientes con enfermedad cerebrovascular

A. **Incidencia.** La aterosclerosis coronaria aumenta la probabilidad de la arteriopatía carotídea coexistente. La incidencia publicada de estenosis carotídea significativa desde el punto de vista hemodinámico en enfermos que precisan IDAC es de hasta un 15% y aumenta al hacerlo la edad. Los soplos carotídeos constituyen un factor pronóstico de escasa utilidad de estenosis carotídea o de riesgo de accidente cerebrovascular perioperatorio. En los candidatos a IDAC, las investigaciones no invasivas (ultrasonografía) e invasivas (arteriografía de contraste) generalmente se reservan para enfermos que han presentado síntomas de insuficiencia cerebrovascular (p. ej., ataques isquémicos transitorios o accidente cerebrovascular) durante los 3 a 6 meses previos[3].

B. **Morbilidad.** El daño neurológico asociado a la cirugía cardiovascular con DCP se debe, fundamentalmente, a embolias. El riesgo de accidente cardiovascular es notablemente mayor con una aorta aterosclerótica. Mientras que la estenosis carotídea aumenta el riesgo de accidente cardiovascular tras la cirugía cardíaca, no está claro que la endoarterectomía concomitante tenga propiedades profilácticas debido a que es probable que el mecanismo del accidente cardiovascular esté más relacionado con una incidencia mayor de aterosclerosis aórtica que con la isquemia cerebral hemodinámica. La capacidad de la hipoperfusión cerebral global se reduce por el flujo colateral a través del polígono de Willis, la conservación de una PPC adecuada y una PAM dentro del intervalo de autorregulación del enfermo (p. ej., hipertensión preexistente). La hemodilución relacionada con la DCP mejora el flujo sanguíneo a través de lesiones estenóticas de los vasos sanguíneos cerebrales.

C. **Intervenciones carotídeas y cardíacas combinadas**

1. **Fundamento teórico.** Se deberían considerar de forma independiente las indicaciones de la endarterectomía carotídea (EAC) e IDAC. No existen pruebas convincentes de que, en ausencia de sintomatología significativa, la EAC disminuya el riesgo de accidente cerebrovascular perioperatorio. Si un paciente es candidato a ambas intervenciones, una operación combinada (de una etapa) parece ofrecer un mejor resultado global que un enfoque de dos etapas realizado en cualquier orden (dos anestésicos), teniendo en cuenta la experiencia de centros con práctica amplia de la estrategia combinada.
2. **Monitorización.** La exploración mediante DTC de una arteria cerebral mayor (p. ej., ACM proximal) puede ayudar a valorar el volumen relativo de flujo cerebral durante los cambios en PAM. La EEG puede contribuir a reconocer la hipoperfusión cerebral profunda.
3. **Morbilidad.** Una intervención combinada de EAC e IDAC ofrece una tasa de supervivencia a 5 años del 80% (93% para IDAC aislada). Se ha logrado una mejora marginal en algunos centros que utilizan PCHP para el procedimiento combinado.

Bibliografía

1. Llinas R, Barbut D, Caplan LR. Neurologic complications of cardiac surgery. *Prog Cardiovasc Dis* 2000;43:101–112.
2. Nussmeier NA. Adverse neurologic events: risks of intracardiac versus extracardiac surgery. *J Cardiothorac Vasc Anesth* 1996;10:31–37.
3. **Arrowsmith JE, Grocott H, Reves JG, et al. Central nervous system complications of cardiac surgery. *Br J Anaesth* 2000;84:378–393.**
4. **Murkin JM, Martzke JS, Buchan AM, et al. A randomized study of the influence of perfusion technique and pH management strategy in 316 patients undergoing coronary artery bypass surgery: (part 2) neurological and cognitive outcomes. *J Thorac Cardiovasc Surg* 1995;110:349–362.**
5. Gelb AW, Cowie DA. Perioperative stroke prevention. *IARS Review Course Lectures,* February 2001.
6. Gill R, Murkin JM. Neuropsychologic dysfunction after cardiac surgery: what is the problem? *J Cardiothorac Vasc Anesth* 1996;10:91–98.
7. Brooker RF, Brown WR, Moody DM, et al. Cardiotomy suction: a major source of brain lipid emboli during cardiopulmonary bypass. *Ann Thorac Surg* 1998;65:1651–1655.
8. Murkin JM, Baird DL, Martzke JS, et al. Cognitive dysfunction after ventricular fibrillation during implantable cardioverter/defibrillator procedures is related to duration of the reperfusion interval. *Anesth Analg* 1997;84:1186–1192.
9. **Murkin JM. Intraoperative tight glucose control improves outcome in cardiovascular surgery: pro. *J Cardiothorac Vasc Anesth* 2000;14:475–478.**
10. Newman MF, Croughwell ND, Blumenthal JA, et al. Cardiopulmonary bypass and the central nervous system: potential for cerebral protection. *J Clin Anesth* 1996;8:53S–60S.
11. **Murkin JM. Attenuation of neurologic injury during cardiac surgery. *Ann Thorac Surg* 2001;72:S1838–S1844.**
12. **Griepp RB, Juvonen T, Griepp EB, et al. Is retrograde cerebral perfusion an effective means of neural support during deep hypothermic circulatory arrest? *Ann Thorac Surg* 1997;64:913–916.**

Sección IV

Sección IV

Sección IV

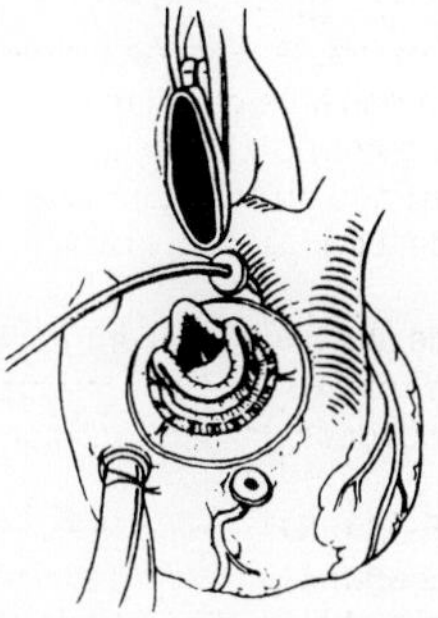

Anestesia torácica y tratamiento del dolor

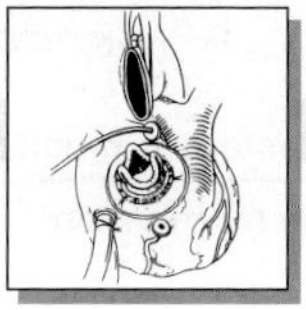

Manejo anestésico de los aneurismas torácicos y las disecciones

Thomas M. Skeehan y John R. Cooper, Jr.

En el manejo de la cirugía aórtica torácica, el anestesista puede enfrentarse a una notable variabilidad de los problemas asociados a la etiología, tipo y localización anatómica de la intervención quirúrgica. Este capítulo aporta una revisión concisa de la patofisiología de la cirugía aórtica torácica, una interpretación de sus enfoques y resultados quirúrgicos, y una estrategia racional de manejo del enfermo sometido a cirugía aórtica torácica.

I. Clasificación y evolución natural

A. Disecciones. Una **disección aórtica** se produce cuando la sangre penetra en la capa íntima de la aorta y forma un hematoma en expansión dentro de la pared del vaso, habitualmente separando la capa íntima de la capa media para crear la denominada luz falsa o hematoma disecante. La luz del vaso no se dilata, y suele resultar comprimida por el hematoma en progresión. Por el contrario, un **aneurisma aórtico** implica la dilatación de las tres capas de la pared del vaso y cuenta con una patofisiología e implicaciones terapéuticas muy distintas. Aunque se utiliza con frecuencia, el término **aneurisma disecante** es un nombre poco apropiado.

1. Incidencia y patofisiología

a. Incidencia. Se ha estimado que las disecciones aórticas originan uno de cada 10.000 ingresos hospitalarios. En una serie de autopsias de gran tamaño se encontró disección aórtica en uno de cada 600 casos, y se interpretó que las disecciones podrían haber producido o contribuido significativamente a la mortalidad en hasta un 1% de dichos casos de autopsia.

b. Condiciones predisponentes. Los trastornos médicos que predisponen a la disección aórtica aparecen en la Tabla 24.1 por orden de importancia. Sorprendentemente, es posible que la **aterosclerosis** no contribuya por sí misma al riesgo de disección posterior.

c. Sucesos causales. El inicio de las disecciones aórticas se ha asociado a un aumento de la actividad física o del estrés emocional. Las disecciones también se han asociado al traumatismo torácico contuso; sin embargo, no se ha determinado la relación temporal entre el traumatismo contuso y las disecciones posteriores. Se pueden producir disecciones sin ninguna actividad física. También pueden ocurrir durante la canalización para la derivación cardiopulmonar (DCP).

d. Mecanismos de desgarro aórtico. Un desgarro de la íntima es el suceso inicial de la disección aórtica. Este desgarro de las disecciones aórticas se produce habitualmente en presencia de una pared aórtica debilitada, que implica predominantemente las capas media y externa de la media. En esta zona de debilitamiento, la pared aórtica es más susceptible a fuerzas de cizallamiento producidas por el flujo de sangre pulsátil en la aorta. Las localizaciones más frecuentes de los desgarros de la íntima son las áreas que sufren las fuerzas de cizallamiento mecánico mayores, como recoge la Tabla 24.2. Los segmentos ascendente e ístmico (distales a la arteria subclavia izquierda) de la aorta son relativamente

Tabla 24.1. Trastornos predisponentes de disecciones aórticas

Antecedentes de hipertensión	Presentes en ≈90% pacientes
Edad avanzada	>60 años
Sexo	Preponderancia varones edad <60 años
Aracnodactilia (síndrome de Marfan)	También otras conectivopatías
Cardiopatía congénita	Coartación de la aorta, válvula aórtica bicúspide
Embarazo	Poco frecuente
Otros motivos	Toxinas y alimentación

fijos y, por tanto, someten a la pared aórtica a la cantidad más alta de estrés de cizallamiento mecánico, lo que explica la elevada incidencia de desgarros de la íntima en esas áreas.

Sin embargo, en series de autopsia extensas no se encontró ninguna rotura identificable de la íntima hasta en un 4% de las disecciones. En dichos casos, la rotura de los **vasa vasorum,** los vasos que suministran sangre a la pared aórtica, se ha implicado como una causa alternativa de disecciones. Los vasa vasorum de pared delgada se encuentran en el tercio externo de la pared aórtica, y su rotura produciría la formación de un hematoma de la media y la propagación de una disección en presencia de un vaso ya enfermo, sin formación de un desgarro de la íntima.

e. **Propagación.** La propagación de una disección aórtica se puede producir en unos segundos. Los factores que contribuyen a la propagación son las fuerzas hemodinámicas inherentes al flujo pulsátil: la presión de pulso y la velocidad de eyección de la sangre.

f. **Puntos de salida.** Los puntos de salida de las disecciones se encuentran en un porcentaje relativamente pequeño de los casos. Los desgarros en los puntos de salida suelen producirse de forma distal al desgarro de la capa íntima y representan puntos en los que la sangre de la luz falsa vuelve a entrar en la luz verdadera. La presencia o ausencia de un punto de salida no parece influir en la evolución clínica.

g. **Afectación de las ramas arteriales.** Los orígenes de las ramas aórticas mayores, incluyendo las arterias coronarias, pueden estar implicados en las disecciones aórticas. Su implicación oscila desde la oclusión de las luces mediante compresión mecánica por la luz falsa o la propagación del hematoma disecante a la rama arterial. La Tabla 24.3 recoge la incidencia de implicación de las ramas arteriales obtenida de series de autopsias de gran tamaño.

2. **Clasificación de DeBakey de las disecciones** (Figura 24.1). Esta clasificación comprende tres tipos distintos, dependiendo de la localización del desgarro de la íntima y de la sección aórtica afectada.

Tabla 24.2. Localizaciones de los desgarros primarios de la íntima en las disecciones agudas de la aorta

Localización	Incidencia porcentual
Ascendente	61
Descendente	24
Istmo	16
Otros	8
Arco	9
Abdominal	3
Otros	1

Modificado de Hirst AE Jr, Jonhs VJ Jr, Kime W Jr. Disecting aneurism of the aorta: a review of 505 cases. Medicine 1958:37-243.

Tabla 24.3. Afectación de las ramas arteriales mayores en las disecciones aórticas

Arteria	Incidencia porcentual
Ilíaca	25,2
Carótida comun	14,5
Tronco braquiocefálico	12,9
Renal (cualquiera)	12,0
Subclavia izquierda	10,9
Mesentérica	8,2
Coronaria (cualquiera)	7,5
Intercostal	4,0
Tronco celíaco	3,2
Lumbar	1,6

Modificado de Hirst AE Jr, Jonhs VJ Jr, Kime W Jr. Disecting aneurism of the aorta: a review of 505 cases. Medicine 1958;37:243.

a. **Tipo I.** El desgarro de la íntima se localiza en la porción ascendente, pero la disección implica a todas las porciones (ascendente, cayado y descendente) de la aorta torácica.
b. **Tipo II.** El desgarro se encuentra en la aorta ascendente, pero la disección afecta únicamente a la aorta ascendente y se interrumpe antes del paso al tronco braquiocefálico.
c. **Tipo III.** El desgarro de la íntima se localiza en el segmento descendente y la disección casi siempre implica solamente a la porción descendente de la aorta torácica, comenzando de forma distal al origen de la arteria subclavia izquierda. Por definición, las disecciones de tipo III pueden extenderse proximalmente al cayado, pero no es frecuente.

3. **Clasificación de Stanford (Daily) de las disecciones** (Figura 24.2). Esta clasificación es más sencilla que la de DeBakey y su relevancia clínica es mayor.

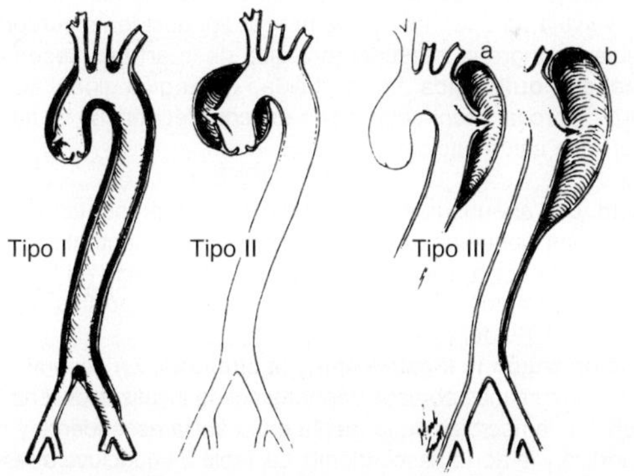

Figura 24.1. Clasificación de DeBakey de las disecciones aórticas según su localización: tipo I, con desgarro de la íntima en la porción ascendente y disección que se extiende hacia la aorta descendente; tipo II, desgarro de la íntima en la aorta ascendente y disección limitada a la aorta ascendente; tipo III, desgarro de la aorta distal a la subclavia izquierda, pero la disección se extiende durante una distancia variable, ya sea al diafragma (a) o bien a la arteria ilíaca (b). (De DeBakey ME, Henly WS y cols. Surgical management of dissecting aneurysms of the aorta. J Thorac Cardiovasc Surg 1965;49:131, con autorización.)

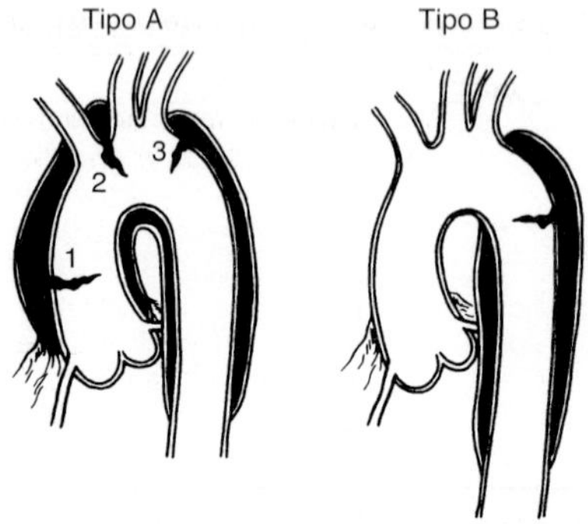

Figura 24.2. Clasificación de Stanford (Daily) de las disecciones aórticas. El tipo A describe una disección que afecta a la aorta ascendente independientemente de la localización del desgarro de la íntima (1, ascendente; 2, arco; 3, descendente). En el tipo B, tanto el desgarro de la íntima como la extensión son distales a la subclavia izquierda. (De Miller DC, Stinson EB y cols. Aoartic dissections. J Thorac Cardiovasc Surg 1979;78:367, con autorización.)

a. **Tipo A.** Las disecciones de tipo A son aquellas que cuentan con cualquier afectación de la aorta ascendente, independientemente de la localización del desgarro de la íntima, así como de la extensión de la disección. Desde el punto de vista clínico, las disecciones de tipo A siguen una evolución más agresiva.
b. **Tipo B.** Las disecciones de tipo B son aquellas que afectan a la aorta distalmente al origen de la arteria subclavia izquierda.

4. **Evolución natural**
   a. **Mortalidad: sin tratamiento.** La tasa de supervivencia de los pacientes no tratados que presentan disecciones aórticas es sombría, con una mortalidad a dos días de hasta el 50% en algunas series y una mortalidad a seis meses cercana al 90%. El motivo habitual de muerte es la rotura de la luz falsa y hemorragia letal. Otras causas de muerte incluyen la insuficiencia cardíaca progresiva (afectación de la válvula aórtica), infarto de miocardio, accidente cerebrovascular, coma irreversible y gangrena intestinal (oclusión de la arteria mesentérica).
   b. **Mortalidad quirúrgica.** La mortalidad quirúrgica global es de aproximadamente un 30%, pero la terapia quirúrgica es, con frecuencia, la única opción viable en la mayoría de estos pacientes.

B. **Aneurismas**

1. **Incidencia.** Los aneurismas aórticos torácicos representan entre un 1% y un 4% de los aneurismas observados en la autopsia. En la actualidad, aproximadamente el 60% implica a la aorta ascendente y el 30% se localiza en la aorta descendente. Los aneurismas que afectan exclusivamente al cayado aórtico representan una proporción inferior al 10% del total.
2. **Clasificación según la localización y la etiología.** En general, la etiología y patofisiología de los aneurismas aórticos dependen de la localización. Las causas más comunes por región son la necrosis de la media en la aorta ascendente y la aterosclerosis en el cayado aórtico y la aorta descendente. La Tabla 24.4 incluye otras etiologías.
3. **Clasificación según la forma**
   a. **Fusiforme.** La dilatación aneurismática fusiforme implica a toda la circunferencia de la pared aórtica.
   b. **Sacular.** Los aneurismas saculares afectan solamente a una porción de la pared aórtica. Los **aneurismas del cayado aórtico** suelen pertenecer a este tipo.
4. **Evolución natural**. La evolución habitual de los aneurismas aórticos es la de la dilatación progresiva y, en más del 50% de los casos, la rotura. La supervivencia a cinco

Tabla 24.4. Etiología de los aneurismas según su localización en la aorta

Ascendente	
Necrosis de la media	Acumulación de material mucoide entre los elementos elásticos del tercio externo de la pared aórtica, afectando finalmente a toda la capa media
Sífilis	Causa principal antes de 1950, distinguida por la invasión de la pared aórtica por Treponema pallidum
Congénita	Derivada de anomalías metabólicas congénitas (síndrome de Marfan, síndrome de Ehlers-Danlos) que producen un defecto generalizado en el tejido conectivo
Dilatación postestenótica	Derivada de estenosis aórtica prolongada
Aterosclerosis	No constituye un motivo importante de patología en aorta ascendente
Arco	
Aislado	Aterosclerosis
Asociado a enfermedad ascendente	Idénticas etiologías que la enfermedad de la aorta ascendente
Descendente	
Aterosclerosis	Comienza como enfermedad de la íntima; causa principal de aneurismas toracoabdominales y abdominales
Congénita	Véase Ascendente, anteriormente
Traumatismo	Difícil demostrar existencia de relación causal; antecedentes de trauma contuso podrían estar alejados
Infección	Sífilis, Salmonella, tuberculosis

Las etiologías se citan por orden de frecuencia.

años en ausencia de tratamiento es de, aproximadamente, un 13%, dependiendo del tamaño del aneurisma en el diagnóstico. Otras complicaciones serían la infección micótica, el ateroembolismo a vasos periféricos y la disección. Esta última complicación es poco frecuente, y aparece probablemente en menos del 10% de los casos. Algunos factores indicativos de pronóstico desfavorable son el tamaño grande (superior a 10 cm de diámetro transversal máximo), la presencia de síntomas y la enfermedad cardiovascular asociada (especialmente la arteriopatía coronaria), el infarto de miocardio o el accidente cardiovascular.

C. Rotura aórtica torácica (desgarro)

1. **Etiología.** La gran mayoría de las roturas torácicas proceden de traumatismos y casi siempre implican una **lesión por desaceleración** en un accidente de tráfico. La desaceleración repentina somete a la pared aórtica a estreses grandes en puntos en los que la aorta es relativamente inmóvil. En numerosos casos, la rotura de la aorta produce exanguinación y muerte. No obstante, en alrededor de un 10% a un 15% de los casos se mantiene la integridad de la luz mediante la contención de la aorta por la capa adventicia y los pacientes consiguen recibir atención de emergencias. El tratamiento de estos supervivientes suele ser satisfactorio.
2. **Localización.** La localización de la mayoría de las roturas de la aorta torácica es el área inmediatamente distal al origen de la arteria subclavia izquierda (istmo), debido a la fijación relativa de la aorta en dicho punto por el ligamento arterioso (Figura 24.3). La aorta también está fija en la porción ascendente inmediatamente distal a la válvula aórtica, que constituye el segundo sitio de ruptura más común.

II. Diagnóstico

A. Signos y síntomas clínicos (Tabla 24.5)

1. **Disecciones.** La presentación clínica de la disección aórtica se caracteriza habitualmente por un comienzo dramático y una evolución fulminante. Las diferencias y la presentación clínica de los tipos de Stanford A y B aparecen en la Tabla 24.5.

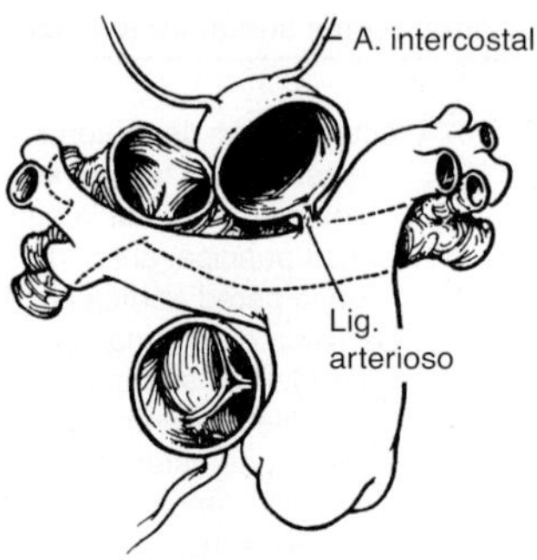

Figura 24.3. El corazón y los grandes vasos son relativamente móviles en el pericardio, mientras que la aorta descendente es comparativamente fija debido a sus relaciones anatómicas. La unión del ligamento arterioso potencia dicha inmovilidad y aumenta el riesgo de desgarro aórtico debido a lesión por desaceleración. (De Cooley DA, ed. Surgical treatment of aortic aneurysms. Filadelfia, WB Saunders, 1986:186, con autorización.)

2. **Aneurismas.** Los aneurismas de la aorta ascendente, cayado aórtico o aorta torácica descendente son asintomáticos hasta fases tardías de su evolución. En muchas circunstancias, no se diagnostica la presencia de un aneurisma hasta que se ha llevado a cabo una evaluación médica de un problema no relacionado o de un problema asociado a una complicación del aneurisma.
3. **Rotura traumática.** Las roturas ocurren con mayor frecuencia inmediatamente distal a la arteria subclava izquierda. En este marco, los signos y síntomas son similares a aquellos observados con los aneurismas de la aorta torácica descendente si el enfermo sobrevive al acontecimiento inicial.

B. **Diagnóstico analítico**
1. **Electrocardiograma.** Un hallazgo común en muchos pacientes con enfermedad aórtica es la **hipertrofia ventricular izquierda,** un trastorno relacionado con antecedentes de hipertensión acompañante. El electrocardiograma (ECG) puede mostrar un patrón asociado a isquemia o pericarditis producido por oclusión de la arteria coronaria o hemopericardio, respectivamente, en el marco de la disección de la aorta ascendente.
2. **Radiografía torácica.** Un hallazgo clásico en la radiografía es el **ensanchamiento del mediastino** en presencia de patología de la aorta torácica. Con frecuencia se observa el ensanchamiento del botón aórtico con **diámetros dispares de aortas ascendente y descendente.** Se ha descrito una sombra doble en caso de disección aórtica, en la que la luz falsa puede visualizarse.
3. **Bioquímica sérica.** No existen hallazgos analíticos específicos en el aneurisma asintomático. La disección o la rotura producirán un descenso de la hemoglobina. Las disecciones podrían originar una elevación de las enzimas cardíacas (oclusión de la arteria coronaria), elevación del nitrógeno de la urea y creatinina sanguíneas (oclusión de la arteria renal) y acidosis (bajo gasto cardíaco o isquemia intestinal).
4. **Tomografía computarizada y resonancia magnética.** La tomografía computarizada constituye una herramienta útil para diagnosticar el tamaño del aneurisma y ha sustituido a la angiografía en algunos casos. Se ha demostrado que la resonancia magnética posee una sensibilidad muy alta y una gran especificidad respecto a la identificación del desgarro de entrada, la luz falsa, la insuficiencia aórtica y el derrame pericárdico asociado a las disecciones aórticas[1].
5. **Angiografía.** Esta técnica sigue constituyendo el «patrón de referencia» para determinar la severidad y extensión del aneurisma y la disección. Se puede emplear para

Tabla 24.5. Signos y síntomas clínicos de presentación según la localización y tipo de patología aórtica

	Aneurisma	Disección	Desgarro aórtico
Presentación general	Síntomas crónicos, pero aneurisma con fugas o desgarro puede provocar evolución fulminante (véase desgarro aórtico respecto a síntomas y signos)	Inicio repentino y evolución fulminante. Síntomas dependen de localización (tipo A o tipo B) Los pacientes acuden con conmoción, ansiedad o diaforesis	Antecedentes de lesión por desaceleración; habitualmente evolución fulminante (posibilidad buena de supervivencia si enfermo llega a centro sanitario). Puede acudir con shock hipovolémico
Síntomas y signos			
Ascendente y arco		**Disección tipo A**[a]	
Localización del dolor	Dolor torácico anterior derivado de compresión de: 1) Arterias coronarias 2) Nervios mediastínicos sensitivos	Dolor torácico anterior derivado de: 1) Extensión de disección (sensación de rasgón o desgarro) 2) Angina de pecho, de disección de coronarias	Dolor torácico derivado de compresión de estructuras por aumento de la capa adventicia (única estructura que mantiene la integridad aórtica)
Cardiovasculares	Síntomas de ICC derivados de aumento del anillo aórtico: 1) Ampliación presión de pulso 2) Soplo diastólico Congestión facial y del tronco superior derivada de la compresión superior de la vena cava Presión sanguínea normalmente con elevación crónica	Síntomas de ICC: 1) Soplo de insuficiencia válvular aórtica 2) Estrechamiento de luz verdadera (aumento poscarga), soplo de expulsión sistólica Presión arterial 1) Hipotensión derivada de rotura en los espacios retroperitoneal, intraabdominal, intratorácico o pericárdico 2) Hipertensión derivada de dolor, ansiedad Asimetría de pulsos, o extremidad sin pulso	Presión arterial 1) Hipotensión debida a hipovolemia 2) Hipertensión consecuencia del dolor
Respiratorios	Ronquera derivada de la compresión del nervio recurrente laríngeo Disnea o estridor debida a compresión traqueal Hemoptisis debida a erosión en la tráquea Estertores derivados de la ICC	Ronquera derivada de la compresión del nervio recurrente laríngeo Disnea o estridor debida a compresión traqueal Hemoptisis debida a erosión en la tráquea (crónica) Estertores derivados de la ICC	Contusión pulmonar si el traumatismo torácico es importante

Tabla 24.5. Signos y síntomas clínicos de presentación según la localización y tipo de patología aórtica (Continuación)

Gastrointestinales	Habitualmente no afectados	Véase en «Descendente»[a] en sección posterior	Habitualmente no afectados
Renales	Habitualmente no afectados	Véase en «Descendente»[a] en sección posterior	Disminución de función derivada de hipotensión
Neurológicos	Posiblemente debidos a embolias de arteria carótida de la válvula aórtica o segmento aneurisma (véase Disección, a la derecha)	Hemiparesia o hemiplejía derivada de afectación de arteria carótida única Coma reversible o progresivo	Síntomas relacionados con la hipoperfusión
Descendente		**Disección de tipo B**	
Localización del dolor	Puede aparecer dorsalgia crónica	Situada en la espalda, región medioescapular	Localizado en la región medioescapular
Cardiovasculares	Presión arterial habitualmente normal o elevada (hipertensión crónica)	Presión arterial 1) Elevada como consecuencia de dolor (común) 2) Hipotensión si ha ocurrido rotura de disección	Presión arterial 1) Elevada debido a dolor (especialmente con otras lesiones y traumatismos) 2) Hipotensión si existe hipovolemia
Respiratorios	Disnea derivada de la obstrucción del bronquio principal izquierdo Hemoptisis debida a erosión del bronquio izquierdo Derrame pleural hemorrágico	Disnea derivada de la obstrucción del bronquio principal izquierdo Derrame pleural hemorrágico	Secuelas de contusión pulmonar o fractura costal
Gastrointestinales	Generalmente normal	Se asemeja a abdomen agudo 1) Dolor, abdomen rígido, náuseas y vómitos 2) Hemorragia gastrointestinal Isquemia intestinal derivada de compresión o disección de arteria mesentérica o celíaca	Habitualmente normal
Renal	Insuficiencia renal o hipertensión renovascular si aparece enfermedad aórtica oclusiva	Isquemia debida a afectación de las arterias renales por la disección: 1) Infarto y fallo renal 2) Insuficiencia renal	Hipofunción renal por hipoperfusión o hipovalemia
Neurológico	Habitualmente no afectado	Paraparesia o paraplejía posiblemente debidas a oclusión de flujo sanguíneo vital en la médula espinal	Posible paraplejía

[a]Las disecciones de tipo A podrían afectar a la totalidad de la aorta; pueden aparecer, por tanto, síntomas de patología ascendente y descendente.
ICC, insuficiencia cardíaca congestiva.

determinar la localización de un desgarro de la íntima en el marco del hematoma disecante, para valorar la función valvular aórtica y para identificar la extensión distal y proximal de la lesión. En el caso de la patología de la aorta ascendente que precisará DCP, se puede delinear la anatomía coronaria. Los pacientes aquejados de enfermedad de la aorta torácica generalmente presentan enfermedad coronaria concurrente. La revascularización de las lesiones importantes ayudaría a mejorar la función ventricular para la retirada de DCP. La aortografía puede diagnosticar la afectación de los vasos mayores, pero en escasas ocasiones identifica los vasos intercostales críticos que suministran flujo sanguíneo a la médula espinal (véase Sección **IV.G**).

6. **Ecocardiografía transesofágica.** La ecocardiografía transesofágica (ETE) desempeña un papel en el diagnóstico y cribado de pacientes con sospecha de disección aórtica. El diagnóstico es posible cuando se obtienen imágenes adecuadas. Las ecografías Doppler pulsado y Doppler color ayudarán en el diagnóstico de presencia, extensión y tipo de disección en la mayoría de los casos. Se ha encontrado que la ETE dispone de unas elevadas sensibilidad y especificidad en el diagnóstico de la disección aórtica. La identificación de un desgarro («flap») móvil de la íntima constituye un diagnóstico inmediato a la cabecera que puede salvar la vida. Asimismo, a) se pueden definir los desgarros de entrada y re-entrada; b) se puede identificar y cuantificar la insuficiencia aórtica; c) se puede valorar la función ventricular izquierda (VI); d) se puede determinar la presencia de un derrame pericárdico o taponamiento cardíaco, y e) se pueden realizar estudios de seguimiento de la luz falsa con posterioridad a la intervención.
7. **Recomendaciones para la estrategia diagnóstica.** Nienaber y cols.[2] propusieron una estrategia de imagen no invasiva para el diagnóstico de la disección aórtica torácica. Se recomendó la resonancia magnética, debido a su elevado grado de sensibilidad (98,3%) y especificidad (97,8%), como el método diagnóstico preferido en pacientes estables desde el punto de vista hemodinámico. Respecto a los enfermos considerados inestables para este procedimiento relativamente prolongado (40 a 45 minutos), se aconsejaba ETE, que cuenta con una duración media de unos 15 minutos y una sensibilidad y especificidad del 97,7% y 76,9%, respectivamente, para el paciente inestable. La aortografía se debería mantener como una herramienta diagnóstica a utilizar únicamente en casos seleccionados debido a su incapacidad de aportar más información crítica que los métodos no invasivos y su mayor incidencia de complicaciones.

C. Indicaciones para la corrección quirúrgica

1. **Aorta ascendente**
   a. **Disecciones.** En la actualidad, cualquier disección de tipo A aguda se debería corregir quirúrgicamente, dado su evolución agresiva y la elevada mortalidad en ausencia de tratamiento.
   b. **Aneurismas.** Las indicaciones quirúrgicas de la resección incluyen las siguientes:
      1) Presencia de dolor persistente a pesar de aneurismas de pequeño tamaño.
      2) Afectación de la válvula aórtica que produce insuficiencia aórtica.
      3) Presencia de angina de pecho debido a sobrecarga del VI por la afectación de la válvula aórtica o de la arteria coronaria por el aneurisma.
      4) Aneurisma de expansión rápida o aneurisma de diámetro superior a 10 cm, ya que la posibilidad de rotura aumenta al hacerlo el tamaño.
2. **Cayado aórtico**
   a. **Disecciones.** La disección aguda limitada al cayado aórtico es una indicación para la cirugía (poco frecuente).
   b. **Aneurismas.** Debido a que incluso el tratamiento quirúrgico programado para estos tipos de aneurisma es más complicado y se asocia a una morbimortalidad más elevada, el manejo tiende a ser más conservador. Entre las indicaciones quirúrgicas se encuentran las siguientes:
      1) Persistencia de la sintomatología.
      2) Aneurisma de diámetro transversal superior a 10 cm.
      3) Expansión progresiva de un aneurisma.

3. Aorta descendente

a. Disección. Existe todavía cierta controversia acerca del mejor tratamiento para una disección aguda de tipo B. Debido a que el tratamiento farmacológico y la intervención quirúrgica disponen de índices estadísticos similares, las disecciones de tipo B reciben tratamiento farmacológico frecuentemente en la fase aguda, especialmente si la enfermedad concurrente del paciente elevase en exceso la mortalidad aguda. Sin embargo, en enfermos con una disección de tipo B, se deberían tratar mediante cirugía las siguientes complicaciones a medida que aparezcan:

1) Incapacidad de controlar la hipertensión con tratamiento farmacológico.
2) Dolor continuado (que indica progresión de la disección).
3) Aumento de tamaño en la radiografía torácica, tomografía computarizada o arteriografía.
4) Desarrollo de una deficiencia neurológica.
5) Indicios de isquemia renal o gastrointestinal.
6) Desarrollo de insuficiencia aórtica.

Se debería apuntar, como muestra la Tabla 24.6, que la supervivencia a 10 años de enfermos con disecciones de tipo B tratadas farmacológicamente es semejante a la supervivencia quirúrgica para el conjunto de las disecciones de tipo A y B. Ambos enfoques aportan resultados superiores a la supervivencia a 10 años de pacientes con disecciones aórticas no tratadas.

b. Aneurisma. Entre las indicaciones quirúrgicas se encuentran las siguientes:

1) Aneurisma crónico de la aorta torácica descendente que produce dolor persistente u otros síntomas
2) Aneurisma mayor de 10 cm de diámetro
3) Aneurisma en expansión
4) Aneurisma con fuga (síntomas más fulminantes)

III. Manejo preoperatorio de enfermos que requieren cirugía de la aorta torácica. El tratamiento preoperatorio de urgencia de las **disecciones aórticas** se discute en párrafos posteriores. No obstante, el manejo preoperatorio de urgencia de un **aneurisma torácico con fuga** y una **rotura torácica contenida** sería similar.

A. Priorizar: efectuar el diagnóstico frente a controlar la presión sanguínea. En el marco de sospecha de un hematoma disecante, desgarro aórtico o aneurisma con fuga, la prioridad principal debe ser siempre controlar la presión arterial (PA). **Solamente se debería realizar el diagnóstico mediante radiografía torácica o arteriografía cuando se haya establecido una monitorización adecuada, acceso intravenoso (IV) y terapia.** Durante el procedimiento diagnóstico se debería vigilar estrechamente al enfermo, con la presencia de un médico, según la situación clínica. El anestesista debería participar de la forma más precoz posible con el fin de aportar su experiencia en la monitorización y en el manejo de las vías respiratorias y la hemodinámica, si se produjese un empeoramiento del paciente antes de llegar al quirófano. El diagnóstico rápido mediante el ETE puede salvar minutos críticos para el inicio de la cirugía cardíaca en este contexto.

B. Control de la PA. El fármaco ideal para controlar la PA sería un agente administrado por vía IV de acción rápida con una vida media muy corta y pocos o ningún efecto secunda-

Tabla 24.6. Terapia quirúrgica frente a farmacológica de las disecciones aórticas

	Mortalidad hospitalaria (%)	
	Quirúrgica	Farmacológica
Tipo A	32	72
Tipo B	32	27
Supervivencia a 10 años	20-25 (A y B)	33 (solamente B)

Modificado de Miller DC, Stinson EB, Oyer PE y cols. Operative treatment of aortic dissection. J Thorac Cardiovasc Surg 1979;78:365.

rio. Es preciso reducir no sólo las presiones sistólica y diastólica, sino también la velocidad de eyección debido a que ambos factores son importantes en la propagación de los hematomas disecantes.

1. **Monitorización.** Es imprescindible que estos pacientes dispongan de lo siguiente: un ECG para detectar isquemia y arritmias; dos catéteres IV de calibre grande; un catéter arterial en la localización apropiada (se analizará posteriormente), y, si el tiempo lo permite, un catéter venoso central o un catéter de la arteria pulmonar (AP) para seguir las presiones de llenado y permitir la infusión farmacológica.
2. **Agentes**
   a. **Vasodilatadores**
      1) **Nitropruside** ha emergido como el agente de elección para controlar la PA, debido a su eficacia y a su fácil regulación como consecuencia de su corta duración de acción. Se administra como infusión IV y la administración central es óptima. La posología inicial habitual es de 0,5 a 1 μg/kg/min, valorando el efecto. Las dosis de 8 a 10 μg/kg/min se han asociado a toxicidad (véase Capítulo 2).
      2) **Nitroglicerina** produce vasodilatación directa, pero es menos potente que nitropruside. Puede resultar de utilidad en el marco de la isquemia miocárdica con patología de la aorta ascendente. Las posologías oscilan habitualmente entre 1 y 4 μg/kg/min.
      3) **Fenoldopam** es un nuevo vasodilatador de actuación rápida que es un agonista del receptor de dopamina tipo D_1. Cuenta con una afinidad pequeña por los adrenorreceptores tipo D_2, α_1 o β. Fenoldopam produce vasodilatación en numerosos lechos vasculares, pero aumenta de forma significativa el flujo sanguíneo renal. Por tanto, podría tener algunos efectos protectores renales durante el tratamiento de la hipertensión. La posología comienza entre 0,05 y 0,1 μg/kg/min y puede aumentar de forma fraccionada hasta un máximo de 0,8 μg/kg/min.

   b. **Disminución de la velocidad de eyección.** La disminución de la velocidad de eyección se convierte en una consideración terapéutica importante, especialmente si se emplea nitropruside como agente para disminuir la PA. Este fármaco aumentará la velocidad de eyección al incrementar la dP/dt y la frecuencia cardíaca. Por este motivo, se debería utilizar la inhibición β-adrenérgica con nitroprusiato no sólo para disminuir la taquicardia, sino también para reducir la contractilidad (véase Capítulo 2).
      1) Se puede administrar **propranolol** como una inyección intravenosa rápida de 1 mg y requerir dosis de hasta 4 a 8 mg hasta observar efectos.
      2) **Labetalol**, un inhibidor α y β combinado, puede ofrecer una alternativa única a la combinación de nitropruside-propranolol. Se debería administrar inicialmente como una inyección intravenosa rápida de carga de 20 mg y se deberían permitir varios minutos para el nuevo comienzo de los efectos. Si no se observa efecto, debería duplicarse la dosis y esperar de nuevo varios minutos para el inicio del efecto. Se debería repetir este proceso hasta una dosis máxima de 40 a 80 mg cada 10 minutos hasta alcanzar una dosis total de 300 mg o hasta controlar la PA. Se puede utilizar una infusión continua inicial de 1 mg/min, o repetir una dosis pequeña de inyección rápida en bolo intravenoso cada 10-30 minutos para mantener el control de la PA.
      3) **Esmolol** es un agente betabloqueante de acción corta y vida media muy corta que podría resultar de utilidad en este marco. Se administra como una dosis de carga en inyección intravenosa rápida de 500 μg/kg/min a lo largo de 1 minuto que continúa posteriormente como una infusión inicialmente de 50 μg/kg/min, valorando el efecto, hasta un máximo de 300 μg/kg/min. Este fármaco es especialmente ventajoso en el paciente aquejado de enfermedad pulmonar obstructiva, ya que es selectivo para β_1 y su acción puede finalizar rápidamente si aparecen síntomas respiratorios.
3. **Objetivos deseados.** La PA sistólica debería disminuir a aproximadamente 105 a 115 mm Hg y la frecuencia cardíaca se debería mantener entre 60 y 80 latidos/min.

Si se ha colocado un catéter AP, se podría disminuir el índice cardíaco al intervalo de 2 a 2,5 l/(min · m^2) debido a que un miocardio hiperdinámico podría promover la progresión de un hematoma disecante.

C. Transfusión. Se debería determinar el grupo sanguíneo y realizar pruebas cruzadas para 8 a 10 unidades de sangre con anterioridad a la intervención quirúrgica. La utilización de instrumentos recuperadores de sangre ha permitido reducir la cantidad de sangre de banco utilizada, pero la logística de procesar la sangre recuperada, junto con la situación clínica, podrían hacer necesaria la utilización de transfusiones homólogas.

D. Valoración de otros sistemas orgánicos

1. **Neurológico.** Se debería vigilar estrechamente al enfermo para detectar cualquier indicio de alteración del estado neurológico, puesto que el deterioro de esta función es una indicación de intervención quirúrgica inmediata.
2. **Riñones.** Se debería realizar un seguimiento de cerca de la función renal con inserción de un catéter urinario. Si se ha diagnosticado disección aórtica, el desarrollo de anuria u oliguria en el marco de euvolemia es una indicación de intervención quirúrgica inmediata.
3. **Gastrointestinal.** Se deberían llevar a cabo exámenes abdominales seriados. Asimismo, se deberían analizar los gases sanguíneos de forma rutinaria con el fin de valorar cambios en el estado acidobásico, ya que el intestino isquémico puede producir acidosis significativa.

E. Utilización de analgésicos. Los enfermos con disecciones aórticas pueden sufrir ansiedad y dolor importante. Se debería proporcionar alivio del dolor no sólo para disminuir el sufrimiento, sino también para ayudar a controlar la PA. Es importante evitar obnubilación; de lo contrario, no se registrarán alteraciones importantes del estado del enfermo. El empeoramiento de la lumbalgia o del dolor abdominal puede indicar la expansión de la lesión o una disección adicional y muchos cirujanos lo consideran como una situación de urgencia. Además, la propagación de una disección a un vaso cerebral puede producir una alteración del estado mental que podría no ser detectada si el paciente está sedado en exceso.

IV. Consideraciones quirúrgicas y anestésicas

A. Objetivo de la terapia quirúrgica (para disecciones, aneurismas, rotura aórtica). El primer objetivo fundamental del tratamiento de la ruptura aórtica aguda ha de ser el control de la hemorragia. Una vez conseguido, los objetivos terapéuticos de las lesiones agudas y crónicas son semejantes: reparar la aorta enferma y restablecer las relaciones de las ramas arteriales mayores.

La reparación programada de un aneurisma torácico se logra con mayor frecuencia mediante la sustitución del segmento enfermo de la aorta por un injerto sintético y, a continuación, la implantación de ramas arteriales mayores en el injerto. Por el contrario, con una disección el objetivo principal es resecar el segmento aórtico que contiene el desgarro de la íntima. Cuando dicho segmento ha sido retirado, se puede destruir la luz falsa e interponer material de injerto. Quizás no sea posible o necesario sustituir toda la porción disecada de la aorta ya que, si el origen de la disección está controlado, la re-expansión de la luz verdadera podría comprimir y destruir la luz falsa. Respecto a los desgarros aórticos contenidos, el objetivo es resecar el área del desgarro y reanastomosar la aorta natural consigo misma de forma término-terminal o utilizar material de injerto para la anastomosis si no se dispone de una cantidad suficiente de aorta natural.

B. Revisión del manejo anestésico preoperatorio (para disecciones, aneurismas, rotura aórtica)

1. **Principios clave**
   a. **Manejo de la PA.** Se ha de mantener controlada la PA durante la transición del período preoperatorio al intraoperatorio. Dicho control es importante a la vista de las manipulaciones quirúrgica y anestésicas que afectarán profundamente a la PA.
   b. **Vigilancia de la isquemia orgánica.** Los órganos que deben ser controlados continuamente respecto a la adecuación de la perfusión son el sistema nervioso central, el corazón, los riñones y los pulmones. No es posible vigilar continua-

mente el hígado y el intestino, pero se pueden comprobar periódicamente sus funciones metabólicas.

c. **Tratamiento de la enfermedad coexistente.** Los pacientes con patología aórtica suelen tener enfermedades asociadas de tipo cardiovascular o sistémico, como explica la Tabla 24.7.

d. **Control de la hemorragia.** La obtención de hemostasia tras la DCP o con material de injerto colocado supone un reto especial, sobre todo cuando el tejido nativo está dañado o enfermo. El Capítulo 18 analiza las anomalías de coagulación y su tratamiento.

2. **Inducción y agentes anestésicos.** Debido a que muchos de dichos pacientes acuden a cirugía por vía urgente, se considera que la mayoría tiene un estómago lleno y requiere asegurar rápidamente las vías respiratorias. Por otra parte, estos enfermos también precisan una inducción suave, debido a que las oscilaciones amplias de la hemodinámica podrían empeorar la situación clínica. Habitualmente esto se consigue utilizando una inducción controlada con presión cricoide y ventilación manual. Esta inducción de secuencia rápida «modificada» permite cierta protección de las vías respiratorias y una pronta titulación de los fármacos anestésicos para controlar la PA, siendo el objetivo principal asegurar las vías respiratorias con la mayor rapidez posible y una perturbación hemodinámica mínima. Se debería plantear la utilización de antiácidos no particulados, inhibidores de H_2 y metoclopramide con anterioridad a la inducción de la anestesia. La sección **IV.D** describe en mayor detalle las consideraciones y los agentes anestésicos. A pesar de todas las precauciones, los cambios notables en la hemodinámica son comunes y esperables[3].

3. **Importancia de la localización de la lesión** (Tabla 24.8). A pesar de que los principios de la inducción anestésica y la elección de los agentes anestésicos son similares para todas las lesiones aórticas, en la práctica, el manejo intraoperatorio depende casi en su totalidad de la localización de la lesión.

C. **Cirugía de la aorta ascendente**

1. **Estrategia quirúrgica.** El enfoque utilizado en la cirugía de la aorta ascendente es la esternotomía media.

2. **Derivación cardiopulmonar.** Debido a la afectación proximal de la aorta y a que la cirugía suele incluir la reparación o sustitución de la válvula aórtica, se requiere DCP.

a. Si el aneurisma termina en la porción proximal o media de la aorta ascendente, se puede colocar la cánula arterial para la DCP en la aorta ascendente superior o en el cayado aórtico.

b. El sitio habitual de la canalización es la arteria femoral, necesario cuando la totalidad de la aorta ascendente está implicada debido a la **imposibilidad de colocar la cánula aórtica de forma distal a la patología sin poner en peligro la perfusión a los vasos mayores.**

c. Generalmente, se lleva a cabo la canalización venosa a través de la aurícula derecha; sin embargo, puede ser precisa la canalización venosa femoral si el aneurisma es especialmente grande.

Tabla 24.7. Incidencia de enfermedades coexistentes en enfermos con patología aórtica que acuden a cirugía

Arteriopatía coronaria	66%
Hipertensión	42%
Enfermedad pulmonar obstructiva crónica	23%
Enfermedad vascular periférica	22%
Enfermedad cerebrovascular	14%
Diabetes mellitus	8%
Otros aneurismas	4%
Enfermedad renal crónica	3%

Modificado de Romagnoli A, Cooper JR Jr. Anesthesia for aortic operations. Cleve Clin Q 1981;48:148.

Tabla 24.8. Manejo anestésico y quirúrgico de la cirugía de la aorta torácica

	Localización quirúrgica		
	Ascendente	Arco	Descendente
Enfoque quirúrgico	Esternotomía media	Esternotomía media	Toracotomía izquierda
Perfusión	DCP: cánula aórtica distal a lesión o en arteria femoral	DCP: cánula arteria femoral	Pinzamiento transversal sencillo Cortocircuito de Gott heparinizado CEC con cánulas proximal y distal a lesión
Afectación de			
Válvula aórtica	Algunas veces	No	No
Arterias coronarias	Algunas veces	No	No
Pericardio	Algunas veces	No	No
Monitorización invasiva	Catéter en arteria femoral o radial izquierda Catéter en AP[b]	Catéter arterial en cualquier brazo o femoral[a] Catéter en AP[b]	Arterial proximal (radial o braquial derecha) Catéter arterial distal (femoral)[b] Catéter en AP[b]
Técnicas especiales	Conservación renal ECG	Parada circulatoria hipotérmica profunda Protección cerebral (PCHP, PCHP con RCP o perfusión cerebral anterógrada) Conservación renal ECG	Potenciales evocadas motores[b] Ventilación unipulmonar Conservación renal Drenaje LCR[b]
Complicaciones frecuentes	Sangrado Disfunción cardíaca	Sangrado Hipotensión debida a dosis de protección cerebral de tiopental Deficiencias neurológicas	Sangrado Parálisis Insuficiencia renal Disfunción cardíaca

[a] Depende de si existe afectación de las arterias subclavia izquierda o tronco braquiocefálico en el proceso patológico. Si no se conoce con seguridad antes de la operación, utilice un catéter arterial femoral.

[b] Opcional, dependiendo de las preferencias del médico.

DCP, derivación cardiopulmonar; LCR, líquido cefalorraquídeo; PCHP, parada circulatoria hipotérmica profunda; CEC, circulación extracorpórea; EEG, electroencefalograma; AP, arteria pulmonar; RCP, perfusión cerebral retrógrada.

3. **Afectación de la válvula aórtica.** Con frecuencia son necesarias la valvuloplastia aórtica o la sustitución de la válvula aórtica en las disecciones o en los aneurismas de la aorta ascendente. La utilización de uno u otro procedimiento depende del grado de afectación de los senos de Valsalva y del anillo aórtico.
4. **Afectación de la arteria coronaria.** En caso de hematoma disecante agudo, las arterias coronarias pueden resultar afectadas. La oclusión coronaria suele aparecer en forma de compresión de la luz coronaria por la luz falsa en expansión y requerirá un injerto de derivación. El desplazamiento de las arterias coronarias de su posición normal con agrandamiento del anillo aórtico precisará la reimplantación de sus orificios en la pared del injerto o la realización de un injerto de derivación venosa.
5. **Técnicas quirúrgicas.** La Figura 24.4 muestra un ejemplo de la colocación habitual de un pinzamiento transversal utilizado en la cirugía de la aorta ascendente. Obsérvese que la colocación del pinzamiento distal es más distal de lo que sería para el pinzamiento transversal sencillo de la cirugía coronaria y, en ocasiones, puede incluso incluir una zona del tronco braquiocefálico. Si existe insuficiencia aórtica, una porción grande de la solución cardiopléjica infundida a la raíz aórtica fluirá a través de la válvula aórtica incompetente en lugar de ir a las coronarias, produciendo distensión del VI y pérdida de los efectos protectores del miocardio de la cardioplejía. Por esos motivos se ha de realizar una aortotomía inmediata e infundir los vasos coronarios individualmente con cardioplejía fría. Numerosos centros emplean perfusión coronaria retrógrada para la administración de cardioplejía como técnica alternativa con el fin de evitar este problema.

   Si la válvula y el anillo aórtico son normales, la sección enferma de la aorta se sustituye con material del injerto. Si el anillo es normal y la válvula incompetente, ésta puede ser resuspendida o sustituida. En el caso de que exista incompetencia de la válvula y distensión anular, se puede utilizar un injerto compuesto (es decir, un injerto de tubo con una válvula artificial integrada) o la sustitución de la válvula aórtica y un injerto cosido al anillo nativo. Las arterias coronarias se deben reimplantar en la pared del injerto compuesto y es posible que no precisen reimplantación cuando se utiliza la sustitución de la válvula aórtica con injertos arteriales independientes, dependiendo de si se mantiene una cantidad suficiente del seno

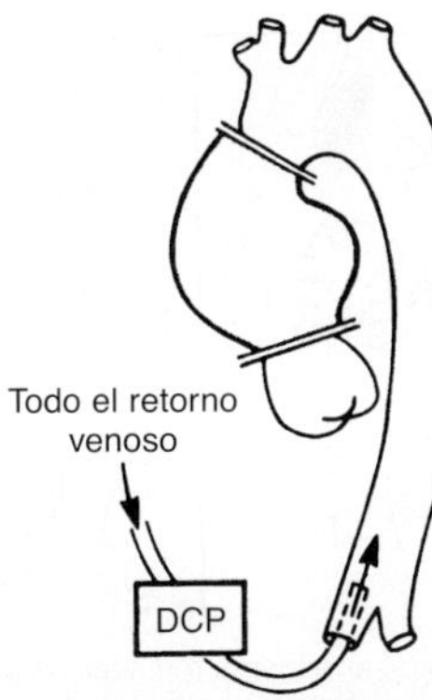

Figura 24.4. Apoyo circulatorio y colocación del pinzamiento en la cirugía de la aorta ascendente. Habitualmente se requiere una cánula arterial femoral y el pinzamiento distal debe situarse fuera de la zona de la patología. El pinzamiento proximal sería necesario para aportar cardioplejía fría a la raíz aórtica, pero no es posible colocarlo si existe afectación de la aorta proximal. DCP, derivación cardiopulmonar. (De Benumof JL. Intraoperative considerations for special thoracic surgery cases. En: Benumof JL, ed. Anesthesia for thoracic surgery. Filadelfia: WB Saunders, 1987:384, con autorización.)

de Valsalva nativo (Figura 24.5). Se puede envolver la pared posterior del viejo aneurisma alrededor del material del injerto y coserlo en su lugar para maximizar la hemostasia.

En enfermo con disecciones ascendentes, se abre la raíz aórtica y se localiza la zona del desgarro de la íntima. Se reseca una sección de la aorta que incluye dicho desgarro y se cosen juntos los bordes de las luces verdadera y falsa. Se utiliza una sección de injerto para sustituir la porción aórtica resecada.

6. **Complicaciones.** Las complicaciones son aquellas que ocurren con cualquier procedimiento que implique DCP y un ventrículo abierto e incluyen las siguientes:
   - **a.** Embolias gaseosas
   - **b.** Embolias ateromatosas o de trombóticas
   - **c.** Disfunción del VI derivada de la isquemia
   - **d.** Infarto de miocardio o isquemia miocárdica derivada de problemas técnicos en la reimplantación de las coronarias
   - **e.** Insuficiencia renal o respiratoria
   - **f.** Anomalías de la coagulación
   - **g.** Hemostasia quirúrgica; el sangrado por las líneas de sutura puede ser especialmente complicado de controlar

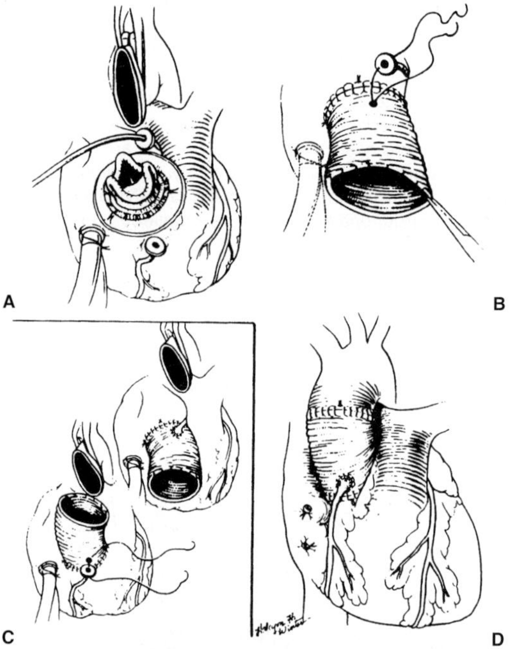

Figura 24.5. Reparación quirúrgica del aneurisma o disección en aorta ascendente. **A:** Se ha sustituido la válvula aórtica y se realiza una sección transversal de la aorta en el anillo nativo, dejando «botones» de pared aórtica alrededor de los ostia coronarios. **B:** Material injertado anastomosado al anillo, con reimplantación coronaria izquierda. **C:** Finalización de la reimplantación coronaria izquierda y comienzo de la derecha. **D:** Finalización de la anastomosis del injerto distal. (De Miller DC, Stinson EB, Oyer PE y cols. Concomitant resectin of ascending aortic aneurysm and replacement of the aortic valve — operative results and long-term results with «conventional» techniques in ninety patients. J Thorac Cardiovasc Surg 1980;79:394, con autorización.)

D. **Consideraciones anestésicas para la cirugía de la aorta ascendente**
   1. **Monitorización**
      a. **Colocación del catéter arterial.** Puesto que es posible que la arteria subclavia derecha esté implicada ya sea en el proceso de la enfermedad o bien la reparación quirúrgica, se inserta un catéter arterial femoral o radial izquierdo para controlar la PA.
      b. **ECG.** Se debería utilizar ECG calibrada de cinco derivaciones para vigilar las derivaciones II y V_5.
      c. **Catéter de AP.** Debido a la avanzada edad de muchos de los pacientes, así como a la presencia de enfermedad sistémica grave, un catéter de AP podría ser un complemento útil en el manejo pre y postoperatorio, pero no es obligatorio.
      d. **Ecocardiografía bidimensional.** Además de su importancia en el diagnóstico preoperatoria, la ETE constituye un complemento de utilidad en el manejo intraoperatorio de dichos pacientes. El diagnóstico de hipovolemia, hipocontractilidad, isquemia miocárdica, aire intracardíaco y disfunción valvular se puede realizar con ETE. Se debería ser cauto a la hora de situar esta sonda en presencia de un aneurisma aórtico ascendente de gran tamaño.
      e. **Vigilancia neurológica**
         1) **Electroencefalograma.** Para evaluar la función cerebral, los datos electroencefalográficos sin elaborar o procesados pueden ser útiles para determinar la adecuación de la perfusión cerebral durante la DCP. Algunos parámetros de monitorización nuevos, como el índice biespectral, podrían ayudar a valorar la profundidad de la anestesia durante dichos procedimientos.
         2) **Temperatura.** Cuando se sitúa correctamente, la sonda de temperatura nasofaríngea ofrece al anestesista una aproximación de la temperatura cerebral. También se debería vigilar la temperatura rectal.
      f. **Vigilancia renal.** Como sucede en todos los casos que implican una derivación, se debería monitorizar la diuresis.
   2. **Inducción y agentes anestésicos.** Véase Tabla 24.9.
   3. **Enfriamiento y recalentamiento.** La DCP hipotérmica se utiliza en la mayoría de los casos de aneurisma ascendente. La parada circulatoria hipotérmica profunda (PCHP) es necesaria cuando existe afectación del cayado proximal. Si se utiliza canalización femoral y la arteria femoral es pequeña, podría ser precisa una cánula de menor tamaño. Ello retrasará, probablemente, el enfriamiento y el recalentamiento, debido a que se emplean flujos sanguíneos inferiores para evitar presiones excesivas de la línea arterial. En esta situación, se debe permitir un tiempo adicional para el enfriamiento y el recalentamiento.

E. **Cirugía del cayado aórtico**
   1. **Tratamiento quirúrgico.** El cayado aórtico se interviene por medio de una esternotomía media.
   2. **Derivación cardiopulmonar.** Se requiere DCP y se ha de utilizar canalización femoral en la gran mayoría de los casos.
   3. **Técnica.** La Figura 24.6 muestra la colocación típica de los pinzamientos en este procedimiento. Obsérvese que la técnica quirúrgica determina el pinzamiento de los vasos cerebrales para resecar la sección de aneurisma o disección del cayado aórtico.

      Habitualmente se escinden las ligaduras de los vasos del cayado en bloque, de modo que los tres vasos se localizan en un «botón» del tejido, como muestra la Figura 24.7. Ello facilita la reimplantación rápida de los vasos y el restablecimiento del flujo sanguíneo. Cuando se ha completado la anastomosis distal, el cirujano une el «botón» de los vasos del cayado al material injertado. Se puede colocar el pinzamiento en una posición más proximal, extraer el aire de la porción de cayado del injerto, retirar el pinzamiento distal aórtico y restablecer el flujo a los vasos cerebrales a partir de la cánula aórtica de DCP femoral. Se minimiza, por tanto, el tiempo de isquemia cerebral. A continuación, se finaliza la anastomosis proximal.
   4. **Protección cerebral.** La resección de los aneurismas del cayado aórtico implica la interrupción o alteración del flujo sanguíneo cerebral. Se han empleado diversas téc-

Tabla 24.9. Consideraciones anestésicas y elección del agente anestésico en la cirugía aórtica

Variables enfermo	Opioides[a]	Agente volátil[b]	Otros agentes intravenosos
Estómago lleno	Actuación rápida (especialmente sufentanil, alfentanil)	Inducción prolongada	Actuación rápida si existe tolerancia
Inestabilidad hemodinámica	Depresión miocárdica mínima Analgésicos potentes útiles para tratamiento de hipertensión intraoperatoria	Depresión miocárdica dependiente de la dosis Indicado cuando hipertensión con gasto cardíaco adecuado	T, P: depresión miocárdica M, E: depresión miocárdica mínima K: empeora hipertensión
Función ventricular (FV)	Indicado en la FV mala	Utilización solamente en enfermos con FV buena	M, E y K mantienen FV Evitar T, P si FV es mala
Función neurológica	Disminución $CMRo_2$	Disminución $CMRo_2$, especialmente isoflurano; efectos protectores in vivo no definidos	T, P disminuyen $CMRo_2$, probablemente protectores, utilizados en parada hipotérmica o ventrículo abierto
Isquemia miocárdica (afectación coronaria)	Equilibrio oxigénico: aumenta relación oferta/demanda y, por tanto, tiene efectos negativos en presencia de hipertensión	Disminuye relación oferta/demanda, pero tiene efectos negativos en presencia de hipotensión	T, P: afecta negativamente suministro derivado de hipotensión K: aumenta demanda oxigénica, disminuye suministro (derivado de taquicardia)

[a]Se refiere a fentanil, sufentanil y alfentanil.
[b]Halotano, sevoflurano, desflurano e isoflurano.
$CMRo_2$, tasa metabólica cerebral de consumo oxigénico; E, etomidato; K, Ketamina; M, midazolam; P, propofol; T, tiopental.

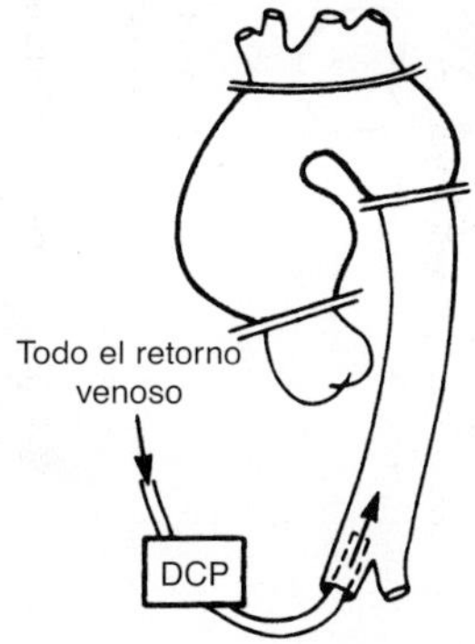

Figura 24.6. Representación de colocación de la canulación y pinzamiento para la cirugía del arco aórtico. Se utiliza una derivación femoral. El pinzamiento proximal se coloca con el fin de parar el corazón. El pinzamiento distal aísla el arco, permitiendo la realización de la anastomosis distal. El pinzamiento medio en las ramas mayores aísla los vasos cerebrales, posibilitando la unión «en bloque» del injerto. DCP, derivación cardiopulmonar. (De Benumof JL. Intraoperative considerations for special thoracic surgery cases. En: Benumof JL, ed. Anesthesia for thoracic surgery. Filadelfia: WB Saunders, 1987:384, con autorización.)

nicas quirúrgicas para evitar la isquemia cerebral, todas las cuales involucran el enfriamiento cerebral con el fin de reducir la tasa metabólica y la acumulación de metabolitos tóxicos.

a. Numerosos cirujanos han adoptado la PCHP como una forma ventajosa desde el punto de vista técnico de reparar la patología del cayado aórtico, debido a que se interrumpe el flujo sanguíneo y se maximiza la exposición. La PCHP requiere enfriamiento central a 15-22 °C, dependiendo de la técnica exacta utilizada. Apagando la bomba y dejando drenar parcialmente el volumen de sangre del paciente en la bomba se obtiene un campo quirúrgico sin sangre con protección cerebral hipotérmica durante un tiempo que llega hasta los 45 minutos. Esto ha mejorado los resultados pero se asocia con tiempos de bomba más largos.

b. Debido a los límites temporales inherentes a la PCHP, algunos grupos comenzaron a utilizar PCHP en conjunción con perfusión cerebral retrógrada (PCR) a través de la vena cava superior como método de protección cerebral. La aceptación de esta técnica por parte de muchos centros ha aumentado ya que prolonga el «tiempo seguro» permitido para lo que puede ser una reconstrucción complicada del cayado aórtico y de sus vasos. Entre las ventajas de la PCR se encuentran el enfriamiento uniforme, la desaireación eficiente de los vasos cerebrales (reduciendo, de ese modo, el riesgo de embolia) y el suministro de oxígeno y de sustratos energéticos. Los estudios de resultados han identificado los siguientes factores de riesgo de mortalidad y morbilidad en la PCR durante la PCHP: tiempo en DCP, urgencia de la intervención quirúrgica y edad del enfermo[4].

c. Otra técnica que se ha empleado con éxito es la perfusión cerebral sanguínea fría anterógrada. Con esta técnica se perfunde selectivamente el cerebro por medio de las arterias braquiocefálicas con sangre fría (6 °C a 12 °C) mientras el paciente se mantiene a una temperatura central moderada. Como recoge la Figura 24.8, el líquido de perfusión cerebral se deriva del oxigenador y se distribuye por medio de una bomba de rodillos independiente, de forma similar a la cardioplejía sanguínea anterógrada. Esta técnica ha sustituido, en gran medida, a la metodología anterior de canalización individual y perfusión de los vasos carotídeos por motivos técnicos. La perfusión anterógrada aprovecha la autorregulación del flujo

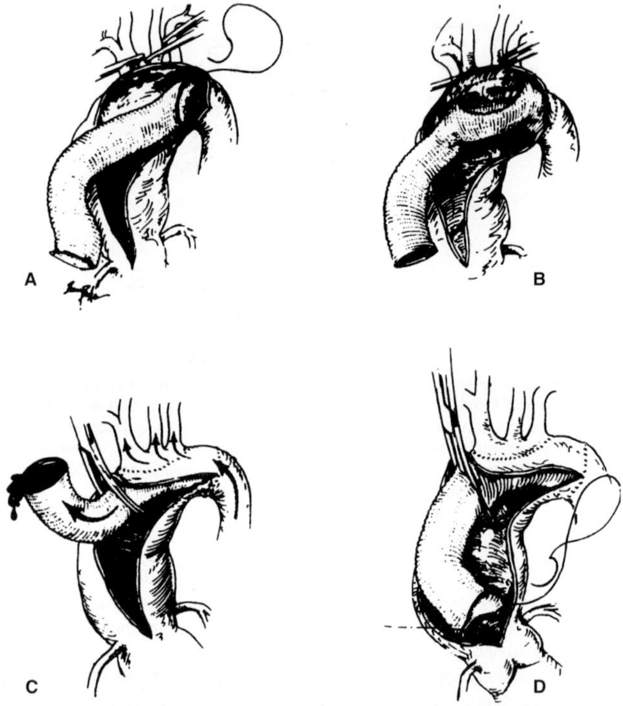

Figura 24.7. Sustitución del arco aórtico. **A:** Se finaliza en primer lugar la línea de sutura distal, seguida de **(B)** nueva fijación de los vasos del arco. **C:** Se restituye el flujo a dichos vasos moviendo el pinzamiento más proximalmente. **D:** Se completa la línea de sutura proximal. (De Crawford ES, Saleh SA. Transverse aortic arch aneurysm—improved results of treatment employing new modifications of aortic reconstruction and hypokalemic cerebral circulatory arrest. Ann Surg 1981;194:186, con autorización.)

sanguíneo cerebral, que parece mantenerse intacto incluso a temperaturas bajas. Con la autorregulación intacta, la protección fisiológica frente a la isquemia derivada de la hiperperfusión estará activa. Una de las ventajas principales de esta técnica es que solamente se requiere PCHC para completar las anastomosis distales. Como consecuencia de estas ventajas, algunos grupos creen que la perfusión anterógrada continua constituye el método más seguro de protección cerebral durante la cirugía del cayado aórtico[5].

5. **Complicaciones.** Las complicaciones de esta operación son semejantes a las de cualquier intervención que emplee DCP. Con este tipo de cirugía, una posibilidad clara es la isquemia cerebral irreversible. Las dificultades hemostáticas pueden aumentar de forma secundaria a las líneas de sutura múltiples y el tiempo de derivación prolongado.

F. Consideraciones anestésicas de la cirugía del cayado aórtico

1. Monitorización

a. **PA arterial.** Se puede situar un catéter intraarterial en la arteria radial derecha o izquierda para el manejo previo a la derivación cardiopulmonar si no están afectados el tronco braquiocefálico o la arteria subclavia izquierda, respectivamente. Si ambas están implicadas, se debería cateterizar la arteria femoral.

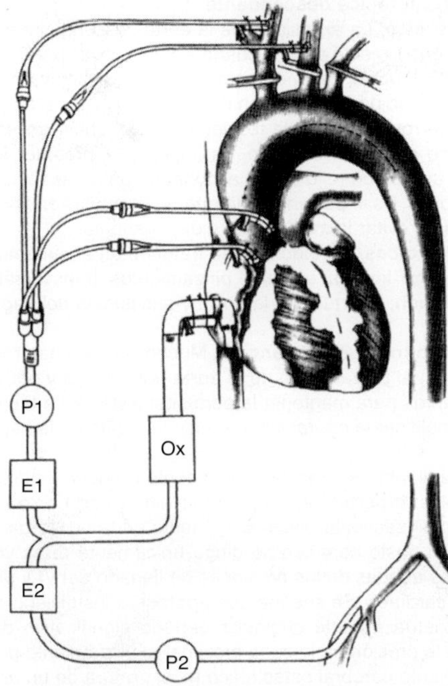

Figura 24.8. Circuito de perfusión para la perfusión cerebral anterógrada de la cirugía del arco aórtico. La sangre venosa de la aurícula derecha fluye al oxigenador (Ox) y se enfría a 28 °C mediante intercambio térmico (E2) antes de pasar a través de la bomba principal de rodillo (P2) a la arteria femoral. Un segundo circuito derivado del oxigenador con un intercambiador térmico independiente (E1) y una bomba de rodillo (P1) suministra sangre a temperatura entre 6 °C y 12 °C a las arterias braquiocefálica y coronaria. (De Bachet J, Guilmet D, Goudot B y cols. Antegrade cerebral perfusion with cold blood: a 13 year experience. Ann Thorac Surg 1999;67:1875, con autorización.)

b. **Vigilancia neurológica**
   1) El electroencefalograma puede ser útil no solamente para garantizar un enfriamiento adecuado, sino también para titular la dosis de tiopental para la protección cerebral.
   2) La temperatura nasal verificará la adecuación del enfriamiento cerebral.

c. **Ecocardiografía transesofágica.** La ETE aporta información útil similar a la correspondiente a la cirugía de la aorta ascendente (véase Sección **IV.D.1**), pero se debería tener cuidado al colocar la sonda.

2. **Elección de agentes anestésicos.** Véase la Tabla 24.9.
3. **Manejo de la parada circulatoria hipotérmica.** Esta técnica implica enfriamiento del centro de 15 °C a 20 °C, envolver la cabeza en hielo, utilizar otros agentes de protección cerebral, evitar soluciones con glucosa y una monitorización correcta. El Capítulo 23 aporta más detalles sobre este tema.
4. **Complicaciones.** Las complicaciones relacionadas con la anestesia para este procedimiento son poco comunes. Una de ellas es la depresión miocárdica derivada de la utilización de tiopental para la protección cerebral, y quizás sean necesarios agentes inotrópicos para la retirada al paciente de la DCP.

G. Cirugía de la aorta torácica descendente

1. **Enfoque quirúrgico.** La exposición de la aorta descendente se logra a través de una toracotomía, generalmente entre la cuarta y quinta costillas. Puede ser necesaria una incisión intercostal doble para obtener una exposición completa (Figura 24.9). El paciente se sitúa en una posición en decúbito lateral derecho completo con las caderas ligeramente rotadas hacia la izquierda para permitir acceso a los vasos femorales. Cuando se coloca al enfermo, es importante proteger los puntos de presión, incluyendo el uso de un rollo axilar, almohadas entre las rodillas y almohadillas para la cabeza y codos. Es importante mantener el occipucio en línea con la columna torácica con el fin de evitar la tracción del plexo branquial.
2. **Técnicas quirúrgicas.** Cuando se está tratando un aneurisma, disección o rotura, la técnica quirúrgica implica efectuar pinzamientos transversales por encima y por debajo de la lesión, apertura de la aorta y sustitución del segmento enfermo por un injerto.
   a. **Pinzamiento transversal sencillo.** Muchos grupos han referido resultados satisfactorios con el pinzamiento de la aorta por encima y por debajo de la lesión sin complementos para mantener la perfusión distal. Esta técnica cuenta con la ventaja de simplificar la operación y reducir la cantidad de heparina necesaria (Figura 24.10).

   El pinzamiento de la aorta descendente produce modificaciones hemodinámicas notables: **hipertensión** importante en la aorta proximal e **hipotensión** por debajo del pinzamiento distal. El aumento en la poscarga que sucede cuando la mayoría del gasto cardíaco se dirige únicamente a los vasos grandes produce elevaciones agudas de las presiones de llenado del VI y un descenso progresivo del gasto cardíaco. Se supone que aparecerá insuficiencia del VI si se mantiene dicha poscarga durante cualquier período significativo de tiempo. El aumento brusco de la presión en la zona proximal al pinzamiento puede desencadenar un acontecimiento cerebral catastrófico (p. ej., rotura de un aneurisma cerebral).

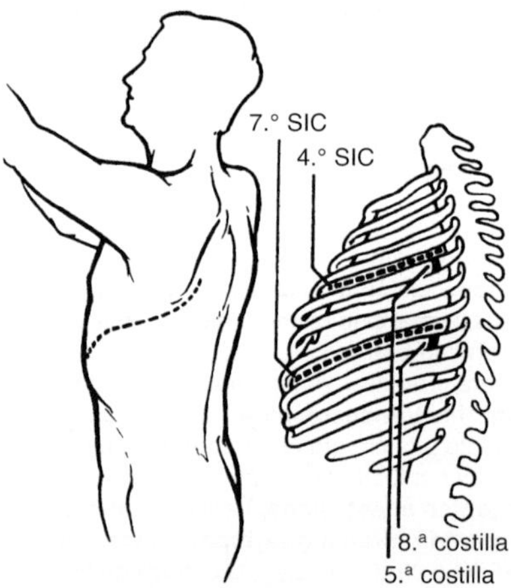

Figura 24.9. Enfoque quirúrgico frente a un aneurisma o disección amplia que afecta a la aorta torácica descendente. Se realiza una única incisión musculocutánea y una incisión intercostal doble. Las incisiones intercostales proximal y distal estándar se llevan a cabo a través de los espacios intercostales cuarto y séptimo (SIC), respectivamente. La rotura aórtica por traumatismo en el istmo se suele alcanzar a través de una única incisión intercostal. (De Cooley DA, ed. Surgical treatment of aortic aneurysms. Filadelfia, WB Saunders, 1986:63, con autorización.)

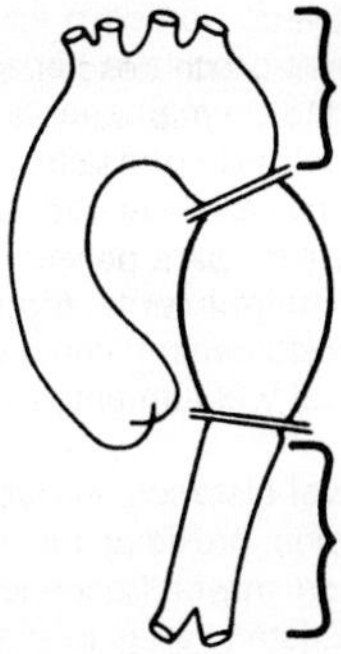

Figura 24.10. Ilustración de la colocación de un único pinzamiento transversal para reparar el aneurisma o disección de la aorta descendente. La colocación del pinzamiento distal hace que el flujo hacia la médula espinal y órganos principales se realice a través de vasos colaterales. (De Benumof JL. Intraoperative considerations for special thoracic surgery cases. En: Benumof JL, ed. Anesthesia for thoracic surgery. Filadelfia: WB Saunders, 1987:384, con autorización.)

La presión arterial media distal al pinzamiento transversal desciende a menos del 10% al 20% del control. Esta disminución se produce paralelamente a un descenso del flujo sanguíneo renal y del flujo sanguíneo de la médula espinal. La presencia de una obstrucción crónica frente al flujo y el flujo colateral bien desarrollado resultante (p. ej., estrechamiento aórtico) reducirá las alteraciones hemodinámicas que se observan habitualmente. La Tabla 24.10 incluye ejemplos de las PA por encima y por debajo de un pinzamiento transversal de una serie de enfermos con distintas patologías aórticas.

Se ha recomendado la utilización de una técnica «abierta» de pinzamiento transversal aórtico sencillo. Esta técnica no emplea ningún pinzamiento transversal distal, lo que permite la inspección directa de la aorta distal respecto a la presencia de trombos o de residuos. Lo que es más importante, se puede anastomosar el material del injerto de forma oblicua, lo que incorpora el número máximo de arterias intercostales.

b. **Cortocircuitos.** Un método que aporta descompresión de la aorta proximal y perfusión del segmento distal implica la colocación de un cortocircuito extracor-

Tabla 24.10. Presión sanguínea proximal y distal en el pinzamiento aórtico sencillo

	Proximal sistólica a diastólica (mm Hg)	Distal media (mm Hg)
Estrechamiento aórtico	160/85	23
	145/80	54
	150/85	18
	155/80	36
Promedio	152/82	33
Aneurisma torácico	260/160	12
	240/135	8
	245/150	24
	235/140	4
	240/155	10
	255/160	6
Promedio	245/150	10

Modificado de Romagnoli A, Cooper JR Jr. Anesthesia for thoracic surgery. Cleve Clin Q 1983;48:150.

póreo heparinizado (Gott) del VI, arco aórtico o arteria subclava izquierda a la arteria femoral (Figura 24.11). No es precisa la heparinización sistémica. La ventaja de esta técnica es la posibilidad de mantener la perfusión distal mientras se lleva a cabo la descompresión de la aorta proximal. Los problemas principales de esta técnica son las dificultades técnicas de la colocación y la conexión con flujos distales inadecuados. Se dispone de cortocircuitos de dos tamaños: 7 mm (diámetro interno, 5 mm) y 9 mm (diámetro interno, 6 mm). Las limitaciones del flujo impuestas por estos diámetros relativamente pequeños interfieren con la descompresión ventricular proximal real y el aumento de la presión de perfusión distal que puede lograrse.

c. **Circulación extracorpórea.** A nivel histórico, el primer método utilizado para la perfusión distal y la descompresión proximal fue la circulación extracorpórea (CEC), que vuelve a utilizarse con mayor frecuencia tras un período de poca popularidad en muchos centros. Existen varias formas de realizar CEC, todas las cuales implican la retirada de sangre, paso de sangre a una bomba extracorpórea y reinfusión de sangre dentro de la arteria femoral para perfundir la aorta por debajo del pinzamiento transversal distal (Figura 24.12). La sangre puede regresar a la bomba desde la vena femoral, que constituye el punto de utilización más sencillo desde el punto de vista técnico. Sin embargo, este sitio requiere la colocación de un oxigenador en el circuito. Otra posibilidad es la canalización de la punta de la aurícula izquierda o VI para permitir el retorno de la sangre a la bomba. La bomba puede ser un rodillo doble estándar (desplazamiento positivo) o un tipo centrífugo (cinético).

Cada una de estas variaciones se asocia a ciertos inconvenientes. La utilización de un oxigenador requiere la heparinización sistémica completa, que se asocia a un aumento de la incidencia de hemorragia, especialmente en el pulmón izquierdo. La canalización auricular o ventricular izquierda comporta un incremento del riesgo de embolia gaseosa. La Tabla 24.11 resume los sitios posibles de canalización, así como las principales diferencias entre los cortocircuitos heparinizados y la CEC para la perfusión distal.

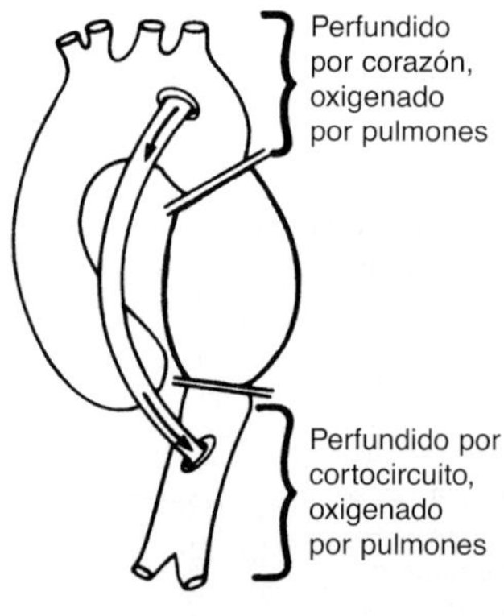

Figura 24.11. Colocación de un cortocircuito vascular cubierto de heparina de la aorta proximal a la aorta distal durante la reparación del aneurisma o disección descendente. (De Benumof JL. Intraoperative considerations for special thoracic surgery cases. En: Benumof JL, ed. Anesthesia for thoracic surgery. Filadelfia: WB Saunders, 1987:384, con autorización.)

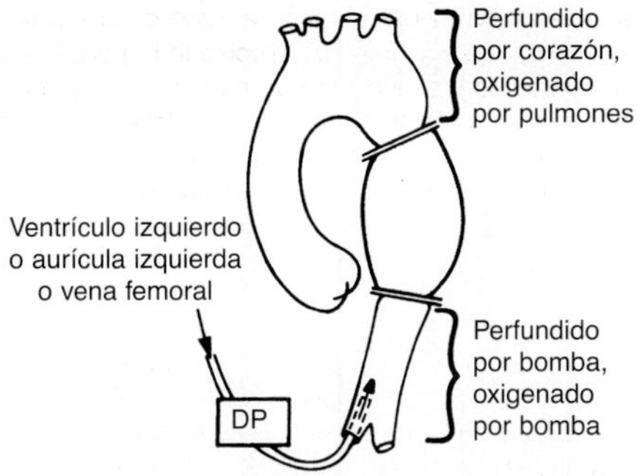

Figura 24.12. Método de derivación parcial (DP) [o circulación extracorpórea (CEC)] para mantener la presión de perfusión distal y evitar la hipertensión proximal. La sangre oxigenada se puede tomar directamente del ventrículo o aurícula izquierdas (o arco aórtico) y bombear mediante una cabeza de rodillos o bomba centrífuga hacia la arteria femoral. Otra opción es que se tome sangre no oxigenada de la vena femoral, se introduzca en un oxigenador independiente y sea bombeada hacia la arteria femoral. El uso de un oxigenador requiere la utilización de una dosis heparinizante completa. (De Benumof JL.Intraoperative considerations for special thoracic surgery cases. En: Benumof JL, ed. Anesthesia for thoracic surgery. Filadelfia: WB Saunders, 1987:384, con autorización.)

3. **Complicaciones de la reparación**
   a. **Cardíacas.** Los trastornos cardíacos (infarto de miocardio, arritmia o síndrome de gasto cardíaco bajo) constituyen una causa significativa (20% a 40%) de muerte en enfermos con todos los tipos de reparación de la aorta descendente.
   b. **Hemorragia.** Representa un motivo frecuente de muerte (20% a 30%) en todos los tipos de reparación de la aorta descendente.
   c. **Insuficiencia renal.** La incidencia de insuficiencia oscila entre un 4% y un 9% en los supervivientes, con una incidencia mucho mayor en los no supervivientes. Se cree que la etiología se debe a una disminución del flujo sanguíneo durante el pinzamiento transversal aórtico. Sin embargo, la insuficiencia renal puede darse en presencia de una perfusión aparentemente adecuada (cortocircuito heparinizado o CEC). La existencia previa de una alteración del flujo sanguíneo renal de una disección que afecte a las arterias renales incrementa la incidencia de la insuficiencia renal.
   d. **Paraplejía.** La mayoría de las revisiones de casos refieren una incidencia de paraplejia en el intervalo entre 6% y 10%[6]. Constituye, probablemente, el acontecimiento de morbilidad más devastador debido a que es irreversible. La causa es la interrupción o la hipoperfusión prolongada (más de 30 minutos) del suministro sanguíneo a la arteria espinal anterior. Esta arteria está formada por las arterias vertebrales anteriores. Según desciende, también recibe sangre de las arterias radiculares, que proceden de las arterias intercostales (Figura 24.13). En la mayor parte de los pacientes, una de dichas arterias radiculares, la arteria radicular mayor (de Adamkiewicz), aporta una parte fundamental del suministro a la porción media de la arteria espinal anterior. Lamentablemente, resulta casi imposible identificar este vaso mediante angiografía o inspección durante la operación. Puede aparecer en cualquier punto entre T_5 y debajo de L_1. Estas consideraciones anatómicas hacen que el flujo sanguíneo en dicha arteria tenga un riesgo intra y postoperatorio más elevado. La interrupción del flujo en esta arteria puede producir paraplejía, en función de la contribución disponible de otras colaterales. Se puede generar un síndrome espinal anterior, en el que aparece pérdida de la función motora (astas anteriores) pero se mantiene cierta sensación (cordones posteriores).

Tabla 24.11. Opciones para aumentar la perfusión distal en cirugía de la aorta descendente

			Aparato de perfusión		Derivación extracorpórea	
Sangre retirada de	Sangre infundida en	Cortocircuito heparinizado	Rodillo	Centrífugo	Oxigenador	Heparina (TCA)[a]
VI, AAo, ASI	AF, AoD	Sí	No	No	No	Ninguna (nl)
VF	AF, AoD	No	Cualquiera		Sí	Completa (>480)
AI, AAo, ASI, VI	AF, AoD	No	No	Sí	No	Mínimo (nl-250)[b]

[a] Se refiere al tiempo de coagulación activado (en segundos); si se emplea, el TCA óptimo es controvertido.
[b] Algunos grupos no utilizan heparina cuando emplean una bomba centrífuga.
AAo, arco aórtico; AoD, aorta descendente; AF, arteria femoral; VF, vena femoral; AI, aurícula izquierda; nl, normal; ASI, arteria subclavia izquierda; VI, ventrículo izquierdo.

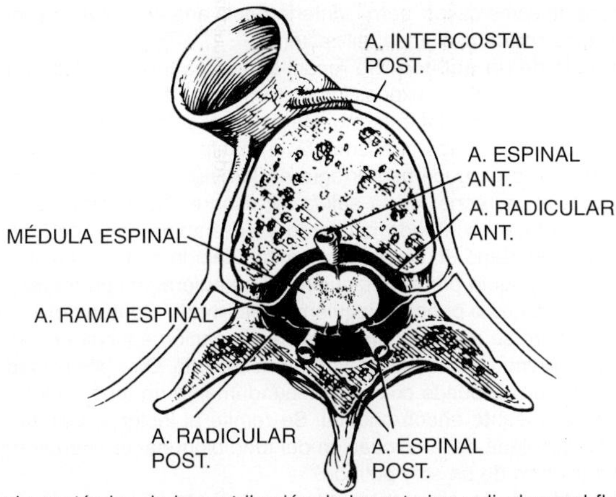

Figura 24.13. Dibujo anatómico de la contribución de las arterias radiculares al flujo sanguíneo de la médula espinal. Si existe afectación de la arteria intercostal posterior en una disección o se sacrifica con el fin de facilitar la reparación de la patología aórtica, se podría perder un suministro sanguíneo fundamental, produciendo isquemia de la médula espinal. (De Cooley DA, ed. Surgical treatment of aortic aneurysms. Filadelfia: WB Saunders, 1986:92, con autorización.)

e. **Varios.** Pueden surgir muchas otras complicaciones, algunas de las cuales dependen del tipo de patología. Por ejemplo, la muerte debida a traumatismo multiorgánico constituye un factor importante en enfermos que sobreviven a una rotura por traumatismo. La insuficiencia respiratoria aislada y como componente de la insuficiencia multiorgánica es más común en caso de enfermedad de la arteria torácica que de la arteria abdominal. Los accidentes cardiovasculares se observan en un número reducido de pacientes, al igual que la parálisis de las cuerdas vocales izquierdas debidas a daño del nervio recurrente laríngeo.

H. Consideraciones anestésicas en la cirugía de la aorta descendente

1. **Consideraciones generales.** La anestesia para la cirugía de la aorta descendente puede constituir uno de los casos más exigentes debido a las profundas alteraciones de numerosos sistemas orgánicos. Este tema ha sido resumido en varias revisiones de gran calidad[7,8].

2. **Monitorización**

a. **PA sistémica.** Se necesita un catéter arterial radial o braquial para vigilar las presiones por encima del pinzamiento transversal debido a que la arteria subclava izquierda puede estar comprometida por dicho pinzamiento. Con el fin de valorar la perfusión distal al pinzamiento aórtico inferior, muchos equipos de anestesistas y quirúrgicos prefieren también vigilar la presión por debajo del pinzamiento, lo que requiere la colocación de un catéter arterial femoral. Si se utilizase una técnica de derivación parcial, la arteria femoral izquierda se canalizaría para la perfusión distal y la arteria femoral derecha se utilizaría para monitorizar la PA.

b. **Función ventricular.** Algunos equipos quirúrgicos prefieren vigilar la función del VI durante el pinzamiento transversal aórtico e insertan, por tanto, un catéter de AP para seguir las presiones de llenado y el gasto cardíaco.

c. **Otros monitores.** Otros monitores empleados son similares a los utilizados para otros procedimientos torácicos: ECG (no se puede utilizar la derivación estándar V_5 debido al abordaje quirúrgico), oximetría de pulso, temperatura central y diuresis. La ETE sería útil para valorar la función ventricular y los volúmenes de llenado durante estos casos, pero la interferencia anatómica de la sonda en el campo quirúrgico podría excluir su utilización.

3. **Anestesia de un pulmón.** Se recomiendan los tubos endobronquiales de doble luz no sólo para mejorar la exposición quirúrgica, sino también para proporcionar un elemento de seguridad del enfermo. Mediante el colapso del pulmón izquierdo es posible reducir las lesiones al mismo. Si la manipulación efectuada durante la intervención quirúrgica produce hemorragia en las vías respiratorias, se protege el pulmón contralateral (derecho) de la salida de sangre. Técnicamente, resulta más sencillo colocar un tubo en el lado izquierdo y se emplea con frecuencia, pero podría ser imposible insertarlo en algunos pacientes debido a la distorsión del aneurisma de la tráquea o bronquio principal izquierdo. Los enfermos con rotura aórtica pueden presentar un bronquio principal izquierdo deformado. Se pueden emplear tubos de lado derecho, pero se debería comprobar la alineación adecuada con el bronquio lobular superior derecho utilizando un fibrobroncoscopio. Otra posibilidad en aquellos casos en los que no se puede colocar adecuadamente un tubo de luz doble son los tubos con un bloqueante endobronquial. Se remite al lector al Capítulo 25 para una descripción detallada de la colocación del tubo bloqueante endobronquial o de luz doble y la ventilación de un solo pulmón.

4. **Realización de la anestesia antes y durante el pinzamiento transversal.** Con anterioridad al pinzamiento transversal de la aorta, se deberían infundir manitol (0,5 g/kg) con el fin de aportar un cierto grado de protección durante el pinzamiento. Incluso si se emplea un procedimiento de cortocircuito, las alteraciones en la distribución del flujo sanguíneo renal refrendan la utilización de manitol. Asimismo, se debería mezclar y tener preparado para infundir nitropruside sódico.

   Cuando se ha aplicado el pinzamiento, es importante vigilar estrechamente el estado acidobásico mediante determinaciones seriadas de gases sanguíneos arteriales. Es común la aparición de acidosis metabólica como consecuencia de la hipoperfusión de lechos orgánicos de importancia y se debería tratar de forma agresiva si el enfermo es normotérmico. Cuando se emplea pinzamiento transversal sencillo sin complementos, se debería controlar la hipertensión proximal, siendo conscientes de nuevo de que el flujo a órganos distales podría disminuir. En el tratamiento de la hipertensión proximal, los estudios de flujo sanguíneo regional han demostrado que la infusión de nitropruside puede reducir el flujo sanguíneo medular y renal de forma dependiente de la dosis. Idealmente, el tiempo de pinzamiento transversal (independientemente de la técnica) debería ser inferior a 30 minutos, debido a que la incidencia de complicaciones, especialmente de paraplejía, comienza a aumentar por encima de dicho límite.

   Si se ha situado un cortocircuito heparinizado y no es posible tratar la **hiper**tensión proximal sin producir **hipo**tensión distal posterior (inferior a 60 mm Hg), se debería informar al cirujano de la posible aparición de un problema técnico al colocar el circuito. Si se emplea una derivación parcial (ECC), se pueden ajustar la velocidad de la bomba o el retorno venoso para permitir el control de la hipertensión proximal mediante la descarga adecuada mientras se perfunde simultáneamente el cuerpo inferior. Habitualmente se precisa una intervención farmacológica pequeña o nula en este caso debido a que la velocidad de la bomba y la manipulación del retorno venoso permiten un control rápido de las presiones proximal y distal. La Tabla 24.12 recoge las opciones terapéuticas de diversos escenarios clínicos durante la ECC.

   Se debería disponer de un vasopresor con anterioridad a la retirada del pinzamiento transversal. El anestesista debe estar al corriente constantemente de la fase de la operación, de modo que se pueda anticipar a acontecimientos importantes como el pinzamiento y su retirada.

5. **Shock derivado de la retirada del pinzamiento.** Cuando se emplea un **pinzamiento transversal sencillo** de la aorta, la retirada posterior del mismo puede tener consecuencias graves e, incluso, letales, generalmente hipotensión grave o depresión miocárdica. Existen varias causas teóricas de este síndrome de la retirada del pinzamiento, como el lavado de metabolitos ácidos, sustancias vasodilatadoras, secuestro de sangre en las extremidades inferiores e hiperemia reactiva. La causa habitual, sin

Tabla 24.12. Manejo de la circulación extracorpórea en la cirugía de la aorta descendente

Presión arterial proximal	Presión arterial distal	Presión de enclavamiento pulmonar	Tratamiento
↑	↓	↓	Volumen; aumento flujo bomba
↑	↓	↑	Aumento flujo bomba
↑	↑	↓	Volumen; vasodilatador
↑	↑	↑	Vasodilatador; diurético; mantenimiento flujo bomba; retención volumen en reserva bomba (si está en uso)
↓	↓	↓	Volumen; buscar obstrucción parcial de la cánula de flujo de salida arterial (si reserva en uso)
↓	↓	↑	Aumento flujo bomba; inotrópico
↓	↑	↑	Disminución flujo bomba; inotrópico; diurético
↓	↑	↓	Disminución flujo bomba; podría precisar volumen

embargo, es la hipovolemia relativa o absoluta. Se debería optimizar el estado de volumen del enfermo entre 10 y 15 minutos antes de retirar el pinzamiento de la aorta torácica con el fin de atenuar los efectos de dicha retirada. Ello implica elevar las presiones de llenado mediante productos sanguíneos infundidos, coloides o cristaloides. Algunos especialistas recomiendan la administración profiláctica de bicarbonato inmediatamente antes de retirar el pinzamiento para minimizar la depresión miocárdica generada por la acidosis que sucede tras la retirada. Se recomienda que el cirujano libere el pinzamiento transversal lentamente a lo largo de un período de 1 a 2 minutos para dar tiempo suficiente para la aparición de cambios compensadores.

Pueden ser necesarios agentes vasopresores para compensar la hipotensión, pero se deben utilizar con cautela debido a que incluso la hipertensión transitoria podría comportar sangrado significativo. Con un paciente cargado de volumen y la liberación lenta del pinzamiento, cualquier hipotensión importante suele tener duración corta y es bien tolerada. En el caso de que sea grave, la maniobra más sencilla es la reaplicación del pinzamiento para permitir una nueva infusión de volumen.

Si se emplean cortocircuitos o ECC, la hipotensión de retirada del pinzamiento suele estar atenuada, ya que el lecho vascular por debajo del pinzamiento está menos «vacío». ECC también aporta un medio de infundir volúmenes rápidamente si se utiliza un reservorio.

6. **Terapia líquida y transfusión.** Incluso los enfermos sometidos a reparación programada de un aneurisma de la aorta descendente pueden ser relativamente hipovolémicos, y la terapia líquida debería perseguir los siguientes objetivos: corregir dicha deficiencia en líquidos, aportar líquidos de mantenimiento, compensar las pérdidas por evaporación y del «tercer espacio», disminuir la pérdida de eritrocitos debida a la hemodilución moderada y reponer sangre según sea necesario.

   A pesar del control aórtico proximal y distal, la pérdida de sangre puede ser considerable en dichos casos debido a retrosangrado de las arterias intercostales. Estos vasos colaterales están ligados con frecuencia al abrir la aorta. La utilización de dispositivos recuperadores de células es ahora común y ha reducido la necesidad de sangre de banco, pero, dado que pueden suceder pérdidas masivas, todavía puede ser necesaria la sangre de banco. Siempre y cuando la perfusión hepática sea adecuada, incluso con una pérdida sanguínea grande, la toxicidad por citrato no suele constituir un problema debido al rápido metabolismo «de primer paso» en el hígado. La reparación de un aneurisma torácico con un pinzamiento sencillo supone una situación única: el hígado no recibe perfusión. Ante esta situación, la transfusión de cantidades grandes de sangre de banco podría producir rápidamente toxicidad por citrato, comportando una depresión miocárdica que requeriría infusión de cloruro cálcico.

7. **Protección de la médula espinal.** Se han propugnado diversos métodos para proteger a la médula espinal durante el pinzamiento transversal además de ECC, cortocircuitos y cirugía rápida[9].
   a. **Mantenimiento de la presión de perfusión.** Algunos grupos prefieren mantener la presión de perfusión de la aorta distal en el intervalo de 40 a 60 mm Hg para aumentar el flujo sanguíneo hasta la médula ósea media y baja. Se debería considerar que esta práctica es controvertida, dado que en la actualidad existen pocos datos sobre respuesta que refrenden esta postura. **Ningún método utilizado para mantener un flujo sanguíneo hacia la aorta distal (como cortocircuito o derivación parcial) garantiza el mantenimiento del flujo sanguíneo de la médula ósea y, por tanto, de su función.** La colocación del pinzamiento proximal y distal para aislar el segmento aórtico enfermo puede incluir vasos intercostales críticos que suministran flujo a la médula ósea y cuya pérdida no resulta compensada por la perfusión distal. Asimismo, la perfusión distal puede verse dificultada por la presencia de enfermedad aterosclerótica en la aorta abdominal, un trastorno que podría evitar el flujo importante hacia los riñones y la médula ósea. Por último, estos vasos cruciales pueden estar interrumpidos al intentar obtener la exposición quirúrgica. Nunca se debería asumir que la médula y los riñones se encuentran totalmente «protegidos» como consecuencia de la utilización de un cortocircuito o de una derivación parcial. Los estudios de mayor tamaño no han mostrado ninguna diferencia respecto a la incidencia de paraplejía independientemente del complemento quirúrgico utilizado.
   b. **Potenciales evocados sensitivomotores.** Se han propuesto los potenciales evodados somatosensores (PES) como medio de valorar el estado funcional de la médula ósea durante períodos de posible isquemia[10]. Brevemente, los PES vigilan la función de la médula ósea mediante la estimulación de un nervio periférico y la monitorización de la respuesta en el tronco encefálico y la corteza cerebral. Los PES normales parecen asegurar la integridad de las columnas (sensitivas) posteriores. Sin embargo, los PES tienen ciertas limitaciones. En primer lugar, durante la cirugía aórtica, las astas anteriores (motrices) son las que presentan un riesgo mayor. Quizás por este motivo han aparecido publicaciones de pacientes que tenían PPS normales durante el pinzamiento transversal y que posteriormente presentaron paraplejia. En segundo lugar, se debe recordar que numerosos agentes anestésicos, incluyendo todos los fármacos halogenados, óxido nitroso y varios fármacos IV (p. ej., tiopental y propofol) alteran la amplitud y latencia del potencial evocado. Además, cuando se emplea pinzamiento transversal sencillo, la isquemia de los nervios periféricos interferirá en la interpretación de los PES.

      Aparte de ser utilizada como herramienta intraoperatoria para ayudar a identificar arterias intercostales que se deberían volver a implantar para conservar la perfusión de la médula ósea, la monitorización de los PES no ha demostrado lograr una disminución de la incidencia de paraplejía.
   c. **Potenciales evocados motores.** Debido a las deficiencias observadas en la monitorización de PES, se ha defendido la superioridad de la utilización de los potenciales evocados motores para vigilar la isquemia de la médula ósea[11]. Los potenciales evocados motores pueden monitorizar con precisión la integridad de las astas anteriores de la médula ósea y se emplean en la actualidad durante las intervenciones de la columna vertebral. Sin embargo, debido a que no es posible acceder a las raíces nerviosas centrales para la estimulación directa en la cirugía torácica, se ha usado la estimulación transcraneal de la corteza motora. Además de ser complejo, se ha publicado que este método provoca apoplejías en enfermos susceptibles. No obstante, algunos grupos han tenido éxito aplicando este método.
   d. **Hipotermia.** Permitir que la temperatura central se reduzca a aproximadamente 33 °C o 34 °C disminuirá la tasa metabólica del tejido de la médula ósea y puede

aportar la misma protección frente a flujo sanguíneo reducido o interrumpido. Generalmente se suele lograr una reducción adecuada de la temperatura mediante agentes de enfriamiento tópico (mantas de enfriamiento, bolsas de hielo picado). El lavado gástrico con solución salina helada también podría emplearse. La administración de incluso 1 ó 2 unidades de sangre de banco enfriada (solamente si está indicada) reducirá la temperatura central. Resulta complicado controlar con precisión la temperatura. A temperaturas inferiores a 32 °C, el miocardio podría volverse más irritable y propenso a las arritmias ventriculares. Estos hechos, unidos a la carencia de datos sobre mejores resultados, se han traducido en una utilización escasa de esta técnica.

e. **Drenaje espinal.** Los datos experimentales muestran que el daño a la médula espinal puede venir mediado por el aumento de la presión del líquido cefalorraquídeo (LCR) que acompaña a la reducción del flujo sanguíneo de la médula espinal durante el pinzamiento transversal. Se puede aumentar la presión del LCR hasta un valor máximo equivalente a la presión **arterial** distal media. Puesto que el flujo sanguíneo de la médula espinal es proporcional a la presión arterial media menos el valor más elevado de la presión del LCR o venosa, se puede reducir la perfusión hasta cero en esta situación. El drenaje espinal permitiría no sólo medir la presión intrarraquídea, sino también la reducción terapéutica de la presión del LCR mediante su retirada y un aumento del flujo sanguíneo de la médula espinal. Como advertencia, la retirada de LCR en presencia de una presión intrarraquídea elevada puede crear un gradiente para la herniación de estructuras cerebrales. Asimismo, la colocación de una extracción espinal seguida de heparinización sistémica puede provocar la formación de un hematoma epidural, que sería una complicación rara. La utilización de drenajes espinales ha aumentado debido a la baja morbilidad asociada y a los posibles efectos beneficiosos significativos[12]. Hasta la fecha, ningún estudio controlado ha demostrado una reducción de la morbilidad asociada al uso de drenajes espinales.

f. **Otros.** No se han utilizado o planteado ampliamente a nivel experimental otras medidas «protectoras» adicionales, como esteroides IV, supresión farmacológica de la función de la médula espinal mediante administración de fármacos intratecales o IV, hipotermia local y antioxidantes.

8. **Prevención de la insuficiencia renal.** Se cree que la etiología de la insuficiencia renal es la isquemia debida a la interrupción de flujo sanguíneo por el pinzamiento, aunque la embolia sigue constituyendo otra posibilidad. La utilización de DCP o de un cortocircuito podría tener propiedades protectoras, pero se carece de datos indicativos de una respuesta superior, y todavía aparece insuficiencia renal a pesar de los complementos quirúrgicos. Se debería emplear una carga adecuada de volumen, probablemente el factor más importante en la protección renal. El manitol podría resultar de utilidad, y se recomienda en la mayoría de los enfermos debido a su inocuidad.

V. **Tendencias futuras.** Al igual que los últimos 40 años de tratamiento de enfermedades aórticas han estado marcados por la innovación y el refinamiento de las técnicas quirúrgicas y anestésicas, lo seguirán estando en el futuro. Los adelantos quirúrgicos más prometedores se han realizado en el campo de la implantación de endoprótesis vasculares de segmentos dañados de la aorta toracoabdominal[13]. Los avances anestésicos se centrarán en la mejora de la farmacología y la fisiología de la conservación orgánica. Los avances en ambas áreas deberían seguir mejorando la supervivencia de los pacientes aquejados de lo que en el pasado se consideró una enfermedad letal[14,15].

Bibliografía

1. Hartnell GG. Imaging of aortic aneurysms and dissection: CT and MRI. *J Thorac Imaging* 2001;16:35–46.
2. Nienaber CA, Von Kodolitsch Y, Nicolas V. The diagnosis of thoracic aortic dissection by noninvasive imaging procedures. *N Engl J Med* 1993;328:1–9.
3. Cooper JR Jr, Skeehan TM, Cooley DA. Resection of a thoracic aneurysm in a 57-year-old male [case conference]. *J Cardiothorac Vasc Anesth* 1991;5:390–398.

4. Ueda Y, Okita Y, Aomi S, et al. Retrograde cerebral perfusion for aortic arch surgery: analysis of risk factors. *Ann Thorac Surg* 1999;67:1879–1882.
5. Bachet J, Guilmet D, Goudot B, et al. Anterograde cerebral perfusion with cold blood: a 13-year experience. *Ann Thorac Surg* 1999;67:1874–1878.
6. **Shenaq SA, Svensson LG. Paraplegia following aortic surgery. *J Cardiothorac Vasc Anesth* 1993;7:81–94.**
7. **O'Connor CJ, Rothenberg DM. Anesthetic considerations for descending thoracic aortic surgery: part I. *J Cardiothorac Vasc Anesth* 1995;9:581–588.**
8. **O'Connor CJ, Rothenberg DM. Anesthetic considerations for descending thoracic aortic surgery: part II. *J Cardiothorac Vasc Anesth* 1995;9:734–737.**
9. Robertazzi RR, Cunningham JN Jr. Intraoperative adjuncts of spinal cord protection. *Semin Thorac Cardiovasc Surg* 1998;10:29–34.
10. **Robertazzi RR, Cunningham JN Jr. Monitoring of somatosensory evoked potentials: a primer on the intraoperative detection of spinal cord ischemia during reconstructive surgery. *Semin Thorac Cardiovasc Surg* 1998;10:11–17.**
11. DeHaan P, Kalkman CJ, Jacobs MJ. Spinal cord monitoring with myogenic motor evoked potentials: early detection of spinal cord ischemia as an integral part of spinal cord protective strategies during thoracoabdominal aneurysm surgery. *Semin Thorac Cardiovasc Surg* 1998;10:19–24.
12. Ling E, Arellano R. Systematic overview of the evidence supporting the use of cerebrospinal fluid drainage in thoracoabdominal aneurysm surgery for prevention of paraplegia. *Anesthesiology* 2000;93:1115–1122.
13. Mitchell RS. Endovascular solutions for diseases of the thoracic aorta. *Cardiol Clin* 1999; 17:815–825.
14. **Oliver WC Jr, Nuttall G, Murray MJ. Thoracic aortic disease. In: Kaplan JA, ed. *Cardiac anesthesia*, 4th ed. Philadelphia: WB Saunders, 1999:821–860.**
15. Gewertz BL, Schwartz LB, eds. *Surgery of the aorta and its branches.* Philadelphia: WB Saunders, 2000.

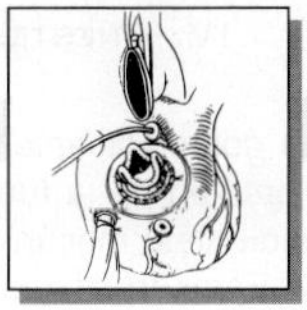

Manejo anestésico de la cirugía pulmonar y mediastínica

Peter Slinger y Erin A. Sullivan

I. Valoración preoperatoria

A. Visión general. Los avances en el manejo anestésico, las técnicas quirúrgicas y los cuidados perioperatorios han ampliado el conjunto de enfermos ahora considerados como candidatos a cirugía. Los principios descritos son aplicables a todos los tipos de resecciones pulmonares y otras cirugías torácicas. En los pacientes aquejados de cáncer, la relación riesgo/beneficio de cancelar o retrasar la cirugía en función de otros estudios/tratamientos se complica siempre debido al riesgo de que se pueda producir una diseminación del tumor durante el período temporal hasta la intervención.

Un paciente con cáncer de pulmón «operable» tiene una enfermedad que todavía es local o locorregional y puede ser abarcada en una intervención quirúrgica razonable. Un enfermo «operable» es aquel que puede tolerar la resección propuesta con un riesgo aceptable.

1. **Valoración del riesgo.** Es responsabilidad del anestesista emplear la valoración preoperatoria para identificar a aquellos pacientes con un riesgo elevado y a continuación utilizar esa valoración para clasificar el manejo perioperatorio y centrar los recursos en los enfermos de mayor riesgo con el fin de mejorar su pronóstico. Todo esto es la función principal de la valoración preanestésica.
2. **Valoraciones iniciales y finales.** Generalmente, el paciente es valorado en una consulta y, a menudo, no por un anestesista del equipo que posteriormente administrará la anestesia. El verdadero contacto con el anestesista responsable puede ser sólo 10 ó 15 minutos antes de la inducción. Es necesario organizar y protocolizar el manejo de la evaluación preoperatoria para estos enfermos en dos fases temporales separadas: evaluación inicial (consulta clínica) y evaluación final (el día del ingreso).
3. **Cirugía pulmonar conservadora.** Se ha demostrado que la conservación postoperatoria de la función pulmonar es proporcional a la cantidad de parénquima pulmonar funcionante conservado. Para valorar a enfermos con función pulmonar limitada, el anestesista debe conocer estas opciones quirúrgicas además de la lobectomía y pneumonectomía convencionales.

   Por supuesto, la valoración previa a la toracotomía afecta a todos los factores de una valoración anestésica completa: antecedentes personales, alergias, tratamientos y vías respiratorias superiores. La principal causa de morbilidad y mortalidad perioperatoria en la cirugía torácica son las complicaciones respiratorias. Las atelectasias, la neumonía y la insuficiencia respiratoria aparecen en un 15% a un 20% de los enfermos. Las complicaciones cardíacas, como arritmias e isquemia, ocurren en un 10% a un 15% de los pacientes torácicos.

B. Clasificación del riesgo

1. **Valoración de la función respiratoria.** La mejor valoración de la función respiratoria procede de los antecedentes de la calidad de vida del enfermo. Un paciente asintomático de clase I o II de la American Society of Anesthesiologists (ASA) con capaci-

dad completa ante el ejercicio no precisa pruebas de cribado cardiopulmonar. La valoración de la función pulmonar se realiza en tres áreas relacionadas pero independientes: mecánica respiratoria, intercambio gaseoso e interacción cardiopulmonar. Estos tres factores constituyen un «taburete de tres patas» de la valoración pretoracotomía (Figura 25.1).

a. **Mecánica pulmonar.** La prueba más sencilla para valorar las complicaciones respiratorias postoracotomía es el volumen espiratorio forzado en un segundo predictivo postoperatorio ($ppoFEV_1\%$)[1], el cual se calcula como:

$$\mathbf{ppoFEV_1\% = FEV\ 1\%\ preoperatorio} \times \frac{\mathbf{1 - \%\ tejido\ pulmonar\ funcionante\ resecado}}{\mathbf{100}}$$

Se considera que el lóbulo superior y medio derechos juntos equivalen aproximadamente a cada uno de los otros tres lóbulos y que el pulmón derecho es un 10% más grande que el izquierdo.

Bajo riesgo = >40% $ppoFEV_1$
Riesgo moderado = 30% al 40% $ppoFEV_1$
Alto riesgo = <30% $ppoFEV_1$

b. **Función del parénquima pulmonar.** Tradicionalmente, la gasometría arterial (GA) con una P_aO_2 menor de 60 mm de Hg o la P_aCO_2 mayor de 45 mm Hg se han usado como límites para la resección pulmonar. Actualmente, se han realizado satisfactoriamente resecciones de tumores, incluso combinadas con reducción de volumen en enfermos que no reunían estos criterios, aunque todavía son indicadores válidos de aumento del riesgo. La prueba más útil que mide la capacidad pulmonar de intercambio gaseoso es la capacidad de difusión de monóxido de carbono (CDMC). La CDMC se relaciona con todo el área funcionante de la interfase alveolocapilar. Una ppoCDMC menor de 40% se relaciona con un incremento tanto de complicaciones respiratorias como cardíacas[2].

c. **Interacciones cardiopulmonares.** La tradicional, y todavía extremadamente útil, prueba en los pacientes externos es la subida de escalones. La capacidad de subir tres pisos o más está estrechamente relacionada con una disminución de la mortalidad. Una capacidad inferior a dos pisos constituye un riesgo muy alto. Las

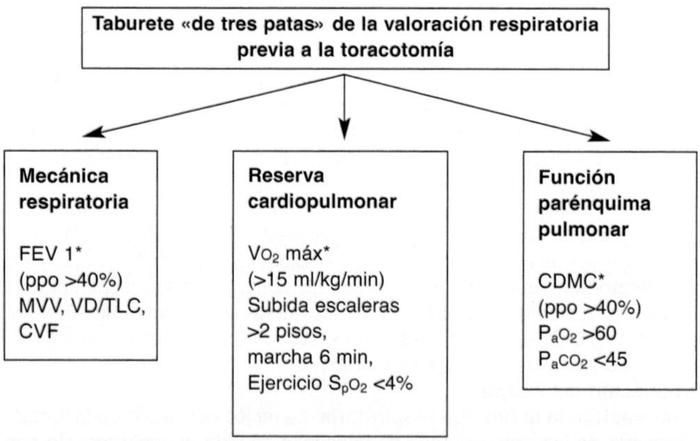

Figura 25.1. Taburete «de tres patas» de la valoración respiratoria previa a la toracotomía.
* Prueba más válida

pruebas físicas realizadas en el laboratorio representan actualmente la referencia para valorar la función cardiorrespiratoria. El consumo máximo de oxigeno Vo_2máx es el predictor de ejercicio más válido del pronóstico postoracotomía.

Bajo riesgo = Vo_2máx > 20 ml/kg/min
Riesgo moderado = Vo_2máx 15-20 ml/kg/min
Alto riesgo = Vo_2máx < 15 ml/kg/min

La prueba de marcha durante 6 minutos junto con la oximetría del ejercicio también están relacionadas con la Vo_2máx.

d. **Gammagrafía de ventilación-perfusión** es particularmente útil en los enfermos neumectomizados y se debería plantear en cualquier enfermo que presente una ppoFEV_1 menor del 40%. La estimación de la ppoFEV_1, CDMC y Vo_2máx puede ser sobrevalorada si la región del pulmón que va a ser resecada no es funcionante.
e. **Estudios de función de pulmón separado.** Estas pruebas no han mostrado poseer un valor pronóstico suficiente para poder adoptarse de forma universal en los enfermos que podrían sufrir resecciones pulmonares.
f. **Asas flujo-volumen.** Las AFV pueden ayudar a identificar la presencia de una obstrucción variable de las vías respiratorias intratorácicas mediante los indicios de una acentuación de una meseta anormal de la rama espiratoria con un cambio de la posición del paciente de sentado a tumbado. Esto puede ocurrir debido a la compresión de una vía aérea conductora mayor por una masa o tumor. Este problema puede obligar al manejo de la inducción de las vías respiratorias a través de la intubación del paciente despierto o el mantenimiento de la ventilación espontánea. En un enfermo adulto capaz de referir una historia completa que no describa una exacerbación de la tos o de la disnea, no se requiere BFV como prueba preoperatoria rutinaria.
g. **Combinación de pruebas** (Figura 25.2). Si un paciente tiene una ppoFEV_1 mayor del 40%, debería ser posible extubarlo en el quirófano, siempre que esté alerta, caliente y confortable («ACyC». Si la ppoFEV_1 es mayor del 30% y la tolerancia al ejercicio y la función del parénquima funcional exceden las unidades de riesgo elevado, debería ser posible realizar la extubación en el quirófano dependiendo de la situación de las enfermedades asociadas. Los pacientes con una ppoFEV_1 entre 20% y 30% y una función parenquimatosa y cardiorrespiratoria pueden ser considerados para extubación precoz si se ha utilizado analgesia epidural torácica.

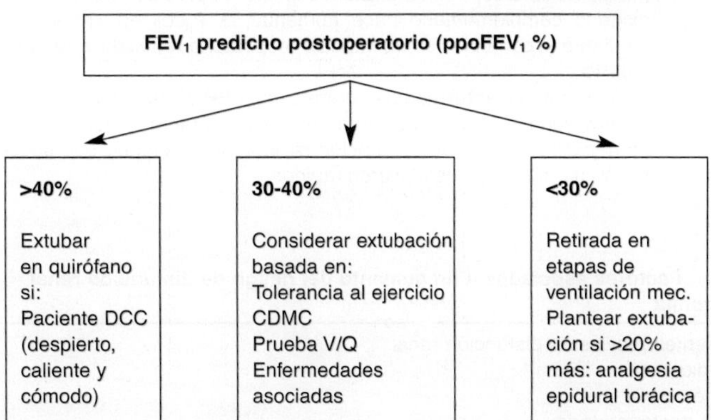

Figura 25.2. Manejo anestésico postoracotomía.

2. **Trastornos médicos intercurrentes**
   a. **Edad.** En enfermos mayores de 80 años, la tasa de complicaciones respiratorias (40%) es el doble de la esperada en los pacientes más jóvenes, y la tasa de complicaciones cardíacas (40%), concretamente arritmias, es casi el triple. La mortalidad por neumonectomía (22% para enfermos mayores de 70 años), particularmente neumonectomía derecha, es excesiva.
   b. **Enfermedad cardíaca**
      1) **Isquemia.** La resección pulmonar se considera generalmente una intervención de riesgo intermedio de isquemia perioperatoria. Más allá de la historia clínica estándar, la exploración física y el electrocardiograma, las pruebas de cribado de rutina de la función cardíaca no parece que sean rentables en todos los enfermos con anterioridad a la toracotomía. La realización de pruebas no invasivas está indicada en los pacientes con factores pronósticos graves (isquemia inestable, infarto reciente, enfermedad valvular grave y arritmia significativa) o moderados (angina estable, infarto antiguo, insuficiencia cardíaca previa o diabetes) de riesgo miocárdico en los ancianos. El momento idóneo para la cirugía de resección pulmonar tras un infarto de miocardio representa siempre una decisión difícil. Parece aceptable limitar el retraso entre 4 y 6 semanas en un enfermo estable desde el punto de vista médico, optimizado y estudiado correctamente.
      2) **Arritmia.** La fibrilación auricular constituye una complicación común (10% al 15%) de la cirugía de resección pulmonar. Los factores relacionados con un aumento de la incidencia de arritmia son la cantidad de tejido pulmonar resecado, la edad, la pérdida de sangre intraoperatoria y la disección intrapericárdica. La administración profiláctica de digoxina no evita dichas arritmias, pero es posible que diltiazem lo haga.
   c. **Disfunción renal.** La disfunción renal tras la cirugía de resección pulmonar se asocia a una incidencia mayor de mortalidad[4]. La Tabla 25.1 incluye los factores que presentan una asociación fuerte con un mayor riesgo de alteración renal.
   d. **Enfermedad pulmonar obstructiva crónica.** La valoración de la gravedad de la enfermedad pulmonar obstructiva crónica (EPOC) se basa en el FEV_1 % predicho como se detalla a continuación: estadio I: mayor de 50%; estadio II: 35% a 50%, y estadio III: inferior a 35%. Se deben tener en cuenta los siguientes factores de EPOC.

      Impulso respiratorio. Muchos pacientes aquejados de EPOC en estadio II o III tienen una $P_{a}CO_2$ elevada en el descanso. No es posible diferenciar los «retenedores de CO_2» de aquellos que no lo hacen según los antecedentes, reconocimiento físico o espirometría. Dichos enfermos precisan un ABG preoperatorio. El oxígeno complementario hace aumentar la $P_{a}CO_2$ en «retenedores de CO_2» mediante la combinación de impulso respiratorio reducido y aumento del espacio muerto.

      Hipoxemia nocturna. Los enfermos con EPOC desaturan con mayor frecuencia y severidad que los pacientes normales durante el descanso nocturno. Esto es debido al patrón de respiración rápido/poco profundo que sucede durante el sueño de movimientos oculares rápidos.

Tabla 25.1. Factores asociados a un aumento del riesgo de disfunción renal postoracotomía

1. Antecedentes previos de disfunción renal
2. Terapia diurética
3. Neumonectomía
4. Infección postoperatoria
5. Pérdida de sangre que precise transfusión

Disfunción ventricular derecha (VD). El corpulmonale sucede en el 40% de los enfermos adultos con EPOC y FEV_1 inferiores a 1 litro y en el 70% de aquellos con FEV_1 inferiores a 0,6 litros. Los pacientes aquejados de EPOC con P_aO_2 de reposo menor de 55 mm Hg deberían recibir oxígeno domiciliario complementario, así como aquellos que desaturan a menos de 44 mm Hg con el ejercicio. El objetivo del oxígeno complementario es mantener una P_aO_2 entre 60 y 65 mm Hg. Los candidatos a neumonectomía con $ppoFEV_1$ inferiores al 40% deberían someterse a una ecocardiografía transtorácica con el fin de valorar la función del corazón derecho. La elevación de las presiones de dicho corazón sitúa a estos pacientes en el grupo de riesgo muy alto.

3. **Terapia preoperatoria de EPOC.** Las cuatro complicaciones tratables de EPOC que deben buscarse activamente y la terapia debe comenzar tras la valoración inicial previa a la toracotomía son atelectasia, broncoespasmos, infección torácica y edema pulmonar (Tabla 25.2). Los enfermos con EPOC presentan un número inferior de complicaciones pulmonares cuando se instaura un programa perioperatorio de fisioterapia torácica en el preoperatorio. Las complicaciones pulmonares disminuyen en

Tabla 25.2. Terapia farmacológica detallada en la enfermedad pulmonar obstructiva crónica

1. Para síntomas leves y variables:
   - Agonista β_2 selectivo en aerosol IDM, 1-2 inhalaciones cada 2-6 horas según sea necesario, sin superar 8-12 inhalaciones cada 24 horas
2. Síntomas continuos de leves a moderados:
   - Ipratropio en aerosol IDM, 2,4 inhalaciones cada 6-8 horas; no debe usarse con mayor frecuencia, más
   - Agonista β_2 selectivo IDM, 1-4 inhalaciones diarias para alivio rápido, según sea necesario, o como complemento regular
3. Si la respuesta al paso 2 no es satisfactoria o existe un aumento de la sintomatología de leve a moderado:
   - Añadir 200-400 mg de teophylline de liberación mantenida según sea necesario dos veces al día o 400-800 mg al acostarse para los broncospasmos nocturnos
   - Tenga en cuenta la utilización de 4-8 mg de albuterol de liberación mantenida dos veces al día, o solamente por la noche, y/o
   - Considere la administración de un agente mucocinético
4. Si el control de los síntomas es subóptimo:
   - Plantee la utilización de esteroides orales (p. ej., prednisona), hasta 40 mg/día durante 10-14 días
     Si se constata mejoría, disminuya la dosis hasta una posología baja o a días alternos
   - Si los esteroides parecen comportar una mejoría, considere la posible utilización de un aerosol MDI, especialmente si el paciente presenta indicios de hiperactividad bronquial
5. En caso de reagudización grave:
   - Aumente la posología de agonista β_2, por ejemplo, IDM con 6-8 inhalaciones con espaciador cada 30 minutos a 2 horas o solución inhalada, una unidad de dosis cada 30 minutos a 2 horas o administración subcutánea de adrenalina o terbutalino (0,1-0,5 ml)

   y/o
   - Incremente la posología de ipratropio, por ejemplo, IDM con 6-8 inhalaciones con espaciador cada 3-4 horas o solución inhalada de ipratropio 0,5 mg cada 4-8 horas

   y
   - Suministre pautas intravenosas de teofilina con una cantidad calculada para llevar las concentraciones séricas a 10-12 μg/ml
   - Administrar inmediatamente dosis intravenosa de metilprednisolona de 50-100 mg, después cada 6-8 horas; disminuir la dosis en cuanto sea posible añadir
   - Antibióticos, si estuviera indicado
   - Un agente mucocinético, si el esputo es muy viscoso

IDM, inhalador de dosis medida.

los pacientes sometidos a cirugía torácica que no fuman frente a aquellos que mantienen el hábito tabáquico hasta el momento de la cirugía.

4. **Consideraciones en cáncer de pulmón.** En el momento de la valoración inicial, se debería examinar a los pacientes aquejados de cáncer con relación a las «4 emes» asociadas a las neoplasias malignas: efectos masa, anomalías metabólicas, metástasis y medicación. Se debe tener en cuenta la utilización previa de medicamentos que pueden acentuar la toxicidad pulmonar inducida por oxígeno, como bleomicina (Tabla 25.3).
5. **Analgesia postoperatoria.** Se deberían explicar al enfermo los riesgos y beneficios de las diversas formas de analgesia postoracotomía en el momento de la valoración inicial preanestésica. Se deberían determinar las posibles contraindicaciones frente a métodos específicos, como problemas de coagulación, septicemia y trastornos neurológicos. Si el paciente ha de recibir anticoagulantes profilácticos y se ha elegido emplear analgesia epidural, se debe organizar una temporización adecuada de la administración de anticoagulantes y de colocación del catéter neuraxial. Las directrices de la American Society of Regional Anesthesia recomiendan un intervalo de 2 a 4 horas antes o 1 hora después de la colocación del catéter para la administración profiláctica de heparina. Las precauciones necesarias con la heparina de bajo peso molecular están menos claras, pero se recomienda un intervalo de 12 a 24 horas antes y de 24 horas tras la colocación del catéter.
6. **Premedicación.** Evite la retirada inadvertida de fármacos administrados como tratamiento de trastornos concurrentes (broncodilatadores, antihipertensivos, betabloqueantes). Para la cirugía de reflujo esofágico se prescriben rutinariamente antiácidos orales y los bloqueantes de H_2 en el preoperatorio. Con frecuencia se administra sedación leve, como la benzodiacepina intravenosa (IV) de acción corta, inmediatamente antes de colocar líneas de monitorización y catéteres invasivos. En enfermos con secreciones copiosas, resulta de utilidad un antisialogogo (p. ej., glicopirrolato 0,2 mg) con el fin de facilitar la fibrobroncoscopía (FOB) para situar un tubo de luz doble (TLD) o un bloqueante bronquial (BB).
7. **Valoración preoperatoria final.** La valoración anestésica preoperatoria final se realiza inmediatamente antes del traslado del enfermo al quirófano. Revise los datos de la valoración final pre-toracotomía (Tabla 25.4) y los resultados de las pruebas solicitadas en aquel momento. Es preciso analizar otros dos asuntos relativos a la anestesia torácica: i) la posible dificultad en aislar el pulmón y ii) el riesgo de desaturación durante la ventilación unipulmonar (VUP).
   a. **Valoración de la intubación endobronquial dificultosa.** El predictor más útil de intubación endobronquial dificultosa es la radiografía torácica. Generalmente es posible detectar en radiografías simples torácicas distorsiones traqueales o bronquiales importantes desde el punto de vista clínico o compresión debida a tumores o cirugía previa. Los problemas de las vías respiratorias distales no detectables en la radiografía simple torácica se pueden visualizar por medio de la tomografía computarizada (TC) torácica. Estas anomalías no suelen aparecer en las comunicaciones escritas o verbales del radiólogo o cirujano. El anestesista debe examinar la imagen torácica antes de colocar un TLD o BB.

Tabla 25.3. Consideraciones anestésicas en pacientes aquejados de cáncer de pulmón (las «4 emes»)

1. **Efectos masa:** neumonía obstructiva, síndrome de vena cava superior, distorsión traqueobronquial, síndrome de Pancoast, parálisis recurrente del nervio laríngeo o del nervio frénico
2. **Efectos metabólicos:** síndrome de Lambert-Eaton, hipercalcemia, hiponatriemia, síndrome de Cushing
3. **Metástasis:** especialmente al cerebro, huesos, hígado y adrenales
4. **Medicación:** agentes quimioterápicos, toxicidad pulmonar (bleomicina, mitomicina), toxicidad cardíaca (doxorrubicina), toxicidad renal (cisplatino)

Tabla 25.4. Resumen de la valoración preanestésica

Valoración preanestésica inicial para la resección pulmonar
1. Todos los pacientes: tolerancia al ejercicio, ¿ppoFEV_1%?, analgesia postoperatoria, tabaquismo D/C
2. Pacientes con ppoFEV_1 <40%: CDMC, prueba V/Q, Vo_2 máx
3. Enfermos aquejados de cáncer: las «4 emes»: efectos masa, efectos metabólicos, metástasis, medicación
4. Pacientes con enfermedad pulmonar obstructiva crónica: gasometría sanguínea arterial, fisioterapia, broncodilatadores
5. Aumento del riesgo renal: creatinina sérica, nitrógeno úrico sanguíneo

Valoración preanestésica final para la resección pulmonar
1. Revisión de la valoración inicial y resultados de las pruebas
2. Valoración de la dificultad del aislamiento pulmonar: radiografía torácica, tomografía computarizada
3. Valoración del riesgo de hipoxemia durante la ventilación unipulmonar

D/C, discontinuo; CDMC, capacidad de difusión para el monóxido de carbono; ppoFEV_1, predicción del volumen espiratorio forzado postoperatorio en 1 segundo; V/Q, ventilación/perfusión.

b. **Predicción de desaturación durante la VUP.** Es posible determinar qué pacientes presentan un riesgo mayor de desaturación durante la VUP en la cirugía torácica[5]. Los factores relacionados con la desaturación durante la VUP aparecen en la Tabla 25.5. La medida profiláctica más útil es la utilización de presión respiratoria positiva continua (PRPC) a 2 a 5 cm H_2O de oxígeno al pulmón no ventilado.

El predictor más importante de P_aO_2 durante la VUP es la P_aO_2 durante la ventilación bipulmonar en posición lateral antes de la VUP. La proporción de perfusión o ventilación al pulmón no operado en las pruebas de ventilación-perfusión (V/Q) preoperatoria también está relacionada con la P_aO_2 durante la VUP. La localización de la toracotomía también ejerce un efecto sobre la P_aO_2 durante dicha ventilación. Siendo el pulmón izquierdo un 10% más pequeño que el derecho, existe un cortocircuito menor cuando se colapsa el pulmón izquierdo. El grado de enfermedad pulmonar obstructiva está inversamente relacionado con la P_aO_2 durante la VUP. Los enfermos con una limitación más severa del flujo de aire en la espirometría preoperatoria tienden a presentar una P_aO_2 superior durante la VUP, lo que se asocia a la aparición de presión de espiración final positiva (PEFP) durante la VUP en los pacientes obstruidos.

La estratificación de los riesgos preoperatorios permite al anestesista desarrollar un enfoque centrado sistemático en dichos enfermos en el momento del contacto inicial e inmediatamente después de la inducción, que se puede utilizar para guiar el manejo anestésico (Figura 25.2)[2].

II. Manejo intraoperatorio

A. **Separación pulmonar.** Existen tres opciones básicas para la separación pulmonar: tubos endobronquiales de luz única (TEB), TLD y BB (Figura 25.3). La segunda mitad

Tabla 25.5. Factores relacionados con un aumento del riesgo de desaturación durante la ventilación unipulmonar

1. Elevado porcentaje de ventilación (V) o perfusión (Q) al pulmón sometido a cirugía en la prueba V/Q preoperatoria
2. P_aO_2 mala durante la ventilación bipulmonar, especialmente en la posición lateral intraoperatoria
3. Cirugía del lado derecho
4. Espirometría preoperatoria buena (FEV_1 o CVF)

FEV_1, volumen espiratorio forzado en 1 segundo; CVF, capacidad vital forzada.

del siglo xx ha sido testigo del perfeccionamiento del TLD a partir del de Carlens hasta un tubo diseñado específicamente para su uso intraoperatorio (Robertshaw) con luces mayores en forma de D y sin separador carinal. Los TLD actuales de cloruro de polivinilo desechables han incorporado manguitos traqueales y bronquiales de volumen elevado/presión baja. Estos perfeccionamientos recientes de los TLD cuentan con dos inconvenientes principales: i) los tubos requieren FOB para su colocación y ii) no se ha diseñado todavía un TLD derecho satisfactorio que pueda enfrentarse a la longitud corta (promedio 2 cm) y variable del bronquio principal derecho. Recientemente se ha producido una renovación del interés acerca de los BB debido a diversos factores: avances de diseño como el tubo Univent y el catéter Arndt[6]; mayor familiaridad de los anestesistas con la colocación fibróptica de BB y coste.

1. **Indicaciones para la separación pulmonar.** Entre las indicaciones absolutas para el aislamiento pulmonar se encuentran las secreciones purulentas, la hemorragia pulmonar masiva y la fístula broncopleural, bullas y ampollas (sangre, pus y aire). Con mayor frecuencia, la separación pulmonar se realiza intraoperatoriamente con el fin de facilitar la exposición quirúrgica.
2. **Técnicas de separación pulmonar.** Los métodos óptimos de aislamiento pulmonar se incluyen en la Tabla 25.6. Debido a que resulta imposible describir una técnica como más adecuada en todas las indicaciones de VUP, se consideran por separado las diversas indicaciones.
   a. **Resección pulmonar electiva, lado derecho.** La primera elección es un TLD izquierdo. El margen de seguridad más amplio se obtiene con TLD izquierdos. Con la colocación a ciegas, la incidencia de colocación incorrecta puede superar el 20%, pero se puede corregir en casi todos los casos mediante ajuste fibrobroncoscópico. Existe acceso continuo al pulmón no ventilado para la aspiración, fibrovigilancia de la posición y PRPC. Hay dos alternativas posibles. i) TBEs de luz única: un tubo endotraqueal (TET) estándar de 7,5 mm de diámetro y 32 cm de longitud puede avanzar sobre un FOB dentro del bronquio principal izquierdo. ii) tubo Univent o BB: el BB se puede situar externa o intraluminalmente con un TET.
   b. **Resección pulmonar electiva, lado izquierdo**
      1) **No neumonectomía.** No existe una opción obvia mejor entre un BB y un TLD izquierdo. La utilización de un TLD izquierdo en la toracotomía izquierda se puede asociar a obstrucción de la luz traqueal por la pared traqueal lateral y posteriores problemas de intercambio gaseoso en el pulmón ventilado. Una opción alternativa es un TLD derecho.
      2) **Neumonectomía izquierda.** Cuando se prevé una neumonectomía, la mejor elección es un TLD derecho, que permitirá al cirujano palpar el hilio izquierdo durante la VUP sin la interferencia de un tubo o bloqueante en el bronquio principal izquierdo. El diseño de los TLD derechos desechables disponibles en la actualidad en Norteamérica es muy variable, dependiendo del fabrican-

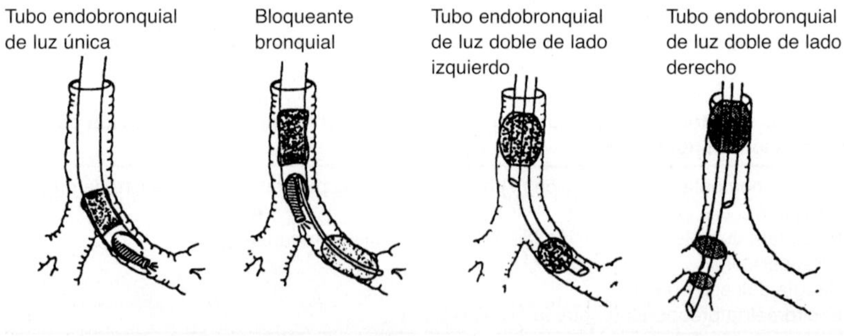

Figura 25.3. Métodos de aislamiento pulmonar.

Tabla 25.6. Selección de dispositivo de las vías respiratorias para el aislamiento pulmonar

Cirugía	Elección primaria[a]	Opciones secundarias (por orden de preferencia)
Resección pulmonar, lado derecho	TLD izquierdo	TEB, BB
Resección pulmonar, no neumonectomía, lado izquierdo	TLD izquierdo	BB, TLD derecho
Resección pulmonar, neumonectomía lado izquierdo/cirugía bronquial principal izquierda	TLD derecho	BB, TLD izquierdo
Toracoscopia	TLD izquierdo	TLD derecho, BB, TBE
Hemorragia pulmonar	TLD/BB/TBE	
Fístula/absceso broncopleural	TLD izquierdo	TLD derecho, BB, TBE
Cirugía esofágica, torácica aórtica, vertebral transtorácica	TLD izquierdo/BB	TLD derecho, TBE
Trasplante pulmonar, bilateral/derecho único	TLD izquierdo	TBE, BB
Trasplante pulmonar, izquierdo único	TLD derecho	BB, TLD izquierdo
Vías respiratorias superiores anómalas, toracotomía izquierda	BB	TLD derecho/TLD izquierdo, TBE
Vías respiratorias anómalas, toracotomía derecha	TBE	BB, TLD izquierdo/TLD derecho

[a] Las opciones separadas por una barra (/) son equivalentes.
BB, bloqueante bronquial ipsilateral al lado de cirugía; TBE, tubo de luz única de colocación endobronquial contralateral a la cirugía; TLD izquierdo, tubo de luz doble de lado izquierdo; TLD derecho, tubo de luz doble de lado derecho.

te (Mallinckrodt, Rusch, Kendall). El diseño de Mallinckrodt es, en este momento, el más fiable. Los tres diseños incluyen una ranura lateral de ventilación en la luz bronquial distal para la ventilación del lóbulo superior derecho. Cuando es imposible aislar el pulmón izquierdo a pesar de presiones extremadamente altas en el manguito bronquial del TLD derecho, se puede introducir un catéter de Fogarty en el bronquio principal izquierdo como BB. Como alternativa, no existe una preferencia definida entre un TLD izquierdo o un BB. Todos ellos requieren la recolocación con anterioridad al pinzamiento del bronquio principal izquierdo.

c. **Toracoscopia.** Las biopsias pulmonares, resección cuneiforme, resección de ampollas y algunas lobectomías se pueden llevar a cabo utilizando cirugía videotoracoscópica (CVT). Durante la toracotomía abierta, el cirujano puede comprimir el pulmón para facilitar la atelectasia anterior a la insuflación de un BB. En la toracoscopia se prefiere un TLD izquierdo de cada hemitórax, puesto que aporta una desinsuflación más rápida del pulmón no ventilado.

d. **Hemorragia pulmonar.** Pueden ocurrir casos de hemorragia pulmonar potencialmente mortal debido a diversas causas, como aspergillosis, tuberculosis y traumatismo por catéter de la arteria pulmonar (AP). El riesgo primario de dichos pacientes es la asfixia, y el tratamiento de elección es el aislamiento pulmonar y la aspiración de las vías respiratorias inferiores. El aislamiento pulmonar puede efectuarse mediante un TLD, BB o TEB de luz única, dependiendo de la disponibilidad y de la situación clínica. La hemorragia traqueobronquial derivada del traumatismo torácico contuso habitualmente remite mediante la aspiración; en contadas ocasiones es necesario aislar el pulmón. La hemorragia inducida por catéter de la AP durante la retirada de la derivación cardiopulmonar (DCP) se debería tratar mediante la reanudación de la derivación completa, broncoscopia y aislamiento pulmonar. A continuación puede efectuarse la retirada sin resección pulmonar en ciertos casos.

e. **Fístula broncopleural.** El anestesista se enfrenta a la triple tarea de evitar el neumotórax a tensión, garantizar la ventilación apropiada y proteger el pulmón sano del derrame procedente del hemitórax afectado. El tratamiento depende de la localización de la fístula y de la urgencia de la situación clínica. Un BB puede ser aceptable en el caso de una fístula broncopleural periférica en un enfermo estable. Respecto a una fístula central de gran tamaño y en situaciones de urgencia, el método de mayor rapidez y fiabilidad para asegurar el aislamiento de un pulmón y la ventilación es un TLD. En situaciones potencialmente mortales, se puede colocar un TLD en pacientes despiertos con guía directa por FOB.
f. **Secreciones purulentas** (abscesos pulmonares, quistes hidatídicos). El bloqueo lobular o segmentario representa la alternativa ideal. La pérdida de aislamiento pulmonar en dichos casos no es simplemente una dificultad quirúrgica, sino que puede ser potencialmente mortal. Pueden utilizarse tubos Univent para el bloqueo lobar. Una técnica segura en dichos casos es la utilización combinada de un BB y un TLD.
g. **Cirugía torácica no pulmonar.** Las cirugías aórtica torácica y esofágica precisan VUP. Puesto que no existe riesgo de contaminación del pulmón ventilado, un TLD izquierdo y un BB constituyen opciones equivalentes.
h. **Cirugía bronquial.** Un tumor intrabronquial, traumatismo bronquial o resección del manguito bronquial durante la lobectomía requieren acceso intraluminal al bronquio principal ipsilateral por parte del cirujano. Se prefieren un TEB de luz única o bien un TLD en el pulmón ventilado.
i. Tanto el lavado pulmonar unilateral, como la ventilación pulmonar independiente y el trasplante pulmonar se realizan más satisfactoriamente con un TLD izquierdo.

3. **Anomalías de las vías respiratorias superiores.** En alguna ocasión es necesario suministrar VUP en enfermos con anomalías en las vías respiratorias superiores debido a cirugía previa o a traumatismo o en pacientes que se sabe presentarán dificultades en intubaciones imprevistas. Se dispone de cuatro opciones básicas para tales enfermos: i) intubación fibróptica con un TLD; ii) asegurar las vías respiratorias con un TET y utilizar a continuación un «intercambiador de tubos» para situar un TLD; iii) usar un BB, y iv) utilización de un tubo de luz única sin cortar como TEB.

   La elección óptima dependerá del enfermo y de la operación. Es conveniente mantener la ventilación espontánea en todo momento y no realizar ninguna manipulación a ciegas en presencia de sangre o de pus. La intubación con FOB en un paciente despierto con un TLD requiere anestesia tópica completa de las vías respiratorias. Se pueden emplear fibrolaringoscopios rígidos, como los de Bullar y de Wu, o un estilete iluminado con algunos TDL. Cuando se utiliza un «intercambiador de tubos», que una segunda persona realice la laringoscopia directa con el fin de exponer la mayor porción posible de la glotis durante el cambio de tubos. La laringoscopia directa reduce los ángulos entre la orofaringe y la tráquea y disminuye la posibilidad de traumatismo en las vías respiratorias por parte del TDL.

   Los BB suelen constituir la mejor opción en algunos de estos enfermos[7]. Si el tubo de TE es demasiado estrecho para acomodar fácilmente tanto un broncoscopio como un BB, se puede introducir el BB a través de la glotis de modo independiente al tubo de TE con guía fibróptica. Es posible emplear BB bilaterales para resecciones bilaterales o manipular el mismo bloqueante de uno a otro lado. Los TBE o BB de luz única bilaterales se pueden utilizar para el aislamiento pulmonar en pacientes con fístulas traqueales, traumatismo u otras anomalías en la región de la carina. Se dispone de TLD menores (32, 28 y 26 Fr), pero no permiten el paso de un FOB del diámetro disponible normalmente para vigilar la colocación (3,5 a 4 mm). Es posible usar un TET diseñado para microlaringoscopia [5 a 6 mm de diámetro interno (DI) y más de 30 cm de longitud] como TEB para colocar el FOB. Si la tráquea del enfermo es capaz de aceptar un TET de 7 mm, se puede introducir un catéter de Fogarty (catéter de trombectomía venosa de 8 Fr con un globo de 10 ml) a través del TET por medio de un adaptador de FOB para ser utilizado como BB.

4. **Traumatismo torácico.** Tanto en el traumatismo torácico abierto como en el traumatismo cerrado es común observar cierta hemoptisis derivada de la hemorragia alveolar. La mayoría de estos casos se puede controlar sin aislamiento pulmonar tras la broncoscopia y la aspiración. La mayor parte de las muertes registradas en este grupo de pacientes se debe a otras lesiones y no a la hemorragia de las vías respiratorias o a la embolia gaseosa. El aislamiento pulmonar puede resultar de utilidad en algunos de estos enfermos, pero cuando los recursos y el tiempo son limitados se debe otorgar prioridad a la reanimación del paciente.
5. **Evitar daño yatrógeno a las vías respiratorias.** Se ha estimado que se produce daño yatrógeno en un 0,5-2 por 1.000 casos con TLD.
   a. **Vista de la radiografía torácica o TC,** que puede ayudar a predecir la mayoría de las intubaciones endobronquiales difíciles.
   b. **Utilización de un tubo de tamaño adecuado.** Un tubo excesivamente pequeño dificultará el aislamiento pulmonar, mientras que un tubo demasiado grande producirá traumatismos con mayor probabilidad. Las siguientes directrices respecto a tamaño de TLD en adultos resultan de utilidad:

      Mujeres altura <1,6 m: 35 Fr
      Mujeres >1,6 m: 37 Fr
      Varones <1,7 m: 39 Fr (posiblemente 37 Fr si <1,6 m)
      Varones >1,7 m: 41 Fr

   c. **Profundidad de la inserción del TLD.** Existe correlación entre las dimensiones traqueobronquiales y la altura. La profundidad media de la inserción, desde los dientes, de un TLD izquierdo es de 29 cm en un adulto y varía ±1 cm por cada 10 cm de altura del paciente por encima/debajo de 170 cm.
   d. **Evite el óxido nitroso.** El óxido nítrico al 70% puede aumentar el volumen del manguito bronquial de 5 a 16 ml en el intraoperatorio.
   e. **Insufle el manguito/bloqueante bronquial solamente hasta el volumen mínimo necesario para el aislamiento pulmonar y durante el tiempo mínimo.** Habitualmente, dicho volumen es inferior a 3 ml. La insuflación del manguito bronquial no estabiliza la posición del TLD cuando el enfermo se sitúa en posición lateral.
      1) Se debe realizar con cuidado la intubación endobronquial utilizando guía fibróptica si aparece resistencia[8]. Un número importante de los casos clínicos son casos de cirugía esofágica en la que el tejido de apoyo elástico podría estar debilitado y predispuesto a la rotura como consecuencia de la colocación del TLD.
6. **Otras complicaciones de la separación pulmonar**
   a. **Colocación anómala.** La colocación anómala inicial de los TLD con colocación a ciegas se produce en más del 30% de los casos. Resulta obligatoria la verificación y el ajuste con FOB inmediatamente antes de comenzar la VUP debido a que dichos tubos migrarán durante la colocación del enfermo. La desviación con posterioridad al inicio de la VUP debida al desplazamiento es un problema más frecuente con BB que TLD.
   b. **Resistencia de las vías aéreas.** La resistencia de un TLD de 37 Fr supera a la correspondiente a Univent n.° 9 en menos del 10% en el intervalo de flujos aéreos observado en la ventilación espontánea. Ambas resistencias de flujo son inferiores a la de un TET ID de 8 mm, pero superan a la de un TET de 9 mm. La resistencia aérea asociada al TLD no constituye un problema durante períodos cortos de ventilación postoperatoria y retirada.
7. El **ABC** de la separación pulmonar es siempre pertinente:
   a. Conozca la anatomía traqueobronquial
   b. Utilice el fribrobroncoscopio[9]
   c. Observe previamente la radiografía y la TC de tórax

B. **Colocación.** La mayor parte de las intervenciones torácicas se realizan situando al enfermo en posición lateral, pero puede emplearse una posición semisupina o en decúbito lateral dependiendo de la técnica quirúrgica. Resulta complicado inducir anestesia en la posición lateral; por tanto, se situarán monitores y se inducirá anestesia generalmente en decúbito supino, volviéndose a colocar al paciente anestesiado posteriormente para la cirugía. Es posible inducir anestesia en posición lateral y puede estar indicado en contadas ocasiones en enfermedades pulmonares unilaterales, como bronquiectasia o hemoptisis, hasta lograr el aislamiento pulmonar. Sin embargo, incluso estos pacientes deberán ser recolocados y el pulmón enfermo vuelto al lado no dependiente. Como consecuencia de la pérdida del tono vascular venoso en el enfermo anestesiado, no es raro observar hipotensión cuando es girado hasta o desde la posición lateral.

Todas las líneas y monitores habrán de ser aseguradas durante el cambio de posición y se deberá valorar su función tras situar al enfermo en la nueva posición. El anestesista debería ser responsable de la cabeza, cuello y vías respiratorias durante el cambio de posición y debe dirigir al equipo quirúrgico durante la recolocación. Resulta de utilidad realizar una inspección inicial «de cabeza a pies» del paciente tras la inducción y la intubación, comprobando la oxigenación, ventilación, hemodinámica, líneas, monitores y posibles lesiones nerviosas. Este control se debe repetir posteriormente a la recolocación. Es casi imposible evitar algún movimiento del TLD o del BB durante la recolocación. Se han de girar «en bloque» la cabeza, cuello y TBE del enfermo con su columna torácica. El margen de error en la colocación de TBE o bloqueantes es, con frecuencia, tan reducido que incluso un movimiento pequeño puede tener implicaciones clínicas significativas. Se deben comprobar de nuevo la posición de TBE/bloqueante y la adecuación de la ventilación mediante la auscultación y FOB tras la recolocación del enfermo.

1. **Complicaciones neurovasculares.** La mayoría de las lesiones nerviosas intraoperatorias relacionadas con la posición lateral se localizan en el plexo braquial. Este plexo está anclado a dos puntos: proximalmente a través de la cara transversal de las vértebras cervicales y distalmente por la cara axilar. Esta fijación a dos puntos, junto con la extrema movilidad de las vecinas estructuras esqueléticas y musculares, hacen que el plexo sea muy propenso a sufrir daños (Tabla 25.7). Se debería situar al enfermo con almohadillas por debajo del tórax dependiente con el fin de mantener el peso del tronco fuera del plexo humeral del brazo dependiente. Estas almohadillas aumentarán la presión sobre el plexo braquial si se desplaza superiormente hacia la axila.

   El plexo humeral del brazo no dependiente presenta riesgo de lesiones por tracción cuando se encuentra suspendido de reposabrazos o «pantalla de éter». En esta situación es posible que se produzca compresión vascular del brazo no dependiente y resulta de utilidad vigilar la oximetría de pulso en la mano no dependiente. No se debería abducir el brazo por encima de 90° y no se debería realizar una extensión posterior más allá de la posición neutral ni flexión anterior mayor de 90 °. La flexión anterior del brazo en el hombro (periaducción) a lo largo del pecho o la flexión lateral del cuello hacia el lado opuesto pueden producir una lesión por tracción del nervio supraescapular, produciendo dolor profundo mal delimitado de las regiones posterior y lateral del hombro. La flexión lateral de la columna cervical

Tabla 25.7. Factores que participan en el daño al plexo braquial en la posición lateral

A. Brazo dependiente (lesiones por compresión)
   1. Brazo directamente bajo tórax
   2. Presión sobre clavícula hacia espacio retroclavicular
   3. Costilla cervical
   4. Migración cefálica de almohadilla torácica hacia axila[a]

B. Brazo no dependiente (daños por extensión)
   1. Flexión lateral de la columna cervical
   2. Abducción excesiva del brazo (>90%)
   3. Recolocación decúbito lateral o semidecúbito supino tras fijación de brazo a soporte rígido

[a] Lamentablemente, esta almohadilla bajo el tórax se denomina en ocasiones «cojín axilar». Dicha almohadilla **no** se debería situar en la axila bajo ningún concepto.

debida a la colocación incorrecta de la cabeza del paciente puede originar un síndrome de «latigazo» y es difícil de apreciar desde la cabecera de la mesa de operaciones. Es útil explorar al enfermo desde un lado de la mesa inmediatamente después de haberlo girado con el fin de garantizar que toda la columna vertebral está alineada correctamente.

La pierna dependiente debería estar ligeramente flexionada con almohadillas bajo la rodilla para proteger el nervio peroneo lateral de la cabeza proximal del peroné. La pierna no dependiente se coloca en posición extendida neutral y se introducen almohadillas entre ella y la pierna dependiente. Se ha de observar a esta última con respecto a la compresión vascular. El vendaje excesivamente apretado a nivel de la cadera puede comprimir el nervio ciático de la pierna no dependiente. La Tabla 25.8 proporciona un protocolo «de la cabeza a los pies» para vigilar posibles lesiones neurovasculares relacionadas con el decúbito lateral.

2. **Cambios fisiológicos en la posición lateral**

a. **Ventilación.** Cuando se sitúa al enfermo en posición lateral aparecen alteraciones significativas de la ventilación entre los pulmones. Las curvas de distensibilidad de ambos pulmones son diferentes debido a su distinto tamaño. La posición lateral, la anestesia, la parálisis y la apertura del tórax se combinan para aumentar dichas diferencias pulmonares.

En un enfermo que respira espontáneamente, la ventilación del pulmón dependiente aumentará en alrededor de un 10% cuando el paciente se sitúa en posición lateral. Cuando el enfermo ha sido anestesiado y paralizado, la ventilación del pulmón dependiente disminuirá en un 15%. La distensibilidad de todo el sistema respiratorio aumentará cuando se abra el hemitórax no dependiente.

Al aplicar PEFP a ambos pulmones en posición lateral, ésta se dirige preferentemente a las regiones pulmones de mayor distensibilidad e hiperinsufla el pulmón no dependiente sin comportar ninguna mejora del intercambio gaseoso. En posición lateral, aparecerá atelectasia en una media del 5% del volumen pulmonar en el pulmón dependiente.

b. **Perfusión.** Al girar al enfermo a la posición lateral se reduce el flujo sanguíneo del pulmón no dependiente debido a la gravedad en, aproximadamente, un 10% del flujo sanguíneo pulmonar total.

El ajuste de la ventilación y la perfusión se reduce habitualmente en la posición lateral en comparación con el decúbito supino. El cortocircuito arteriovenoso pulmonar suele aumentar de alrededor de un 5% en decúbito supino a un 10% a 15% en la lateral.

C. **Monitorización intraoperatoria**

1. **General para todas las resección pulmonares.** La mayoría de ellas son intervenciones quirúrgicas mayores de duración moderada (entre 2 y 4 horas) y realizadas en posición lateral con hemitórax abierto. Se debería considerar la vigilancia y mantenimiento de la temperatura corporal y volumen de líquidos en todos dichos casos. Todos ellos deberían contar con monitorización ASA estándar. La vigilancia adicional

Tabla 25.8. Evitar lesiones neurovasculares específicas de la posición lateral

Examen rutinario «de cabeza a pies»

1. Ojo dependiente
2. Pabellón auditivo dependiente
3. Alineación de la columna cervical
4. Brazo dependiente: i) plexo braquial, ii) circulación
5. Brazo no dependiente[a]: i) plexo braquial, ii) circulación
6. Nervio ciático no dependiente
7. Extremidad inferior dependiente: i) nervio peroneal, ii) circulación

[a] Las lesiones neurovasculares del brazo no dependiente son más probables cuando el brazo está suspendido o mantenido en un reposabrazos de posición independiente.

se guiará por el conocimiento de qué complicaciones presentan una mayor probabilidad de suceder (Tabla 25.9).

2. **Específica para ciertos tipos de resección.** Existen complicaciones que presentan una mayor probabilidad de aparecer con ciertos tipos de resección, como hemorragia a partir de una neumonectomía extrapleural, contaminación pulmonar contralateral derivada de la resección de un quiste o de bronquiectasia, hipoventilación por fuga de aire o neumotórax a tensión con una fístula broncopleural.
3. **Oxigenación.** En aproximadamente un 10% de la población quirúrgica se produce desaturación de oxígeno arterial significativa (inferior al 90%) a pesar de un F_{IO_2} elevado de 1,0. La oximetría de pulso (S_pO_2) no ha evitado la necesidad de determinar directamente la P_aO_2 arterial por medio de gases sanguíneos intermitentes en la mayoría de los pacientes sometidos a toracotomía. La P_aO_2 ofrece una estimación más útil del margen de seguridad por encima de la desaturación que S_pO_2. La rapidez en la caída de la P_aO_2 tras el inicio de la VVP es un indicador del riesgo de desaturación posterior. Debe medirse la P_aO_2 mediante gasometría arterial antes de iniciar la VVP y 20 minutos después de iniciada la misma. Hay diferencias significativas entre los fabricantes en la precisión de la S_pO_2. A pesar de que las tendencias son fiables, se debería verificar la precisión del oxímetro intraoperatoriamente mediante la determinación gasometría arterial con el fin de utilizar un valor de corte concreto de S_pO_2 como directriz para el tratamiento de la hipoxemia. Asimismo, durante la hipoxemia, la colocación incorrecta del sensor de S_pO_2 puede generar una infraestimación importante de la saturación.
4. **Capnometría.** La CO_2 teleespiratoria ($P_{et}CO_2$) constituye un indicador menos fiable de la P_aCO_2 durante la VUP que durante la ventilación bipulmonar y el gradiente $P_{a\text{-}et}CO_2$ se incrementa durante la VUP. Al girar al paciente a la posición lateral, la $P_{et}CO_2$ del pulmón no dependiente disminuye con relación al pulmón dependiente debido a la mayor perfusión del pulmón dependiente y al aumento del espacio muerto del no dependiente. Al inicio de la VUP, la $P_{et}CO_2$ del pulmón dependiente disminuye generalmente de modo transitorio al transferir toda la ventilación minuto a dicho pulmón. A continuación, la $P_{et}CO_2$ aumenta al hacerlo la perfusión fraccionada hacia dicho pulmón dependiente como consecuencia de la atelectasia y vasoconstricción pulmonar del pulmón no ventilado. Si no se corrige la ventilación minuto, el resultado neto será un aumento de la P_aCO_2 y $P_{et}CO_2$ basales con una acentuación del gradiente. Los descensos severos (mayores de 5 mm Hg) o prolongados de la $P_{et}CO_2$ indican una distribución defectuosa de la perfusión entre los pulmones ventilado y no ventilado y podría representar una indicación precoz de un enfermo que desaturará durante la VUP.

Tabla 25.9. Complicaciones intraoperatorias que suceden con mayor frecuencia durante la toracotomía

Complicación	Etiología
1. Hipoxemia	Cortocircuito intrapulmonar durante la ventilación unipulmonar
2. Hipotensión grave repentina	Compresión quirúrgica del corazón o grandes vasos
3. Cambios repentinos en la presión o volumen de ventilación	Movimiento del tubo endobronquial/bloqueante, fugas de aire
4. Arritmias	Irritación mecánica directa del corazón
5. Broncospasmo	Estimulación directa de las vías respiratorias, aumento de frecuencia de enfermedad reactiva de las vías respiratorias
6. Hemorragia masiva	Pérdida de sangre quirúrgica de vasos grandes o pleura inflamada
7. Hipotermia	Pérdida de calor del hemitórax abierto

5. **Monitorización hemodinámica invasiva**
   a. **Vía arterial.** Se registra una incidencia significativa de hipotensión severa transitoria derivada de la compresión quirúrgica del corazón y de los grandes vasos durante las intervenciones intratorácicas. Por este motivo, además de la utilidad del muestreo de gases intermitente, es útil disponer de una valoración latido a latido de la presión arterial sistémica durante la mayoría de los casos de cirugía torácica. Como excepciones estarían las intervenciones limitadas, como las resecciones toracoscópicas en enfermos de menor edad o más sanos. En la mayor parte de las toracotomías se puede colocar un catéter arterial radial en el brazo dependiente o bien en el no dependiente.
   b. **Presiones venosas centrales.** Los valores de presión venosa central (PVC) obtenidos durante el período intraoperatorio con el tórax abierto no son totalmente fiables. La PVC es un monitor útil en el postoperatorio, particularmente en casos en los que es fundamental el manejo de los líquidos (p. ej., neumonectomías). En nuestro centro solemos colocar líneas de PVC en enfermos sometidos a neumonectomía, pero no en resecciones menores a menos que exista otra enfermedad concurrente significativa. Nuestra elección es utilizar un abordaje anterior alto hacia la vena yugular interna derecha con el fin de minimizar el riesgo de neumotórax para el acceso a la PVC a no ser que exista una contraindicación. Los datos de PVC yugular interna carecen de fiabilidad en paciente con obstrucción de la vena cava superior.
   c. **Catéteres de AP.** La presión de AP intraoperatoria puede constituir un indicador menos preciso de la precarga cardíaca izquierda verdadera en la posición lateral con el tórax abierto que en otras situaciones clínicas. Con frecuencia se desconoce inicialmente si la punta del catéter se encuentra en el pulmón dependiente o en el no dependiente. Los datos de gasto cardíaco por termodilución pueden ser poco fiables si existen diferencias unilaterales transitorias significativas en la perfusión de ambos pulmones, como puede suceder durante una PUV de presión positiva. Las complicaciones derivadas de la utilización de catéteres de PA, como arritmias, hemorragia e infarto pulmonar, están bien documentadas. Si el catéter de AP se localiza en el pulmón no ventilado, con frecuencia se obstruye al colapsar el pulmón. El cociente beneficio/riesgo de la utilización rutinaria de catéteres de AP en la cirugía de resección pulmonar favorece su uso únicamente en ciertos casos concretos, como los enfermos con enfermedad mayor coexistente (cardíaca, renal), o pacientes sometidos a intervenciones especialmente extensas (p. ej., neumonectomía extrapleural).
6. **Fibrobroncoscopia.** La colocación deficiente de los TLD del lado izquierdo o derecho puede producir desaturación durante la VUP que frecuentemente no es detectada.
7. **Espirometría continua.** La espirometría del flujo lateral vigila las presiones inspiratorias y expiratorias, volumen e interacciones de flujo durante la anestesia. Se puede monitorizar la adecuación del aislamiento pulmonar mediante la comparación respiración a respiración de los volúmenes corrientes de inspiración y expiración. Esto también aporta una indicación de la magnitud de las fugas de aire del pulmón ventilado. Los cambios en la posición de un TLD se pueden detectar por medio de las modificaciones de las asas presión-volumen.

D. **Técnica anestésica.** Cualquier técnica anestésica que aporte una anestesia general segura y estable para la cirugía mayor puede utilizarse y se ha empleado para la resección pulmonar. Numerosos centros usan anestesia epidural torácica y general combinadas en la cirugía torácica.

1. **Líquidos IV.** Debido a los efectos hidrostáticos, la administración excesiva de líquidos IV puede producir un aumento del cortocircuito y provocar edema pulmonar en el pulmón dependiente. Puesto que dicho pulmón es el que debe continuar el intercambio gaseoso durante la VUP, es conveniente ser tan prudente como sea posible respecto a la administración de líquidos. Los líquidos IV se administran con el fin de reponer las pérdidas volumétricas y como mantenimiento solamente durante la anestesia en la resección pulmonar. No se administra ningún volumen para pérdidas al

tercer espacio teóricas durante la toracotomía. No existen indicios convincentes acerca de la existencia de tales pérdidas al tercer espacio durante la resección pulmonar como lo hacen durante la cirugía abdominal u otros tipos de cirugías mayores (Tabla 25.10).

2. **Óxido nitroso.** Las mezclas de óxido nitroso/oxígeno son más propensas a causar atelectasia en regiones pulmonares con ventilación deficiente que el oxígeno. El método óptimo de prevención de la atelectasia del pulmón dependiente es el uso de mezclas de aire/oxígeno tanto durante la ventilación bipulmonar como en la VUP, titulando la F_{IO_2} para evitar la hipoxemia. El óxido nitroso también tiende a aumentar las presiones en AP en enfermos aquejados de hipertensión pulmonar.
3. **Temperatura.** El mantenimiento de la temperatura corporal puede representar un problema durante la cirugía torácica como consecuencia de la pérdida de calor del hemitórax abierto. Esto constituye un problema particularmente importante en los extremos del espectro de edades. La mayor parte de las funciones fisiológicas del organismo, incluyendo la vasoconstricción pulmonar hipóxica (VPH), se encuentran inhibidas durante la hipotermia. El aumento de la temperatura ambiental y la utilización de un calentador de aire en las extremidades inferiores del paciente son los mejores métodos para evitar la hipotermia intraoperatoria inadvertida.
4. **Prevención de broncoespasmos.** Debido a la elevada incidencia de enfermedad de las vías respiratorias reactiva coexistente en la población quirúrgica torácica, generalmente se recomienda emplear una técnica anestésica que disminuya la irritabilidad bronquial. Esto es especialmente importante debido a que la manipulación añadida de las vías producida por la colocación de un TLD o BB constituye un potente desencadenante de broncoconstricción. Evite manipular las vías respiratorias en un paciente sometido a anestesia ligera, emplee anestésicos broncodilatadores y evite administrar fármacos liberadores de histamina.

   Respecto a la inducción IV de la anestesia, propofol o ketamina reducen los broncoespasmos. Para el mantenimiento de la anestesia, propofol o cualquiera de los agentes anestésicos volátiles disminuirán la reactividad bronquial. El sevoflurano puede constituir el broncodilatador más potente de los anestésicos volátiles.
5. **Enfermedad arterial coronaria.** Puesto que la población de resección pulmonar es, en su mayoría, de edad avanzada y fumadora, existe una elevada coincidencia de enfermedad arterial coronaria. Esta consideración será un factor importante en la elección de la técnica anestésica en la mayor parte de los enfermos torácicos. Dicha técnica debería optimizar el cociente de aporte/demanda de oxígeno al miocardio al mantener la oxigenación arterial y la presión sanguínea diastólica y evitar aumentos innecesarios del gasto cardíaco y la frecuencia cardíaca. La anestesia epidural torácica (AET)/analgesia podría ser útil en este sentido.

E. Manejo de la ventilación unipulmonar

1. **Hipoxemia.** Existe una incidencia de hipoxemia <10% (saturación arterial <90%) durante la VUP en la cirugía torácica. La hipoxemia es más probable cuando la VUP es en decúbito supino.

Tabla 25.10. Manejo de líquidos en la cirugía de resección pulmonar

1. El equilibrio hídrico total positivo durante las primeras 24 horas del perioperatorio no debería superar 20 ml/kg
2. Se debería limitar la administración de cristaloides a <3 litros durante las primeras 24 horas en un paciente adulto medio
3. No administrar líquidos para las pérdidas hídricas del «tercer espacio» durante la resección pulmonar
4. Se deberían utilizar preferiblemente cristaloides frente a coloides
5. No es necesaria la diuresis >0,5 ml/kg/h
6. Si se precisa una mayor perfusión hística en el postoperatorio, es preferible emplear monitorización invasiva e inotrópicos en lugar de producir sobrecarga hídrica

2. **Vasoconstricción pulmonar hipóxica.** Se cree que la VPH disminuye el flujo sanguíneo al pulmón no ventilado en un 50%. El estímulo de la VPH se debe principalmente a la tensión de oxígeno alveolar (P_aO_2), que estimula la vasoconstricción precapilar redistribuyendo flujo sanguíneo pulmonar lejos de las regiones pulmonares hipoxémicas por medio de una vía en la que participa el óxido nítrico (NO) o la inhibición de la síntesis de ciclooxigenasa. Todos los anestésicos volátiles inhiben la VPH de modo dependiente de la dosis. Isoflurano, sevoflurano y desflurano producen una inhibición menor que otros agentes volátiles[7]. No se ha demostrado la existencia de ningún efecto beneficioso clínico asociado a la anestesia IV total por encima del observado con isoflurano 1 CAM (concentración alveolar mínima) o menos. Todos los vasodilatadores del tipo nitroglicerina y nitroprusiato disminuyen la VPH. En general, se puede esperar que los vasodilatadores produzcan un deterioro de la P_aO_2 durante la VUP.
3. **Gasto cardíaco.** Los efectos netos de un aumento del gasto cardíaco durante la VUP tienden a favorecer el incremento de la P_aO_2. La elevación del gasto cardíaco por encima de las necesidades fisiológicas suele oponerse a la VPH y puede producir una disminución de la P_aO_2.
4. **Ventilación durante la anestesia unipulmonar.** Muchos anestesistas utilizan el mismo volumen corriente durante la VUP que durante la ventilación bipulmonar. Esta estrategia es adecuada en la mayoría de los casos. Es posible mejorar el intercambio gaseoso en ciertos pacientes mediante la alteración de las variables de ventilación controladas por el anestesista: volumen corriente, frecuencia, cociente inspiración/expiración, P_aCO_2, presiones respiratorias máxima y de meseta, y PPFE (Tabla 25.11).
   a. **Estado acidobásico respiratorio.** La eficacia global de la VPH es óptima a pH y P_aCO_2 normales.
   b. **Presión espiratoria final positiva.** La mayoría de los enfermos no aumentan la P_aO_2 con PEFP añadida durante la VUP. Una proporción minoritaria de los pacientes con retracción pulmonar elástica (enfermedad pulmonar restrictiva) normal o supranormal se beneficiará de niveles bajos de PEFP (5 cm H_2O) durante la VUP. La PEFP provocada por el paciente es más probable en enfermos con retracción elástica pulmonar reducida, como los ancianos o aquellos que presentan enfisema. La PEFP provocada por el paciente es difícil de detectar con los ventiladores anestésicos disponibles en la actualidad. Un gran número de enfermos muestran niveles sorprendentemente altos de PEFP provocada por el

Tabla 25.11. Parámetros de ventilación en la ventilación unipulmonar

Parámetro	Sugerido	Excepciones
1. Volumen corriente	10 ml/kg	Mantener: Presión máxima vías respiratorias <35 cm H_2O Presión meseta vías respiratorias <25 cm H_2O
2. Presión espiratoria final positiva (PEFP)	0 cm H_2O	Enfermos con espirometría buena y gradiente a-A O_2 grande durante ventilación bipulmonar en posición lateral (5 cm H_2O PEFP)
3. Frecuencia respiratoria	12/min	Mantener gradiente P_aCO_2, $P_{a\text{-}et}CO_2$ normal, generalmente aumentará 1-3 mm Hg durante ventilación unipulmonar
4. Modo	Control volumen	Pacientes con enfermedad pulmonar obstructiva crónica moderada/grave: ventilación de control de presión para suministrar volumen corriente 10 ml/kg (presión de ventilación de unos 20-25 cm H_2O)

paciente, con frecuencia por encima de 10 cm H_2O durante la VUP. La PEFP aplicada se combina con PEFP automática de modo no predecible.

c. **Volumen corriente.** El volumen corriente de 10 ml/kg constituye un punto de partida bueno tanto para la ventilación bipulmonar como para la VUP. Se debería ajustar el volumen corriente durante la VUP para mantener la presión máxima de las vías respiratorias por debajo de 35 cm H_2O y la presión meseta por debajo de 25 cm H_2O.

d. **Control volumétrico frente a control de presión.** La VUP con control de presión resulta de utilidad en enfermos con enfermedad obstructiva grave y para limitar la presión de las vías respiratorias en pacientes con bullas, ampollas o resecciones recientes en el pulmón.

e. **FIO_2.** La FIO_2 debería aumentar al comienzo de la VUP hasta el 80% al 100% para después disminuir de acuerdo con la tolerancia durante los siguientes 30 minutos.

5. **Tratamiento de la hipoxemia durante la VUP (Tabla 25.12)**

a. **Aumento de FIO_2.** La terapia de elección consiste en aumentar la FIO_2, una opción en prácticamente todos los pacientes excepto aquellos que recibieron bleomicina o una terapia similar que potencie la toxicidad pulmonar por oxígeno.

b. **Presión de las vías respiratorias positiva continua.** La PVRPC con oxígeno al pulmón no ventilado es la manipulación ventilatoria más útil. La PVRPC se debe aplicar a un pulmón totalmente insuflado o reinsuflado para comportar un efecto óptimo. Cuando se aplica a un pulmón totalmente insuflado, es posible utilizar solamente 2 a 3 cm H_2O. Todo lo que se requiere es una válvula PVRPC y una fuente de oxígeno. Idealmente, el circuito debería permitir variar el nivel de PVRPC, así como incluir una bolsa de reserva para permitir con facilidad la reinsuflación del pulmón no ventilado y un manómetro para medir la PVRPC real suministrada. Estos circuitos están disponibles a nivel comercial o se pueden construir sin problemas. Cuando se obstruye o se abre a la atmósfera el bronquio del pulmón quirúrgico, la PVRPC no mejorará la oxigenación. Durante la cirugía toracoscópica, la PVRPC puede interferir de modo significativo en la cirugía.

c. **Presión espiratoria final positiva.** PEFP del pulmón dependiente ventilado puede ser beneficiosa en algunos enfermos.

d. **Manipulaciones farmacológicas.** El aumento del gasto cardíaco producirá una elevación pequeña pero de utilidad clínica tanto de P_vO_2 como de P_aO_2 si el gasto cardíaco ha disminuido. La eliminación de vasodilatadores potentes, como nitroglicerina y halotano, mejorará la oxigenación durante la VUP. No se ha demostrado todavía la fiabilidad de los vasodilatadores pulmonares selectivos como ON.

e. **Métodos de ventilación alternativos.** Se han descrito varios métodos alternativos de VUP, todos los cuales implican la ventilación parcial del pulmón no ventilado y mejoran la oxigenación durante la VUP (Tabla 25.13). Estas técnicas son útiles en enfermos con un riesgo especial de desaturación, así como en aquellos con resección pulmonar previa del pulmón contralateral.

1) Atelectasia lobular selectiva sólo del lóbulo quirúrgico en el hemitórax abierto mediante la colocación de un bloqueante en el bronquio lobular adecuado del pulmón quirúrgico ipsilateral.

2) Ventilación pulmonar diferencial por medio de la oclusión solamente parcial de la luz del TLD al pulmón quirúrgico.

Tabla 25.12. Opciones terapéuticas de la hipoxemia durante la ventilación unipulmonar

1. Aumento FIO_2
2. Presión de vías respiratorias positiva continua al pulmón no ventilado
3. Presión espiratoria final positiva al pulmón ventilado
4. Manipulación del volumen corriente
5. Farmacológica
6. Métodos alternativos de ventilación

Tabla 25.13. Métodos alternativos de ventilación en la anestesia unipulmonar problemática

A. Atelectasia lobular selectiva
B. Ventilación pulmonar diferencial
C. Reinsuflación intermitente
D. Ventilación bipulmonar con presión positiva y alta frecuencia
E. Ventilación unipulmonar con chorro de alta frecuencia

3) Reinsuflación intermitente del pulmón no ventilado con re-expansión regular del pulmón quirúrgico por medio de un circuito de PVRPC adjunto.

4) Ventilación de presión positiva de alta frecuencia (VPPAF) bipulmonar.

5) VUP convencional del pulmón no quirúrgico y ventilación por flujo de alta frecuencia del pulmón quirúrgico.

f. Restricción mecánica del flujo sanguíneo pulmonar. Existe la posibilidad de que el cirujano comprima o pince directamente el flujo sanguíneo hacia el pulmón no ventilado. Esta intervención puede ser temporal en situaciones de desaturación de urgencia o definitiva en caso de neumonectomía. Otra técnica es la insuflación del globo del catéter AP en el AP principal del pulmón quirúrgico.

6. Prevención de hipoxemia. Los tratamientos descritos como terapia de la hipoxemia se pueden emplear profilácticamente para prevenir esta situación en pacientes con riesgo alto de desaturación durante la VUP. La desaturación durante intervenciones pulmonares bilaterales es especialmente problemática durante el segundo período de VUP. Se recomienda operar en primer lugar el pulmón que dispone de un intercambio gaseoso mejor. En la mayoría de los enfermos esto significa intervenir primero el lado derecho.

III. Intervenciones específicas

A. Toracotomía

1. Operaciones

a. Lobulectomía. La lobulectomía constituye la resección pulmonar más común en el cáncer de pulmón. La pérdida funcional inicial supera la cantidad de tejido resecado, pero la función se recupera a lo largo de seis semanas, de modo que la pérdida final neta de función respiratoria es equivalente a la cantidad de tejido pulmonar funcionante extirpado. La recuperación de la función pulmonar tras la toracotomía es especial porque exhibe una meseta sin recuperación inicial durante las 72 primeras horas del postoperatorio. Este período coincide con la aparición de la mayoría de las complicaciones respiratorias posteriores a la toracotomía (atelectasia, neumonía), que son las principales causas de mortalidad tras la resección pulmonar. Tales complicaciones se asocian especialmente a la lobulectomía y sus variantes, probablemente debido a la disfunción temporal que sucede en el (los) lóbulo(s) restante(s). El lóbulo medio derecho presenta un riesgo particularmente elevado de dichas complicaciones tras la lobulectomía superior derecha y puede desarrollar torsión alrededor del pedículo broncovascular o torsión bronquial lobular al expandirse hacia el extremo del hemitórax derecho.

b. Lobulectomía con manguito. La lobulectomía con manguito es la escisión de un lóbulo junto con el segmento adyacente del bronquio principal con reparación broncoplástica del bronquio mediante anastomosis término-terminal con el fin de conservar el del parénquima pulmonar funcionante distal. Se realiza para proteger el tejido pulmonar funcionante cuando el tumor invade a menos de 2 cm de los orificios bronquiales lobulares, descartando la lobulectomía sencilla. Esta intervención se realiza habitualmente para los tumores del lóbulo superior derecho, pero puede emplearse también en otros lóbulos. Las implicaciones anestésicas de dicha intervención son que no se puede situar ningún catéter de las vías respiratorias (de luz única o TLD) ni BB en el bronquio principal ipsilateral. La eliminación de mucosidad a través de la anastomosis bronquial puede verse dificultada tras esta resección, y la recidiva tumoral local representa un problema.

c. **Bilobulectomía.** Se puede utilizar una bilobulectomía en el pulmón derecho para conservar un lóbulo superior o inferior funcionante cuando el tumor se extiende a lo largo de la fisura lobular o para neoplasias malignas que afectan al bronquio intermedio (la porción del bronquio principal derecho distal al orificio del lóbulo superior derecho). La tasa de complicación es ligeramente mayor que la de la lobulectomía simple, pero inferior a la de la neumonectomía. La incidencia de arritmias cardíacas aumenta en el período postoperatorio con respecto a la lobulectomía, mientras que la incidencia de complicaciones respiratorias se mantiene inalterada. El lóbulo residual no puede rellenar completamente el hemitórax, y todos los pacientes presentarán un cierto grado de neumotórax que se espera remita gradualmente.

d. **Neumonectomía.** La retirada completa del pulmón es necesaria cuando la lobulectomía o sus modificaciones no son adecuadas para extirpar la enfermedad local o las metástasis linfáticas ipsilaterales. Tras la neumonectomía aparecen atelectasia y neumonía, al igual que lo hacen tras la lobulectomía, pero podrían representar un problema de menor magnitud debido a la ausencia de disfunción parenquimatosa residual en el lado quirúrgico. La tasa de mortalidad tras la neumonectomía supera a la correspondiente a la lobulectomía, ya que las complicaciones son más probables con la primera intervención.

   1) **Edema pulmonar posneumonectomía.** El síndrome aparece clínicamente como disnea y un aumento del gradiente de oxígeno alveolar-arterial en el segundo o tercer día del postoperatorio[10]. Las alteraciones radiológicas preceden a los síntomas clínicos en unas 24 horas. La Tabla 25.14 recoge los factores conocidos en este síndrome. La tasa de letalidad de esta entidad es tan alta (superior al 50%) que representa una gran parte de la mortalidad tras la resección pulmonar. La administración perioperatoria excesiva de cristaloides o coloides IV puede acentuar este síndrome. No existen indicios que apunten que cantidades prudentes de líquido produzcan este problema. El pulmón no operado residual cuenta con una mayor permeabilidad capilar pulmonar tras la neumonectomía que no se detecta en el pulmón no operado con posterioridad a la lobulectomía. El motivo de este aumento de la permeabilidad puede estar relacionado con el daño linfático quirúrgico, daño por estrés capilar debido al incremento del flujo o elevación de la presión de las vías respiratorias e hiperinflación del pulmón ventilado durante la VUP.

      La mayor parte de las lobulectomías pueden convertirse en neumonectomías, por lo que es preciso ser prudente con los líquidos en la mayoría de los casos torácicos.

   2) **Fibrilación auricular.** Hasta el 50% de los enfermos sometidos a neumonectomía presentará arritmias supraventriculares en la primera semana del postoperatorio y la mayoría de ellas serán fibrilación auricular. La mortalidad perioperatoria es del 17% en pacientes que presentan arritmias frente al 2% en aquellos sin dicha complicación. La etiología de las arritmias parece depender de dos factores: sobrecarga del VD y aumento de la actividad nerviosa simpática. Se producen arritmias semejantes tras las resecciones pul-

Tabla 25.14. Edema pulmonar posneumonectomía

Incidencia 2%-4% de las neumonectomías
Letalidad >50%
Incidencia neumonectomía derecha > izquierda (3-4:1)
Comienzo clínica 2-3 días de postoperatorio
No asociado a aumento presiones arteriales pulmonares
Posible acentuación por sobrecarga hídrica

monares menores, siendo inferior su incidencia. La digoxina profiláctica carece de eficacia en la prevención de las citadas arritmias. Diltiazem, 10 mg IV cada ocho horas, parece comportar ciertos efectos beneficiosos[11].

3) **Efectos mecánicos.** Posteriormente a la neumonectomía se pueden producir diversas perturbaciones potencialmente letales de la función cardiorrespiratoria. La más importante de ellas es la herniación cardíaca por medio del pericardio cerrado incompletamente. Esta situación constituye un riesgo especial tras la neumonectomía derecha y se manifiesta con hipotensión grave aguda en el período postoperatorio inmediato. La única terapia de utilidad es una nueva intervención urgente con el fin de devolver el corazón al pericardio. Puede aparecer una forma subaguda de la herniación cardíaca tras la neumonectomía izquierda y se manifiesta con aspecto de isquemia miocárdica al herniarse el extremo del corazón a través del defecto pericárdico y comprimir el flujo sanguíneo coronario. Las presentaciones menos agudas de síntomas cardiovasculares o respiratorios podrían ser consecuencia de alteraciones del mediastino que pueden comprimir los grandes vasos o vías respiratorias tras la neumonectomía.

e. **Neumonectomía con manguito.** Los tumores que implican las porciones más proximales del bronquio principal y la carina pueden precisar una neumonectomía con manguito. Esta intervención se realiza con mayor frecuencia en tumores del lado derecho y habitualmente se llevan a cabo sin DCP por medio de una toracotomía derecha. Se puede introducir un TBE de luz única largo hacia el bronquio principal izquierdo durante el período de anastomosis, o bien ventilar el pulmón por medio de un TET y circuito estéril independiente que pasa al campo de operación y se emplea para la intubación temporal del bronquio distal abierto. También se ha empleado PVRPC para esta intervención.

Debido a que la carina es más accesible quirúrgicamente desde el lado derecho, las neumonectomías con manguito izquierdas se realizan frecuentemente como una operación en dos etapas, en primer lugar una toracotomía y neumonectomía izquierdas, y a continuación una toracotomía derecha para la escisión carinal. La tasa de complicación y la mortalidad son más elevadas y la supervivencia a cinco años es significativamente inferior que las correspondientes a otras resecciones pulmonares.

f. **Resecciones menores (segmentectomía, cuña).** Estas intervenciones se realizan comúnmente en ancianos o en enfermos con reserva cardiopulmonar limitada con el fin de conservar el parénquima pulmonar funcionante. Dichas resecciones menores se asocian a una tasa de supervivencia a cinco años menor en comparación con la lobulectomía debido a la recidiva locorregional del cáncer.

La reducción de la función pulmonar (FEV_1) de las resecciones menores es proporcional a la cantidad de tejido pulmonar extirpado. Las resecciones menores constituyen una terapia aceptable de las lesiones pulmonares no neoplásicas.

g. **Resecciones ampliadas.** Se podrían extirpar porciones de la pared torácica, diafragma, pericardio, aurícula izquierda, vena cava, plexo braquial o cuerpo vertebral con tumor pulmonar adyacente. La resección de cualquiera de dichas estructuras tiene implicaciones anestésicas importantes respecto a la elección y colocación de los monitores y líneas intraoperatorias, así como para el manejo postoperatorio.

h. **Resecciones pulmonares posteriores.** No es infrecuente la cirugía de resección pulmonar tras la resección pulmonar previa. Estas operaciones se pueden realizar bien en procesos benignos bien en malignos. Cabe esperar que el 10% de los enfermos aquejados de cáncer de pulmón presente un segundo tumor primario. La predicción de la función pulmonar postoperatoria en dichos pacientes es precisa y se basa en la valoración de la función preoperatoria (mecánica pulmonar, intercambio gaseoso y reserva cardiopulmonar) y la estimación de la cantidad de tejido pulmonar funcionante retirado durante la cirugía (Figura 25.1). Se puede llevar a cabo con seguridad una lobulectomía tras la neumonectomía si el enfermo cumple unos criterios mínimos en relación a la función pulmonar postoperatoria predicha. La atelectasia intraoperatoria del pulmón ipsilateral no es posible, pero se puede facilitar la cirugía mediante el bloqueo lobular o bronquial segmentario selectivo o la utilización de PVRPC.

La finalización de la neumonectomía tras una resección ipsilateral previa del cáncer cuenta con una tasa de supervivencia a cinco años del 40%. La hemorragia intraoperatoria constituye una preocupación anestésica específica de esta intervención, y una proporción superior al 50% de los enfermos sufre pérdidas de sangre de más de 1.000 ml. La hemorragia es un problema particular al finalizar la neumonectomía de la enfermedad pulmonar no neoplásica (absceso pulmonar, bronquiectasia, tuberculosis). La enfermedad pulmonar inflamatoria tiende a destruir las planos hísticos situados alrededor del hilio, dificultando la disección quirúrgica, con un aumento asociado de la mortalidad perioperatoria.

i. **Resecciones incompletas.** En general, el pronóstico de un enfermo aquejado de cáncer de pulmón no mejora con la resección incompleta. Existen varias excepciones. Los tumores sometidos a resección incompleta con invasión mediastínica directa o aquellos del surco superior podrían beneficiarse de la combinación de resección con braquiterapia adyuvante o radioterapia externa. Asimismo, si el tumor residual se limita a la afectación microscópica del margen mucoso del corte del bronquio, la supervivencia a cinco años registra un aumento mayor del observado sin cirugía. Las resecciones incompletas pueden estar indicadas para la paliación en casos de obstrucción de las vías respiratorias o hemoptisis si no son tratables mediante intervenciones endoscópicas o radiológicas.

j. **Terapia adyuvante y neoadyuvante.** Los efectos beneficiosos de la quimioterapia o radioterapia profiláctica postoperatorias no están bien definidos en enfermos con cáncer de pulmón sometidos a resecciones completas. Se suele administrar radioterapia torácica a pacientes que padecen enfermedad con afectación de ganglios linfáticos N_2 resecados. La quimioterapia podría resultar de cierta utilidad tras la resección del adenocarcinoma avanzado. En la actualidad se están investigando pautas basadas en cisplatino neoadyuvante como tratamiento de la enfermedad de estadio IIIa o IIIb resecable parcialmente. La radioterapia preoperatoria no parece ofrecer ninguna ventaja de supervivencia y dificulta la cirugía desde el punto de vista técnico.

2. **Enfoques quirúrgicos.** Cualquier resección pulmonar concreta se puede llevar a cabo mediante diversas estrategias quirúrgicas. El enfoque utilizado en cada caso depende de la interacción de varios factores, como la localización y la patología de la(s) lesión(es) y la formación y experiencia del equipo quirúrgico. Cada estrategia tiene unas implicaciones anestésicas específicas. Los enfoques quirúrgicos torácicos comunes y sus ventajas e inconvenientes aceptados generalmente aparecen en la Tabla 25.15.

a. **Toracotomía posterolateral.** Constituye la incisión más frecuente en la cirugía torácica. El paciente se sitúa en decúbito lateral. El acceso torácico se realiza habitualmente por medio del quinto o sexto espacio intercostal. Puede que se utilice el séptimo o el octavo espacio izquierdo para acceder al hiato esofágico. El serrato anterior, dorsal ancho y trapecio se dividirán parcialmente durante la incisión, con ulterior dolor e incapacidad postoperatorios. Se puede obtener acceso torácico directamente a través de un espacio intercostal o la escisión de una costilla. La exposición a las estructuras intratorácicas ipsilaterales es excelente.

b. **Toracotomía lateral conservadora de músculos.** Se ha recomendado la toracotomía lateral conservadora de músculos para reducir el dolor e incapacidad asociados a la toracotomía posterolateral estándar. La incisión cutánea es básicamente idéntica, pero se requiere una disección subcutánea amplia con el fin de movilizar los músculos latissimus y serrato. Un estudio controlado aleatorizado ha mostrado una disminución significativa del dolor y de la utilización de opioides, así como una mejora de la fuerza de la cintura escapular en la primera semana de postoperatorio en el grupo con conservación muscular. Sin embargo, los sero-

Tabla 25.15. Enfoques quirúrgicos en la resección pulmonar

Incisión	Ventajas	Inconvenientes
Toracotomía posterolateral	Excelente exposición de todo el hemitórax quirúrgico	Dolor postoperatorio; ± disfunción respiratoria (corto y largo plazo)
Toracotomía lateral conservadora de músculo	Disminución dolor postoperatorio	Aumento incidencia de seromas de la herida
Toracotomía anterolateral	Mejor acceso de la laparotomía, reanimación o toracotomía contralateral, especialmente en traumatismo	Acceso limitado al tórax posterior
Toracotomía axilar	Disminución dolor; acceso adecuado para resección primera costilla, simpatectomía, bullas apicales o vesículas	Exposición limitada
Esternotomía	Disminución dolor; acceso bilateral	Reducción exposición de lóbulo inferior derecho y estructuras torácicas posteriores
Toracotomía bilateral transesternal («concha»)	Buena exposición para el trasplante pulmonar bilateral	Dolor postoperatorio y disfunción pared torácica
Cirugía toracoscópica asistida por vídeo	Menor dolor postoperatorio y disfunción respiratoria	Aumento de recidiva local de cáncer de pulmón

mas de herida eran significativamente más frecuentes en dicho grupo. No existieron diferencias entre ambos grupos transcurrido un mes y ninguna diferencia respecto a la morbilidad perioperatoria.

c. **Toracotomía anterolateral.** Se trata de una incisión especialmente útil en el traumatismo, ya que permite el acceso completo al enfermo para la reanimación en curso y no requiere recolocación para la laparotomía ni exploración del tórax contralateral. La exposición al hemitórax posterior está limitada en comparación con la incisión posterolateral. Puesto que este enfoque precisa la incisión solamente de los músculos pectorales, el dolor y la incapacidad escapular podrían ser menores que con la toracotomía estándar.

d. **Toracotomía axilar.** El enfoque transaxilar permite un acceso limitado únicamente a las regiones apicales del hemitórax. El brazo ipsilateral debe ser colgado/acomodado libre o suspendido y el acceso al mismo estará limitado intraoperatoriamente. En consecuencia, es preferible emplear el brazo contralateral para acceder a estructuras vasculares y la monitorización. El dolor y la incapacidad postoperatorios son menores que los asociados a la toracotomía estándar. Se trata de una incisión adecuada para la resección de la primera costilla, resección de ampollas/bullas apicales o simpatectomía torácica.

e. **Esternotomía media.** Esta incisión, que constituye la norma en la cirugía torácica, cuenta con posibles efectos beneficiosos en ciertas intervenciones torácicas. Las escisiones bilaterales de las metástasis y ampollas se realizan de modo más adecuado por medio de esta incisión. Se ha demostrado que la espirometría postoperatoria es superior y el dolor es menos intenso tras la esternotomía en comparación con la toracotomía. La mayoría de las resecciones pulmonares se pueden llevar a cabo por medio de esternotomía media, lo que evita la necesidad de realizar una incisión independiente en casos de cirugía cardíaca y torácica combinadas (véase sección **III.J**). Ciertas intervenciones son más complicadas con la esternotomía media, como las intervenciones realizadas en tumores del surco superior, tumores con extensión a la pared torácica posterior y tumores del lóbulo inferior izquierdo. La PUV es más necesaria para la exposición quirúrgica que para las toracotomías laterales debido a la limitación del acceso quirúrgico.

f. **Toracotomía bilateral transesternal (incisión en «concha de almeja»).** Esta incisión es frecuente en el trasplante pulmonar bilateral. No se emplea con frecuencia en otras intervenciones torácicas como consecuencia del aumento de dolor y de disfunción postoperatoria de la pared torácica. Se ha utilizado para la resección de metástasis bilaterales, pericardiectomía, resección de un aneurisma ventricular posterior y cirugía cardíaca en enfermos con traqueotomía.

B. **Cirugía toracoscópica asistida por vídeo.** Fundamentalmente, cualquier intervención quirúrgica que se realice por medio de toracotomía se ha intentado mediante CVT. Se ha recomendado la CVT para la resección pulmonar del cáncer de pulmón en enfermos con reservas respiratorias limitadas debido a la disminución del dolor postoperatorio y de la pérdida de la función respiratoria espirométrica en el postoperatorio inicial que es tan sólo de aproximadamente un 50% de la observada cuando la misma operación se realiza mediante toracotomía. Sin embargo, un aumento de la tasa de recidiva local de los tumores pulmonares extirpados mediante CVT ha permitido acordar que no se trata de una primera elección óptima como enfoque quirúrgico del cáncer de pulmón. CVT es la intervención de elección en numerosos centros para la resección de lesiones pulmonares no neoplásicas (bullas, ampollas, granulomas). CVT también se emplea en la simpatectomía de la hiperhidrosis palmar y en la porción intratorácica de la esofagogastrectomía. Se puede llevar a cabo CVT bilateral en decúbito supino para lesiones apicales, pero en la mayoría de las operaciones la CVT bilateral requiere el cambio de una posición lateral a la contraria en el período intraoperatorio.

Muchas intervenciones se intentan inicialmente mediante CVT, pasando a toracotomía si la cirugía demuestra no ser práctica. La VUP con atelectasia completa del pulmón intervenido constituye una prioridad en mayor medida que en la toracotomía, y la aplicación de PRPC al pulmón no ventilado es más perjudicial que en la toracotomía abierta. Para facilitar la atelectasia del pulmón, especialmente en pacientes con COPD y retracción elástica pulmonar deficiente, es más conveniente ventilar con oxígeno en lugar de mezclas de aire/oxígeno durante el período de ventilación bipulmonar anterior a la atelectasia. El manejo postoperatorio es, esencialmente, idéntico al de la toracotomía, y la mayor parte de los enfermos tendrá inicialmente drenajes torácicos. La cantidad de dolor postoperatorio tras la CVT es muy variable, dependiendo de la intervención quirúrgica realizada. Las escisiones cuneiformes sencillas comportarán únicamente dolor derivado de varias incisiones intercostales pequeñas y del (los) drenaje(s) torácico(s), lo que se puede tratar fácilmente con medicación oral. Las abrasiones pleurales o instilación de agentes esclerosantes pleurales, realizadas con frecuencia en los neumotórax o derrames recurrentes, son muy dolorosas y pueden precisar manejo anestésico postoperatorio completo, implicando incluso analgesia epidural torácica, en enfermos con función pulmonar limitada.

C. **Fístula broncopleural.** Una comunicación persistente entre las vías respiratorias y el espacio interpleural puede aparecer con posterioridad a trastornos clínicos, como la rotura de una ampolla, infección o neoplasia maligna. La fístula broncopleural puede cursar como complicación postoperatoria tras la cirugía pulmonar. La gran mayoría de los escapes de aire pulmonar cicatrizará gracias al drenaje y al tratamiento conservador.

La intervención quirúrgica está indicada cuando la terapia conservadora es incapaz de permitir un intercambio gaseoso adecuado (lo que es más probable en el período postoperatorio inmediato, particularmente tras la neumonectomía) o cuando el drenaje de tubo torácico convencional o aspiración son incapaces de reexpandir el pulmón ipsilateral, o en caso de un segundo neumotórax contralateral o primer neumotórax contralateral.

Existen tres **objetivos anestésicos** específicos en todos los enfermos con fístula broncopleural:

1. Se han de proteger las regiones pulmonares sanas de contaminación debida a líquido extrapleural del hemitórax afectado.
2. La técnica de ventilación debe evitar el desarrollo de neumotórax a tensión en el hemotórax afectado.

3. La técnica anestésica ha de garantizar el intercambio gaseoso alveolar adecuado en presencia de una fuga de aire de baja resistencia.

Para cumplir tales objetivos existen dos **principios de manejo** que se deberían emplear en todos los casos:

1. Se debería colocar un drenaje torácico funcionante con anterioridad a la inducción de la anestesia y conectarlo a un cierre hermético bajo agua sin aspiración.
2. Se debería emplear un método de separación pulmonar que permita el aislamiento de la fístula según las necesidades intraoperatorias.

Existen tres **opciones para inducir** anestesia tras la colocación de un drenaje torácico[12]:

1. Se puede situar un TEB o un bloqueante de luz única o de doble luz en el paciente despierto con anestesia tópica, comprobando su posición fibrópticamente con anterioridad a la inducción. Con frecuencia, ésta no es la opción más adecuada en el enfermo con intercambio gaseoso muy afectado debido a que puede resultar problemático el mantenimiento de la oxigenación apropiada en un paciente ya hipoxémico durante la intubación despierto.
2. Inducción de anestesia manteniendo la ventilación espontánea hasta asegurar el aislamiento pulmonar. Podría no ser conveniente la inducción de ventilación espontánea si existe riesgo de aspiración y en enfermos con deterioro hemodinámico.
3. Inducción IV de anestesia general y relajación muscular tras la preoxigenación meticulosa y ventilación manual utilizando volúmenes corrientes pequeños y presiones bajas de las vías respiratorias hasta confirmar el aislamiento pulmonar. La eficiencia de esta técnica puede mejorar mediante la utilización de un broncoscopio para guiar la colocación del TLD durante la intubación.

La fuga de aire a través de una fístula broncopleural depende del gradiente de presión entre la presión media de las vías respiratorias en el lugar de la fístula y el espacio interpleural. En algunos casos se ha empleado ventilación de alta frecuencia, con o sin bloqueo pulmonar o lobular. Las técnicas de frecuencia elevada pueden permitir presiones medias de las vías respiratorias proximales relativamente más bajas que la ventilación mecánica convencional y podrían tener una utilidad mayor en fugas de aire central de gran tamaño.

D. **Vesículas y bullas.** Cuando se aplica ventilación de presión positiva a las vías respiratorias de un paciente con ampollas o bullas, existe el riesgo de rotura de la lesión y aparición de un neumotórax por tensión que requerirá drenaje y podría avanzar a fístula broncopleural. Las consideraciones anestésicas son semejantes a las citadas para un paciente con fístula broncopleural, excepto que es más conveniente no colocar un drenaje torácico profilácticamente debido a que el tubo torácico podría penetrar la vesícula y crear una fístula y no hay riesgo de contaminación de regiones pulmonares sanas a partir del líquido extrapleural que existe en el caso de las fístulas. Generalmente, para la inducción de la anestesia es óptimo mantener la ventilación espontánea hasta que el pulmón o lóbulo con la vesícula o bulla se encuentre aislado. Cuando existe riesgo de aspiración o se cree que el intercambio gaseoso o hemodinámica del enfermo podría no permitir la ventilación espontánea para la inducción, el anestesiólogo deberá emplear pequeños volúmenes corrientes y presiones bajas de las vías respiratorias durante la ventilación con presión positiva hasta aislar las vías respiratorias. El óxido nitroso difundirá a la bulla o vesícula, haciendo que aumente de tamaño, por lo que se debe evitar.

E. **Abscesos, bronquiectasia, quistes y empiema.** Al igual que en el caso de las fístulas broncopleurales, existe el riesgo de contaminación de regiones pulmonares sanas por derrame incontrolado de dichas lesiones. El aislamiento pulmonar constituye un requisito primario para la anestesia y los principios y manejo anestésicos son similares a los descritos respecto a las fístulas. Cuando se extirpa una lesión que ocupa espacio intratorácico, existe la posibilidad del desarrollo de edema pulmonar de re-expansión tras la reinsuflación del pulmón ispsilateral. La reinsuflación lenta y gradual podría reducir la gravedad de esta complicación.

F. **Mediastinoscopia.** La mediastinoscopia cervical constituye un muestreo diagnóstico de los ganglios mediastinales con el fin de valorar si la resección pulmonar mejorará la respuesta clínica. Básicamente, se trata de un intento de diferenciar entre cáncer de pulmón en estadio I o II y estadio III, ya que los efectos beneficiosos de la cirugía varían enormemente entre dichos estadios. La mediastinoscopia puede evitar algunas, pero no todas, las toracotomías exploratorias innecesarias. La mediastinoscopia se omite con frecuencia de la estadificación del cáncer cuando la TC del mediastino es negativa (ganglios mediastinales menores de 1 cm en el eje corto). Debido a que existe un número importante de resultados falsos positivos en la determinación del estadio del cáncer mediante la TC, todos los enfermos con ganglios mediastinales positivos en la TC deberían someterse a una mediastinoscopia.

La mediastinoscopia se puede realizar en una anestesia distinta con anterioridad a la resección pulmonar, con frecuencia en un paciente ambulatorio, o inmediatamente después de la inducción como parte de la misma intervención antes de la resección pulmonar. Aparte de las consideraciones anestésicas específicas de la mediastinoscopia, la implicación anestésica de comenzar el caso con dicha intervención diagnóstica es que se podría anular la resección en función de los hallazgos iniciales de la mediastinoscopia. Recuerde evitar la administración de relajantes musculares no despolarizantes de acción prolongada hasta que los resultados de biopsia indiquen que se llevará a cabo la resección. Se debe incluir la probabilidad de no realizar toracotomía en cada valoración individual de riesgo/beneficio cuando se plantee colocar un catéter epidural antes de la inducción.

La mediastinoscopia suele realizarse por medio de un abordaje cervical con una incisión en la hendidura suprasternal. Es posible dañar cualquier estructura del tórax superior durante la intervención, incluyendo vasos grandes, pleura (neumotórax), nervios (recurrentes laríngeos) y vías respiratorias.

La hemorragia representa la complicación más frecuencia, particularmente debido a la biopsia de AP inadvertida, y siempre se ha de tener en cuenta con relación al acceso vascular, monitorización y la disponibilidad de medios para la reanimación. Por suerte, el cirujano puede habitualmente taponar temporalmente las hemorragias importantes durante la mediastinoscopia cuando es precisa la reanimación. Únicamente en una proporción minoritaria de hemorragias asociadas a la mediastinoscopia es necesario continuar con una toracotomía para controlar quirúrgicamente el sangrado.

Una complicación frecuente de la mediastinoscopia cervical es la compresión transitoria de la arteria braquiocefálica por parte del mediastinoscopio. El cirujano no suele ser consciente de ello, y es parte de la tarea del anestesista vigilar siempre continuamente la circulación del brazo derecho (oximetría de pulso o vía arterial o palpación), de modo que pueda informar al cirujano y evitar el riesgo de isquemia cerebral en enfermos que podrían carecer de circulación cerebral colateral buena.

Como consecuencia del distinto patrón de drenaje linfático del lóbulo superior derecho, los pacientes con tumores de dicho lóbulo se someten habitualmente a mediastinoscopia parasternal izquierda anterior o esternotomía media en lugar de, o además de, la mediastinoscopia cervical. Las graves complicaciones asociadas a la mediastinoscopia cervical no son tan frecuentes con la mediastinoscopia parasternal.

G. **Masa mediastínica anterior.** Los enfermos con masas mediastínicas anteriores suponen problemas únicos para el anestesista. Un gran número de tales pacientes requiere anestesia para la biopsia de dichas masas mediante mediastinoscopia o CVT, o podría precisar resección definitiva por medio de esternotomía o toracotomía. Entre los tumores del mediastino anterior se encuentran el timoma, teratoma, linfoma, higroma quístico, quiste broncogénico y tumores tiroideos. Las masas mediastínicas anteriores podrían producir obstrucción de las vías respiratorias principales, arterias pulmonares principales, aurículas y vena cava superior. Cualquiera de estas complicaciones puede ser potencialmente mortal. Durante la inducción de la anestesia general en enfermos con masa mediastínica anterior, la obstrucción de las vías respiratorias representa la complicación más común y temida.

Es importante observar que el punto de compresión traqueal sucede generalmente de forma distal al TET. Los antecedentes de disnea o tos con el decúbito supino deberían alertar al médico de la posibilidad de obstrucción de las vías respiratorias en la inducción de la anestesia. Se podrían producir complicaciones potencialmente mortales en ausencia de síntomas. El colapso cardiovascular derivado de la compresión del corazón o de los grandes vasos constituye la otra complicación importante. Los síntomas con el decúbito supino sugieren compresión vascular. La muerte durante la inducción de la anestesia general en enfermos con una masa mediastínica anterior siempre representa un riesgo. Las muertes anestésicas se han referido fundamentalmente en niños. Podrían ser consecuencia de la estructura cartilaginosa más compresible de las vías respiratorias en niños o de la dificultad de obtener antecedentes de síntomas asociados a la posición en este grupo de enfermos.

La prueba diagnóstica más importante en el paciente con una masa mediastínica anterior es la TC de la tráquea y el tórax. No es posible anestesiar con seguridad a aquellos niños con compresión traqueobronquial mayor del 50% en TC[13]. Resultan de utilidad las curvas flujo-volumen, especialmente la presentación de un patrón de obstrucción intratorácica variable en decúbito supino, particularmente en el enfermo incapaz de aportar unos antecedentes adecuados. La ecocardiografía está indicada en los pacientes con síntomas compresivos vasculares.

1. **Manejo.** La anestesia general acentuará la compresión intratorácica extrínseca de las vías respiratorias por medio de, al menos, tres formas distintas. En primer lugar, durante la anestesia general se produce una reducción del volumen pulmonar; en segundo lugar, el músculo liso bronquial se relaja durante dicha anestesia, permitiendo una mayor compresibilidad de las vías respiratorias grandes, y, finalmente, la parálisis elimina el movimiento caudal del diafragma observado durante la ventilación espontánea. Ello elimina el gradiente de presión transpleural normal que dilata las vías respiratorias durante la inspiración y minimiza los efectos de la compresión intratorácica extrínseca de las vías respiratorias.

   El manejo de dichos pacientes se orienta de acuerdo con sus síntomas (Tablas 25.16-25.18) y la TC. Todos los que requieren anestesia general precisan una inducción paso-a-paso de la anestesia con vigilancia continua del intercambio gaseoso y de la hemodinámica. Esta inducción anestésica **«NPIC» (Noli Pontes Ignii Consumere; es decir, no queme sus puentes)** puede ser inducción por inhalación de un agente volátil como sevoflurano o titulación IV de propofol con o sin ketamina, lo que mantiene la ventilación espontánea hasta que se hayan asegurado definitivamente las vías respiratorias o bien haya finalizado la intervención[14]. La intubación despierta de la tráquea con anterioridad a la inducción representa una posibilidad en algunos enfermos adultos cuando la TC muestra una zona de tráquea distal no comprimida a través de la cual pueda avanzar el TET antes de dicha inducción. Si el enfermo precisa relajantes musculares, en primer lugar se debería controlar gradualmente la ventilación manual para asegurar que es posible disponer de ventilación de presión positiva, y solamente a continuación administrar un relajante muscular de duración corta. El desarrollo de compresión de las vías respiratorias o vascular requiere despertar al paciente con la mayor brevedad posible, explorando posteriormente otras opciones

Tabla 25.16. Escala de clasificación de los síntomas en enfermos con masa mediastínica anterior

A. Asintomático
B. Leve: puede yacer en decúbito supino con cierta tos/sensación de presión
C. Moderado: puede yacer en decúbito supino durante períodos cortos, pero no indefinidamente
D. Grave: no puede tolerar la posición en decúbito supino

Tabla 25.17. Estratificación de pacientes en relación a la seguridad de la anestesia general NPIC

A. **Seguro**	I. Adultos asintomáticos
	II. Niños asintomáticos con asas de volumen-flujo normales en decúbito supino y posición erguida
	III. Diámetro TC min. traqueal/bronquial >50% del normal
C. **Inseguro**	I. Adultos con sintomatología grave
	II. Niños con asas de flujo-volumen anómalos en decúbito supino y posición erguida
	III. Niños con diámetro TC traqueal/bronquial <50% del normal
C. **Incierto**	I. Adulto sintomático leve/moderado
	II. Adulto asintomático con diámetro TC traqueal/bronquial <50% del normal
	III. Adulto asintomático con asas flujo-volumen anómalos en decúbito supino y posición erguida
	IV. Niño sintomático con diámetro TC traqueal/bronquial >50% del normal
	V. Adulto o niño incapaz de aportar antecedentes clínicos

TC, tomografía computarizada.

quirúrgicas. La compresión intraoperatoria de las vías respiratorias potencialmente mortal ha respondido habitualmente a una de dos terapias: **recolocación** del paciente (algo que se debería determinar con anterioridad a la inducción si existe un lado o una posición que produzca una compresión menor) o **broncoscopia rígida** y ventilación distal a la obstrucción (lo que quiere decir que se ha de disponer de forma inmediata de un especialista en broncoscopia con experiencia, así como de instrumentación, en el quirófano en dichos casos).

La DCP femorofemoral anterior a la inducción de la anestesia constituye otra posibilidad en algunos enfermos considerados «no seguros» para la anestesia general NPIC. El concepto de DCP de «reserva» durante el intento de inducción de la anestesia está plagado de riesgos debido a que no se dispone de tiempo suficiente tras la atelectasia repentina de las vías respiratorias para establecer una DCP antes de que se produzca daño cerebral por hipoxia. Otras opciones en pacientes «no seguros» son la biopsia anestésica local de la masa mediastínica o la biopsia de otro ganglio (p. ej., supraclavicular), radioterapia preoperatoria con una «ventana» no irradiada para la biopsia ulterior, quimioterapia preoperatoria o pautas cortas de esteroides, así como la biopsia guiada por TC de la masa o drenaje de un quiste.

H. Endoprótesis traqueal y bronquial. El estrechamiento regional de la tráquea y de los bronquios puede ser tratado temporalmente o definitivamente mediante la colocación de endoprótesis traqueales o bronquiales[15]. Las únicas opciones existentes anteriormente para dichas lesiones eran la dilatación, escisión por láser o escisión quirúrgica. La colocación de endoprótesis de las vías respiratorias constituye una opción en el cuidado paliativo de enfermos con masas mediastínicas en espera de otra terapia. Existen dos variedades principales de endoprótesis: metálica y Silastic (Dumon) y ambas se colocan comúnmente durante la broncoscopia rígida, aunque es posible colocar las endoprótesis

Tabla 25.18. Manejo de todos los enfermos «inciertos» en la anestesia general NPIC

1. Asegurar las vías respiratorias más allá de la estenosis con el enfermo despierto si es posible
2. Disponibilidad de broncoscopio rígido y cirujano en la inducción
3. Mascarilla laríngea disponible
4. Determinar la colocación óptima del paciente
5. Vigilar la alteración de las vías respiratorias en el postoperatorio

metálicas autoexpandibles por medio de FOB flexible. Las endoprótesis metálicas son más estables y resistentes al desplazamiento en las vías respiratorias, pero su retirada es más difícil (con frecuencia, imposible) una vez instaladas.

El manejo anestésico de la endoprótesis traqueal es semejante al de los pacientes con masas mediastínicas. La anestesia general con relajación muscular es óptima, pero la inducción anestésica debería seguir un protocolo NPIC gradual como se ha explicado anteriormente en aquellos enfermos con sintomatología grave de obstrucción de las vías respiratorias.

I. Resección traqueal. Desde el punto de vista anatómico, la tráquea disfruta de una rigidez estructural necesaria y un suministro sanguíneo segmentario que complica su resección y reparación. Se han evaluado numerosos diseños y materiales protésicos como sustitutos traqueales. La anastomosis término-terminal de la tráquea sigue siendo el método ideal de reparación como consecuencia de problemas no resueltos en la desorganización anatómica, cicatrización deficiente e infección.

La intubación endotraqueal y las estenosis resultantes constituían el motivo principal de realización de resección traqueal, pero la utilización de materiales menos irritantes en los TET y la limitación de la duración de la intubación endotraqueal prolongada han hecho disminuir esta complicación. Los tumores benignos y malignos (p. ej., adenocarcinomas y cilindromas) representan las indicaciones restantes de la resección traqueal.

Es preciso mantener un control total de las vías respiratorias en todo momento para llevar a cabo una operación controlada y metódica de la tráquea. La cooperación entre el cirujano y el anestesista es de gran importancia. Ambos especialistas deben visualizar la lesión en el período preoperatorio (TC y broncoscopia). Mediante la planificación y análisis preoperatorios, pueden evitar intervenciones innecesariamente apresuradas que podrían comprometer los resultados finales o peor. Se pueden dilatar las lesiones benignas en el preoperatorio para permitir el paso de un TET pequeño a través de la lesión. En el marco de la intervención quirúrgica, se trata en primer lugar la zona por debajo de la lesión. Si aumenta el grado de obstrucción, es posible situar directamente un TET estéril. El enfermo debería ventilar espontáneamente al final de la operación para permitir la extubación. Algunos cirujanos colocan temporalmente un tubo «T» Montgomery en posición distal con respecto a la anastomosis con el brazo lateral de la «T» dispuesto anteriormente a través de la incisión del cuello para asegurar el intercambio gaseoso en caso de obstrucción traqueoglótica proximal o edema. Algunos cirujanos dejan una sutura de «sujeción de barbilla» temporal durante varios días del postoperatorio. Esta sutura gruesa entre la barbilla y el esternón restringe la extensión de la cabeza y limita la tracción de la anastomosis traqueal reciente. La DCP complica en gran medida la realización de la operación y ha sido, en buena parte, innecesaria.

J. Cirugía cardíaca y resección pulmonar combinadas. Posiblemente, la mayoría de las operaciones cardíacas (derivación aortocoronaria, valvuloplastia/sustitución de válvula, anomalías congénitas) se pueden combinar con intervenciones torácicas en la enfermedad neoplásica o bien en la enfermedad benigna (neumonectomía, lobulectomía, resección cuneiforme). No se ha alcanzado ningún acuerdo con respecto al manejo quirúrgico de pacientes que presentan lesiones cardíacas y torácicas.

La intervención combinada de una etapa evita una segunda anestesia e incisión y podría reducir la estancia hospitalaria. La intervención de dos etapas podría estar asociada a una menor pérdida sanguínea con la resección pulmonar en enfermos heparinizados y podría permitir unas mejores exposición quirúrgica y estadificación de los ganglios mediastínicos de las lesiones pulmonares neoplásicas. El tratamiento preferido en nuestra institución es la intervención combinada de una etapa debido a que comporta una supervivencia a largo plazo comparable y documentada, así como una incidencia baja de morbimortalidad a corto plazo.

Los enfermos con lesiones quirúrgicas que se tratan de forma combinada siguen uno de tres modelos:

1. Descubrimiento de una lesión pulmonar asintomática durante la evaluación para la cirugía cardíaca.

2. Detección de enfermedad cardíaca significativa en un paciente estudiado respecto a patología pulmonar.
3. Descubrimiento de una lesión pulmonar no detectada previamente en el período intraoperatorio tras la esternotomía.

En la primera o segunda situación se puede organizar una valoración pulmonar adecuada en el preoperatorio con el fin de orientar el manejo anestésico perioperatorio. Cuando se descubre una lesión en el curso de la intervención quirúrgica, el manejo anestésico será más ad hoc. Muchas de estas lesiones «sorpresa» son benignas (granulomas) y únicamente requieren resección cuneiforme sin aislamiento pulmonar intraoperatorio o pérdida de la función pulmonar postoperatoria.

Como consecuencia de la dificultad para valorar los ganglios subcarinales para la estadificación por medio de la esternotomía, todos los enfermos aquejados de cáncer de pulmón conocido se deberían someter a una mediastinoscopia como primer paso de la intervención combinada. Respecto a la cirugía valvular cardíaca, dado el riesgo de contaminación del campo quirúrgico por el bronquio abierto, se recomienda finalizar la intervención cardíaca, retirar la DCP y cerrar el pericardio antes de efectuar la resección pulmonar. El aislamiento pulmonar y la VUP son necesarios para la resección pulmonar en esos casos. El TBE de luz doble colocado en la inducción constituye el método de elección de manejo de las vías respiratorias.

Con relación a la derivación aortocoronaria, puede que no sean necesarios el aislamiento pulmonar ni la VUP. El método óptimo de realizar la resección pulmonar es al final de la DCP tras la retirada del pinzamiento transversal aórtico. En los casos en los que se prevé una retirada dificultosa de la DCP (función ventricular mala, DCP prolongado, re-intervención), el manejo preferido es retirar la DCP y estabilizar al enfermo, para a continuación llevar a cabo la resección pulmonar. El aislamiento pulmonar colabora en estos casos. Debido a que los problemas asociados a la retirada de la DCP no son siempre predecibles, un BB podría resultar de utilidad en estas situaciones. No se recomienda el enfriamiento tópico durante las intervenciones cardíacas y torácicas combinadas, puesto que se ha asociado un aumento de la incidencia de lesión del nervio frénico y parálisis diafragmática al enfriamiento tópico (hielo picado) del corazón durante la DCP.

K. **Cirugía del cáncer y de enfisema combinadas.** Se ha descrito la combinación de cirugía de reducción del volumen pulmonar (CRVP) o bullectomía en combinación con la cirugía del cáncer de pulmón en pacientes enfisematosos que no hubiesen cumplido anteriormente los criterios mínimos de la resección pulmonar debido a la enfermedad pulmonar concurrente. A pesar de que los números de pacientes publicados son pequeños, se han observado mejoras esperadas en la función pulmonar postoperatoria y las respuestas son alentadoras. Esto ofrece una ampliación de las indicaciones normalizadas para la cirugía en un grupo de enfermos pequeño y bien seleccionado.

IV. **Trasplante de pulmón.** La enfermedad pulmonar terminal (EPT) constituye una de las cinco causas principales de morbimortalidad en adultos en Estados Unidos. La EPT procede de la destrucción del parénquima y la vasculatura pulmonar. El tratamiento definitivo para este tipo de pacientes es el trasplante pulmonar. Existen diversas opciones quirúrgicas en función de la patofisiología del enfermo: trasplante unipulmonar (TUP), trasplante de pulmón secuencial bilateral (TPSB), trasplante bipulmonar «en bloque» (TLBb), trasplante de corazón-pulmón (TCP) y trasplante lobular de un pariente vivo (TLP). Como consecuencia de la grave escasez de pulmones donados adecuados, se desarrollaron otras opciones terapéuticas que podrían ofrecer alternativas a aquellos enfermos que de lo contrario sucumbirían a su enfermedad mientras aguardaban el trasplante pulmonar. Se han descrito como opciones viables varias mejoras en el manejo de un grupo muy seleccionado de enfermos aquejados de enfisema mediante CRVP, pacientes con fibrosis quística (FQ) por medio de nuevos agentes antibióticos, y enfermos con hipertensión pulmonar a través de terapia con prostaciclina.

A. **Epidemiología**

1. **Candidatos totales.** Existen más de un millón de posibles receptores de trasplante pulmonar en los enfermos que padecen EPT.

2. **Supervivencia de los candidatos.** Dado que el número de receptores de trasplante pulmonar supera con creces el número de donantes de pulmón adecuados, hasta una tercera parte de los receptores fallece mientras espera el trasplante. Los datos estadísticos de abril de 2001 indican que existen 3.748 receptores de pulmón y 215 receptores de corazón-pulmón en espera del trasplante (United Network Organ Sharing Critical Data, http://www.unos.org).
3. **Intervenciones totales.** El número de trasplantes de pulmón publicados realizados entre 1994 y 1999 se ha cuadruplicado, alcanzando una cota máxima en 1997. Aunque el número de centros que efectúan trasplantes pulmonares se ha mantenido estable o ha aumentado, el crecimiento continuo del número de intervenciones ha alcanzado una fase de estancamiento a pesar de la utilización en aumento de donantes mayores.

   Según los datos más recientes facilitados por el International Society of Heart and Lung Transplant (ISHLT) Registry, hasta la fecha se han realizado 7.204 TUP, 5.420 TLSB y 2.861 TCP[16].

B. **Patofisiología de la enfermedad pulmonar terminal**
1. La **EPT parenquimatosa** se clasifica como obstructiva, restrictiva o infecciosa.
   a. Las **enfermedades obstructivas** se caracterizan por la elevación de la resistencia de las vías respiratorias, disminución de las velocidades de flujo espiratorio, desequilibrio V/Q grave y retención pronunciada de aire. La causa más frecuente es el enfisema inducido por el tabaco; no obstante, otras causas serían el asma y diversas anomalías genéticas comparativamente raras. Entre ellas, la deficiencia de α_1-antitripsina se asocia a enfisema ampolloso grave que se manifiesta en la cuarta o quinta décadas de vida.
   b. Las **enfermedades restrictivas** se distinguen por la fibrosis intersticial que comporta una pérdida de la elasticidad y distensibilidad pulmonar. La mayor parte de los procesos fibróticos son de naturaleza idiopática, pero también pueden ser producidos por un mecanismo inmunitario o lesiones por inhalación. Las enfermedades pulmonares intersticiales pueden también afectar a la vasculatura pulmonar; en consecuencia, con frecuencia está presente la hipertensión pulmonar. A nivel funcional, las enfermedades incluidas en esta categoría se asocian a volúmenes pulmonares y capacidades de difusión reducidas, aunque conservan las velocidades de flujo de aire. La fuerza muscular respiratoria suele ser adecuada debido al aumento del trabajo de respiración experimentado por esta población de pacientes.
   c. Los **factores etiológicos infecciosos** frecuentes están asociados a la fibrosis quística (FQ) y la bronquiectasia.
      1) La FQ produce taponamiento mucoso de las vías respiratorias periféricas, lo que permite el desarrollo de neumonía, bronquitis crónica y bronquiectasia. La incidencia de FQ es del 0,2% de los recién nacidos vivos en Estados Unidos.
      2) El tabaquismo, la deficiencia de α_1-antitripsina y las exposiciones ambientales pueden producir el desarrollo de bronquiectasia.
2. Los **factores etiológicos de enfermedades vasculares pulmonares terminales** son a) malformaciones arteriovenosas difusas, b) cardiopatía congénita con síndrome de Eisenmenger o c) hipertensión pulmonar primaria (HPP). La HPP es poco común y, con mayor frecuencia, idiopática. Se caracteriza por una elevación notable de la resistencia vascular pulmonar derivada de la hiperplasia de las arterias pulmonares musculares combinada con fibrosis y restricción de las arteriolas de menor tamaño.

C. **Criterios de selección de receptores: indicaciones y contraindicaciones**
1. **Los criterios de selección de receptores y las indicaciones** para el trasplante pulmonar aparecen en la Tabla 25.19[17]. La remisión e inclusión en listados de los posibles candidatos se basan en el avance de la enfermedad del paciente; sin embargo, se debe considerar a cada enfermo de forma individual y es preciso someterle a criterios de selección normalizados. El período promedio de espera en el trasplante

Tabla 25.19. Indicaciones y contraindicaciones del trasplante pulmonar

- Indicaciones
  - Enfermedad pulmonar terminal, parenquimatosa o vascular no tratable
  - Ausencia de otras enfermedades importantes
  - Limitación sustancial de las actividades diarias
    - Esperanza de vida <2 años
    - Nivel funcional NYHA de clase III o IV
    - Posibilidad de rehabilitación
    - Perfil psicosocial satisfactorio y sistema de apoyo emocional
    - Estado nutricional aceptable
    - Mortalidad específica para la enfermedad mayor que la mortalidad específica del trasplante a 1-2 años
- Contraindicaciones relativas
  - Tabaquismo durante los últimos 6 meses
  - Edad fisiológica (años)
    - >65 para el trasplante unipulmonar
    - >60 para el trasplante bipulmonar
    - >55 para el trasplante de corazón y pulmón
  - Inestabilidad psicosocial
  - Peso <70% o 130% del predicho
  - Utilización de prednisona >20 mg/día o 40 mg en días alternos
  - Ventilación mecánica
  - Disfunción importante de otros órganos
  - Enfermedad coronaria o disfunción ventricular izquierda
  - Enfermedad vascular periférica significativa
  - Osteoporosis sintomática
  - Deformidad grave de la pared torácica
  - Esputo con bacterias panresistentes, hongos o micobacterias atípicas
  - Infección hepatitis B o C activa
- Contraindicaciones absolutas
  - Disfunción de otros órganos (p. ej., renal)
  - Tabaquismo actual, consumo abusivo de alcohol o estupefacientes
  - Insuficiencia de la médula ósea
  - Cirrosis hepática
  - Neoplasia maligna activa
  - Infección por VIH

VIH, virus de la inmunodeficiencia en humanos; NYHA, New York Heart Association.
De DeMeo DL, Ginns LC. Clinical status of lung trasnsplantation: overview. Transplantation 2001;72:1717, con autorización.

pulmonar después la remisión inicial para la evaluación es de uno a dos años tras finalizar el proceso de cribado.

2. Las **contraindicaciones relativas y absolutas** del trasplante pulmonar se detallan en la Tabla 25.19. Aunque los enfermos candidatos a trasplante de órganos muestran con frecuencia hallazgos físicos o analíticos anómalos, se debe diferenciar tal información de la insuficiencia orgánica o de la enfermedad sistémica que podría inhabilitar la candidatura. Las contraindicaciones relativas del trasplante pulmonar se han modificado al evolucionar las mejoras en el manejo médico de los posibles receptores. Por ejemplo, la enfermedad arterial coronaria y la utilización de corticosteroides, que en el pasado constituían contraindicaciones absolutas, no lo son ahora, especialmente si se conserva la función ventricular izquierda y las dosis de corticosteroides son moderadas[18]. Otro asunto muy controvertido y debatido es el trasplante de pacientes con bacterias panresistentes o multirresistentes, en concreto, enfermos aquejados de FQ a los que se ha diagnosticado la presencia de Burkholderia cepacia. A pesar

de que las directrices internacionales no consideran la presencia de B. cepacia como una contraindicación absoluta frente al trasplante pulmonar, numerosos centros de trasplante limitan la asignación de órganos y el tratamiento a dichos enfermos. Se ha referido en la bibliografía médica que la terapia antimicrobiana triple puede tener propiedades bactericidas frente a B. cepacia multirresistente[19]. La decisión final de trasplantar a pacientes de FQ con dicho patógeno radica en cada centro, ya que los datos previos indican una incidencia mucho más elevada de la morbimortalidad pre y postoperatoria en esta población.

D. Evaluación médica de los candidatos a trasplante pulmonar. Se evalúa sistemáticamente a todos los candidatos según sus antecedentes, reconocimiento físico y estudios analíticos analizados en la Sección **I.B.** Asimismo, la evaluación incluye radiografías torácicas; valores gasometría de sangre arterial; estudios de flujo respiratorio y espirométrico; pruebas de ventilación y perfusión, y cateterización del corazón derecho. Según los estudios de la evolución natural de EPT, se han desarrollado criterios analíticos específicos para remisión a la mayor parte de los programas de trasplante que dependen de la enfermedad subyacente concreta (p. ej., índice cardíaco inferior a 2 l/min/m^2 en enfermos con HPP y FEV_1 menores del 30% predichos en enfermos con EPOC o FQ). La mayor parte de los centros aporta documentación sobre los resultados de la evaluación en una hoja resumen a disposición del equipo de anestesia al solicitarla.

E. La **elección de la intervención de trasplante pulmonar** se basa en a) las consecuencias de dejar un pulmón nativo in situ; b) la intervención con mayor probabilidad de obtener la mejor respuesta funcional para un proceso patofisiológico determinado, y c) la incidencia relativa de complicaciones perioperatorias asociadas a una intervención concreta.

1. Trasplante unipulmonar

a. El TUP se selecciona frecuentemente para receptores de trasplante con patofisiología pulmonar no séptica. El TUP es una opción frecuente en enfermos con enfisema terminal; sin embargo, en pacientes con enfisema ampolloso el TUP podría acentuar la hiperinflación del pulmón nativo y producir un deterioro agudo o crónico grave del aloinjerto derivado de la atelectasia por compresión. Se ha sugerido la determinación preoperatoria de la distensibilidad pulmonar estática del receptor como técnica de cribado para determinar si TUP solo, TUP más CRVP o TPSB es más beneficioso.

b. El TUP ofrece varias ventajas frente a las técnicas de TPDb «en bloque» menos utilizadas: a) la disponibilidad del aloinjerto se optimiza para la población receptora del trasplante pulmonar; b) el TUP es posible en muchos enfermos sin utilización de DCP, por lo que son menos frecuentes las complicaciones derivadas de los estados coagulopáticos, y c) las anastomosis bronquiales empleadas en la TUP muestran una tasa menor de dehiscencia que la anastomosis traqueal utilizada en el TPDb «en bloque».

c. Se puede usar TUP para tratar HPP y la supervivencia postoperatoria es similar a la de TPDb y TLSB[16]. Debido a la inestabilidad hemodinámica de estos enfermos, con frecuencia se emplea DCP durante el TUP, el TPDb o el TPSB. En este marco, el TUP produce, con frecuencia, daño por reperfusión grave al aloinjerto derivado del aumento de la distensibilidad pulmonar. Existen algunos datos que sugieren que la intervención precoz con oxigenación de membrana extracorpórea y la administración de ON en el intra y postoperatorio podrían atenuar los efectos del daño por reperfusión.

d. El TUP implica la neumonectomía y la implantación del aloinjerto pulmonar. La elección de pulmón nativo a extraer se determina en el período preoperatorio. El pulmón con función pulmonar peor según las pruebas de V/Q se selecciona generalmente para ser sustituido por el aloinjerto. Si ambos pulmones nativos presentan una disfunción similar y no existe cicatrización pleural, se elige el pulmón izquierdo debido a la relativa sencillez técnica.

1) Las venas pulmonares izquierdas nativas son más accesibles que las derechas.

2) El hemitórax puede acomodar fácilmente un pulmón de donante de tamaño excesivo.
3) El bronquio principal izquierdo tiene mayor longitud.

2. **Trasplante bipulmonar**
   a. El TPSB constituye la intervención de elección en la enfermedad pulmonar séptica y otros trastornos patofisológicos en los que representa la técnica preferida (p. ej., FQ). A diferencia del TPDb «en bloque», el TPSB ofrece varias ventajas: a) permite la implantación de dos pulmones sin DCP; b) disminuye la incidencia de complicaciones anastosomóticas bronquiales, y c) tiene una dificultad técnica menor.
   b. En algunos casos, el TPSB puede arrojar respuestas funcionales mejores en el tratamiento de la hipertensión pulmonar terminal.
3. **Trasplante corazón-pulmón**
   a. Las indicaciones del TCP disminuyen a medida que evoluciona la experiencia con trasplante pulmonar aislado. Esta última operación es suficiente cuando se lleva a cabo antes de que suceda la insuficiencia cardíaca irreversible o conjuntamente con la reparación intracardíaca de anomalías congénitas sencillas. El número total de centros que realizan TCP se ha reducido de 62 en 1993 a 30 en 1998[16].
   b. El TCP está **indicado** en pacientes con EPT complicado por la insuficiencia cardíaca irreversible o enfermedad cardíaca congénita terminal con afectación vascular pulmonar secundaria (síndrome de Eisenmenger). Los diagnósticos anatomopatológicos específicos incluyen HPP, enfisema, embolia pulmonar múltiple, FQ y enfermedades fibróticas y granulomatosas del pulmón.
4. **Trasplante lobular de parientes vivos**
   a. En diciembre de 2000 se habían realizado 139 trasplantes lobulares de parientes vivos en Estados Unidos. A pesar de que las respuestas en los receptores adultos son semejantes a las observadas frente a trasplantes de cadáver, se ha referido que los resultados de la población receptora infantil serían superiores a los de aquellos que reciben aloinjertos de cadáver[20]. Se ha observado una mejora de la función, así como una disminución de la incidencia de bronconeumonía obliterante.
   b. Aunque se considera que la donación lobular constituye una intervención relativamente segura, un grupo refirió una tasa de complicaciones postoperatorias del 61% en los donantes vivos. Entre ellas se encontraban derrames pleurales, fístulas del muñón bronquial, lesiones del nervio frénico y estenosis bronquiales.

F. **Criterios de selección de pulmones donados**

1. Los aloinjertos pulmonares adecuados se caracterizan por una **P_aO_2 mayor de 300 mm Hg durante la ventilación mecánica con FIO_2 de 1 y PEFP de 5 cm H_2O.**
2. La neumonía o el traumatismo unilateral no excluye la utilización del pulmón contralateral. En general, **idealmente** el donante **debería ser menor de 60 años con antecedentes de tabaquismo no superiores a 20 a 30 años-paquete.** Los criterios de tabaquismo para los pulmones donados se han liberalizado en algunas situaciones, especialmente si existen indicios fuertes acerca de la muerte inminente del receptor si se produjese un período de espera prolongado. Las respuestas han sido similares cuando se han empleado criterios de tabaquismo menos estrictos en la selección de pulmones donados[21].
3. Con el fin de disponer de un conjunto más amplio de pulmones donados adecuados, se han trasplantado pulmones de **donantes sin latido cardíaco,** refiriendo la obtención de una respuesta satisfactoria en el receptor[22].
4. Mientras la experiencia en el campo de la terapia génica sigue creciendo, la **caracterización de las citocinas** ha llegado a representar un método importante de identificación de órganos adecuados para la donación y el trasplante. Fisher y cols.[23] indicaron que las concentraciones elevadas de interleucina 8 en pulmones donados se asociaba a la insuficiencia precoz del injerto y la disminución de la supervivencia del receptor. Estos datos sugieren que las características citocínicas podrían constituir un indicador precoz de la respuesta del receptor.

5. **Técnica de extracción.** Puesto que tanto el corazón como los pulmones se recogen con frecuencia del mismo donante para receptores diferentes, se ha desarrollado un método para realizar la cardiectomía y reducir el riesgo de daño pulmonar. Durante la cardiectomía, un manguito auricular residual se mantiene unido a los pulmones del donante. Se grapa la tráquea y divide en su punto medio, y se retiran los pulmones «en bloque». Posteriormente, se lava la vasculatura pulmonar y se sumerge en un conservante hipotérmico (generalmente Euro-Collins o solución de la Universidad de Wisconsin).
6. **Conservación del aloinjerto pulmonar**
   a. Existen varios temas de importancia acerca de la conservación del pulmón donado. Sin embargo, todos ellos centran su atención en los métodos para aportar fuentes inmediatas de energía y crioprotección, así como para prevenir vasoespasmos, inflamación celular y acumulación de metabolitos tóxicos. Por ejemplo, se pueden añadir antioxidantes como la superoxidodismutasa y catalasa para evitar que los radicales libres procedentes del oxígeno dañen componentes intracelulares clave tras la reperfusión; y se puede añadir prostaglandina E_1 (PGE_1) para promover incluso el enfriamiento y la distribución de las soluciones conservadoras.
   b. Las técnicas de conservación normalizadas permiten un **tiempo máximo de isquemia del aloinjerto entre 6 y 8 horas.**
7. **Inmunología clínica de la compatibilidad de órganos.** La compatibilidad ABO es esencial con anterioridad al trasplante debido a que las isoaglutininas del grupo sanguíneo principal específico del donante se han implicado como causa de rechazo hiperagudo del aloinjerto. Cuando se ha conseguido, el límite práctico del tiempo máximo de 6 a 8 horas de isquemia del pulmón donado restringe importantemente la realización prospectiva de antígenos de histocompatibilidad, el porcentaje de escrutinios de anticuerpos reactivos y la geografía de la donación de órganos. Un estudio sugiere que el tiempo de isquemia total no es predictor, por sí mismo, de una respuesta desfavorable tras el trasplante. En vez de ello, los efectos aditivos del aumento de la edad del donante (mayor de 55 años), junto con el mayor tiempo de aloinjerto isquémico (más de 6 a 7 horas), constituyen un indicador más fiable de una supervivencia postrasplante desfavorable[24].

G. **Consideraciones preanestésicas**

1. Debido a la carestía crónica de pulmones adecuados para el trasplante, muchos enfermos sufren períodos de espera prolongados que oscilan entre varios meses y varios años. Se pueden producir **cambios de intervalo** desde la finalización de la evaluación médica inicial (véase Sección **IV.D**). Concretamente, entre las manifestaciones más comunes que se deberían explorar en el período preoperatorio inmediato se encuentran la reducción de la tolerancia al ejercicio; nuevas pautas terapéuticas o necesidad de oxígeno y esteroides; aparición de esputo purulento; signos o síntomas indicativos de insuficiencia del corazón derecho (p. ej., hepatomegalia, edema periférico), o presencia de fiebre.
2. Los trasplantes pulmonares se realizan siempre como intervenciones urgentes debido al relativamente corto y seguro tiempo de isquemia para los aloinjertos. Como es habitual en cualquier intervención quirúrgica de urgencia, se debería determinar la hora de la **última ingesta oral** antes de inducir la anestesia.
3. Los enfermos sometidos a trasplante pulmonar pueden mostrar signos y síntomas de ansiedad. Generalmente no han recibido **premedicación** ansiolítica con anterioridad a su llegada al quirófano. Cuando se administran dichos fármacos a estos pacientes, se debería controlar que su ya deteriorado impulso nervioso no sufra ninguna alteración adicional.
4. La inserción de un **catéter epidural torácico** tanto para la analgesia intraoperatoria como postoperatoria se puede llevar a cabo con anterioridad a la inducción de la anestesia general. Se debería insertar el catéter a un nivel espinal que aporte anestesia y analgesia adecuada según el punto de incisión quirúrgica (p. ej., T-4 a T-5 o T-5 a T-6). La colocación de un catéter epidural torácico cuando se prevé anticoagulación sigue siendo controvertida.

5. Los pacientes cianóticos crónicos son, con frecuencia, policitémicos (hematocrito mayor del 60%) y podrían manifestar anomalías de coagulación. En estos casos, la flebotomía y hemodilución podrían ser beneficiosas para minimizar la aparición de infarto de órgano final.
6. El **ajuste de tamaño** entre el donante y el recipiente se ve facilitado por la comparación de las dimensiones torácicas radiológicas vertical y transversal de ambos. Los órganos también se emparejan en función de la compatibilidad ABO, ya que el valor del ajuste de histocompatibilidad es también desconocido y requiere excesivo tiempo para el tiempo de isquemia tolerable para el aloinjerto pulmonar.
7. Algunas **prácticas de transfusión** son específicas para el trasplante. Por ejemplo, se debe disponer de hemoderivados seronegativos para citomegalovirus (CMV) para receptores seronegativos si se ha de evitar la septicemia por tal agente viral. Cuando se realiza un trasplante de donante y receptor negativos para CMV, se utilizan filtros leucocitarios para reducir la exposición al CMV durante la transfusión de sangre y de hemoderivados. Del mismo modo, si se debe evitar la aloinmunización por antígenos leucocitarios humanos, es precisa sangre pobre en leucocitos en los candidatos a trasplante, especialmente si requieren transfusión antes del trasplante del órgano.
8. Es vital la **coordinación** estrecha y **comunicación efectiva** entre el equipo de trasplante y el equipo de extracción del órgano con el fin de evitar un tiempo de isquemia del aloinjerto excesivo.
9. Se debería organizar la disponibilidad intraoperatoria de un respirador multimodalidad para los pacientes aquejados de formas más graves de enfermedad pulmonar. Entre las **condiciones de ventilación** útiles se encuentran la capacidad de suministrar volúmenes minuto mayores de 15 l/min (especialmente útil si existen fugas de aire); de presión de insuflación ajustable (para permitir la administración de presiones de insuflación elevadas a pulmones no distensibles); formas de onda de ciclos respiratorios ajustables, y disponibilidad de niveles altos de PEFP (p. ej., 15 a 20 cm H_2O durante el edema pulmonar por reperfusión).
10. Se ha mostrado que el ON y la prostaciclina nebulizada inhalados representan terapias adecuadas para el tratamiento de la hipertensión pulmonar y el daño inicial por reperfusión en algunos pacientes.

H. Inducción y mantenimiento de la anestesia

1. **Estudios analíticos preoperatorios.** Resultan de utilidad para predecir dificultades durante la inducción de la anestesia general. Por ejemplo, retención de aire y flujo espiratorio disminuido pueden acentuar la hipercapnia y producir inestabilidad hemodinámica durante la ventilación con mascarilla y tras la intubación endotraqueal. Unas presiones en AP elevadas podrían indicar la probabilidad de que la DCP sea necesaria.
2. **Monitorización intraoperatoria.**
   a. Son esenciales tanto la **monitorización de la presión sistémica** como de la **presión de AP** durante las intervenciones de trasplante pulmonar. La disnea, arritmias, dilatación del VD e hipertensión pulmonar podrían complicar la inserción del catéter en AP antes de la inducción de la anestesia general. Los catéteres de AP oximétricos son útiles en este marco para evaluar el suministro de oxígeno en enfermos que presentan inestabilidad cardíaca repentina. Algunos especialistas sugieren que los catéteres de fracción de eyección del VD podrían ser útiles en el diagnóstico de la insuficiencia del corazón derecho. La canalización arterial radial con o sin canalización arterial femoral es adecuada para vigilar la presión arterial sistémica. Los catéteres arteriales femorales podrían interferir en la canalización de la ingle para la DCP.
   b. La **oximetría de pulso** es útil en la monitorización continua de S_{pO_2} durante intervalos estresantes, como el inicio de la VUP o el pinzamiento transversal de la AP.
   c. La **ecocardiografía transesofágica** (ETE) es, quizás, el monitor disponible de mayor utilidad. La ETE permite a) la visualización directa del VD y movimiento y función de la pared ventricular izquierda, así como la valoración de la función valvular cardíaca; b) la valoración de las anastomosis de AP y vena pulmonar y flujo

sanguíneo; c) la valoración de la eliminación de aire intracardíaco que sucede durante las anastomosis venosas pulmonares, y d) la determinación de la presión de AP medida según la velocidad de flujo Doppler color.

3. **Acceso IV.** Los catéteres IV de calibre grande insertados periférica y centralmente (p. ej., IV periférico de 2 mm de diámetro; introductor venoso central 8,5 a 9 Fr), complementados por un dispositivo de infusión rápida, son esenciales en las operaciones de trasplante pulmonar en las que se prevén requerimientos de transfusión grandes (p. ej., TCP en la cardiopatía congénita con síndrome de Eisenmenger; TPSB en FQ con cicatrización pleural). Cuando se emplea la incisión «de concha» en el TPSB, se debería evitar la colocación de catéteres IV en la fosa antecubital.
4. **Posición.** La posición en decúbito lateral completo se emplea habitualmente durante el TUP, incluso cuando se prevé la utilización de DCP (p. ej., TUP para HPP). Generalmente se rasura la ingle en el campo para permitir la opción de inserción de la cánula femoral para la DCP. Las consideraciones generales de la posición de toracotomía se revisan en la Sección **II.B.** La posición en decúbito supino se usa en el TPSB y facilita la esternotomía media o la incisión de «concha».
5. **«Bomba en reserva» («standby»).** Esta salvaguarda es prudente en enfermos con hipertensión pulmonar o valores limítrofes ABG, incluso cuando se ha programado un TUP.
6. **Selección de agentes anestésicos**
   a. Se prefieren los agentes que promueven la homeostasia hemodinámica para la inducción de la anestesia general. Un ejemplo es etomidato y un agente bloqueante neuromuscular no despolarizante como rocuronio, que se podría emplear en una técnica de inducción de secuencia rápida. Las cantidades pequeñas de fentanilo (5 a 10 μg/kg) administradas por vía IV pueden resultar de utilidad cuando está indicado controlar las respuestas cardiovasculares frente a la intubación endotraqueal.
   b. En el **mantenimiento** usando agentes anestésicos convencionales se recomienda administrar dosis de moderadas a altas de opioides (p. ej., fentanilo, 20 a 75 μg/kg) complementadas con dosis bajas de un agente inhalado potente (p. ej., isoflurano, 0,2% a 0,6%) y un agente bloqueante neuromuscular de acción prolongada. La anestesia **epidural torácica,** además de aportar una analgesia postoperatoria excelente, se podría emplear para potenciar la anestesia general en el período intraoperatorio. Las infusiones continuas de un anestésico local, como bupivacaína, 0,25% a 0,5%, representan una anestesia y una analgesia quirúrgicas ideales y permiten emplear dosis reducidas tanto de opioides IV como de agentes inhalados.
   c. Generalmente se evita el **óxido nitroso** por los siguientes motivos: a) casi siempre es necesario un 100% de oxígeno para mantener una saturación arterial aceptable durante la PUV; b) el tamaño de las ampollas podría aumentar y comprimir el parénquima pulmonar normal restante, lo que acentuaría el desequilibrio V/Q, y c) se puede producir neumotórax oculto.
7. **Asegurar las vías respiratorias.** La exposición quirúrgica óptima requiere el aislamiento pulmonar. Tanto los TBE de luz doble como los BB son útiles en este sentido. La sección **II.A** aporta un análisis general de estas opciones.
   a. Entre las ventajas de los TBE de luz doble en el marco del trasplante pulmonar se encuentran las siguientes:
      1) Facilitar el aislamiento pulmonar.
      2) Capacidad de aspirar el pulmón no ventilado.
      3) Capacidad de aplicar PRPC a dicho pulmón.
      4) Proporcionar ventilación pulmonar independiente postoperatoria.
   b. Los TBE del lado izquierdo (Robertshaw) se recomiendan tanto para el TUP derecho como izquierdo, así como para el TPSB. Existe una mayor incidencia de obstrucción del lóbulo superior derecho cuando se utilizan TBE de luz doble del lado derecho debido a que el orificio de dicho lóbulo está relativamente cerca del bronquio principal derecho.

c. La **selección del tamaño correcto de TBE** se revisó en la Sección **II.A.5.B.** En general se prefiere un TBE del tamaño mayor que se pueda aplicar sin producir traumatismo de las vías respiratorias con el fin de facilitar la broncoscopia flexible tanto intra como postoperatoria.

d. Muchos receptores de trasplante pulmonar disponen de una reserva pulmonar limitada, y se puede producir desaturación rápida durante la intubación. En consecuencia, se puede obtener una **posición inicial del TBE** de forma rápida y precisa con la asistencia de un FOB flexible. La sección **II.A** ofrece un análisis completo de la colocación broncoscópica.

8. **Manejo de la ventilación**

a. La **posición en decúbito lateral** se puede asociar a alteraciones importantes de la oxigenación y ventilación, dependiendo de la patofisiología pulmonar subyacente. La mejora de la posición o el deterioro de las cifras de gas sanguíneo son, en ocasiones, predecibles según la prueba V/Q preoperatoria del paciente.

b. Las estrategias generales de asistencia de la oxigenación durante la VUP (p. ej., durante el TUP y TPSB) se discuten en la Sección **II.E.5.**

c. La alteración de los cocientes inspiración/espiración durante la ventilación mecánica puede resultar de utilidad durante el TUP de enfermos aquejados de enfisema. El aumento del tiempo de espiración en cada ciclo respiratorio permite la exhalación adecuada, reduciendo así la posibilidad de suprainsuflación del pulmón nativo y ulterior deterioro del aloinjerto.

d. De igual modo, la **ventilación independiente o diferencial** se usa frecuentemente durante el TUP en receptores con enfisema, especialmente aquellos que presentan un desequilibrio V/Q importante.

e. Posteriormente al trasplante del aloinjerto, se utiliza el **FiO_2 menor posible** para mantener la oxigenación adecuada en combinación con **PEFP de 5 a 10 cm H_2O.** La ventilación pulmonar independiente permite el suministro selectivo de PEFP al aloinjerto y evitar la retención de aire y suprainsuflación del pulmón nativo en aquellos enfermos con enfisema.

f. **La aspiración y el lavado** frecuentes por medio de un **FOB flexible** son útiles para mantener la permeabilidad de las vías respiratorias durante el TPSB en la FQ o siempre que el sangrado y las secreciones de dichas vías sean suficientes para producir obstrucción y alteración del intercambio gaseoso.

I. **Procedimientos quirúrgicos e intervenciones relacionadas con la anestesia**

1. La **disección quirúrgica** se complica debido a las adhesiones pleurales amplias, las anomalías vasculares, los colaterales vasculares o la cirugía cardíaca o torácica previa.

2. Durante el TUP se emplea casi siempre **VUP** con el fin de facilitar la disección. La fisiología relevante se revisó en la Sección **II.A** y **II.E.** Se ha de esperar un deterioro agudo del intercambio gaseoso y de la hemodinámica como consecuencia del inicio de la VUP. Como estrategias de mejora de la oxigenación en dichas circunstancias están las siguientes:

a. PEFP aplicada al pulmón dependiente (ventilado) suponiendo que no exista enfermedad ni enfisema ampolloso.

b. PRPC o ventilación en «flujo» de frecuencia alta en el pulmón no dependiente (no ventilado).

c. Ligadura de la rama de la AP del pulmón quirúrgico.

3. El **pinzamiento de la rama de la AP** cuando las presiones de la AP son bajas suele ofrecer una tolerancia buena y mejora el ajuste V/Q y los valores de la gasometría arterial. En el caso de que presiones de AP elevadas agraven la insuficiencia cardíaca derecha, la administración de vasodilatadores e inotrópicos podría mejorar la hemodinámica sistémica; no obstante, es posible que el intercambio gaseoso resulte afectado en mayor medida en función de los agentes seleccionados (p. ej., el nitroprusiato puede empeorar el desajuste V/Q). Si la situación del enfermo empeorase a pesar de la intervención farmacológica se debería plantear la DCP.

4. Inmediatamente antes de la implantación de un único pulmón se recortan las estructuras hiliares para ajustar al tamaño del bronquio receptor, la rama de la AP y el man-

guito auricular que contiene los orificios venosos pulmonares. Al tiempo que se mantiene impecablemente frío el aloinjerto se completan secuencialmente las anastomosis auricular de la AP y bronquiales.

5. El **intervalo isquémico** finaliza con la retirada de los pinzamientos vasculares, pero la saturación arterial sistémica se mantiene sin cambios hasta la restitución de la ventilación. Se administra **metilprednisolona** (500 a 1.000 mg) IV inmediatamente antes de la retirada del pinzamiento vascular con el fin de minimizar la posibilidad de rechazo hiperagudo del aloinjerto.
6. A continuación se lleva a cabo la **reinsuflación del aloinjerto,** en ocasiones con asistencia de un FOB flexible para eliminar las secreciones de las vías respiratorias. Esta intervención permite la visualización directa de la anastomosis de las vías respiratorias para garantizar la permeabilidad.
7. Con posterioridad al TUP en caso de enfisema, se instaura la ventilación pulmonar independiente cuando esté indicado utilizando el ventilador de anestesia en el pulmón nativo (mayor tiempo de espiración, bajo volumen corriente, ausencia de PEFP) y un respirador de calidad de unidad de cuidados intensivos para el aloinjerto (mayores tasas respiratorias, bajos volúmenes corrientes, PEFP de 5 a 10 cm H_2O).
8. **Daño por reperfusión,** caracterizado por gradientes alveoloarteriales en aumento, deterioro de la distensibilidad y edema pulmonar masivo, puede seguir a la reperfusión del aloinjerto en un plazo comprendido entre minutos y horas. Los tratamientos más eficaces son PEFP y la limitación estricta de la infusión de volumen, tanto cristaloide como coloide. En raras ocasiones el daño por reperfusión se acompaña de hipertensión pulmonar. El tratamiento consiste en infusión IV continua de PGE_1 (0,05 a 0,2 μg/kg/min). También se puede emplear ON inhalado (40 a 80 potenciales evocados motores) con este fin. Si aparecen indicios de insuficiencia cardíaca derecha, podría ser eficaz la infusión IV continua de noradrenalina (0,05 a 0,2 μg/kg/min), milrinona (0,375 a 0,5 μg/kg/min) o una combinación de ambos.
9. Una vez que el paciente ha regresado al decúbito supino, se puede cambiar el TBE por un TET de luz única estándar o bien mantenerse para la ventilación pulmonar independiente en la unidad de cuidados intensivos.
10. El **TPSB** se efectúa como tratamiento del mismo espectro de enfermos tratados mediante el intervención TPDb «en bloque». El TPSB constituye la técnica de elección en numerosos centros. Se suele llevar a cabo sin utilización de DCP. Su inconveniente principal es que la implantación seriada prolonga el tiempo de isquemia del segundo aloinjerto pulmonar.

J. Manejo y complicaciones postoperatorias

1. Las prioridades inmediatas son el **apoyo respiratorio y cardiovascular** intensivo.
   a. La **insuficiencia respiratoria** precoz suele ser debida al daño por reperfusión, que se caracteriza por gradientes de O_2 alveoloarterial altos, distensibilidad pulmonar mala e infiltrados parenquimatosos a pesar de las bajas presiones de llenado cardíaco. Es esencial la ventilación mecánica con PEFP, pero las presiones de insuflación se mantienen en un nivel mínimo en consideración a las nuevas anastomosis de las vías respiratorias.
   b. FIO_2 se mantiene a los niveles más bajos compatibles con una saturación oxigénica arterial aceptable.
   c. El 15% de los receptores de trasplante pulmonar puede desarrollar lesiones pulmonares graves derivadas del daño por reperfusión y la desorganización linfática durante la intervención quirúrgica. Este patrón de daño pulmonar se puede tratar mediante oxigenación de membrana extracorpórea, ON o ventilación pulmonar selectiva si está indicada.
   d. Puede aparecer disfunción aguda del aloinjerto y se asocia a una tasa de mortalidad de hasta el 60%.
   e. El **deterioro cardiovascular** podría proceder de la hemorragia, obstrucción de la anastomosis venosa pulmonar o de la PA, neumotórax a tensión o neumopericardio. La ETE puede ser una herramienta diagnóstica útil en el marco de las lesiones obstructivas vasculares. La hemorragia es más común tras el TCP o

TPDb «en bloque», particularmente en enfermos con enfermedad pleural y síndrome de Eisenmenger. El neumotórax a tensión sucede más frecuentemente en pacientes con enfisema terminal concurrente.

2. Se han puesto a punto **pautas farmacológicas inmunosupresoras** con el fin de controlar la respuesta inmunitaria del receptor y evitar el rechazo del aloinjerto[25]. La mayoría de los centros utiliza una pauta triple que incluye esteroides, ciclosporina y azatioprina. Aunque dichas pautas podrían controlar adecuadamente el rechazo agudo, el rechazo crónico todavía representa la mayoría de la morbimortalidad a largo plazo.
   a. La **ciclosporina** es un péptido pequeño derivado de un hongo del suelo. Sus acciones principales son la inhibición de la producción de interleucinas por parte de macrófagos y linfocitos T, así como inhibir la activación de linfocitos T cooperadores.
   b. La **azatioprina inhibe** la biosíntesis de novo de purinas, que es importante tanto para la producción de ADN como de ARN, bloqueando de ese modo la proliferación de linfocitos T y B.
   c. La **prednisona** es un fármaco antiinflamatorio que suprime la proliferación de los linfocitos T y la producción de inteleucinas por parte de dichas células.
   d. **FK506 (tacrolimus)** es un antibiótico macrólido con propiedades inmunosupresoras que inhibe la producción de interleucinas y la proliferación de linfocitos T. Se utiliza como sustituto de ciclosporina en el marco del rechazo agudo del aloinjerto. En comparación con ciclosporina, FK506 se ha asociado a una tasa de rechazo menor, tasas de infección similares y una mayor incidencia de diabetes mellitus de nueva aparición. Dispone de eficacia en la ralentización de la progresión de la bronconeumonía obliterante. Algunos autores han sugerido la utilización de FK506 como agente inmunosupresor primario por tales motivos.
   e. Entre los **anticuerpos** se encuentran la globulina antitimocítica, un anticuerpo inmunoglobulina G policlonal que reduce rápidamente los niveles de linfocitos T circulantes y promueve la formación de linfocitos T supresores. OKT3 es un anticuerpo monoclonal murino dirigido frente al antígeno de superficie CD3 en linfocitos T maduros que inhibe el reconocimiento de antígenos MHC en células extrañas y la ulterior respuesta inmunitaria.
3. La tasa de **complicaciones infecciosas postoperatorias** es mayor en pacientes sometidos a trasplante pulmonar que en los que recibieron otro tipo de órgano sólido. Por tanto, se debe poder diferenciar **infección frente a rechazo del aloinjerto.**
   a. Diversos factores incrementan la susceptibilidad de los pulmones trasplantados frente a la infección: a) exposición al ambiente externo; b) desorganización linfática pulmonar; c) alteración de la función mucociliar; d) ventilación mecánica prolongada que predispone al enfermo a infección nosocomial y colonización de las vías respiratorias, y e) presencia de cuerpos extraños en las vías respiratorias (p. ej., suturas).
   b. Es fundamental realizar un diagnóstico adecuado para obtener una respuesta satisfactoria y habitualmente se hace mediante una biopsia transbronquial utilizando FOB flexible. En algunas ocasiones es necesario llevar a cabo una biopsia a pulmón abierto.
   c. Las bacterias Gram negativas nosocomiales son las **causas** más frecuentes **de neumonía** durante los dos primeros meses del postoperatorio. Posteriormente, la neumonía por CMV se hace más común y se asocia a progresión a un estado de rechazo crónico del aloinjerto.
4. Los **nervios vago, frénico y recurrente laríngeo** están en peligro durante el trasplante pulmonar. Los daños a dichos nervios complican la retirada de la ventilación mecánica.
5. Las **fugas anastomóticas traqueales** suelen producir mediastinitis mortal. Por el contrario, las **fístulas bronquiales** comportan la aparición de estenosis tratadas mediante endoprótesis de silicona e intervenciones repetidas de dilatación de las vías respiratorias. Las complicaciones de dichas vías han disminuido al aumentar la

experiencia con trasplantes pulmonares satisfactorios. A pesar de que el desplegamiento telescópico del bronquio donado en el receptor ha disminuido la incidencia de dehiscencia anastomótica, continúa apareciendo la estenosis anastomótica y varía según la técnica quirúrgica utilizada por cada centro.

K. Resultados

1. **Supervivencia.** Las publicaciones recientes del Registro ISHLT indican que la mortalidad actual a 30 días tras el TUP y TPDb se sitúa entre un 10% y un 15%[16]. Los centros especializados en trasplante pulmonar (como la Universidad de Washington) refieren una mortalidad incluso menor (supervivencia a un año del 87,1% tras TUP y 86,9% tras TPSB)[26].
   a. Constituyen factores pronósticos independientes de una respuesta desfavorable a un año tras el trasplante: a) necesidad de respirador previo al trasplante, b) retrasplante, c) bronconeumonía obliterante y d) edad del receptor.
   b. Los factores de morbilidad postrasplante pulmonar son a) hipertensión, b) disfunción renal, c) hiperlipidemia, d) diabetes mellitus, e) bronconeumonía obliterante y f) desarrollo de neoplasias malignas (predominantemente cutáneas y linfáticas).
   c. La edad del donante y el tiempo isquémico total del aloingerto parecen ser factores de riesgo para el desarrollo de bronquiolitis obliterante.
2. Se ha demostrado que la **tolerancia al ejercicio** aumenta tras el trasplante pulmonar, al igual que los factores de calidad de vida en los supervivientes.

L. Consideraciones especiales en el trasplante pulmonar infantil

1. **Epidemiología**
   a. Desde 1994 se han referido 381 intervenciones de trasplante pulmonar aislado en niños menores de 17 años.
   b. La cardiopatia congénita, FQ y EPT vasculares representan la mayoría de los diagnósticos en receptores pediátricos de pulmón. La intervención más frecuente es el TPDb/TPSB (a diferencia de los adultos, en los que el TUP es más común).
2. **Respuesta.** La supervivencia a un año supera en la actualidad el 80% cuando se utiliza la intervención TPSB[16].
3. **Patofisiología.** En niños afectados por anomalías de desarrollo pulmonar graves (p. ej., hernia diafragmática congénita con hipoplasia pulmonar y malformaciones quistadenomatosas), el trasplante pulmonar aislado puede ofrecer la única posibilidad de supervivencia. En raras ocasiones podría estar indicado el TCP durante la infancia en HPP, FQ o síndrome de Eisenmenger.
4. **Pulmones donados.** Las cuestiones de tamaño imponen limitaciones adicionales en el emparejamiento de órganos en receptores infantiles y, en consecuencia, acentúan la falta de órganos. La escasez de órganos donados adecuados ha impulsado la donación de lóbulos pulmonares de parientes vivos; sin embargo, el éxito de este enfoque es, en cierto modo, poco seguro. Asimismo, la morbimortalidad de donante y paciente inherente a esta operación ha generado una notable controversia.
5. **Intubación.** En niños más pequeños, la utilización de TLD no es posible; en vez de ellos, la elección más frecuente suele ser la **intubación bronquial** con un tubo de luz única con balón convencional.

M. Anestesia en el paciente postrasplante pulmonar. Además de ciertas consideraciones específicas, varios principios generales son pertinentes en todos los enfermos que se han sometido a un trasplante pulmonar satisfactorio, como la toxicidad de los inmunosupresores, la posibilidad de complicaciones infecciosas y neoplásicas, y las interacciones entre agentes inmunosupresores y otros agentes farmacológicos (incluyendo anestésicos).

1. Se puede producir **denervación cardíaca** tras el TPDB «en bloque» debido a que con frecuencia es necesaria la disección retrocardíaca amplia.
2. Las anastomosis de las vías respiratorias se pueden asociar a estenosis crónicas y una **eliminación inadecuada de las secreciones.**
3. **Efectos sistémicos tóxicos de los inmunosupresores**
   a. La **ciclosporina** es una nefrotoxina potente. Las concentraciones de nitrógeno úrico sanguíneo y de creatinina aumentan y la mayoría de los enfermos desarrollan

hipertensión sistémica. La ciclosporina puede causar lesiones hepatocelulares, hiperuricemia, hipertrofia gingival, hirsutismo y temblores o apoplejías (a concentraciones séricas elevadas).

b. La **azatioprina** suprime todos los elementos formes en la médula ósea. Puede producir anemia, trombocitopenia y, en ocasiones, anemia aplásica. La azatioprina se asocia a insuficiencia hepatocelular y pancreática, alopecia y molestias gastrointestinales. En esta población de pacientes puede existir un aumento de la demanda de la posología de agentes inhibitorios neuromusculares no despolarizantes.

c. La **prednisona** produce supresión adrenal, intolerancia a la glucosa, úlceras gastroduodenales, osteonecrosis aséptica y fragilidad del tegumento. La necesidad de administrar «dosis de estrés» intraoperatorias de glucocorticoides en enfermos con supresión adrenal crónica es controvertida.

d. **FK506 (tacrolimus)** muestra un rango de toxicidades, como la nefrotoxicidad, semejante a la ciclosporina.

e. La utilización de **globulina antitimocítica y OKT3** se puede acompañar de fiebre y otros síntomas sistémicos moderados, y en raras ocasiones de edema o meningitis aséptica.

4. **Infecciones**

a. Las infecciones bacterianas postrasplante iniciales están habitualmente relacionadas con la **neumonía** (Streptococcus pneumoniae; bacilos Gram negativos); **infección de la herida** (Staphylococcus aureus) y utilización de **catéteres urinarios** (Escherichia coli). Dada la especial susceptibilidad frente a la neumonía, se recomienda la extubación precoz de la tráquea tras la anestesia general.

b. El CMV representa el patógeno viral más frecuente en los receptores de trasplante pulmonar y se debe ya a infección primaria (tras la implantación de un aloinjerto contaminado o la transfusión de sangre en pacientes seronegativos) o bien a la reactivación de la infección en un enfermo seropositivo.

c. Después de los primeros pocos meses de inmunosupresión, la vulnerabilidad frente a **patógenos oportunistas** aumenta (CMV, Pneumocystis carinii, herpes zoster). Si el diagnóstico es rápido y el tratamiento definitivo, la supervivencia se impone. Se dispone de pautas antibióticas profilácticas que han sido satisfactorias en la reducción de la prevalencia de algunas de dichas infecciones (p. ej., trimetoprima-sulfametoxazol para P. carinii).

5. **La aparición de trastornos linfoproliferativos postrasplante** es más probable en pacientes inmunodeprimidos. El trastorno linfoproliferativo postrasplante constituye la tercera causa de muerte fuera del período perioperatorio, con una incidencia situada entre el 1,8% y el 20%. Otras neoplasias malignas asociadas con la inmunosupresión son a) linfoma no hodgkiniano; b) carcinoma escamoso de la piel y labio; c) sarcoma de Kaposi y d) carcinoma vulvar, perineal, renal y del árbol hepatobiliar.

6. **Interacciones farmacológicas**

a. El sistema enzimático del citocromo P450 metaboliza tanto ciclosporina como prednisona en los hepatocitos. Los fármacos que inhiben esas enzimas (como los bloqueantes de canales de calcio) pueden incrementar sus concentraciones séricas y promover sus efectos secundarios tóxicos.

b. Otros fármacos (como barbitúricos y fenitoína) pueden inducir a las enzimas P450 y disminuir las concentraciones de ciclosporina por debajo del intervalo terapéutico.

N. **El futuro del trasplante pulmonar.** El trasplante pulmonar ha constituido una opción viable en numerosos pacientes con EPT. Los obstáculos relativos a la disponibilidad de injerto, función del injerto y prolongación de la supervivencia del enfermo siguen sin ser superados. Las nuevas terapias, como CRVP y prostaciclina nebulizada en pacientes con hipertensión pulmonar terminal, podrían eliminar completamente la necesidad de realizar trasplantes[27]. El trasplante lobular pulmonar de parientes vivos y la terapia génica en lesiones relacionadas con el trasplante son muy prometedoras. El perfeccionamiento de los métodos actuales de extracción y conservación de los órganos, junto con la puesta a punto de técnicas mejores de evaluación de los órganos donados, representan aún dificultades importantes que deben ser vencidas. En última instancia, los avances tecnológicos adicionales podrían comportar el éxito del xenotrasplante y el desarrollo de organogénesis pulmonar, aportando una solución a la carestía actual de órganos adecuados disponibles para trasplante.

V. Cirugía de reducción de volumen pulmonar. Aproximadamente 15 millones de personas en Estados Unidos están afectadas por EPOC y dos millones de ellas presentan enfisema. La obstrucción del flujo de aire asociado a bronquitis crónica o enfisema se produce como consecuencia de la pérdida de las propiedades de retracción elástica del pulmón y de la pared torácica. Al avanzar la enfermedad, los pacientes sufren un debilitamiento progresivo y muestran síntomas de disnea grave, requieren oxígeno complementario y su tolerancia al ejercicio es escasa. La CRVP ofrece a un grupo seleccionado de enfermos la posibilidad de una mejora de la tolerancia al ejercicio, reducción de la disnea, mejora de la calidad de vida y prolongación de la vida. Se ha sugerido que la CRVP puede aportar a estos pacientes un beneficio que no puede ser aportado por ningún otro medio distinto al trasplante de pulmón.

A. Historia de la cirugía de reducción del volumen pulmonar

1. En 1957, el Dr. Otto Brantigan describió una técnica quirúrgica para enfermos aquejados de enfisema terminal diseñada para aliviar los síntomas de la disnea grave y la intolerancia frente al ejercicio. El propósito de Brantigan era retirar áreas inútiles del pulmón desde el punto de vista funcional con el fin de restablecer la retracción elástica pulmonar, aumentando de ese modo la tracción hacia el exterior de las vías respiratorias pequeñas y posteriormetne mejorar el flujo aéreo. Brantigan creía que esta técnica podría restablecer los contornos diafragmático y torácico que mejorarían el movimiento respiratorio. Además, pensaba que la escisión del tejido pulmonar no funcionante aliviaría la compresión ejercida sobre el tejido pulmonar normal y comportaría un mejor ajuste V/Q. Lamentablemente, la mortalidad quirúrgica era significativa y no se pudieron documentar determinaciones objetivas de efecto beneficioso. En consecuencia, se abandonó la CRVP inicial como terapia viable en pacientes con enfisema terminal hasta 1993.
2. En 1996, el Dr. Joel Cooper escribió un editorial que recomendaba la técnica de CRVP como «intervención lógica y sensata desde el punto de vista fisiológico con efectos beneficiosos demostrables en un grupo seleccionado de pacientes con ninguna otra terapia alternativa[28]». Añadió, además, que la aplicación satisfactoria de la CRVP fue «posible a través de un mejor conocimiento de la fisiología pulmonar, mejora de las técnicas anestésicas y quirúrgicas, y la experiencia ganada en el trasplante pulmonar». Aunque el Dr. Cooper promovía los efectos beneficiosos de la CRVP en ciertos pacientes, no minimizó el riesgo quirúrgico y sugirió que esta intervención no se podía llevar a cabo en todos los centros sanitarios del país. Este autor elaboró la siguiente propuesta:

   1) los profesionales sanitarios deberían restringir la aplicación de esta intervención (CRVP) debido al número limitado de centros de excelencia; 2) se debería requerir que tales centros documentasen y refiriesen información específica en relación con la morbilidad, mortalidad y medidas objetivas de respuesta clínica, y 3) un comité científico debería revisar y evaluar periódicamente estos datos con anterioridad a la aprobación de la autorización de continuar realizando la intervención.

   Además, recomendó que se debería evaluar a aquellos pacientes que, de lo contrario, serían candidatos al trasplante pulmonar, de modo que se sometiesen a la intervención más adecuada. Aunque el Dr. Cooper no recomendó necesariamente un ensayo aleatorizado prospectivo a largo plazo para validar el efecto beneficioso de la CRVP, sus propuestas se tradujeron en el diseño y puesta en marcha del National Emphysema Treatment Trial (NETT).

B. El estudio NETT comenzó en octubre de 1997. Se trata de un ensayo aleatorizado prospectivo multicéntrico patrocinado por el National Heart, Lung, and Blood Institute junto con Health Care Financing Administration [en la actualidad conocido como Center for

Medicare and Medicaid Services (CMS)] que tiene una duración de 4,5 años e incluye a 4.700 enfermos. Los pacientes que pueden ingresar en el estudio deben tener cobertura médica Medicare, a menos que su cobertura privada desee correr con los gastos.

1. El **objetivo primario** del NETT es determinar si la adición de CRVP a la terapia farmacológica mejora la supervivencia del paciente y aumenta su capacidad de ejercicio.
2. Como **objetivos secundarios** se encuentran la definición del perfil de individuo con probabilidad de beneficiarse de la CRVP, así como determinar si esta cirugía mejora la calidad de vida, reduce los síntomas debilitantes y aumenta la función pulmonar global.
3. Los pacientes se distribuyen aleatoriamente a recibir únicamente terapia farmacológica o terapia farmacológica junto con cirugía. Los pacientes quirúrgicos se asignan, a su vez, a ser intervenidos por medio de **esternotomía media** o **toracoscopia bilateral.**
4. Una intervención satisfactoria se define como un aumento del **60% al 70% de la FEV_1 a los tres meses de postoperatorio que se mantiene durante un mínimo de un año; disminución de la capacidad pulmonar total y del volumen residual; mejor tolerancia al ejercicio, y reducción significativa del requerimiento oxigénico complementario.**

C. **Resultados.** En el momento de escribir estas líneas se desconocen los resultados finales del NETT; sin embargo, existen varias comunicaciones basadas en CPVP anteriores publicadas con anterioridad al inicio del NETT, así como informes de resultados preliminares del Grupo de Investigación del NETT.

1. Gaissert y cols.[29] compararon la respuesta clínica de enfermos que recibieron CRVP o bien trasplante pulmonar. En su serie, encontraron que, aunque los enfermos tratados mediante un trasplante pulmonar único o bilateral mostraban una función pulmonar superior, la CRVP lograba una mejora satisfactoria de los síntomas incapacitantes en el período inicial tras la operación y evitaba la inmunosupresión y las complicaciones relacionadas con el trasplante. También observaron que la CRVP constituía una intervención adecuada en determinados enfermos que también eran aptos para el trasplante pulmonar y que dicha cirugía suponía una opción terapéutica anterior para los que esperaban el trasplante pulmonar. Finalmente, concluyeron que la CRVP podría representar la única alternativa en algunos pacientes con enfisema debilitante que de otro modo no serían candidatos al trasplante.
2. Cooper y cols[30]. describieron otra serie de 150 intervenciones de reducción de volumen pulmonar bilateral consecutivos realizados en 1996. Se seleccionaron pacientes de edades comprendidas entre los 36 y 77 años con enfisema grave, que fueron sometidos a CRVP según los siguientes criterios: a) disnea grave; b) un aumento de la capacidad pulmonar total (142% del valor predicho) y disminución de FEV_1 (25% del valor predicho), y c) patrón de enfisema que incluía regiones con destrucción grave, hiperinsuflación y perfusión mala. El 93% de dichos enfermos dependía de oxígeno. Los resultados de esta serie de pacientes tuvo un impacto significativo en el futuro de la CRVP. La mortalidad a 90 días fue del 4%; la estancia hospitalaria disminuyó con el aumento de la experiencia del equipo sanitario; la fuga de aire prolongada constituyó la complicación principal, y los pacientes mostraron una reducción significativa de la disnea, así como una mejora de su calidad de vida global en comparación con el estado preoperatorio. A los seis meses existió un aumento de FEV_1, disminución del volúmen residual, un aumento medio de P_aO_2 de 8 mm Hg, y el 70% de todos los enfermos no hubo de recibir oxígeno complementario posteriormente. Esta misma serie fue evaluada de nuevo a 1 y 2 años después de la CRVP y el grupo mantuvo los efectos beneficiosos derivados de la cirugía en ambos períodos.
3. Brenner y cols.[31] describieron el resultado del estudio de mayor tamaño publicado hasta hoy. Esta serie de 256 enfermos tratados mediante CRVP bilateral para el enfisema se centró en los datos de supervivencia. Los pacientes contaban con una supervivencia a un año del 85% ± 2,3% y una supervivencia a dos años del 81% ± 2,7%. También encontraron que los supervivientes tendían a ser menores de 70 años de edad y presentaban una FEV_1 basal (mayor de 0,5 litros) y una P_aO_2 (mayor de 54 mm Hg) más elevadas. Los enfermos con una mejora mayor a corto plazo de FEV_1 en el post-

operatorio (superior a 0,56 litros) disponían de una supervivencia global a largo plazo significativamente mejor.

4. En el año 2001, el Grupo de Investigación del NETT[32] distribuyó un primer informe de las respuestas clínicas preliminares de un grupo de 1.033 pacientes. Indicaron que es preciso ser prudente al utilizar CRVP en enfermos aquejados de enfisema con un FEV_1 bajo (al menos 20% del valor predicho) y enfisema homogéneo o bien una capacidad de difusión de monóxido de carbono muy baja (al menos 20% del valor predicho). Asimismo, concluyeron que era poco probable que dicho grupo de pacientes se beneficiase de la CRVP y que presentaba un riesgo alto de muerte postoperatoria.

D. **Manejo anestésico de la cirugía de reducción del volumen pulmonar.** Los anestesistas y su experiencia son esenciales para seguir obteniendo respuestas clínicas satisfactorias en enfermos sometidos a CRVP. Nuestra experiencia con relación a la fisiología y farmacología cardiopulmonar y manejo del dolor nos permite minimizar las complicaciones durante el período postoperatorio.

1. **Valoración preoperatoria.** Todos los enfermos programados para CRVP dentro del ámbito del NETT se someten a los siguientes estudios fisiológicos preoperatorios: a) estudios de la función pulmonar estándar; b) medición pletismográfica de los volúmenes pulmonares; c) prueba de marcha de 6 minutos normalizada; d) valores gasometría de sangre arterial; e) pruebas de perfusión pulmonar nuclear cuantitativas, y f) ventriculogammagrafía cardíaca o ecocardiograma de estrés con dobutamina.
2. **Programa de rehabilitación pulmonar preoperatoria.** Tras la evaluación preoperatoria inicial, todos los enfermos se someten a un programa de rehabilitación pulmonar durante un mínimo de 6 semanas con anterioridad a la intervención quirúrgica.
3. **Monitores.** Además de los monitores estándar, se recomienda el acceso IV de calibre grande y una vía arterial. La utilización de catéteres venosos centrales y catéteres de AP se debería plantear en el caso de cada paciente.
4. El uso prudente de **TEA,** tanto intra como postoperatoriamente, ofrece las ventajas que se detallan a continuación: a) conservación de la capacidad de toser y eliminar secreciones, disminuyendo así la atelectasia y, posiblemente, reduciendo la infección pulmonar; b) reducción de las resistencias de las vías respiratorias; c) mejora de la función del nervio frénico; d) estabilización de la función endotelial coronaria; e) mejora de la perfusión miocárdica; f) recuperación anterior de la función intestinal; g) conservación de la inmunocompetencia, y h) disminución del gasto asociado al cuidado perioperatorio mediante la reducción de las complicaciones en dicho período. Los mejores resultados se obtienen con catéteres situados al nivel espinal T-4 a T-5 ó T-5 a T-6.
   a. **TEA intraoperatoria.** Se puede utilizar TEA como complemento de la anestesia general. Los anestésicos locales, como lidocaína 2%, bupivacaína 0,25% o bupivacaína 0,5%, aportan condiciones quirúrgicas óptimas. Los anestésicos locales se pueden administrar por medio de una inyección intravenosa rápida intermitente o en forma de infusión continua.
      1) Dado que las fugas de aire persistentes pueden representar un problema en el período postoperatorio y se pueden acentuar como consecuencia de la ventilación de presión positiva, es más adecuado extubar al enfermo al finalizar la cirugía o bien tan pronto como sea posible tras la intervención.
      2) Es preciso ser prudente respecto a la adición de opioides al infusado debido a que disponen de la capacidad de deprimir gravemente los esfuerzos respiratorios del paciente.
   b. **TEA postoperatoria.** TEA permite una analgesia postoperatoria superior tanto para la esternotomía media como para las intervenciones quirúrgicas de toracoscopia bilateral. Se sugiere administrar una concentración reducida de anestésico local junto con una pequeña dosis de opioides administrados mediante infusión continua (p. ej., bupivacaína 0,125% e hidromorfona 0,01 mg/ml).
5. Se debería emplear un **TBE de doble luz de lado izquierdo** para asegurar las vías respiratorias del paciente.

6. **Anestesia general.** La inducción de la anestesia general se puede efectuar con agentes que promueven la homeostasia hemodinámica. Un ejemplo es etomidato 0,2 mg/kg más un agente bloqueante neuromuscular no despolarizante fácilmente reversible como rocuronio. La anestesia de mantenimiento puede consistir en bajas dosis de un agente volátil (p. ej., 0,2% a 0,4% isoflurano) y oxígeno además de TEA. Se debería individualizar adecuadamente el plan anestésico de cada paciente.
7. **Manejo postoperatorio.** Los problemas que se deberían esperar en el período postoperatorio incluyen a) exceso de sedación, b) acumulación de secreciones en las vías respiratorias, c) neumotórax, d) broncoespasmo, e) embolia pulmonar, f) neumonía y g) fugas de aire persistentes. La reintubación y ventilación mecánica se asocian a una elevada morbimortalidad. Se pueden tomar varias medidas para minimizar estos efectos secundarios adversos:
   a. Desbridamiento pulmonar prudente
   b. Broncodilatadores
   c. Analgesia eficaz con TEA

E. Conclusiones. En resumen, hemos de considerar los siguientes puntos. ¿Cuál es el futuro de la CRVP? ¿Se debería excluir a los pacientes que podrían beneficiarse de la CRVP debido a su incapacidad para pagar? ¿Pueden los anestesistas influir en el resultado de los enfermos sometidos a CRVP? Los autores de este capítulo opinan que la CRVP constituye una terapia viable y valiosa que muestra un claro efecto beneficioso en un grupo muy determinado de enfermos con enfisema terminal. Muchos de estos paciente no disponen de otras opciones terapéuticas, y algunos de los que podrían ser candidatos al trasplante pulmonar podrían morir en el período de espera. Puesto que se ha demostrado que la CRVP es beneficiosa para algunos pacientes, los aseguradores sanitarios no deberían considerar ya que esta forma de terapia es experimental o de investigación. Los resultados finales del NETT podrían apoyar esta posición. Si la CRVP sigue mostrando sus efectos beneficiosos en enfermos con enfisema terminal, es fundamental que los anestesistas continúen estando estrechamente implicados en el cuidado perioperatorio. ¡Nuestra experiencia cambia realmente la situación!

Bibliografía

1. Kearney DJ, Lee TH, Reilly JJ, et al. Assessment of operative risk in patients undergoing lung resection. *Chest* 1994;105:753.
2. Slinger PD, Johnston MR. Preoperative assessment for pulmonary resection. *J Cardiothorac Vasc Anesth* 2000;14:202–211.
3. **Cerfolio RJ, Allen MS, Trastak VF, et al. Lung resection in patients with compromised pulmonary function. *Ann Thorac Surg* 1996;62:348.**
4. Golledge J, Goldstraw P. Renal impairment after thoracotomy: incidence, risk factors and significance. *Ann Thorac Surg* 1994;58:524.
5. Slinger P, Suissa S, Triolet W. Predicting arterial oxygenation during one-lung ventilation. *Can J Anaesth* 1992;39:1030–1035.
6. Arndt GA, DeLessio ST, Kranner PW. One-lung ventilation when intubation is difficult—presentation of a new endobronchial blocker. *Acta Anaesthesiol Scand* 1999;43:356.
7. Slinger P, Scott WAC. Arterial oxygenation during one-lung ventilation: a comparison of enflurane and isoflurane. *Anesthesiology* 1995;82:940.
8. Hogue CW Jr. Effectiveness of low levels of non-ventilated lung continuous positive airway pressure in improving oxygenation during one-lung ventilation. *Anesth Analg* 1994; 79:364.
9. **Slinger P. Fiberoptic bronchoscopic positioning of double lumen tubes. *J Cardiothorac Anesth* 1989;3:486–496.** For photographs see "Double-Lumen Tubes" in the Review Articles section at the web site ***www.thoracicanesthesia.com.***
10. Slinger P. Post-pneumonectomy pulmonary edema: is anesthesia to blame? *Curr Opin Anesthesiol* 1999;12:49–54.
11. Amar D, Roistacher N, Burt ME, et al. Effects of diltiazem versus digoxin on dysrhythmias and cardiac function after pneumonectomy. *Ann Thorac Surg* 1997;63:1374.
12. Riley RH, Wood BM. Induction of anesthesia in a patient with a bronchopleural fistula. *Anaesth Intens Care* 1994;22:625.
13. **Shamberger RC, Hozman RS, Griscom NT, et al. Prospective evaluation by computed tomography and pulmonary function tests of children with mediastinal masses. *Surgery* 1995;118:468.**
14. Frawley G, Low J, Brown TCK. Anaesthesia for an anterior mediastinal mass with ketamine and midazolam infusion. *Anaesth Intens Care* 1995;23:610–612.
15. Licker M, Schweizer A, Nicolet G, et al. Anesthesia of a patient with an obstructing tracheal mass: a new way to manage the airway. *Acta Anaesthesiol Scand* 1997;41:84–86.

16. **Hosenpud JD, Bennett LE, Keck BM, et al. The Registry of the International Society for Heart and Lung Transplantation: eighteenth official report—2001. *J Heart Lung Transplant* 2001;20:805–815.**
17. **Demeo DL, Ginns LC. Clinical status of lung transplantation: overview. *Transplantation* 2001;72:1713–1724.**
18. Snell GI, Richardson M, Griffiths AP, et al. Coronary artery disease in potential lung transplant recipients greater than 50 years old: the role of coronary intervention. *Chest* 1999;116:874.
19. Aris RM, Gilligan PH, Neuringer IP, et al. The effects of pan-resistant bacteria in cystic fibrosis patients on lung transplant outcome. *Am J Respir Crit Care Med* 1997;155:1699.
20. Starnes VA, Woo MS, MacLaughlin EF, et al. Comparison of outcomes between living donor and cadaveric lung transplantation in children. *Ann Thorac Surg* 1999;68:2279.
21. **Bhorade SM, Vigneswaran W, McCabe MA, et al. Liberalization of donor criteria may expand the donor pool without adverse consequence in lung transplantation. *J Heart Lung Transplant* 2000;19:1199.**
22. Shennib H, Kuang JQ, Giaid A. Successful retrieval and function of lungs from non-heart-beating donors. *Ann Thorac Surg* 2001;71:458.
23. Fisher AJ, Donnelly SC, Hirani N, et al. Elevated levels of interleukin-8 in donor lungs is associated with early graft failure after lung transplantation. *Am J Respir Crit Care Med* 2001;163:259.
24. **Novik RJ, Bennett LE, Meyer DM, et al. Influence of graft ischemic time and donor age on survival after lung transplantation. *J Heart Lung Transplant* 1999; 18:425.**
25. **Hausen B, Morris RE. Review of immunosuppression for lung transplantation: novel drugs, new uses for conventional immunosuppressants, and alternative strategies. *Clin Chest Med* 1997;18:353.**
26. **Meyers BF, Lynch J, Trulock E, et al. Lung transplantation: a decade of experience. *Ann Surg* 1999;230:362–371.**
27. **Meyers BF, Yusen RD, Guthrie TJ, et al. Outcome of bilateral lung volume reduction in patients with emphysema potentially eligible for lung transplantation. *J Thorac Cardiovasc Surg* 2001;122:10–17.**
28. Cooper JD, Lefrak SS. Is volume reduction surgery appropriate in the treatment of emphysema? Yes. *Am J Respir Crit Care Med* 1996;153:1201–1204.
29. Gaissert HA, Trulock EP, Cooper JD, et al. Comparison of early functional results after volume reduction or lung transplantation for chronic obstructive pulmonary disease. *J Thorac Cardiovasc Surg* 1996;111:296–307.
30. Cooper JD, Patterson GA, Sundaresan RS, et al. Results of 150 consecutive bilateral lung volume reduction procedures in patients with severe emphysema. *J Thorac Cardiovasc Surg* 1996;112:1319–1330.
31. Brenner, Matthew MD, et al. Survival following bilateral staple lung volume reduction surgery for emphysema. *Chest* 1999;115:390–396.
32. National Emphysema Treatment Trial Research Group. Patients at high risk of death after lung-volume-reduction surgery. *N Engl J Med* 2001;345:1075–1082.

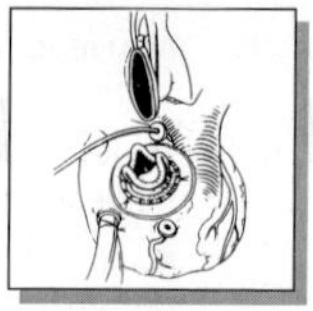

Tratamiento del dolor en las intervenciones cardiotorácicas

Mark Stafford-Smith y Thomas M. McLoughlin, Jr.

I. Introducción

A. Incidencia e intensidad del dolor después de las intervenciones cardiotorácicas

Se acepta de forma general que las cirugías que requieren esternotomía y, particularmente, incisiones de toracotomía son unas de las más debilitantes en el postoperatorio de los pacientes, tanto desde el punto de vista del dolor como de la función respiratoria. Son importantes otras fuentes de malestar después de la cirugía cardiotorácica, además del dolor cutáneo por la incisión. Pueden contribuir al dolor en el postoperatorio las fracturas adicionales de las costillas y del esternón, así como el dolor en las articulaciones costovertebrales provocado por la extensión de las costillas. En aproximadamente el 50% de los enfermos postoracotomía aparece dolor crónico por lesión del nervio intercostal; en el 5% el dolor es intenso e incapacitante. A pesar de las primeras especulaciones acerca de que las intervenciones torácicas y cardíacas mínimamente invasivas disminuirían la incidencia y la intensidad del dolor en el postoperatorio en comparación con la cirugía cardíaca tradicional, la experiencia clínica no lo ha demostrado en la mayoría de los casos. Ninguna de las técnicas de toracotomía ha mostrado disminuir la incidencia del dolor crónico postoracotomía y se debería avisar a los pacientes de esta posible complicación.

B. Vías de transmisión de la nocirrecepción

La falta de conocimiento acerca de la anatomía y fisiología de las vías del dolor respalda la utilización lógica de estrategias analgésicas en la cirugía cardiotorácica. En los enfoques multimodalidad se aprovechan las numerosas dianas terapéuticas en la cadena de señalización para optimizar el control del dolor con un número menor de efectos secundarios.

En la región torácica, las señales del dolor se transmiten a través de las fibras mielinizadas Aδ y de las desmielinizadas C de los nervios intercostales periféricos. Las ramas anterior, posterior y visceral de cada nervio intercostal inervan la pared torácica anterior, posterior y vísceras del tórax, respectivamente. Estas ramas se unen antes de entrar en el espacio paravertebral y se introducen en el canal espinal a través del orificio intervertebral. Las fibras sensitivas de los nervios intercostales forman una raíz que se une con el asta posterior del cordón medular para entrar en el sistema nervioso central (SNC). El dolor somático es mediado principalmente a través de las fibras mielinizadas Aδ de las ramas anterior y posterior. El dolor simpático (visceral) es mediado por las fibras desmielinizadas C de las tres ramas. Las señales aferentes simpáticas se dirigen desde las ramas de los nervios intercostales a través del tronco simpático (una estructura paravertebral que se encuentra por debajo de la pleura parietal en el tórax) y entran en el SNC a través de los nervios periféricos desde T1 a L2. Asimismo, el nervio vago realiza la inervación parasimpática visceral del tórax. Este nervio craneal entra en el SNC a través de la médula oblongada, por lo que no resulta afectado por los métodos epidurales o espinales para el control del dolor.

La médula espinal y el canal espinal tienen una longitud considerablemente diferente y, en consecuencia, los segmentos de la médula espinal no siempre se sitúan con su vértebra respectiva. Por ello, para que las técnicas de analgesia regional se desarrollen con éxito es fundamental el conocimiento de la anatomía espinal. Esto es particularmente importante con el uso de opioides lípido solubles, ya que el asta posterior sobre el que actúan se encuentra, a menudo, demasiado cefálico en relación con el foramen intervertebral y nervio al que se asocia.

La mayoría de las señales espinales del dolor se transmiten al cerebro después de cruzar del asta posterior a las estructuras contralaterales de la médula espinal (p. ej., tracto espinotalámico). La distribución de las señales nocirreceptivas ocurre en el cerebro en numerosas localizaciones, lo que produce respuestas cognitivas, afectivas y autonómicas frente a los estímulos nocivos.

La modificación endógena de las señales del dolor empieza en el lugar del traumatismo, incluyendo la hiperalgesia relacionada con la inflamación y otros fenómenos mediados por el SNC como la clausura («windup»). La sustancia gelatinosa del asta posterior es una localización importante para la modulación del dolor, incluyendo efectos que se median por los sistemas opioideos, adrenérgico y del receptor N-metil-D-aspartato (NMDA).

C. Consideraciones en la analgesia: intervención, paciente y proceso

El grado y la localización del traumatismo quirúrgico, especialmente el lugar de incisión de la piel y la ruta de acceso óseo al tórax, son importantes para anticipar los requerimientos de analgesia después de la cirugía torácica. De forma notable, las intervenciones mínimamente invasivas que disminuyen el traumatismo quirúrgico pueden no disminuir el dolor en el postoperatorio al favorecer el traumatismo en regiones más sensibles al dolor (p. ej., minitoracotomía frente a esternotomía). Se deben individualizar las estrategias analgésicas, especialmente en los enfermos de alto riesgo en los que los resultados beneficiosos pueden ser mayores. La aplicación de los principios de «alta precoz» a la cirugía cardiotorácica se ha generalizado y requiere una estrategia racional en la analgesia del postoperatorio. Esto incluye no sólo la administración de una analgesia adecuada en dicho período, sino también de una educación en el preoperatorio acerca de cómo describir el dolor, intervenciones analgésicas, dispositivos, y la posibilidad de transición a analgésicos orales en el postoperatorio y su administración en casa.

D. Consecuencias adversas del dolor

Las señales nocirreceptivas, además de los aspectos cognitivos de malestar del dolor, tienen otros efectos que pueden perjudicar y retrasar la recuperación del enfermo. Entre ellos se incluyen la activación de los reflejos neuroendocrinos del SNC que constituyen la respuesta de estrés a la cirugía, un estado catabólico que da lugar a la liberación de numerosas sustancias humorales (p. ej., cortisol, vasopresina, renina, angiotensina) que se caracteriza por el aumento de las catecolaminas circulantes, una disminución del tono vagal y un mayor consumo de oxígeno. Las respuestas reflejas espinales al dolor incluyen espasmo muscular localizado y la activación del sistema nervioso simpático.

Entre las consecuencias fisiopatológicas de las respuestas locales y sistémicas al dolor se encuentran las complicaciones respiratorias en relación con la alteración de la función del diafragma, isquemia del miocardio, íleon, retención urinaria y oliguria, tromboembolismo y alteración de la respuesta inmunitaria[1].

E. Resultados beneficiosos de una buena analgesia en las intervenciones cardiotorácicas

El efecto beneficioso principal de un control eficaz del dolor es la satisfacción del paciente. Algunos estudios han documentado ventajas adicionales de la optimización de la analgesia. La buena evolución de las complicaciones del perioperatorio parece que se relaciona en gran medida con la técnica analgésica utilizada, especialmente con la eficacia en inhibir la respuesta frente al estrés quirúrgico y los reflejos nocirreceptivos espinales. A este respecto, la analgesia neuroaxial y regional parecen ser las más eficaces. Los resultados beneficiosos de la analgesia regional se encuentran muy bien resumidos en la revisión realizada por Lui y cols.[2] En general, los efectos beneficiosos reflejan los resultados de evitar las consecuencias adversas del dolor resumidas en la sección **I.D.**

Además, el establecimiento de una analgesia eficaz con anterioridad a la cirugía parece que en algunos casos proporciona una ventaja preventiva y puede proteger frente a la aparición de síndromes de dolor crónico.

F. Asuntos económicos y de servicio del dolor agudo y normas para el manejo del dolor de la Joint Commission on Accreditation of Healthcare Organizations

En el año 2001, la Joint Commission on Accreditation of Healthcare Organizations (JCAHO) integró la evaluación y el manejo del dolor en sus normas para la acreditación de las organizaciones sanitarias. Esto refleja la preocupación cada vez mayor acerca de la importancia del dolor para los enfermos, tanto en lo desagradable de la experiencia como en la influencia negativa en la evolución. Seis normas reivindican el derecho del paciente a recibir una educación apropiada en el hospital, a la valoración y el tratamiento del dolor y, si es necesario, al suministro de fármacos analgésicos con posterioridad al alta hospitalaria. El objetivo de estas normas es convertir el dolor en el quinto signo vital; se pueden revisar en la página web de la JCAHO (www.jcaho.org).

Mientras que muchos centros disponen de servicios para la atención del dolor agudo, las consecuencias de las normas de la JCAHO en la planificación de los servicios perioperatorios y en las agencias patrocinadoras ha sido remarcar la importancia de dedicar recursos y apoyo económico al especialista del dolor.

II. Tratamiento farmacológico del dolor

A. Analgésicos opioides

1. Mecanismos

Los analgésicos opioides son un grupo amplio de compuestos que incluye los extractos naturales del opio (p. ej., morfina, codeína); los sustitutos sintéticos (p. ej., fentanilo, hidromorfoma), y los péptidos endógenos (p. ej., endorfinas, encefalinas). Están relacionados por su interacción con los receptores opioides; de todas maneras, un mismo fármaco puede funcionar como agonista, antagonista o agonista parcial en receptores diferentes. Los receptores opioides cuentan con una distribución amplia, pero se encuentran concentrados en la sustancia gelatinosa del asta posterior de la médula espinal, al igual que en regiones cerebrales como la médula rostral ventral, locus ceruleus y la sustancia gris periacueductal. La estimulación de los receptores opioides inhibe a la adenilato ciclasa, cierra los canales de calcio dependientes de voltaje y abre los canales de potasio de rectificación hacia dentro dependientes de calcio, lo que da lugar a efectos inhibitorios caracterizados por la hiperpolarización neuronal y la disminución de la excitabilidad[3]. Se han secuenciado y clonado los diversos subtipos de los receptores opioides y pertenecen a la lista cada vez mayor de receptores acoplados a la proteína G. Los efectos de la unión agonista a los diferentes subtipos de los receptores opioides se resumen en la Tabla 26.1.

2. Utilización en el perioperatorio

Los opioides se administran de forma frecuente a lo largo del período perioperatorio en las intervenciones cardiotorácicas. En dicho período se pueden administrar de forma oral, intramuscular (IM) o intravenosa (IV) para conseguir analgesia y disminuir la ansiedad durante el transporte y la colocación de catéteres intravasculares. Durante la cirugía, se administran por vía IV como agente anestésico principal o, más frecuentemente, como un adyuvante a la técnica de anestesia mixta que incluye anes-

Tabla 26.1. Receptores opioideos

Tipo	Efectos mediados
μ_1	Analgesia
μ_2	Depresión respiratoria, euforia, dependencia física, prurito, náuseas y vómitos
κ	Analgesia espinal, sedación, miosis, diuresis
σ	Disforia, hipertonía
δ	Analgesia espinal, modulación de los receptores Mu

tésicos potentes inhalados, benzodiacepinas y otros agentes. Finalmente, se pueden inyectar directamente en el saco tecal o formar parte de los componentes de las infusiones epidurales para proporcionar anestesia durante la cirugía y el postoperatorio. Un opioide concreto para la administración epidural se elige mejor cuando se conoce la posición del catéter epidural en relación con los dermatomas afectados por el dolor y la afinidad lipídica relativa del fármaco[4]. Los fármacos que disponen de una gran afinidad lipídica, como el fentanilo, se utilizan más adecuadamente con catéteres localizados en la proximidad de los dermatomas afectados. Los fármacos hidrofílicos, como la morfina, se administran mejor por medio de catéteres lejanos. Los fármacos que cuentan con una afinidad lipídica intermedia, como la hidromorfona, se pueden usar para una diseminación más equilibrada.

3. **Efectos secundarios y precauciones**
   a. Depresión respiratoria (aumento del riesgo con dosis altas, administración conjunta con otros sedantes, pacientes que no han recibido opioides previamente, edad avanzada, administración neuroaxial central de opioides hidrofílicos)
   b. Prurito
   c. Náuseas
   d. Retención urinaria, especialmente frecuente en varones que reciben opioides intratecales
   e. Inhibición del peristaltismo intestinal/estreñimiento
   f. Excitación del SNC/hipertonía, mucho más notable con la administración IV rápida de agentes lipofílicos
   g. Miosis
   h. Cólico biliar
   i. Todos los efectos descritos anteriormente se pueden revertir con la administración de fármacos antagonistas de los opioides (p. ej., naloxona)

B. Antiinflamatorios no esteroideos

1. **Mecanismos**

   Los antiinflamatorios no esteroideos (AINE) actúan principalmente mediante la inhibición central y periférica de la ciclooxigenasa, lo que origina una disminución de la síntesis de prostaglandinas. Las prostaglandinas son moléculas de vida media corta que se forman en el organismo en respuesta a estímulos específicos. Participan en la fisiología de numerosos sistemas, como el flujo sanguíneo renal, músculo liso bronquial, hemostasia, mucosa gástrica y respuesta inflamatoria. Especialmente, la prostaglandina E_2 es el eicosanoide producido en mayor cantidad en las regiones de traumatismo e inflamación. Se trata de un mediador importante del dolor. Los efectos terapéuticos de los AINE son complejos y parece que afectan a mecanismos que son independientes de los efectos de las prostaglandinas. Por ejemplo, la síntesis de las prostaglandinas se inhibe de forma eficaz con dosis bajas de la mayoría de los AINE; no obstante, se requieren dosis mucho más altas para producir efectos antiinflamatorios.

2. **Utilización en el perioperatorio**

   Los AINE son útiles en la analgesia del postoperatorio. Existen preparaciones para la administración oral, rectal, IM e IV. En los enfermos sometidos a cirugía cardiotorácica se suelen administrar como complemento a las técnicas neuroaxiales. Su ventaja principal es que no producen depresión respiratoria ni otros efectos secundarios opioideos.

3. **Efectos secundarios y precauciones**
   a. Disminución del flujo sanguíneo renal/isquemia parenquimatosa
   b. Irritación de la mucosa gastrointestinal
   c. Alteración de la hemostasia primaria

C. Inhibidores de COX-2

1. **Mecanismos**

   Dos isoenzimas distintas, denominadas COX-1 y COX-2, median los efectos de la ciclooxigenasa. COX-1 es la forma constitutiva, responsable de la producción de las prostaglandinas que participan en los procesos homeostáticos del riñón, intestino, endotelio y plaquetas. COX-2 es, predominantemente, una isoforma inducible, responsable de la formación de prostaglandinas durante la inflamación. Se están investigando algunas funciones constitutivas de COX-2, que incluyen la mediación del equilibrio sódico renal y el control de la filtración glomerular. Se han desarrollado inhibidores altamente selectivos de COX-2 que se están utilizando en la clínica (p. ej., celecoxib, rofecoxib). Estos fármacos mantienen las propiedades analgésicas y antiinflamatorias con menor riesgo de los efectos secundarios atribuibles a la inhibición de COX-1 por AINE no selectivos.

2. **Utilización en el perioperatorio**

Los preparados actuales de inhibidores de COX-2 se hallan en diferentes etapas de aprobación por la Food and Drug Administration (FDA) estadounidense para el tratamiento del dolor agudo. Se encuentran limitados a la administración oral, lo que impide su utilización durante la cirugía o el postoperatorio inmediato. Se están desarrollando inhibidores de COX-2 de administración parenteral. Si se tiene en cuenta la seguridad y la eficacia en el tratamiento del dolor agudo en el perioperatorio, parece que estos agentes podrían llegar a ser de elección para la analgesia en este período.

3. **Efectos secundarios y precauciones**
   - **a.** No suelen aparecer complicaciones gastrointestinales con los inhibidores de COX-2, excepto con altas dosis y tratamiento prolongado.
   - **b.** Las plaquetas contienen exclusivamente COX-1, por lo que con la inhibición de COX-2 no se produce alteración de la función plaquetaria.
   - **c.** Se pueden reducir los efectos secundarios renales con los inhibidores de COX-2 frente a los AINE tradicionales. De todas maneras, se han referido con su utilización casos de sobrecarga reversible de volumen e insuficiencia renal, por lo que se debe tener precaución en los enfermos con insuficiencia cardíaca congestiva, hepatopatía o insuficiencia renal previa[5].

D. Anestésicos locales

1. **Mecanismos**

Los anestésicos locales interrumpen la conducción neuronal, por lo que interrumpen la transmisión del dolor y otros impulsos nerviosos mediante la inhibición de los canales neuronales de sodio dependientes de voltaje. Esta inhibición no modifica el potencial de reposo del nervio. No obstante, la permeabilidad alterada de los canales del sodio ralentiza la despolarización, de tal manera que en presencia de una cantidad suficiente de anestésico local no se alcanza el nivel para la propagación del potencial de acción.

2. **Utilización en el perioperatorio**

Los anestésicos locales se utilizan en el período perioperatorio para la anestesia tópica, de infiltración, de nervio periférico o neuroaxial central. Sus ventajas se basan en la capacidad de producir analgesia profunda sin los efectos adversos que se ven con los opioides o los AINE. La anestesia regional eficaz es la mejor técnica para atenuar de forma más completa el estrés neurohumoral en respuesta al dolor. La analgesia torácica epidural se utiliza especialmente en el tratamiento del dolor, tanto somático como visceral, de pacientes con enfermedad arterial coronaria obstructiva.

3. **Efectos secundarios y precauciones**
   - **a.** De forma no sorprendente, los efectos secundarios de la inhibición de los canales del sodio por la toxicidad por anestésicos locales son semejantes a los que se producen por la hiponatremia grave. Las altas concentraciones en sangre, que se alcanzan bien por absorción o bien por una inyección intravascular inadvertida, producen toxicidad en el SNC (apoplejía, coma) y en el corazón (inotropía negativa, alteraciones de la conducción, arritmias). En la Tabla 26.2 se muestra una lista con las dosis máximas aceptadas de anestésicos locales para la infiltración de anestesia.
   - **b.** Se ha de tener precaución con cualquier anestesia regional invasiva en el caso de anticoagulación o trombólisis iniciadas o planeadas.

Tabla 26.2. Dosis máxima recomendada de anestésicos locales para infiltración local

	Dosis máxima para un adulto de 70 kg (mg)	
Fármaco	Solución limpia	Conteniendo adrenalina (1:200.000)
Cloroprocaína	600-800	1.000
Lidocaína	300	500
Mepivacaína	300	500
Bupivacaína	175	225
Ropivacaína	200	250

La dosis se puede aumentar modestamente para la utilización en compartimientos donde la absorción se puede retrasar (p. ej., plexo braquial) y disminuir para la utilización en regiones más vascularizadas (p. ej., espacio epidural, intercostal).

c. No son infrecuentes las reacciones alérgicas, especialmente frente a los metabolitos del ácido para-aminobenzoico de los anestésicos locales éster o a los materiales de la conservación en los preparados comerciales. Las verdaderas reacciones alérgicas a los anestésicos locales amida libres de conservantes (p. ej., lidocaína) son raras, y con frecuencia los casos en los que se ha sospechado se han atribuido retrospectivamente a inyecciones intravasculares inadvertidas de soluciones que contienen adrenalina.

d. Se han descrito adecuadamente las características neurotóxicas dependientes de la concentración de los anestésicos locales.

E. Analgésicos adyuvantes

1. Agonistas α_2-adrenérgicos

La clonidina es el prototipo de este grupo, aunque también se encuentra aprobada para uso la dexmedetomidina. Ambos fármacos producen analgesia mediante agonismo de los receptores α_2 centrales de la sustancia gelatinosa de la médula espinal. También pueden actuar en los receptores α_2 periféricos de los nervios simpáticos para disminuir la noradrenalina resultante de la respuesta al dolor mediada por el simpático. Los efectos anestésicos de estos agentes son distintos y complementarios a los de los opioides cuando se utilizan en combinación. La clonidina se puede administrar de forma oral como premedicación para producir sedación y analgesia. La clonidina libre de conservantes puede formar parte de las infusiones epidurales o de las inyecciones intratecales (IT). Los efectos secundarios más frecuentes son hipotensión, sedación y sequedad de boca.

2. Paracetamol

Aunque no tiene un efecto analgésico potente, el paracetamol se puede administrar por vía oral o rectal para complementar otras técnicas analgésicas en el postoperatorio inmediato. Se utiliza especialmente en los enfermos con contraindicación para la administración de AINE.

3. Ketamina

La ketamina interacciona de forma compleja con diversos receptores, pero se piensa que actúa principalmente por medio de la inhibición del neurotransmisor excitatorio ácido glutámico en el receptor NMDA en el SNC. Se puede administrar de forma oral o parenteral para producir sedación, una analgesia potente y «anestesia disociativa». Las principales ventajas de la ketamina son sus propiedades simpaticomiméticas y la ausencia de depresión respiratoria. Se ha de tener precaución con el aumento de secreciones y las reacciones disforéticas.

F. No farmacológicos

1. Crioablación

Se puede introducir una criosonda en el espacio intercostal para producir un entumecimiento transitorio (1 a 4 días) en la distribución del nervio intercostal. A través de la criosonda circula un gas extremadamente frío, a alrededor de –80 °C. Cuando se aplica en dos o tres tratamientos de aproximadamente 2 minutos cada uno, interrumpe temporalmente la función neuronal. La crioablación se ha mostrado eficaz en disminuir el dolor y la necesidad de analgésicos sistémicos después de una toracotomía lateral para cirugía cardíaca[6].

2. **Cuidados de enfermería**

Unos componentes importantes para el bienestar del enfermo y que no se deberían pasar por alto[6] son un cuidado enérgico de enfermería en el período perioperatorio y las técnicas de relajación guiadas por enfermería.

III. Estrategias para el manejo del dolor

A. Oral

El íleo gastrointestinal es raramente una preocupación después de las intervenciones rutinarias de cirugía cardiotorácica; por tanto, el paso a los analgésicos de administración oral se debería plantear tan pronto como parezca que el control del dolor se pueda conseguir por esta vía. Esto es importante, ya que los agentes orales son generalmente los más sencillos, baratos y la mejor manera de continuar una analgesia eficaz después del alta hospitalaria y se deberían utilizar como parte principal de cualquier protocolo de analgesia de «alta precoz».

B. Subcutánea/intramuscular

Las inyecciones subcutáneas (SC) e IM continúan siendo una alternativa eficaz y barata a la vía IV para la administración de una analgesia sistémica potente utilizando agentes opioides (p. ej., morfina, hidromorfona, meperidina). Las inyecciones SC o IM producen una analgesia más lenta que la vía IV, por lo que son más convenientes para una dosis programada (p. ej., cada 3 a 6 horas) que «según sean necesarias». Una desventaja importante de la vía IM es el malestar en relación con la inyección que se puede evitar mediante la inyección lenta a través de una palomilla SC.

C. Parenteral

En ausencia de analgesia neuroaxial, la analgesia con opioides por vía IV generalmente es la forma principal de aliviar eficazmente el dolor en el postoperatorio inmediato. Las ventajas de esta vía de administración son la rapidez y la fácil titulación de la dosis hasta conseguir el efecto. Además, en el enfermo despierto, cada vez se utiliza más la tecnología que permite la administración IV de opioides controlada por el paciente [es decir, analgesia controlada por el paciente (ACP)]. Las unidades de ACP combinan la infusión basal continua de opioides con dosis de inyección intravenosa rápida administrados por el enfermo con períodos de paro. La satisfacción del paciente utilizando la ACP no tiene nada que envidiar a la analgesia neuroaxial.

Los agentes analgésicos que tradicionalmente estaban disponibles sólo para administración oral se están comercializando para su utilización parenteral. El ketorolaco IV ha ganado una gran aceptación como alternativa analgésica sin efectos de depresión respiratoria en la cirugía torácica. Los agentes inhibidores de COX-2 parenterales se están ensayando en ensayos clínicos y, si se demuestra su seguridad y eficacia, parecen tener muchas posibles ventajas.

D. Interpleural

La analgesia interpleural requiere de la colocación de un catéter entre las pleuras visceral y parietal para la inyección de anestésicos locales. Se cree que el efecto que se consigue es el resultado de la suma de la inhibición de los nervios intercostales y las acciones locales en la pleura. Las desventajas de esta técnica son la necesidad relativa de altas dosis de anestésicos locales, la poca efectividad y la posible afectación de la función diafragmática ipsilateral. Por estas razones se ha abandonado la analgesia interpleural para el control del dolor en los pacientes con cirugía cardiotorácica.

E. Intercostal

Las inhibiciones secuenciales intercostales (p. ej., T4 a T10) pueden participar en la analgesia unilateral de la pared torácica en el postoperatorio de la cirugía cardiotorácica. La inhibición del nervio intercostal (INI) necesita de la aplicación de anestesia local (p. ej., 4 ml de bupivacaína al 0,5% por nervio) en el borde inferior de la costilla correspondiente cerca del nervio intercostal proximal. Los INI generalmente se realizan a través de la piel antes de la cirugía o en el tórax por el cirujano bajo supervisión directa intratorácica. Los INI contribuyen a la analgesia durante más de 12 horas, pero generalmente no producen inhibición de las ramas posterior y visceral del nervio intercostal, por lo que a menudo se necesita analgesia parenteral o AINE para que sea eficaz.

F. Paravertebral

Las inhibiciones paravertebrales (IPV) pueden producir analgesia unilateral de la pared del tórax en la cirugía torácica. Las inyecciones secuenciales de BPV (p. ej., T4 a T10, 4 ml de ropivacaína al 0,5% por espacio) se combinan con una anestesia general «ligera» en las toracotomías con una duración de 18 a 24 horas en el postoperatorio. Los lugares previstos de inserción del tubo de tórax generalmente imponen el nivel menor de BPV requerido. Aunque la utilización de IPV generalmente disminuye la necesidad de opioides en la cirugía, después de la toracotomía se suele precisar de analgesia con AINE o dosis bajas de opioides IV para conseguir un bienestar completo. La necesidad urgente de analgesia de BPV el día posterior a la cirugía puede dar lugar a un aumento rápido del dolor, generalmente después de interrumpir la monitorización intensiva, por lo que es fundamental que se disponga inmediatamente de otras alternativas de analgesia durante dicho período. Entre las ventajas potenciales de los IPV en comparación con las técnicas neuroaxiales se incluyen la falta de los efectos secundarios de los opioides, del riesgo de hematoma medular y de la hipotensión relacionada con la inhibición simpática bilateral. El espacio paravertebral, donde los nervios periféricos salen del canal medular, se encuentra limitado superior e inferiormente por las cabezas de las costillas correspondientes, por la parte anterior por la pleura parietal y por la parte posterior por el ligamento superior costotransverso. Las consideraciones técnicas para los IPV se encuentran bien descritas en otros sitios[7,8]. Existen ventajas similares entre los INI y los IPV en comparación con la analgesia neuroaxial. Ambas intervenciones se pueden complicar con la difusión epidural de la anestesia local. De todas maneras, cuando se comparan con los IPV, los INI no afectan las ramas posterior y visceral del nervio intercostal y su efecto cede más rápido (6 a 12 horas) que el de los IPV.

G. Intratecal

La analgesia con opioides IT es un tratamiento adecuado para el dolor mayor después de la esternotomía media o toracotomía. Antes de utilizar esta técnica se deberían sopesar los beneficios y los riesgos de las intervenciones medulares, especialmente en cuanto al riesgo de hematoma medular en los enfermos con alteración de la hemostasia. Para la inyección lumbar de morfina libre de conservantes se suelen escoger agujas de calibre pequeño no cortante (p. ej., aguja Whitacre de 0,4 mm de diámetro). Las dosis de opioides IT a utilizar en los adultos se suelen calcular en función de la edad más que por el peso; una dosis de 0,7 a 1 mg de morfina IT suele ser eficaz en la cirugía cardiotorácica de la mayoría de los adultos y generalmente se administra con anterioridad a la inducción de la anestesia. En enfermos ancianos (mayores de 75 años) se precisan dosis más pequeñas (p. ej., 0,3 a 0,5 mg) para disminuir la posibilidad de depresión respiratoria. Es prudente evitar la utilización de morfina IT en pacientes de edad igual o superior a 85 años. Debido a que algún paciente desarrollará una depresión significativa respiratoria retrasada, es obligatorio con esta técnica la monitorización horaria de la frecuencia respiratoria y del nivel de conciencia durante 18 a 24 horas. Para evitar una somnolencia excesiva en el postoperatorio, se necesita disminuir las dosis de sedantes y agentes hipnóticos durante la anestesia general. La analgesia torácica se consigue en aproximadamente 1 ó 2 horas después de la inyección y dura hasta 24 horas. Los AINE en el postoperatorio complementan la analgesia de la morfina IT sin efectos sedantes. Se ha de disponer de alternativas analgésicas inmediatas previas a la desaparición de la analgesia de la morfina IT, aproximadamente 24 horas después de la inyección, porque puede aparecer rápidamente un dolor muy fuerte. Se ha comunicado la administración IT de otros fármacos para la cirugía cardíaca o torácica, como anestésicos locales u opioides de acción corta (p. ej., sufentanilo)[9], pero los efectos de estas sustancias se encuentran principalmente limitados a la cirugía.

H. Epidural

1. Selección epidural/técnica

La anestesia epidural es ideal para la cirugía torácica y es la estudiada y utilizada más ampliamente para la analgesia regional en este caso. Aunque se ha comunicado que la colocación del catéter epidural para su utilización durante y después de la cirugía cardíaca comporta beneficios[10], no se ha conseguido un nivel de aceptación similar. En la cirugía torácica, generalmente se prefiere la localización torácica (T4 a T10) del catéter epidural a la lumbar. Los partidarios de esta opción refieren una necesidad menor de anestésico local, una mayor proximidad a las astas posteriores de los segmentos torácicos y una menor probabilidad de descolocación en el postoperatorio. No se ha confirmado el hecho de un aumento potencial de la lesión del cordón medular utilizando la colocación del catéter epidural a nivel torácico en comparación con el lumbar. La selección del espacio torácico se debería realizar en función del campo quirúrgico. El catéter epidural se debería colocar 5 ó 6 cm en el espacio epidural y fijar con seguridad.

La utilización en la cirugía de un catéter epidural aumenta los beneficios de la anestesia regional en la toracotomía al permitir una técnica de anestesia «general ligera» con unos efectos de depresión respiratoria residual disminuidos. La inhibición anestésica local epidural se puede iniciar antes de la incisión quirúrgica utilizando una «prueba de dosis» de anestésico local con adrenalina para excluir la administración intravascular o la colocación de un catéter IT. La administración epidural de un opioide antes de la incisión puede contribuir a adelantar el efecto analgésico, pero no se debería administrar a no ser que se garanticen al menos 24 horas de observación en el postoperatorio. Para disminuir la somnolencia en el postoperatorio y el riesgo de depresión respiratoria, se deben reducir o evitar los sedantes potentes IV y los opioides durante la cirugía y los agentes que se utilicen para mantener la anestesia general deberían ser fácilmente reversibles (p. ej., anestésicos volátiles). La monitorización de las concentraciones de los anestésicos inhalados o la utilización de un monitor de análisis biespectral para asegurar el nivel de conciencia puede permitir disminuir la exposición a agentes sedantes. Una mezcla de uso general para la analgesia epidural en el postoperatorio es diluir un anestésico local (p. ej., bupivacaína al 0,125%) con un opioide con una solubilidad intermedia (p. ej., 50 μg/ml de hidromorfona); se administra mediante infusión continua a 3 a 5 ml/hora; lo ideal es comenzar al menos 15 minutos antes de terminar la cirugía. Debido a que a menudo se requiere aumentar de forma temprana la infusión de analgesia y a que el dolor no se puede precisar bien porque el paciente está dormido, se debería administrar al paciente una dosis inicial de analgesia de un anestésico local (p. ej., 3 ml de lidocaína al 2% libre de conservantes) antes de la urgencia. Si se indica el ketorolaco IV se puede administrar al mismo tiempo. El aumento de la dosis de la analgesia epidural para conseguir el bienestar se debería completar en el área de recuperación del postoperatorio, donde se debería producir la transferencia al cuidado del equipo dedicado al dolor agudo.

IV. Regímenes de manejo del dolor en intervenciones cardiotorácicas específicas

A. Derivación convencional de las arterias coronarias e intervenciones en cavidades abiertas

Durante las dos décadas pasadas, la anestesia de la cirugía cardíaca incluía generalmente altas dosis de opioides potentes (p. ej., fentanilo, sufentanilo), lo que aseguraba una estabilidad hemodinámica en la cirugía y una analgesia excelente, pero a menudo eran necesarios períodos considerables de ventilación en el postoperatorio. Aunque se sigue utilizando para el manejo de enfermos seleccionados de alto riesgo, se reconoce que la mayoría de las intervenciones se pueden beneficiar de regímenes de analgesia con una recuperación más rápida. Los regímenes estándar actuales para la cirugía cardíaca incluyen una dosis de opioides modestas durante la cirugía, con administración parenteral en el postoperatorio de opioides según demanda en las primeras 12 a 24 horas, bien controlado por el paciente o administrado por una enfermera. La transición a agentes orales se realiza tan pronto como se inicia la tolerancia oral.

El cambio de la anestesia tradicional con dosis altas de opioides ha aumentado el interés por las diferentes estrategias a la analgesia después de la cirugía cardíaca. El tratamiento rutinario con AINE para los pacientes no complicados es un complemento seguro y con una buena relación de coste-beneficio frente a la analgesia con opioides. La morfina IT preoperatoria ha ganado popularidad en algunos centros. En manos experimentadas, las combinaciones de morfina IT preoperatoria e infusión IV de remifentanilo durante la cirugía aportan una buena analgesia reproducible, con la posibilidad de extubar generalmente en el quirófano[11].

B. Intervenciones cardíacas sin bomba (esternotomía)

Una interpretación de cirugía cardíaca «mínimamente invasiva» implica la ausencia de derivación cardiopulmonar (DCP). Teóricamente, al evitar la respuesta inflamatoria sistémica asociada a la DCP puede aumentar la percepción del dolor. Anecdóticamente, existe la impresión de que esto es cierto. Con el enfoque del «alta precoz» del manejo del enfermo que ha acompañado a la cirugía cardíaca sin bomba, los regímenes de analgesia se han visto desafiados y el control inadecuado del dolor es un motivo de retraso del alta hospitalaria más frecuente que en el pasado. Existe también interés en otras estrategias analgésicas aparte de los opioides parenterales en los pacientes sometidos a cirugía cardíaca tradicional con DCP, como se ha mencionado antes (véase Sección **IV.A**). Debido a una disminución en la administración de heparina y a la ausencia de la alteración de la hemostasia relacionada con la DCP en los pacientes con cirugía sin bomba, la morfina IT, combinada con AINE o inhibidores de COX-2, ha ganado relevancia últimamente como un tratamiento de analgesia seguro en este tipo de enfermos.

C. Intervenciones cardíacas mínimamente invasivas (minitoracotomía)

Al contrario que las intervenciones sin bomba, una segunda interpretación de la cirugía cardíaca «mínimamente invasiva» implica la DCP basada en catéter de acceso periférico y con incisiones muy pequeñas para alcanzar los retos quirúrgicos. Aunque según las primeras esperanzas, estas intervenciones se iban a asociar con menos dolor, no se ha demostrado, debido probablemente al traslado de las incisiones pequeñas a áreas más sensibles de dolor (p. ej., minitoracotomía). Además de las alternativas de analgesia resumidas para los enfermos sometidos a cirugía cardíaca tradicional con DCP (véase Sección **IV.A**), se está considerando la posibilidad de utilizar nuevas estrategias de analgesia en la minitoracotomía que incluyen los INI, IPV e infusión continua de BPV.

D. Postoracotomía (no cardíaca)

La anestesia general «ligera» con inhibición regional de la pared torácica es una opción adecuada para la cirugía de pulmón y otras intervenciones de tórax. Utilizando esta técnica, se pueden disminuir los efectos sedantes/hipnóticos residuales, se consigue de forma segura una extubación traqueal temprana y se facilita la transición al manejo del dolor en el postoperatorio. La selección de la técnica de inhibición regional se realiza mejor después de la evaluación tanto del estado del paciente como de las demandas de la cirugía. Los enfermos de clase I a II de la American Society of Anesthesiologists que esperan estancias hospitalarias de postoperatorio de hasta 48 horas se pueden beneficiar de las inhibiciones anestésicas locales de una sola inyección (p. ej., IPV, INI); sin embargo, no se debería presionar demasiado a los enfermos de este grupo que presentan ansiedad a someterse a un procedimiento regional. Por el contrario, es más probable que los pacientes que no están condicionados a someterse a intervenciones más extensas se beneficien de la anestesia regional y, a no ser que esté contraindicado, se debería fomentar la colocación de un catéter epidural torácico. Se debería plantear el tratamiento con AINE o inhibidores de COX-2 de forma rutinaria en el postoperatorio. Estos agentes no producen sedación y son unos analgésicos particularmente eficaces en combinación con la analgesia regional. Las mezclas de anestésicos locales/opioides son unos regímenes analgésicos de uso común para infusiones epidurales continuas (véase Sección **III.H**). De todas maneras, en los casos de alto riesgo (p. ej., reducción del volumen pulmonar o cirugía de trasplante de pulmón) en los que es deseable evitar todos los depresores respiratorios, se puede obtener analgesia utilizando un solo anestésico local diluido. La taquifilaxia representa un problema común con esta técnica, con frecuentes reajustes de la tasa. La retirada del catéter epidural comporta los mismos riesgos que la inserción. Cuando se considera el paso de la analgesia epidural a la oral, se deberían coordinar los protocolos de profilaxis trombótica con la retirada del catéter epidural con el fin de disminuir el riesgo de hematoma epidural.

V. Enfoque de las complicaciones específicas y efectos secundarios de las estrategias analgésicas

A. Efectos secundarios de los antinflamatorios no esteroideos

1. Toxicidad renal

- **a.** Los enfermos normales disponen de una velocidad baja de síntesis de prostaglandinas en los vasos renales, por lo que la inhibición de la ciclooxigenasa tiene un efecto escaso. No obstante, las prostaglandinas vasodilatadoras pueden desempeñar un papel importante en la conservación del flujo renal en los estados patológicos.
- **b.** La nefrotoxicidad derivada de la vasoconstricción de las arteriolas renales aferente y eferente, que produce una disminución de la tasa de filtración glomerular, se observa de forma frecuente con la administración de AINE a pacientes deshidratados, con septicemia, aquejados de insuficiencia cardíaca congestiva u otras causas de hipoperfusión renal.
- **c.** La mejor manera de evitar la toxicidad renal consecuencia de los AINE es limitar o evitar su administración en enfermos con una disminución de la función renal o riesgo de hipoperfusión.
- **d.** El riesgo de administración de ketorolaco en el perioperatorio parece ser bajo (1:1.000 a 1:10.000)[12].
- **e.** La nefrotoxicidad asociada a los AINE generalmente desaparece al interrumpir la administración del fármaco.

2. Irritación de la mucosa gastrointestinal

- **a.** La irritación de la mucosa gastrointestinal es el efecto secundario más frecuente de los AINE. Puede ocurrir independientemente de la vía de administración y dar lugar a erosión y sangrado gastrointestinal grave.
- **b.** Las prostaglandinas participan en múltiples aspectos de la protección de la mucosa gástrica, como el flujo sanguíneo mucoso, el crecimiento de las células epiteliales y la producción de bicarbonato y moco de superficie.
- **c.** La profilaxis se puede realizar con antagonistas de los receptores de la histamina (H_2), inhibidores de la bomba de protones (omeprazol), agentes protectores (sucralfato) o análogos de las prostaglandinas (misoprostol). Cada uno de estos tratamientos parece eficaz en disminuir la ulceración provocada por el tratamiento con AINE.

3. Alteración de la hemostasia primaria

- **a.** La inhibición de la ciclooxigenasa produce una alteración de la agregación plaquetaria, lo que puede provocar un aumento del sangrado durante la cirugía y en el postoperatorio.
- **b.** La duración del efecto es extremadamente variable dependiendo de cada fármaco en concreto (inhibición enzimática reversible frente a irreversible).
- **c.** La única profilaxis o tratamiento eficaz es la suspensión del AINE en el preoperatorio durante el tiempo suficiente (ibuprofeno más de 3 días, ácido acetilsalicílico más de 7 a 10 días).

B. Náuseas y vómitos

Las náuseas y vómitos consecuencia de la analgesia se asocian más frecuentemente a los opioides. Los opioides pueden producir náuseas mediante la activación de la zona de estimulación de los quimiorreceptores del tronco encefálico en el suelo del cuarto ventrículo. También se postula un componente vestibular, ya que parece claro que la deambulación aumenta la incidencia. Finalmente, los efectos inhibidores de los opioides pueden participar en la motilidad gastrointestinal. Las náuseas pueden acompañar al tratamiento con dichos agentes independientemente de la vía de administración. Ocurre en aproximadamente el 25% al 35% de los enfermos tratados con opioides medulares y es más frecuente con la utilización medular de fármacos hidrofílicos (p. ej., morfina) derivada de la diseminación rostral potenciada de estos agentes[13].

El tratamiento se puede realizar con fármacos antieméticos tradicionales como la proclorperazina, clorpromazina, prometazina, metoclopramida o droperidol; de todas maneras, la mayoría de estos tratamientos se puede complicar debido a una sedación excesiva o efectos secundarios extrapiramidales como consecuencia del antagonismo del receptor central de la dopamina. Por el contrario, los agonistas de los receptores de la serotonina (p. ej., ondansetrón, dolasetrón) son antieméticos eficaces con menos efectos secundarios. No obstante, con frecuencia este tratamiento sintomático es eficaz en la reducción, pero no la eliminación, de los síntomas de náuseas. La escopolamina, administrada mediante parches transdérmicos con una liberación de 0,5 mg/dl, representa un antiemético eficaz en el caso de los opioides medulares. Finalmente, la naloxona IV en dosis de hasta 5 µg/kg/hora es extremadamente eficaz en revertir los síntomas de náuseas provocadas por los opioides medulares, sin antagonismo aparente de la analgesia.

C. Prurito

El prurito es un efecto secundario frecuente de los opioides administrados por una sola vía, pero puede ser especialmente problemático después de la administración central neuroaxial. El mecanismo no está claro y parece complejo, pero no es derivado de los conservantes con los que se preparan los opioides ni específicamente de la liberación de histamina. Frecuentemente, el prurito mejora a medida que se prolonga la duración del tratamiento con opioides. Se trata de forma más eficaz con antihistamínicos, opioides agonistas mixtos como la nalbufina o infusión de naloxona como ya se ha mencionado anteriormente.

D. Depresión respiratoria

La hipoventilación es una complicación potencialmente mortal del tratamiento con opioides. Puede aparecer al principio de su administración por cualquier vía, pero el principal temor es que se presente de forma retardada durante la administración de opioides medulares. En cualquier caso, la hipoventilación se produce como consecuencia de los niveles elevados del fármaco en el líquido cefalorraquídeo que produce depresión del centro respiratorio a nivel medular, bien por absorción sistémica o bien por diseminación rostral del fármaco administrado por dicha vía. Se ha comunicado que la depresión respiratoria que requiere de la administración de naloxona ocurre en un 0,2% a 1% de los pacientes que reciben narcóticos por vía epidural[14], pero la incidencia parece ser más elevada en enfermos a los que se les trata de dolor agudo y que no han recibido opioides previamente. Otros factores que pueden hacer aumentar el riesgo son la edad avanzada, el estado basal desfavorable, una posología de narcóticos elevada (principalmente de fármacos hidrofílicos), un aumento de la presión intratorácica o intraabdominal (como se puede producir durante la ventilación mecánica) y la administración concomitante de otros depresores del SNC. Se debería confirmar la frecuencia respiratoria y el nivel de alerta al menos una vez a la hora en los pacientes que han recibido narcóticos medulares en las 18 ó 24 horas previas o en los que los están recibiendo en infusión continua. Los cuidadores deberían darse cuenta de que un deterioro del nivel de conciencia podría ser el inicio de una depresión respiratoria grave, incluso si la frecuencia respiratoria parece normal. Al comienzo de la investigación de una disminución del nivel de alerta se debería realizar una gasometría arterial. Cuando se descubre una depresión respiratoria, generalmente son suficientes unas dosis reducidas de naloxona (0,04 a 0,1 mg) para revertirla temporalmente antes de que sea grave.

E. Intervenciones neuroaxiales y anticoagulación

Existen numerosas formas de anticoagulación en el perioperatorio, especialmente en las intervenciones cardiotorácicas. Las consideraciones para la inhibición medular y epidural son variables en función de las circunstancias. Este tópico ha dado lugar a las pautas en las que se basa la opinión actual de una utilización apropiada de las intervenciones neuroaxiales en las alteraciones de la hemostasia[15]. A continuación se revisan estas pautas.

1. Anticoagulación con heparina

La administración de opioides medulares y la colocación de catéteres epidurales para su uso en el perioperatorio se han realizado generalmente en circunstancias en las que la heparina IV se ha demorado al menos 1 hora. Se acepta como una práctica segura suponiendo que se cumpla este período intermedio y la intervención no sea traumática. Una punción sangrienta requiere considerar un retraso en el procedimiento.

2. **Profilaxis trombótica con heparina**

   La colocación de una aguja espinal y la inserción o retirada de un catéter epidural debería ser precedida por una dosis de heparina SC (5.000 unidades cada 8 a 12 horas) al menos 1 hora antes o se debería retrasar un mínimo de 4 a 6 horas después de la administración de la heparina.

3. **Heparina de bajo peso molecular**

   Desde la introducción de las heparinas de bajo peso molecular (HBPM, p. ej., enoxaparina) en la práctica clínica de los Estados Unidos en 1993, la inhibición neuroaxial en asociación con su administración parece presentar un riesgo especial de aparición de hematoma medular. Desde mayo de 1993 a febrero de 1998, la FDA estadounidense recibió informes sobre 43 de estos enfermos, 16 de los cuales presentaban paraplejía permanente[16]. La vida media plasmática de las HBPM es de dos a cuatro veces la de la heparina estándar. Asimismo, la falta de pruebas analíticas convencionales que midan la actividad del factor Xa, la dosis recomendada que no se ajuste por peso y la dosificación de dos veces al día pueden contribuir a aumentar el riesgo de sangrado espinal después de la inhibición neuroaxial en los pacientes que reciben HBPM[17]. Por consiguiente, se recomiendan las siguientes precauciones: a) retrasar la administración de la HBPM al menos 12 horas después de la realización de la inhibición neuroaxial; b) evitar la inhibición neuroaxial en pacientes que reciben HBPM en combinación con otros antiagregantes o fármacos anticoagulantes, y c) considerar la suspensión de la dosis de HBPM anterior a la retirada del catéter epidural en los pacientes que reciben una administración de dos veces al día, lo que otorga 24 horas desde la última dosis para obtener un efecto mínimo verdadero del fármaco[17].

4. **Antiinflamatorios no esteroideos**

   Aunque muchos médicos aconsejan precaución a la hora de realizar inhibiciones neuroaxiales en enfermos que reciben AINE, no existen indicios de un mayor riesgo de hematoma medular asociado a la anestesia epidural o espinal en los pacientes tratados con ácido acetilsalicílico u otros AINE.

5. **Warfarina**

   La inhibición neuroaxial se puede realizar de forma segura en los enfermos que toman una sola dosis de anticoagulantes orales y se pueden retirar los catéteres epidurales de forma segura hasta 24 horas después de iniciar la dosis de warfarina. Se debería establecer un tiempo de protrombina antes de retirar el catéter epidural cuando hayan transcurrido más de 24 horas o cuando se haya repetido la dosis.

6. **Fibrinólisis y antiagregantes**

   Los enfermos pueden precisar una intervención quirúrgica urgente después de la administración reciente de activadores de la fibrinólisis o antagonistas de los receptores de las glicoproteínas IIb/IIIa de las plaquetas durante el tratamiento de un infarto agudo de miocardio o en el seno de intervenciones cardiológicas intervencionistas. La experiencia con la anestesia regional en estos casos es limitada y se deberían evitar las intervenciones centrales neuroaxiales.

VI. Consideraciones en el establecimiento de procesos de vía rápida

Una analgesia fiable en el postoperatorio es un componente clave para facilitar una rápida extubación traqueal (en 6 horas) después de la cirugía cardíaca. Tal «vía rápida» de los pacientes de bajo riesgo sometidos a cirugía cardíaca parece que es segura y se ha adoptado en muchos centros en el mundo como un proceso para disminuir la estancia en la unidad de cuidados intensivos y en el hospital. Algunos enfermos pueden obtener más efectos beneficiosos, como la mejora de la función cardíaca y la disminución de la tasa de infecciones respiratorias y complicaciones. La morfina IT se utiliza en muchos centros para producir analgesia y una sedación media en el postoperatorio inmediato. No obstante, algunos estudios no han logrado demostrar el efecto beneficioso de la morfina IT, tanto respecto a la mejora de la analgesia como en facilitar una extubación rápida[18]. Los AINE complementan la analgesia con opioides, independientemente de cómo se administre el opioide. La indometacina, administrada por vía rectal en supositorios de 100 mg, es un componente habitual de los protocolos de alta precoz de cirugía cardíaca. Disminuye el dolor y la utilización de narcóticos en el postoperatorio inmediato. Algunos AINE pueden antagonizar la depresión respiratoria asociada a los opioides[19]. Las infusiones continuas durante la cirugía o en el postoperatorio de remifentanilo o alfentanilo (con o sin infusión de propofol) se utilizan en algunos centros para una analgesia controlada y una «extubación programada». Se han sugerido como métodos buenos que puedan mejorar los resultados mediante la inhibición de la respuesta de estrés en el perioperatorio mientras se facilita la extubación rápida y el alta precoz[20], tanto una técnica de narcóticos a altas dosis utilizando remifentanilo, un narcótico de acción extremadamente corta[11] o un anestésico con una alta inhibición de la conducción epidural torácica[10].

Bibliografía

1. **Kehlet H. Manipulation of the metabolic response in clinical practice. *World J Surg* 2000;24:690-695.**
2. **Lui S, Carpenter RL, Neal JM. Epidural anesthesia and analgesia: their role in postoperative outcome. *Anesthesiology* 1995;82:1474-1506.**
3. **Bovill JG. Update on opioid and analgesic pharmacology. *Anesth Analg* 2001; 92:S1-S5.**
4. Perazella M, Eras J. Are selective COX-2 inhibitors nephrotoxic? *Am J Kidney Dis* 2000;35:937–940.
5. Bucerius J, Metz S, Walther T, et al. Pain is significantly reduced by cryoablation therapy in patients with lateral minithoracotomy. *Ann Thorac Surg* 2000;70:1100–1104.
6. Oates H. Non-pharmacologic pain control for the CABG patient. *Dimen Crit Care Nursing* 1993;12:296–304.
7. **Greengrass R, Steele S. Paravertebral blocks for breast surgery. *Tech Region Anesth Pain Manage* 1998;2:8-12.**
8. Richardson J, Lonnqvist PA. Thoracic paravertebral block. *Br J Anaesth* 1998;81:230–238.
9. Swenson JD, Hullander RM, Wingler K, et al. Early extubation after cardiac surgery using combined intrathecal sufentanil and morphine. *J Cardiothorac Vasc Anesth* 1994; 8:509–514.
10. **Scott N, Turfrey D, Ray D, et al. A prospective randomized study of the potential benefits of thoracic epidural anesthesia and analgesia in patients undergoing coronary artery bypass grafting. *Anesth Analg* 2001;93:528-535.**
11. Zarate E, Latham P, White PF, et al. Fast-track cardiac anesthesia: use of remifentanil combined with intrathecal morphine as an alternative to sufentanil during desflurane anesthesia. *Anesth Analg* 2000;91:283–287.
12. Myles P, Power I. Does ketorolac cause postoperative renal failure? *Br J Anaesth* 1998; 80:420–421.
13. **Carr D, Cousins M. Spinal route of analgesia. In: Cousins M, Bridenbaugh P, eds. *Neural blockade,* 3rd ed. Philadelphia: Lippincott-Raven Publishers 1998: 915-983.**
14. **Ready L. Regional analgesia with intraspinal opioids. In: Loeser J, ed. *Bonica's management of pain.* Philadelphia: Lippincott, Williams & Wilkins, 2001:1953-1966.**
15. **Horlocker T, Wedel D. Anticoagulation and neuraxial block: historical perspective, anesthetic implications, and risk management. *Region Anesth Pain Med* 1998;23:129-134.**
16. Wysowski D, Talarico L, Bacsanyi J, et al. Spinal and epidural hematoma and low-molecular weight heparin. *N Engl J Med* 1998;338:1774–1775.
17. Horlocker T, Wedel D. Spinal and epidural blockade and perioperative low molecular weight heparin: smooth sailing on the Titanic. *Anesth Analg* 1998;86:1153–1156.
18. **Chaney M, Nickolov M, Blakeman B, et al. Intrathecal morphine for coronary artery bypass graft procedure and early extubation revisited. *J Cardiothorac Vasc Anesth* 1999;13:574-578.**
19. Moren J, Francois T, Blanloeil Y, et al. The effects of a nonsteroidal antiinflammatory drug (ketoprofen) on morphine respiratory depression: a double-blind, randomized study in volunteers. *Anesth Analg* 1997;85:400–405.
20. **Royston D. Patient selection and anesthetic management for early extubation and hospital discharge: CABG. *J Cardiothorac Vasc Anesth* 1998;12:11-19.**

Índice

D

I

J

K

L

O

P

T

W